奈 特
外科学彩色图谱

（第2版）

NETTER'S SURGICAL
ANATOMY AND APPROACHES

主　编　［美］Conor P. Delaney
主　译　丁自海　窦若虚

山东科学技术出版社
·济南·

图书在版编目（CIP）数据

奈特外科学彩色图谱：第2版/（美）康纳 P. 德兰尼（Conor P. Delaney）主编；丁自海，窦若虚主译. -- 济南：山东科学技术出版社，2024.5
ISBN 978-7-5723-1821-4

Ⅰ. ①奈… Ⅱ. ①康… ②丁… ③窦… Ⅲ. ①外科手术 – 图谱 Ⅳ. ① R61-64

中国国家版本馆 CIP 数据核字 (2023) 第 189381 号

奈特外科学彩色图谱（第2版）
NAITE WAIKEXUE CAISE TUPU（DI 2 BAN）

责任编辑：冯　悦
装帧设计：李晨溪

主管单位：山东出版传媒股份有限公司
出 版 者：山东科学技术出版社
　　　　　地址：济南市市中区舜耕路 517 号
　　　　　邮编：250003　电话：（0531）82098088
　　　　　网址：www.lkj.com.cn
　　　　　电子邮件：sdkj@sdcbcm.com
发 行 者：山东科学技术出版社
　　　　　地址：济南市市中区舜耕路 517 号
　　　　　邮编：250003　电话：（0531）82098067
印 刷 者：山东临沂新华印刷物流集团有限责任公司
　　　　　地址：山东省临沂市高新技术产业开发区
　　　　　　　　新华路东段
　　　　　邮编：276017　电话：（0539）2925659

规格：16 开（210 mm×285 mm）
印张：37.25　字数：970 千
版次：2024 年 5 月第 1 版　印次：2024 年 5 月第 1 次印刷
定价：380.00 元

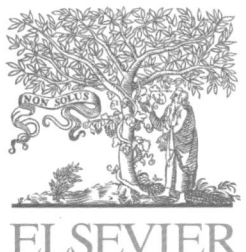

Elsevier (Singapore) Pte Ltd.
3 Killiney Road, #08-01 Winsland House I, Singapore 239519
Tel: (65) 6349-0200; Fax: (65) 6733-1817

Netter's Surgical Anatomy and Approaches, 2E
Copyright © 2021 by Elsevier, Inc. All rights are reserved, including those for text and data mining, AI training, and similar technologies.
Previous edition copyrighted 2014.
ISBN: 978-0-323-67346-4

This Translation of Netter's Surgical Anatomy and Approaches, 2E by Conor P. Delaney was undertaken by Shandong Science and Technology Press Co., Ltd and is published by arrangement with Elsevier (Singapore) Pte Ltd.

Netter's Surgical Anatomy and Approaches, 2E by Conor P. Delaney 由山东科技出版社进行翻译，并根据山东科技出版社与爱思唯尔（新加坡）私人有限公司的协议约定出版。

奈特外科学彩色图谱（第2版）（丁自海　窦若虚　主译）

ISBN：978-7-5723-1821-4

Copyright © 2023 by Elsevier (Singapore) Pte Ltd. and Shandong Science and Technology Press Co., Ltd.

All rights reserved. No part of this publication may be reproduced or transmitted in any form or by any means, electronic or mechanical, including photocopying, recording, or any information storage and retrieval system, without permission in writing from Elsevier (Singapore) Pte Ltd. and Shandong Science and Technology Press Co., Ltd.

注　意

本译本由 Elsevier（Singapore）Pte Ltd. 和山东科技出版社完成。相关从业及研究人员必须凭借其自身经验和知识对文中描述的信息数据、方法策略、搭配组合、实验操作进行评估和使用。由于医学科学发展迅速，临床诊断和给药剂量尤其需要经过独立验证。在法律允许的最大范围内，爱思唯尔、译文的原文作者、原文编辑及原文内容提供者均不对译文或因产品责任、疏忽或其他操作造成的人身及（或）财产伤害及（或）损失承担责任，亦不对由于使用文中提到的方法、产品、说明或思想而导致的人身及（或）财产伤害及（或）损失承担责任。

Printed in China by Shandong Science and Technology Press Co., Ltd under special arrangement with Elsevier (Singapore) Pte Ltd. This edition is authorized for sale in the People's Republic of China only, excluding Hong Kong SAR, Macau SAR and Taiwan. Unauthorized export of this edition is a violation of the contract.

致　谢

感谢为该书做出贡献的同事们。感谢他们在工作中精益求精，对细节的关注，以及致力于优化患者的治疗标准。

作者

EDITOR

Conor P. Delaney, MD, MCh, PhD, FACS, FRCSI, FASCRS, FRCSI (Hon)
Chairman
Digestive Disease and Surgery Institute
Cleveland Clinic
Victor W. Fazio Endowed Professor of
Colorectal Surgery
Cleveland Clinic Lerner College of Medicine
Cleveland, Ohio

Illustrations by

Frank H. Netter, MD

Contributing Illustrators

Carlos A. G. Machado, MD
Kristen Wienandt Marzejon, MS, MFA
James A. Perkins, MS, MFA
John A. Craig, MD
Paul Kim, MS
Sara M. Jarret, MFA

SECTION EDITORS

Michael S. Benninger, MD
Chairman
Head and Neck Institute
Cleveland Clinic
Professor of Surgery
Lerner College of Medicine of CWRU
Cleveland, Ohio
The Neck

Tony R. Capizzani, MD, FACS
Assistant Professor
General Surgery
Digestive Disease and Surgery Institute
Cleveland Clinic
Cleveland, Ohio
Vascular Access, Emergency and Trauma Procedures

Tommaso Falcone, MD, FRCSC, FACOG
Chief of Staff, Chief Academic Officer,
Medical Director
Cleveland Clinic London
Professor of Obstetrics, Gynecology and
Reproductive Biology
Cleveland Clinic Lerner College of Medicine
Cleveland, Ohio
Urology and Gynecology

Stephen R. Grobmyer, MD
Chairman
Oncology Institute
Cleveland Clinic Abu Dhabi
Abu Dhabi, United Arab Emirates
Breast and Oncology

Jihad Kaouk, MD
Director
Center for Robotics and Minimally Invasive
Surgery
Glickman Urological & Kidney Institute
Cleveland Clinic
Cleveland, Ohio
Urology and Gynecology

Matthew Kroh, MD
Chairman
Digestive Disease Institute
Cleveland Clinic Abu Dhabi
Abu Dhabi, United Arab Emirates
Upper Gastrointestinal

Sean P. Lyden, MD
Professor and Chairman
Vascular Surgery
Cleveland Clinic
Cleveland, Ohio
Vascular

John H. Rodriguez, MD, FACS
Director of Surgical Endoscopy
Advanced Laparoscopic and Bariatric Surgery
Digestive Disease and Surgery Institute
Cleveland Clinic
Cleveland, Ohio
Upper Gastrointestinal

Michael J. Rosen, MD
Professor of Surgery
Lerner College of Medicine
Cleveland Clinic
Cleveland, Ohio
Hernia

Christopher T. Siegel, MD, PhD
Associate Professor of Surgery
Digestive Disease and Surgery Institute
Cleveland Clinic Lerner College of Medicine
Cleveland Clinic
Cleveland, Ohio
Hepatobiliary
Organ Transplantation

Allan Siperstein, MD
Professor and Chair
Endocrine Surgery Department
Cleveland Clinic
Cleveland, Ohio
Endocrine

Scott R. Steele, MD, MBA
Chairman
Department of Colorectal Surgery
Rupert B. Turnbull, M.D. Endowed Chair in Colorectal Surgery
Digestive Disease and Surgery Institute
Cleveland Clinic
Cleveland, Ohio
Lower Gastrointestinal

R. Matthew Walsh, MD
Professor and Chairman
General Surgery
Digestive Disease and Surgery Institute
Cleveland Clinic
Cleveland, Ohio
Hepatobiliary

CONTRIBUTORS

Robert Abouassaly, MD
Associate Professor
Glickman Urological & Kidney Institute
Cleveland Clinic
Louis Stokes Cleveland VA Medical Center
Cleveland, Ohio
Radical Prostatectomy

Kareem Abu-Elmagd, MD, PhD, FACS
Director
Center for Gut Rehabilitation & Transplantation (CGRT)
Digestive Disease and Surgery Institute
Cleveland Clinic
Cleveland, Ohio
Intestinal and Multivisceral Transplantation

Usman Ahmad, MD, FACS
Assistant Professor of Surgery
Staff Surgeon
Thoracic Surgery
Cleveland Clinic
Cleveland, Ohio
Esophagectomy

Abdul Q. Alarhayem, MD
Clinical Fellow
Vascular Surgery
Cleveland Clinic
Cleveland, Ohio
Radiocephalic, Brachiocephalic, and Brachiobasilic Fistula

Michael Antiporda, MD
Fellow
Advanced Gastrointestinal and Minimally
Invasive Surgery
Providence Portland Medical Center
Portland, Oregon
Gastrectomy

Sofya H. Asfaw, MD, FACS
Assistant Professor of Surgery
Department of General Surgery
Digestive Disease and Surgery Institute
Cleveland Clinic
Cleveland, Ohio
Chest Tube Placement

Federico Aucejo, MD
Associate Professor of Surgery
Transplantation Center
Digestive Disease and Surgery Institute
Cleveland Clinic
Cleveland, Ohio
Hepatectomy
Living Donor Liver Transplantation

Toms Augustin, MD, MPH, FACS
Assistant Professor
Department of General Surgery
Digestive Disease and Surgery Institute
Cleveland Clinic
Cleveland, Ohio
Distal Pancreatectomy

Jocelyn M. Beach, MD
Assistant Professor of Surgery
Section of Vascular Surgery
Dartmouth-Hitchcock Medical Center
Lebanon, New Hampshire
Carotid Subclavian Bypass/Transposition and Vertebral Transposition

Cassandre Benay, MD
General Surgery
Hopital de LaSalle
Montreal, Quebec, Canada
Thyroidectomy and Parathyroidectomy

Eren Berber, MD
Staff Surgeon
Endocrine and General Surgery
Cleveland Clinic
Cleveland, Ohio
Hepatectomy

Riccardo Bertolo, MD
Urologist
Glickman Urological & Kidney Institute
Cleveland Clinic
Cleveland, Ohio
Laparoscopic Transperitoneal Radical Nephrectomy
Radical Prostatectomy
Radical Cystectomy

Vladimir Bolshinsky, MBBS, DipSurgAnat, FRACS
Clinical Associate
Colorectal Surgery
Digestive Disease and Surgery Institute
Cleveland Clinic
Cleveland, Ohio
Low Anterior Resection With Total Mesorectal Excision and Anastomosis

Paul C. Bryson, MD
Associate Professor of Otolaryngology-Head and Neck Surgery
Laryngology Section Head
Department of Otolaryngology
Cleveland Clinic Lerner College of Medicine
Cleveland, Ohio
Tracheostomy

Tony R. Capizzani, MD, FACS
Assistant Professor
General Surgery
Digestive Disease and Surgery Institute
Cleveland Clinic
Cleveland, Ohio
Tracheal Intubation and Endoscopic Anatomy
Central Line Anatomy

Francis J. Caputo, MD
Associate Professor and Program Director
Department of Vascular Surgery
Cleveland Clinic
Cleveland, Ohio
Aortic Aneurysm Repair and Thoracoabdominal Aneurysm Repair
Femoral Tibial Bypass

Walter S. Cha, MD
Staff Surgeon
Department of General Surgery
Digestive Disease and Surgery Institute
Cleveland Clinic
Cleveland, Ohio
Common Bile Duct Surgery and Choledochoduodenostomy

Bradley J. Champagne, MD
Professor of Surgery
Colorectal Surgery
Digestive Disease and Surgery Institute
Cleveland Clinic
Chair of Surgery
Fairview Hospital—Cleveland Clinic
Cleveland, Ohio
Right Colectomy

Julietta Chang, MD
Bariatric Surgeon
Department of Surgery
Marian Regional Medical Center
Santa Maria, California
Surgical Management of Achalasia

James M. Church, MB, ChB, MMedSci, FRACS
Staff Surgeon
Colorectal Surgery
Digestive Disease and Surgery Institute
Cleveland Clinic
Cleveland, Ohio
Perianal Abscess and Fistula in Ano

Giuseppe D'Amico, MD
Staff Surgeon
Hepato-Pancreato-Biliary/Liver and Intestinal Transplantation Surgery
General Surgery
Digestive Disease and Surgery Institute
Cleveland Clinic
Cleveland, Ohio
Liver Transplantation

Gerardo Davalos, MD
Research Scholar
Surgery
Duke University
Durham, North Carolina
Truncal and Selective Vagotomy

Robert DeBernardo, MD
Section Head Gynecologic Oncology
Laura J Fogarty Endowed Chair for Uterine Cancer Research
Director of the Peritoneal Surface Malignancy Program
Associate Professor of Surgery Lerner College of Medicine
Woman's Health Institute
Cleveland Clinic
Cleveland, Ohio
Oophorectomy for Benign and Malignant Conditions

Conor P. Delaney, MD, MCh, PhD, FACS, FRCSI, FASCRS, FRCSI (Hon)
Chairman
Digestive Disease and Surgery Institute
Cleveland Clinic
Victor W. Fazio Endowed Professor of Colorectal Surgery
Cleveland Clinic Lerner College of Medicine
Cleveland, Ohio
Low Anterior Resection With Total Mesorectal Excision and Anastomosis

Teresa Diago-Uso, MD
Assistant Professor of Surgery
Transplantation Center
Digestive Disease and Surgery Institute
Cleveland Clinic
Cleveland, Ohio
Living Donor Liver Transplantation
Deceased Donor Organ Recovery

Risal Djohan, MD
Vice Chairman
Plastic Surgery
Cleveland Clinic
Cleveland, Ohio
Breast Reconstruction

Nathan Droz, MD
Vascular Surgery Fellow
Vascular Surgery
Cleveland Clinic
Cleveland, Ohio
Visceral Bypass

Bijan Eghtesad, MD
Staff Surgeon
Hepato-Pancreato-Biliary/Liver Transplantation Surgery
Digestive Disease and Surgery Institute
Cleveland Clinic
Cleveland, Ohio
Liver Transplantation
Deceased Donor Organ Recovery

Kevin El-Hayek, MD, FACS
Section Head
Endoscopic Surgery
Division of General Surgery
Section Head
Hepato-Pancreato-Biliary Surgery
Division of Surgical Oncology
Metro Health System
Assistant Professor of Surgery
Case Western Reserve University
Cleveland, Ohio
Gastric Emptying Procedures
Pancreatoduodenectomy

Aldo Fafaj, MD
General Surgery
Digestive Disease and Surgery
Cleveland Clinic
Cleveland, Ohio
Laparoscopic Inguinal Hernia Repair

Behzad S. Farivar, MD
Assistant Professor of Surgery
Department of Vascular Surgery
Cleveland Clinic
Cleveland, Ohio
Carotid Subclavian Bypass/Transposition and Vertebral Transposition

Jeffrey M. Farma, MD
Professor
Surgical Oncology
Fox Chase Cancer Center
Philadelphia, Pennsylvania
Inguinal and Pelvic Lymphadenectomy

Alisan Fathalizadeh, MD, MPH
Associate Staff Surgeon
Department of General Surgery
Digestive Disease and Surgery Institute
Cleveland Clinic
Cleveland, Ohio
Gastric Emptying Procedures

Molly Flannagan, MD, FACS
Assistant Professor of Surgery
Digestive Disease and Surgery Institute
Cleveland Clinic
Cleveland, Ohio
Emergency Thoracotomy for Trauma

Masato Fujiki, MD
Assistant Professor of Surgery, Transplantation Center
Digestive Disease and Surgery Institute
Cleveland Clinic
Cleveland, Ohio
Living Donor Liver Transplantation
Intestinal and Multivisceral Transplantation

Juan Garisto, MD
Urologist
Glickman Urological & Kidney Institute
Cleveland Clinic
Cleveland, Ohio
Radical Cystectomy

Keith Glover, MD
Resident
Vascular Surgery
Cleveland Clinic
Cleveland, Ohio
Femoral Endarterectomy and Femoral Popliteal Bypass

David A. Goldfarb, MD
Professor of Surgery, CCLCM
Glickman Urological & Kidney Institute
Cleveland Clinic
Cleveland, Ohio
Kidney Transplantation

Emre Gorgun, MD
Director
Endoluminal Surgery Center
Department of Colorectal Surgery
Digestive Disease and Surgery Institute
Cleveland Clinic
Cleveland, Ohio
Ileal Pouch Anal Anastomosis

Stephen R. Grobmyer, MD
Chairman
Oncology Institute
Cleveland Clinic Abu Dhabi
Abu Dhabi, United Arab Emirates
Mastectomy: Partial and Total

Morgan Gruner, MD
OB-GYN Resident Physician
Department of Subspecialty Care for Women's Health
Cleveland Clinic
Cleveland, Ohio
Oophorectomy for Benign and Malignant Conditions

Alfredo D. Guerron, MD
Assistant Professor of Surgery
General Surgery
Duke University Health System
Durham, North Carolina
Truncal and Selective Vagotomy

Georges-Pascal Haber, MD, PhD
Chairman
Department of Urology
Glickman Urological & Kidney Institute
Cleveland Clinic
Cleveland, Ohio
Retroperitoneal Lymph Node Dissection

David M. Hardy, MD, RPVI, FACS
Assistant Professor
Vascular Surgery
Cleveland Clinic
Cleveland, Ohio
Carotid Endarterectomy
Above-Knee and Below-Knee Amputation

Koji Hashimoto, MD, PhD
Director
Living Donor Liver Transplantation
Associate Professor of Surgery
Transplantation Center
Digestive Disease and Surgery Institute
Cleveland Clinic
Cleveland, Ohio
Living Donor Liver Transplantation

Barbara J. Hocevar, MSN, RN, CWOCN
Assistant Director, WOC Nursing Education
R. B. Turnbull, Jr. MD, School of WOC Nursing Education
Digestive Disease and Surgery Institute
Cleveland Clinic
Cleveland, Ohio
Abdominal Wall Marking and Stoma Site Selection

Kristen Holler, DO
Critical Care Fellow
Anesthesiology Institute
Cleveland Clinic
Cleveland, Ohio
Tracheal Intubation and Endoscopic Anatomy

Stefan D. Holubar, MD, MS
Director of Research
Colorectal Surgery
Digestive Disease and Surgery Institute
Cleveland Clinic
Cleveland, Ohio
Abdominoperineal Resection

Farah A. Husain, MD
Division Chief
Bariatric Services
Associate Professor
Department of Surgery
Oregon Health & Science University
Portland, Oregon
Roux-en-Y Gastric Bypass and Sleeve Gastrectomy

Daniel J. Kagedan, MD, MSc, FRCSC
Surgical Oncology Fellow
Department of Surgical Oncology
Roswell Park Comprehensive Cancer Center
Buffalo, New York
Retroperitoneal Sarcoma

Matthew F. Kalady, MD
Professor of Surgery
Colorectal Surgery
Vice-Chairman
Colorectal Surgery
Cleveland Clinic
Director
Sanford R. Weiss, MD Center for Hereditary
Colorectal Neoplasia
Co-Director
Comprehensive Colorectal Cancer Program
Cleveland, Ohio
Left and Sigmoid Colectomy

Jihad Kaouk, MD
Director
Center for Robotics and Minimally Invasive Surgery
Glickman Urological & Kidney Institute
Cleveland Clinic
Cleveland, Ohio
Radical Prostatectomy
Radical Cystectomy

Hermann Kessler, MD, PhD
Professor of Surgery
Section Head
Minimally Invasive Surgery
Colorectal Surgery
Digestive Disease and Surgery Institute
Cleveland Clinic
Cleveland, Ohio
Abdominoperineal Resection

Leena Khaitan, MD, MPH
Professor of Surgery
Department of Surgery
Director
Metabolic and Bariatric Surgery
Center Digestive Health Institute
Director
Esophageal and Swallowing Center
Digestive Health Institute
University Hospitals
Cleveland Medical Center
Cleveland, Ohio
Minimally Invasive Antireflux Surgery

Amit Khithani, MD, DABS
Faculty Surgeon
Surgical Oncology and Hepatopancreatobiliary Surgery
Department of Surgery
Kendall Regional Medical Center
Miami, Florida
Pancreatoduodenectomy

Lee Kirksey, MD, MBA
Vice Chairman
Vascular Surgery
Cleveland Clinic
Cleveland, Ohio
Radiocephalic, Brachiocephalic, and Brachiobasilic Fistula

Eric A. Klein, MD
Chairman
Glickman Urological & Kidney Institute
Cleveland Clinic
Cleveland, Ohio
Retroperitoneal Lymph Node Dissection

Venkatesh Krishnamurthi, MD
Director
Kidney/Pancreas Transplant Program
Glickman Urological & Kidney Institute
Transplant Center
Cleveland Clinic
Associate Professor of Surgery
Cleveland Clinic Lerner College of Medicine
Cleveland, Ohio
Pancreas and Kidney Transplantation

Matthew Kroh, MD
Chairman
Digestive Disease Institute
Cleveland Clinic Abu Dhabi
Abu Dhabi, United Arab Emirates
Surgical Management of Achalasia

David M. Krpata, MD
Assistant Professor
Cleveland Clinic Lerner College of Medicine
Department of General Surgery
Digestive Disease and Surgery Institute
Cleveland Clinic
Cleveland, Ohio
Surgical Approach to Chronic Groin Pain Following Inguinal Hernia Repairs

Jamie A. Ku, MD
Staff
Head and Neck Institute
Cleveland Clinic
Cleveland, Ohio
Selective (Supraomohyoid) Neck Dissection, Levels I-III

Choon Hyuck David Kwon, MD, PhD
Professor of Surgery
Transplantation Center
Digestive Disease and Surgery Institute
Cleveland Clinic
Cleveland, Ohio
Hepatectomy
Living Donor Liver Transplantation

David J. Laczynski, MD
Vascular Surgery Resident
Vascular Surgery
Cleveland Clinic
Cleveland, Ohio
Above-Knee and Below-Knee Amputation

Judith Landis-Erdman, BSN, RN, CWOCN
Wound Ostomy Continence Nursing Team
Digestive Disease and Surgery Institute
Cleveland Clinic
Cleveland, Ohio
Abdominal Wall Marking and Stoma Site Selection

Kelsey E. Larson, MD
Assistant Professor of Surgery
General Surgery
University of Kansas
Kansas City, Kansas
Sentinel Lymph Node Biopsy

Pierre Lavertu, MD
Director of Head and Neck Surgery
Department of Otolaryngology—Head and Neck Surgery
University Hospitals Case Medical Center
Professor
Case Western Reserve University School of Medicine Cleveland, Ohio
Selective (Supraomohyoid) Neck Dissection, Levels I-III

Tripp Leavitt, MD
Resident Physician
Plastic Surgery
Cleveland Clinic
Cleveland, Ohio
Breast Reconstruction

Sungho Lim, MD
Fellow
Department of Vascular Surgery
Cleveland Clinic
Cleveland, Ohio
Aortic Aneurysm Repair and Thoracoabdominal Aneurysm Repair

Jeremy M. Lipman, MD, MHPE
Program Director
General Surgery Residency
Colorectal Surgery
Digestive Disease and Surgery Institute
Cleveland Clinic
Cleveland, Ohio
Transverse Colectomy

Victoria Lyo, MD, MTM
Assistant Professor of Surgery
Foregut, Metabolic, and General Surgery Division
University of California Davis
Sacramento, California
Roux-en-Y Gastric Bypass and Sleeve Gastrectomy

Gary N. Mann, MD
Associate Professor
Surgical Oncology
Roswell Park Comprehensive Cancer Center
Buffalo, New York
Retroperitoneal Sarcoma

Jeannine L. Marong, PA-C
Advanced Practice Coordinator of Trauma Services
Hillcrest Hospital
Mayfield Heights, Ohio
Arterial Line Anatomy

Christopher Mascarenhas, MD, FACS
Assistant Professor
Division of Colon and Rectal Surgery
Columbia University Irving Medical Center
New York, New York
Left and Sigmoid Colectomy

Evan R. McBeath, MD
Otolaryngologist
Wood County Hospital
Bowling Green, Ohio
Selective (Supraomohyoid) Neck Dissection, Levels I-III

Chad M. Michener, MD
Associate Professor of Surgery
Obstetrics, Gynecology and Women's Health Institute
Cleveland Clinic Lerner College of Medicine
Vice Chair
Department of Obstetrics and Gynecology, Main Campus
Obstetrics, Gynecology and Women's Health Institute
Cleveland Clinic
Cleveland, Ohio
Hysterectomy for Benign and Malignant Conditions

Charles Miller, MD
Enterprise Director of Transplantation
Director
Transplantation Center
Professor of Surgery
Digestive Disease and Surgery Institute
Cleveland Clinic
Cleveland, Ohio
Hepatectomy
Living Donor Liver Transplantation

Eric T. Miller, MD
Transplantation and Urological Surgery
Glickman Urological & Kidney Institute
Cleveland Clinic
Cleveland, Ohio
Kidney Transplantation
Pancreas and Kidney Transplantation
Laparoscopic Donor Nephrectomy

Edwina C. Moore, BMedSci, MBBS, FRACS
Endocrine Surgeon
Cleveland Clinic
Cleveland, Ohio
Laparoscopic Adrenalectomy

Amit Nair, MS, MD, FRCS
Clinical Scholar
Transplantation Center
Digestive Disease and Surgery Institute
Cleveland Clinic
Cleveland, Ohio
Hepatectomy
Living Donor Liver Transplantation

Robert Naples, DO
General Surgery Resident
Department of General Surgery
Digestive Disease and Surgery Institute
Cleveland Clinic
Cleveland, Ohio
Splenectomy

Ahmed Nassar, MD
Transplant Surgery Fellow
Emory University
Atlanta, Georgia
Common Bile Duct Surgery and Choledochoduodenostomy

Eileen A. O'Halloran, MD, MS
Complex General Surgical Oncology Fellow
Surgical Oncology
Fox Chase Cancer Center
Philadelphia, Pennsylvania
Inguinal and Pelvic Lymphadenectomy

Keita Okubo, MD, PhD
Clinical Research Fellow
Transplantation Center
Digestive Disease and Surgery Institute
Cleveland Clinic
Cleveland, Ohio
Hepatectomy
Living Donor Liver Transplantation

F. Ezequiel Parodi, MD
Associate Professor
Division of Vascular Surgery
University of North Carolina School of Medicine
Durham, North Carolina
Visceral Bypass

Will Perry, MD, BS
Resident
Vascular Surgery
Cleveland Clinic
Cleveland, Ohio
Carotid Endarterectomy

Clayton C. Petro, MD
Assistant Professor of Surgery
Center for Abdominal Core Health
Digestive Disease and Surgery Institute
Cleveland Clinic
Cleveland, Ohio
Open Retromuscular Hernia Repair

Lee Ponsky, MD, FACS
Professor of Urology
Chief, Urologic Oncology
Leo and Charlotte Goldberg Chair of Advanced Surgical Therapies
Master Clinician of Urologic Oncology Urology Institute
University Hospitals Cleveland Medical Center
Case Western Reserve University School of Medicine
Cleveland, Ohio
Laparoscopic Transperitoneal Radical Nephrectomy

Ajita Prabhu, MD
Assistant Professor of Surgery
Lerner College of Medicine
Center for Abdominal Core Health
Digestive Disease and Surgery Institute
Cleveland Clinic
Cleveland, Ohio
Open Flank and Lumbar Hernia Repair

Debra Pratt, MD
Medical Director
Fairview Breast Program
Cleveland Clinic Cancer Center Moll Pavilion
Cleveland, Ohio
Central Duct Excision and Nipple Discharge

Cristiano Quintini, MD
Director
Liver Transplantation
Professor of Surgery
Transplantation Center
Digestive Disease and Surgery Institute
Cleveland Clinic Lerner College of Medicine
Cleveland, Ohio
Hepatectomy
Liver Transplantation
Living Donor Liver Transplantation

Siva Raja, MD, PhD
Associate Professor of Surgery
Staff Surgeon
Thoracic Surgery
Cleveland Clinic
Cleveland, Ohio
Esophagectomy

Kevin M. Reavis, MD
Foregut and Bariatric Surgeon
Gastrointestinal and Minimally Invasive Surgery
The Oregon Clinic
Portland, Oregon
Gastrectomy

Saranya Reghunathan, MD
Department of Otolaryngology
Cleveland Clinic
Cleveland, Ohio
Tracheostomy

Beri M. Ridgeway, MD
Institute Chair
OB/GYN and Women's Health Institute
Cleveland Clinic
Cleveland, Ohio
Reconstructive Surgery for Pelvic Floor Disorders

John H. Rodriguez, MD, FACS
Director of Surgical Endoscopy
Advanced Laparoscopic and Bariatric Surgery
Digestive Disease and Surgery Institute
Cleveland Clinic
Cleveland, Ohio
Surgical Management of Achalasia

David R. Rosen, MD
Colorectal Surgery
Digestive Disease and Surgery Institute
Cleveland Clinic
Cleveland, Ohio
Transverse Colectomy

Steven Rosenblatt, MD
Associate Professor of Surgery
Department of General Surgery
Digestive Disease and Surgery Institute
Cleveland Clinic Lerner College of Medicine
Cleveland Clinic
Cleveland, Ohio
Splenectomy
Laparoscopic Inguinal Hernia Repair

Kazunari Sasaki, MD
Assistant Professor of Surgery
Transplantation Center
Digestive Disease and Surgery Institute
Cleveland Clinic
Cleveland, Ohio
Hepatectomy
Living Donor Liver Transplantation

Graham Schwarz, MD
Program Director
Microsurgery and Breast Reconstruction
Fellowship
Department of Plastic Surgery
Cleveland Clinic
Cleveland, Ohio
Axillary Lymphadenectomy and Lymphaticovenous Bypass

Sherief Shawki, MD, MSc, MBBCH
Staff Surgeon
Colon & Rectal Surgery
Digestive Disease and Surgery Institute
Cleveland Clinic
Assistant Professor of Surgery
Colon & Rectal Surgery
Lerner Medical School of Medicine
Cleveland, Ohio
Suture Rectopexy and Ventral Mesh Rectopexy

Christopher T. Siegel, MD, PhD
Associate Professor of Surgery
Digestive Disease and Surgery Institute
Cleveland Clinic Lerner College of Medicine
Cleveland Clinic
Cleveland, Ohio
Hepatectomy
Living Donor Liver Transplantation

Robert Simon, MD
Associate Staff
Division General and Hepatopancreaticobiliary Surgery
Digestive Disease and Surgery Institute
Cleveland Clinic
Cleveland, Ohio
Cholecystectomy

Allan Siperstein, MD
Professor and Chair
Endocrine Surgery Department
Cleveland Clinic
Cleveland, Ohio
Thyroidectomy and Parathyroidectomy
Laparoscopic Adrenalectomy

Christopher J. Smolock, MD
Staff Vascular Surgeon
Department of Vascular Surgery
Cleveland Clinic
Cleveland, Ohio
Femoral Endarterectomy and Femoral Popliteal Bypass

Sean P. Steenberge, MD, MS
Resident
Vascular Surgery
Cleveland Clinic
Cleveland, Ohio
Femoral Tibial Bypass

Rachael C. Sullivan, MD, MS
Staff Physician
Digestive Disease and Surgery Institute
Cleveland Clinic
Cleveland, Ohio
Upper and Lower Extremity Fasciotomy

Andrew Tang, MD
Resident
Thoracic and Cardiovascular Surgery
Cleveland Clinic
Cleveland, Ohio
Esophagectomy

Patrick Tassone, MD
Fellow in Head & Neck Oncologic and Reconstructive Surgery
Head and Neck Institute
Cleveland Clinic
Cleveland, Ohio
Selective (Supraomohyoid) Neck Dissection, Levels I-III

Luciano Tastaldi, MD
Clinical Research Fellow
Center for Abdominal Core Health
Digestive Disease and Surgery Institute
Cleveland Clinic
Cleveland, Ohio
Open Flank and Lumbar Hernia Repair

Lewis J. Thomas IV, MD
Urologic Oncology Fellow
Glickman Urological & Kidney Institute
Cleveland Clinic
Cleveland, Ohio
Retroperitoneal Lymph Node Dissection

Michael A. Valente, DO, FACS, FASCRS
Associate Professor
Residency Program Director
Colorectal Surgery
Digestive Disease and Surgery Institute
Cleveland Clinic
Cleveland, Ohi*o*
Appendectomy

Stephanie A. Valente, DO, FACS
Breast Surgical Oncologist
Director
Breast Surgery Fellowship
General Surgery
Cleveland Clinic
Associate Professor of Surgery
Department of General Surgery
Cleveland Clinic Lerner College of Medicine
Case Western Reserve University
Cleveland, Ohio
Axillary Lymphadenectomy and Lymphaticovenous Bypass

Valery Vilchez, MD
Surgery Resident
Department of General Surgery
Digestive Disease and Surgery Institute
Cleveland Clinic
Cleveland, Ohio
Distal Pancreatectomy

Cynthia E. Weber, MD
Bariatric Surgery Fellow
Surgery
University Hospitals' of Cleveland
Cleveland, Ohio
Minimally Invasive Antireflux Surgery

Alvin C. Wee, MD, MBA
Surgical Director
Kidney Transplantation
Glickman Urological & Kidney Institute
Cleveland Clinic
Cleveland, Ohio
*Kidney Transplantation
Laparoscopic Donor Nephrectomy*

James S. Wu, MD, PhD
Staff Surgeon
Department of Colon and Rectal Surgery
Digestive Disease and Surgery Institute
Cleveland Clinic
Cleveland, Ohio
Abdominal Wall Marking and Stoma Site Selection

Chad A. Zender, MD, FACS
Assistant Professor
Department of Otolaryngology-Head and Neck Surgery
Case Western Reserve University School of Medicine
Cleveland, Ohio
Selective (Supraomohyoid) Neck Dissection, Levels I-III

Massarat Zutshi, MD
Staff Surgeon
Colorectal Surgery
Digestive Disease and Surgery Institute
Cleveland Clinic
Cleveland, Ohio
Hemorrhoids and Hemorrhoidectomy
Sphincter Repair and Sacral Neuromodulation

绘图者简介

Frank H.Netter, MD

奈特 1906 年生于纽约，在进入纽约大学医学院之前，他在艺术学生联盟和国家设计学院学习艺术课程，于 1931 年获得医学博士学位。奈特在读期间，他笔记中的素描就吸引了老师和医学界的注意，大家纷纷邀请他为一些论文和教科书绘制插图，他因此获得额外收入。在 1933 年成为外科医生之后，他仍利用业余时间兼职绘画创作，并最终选择放弃了医生职业，全身心地投入自己钟爱的绘画艺术中。在第二次世界大战期间，他在美国陆军服役。退役后，奈特博士开始与 CIBA 制药公司（现为诺华制药公司）长期合作。通过长达 45 年的合作，他积累了宝贵的医学财富，创作出非凡的医学艺术作品，成为全球医务工作者熟知的医学绘画艺术家。

2005 年，Elsevier 公司购买了奈特博士收藏的和 Icon 学习系统出版的所有绘图。Elsevier 公司出版了超过 50 种奈特博士的艺术作品。（在美国，请访问 https://www.us.elsevierhealth.com/，美国以外其他地区，请访问 www.elsevierhealth.com。）

奈特博士的作品是用图画形象地传授医学知识的典范。十三卷《奈特医学图集》收录了奈特博士创造的两万余幅作品的大部分，成为有史以来最著名的医学著作之一。1989 年首次出版的 *Netter Atlas of Human Anatomy*，现已翻译成 16 种语言，成为全世界医学及相关学科学生首选的解剖学图谱。

奈特博士的绘图作品之所以受到人们的青睐，不仅是由于其卓越的美学水平，更重要的是其丰富的学术内涵。正如奈特博士于 1949 年写道的："阐明主题是图画的根本目的和最高目标。作为医学艺术作品，无论绘制得多么美丽，艺术构思和主题表达得多么巧妙，如果不能阐明其医学观点，将没有丝毫价值。"奈特博士的绘图设计、概念观点、处理问题的方法，以及对事业的追求，全部淋漓尽致地体现在他的作品中，使其作品承载着非凡的学术价值。

奈特博士，医生和艺术家，于 1991 年辞世。

了解更多关于医学科学艺术家奈特博士的生平和作品请登录：

https://netterimages.com/artist-frankh-netter.html.

Carlos Machado, MD

Carlos Machado 是奈特博士在诺华制药的继任者，是继续丰富、扩充奈特医学绘图集的主要艺术家。

心脏病学专家 Carlos Machado 自学医学插图，补充并更新了奈特博士原始作品的一些细节，并创作了诸多奈特风格的作品，丰富、扩充了奈特图集。Dr.Machado 逼真的画风，以及对医患关系的敏锐洞察力，造就了其作品生动的、令人难以忘怀的视觉风格。他专心致力于研究所描绘的每一个主题，奠定了他当今首屈一指医学绘画家的地位。

了解更多关于 Dr.Machado 的背景和作品请登录：

https://netterimages.com/artist-carlos-a-g-machado.html.

译 者

主 译 丁自海 窦若虚

译 者（以姓氏笔画为序）

丁自海 南方医科大学
王　恺 南方医科大学南方医院
邓雪飞 安徽医科大学
史本超 南方医科大学附属珠江医院
刘兴平 南方医科大学南方医院
池诏丞 吉林省肿瘤医院
刘振国 中山大学附属第一医院
李润荣 南方医科大学南方医院
陈　韬 南方医科大学南方医院
何健楠 中山大学附属第六医院
张　策 南方医科大学南方医院
张正国 东南大学附属徐州医院
张露青 南京大学医学院
孟凡良 南方医科大学南方医院
庞　刚 安徽医科大学
周易明 复旦大学附属华山医院
郑雪峰 暨南大学基础医学与公共卫生学院
武　靖 南方医科大学南方医院
赵庆豪 南方医科大学附属第三医院
俞旻皓 上海交通大学医学院附属仁济医院
莫嘉辉 中山大学附属第一医院
黄胜辉 福建医科大学附属协和医院
雷尚通 南方医科大学南方医院
窦若虚 中山大学附属第五医院
鲜振宇 中山大学附属第六医院

前 言

1989 年出版的《奈特人体解剖学图谱》（Netter Atlas of Human Anatomy）已成为一代又一代医学生学习人体解剖学的巅峰之作。然而，对于那些希望了解或实施手术操作的医生来说，奈特博士绘制的精美图像与手术操作之间并没有直接明了的联系。因此，在《奈特外科学彩色图谱（第 2 版）》中，我们努力满足这部分读者的需求，将解剖图谱与外科手术入路联系起来。

本书在各个章节中首先提供基础解剖学课程，即描述每个操作步骤相关的解剖学内容，而后介绍外科手术操作步骤。奈特博士曾在首版书中陈述："解剖虽然亘古不变，但对解剖学及其临床意义的理解要与时俱进。"因此，在一些病例中，我们将经典的解剖学插图与现代手术图像或影像搭配起来，尤其关注微创外科新术式的需求。在一些章节中，新绘制的奈特风格的插图用来说明手术操作中的解剖学要点，或表示一个重要的外科视角或倾向，或补充奈特原始绘图中未涉及的内容。第 2 版除了涵盖外科手术中重要的内容外，又增加了共用区内容，如器官移植、晚期癌症手术等。

本书在许多同仁共同参与和帮助下得以出版。很荣幸与克利夫兰诊所等机构合作，并得到不同领域外科专家及团队（如 Michael S. Benninger，MD，Tony R. Capizzani，MD，FACS）的支持。感谢 Tommaso Falcone，MD，FRCSC，FACOG，Stephen R. Grobmyer，MD，Jihad Kaouk，MD，Matthew Kroh，MD，Sean P. Lyden，MD，John H. Rodriguez，MD，FACS，Michael J. Rosen，MD，Christopher T. Siegel，MD，PhD，Allan Siperstein，MD，Scott R. Steele，MD，MBA，R. Matthew Walsh，MD。感谢曾经的患者 Dan Fitzgerald 给予的指导，感谢 Elsevier 公司的 Marybeth Thiel 对本书出版的建议和指导。

我以个人和我的编著团队的名义，希望您能够享受《奈特外科学彩色图谱（第 2 版）》带来的学术盛宴。

Conor P. Delaney，MD，MCh，PhD，FACS，FRCSI，FASCRS，FRCSI（Hon）

中文版序

奈特博士是我国解剖学界所熟悉的医学美术家。先期出版的《奈特人体解剖学图谱》(Netter Atlas of Human Anatomy)在世界享有盛誉。奈特博士的绘图风格独特、结构对比清晰、毗邻关系准确、构图简洁形象，成为世界重要的学派之一。奈特博士曾经说："解剖虽然亘古不变，但对解剖及其临床意义的理解要与时俱进。"正是基于这种理念，他把解剖学与经典的开放手术、现代的腔镜手术紧密结合，使手术不断创新，使之更加安全和高效。

《奈特外科学彩色图谱（第2版）》继承了已出版的奈特解剖学图谱的风格，将经典的解剖学插图与现代手术图像或影像搭配起来，尤其关注微创外科新术式的需求。通过精美的彩图对大体解剖、腔镜解剖、影像解剖和手术入路解剖做了详尽的展示，以满足读者的需求，是解剖学与外科手术入路紧密结合的杰作。第2版除了涵盖外科手术中的重要器官外，又增加了共用区内容，如器官移植手术等。

第2版也存在一些解剖学描述不准甚至错误之处，例如，原文"retrosacral fascia"所指的结构实为"rectosacral fascia"（直肠骶骨筋膜）；将股鞘与股管、淋巴结与淋巴组织概念混为一谈，译者均给予纠正。对于解剖学名词不规范问题，考虑到临床医生的习惯，没有原则问题的不予以修改。中国解剖学名词中没有股总动脉和股浅动脉之分，统一使用"股动脉"一词。在重要手术名称后加注英文原名，以便于读者理解和对照。

第2版邀请的译者都是已工作数年的医学博士，专业和英语基础扎实。各位译者在百忙的临床、教学和科研中挤出时间参与本书的翻译，尽心尽力，一丝不苟。泌尿外科专家邱剑光博士和显微外科专家陈超博士对译著中一些专业名词翻译进行了确认和解释，使译文更加准确。谢谢为本译著出版做出努力和支持的所有同仁。

感谢山东科学技术出版社引进这种具有针对性和实用性的高水平专著。该译著的出版对我国青年医师外科解剖学的学习、相关新术式的掌握和质量控制理念的建立都将起到促进作用。由于受专业水平所限，对原著中某些内容的理解不够深刻，虽经译者和主译再三推敲，仍会有不妥或错误之处，敬请读者批评指正。

主译　丁自海　窦若虚
2023年春　于广州

目　录

第一篇　颈　部

第 1 章　选择性颈部清扫（肩胛舌骨上区），
　　　　Ⅰ～Ⅲ区……………………………… 2
第 2 章　气管切开术 ……………………………… 9

第二篇　内分泌系统

第 3 章　甲状腺切除术及甲状旁腺切除术
　　　　………………………………………… 16
第 4 章　腹腔镜肾上腺切除术 …………………… 26

第三篇　上消化道

第 5 章　食管切除术 ……………………………… 38
第 6 章　微创抗反流手术 ………………………… 48
第 7 章　迷走神经干切断术和选择性迷走
　　　　神经切断术…………………………… 59
第 8 章　胃切除术 ………………………………… 67
第 9 章　胃排空手术 ……………………………… 74
第 10 章　Roux-en-Y 胃旁路和袖状胃切除术
　　　　………………………………………… 85
第 11 章　贲门失弛缓症的外科治疗 ……… 91

第四篇　肝脏和胆道

第 12 章　胆囊切除术 ……………………… 103

第 13 章　胆总管手术和胆总管十二指肠吻合术
　　　　………………………………………… 112
第 14 章　肝切除术 ………………………… 119
第 15 章　远端胰腺切除术 ………………… 135
第 16 章　胰十二指肠切除术 ……………… 142
第 17 章　脾切除术 ………………………… 149

第五篇　器官移植

第 18 章　肝移植 …………………………… 155
第 19 章　活体肝移植 ……………………… 161
第 20 章　小肠移植和多脏器移植 ………… 171
第 21 章　肾移植 …………………………… 177
第 22 章　胰肾联合移植 …………………… 183
第 23 章　腹腔镜供肾切除术 ……………… 191
第 24 章　死亡供者器官的获取 …………… 197

第六篇　下消化道

第 25 章　阑尾切除术 ……………………… 205
第 26 章　腹壁标志和造口位置选择 ……… 216
第 27 章　右半结肠切除术 ………………… 221
第 28 章　左半和乙状结肠切除术 ………… 228
第 29 章　横结肠切除术 …………………… 238
第 30 章　低前切除伴全直肠系膜切除吻合术
　　　　………………………………………… 246
第 31 章　腹会阴联合切除术 ……………… 261

第 32 章　痔和痔切除术 …………… 270
第 33 章　肛周脓肿和肛瘘 …………… 278
第 34 章　直肠缝合固定术和腹侧直肠补片
　　　　　固定术 ……………………… 288
第 35 章　回肠储袋肛管吻合术 ……… 295
第 36 章　括约肌修复与骶神经调节术 …… 303

第七篇　疝

第 37 章　腔镜腹股沟疝修补术 ……… 309
第 38 章　腹股沟疝修补术后慢性疼痛的
　　　　　外科治疗 ………………… 318
第 39 章　开放侧腹壁疝修补术和腰疝修补术
　　　　　 ……………………………… 327
第 40 章　开放肌后疝修补术 ………… 332

第八篇　血　管

第 41 章　颈动脉内膜切除术 ………… 342
第 42 章　颈动脉-锁骨下动脉旁路/转位术
　　　　　和椎动脉转位术 …………… 350
第 43 章　主动脉瘤和胸腹腔动脉瘤修复
　　　　　 ……………………………… 357
第 44 章　内脏动脉旁路术 …………… 370
第 45 章　桡-头动静脉瘘，头-肱动静脉瘘，
　　　　　肱-贵要动静脉瘘 …………… 377
第 46 章　股动脉内膜切除术和股动脉-腘动脉
　　　　　搭桥术 ……………………… 382
第 47 章　股动脉-胫动脉旁路搭桥术 …… 388
第 48 章　膝上和膝下截肢术 ………… 396

第九篇　血管通路及创伤急救程序

第 49 章　气管插管和内镜解剖 ……… 405
第 50 章　胸腔导管置入 ……………… 415
第 51 章　创伤紧急开胸术 …………… 421
第 52 章　中心静脉通路解剖 ………… 429
第 53 章　动脉通路解剖 ……………… 434
第 54 章　上肢和下肢筋膜切开术 …… 439

第十篇　乳房及肿瘤学

第 55 章　乳房切除术 ………………… 455
第 56 章　乳房重建术 ………………… 460
第 57 章　乳头溢液和乳腺导管切除术 …… 473
第 58 章　前哨淋巴结活检 …………… 477
第 59 章　腋淋巴结清扫术和淋巴管静脉转流术
　　　　　 ……………………………… 483
第 60 章　腹股沟和盆腔淋巴结清扫术 …… 489
第 61 章　腹膜后肉瘤 ………………… 494

第十一篇　泌尿学及妇科学

第 62 章　子宫切除术 ………………… 501
第 63 章　卵巢切除术 ………………… 513
第 64 章　盆底疾病重建手术 ………… 520
第 65 章　经腹腹腔镜根治性肾切除术 …… 528
第 66 章　根治性前列腺切除术 ……… 536
第 67 章　根治性膀胱切除术 ………… 545
第 68 章　腹膜后淋巴结清扫术 ……… 554

SECTION 1

第一篇
颈　部

第 1 章　选择性颈部清扫（肩胛舌骨上区），Ⅰ～Ⅲ区
第 2 章　气管切开术

第 1 章
选择性颈部清扫（肩胛舌骨上区），Ⅰ～Ⅲ区

编者 Patrick Tassone, Chad A. Zender, Evan R. McBeath, Pierre Lavertu, Jamie A. Ku
雷尚通 译，丁自海 审校

简介

颈部清扫术是清除头颈部癌变或可疑癌变淋巴结的标准术式，迄今已有百余年历史。20世纪初，Crile 首次描述了根治性颈部清扫术式，其后 Bocca 等改进了该术式，减少了淋巴结清扫术的相关并发症，彻底清除癌变部位组织的同时尽可能保留了神经及周围组织。本章详细探讨了其中的一种改进术式，即选择性颈部清扫术（肩胛舌骨肌上区）。选择性颈部清扫涵盖Ⅰ～Ⅲ区，适用于N0期口腔恶性肿瘤患者（淋巴结未见显著转移）。淋巴结广泛转移者，常选用扩大清扫（Ⅰ～Ⅳ区）或改良根治性颈部清扫（Ⅰ～Ⅴ区）。口腔病变接近或跨越中线的需要行双侧清扫。

与术式设计相关的颈部解剖

设计并选择术式时，应充分了解局部淋巴结的引流范围（图1-1）。肩胛舌骨肌上区颈部清扫适用于治疗Ⅰ、Ⅱ、Ⅲ区微小淋巴结转移。Ⅰ区（颏下及下颌下区）、Ⅱ区（上颈静脉淋巴结群）、Ⅲ区（中颈静脉淋巴结群）的区域边界规定如下。

Ⅰa区：双侧以二腹肌前腹内侧为外界，内侧止于下颌骨至舌骨连线的中线。

Ⅰb区：自二腹肌前腹外侧延伸至二腹肌后腹内侧缘及茎突舌骨肌，以下颌骨下缘为上界。

Ⅱa区：双侧以二腹肌后腹及茎突舌骨肌为前上界，后界为副神经及胸锁乳突肌垂线，以舌骨下缘水平为下界。

Ⅱb区：双侧以颈静脉为前界，下界为副神经垂线，后止于胸锁乳突肌后缘，上界止于颅底。

Ⅲ区：双侧以舌骨下缘水平为上界，下界为环状软骨下缘水平或肩胛舌骨肌跨越颈内静脉水平，前方以胸骨舌骨肌外缘为界，后界为胸锁乳突肌后缘。

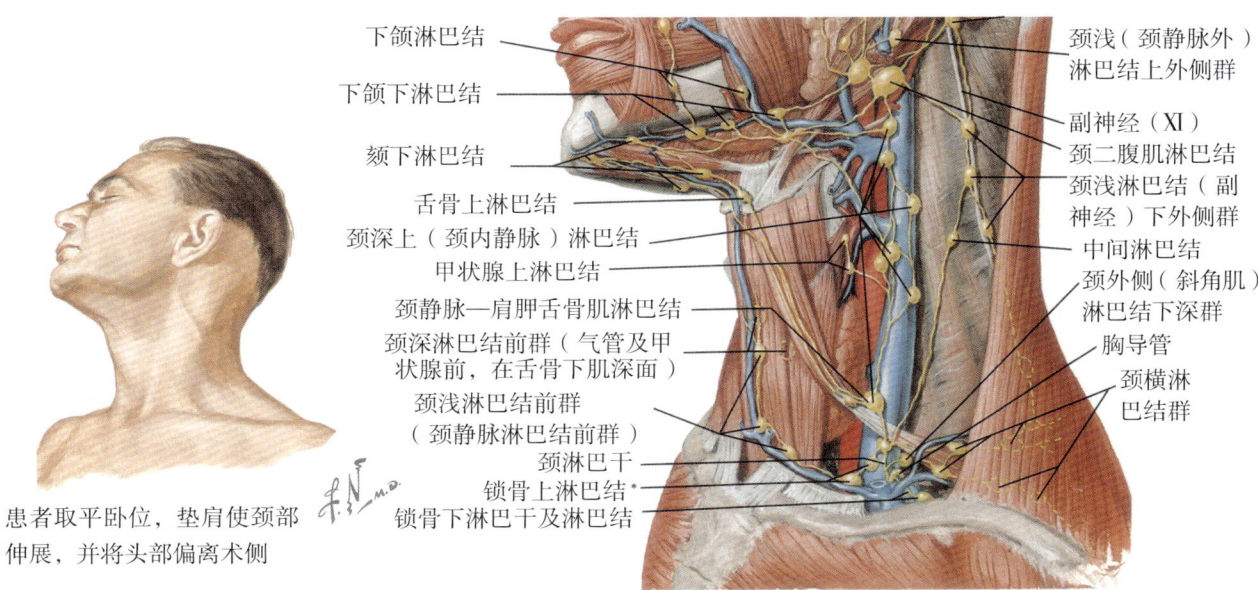

患者取平卧位，垫肩使颈部伸展，并将头部偏离术侧

下颌淋巴结
下颌下淋巴结
颏下淋巴结
舌骨上淋巴结
颈深上（颈内静脉）淋巴结
甲状腺上淋巴结
颈静脉—肩胛舌骨肌淋巴结
颈深淋巴结前群（气管及甲状腺前，在舌骨下肌深面）
颈浅淋巴结前群（颈静脉淋巴结前群）
颈淋巴干
锁骨上淋巴结*
锁骨下淋巴干及淋巴结

颈浅（颈静脉外）淋巴结上外侧群
副神经（XI）
颈二腹肌淋巴结
颈浅淋巴结（副神经）下外侧群
中间淋巴结
颈外侧（斜角肌）淋巴结下深群
胸导管
颈横淋巴结群

*锁骨上淋巴结群（颈深淋巴结下群），尤其是其左侧群常被视为敏感淋巴结或前哨淋巴结，又称 Virchow 或 Troisier 淋巴结，其显著肿大可触及时具有指示意义。该淋巴结群（或其中单个淋巴结）肿大是内脏可疑恶性肿瘤的常见首发症状，因而被关注并特殊命名

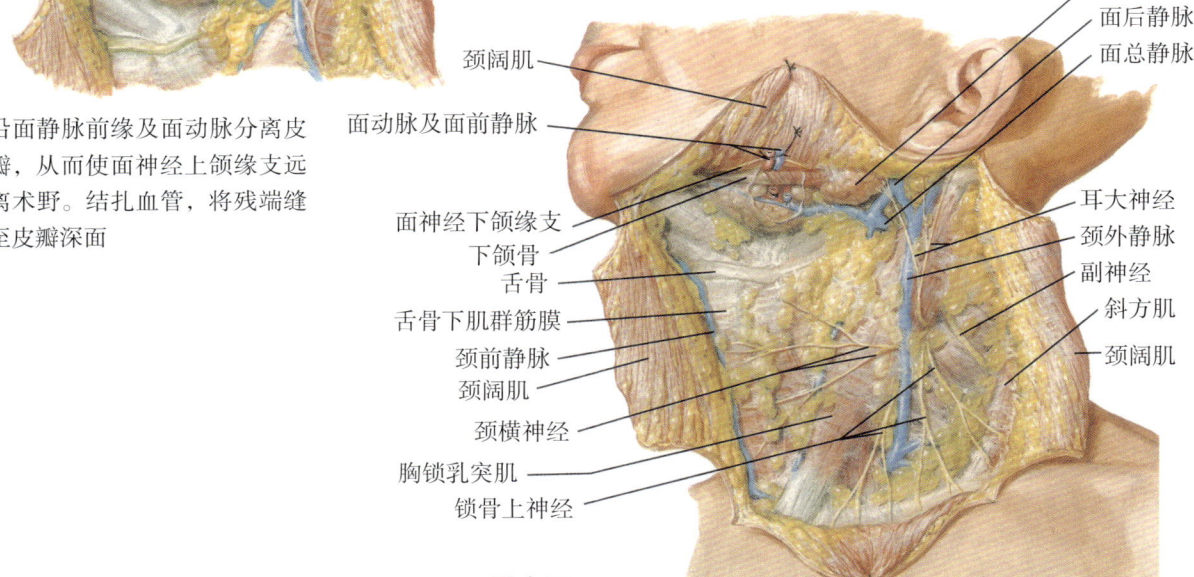

沿面静脉前缘及面动脉分离皮瓣，从而使面神经上颌缘支远离术野。结扎血管，将残端缝至皮瓣深面

颈阔肌
面动脉及面前静脉
面神经下颌缘支
下颌骨
舌骨
舌骨下肌群筋膜
颈前静脉
颈阔肌
颈横神经
胸锁乳突肌
锁骨上神经

腮腺
面后静脉
面总静脉
耳大神经
颈外静脉
副神经
斜方肌
颈阔肌

显露术野

图 1-1 患者体位及颈部解剖

患者体位及切口设计

患者体位要求颈部后伸，头部偏离术侧。常需要在患者肩部下方放置肩托以使颈部充分伸展。

切口设计因人而异。作者常使用一种"曲棍球棒（hockey stick）"式切口，从乳突尖端延伸至胸锁乳突肌，再沿着皮纹横跨颈部，通常选择手术清扫的最低平面（图1-2）。如双侧病变需同时行手术清扫，可同法切开显露对侧，形成"围裙"式切口。

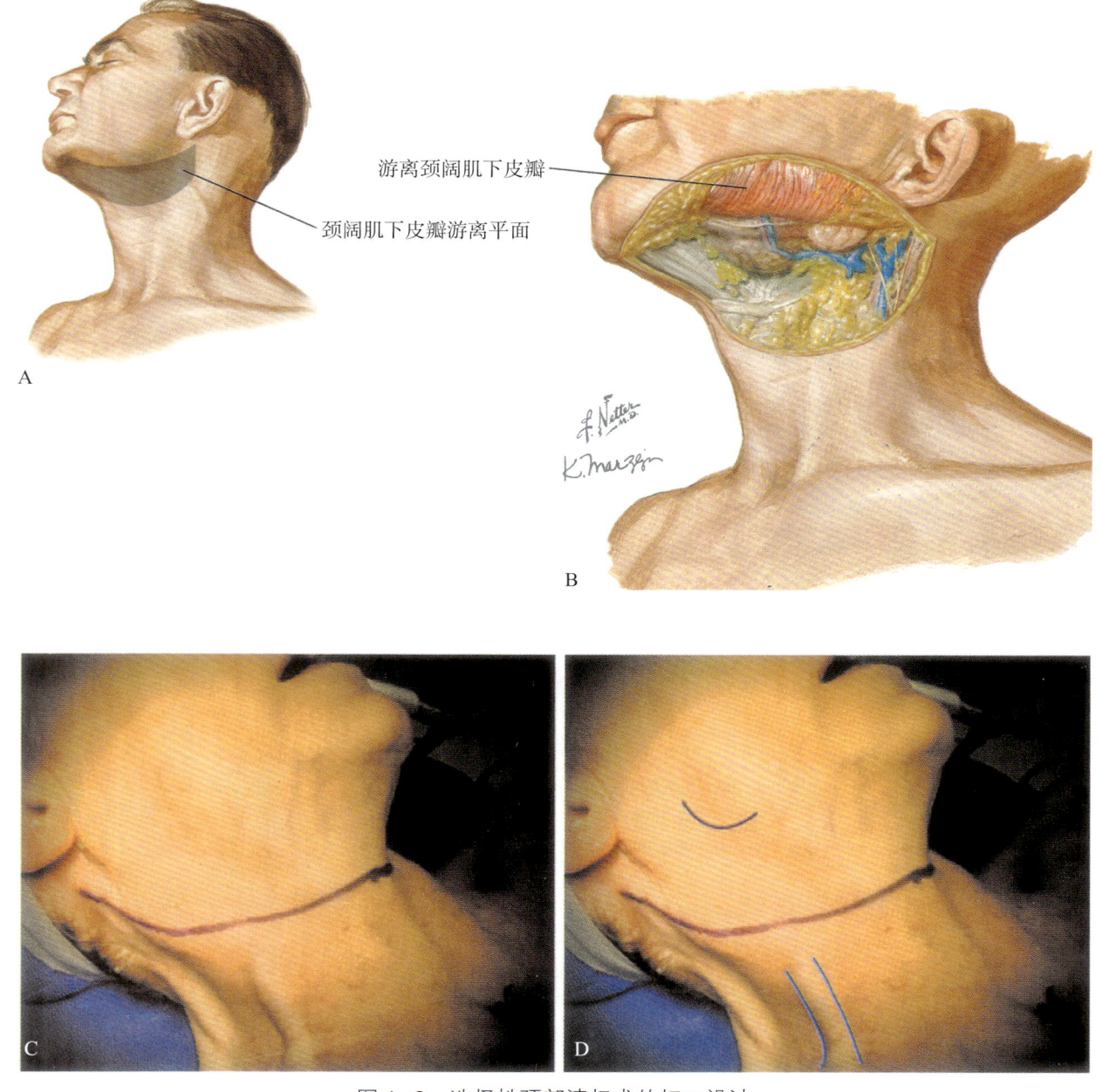

图 1-2　选择性颈部清扫术的切口设计

切口位于下颌角下方两指宽处（紫色标记，D），以保护下颌缘神经。通过皮肤也可以看到颈外静脉的走行（蓝色标记，D）

颈阔肌下皮瓣游离

切开皮肤、皮下组织，依次分离皮下组织及颈阔肌，但注意不要破坏颈深筋膜浅层（封套层）。将颈阔肌下皮瓣（subplatysmal flap）游离并显露下颌骨下缘。注意需将颈阔肌下皮瓣游离至适当平面，以便充分显露并保护好面神经下颌缘支。两侧颈阔肌不做处理。皮瓣的游离范围应越过颈外静脉及耳大神经，方可充分显露深部结构（图1-3）。

常在肩胛舌骨肌与颈静脉交界处游离下方的颈阔肌下皮瓣。此法可充分显露Ⅲ区淋巴结，并在必要时有助于显露Ⅳ区淋巴结。需要显露时，可将皮瓣向下游离至距锁骨 5~10 mm 处，以便充分显露术野。

颈 Ⅰa~Ⅰb 区清扫

皮瓣游离后，自颏下至舌骨做一正中切口以显露二腹肌前腹。注意切口应囊括自对侧二腹肌后腹内侧缘起所有结缔组织及脂肪组织。继续游离至下颌下腺内侧缘以完成 Ⅰa 区显露清扫。

下颌角下方 1 cm 处有面神经下颌缘支，该神经在下颌骨面动脉沟处越过面动、静脉（图1-3），故常于下颌角下 2 横指宽处做切口以避免损伤该结构。面神经下颌缘支走行于颈深筋膜浅层与面前静脉之间。于下颌下腺下缘切开颈深筋膜浅层并将其牵开，亦可将其悬吊于颈阔肌上以利于显露术野。

术中需格外注意保护面神经下颌缘支，应将其与颈深筋膜浅层一并牵开，充分清扫下颌下区血管后方及面神经周围区域淋巴结。此过程需走行于静脉与颈深筋膜浅层的间隙平面中，完整剥离包括面神经周围淋巴结、下颌下腺在内的脂肪垫，并充分游离保护神经。

此时二腹肌前缘已游离，Ⅰa 区腺体及纤维脂肪组织自下颌舌骨肌后方显露。接着牵开下颌舌骨肌，识别并保护舌神经和舌下神经。结扎并离断下颌下腺导管、下颌下神经节及伴行血管。面动脉进入下颌下腺的分支可有多支，必须充分游离才能将 Ⅰb 区内容物从其后方附着处剥离出来。至此，除下方纤维蒂连接外，Ⅰ区淋巴结已从Ⅱ、Ⅲ区松解开来。

颈 Ⅱ~Ⅲ 区清扫

定位二腹肌后腹，自二腹肌深面分离出隧道至胸锁乳突肌乳突尖。

沿着胸锁乳突肌前缘切开其筋膜鞘，结扎并分离颈外静脉。如无病变，尽可能保留耳大神经。

从二腹肌至肩胛舌骨肌的整个广泛区域内，自上而下将胸锁乳突肌从其筋膜鞘中游离。

找到副神经进入胸锁乳突肌的入口，并追踪其至二腹肌后腹。副神经穿行至二腹肌下方前常走行于颈内静脉外侧（图1-4 A~C），变异形式多为分叉或行于静脉深面。

最后，将副神经自周围软组织中游离出来。此时Ⅱb 区淋巴结已从颅底区、颈静脉背侧、胸锁乳突肌及颈深筋膜松解游离出来，仅在副神经下方与Ⅱa 区相连。

将胸锁乳突肌筋膜鞘剥离至颈丛平面后，自肩胛舌骨肌至副神经上方行内侧清扫。这一区域内副神经走行于胸锁乳突肌的后方，术中应避免损伤。

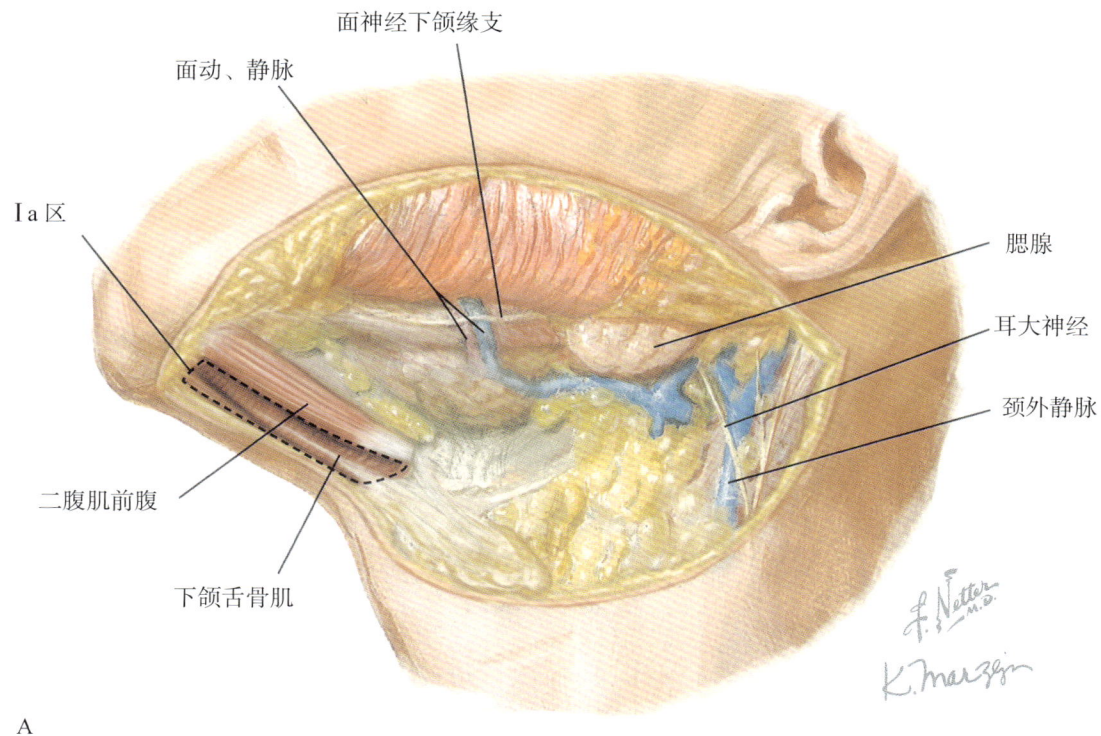

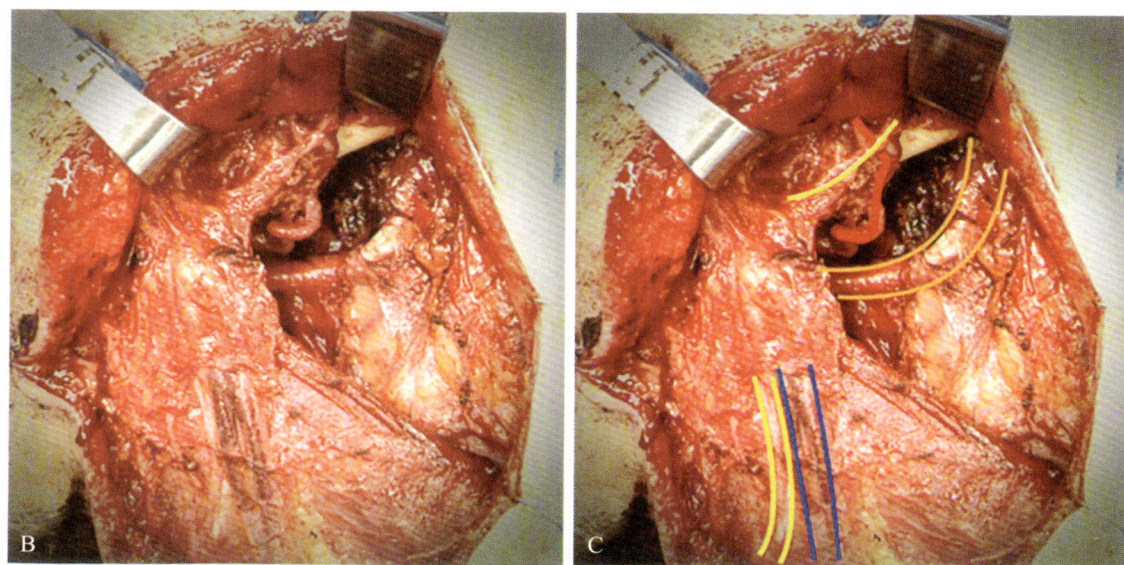

图 1-3 颈阔肌下皮瓣游离及 Ib 区淋巴结清扫

图中可见耳大神经（黄色标记，C）和颈外静脉（蓝色标记，C）在胸锁乳突肌表面并行。面神经下颌缘支（黄色标记，C）在下颌骨面切迹处穿过面动脉（红色标记，C）。面动脉起自颈外动脉，在面神经下颌缘支交叉处向后走行深入颈部至二腹肌后腹（橙色标记，C）

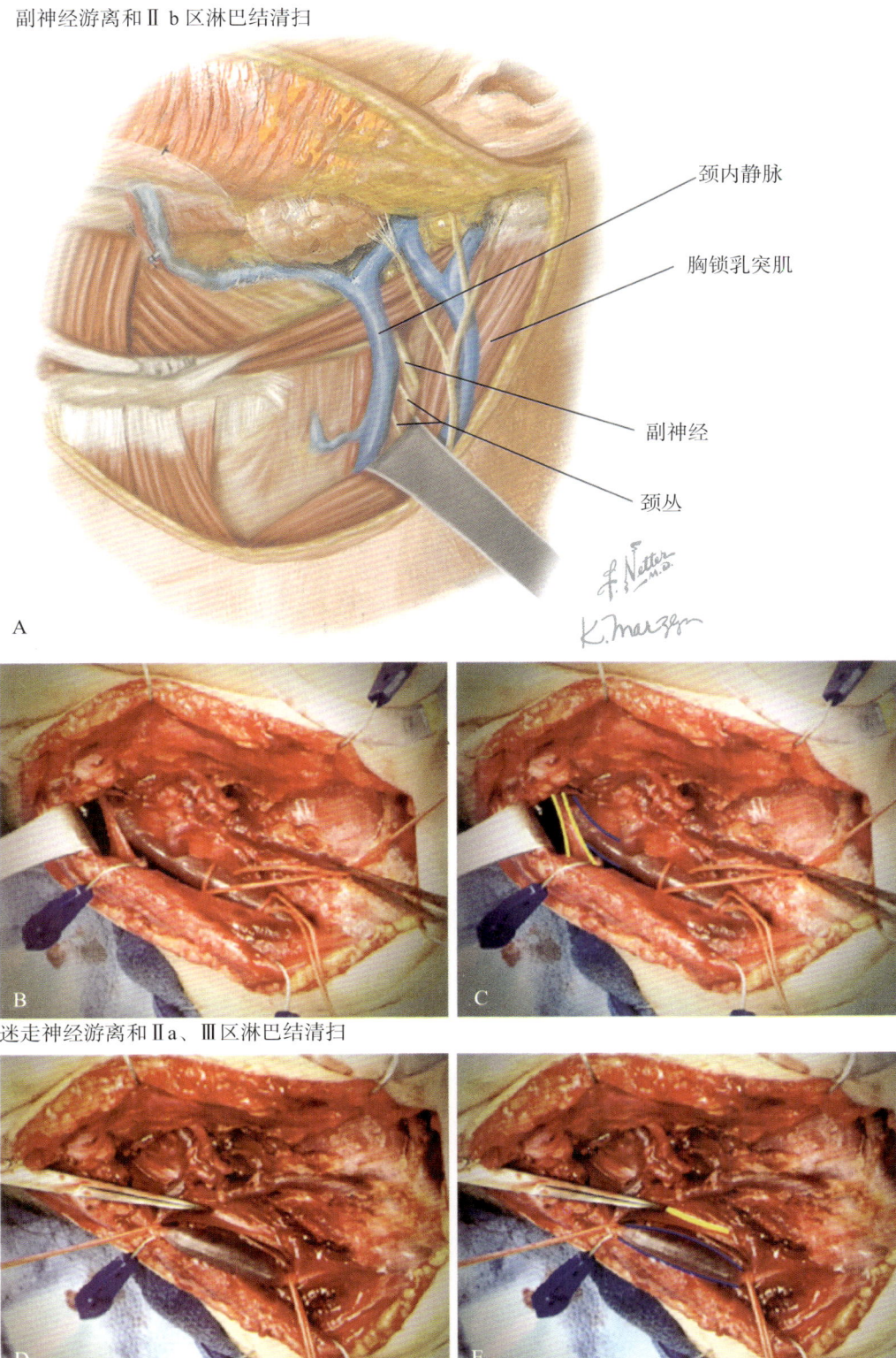

图1-4 A，B，C. 副神经游离和Ⅱb区淋巴结清扫。图中可见副神经（黄色标记，C）从颈静脉孔穿过胸锁乳突肌。副神经可分为Ⅱa和Ⅱb水平，通常走行于颈内静脉（蓝色标记，C）外侧。D，E. 迷走神经游离和Ⅱa、Ⅲ区淋巴结清扫。图中可见迷走神经（黄色标记，E）在颈动脉鞘内走行，位于颈内静脉（蓝色标记，E）内侧

探查颈总动脉、颈内静脉和迷走神经（图 1-4 D，E），在颈丛及颈动脉鞘外侧间隙中行Ⅱ、Ⅲ区的内侧淋巴结清扫。

分离颈内静脉时，需剥离其鞘膜。颈内静脉属支可结扎后离断，以利于后续操作。清扫下方时，操作需越过颈内静脉行至带状肌群外侧，其间可能需要横断舌下神经袢。清扫上方时，舌下神经走行于颈动、静脉之间，术中应将其置于二腹肌下方予以保护（图 1-5）。于舌骨及带状肌之间操作时，可能需要横断舌下神经袢。

此时，该区淋巴结已自舌下神经及二腹肌后腹间充分游离。跨越带状肌和颈动、静脉行淋巴结清扫，至此前后方清扫会师。

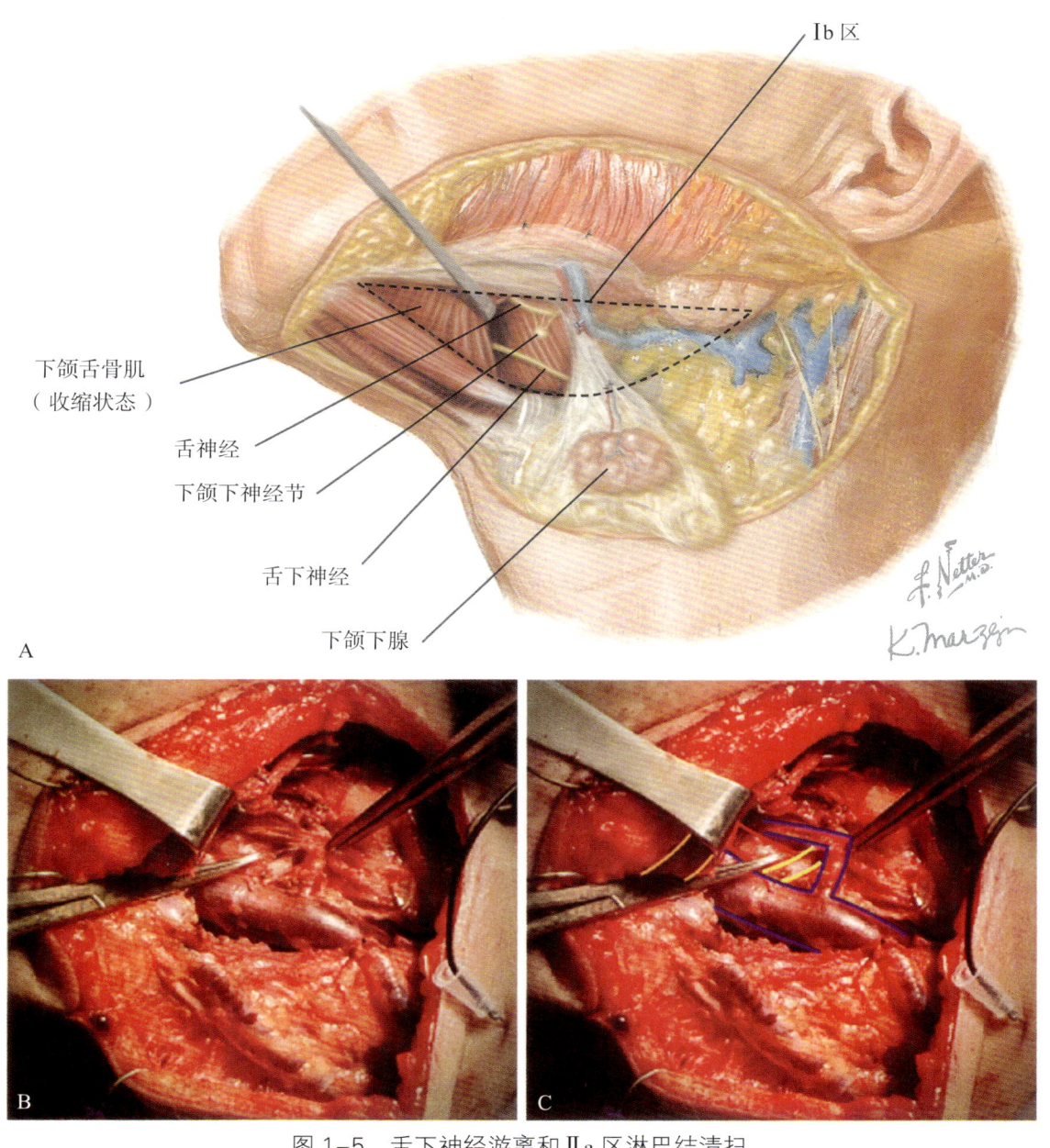

图 1-5　舌下神经游离和Ⅱa区淋巴结清扫

二腹肌后腹（橙色标记，C）向上牵拉以显露舌下神经（黄色标记，C）。可见舌下神经走行深入颈内静脉及其分支（蓝色标记，C），但位于颈外动脉（红色标记，C）表面

第 2 章
气管切开术

编者 Paul C. Bryson, Saranya Reghunathan
雷尚通 译，丁自海 审校

简介

气管切开术（tracheostomy）是最古老的外科手术之一，早在公元前 3600 年就有文献报道。Chevalier Jackson 于 1932 年将气管切开术规范化，列出自颈前区入路进入气管建立直接气道的基本手术步骤，随后在脊髓灰质炎流行期间使用了该技术。如今，这一外科技术已得到改进且出现了经皮新术式。本章仅介绍气管切开术的开放术式，并简要回顾经典的经皮扩张术。目前，相较于解除上气道梗阻，气管切开术更常用于延长机械通气。

适应证及其原则

气管切开术的适应证很多，主要目的是解除各种原因导致的气道梗阻，诸如先天发育异常、声带麻痹、感染、良恶性喉部病变、咽部或气管外伤、面部创伤或严重睡眠呼吸障碍等。目前，气管切开术最常见的适应证为急性呼吸衰竭需长时间机械通气的患者，其次为因神经系统损伤需要院外机械通气的患者。气管切开有助于建立一个安全、舒适的气道通路。上气道阻塞目前是气管切开术不太常见的适应证。

术前准备

Ciaglia 于 1985 年首次提出，计划行气管切开术时，选择开放术或经皮扩张气管切开术（percutaneous dilatational tracheotomy，PDT），需考虑几种特定的影响因素。

如果考虑 PDT，最好满足以下条件：①气管标志易触及；②有熟练的支气管镜医生指导操作者，以防脱管；③了解中转开放性气管切开术的适应证。

无论选择何种术式，都应充分评估患者术前状态、抗凝方案等，将整体各种条件调整至最佳状态。其他需要考虑的重要问题包括手术的时机（急诊/择期手术），这与气道当前状态直接相关。

在最终决定开放或经皮术式时，外科医生还必须考虑是否具备合适的器械设备、患者是否方便转运、术者经验（开放/经皮手术）及医院是否能够行床旁操作等。这些因素决定了患者在哪个科室进行这一手术以及是在手术室还是在 ICU 床旁行切开术等问题。

围手术期注意事项

在放置气管导管前应谨慎选择气管导管的尺寸和类型。在选择导管尺寸时，性别和年龄都是重要的决定因素。查看气管导管内外径有助于选择合适的尺寸。在没有时间考虑的情况下，Shiley 6 号管通常广泛适用于成年患者。

手术解剖和开放性气管切开的步骤

表面解剖

患者取仰卧位，用肩垫使颈部轻度伸展，头面对麻醉者，该体位有助于插入气管导管。

术者于体表扪及上方的甲状软骨切迹、下方的环状软骨和胸骨上切迹并做标记（图 2-1）。通常选择胸骨上切迹上方 2 cm 处作气管切开水平切口，长约 3 cm。建议切口局部注射 1% 利多卡因及 1∶100 000 肾上腺素以止血和镇痛。

清醒的患者气管切开时行局部麻醉是最重要的。根据术者需要，全身麻醉患者亦可行上述注射（止血用）。

一旦患者准备好，按照医生的习惯，选定水平切口，切开皮肤、皮下组织和颈阔肌，直至显露带状肌（图 2-1）。

带状肌及颈白线

颈前静脉走行于颈阔肌深面，通常分布于带状肌前方，如走行于中线处，常需要结扎并离断（图 2-2）。在颈下部，术者需了解头臂干（无名动脉）。头臂干是主动脉弓的第 1 分支。它通常在第 9 气管软骨环水平越过气管前方向右上方走行，在右胸锁关节后方分为右锁骨下动脉和右颈总动脉。行带状肌切开前，术者应于胸骨上窝处触诊头臂干搏动，并十分清楚该动脉高位变异时的手术入路。

沿中线入路可有效减少出血并避免包括颈部重要血管在内的气管周围结构的损伤。颈白线位于两侧胸骨舌骨肌及胸骨甲状肌之间，容易辨识。沿着白线向两侧牵开带状肌群可显露其深面的甲状腺。对于肥胖、皮下组织丰满或解剖困难的患者，术中可通过扪及气管、环状软骨帮助定位中线（图 2-2）。

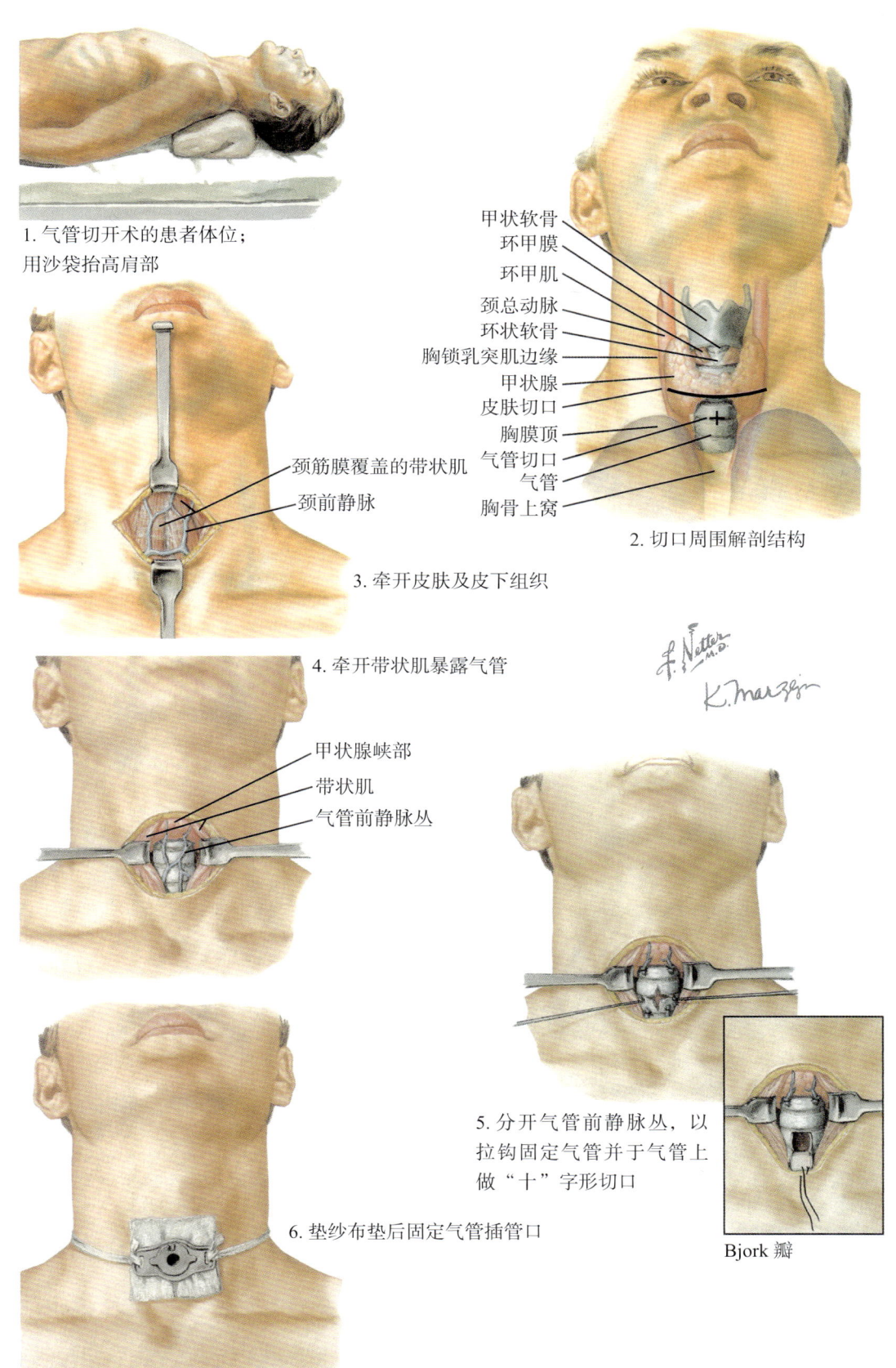

图 2-1 气管切开术步骤（1~6 步）

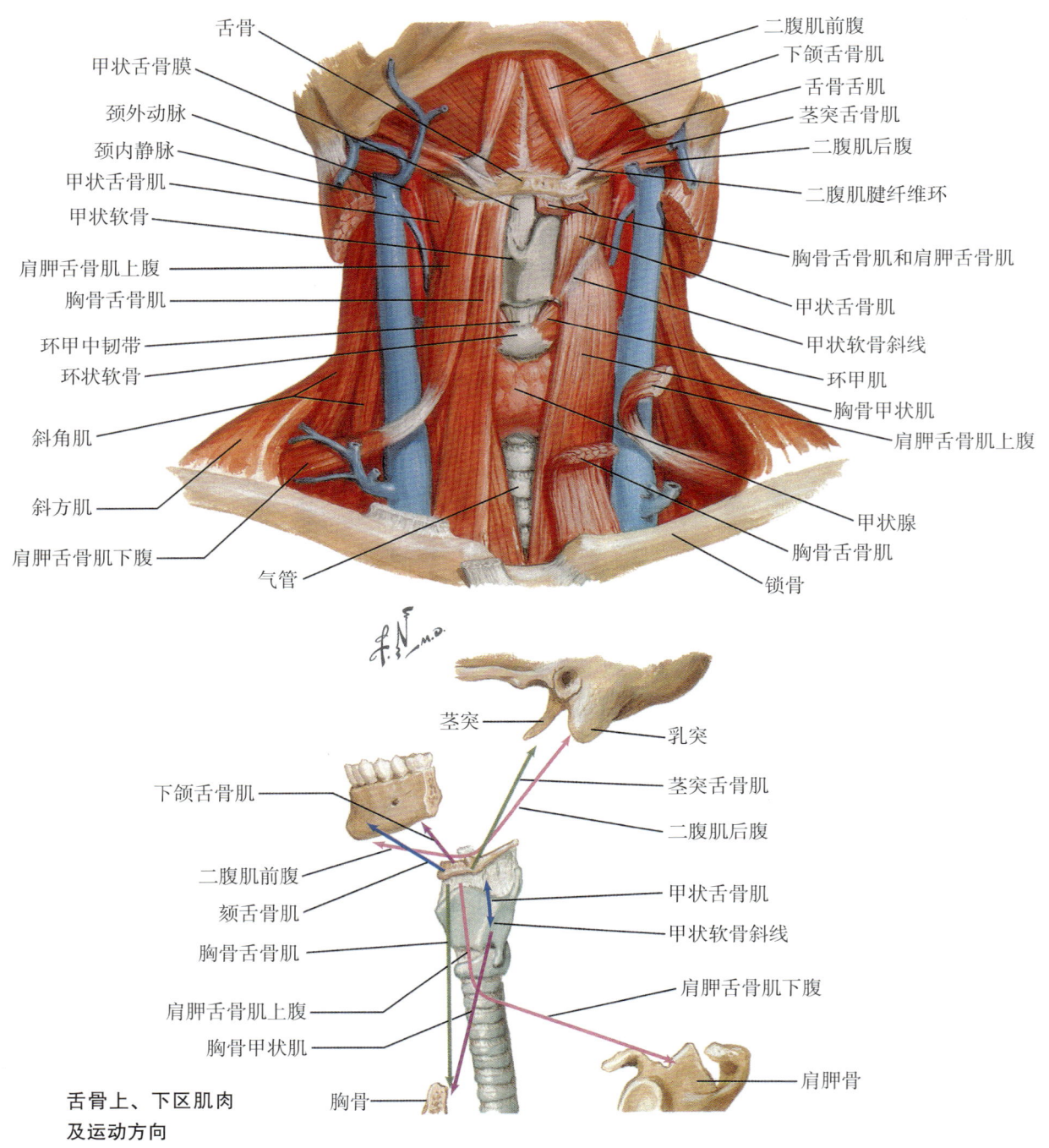

图 2-2　与气管切开术相关的舌骨上下区肌肉

甲状腺峡部

钝性分离并牵开带状肌直至显露甲状腺峡部。甲状腺峡部通常位于第 1~4 气管软骨环处，考虑到如插管意外脱落可能需要再次插管，如峡部恰好位于拟行气管切开处，此时行峡部离断术则更为方便安全。此外，峡部的血管非常丰富，处理时需在可控条件下进行。

可通过以下几种方式处理峡部。首先游离气管前的甲状腺筋膜，向上或下方牵开甲状腺峡部。如腺体肿大无法牵开，则需行进一步分离至气管前间隙层面。术者可以亮白色气管软骨为标志，逐步分离，以减少腺体损伤出血。

峡部从气管游离开后，可用血管钳双侧夹闭，于中央处用电刀将其离断，两侧断端用 2-0 丝线结扎或 8 字缝扎。如有条件，亦可根据术者习惯选择超声刀等设备。出于预防气管前出血的考虑，不建议单纯使用电刀离断。

气管显露后的术区解剖

切开气管前，应使用环状钩先固定气管位置。当气管位于纵隔深处解剖困难时，环状钩为提供气管稳定起到很大作用。脊柱后凸或喉位置过低的患者，可用拉钩将气管牵向颈部。气管前壁充分显露后，以血管钳探查第 2、3 气管环中间间隙。此时，告知麻醉医生，术者器具准备进入气道，为避免戳破气管导管的气囊，他们会提前对气囊放气或将其推向远端。为保证有效通气，减少术野血液及分泌物污染，推荐整个操作过程中气囊保持在充盈状态。

气管切口部位的选择应考虑患者的年龄及术者的习惯。成人选择在气管环之间行水平切口。儿童患者通常选择垂直切口。成人中常见的一种技术是通过切除部分气管环形成气管窗口。另一种常用于儿童及成人的技术是保留部分气管环下方基底部，以上方部分软骨环和环间组织形成类似"活板门（trapdoor）"结构（Bjork 瓣）。尖刀切开气管软骨后，可用薄剪完成余下各项延伸的操作。Bjork 瓣的上缘常缝至皮缘以固定气管，有学者认为此法有助于固定气管位置，最为安全，但该技术可能导致拔管后皮肤瘢痕增生或气管皮肤瘘，需后续进行管理修复。

气管切开后气管插管

一旦气管切开后，麻醉医生会缓慢将气囊管向外拔出至气管切口上方气管内。接着从气管切开处送入气管导管或气囊管，固定后检查 CO_2 分压或潮气量，确保气道通畅后拔出原有经口的气囊管。用 2-0 丝线将气管导管固定在皮肤切缘以减少意外脱落风险。置一围脖围绕颈部缠绕一圈以进一步稳定，围脖松紧以容纳 1 指伸入为宜，肥胖患者或皮肤敏感患者可在下方使用软垫保护。

经皮扩张气管切开术

传统的气管切开术是应由外科医生或耳鼻喉科医生在手术室按照标准手术流程进行的操作。由于操作技术及资源的限制，以及在气管切开置管后患者从ICU环境需过渡到长期呼吸机辅助机械通气，并且考虑到开放式气管切开术具有较多并发症，如损伤邻近结构、出血、气胸、气管瘘、感染及气管狭窄等。因此，引入了一些可以在ICU床旁进行的微创技术。

这些替代性术式中最受欢迎的是Ciaglia在1985年提出的PDT方法。与开放式气管切开术相似的是需对患者进行全身麻醉及术前准备，但该术式全程在支气管镜下进行，无须逐层切开确认解剖关系。

首先确认穿刺部位，在此做一皮肤切口，钝性分离清除气管前组织。将气管导管向近端拉回。支气管镜医生置入支气管镜使其光线通过气管照到手术切口，操作者持套管针自切口进入第2气管环下方的气管腔内，然后将导丝送入套管，不断扩张。最终在直视下置入气管导管，务必确认其位置及通畅性。

小结

气管切开术为需要长期机械通气的患者建立了可靠的气道支持。熟练的外科技术及对解剖结构的充分认识有助于减少手术并发症，改善患者预后。

SECTION 2

第二篇
内分泌系统

第 3 章 甲状腺切除术及甲状旁腺切除术
第 4 章 腹腔镜肾上腺切除术

第 3 章
甲状腺切除术及甲状旁腺切除术

编者 Allan Siperstein，Cassandre Benay

雷尚通 莫嘉辉 译，丁自海 审校

甲状腺切除术

甲状腺切除术（thyroidectomy）是最常见的内分泌外科手术。甲状腺全切术（total thyroidectomy）要求切除双侧甲状腺腺叶及峡部，甲状腺腺叶切除术（thyroid lobectomy）则要求切除单侧腺叶及峡部直至对侧腺叶内侧缘。甲状腺切除术的适应证包括：①良性甲状腺结节占位伴有明显压迫气管、食管或（和）喉返神经及主要血管；②甲状腺毒症（药物治疗无效的 Grave 病、多发结节性甲状腺肿、毒性结节性甲状腺肿）；③细针穿刺活检确认的恶性甲状腺结节；④甲状腺恶性肿瘤等。

尽管甲状腺切除术对于经验丰富的外科医生来说是一种安全的手术操作，但它仍具有罕见却严重的并发症风险，如颈部血肿、低钙血症及喉返神经损伤。术前评估应包含促甲状腺素水平检查、全面的颈部彩超，部分患者还应完善喉镜下声带检查。

甲状腺切除术的外科解剖

甲状腺由两侧的腺叶及中央的峡部组成，位于气管前侧面。锥体叶由胚胎时期甲状舌管残体发育而来，高达 60% 的患者可发现其位于峡部左侧。甲状腺后方通过甲状腺悬韧带（Berry 韧带）悬吊于环状软骨和气管后方。甲状腺的血供主要来自甲状腺下动脉（甲状颈干的分支）和甲状腺上动脉（颈外动脉的分支），静脉引流主要通过甲状腺上、中静脉汇入颈内静脉，通过甲状腺下静脉汇入头臂静脉（图 3-1）。

喉上神经的外科解剖

喉上神经是迷走神经于颈部较高水平发出的分支。在甲状腺上动脉上方 2~3 cm 处，喉上神经分为内、外侧支。内侧支为感觉支，支配声门裂以上、舌底区域黏膜感觉，外侧支支配环甲肌运动。

喉上神经外侧支走行于甲状腺上动脉的内侧，越过甲状腺上动脉与甲状腺腺体交界上方 1 cm 或更高处分开，转向甲状腺上动脉的内侧，支配环甲肌运动。少数患者喉上神经外侧支会穿过甲状腺上动脉与甲状腺腺体交界处，结扎甲状腺上动脉时有可能使这一神经受到损伤，故应靠近甲状腺被膜处结扎，以避免误伤（图3-2）。

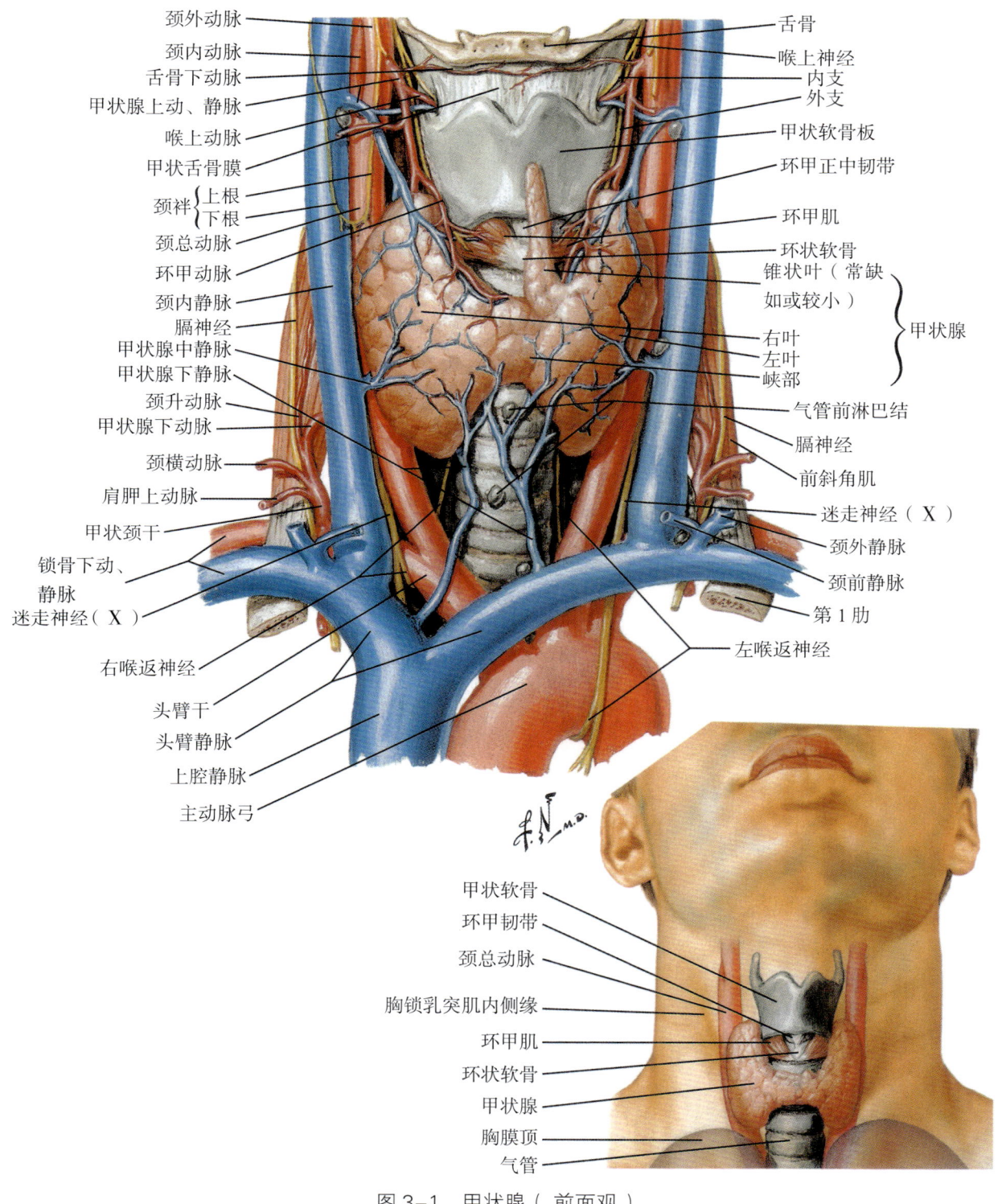

图3-1 甲状腺（前面观）

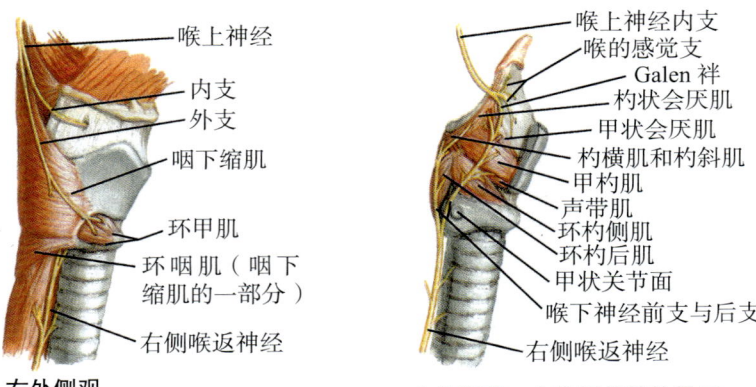

A. 喉部神经

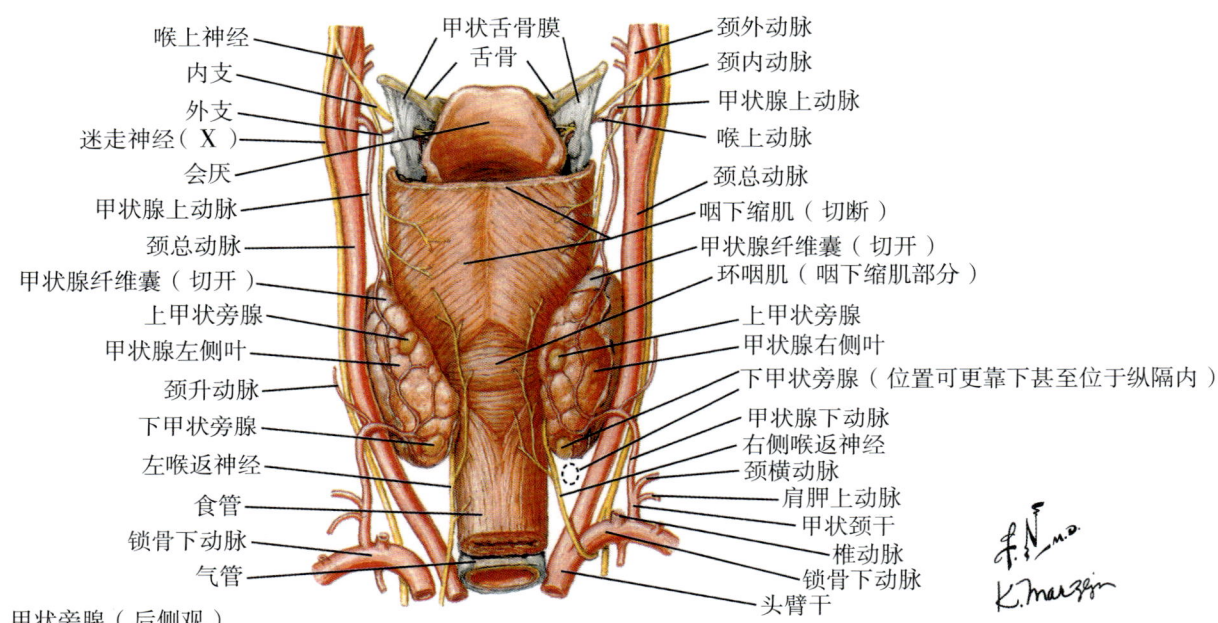

B. 甲状旁腺（后侧观）

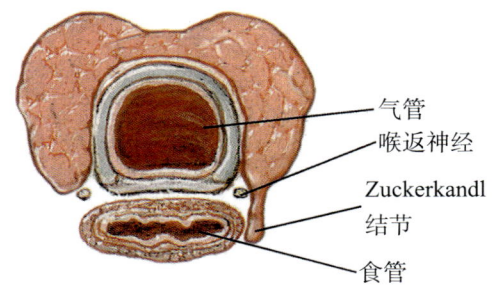

C. Zuckerkandl 结节

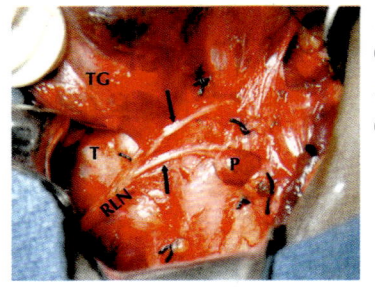

D. 喉返神经（RLN）术中照片

正常情况下，喉返神经在气管（T）旁分出1支运动支和1支感觉支。可见右上甲状旁腺（P）。甲状腺（TG）被拉向前内侧

图 3-2　喉上神经和喉返神经的解剖

喉返神经的外科解剖

喉返神经是迷走神经在胸腔内的分支,其中右喉返神经发出后钩绕右锁骨下动脉向后上反折,左喉返神经钩绕主动脉弓向后上反折。因此左喉返神经比右喉返神经更靠近内侧走行,从而更为倾斜地进入颈部。喉返神经经胸廓上口进入颈部后,穿经甲状腺下动脉的分支之间,走行于气管食管沟直至越过喉下咽缩肌下缘下方 1 cm 处入喉。Zuckerkandl 结节为正常甲状腺侧叶向后气管食管沟内的突起,是一种常见的甲状腺变异。喉返神经向头侧走行时,会经过 Zuckerkandl 结节的内侧,故术中可以以该结节为标志寻找喉返神经。入喉前,喉返神经常分为前方的运动支和后方的感觉支(图 3-2)。

患者的体位和皮肤切口

患者取仰卧位,手臂贴于体侧,肩下垫一软垫,头下垫一头圈或泡沫垫以保持颈部伸展。颈部过伸体位可增加手术空间,使气管和甲状腺更靠前。

术者通过充分熟悉颈部的表面解剖或针对存在解剖变异的患者自身情况决定切口位置及大小,通常选择峡部正中沿皮纹处行 3~5 cm 横切口,切口距甲状腺上、下极距离相等(图 3-3)。

显露甲状腺

切开皮肤后,沿皮下组织分离直至颈阔肌。于颈阔肌下平面游离并悬吊上、下方皮瓣,向前分离至颈前静脉。上方皮瓣提至甲状软骨上方,下方皮瓣拉至胸骨上切迹,显露出双侧胸锁乳突肌胸骨头。为避免损伤颈前静脉,游离皮瓣时应沿血管前方和颈阔肌深面进行操作(图 3-3)。

在中线将胸骨舌骨肌和胸骨甲状肌游离开即可显露甲状腺,该平面通常位于颈部中线处,无血管分布。但需注意,对于较大的多结节性甲状腺肿压迫的患者,该无血管平面偶尔会变形移位,因此并不总是位于中线处。对于甲状腺结节较大的患者,如有必要可将胸骨舌骨肌及胸骨甲状肌离断。颈袢于较低平面进入带状肌,故通常在环状软骨平面游离或离断上述肌肉可避免损伤该神经(图 3-4)。

使用剥离子(花生米)进行钝性分离,并将甲状腺腺叶向前内侧牵开,然后继续使用剥离子钝性剥离与锐性分离结合,将甲状腺及颈总动脉之间的结缔组织分开,在游离的同时通常选择离断甲状腺中静脉。

游离甲状腺腺叶

轻柔地向下外牵拉剥离甲状腺上极,打开环甲间隙(Reeves 无血管间隙),使用超声刀尽可能靠近甲状腺被膜逐一结扎甲状腺上极血管及细小分支,避免损伤喉上神经外侧支,从甲状腺包膜处轻轻剥离甲状旁腺,以减少损伤。已证明使用超声刀结扎血管是安全可行的,既可以缩短手术时间,又能降低改良根治性颈部清扫术的淋巴漏发生率。

患者于手术台上取仰卧位，双臂贴于体侧，肩下垫软垫（如箭头所示），头下垫头圈或泡沫垫使得颈部充分暴露。手术床呈反特伦德伦伯（Trendelenburg）卧位，以降低颈部静脉压，减少手术出血

用丝线标记颈部切口。重要的体表标志包括甲状软骨、环状软骨和胸骨上窝。手术切口紧贴在环状软骨下缘

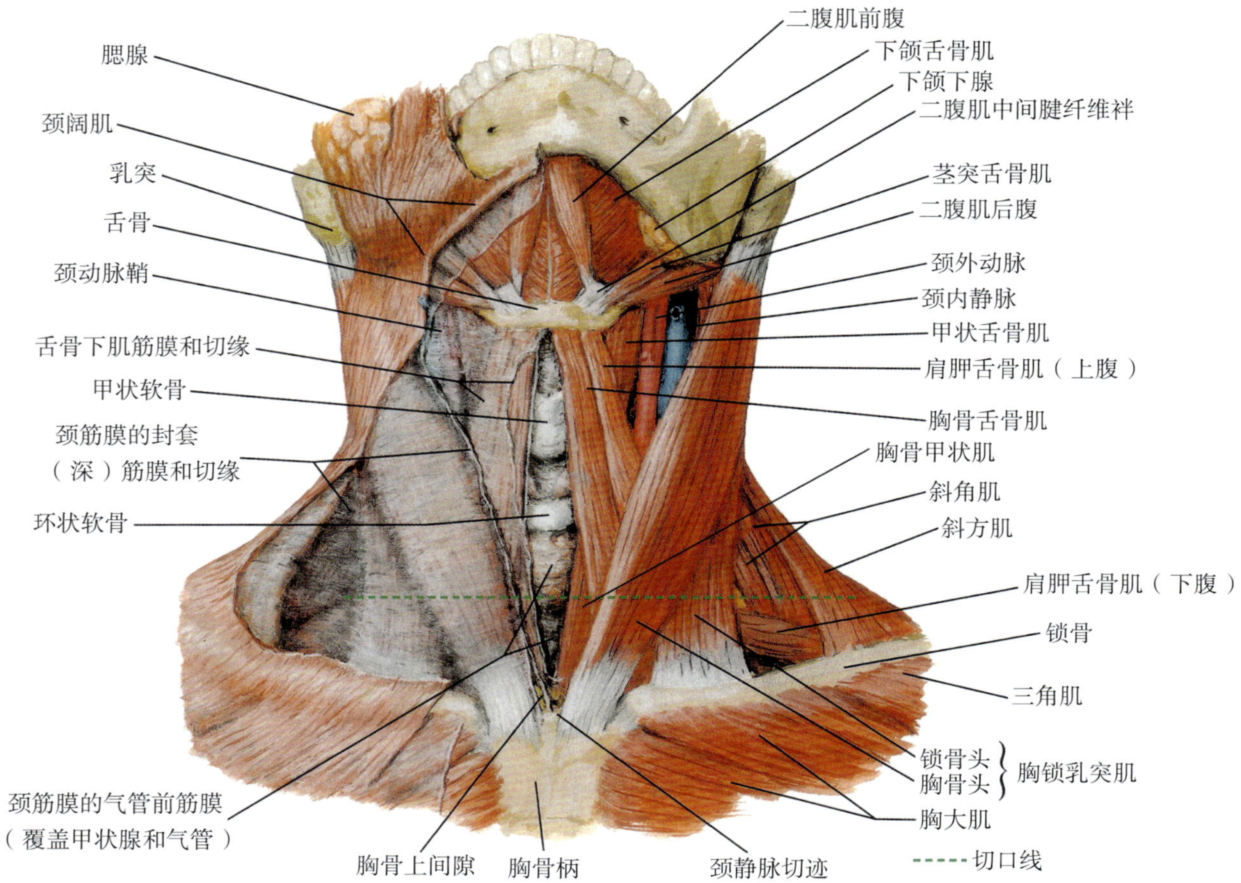

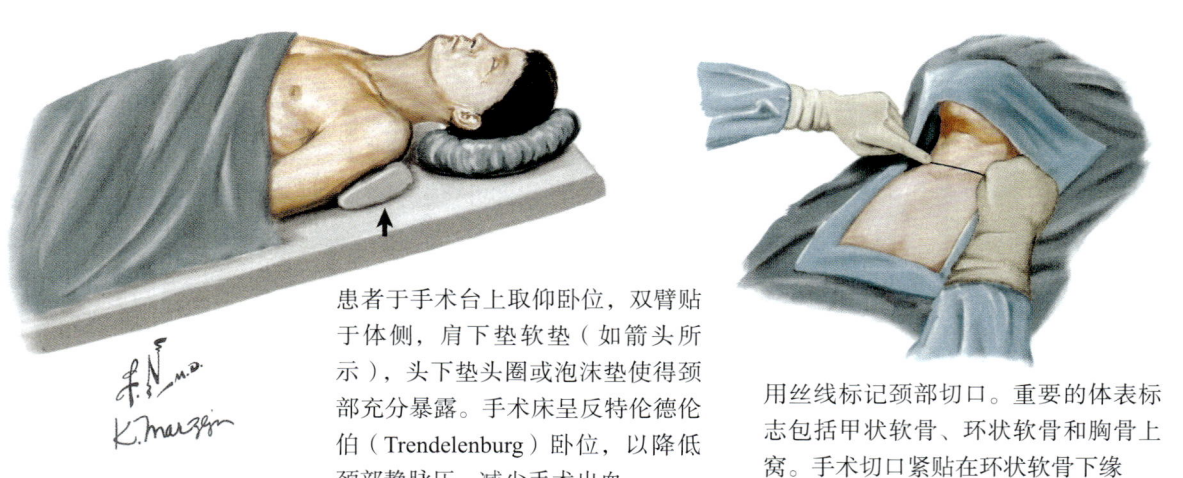

图 3–3　甲状腺切除术和甲状旁腺切除术的解剖标志

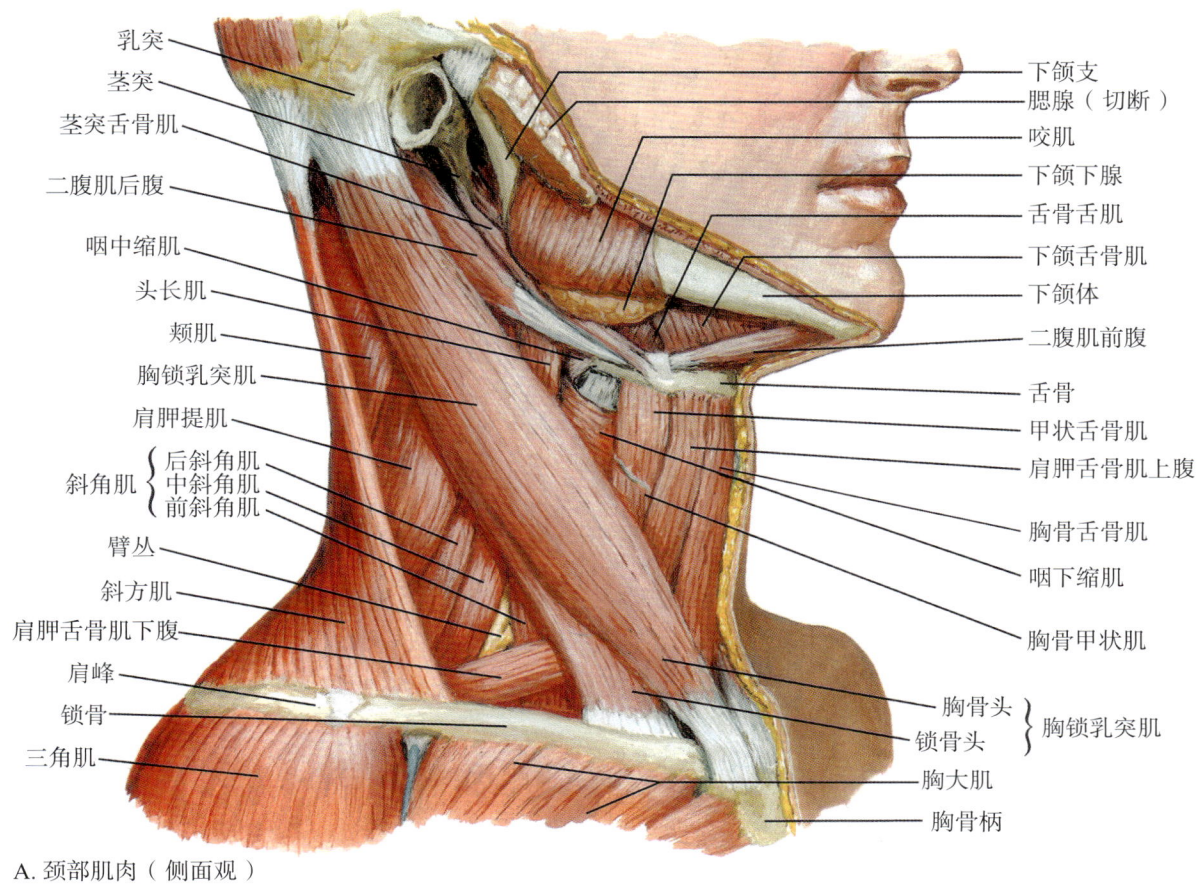

A. 颈部肌肉（侧面观）

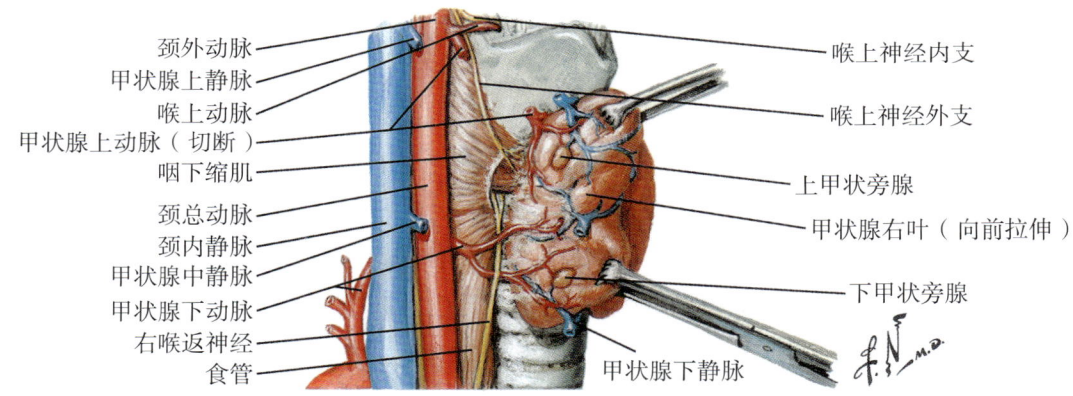

B. 甲状旁腺（右侧面观）

图 3-4　甲状腺切除术和甲状旁腺切除术的外科解剖

用类似的操作方法处理甲状腺下极。向外上方牵拉甲状腺下极，逐根结扎甲状腺下极血管，注意保护下甲状旁腺和喉返神经。

如果术中怀疑切除了甲状旁腺，应立即送冰冻切片确认其是否为甲状旁腺组织，如是，将甲状旁腺切成薄片或颗粒状，自体移植至胸锁乳突肌中。

在离断任何组织结构前应先确认喉返神经，以防误伤。向前内侧轻轻牵拉甲状腺以显露颈中部结构，通过颈前解剖标志（Zuckerkandl结节、气管食管沟、甲状腺下血管、甲状旁腺等）识别喉返神经，而后结扎其前方的解剖结构，最后结扎甲状腺悬韧带，游离甲状腺腺体。

甲状旁腺切除术

甲状旁腺的解剖学和胚胎学

甲状旁腺为椭圆形的黄色或浅棕色器官，长约几毫米（图3-5）。上、下甲状旁腺均由甲状腺下动脉供血。

上甲状旁腺由胚胎时期第4腮囊发育而来，位于甲状腺上极的后内侧表面。由于胚胎迁移，上甲状旁腺异位可见于咽后、食管后、后纵隔或甲状腺内，但最常见于气管食管沟内。上甲状旁腺比下甲状旁腺更常位于包膜下。

相较于上甲状旁腺，下甲状旁腺迁移更加广泛，因此，它们的解剖位置更加多变。下甲状旁腺最常见的异位位置是胸腺内，但也可能出现在甲状腺悬韧带、上纵隔、下颌下区或甲状腺内（图3-6A）。

手术指征

目前，针对原发性、继发性及三发性甲状旁腺功能亢进症唯一疗效确切的治疗方法是甲状旁腺切除术（parathyroidectomy）。然而，即使在高体量的医疗中心，对于原发性甲状旁腺功能亢进症，手术探查方式和范围也存在争议。有学者认为术前定位检查及术中甲状旁腺激素检测足以指导术中局灶性探查，即可提供明确的结构，另有学者则更倾向于无论局灶探查的结果如何，认为应常规术中探查4个腺体，排除术前未发现的多腺体性疾病。与通常表现为单一腺体腺瘤的原发性甲状旁腺亢进症不同，继发性和三发性甲状旁腺亢进症患者常伴有多发腺瘤，因此需要常规探查4个腺体以进一步明确。

辅助检查

术前影像学常规检查用于指导手术探查。可选的检查方法包括：医生用高分辨率超声（可识别伴随的甲状腺疾病）、^{99m}Tc（甲氧基异丁基异腈）闪烁显像，以及动脉增强CT进行定位（图3-6B）。

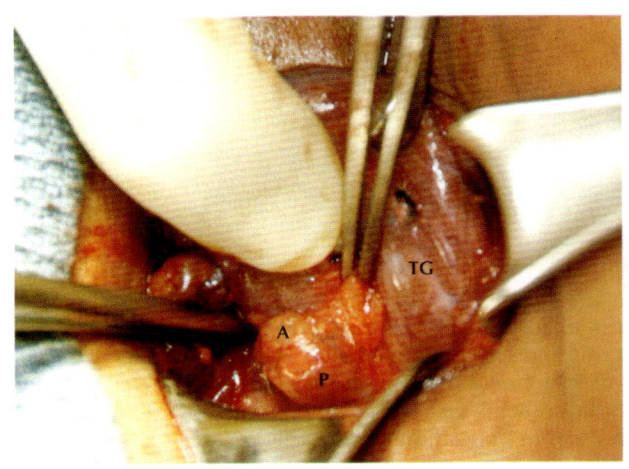
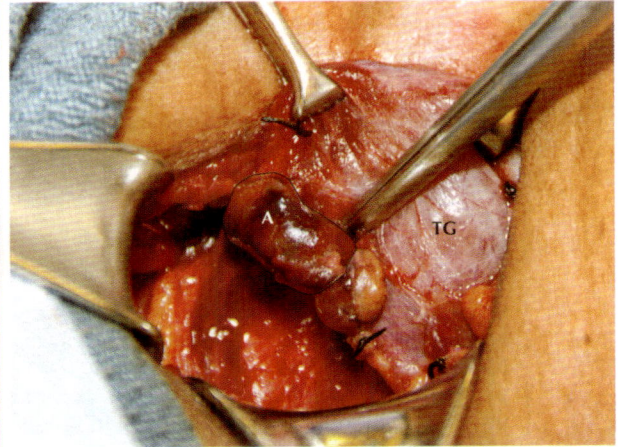

A. 向内牵拉开甲状腺（TG），图示正常解剖位置的上甲状旁腺（P）被脂肪组织包绕（A）

B. 向内牵拉甲状腺（TG），图示正常解剖位置的左下甲状旁腺腺瘤（A）

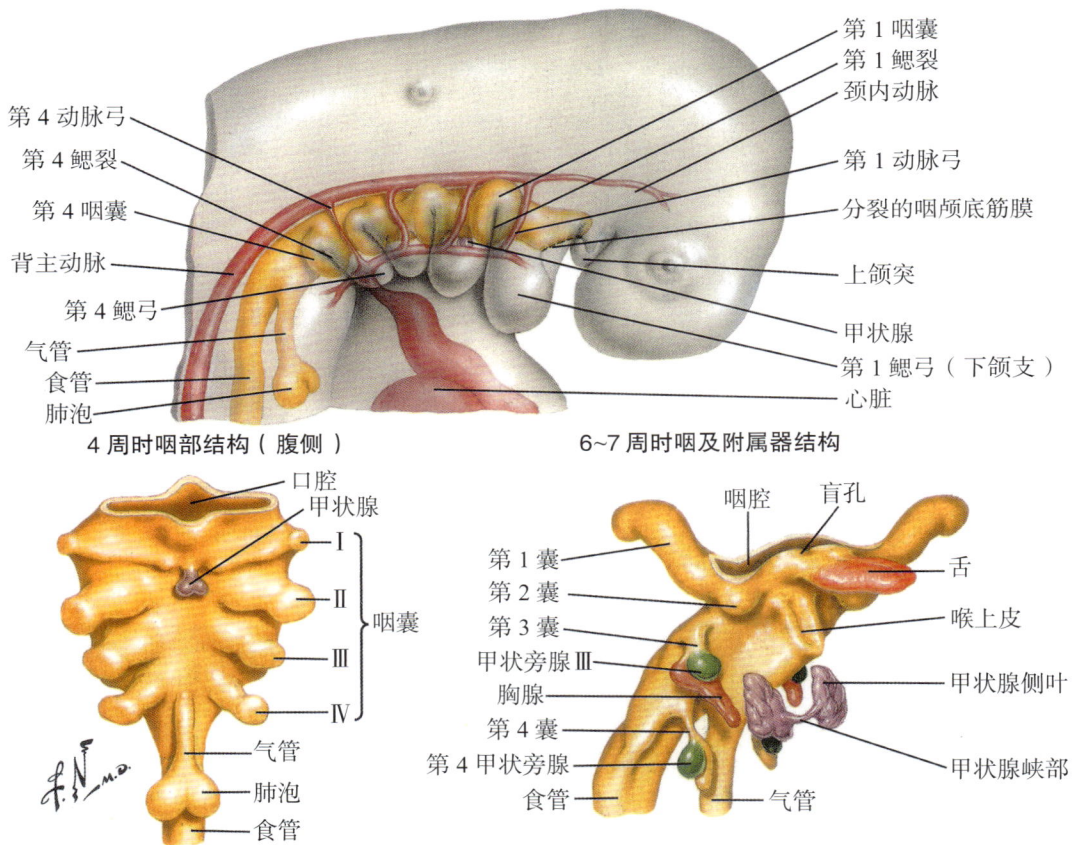

图 3-5　甲状旁腺的解剖及胚胎学

甲状旁腺的位置
圆圈示正常上、下甲状旁腺位置

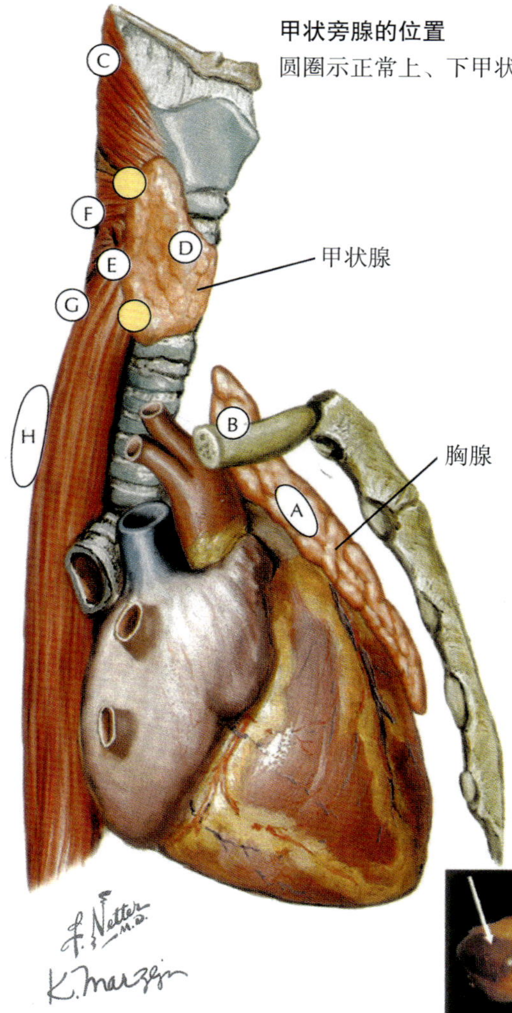

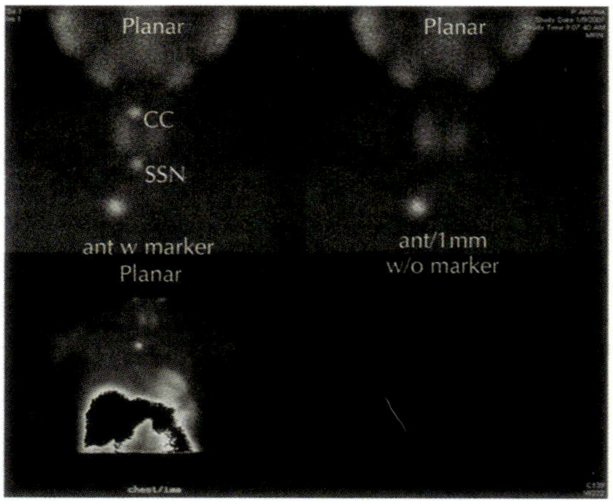

甲状腺

胸腺

核素扫描显示胸骨后示踪剂异常高聚集灶。第一张图片环状软骨（CC）及胸骨上窝（SSN）核素斑块显影

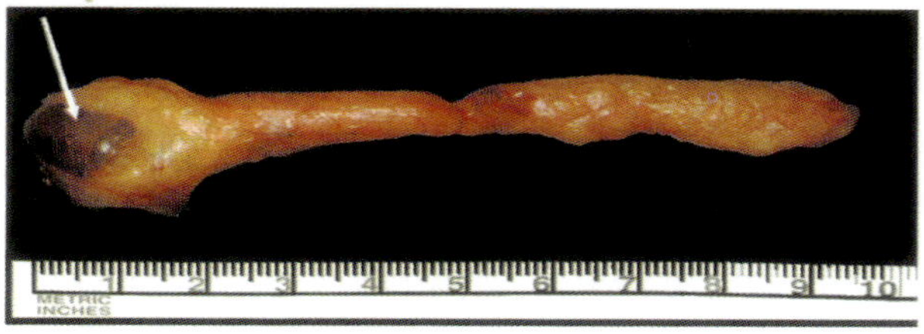

与核素扫描相对应的胸腺内的异位甲状旁腺腺瘤（箭头所示）

A. 异位甲状旁腺腺瘤的解剖及相应标本图片

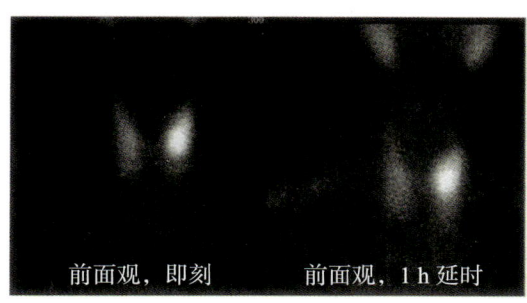

^{99m}Tc 核素扫描显示即刻片与 1 h 延时片中示踪剂于左侧颈部异常聚集

B. 术前颈部影像

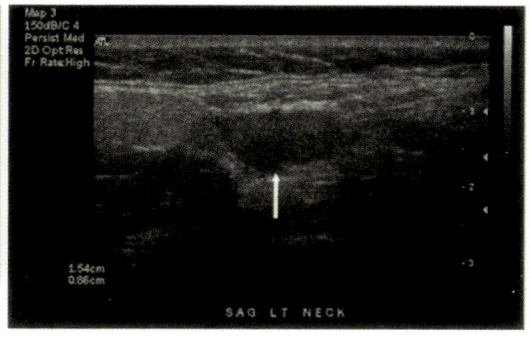

矢状位超声静态图像显示甲状腺左侧叶下方一团均匀低回声肿物，考虑左下甲状旁腺腺瘤

图 3-6 异位甲状腺腺瘤解剖和术前颈部影像学

术中甲状腺素测量可用于确定是否残留功能亢进的甲状旁腺组织。切除病变 10 min 后检测甲状旁腺激素下降超过 50%，说明甲状旁腺切除术达到了治疗作用。下降不足 50% 甚至上升，说明功能亢进的甲状旁腺组织仍然存在，需要进一步手术探查。

甲状旁腺探查

显露甲状旁腺的主要步骤与甲状腺切除术相似，其切口可稍小。术中一般无须结扎甲状腺中静脉，但必要时可通过离断甲状腺中静脉以更好地显露颈中部解剖结构，若在正常解剖位置未见到甲状旁腺，则应向可能异位发育的部位继续探查。

甲状旁腺腺瘤的治疗，应先确认除病变腺体外其他腺体无异常，再切除病变腺体，随即术中快速行甲状旁腺激素水平检测，以确认其有无下降。甲状旁腺增生的治疗包括甲状旁腺次全切除或甲状旁腺全切除伴自体移植。在甲状旁腺次全切除术中，应首先游离出甲状旁腺保留组织，并在切除其他腺体前确认保留组织的活力。由于高达 15% 的患者存在额外甲状旁腺，因此无论哪种入路，均应常规行颈部探查，以避免遗漏。额外甲状旁腺常出现在胸腺中，故应常规行经颈部切口的胸腺切除术。

第 4 章
腹腔镜肾上腺切除术

编者　Allan Siperstein，Edwina C. Moore
莫嘉辉　译，丁自海　审校

简介

肾上腺是成对的腹膜后内分泌腺体，位于肾上极的偏前上方内侧面，以腹膜后脂肪和 Gerota 筋膜与之分界。右肾上腺位于肝右叶的后内侧和下腔静脉的后方。左肾上腺位于腹主动脉外侧，在脾动脉和胰尾的后方（图 4-1，4-2）。肾上腺最常见的形态呈倒"V"形或"Y"形，分为前内侧肢和后外侧肢。正常肾上腺厚 2~6 mm，长 2~4 cm（图 4-2 插图）。肾上腺组织出现在肾上腺床附近或盆腔内的情况相当罕见，故在难治性相关病例中需要考虑异位肾上腺的可能。

肾上腺的动脉供应主要有肾上腺上、中、下动脉，分别发自膈下动脉、腹主动脉和肾动脉，3 支动脉发出数十支细小分支呈现"梳齿状"进入肾上腺。肾上腺的静脉引流由 1 支主要静脉完成，术中需要谨慎结扎和离断，其中左肾上腺静脉在进入左肾静脉前常与位于内侧的左膈下静脉汇合，形成 1 条共干；右肾上腺静脉比较短，直接经下腔静脉后外侧壁汇入。

肾上腺有包膜包裹，由位于外层具有 3 个不同功能层次的皮质（球状带、束状带、网状带）和内层的髓质组成（图 4-3）。皮质每个亚层和髓质都各自分泌具有不同功能的特定激素。

手术原则

肾上腺结节的影像学检查通常包括 CT 平扫和 MRI 横断面成像（图 4-4A，B）。肾上腺 CT 检查方案为三相扫描，包括非增强期、造影后门静脉期（静脉注射碘造影剂后 70 s）和延迟期（注射后 15 min）。计算肾上腺病灶的造影剂廓清特征对于评估病灶特点（特别是针对低脂腺瘤）非常重要。Hounsfield 量表可定量测量放射密度，故最好通过 CT 平扫图像进行确定。标准压力和温度下蒸馏水的放射密度定义为 0 亨氏单位（HU）。CT 平扫显示低 HU（<10 U）的肾上腺肿块可认为是良性肿物。

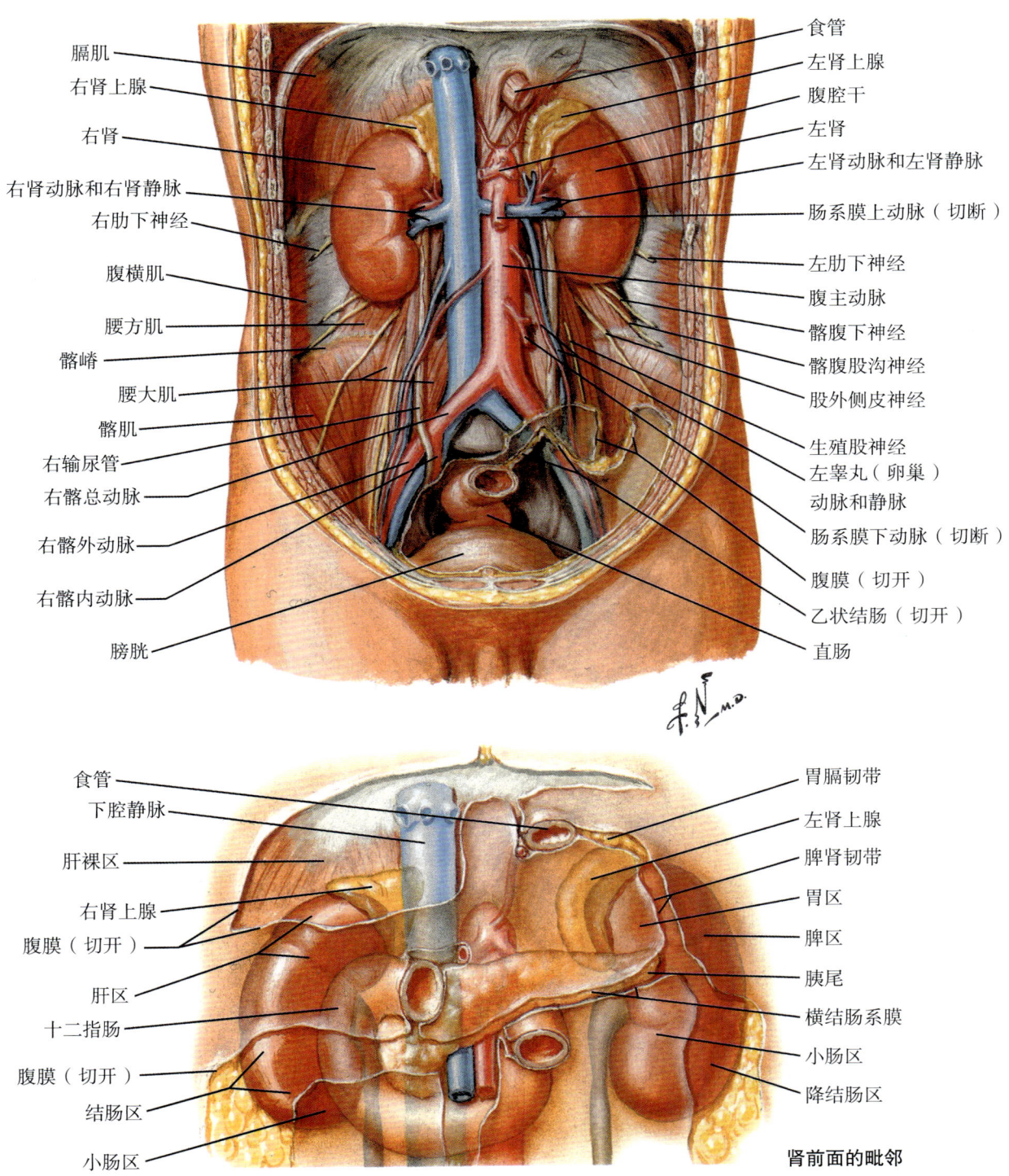

图 4-1 肾上腺（原位）前面观

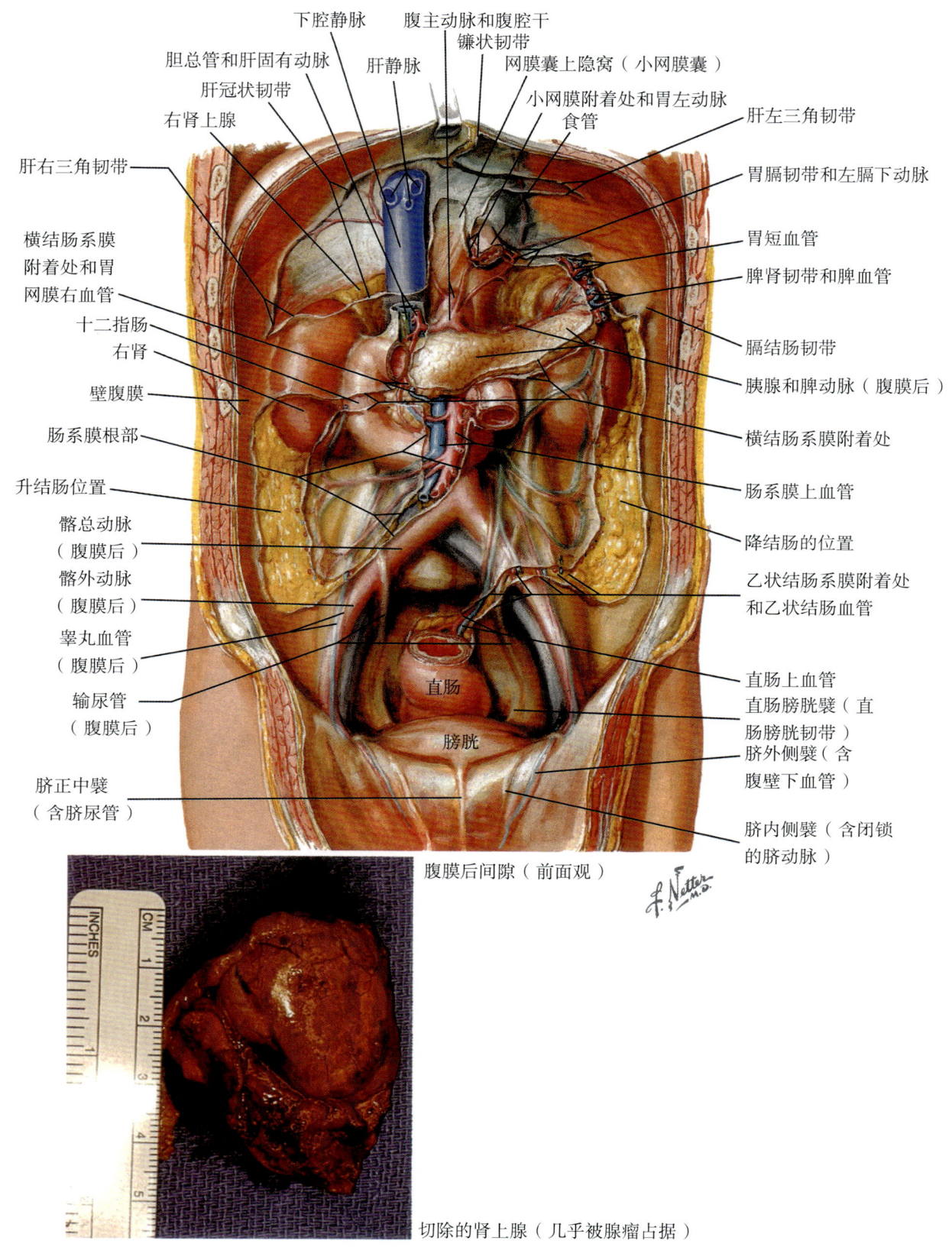

图 4-2 腹后壁腹膜

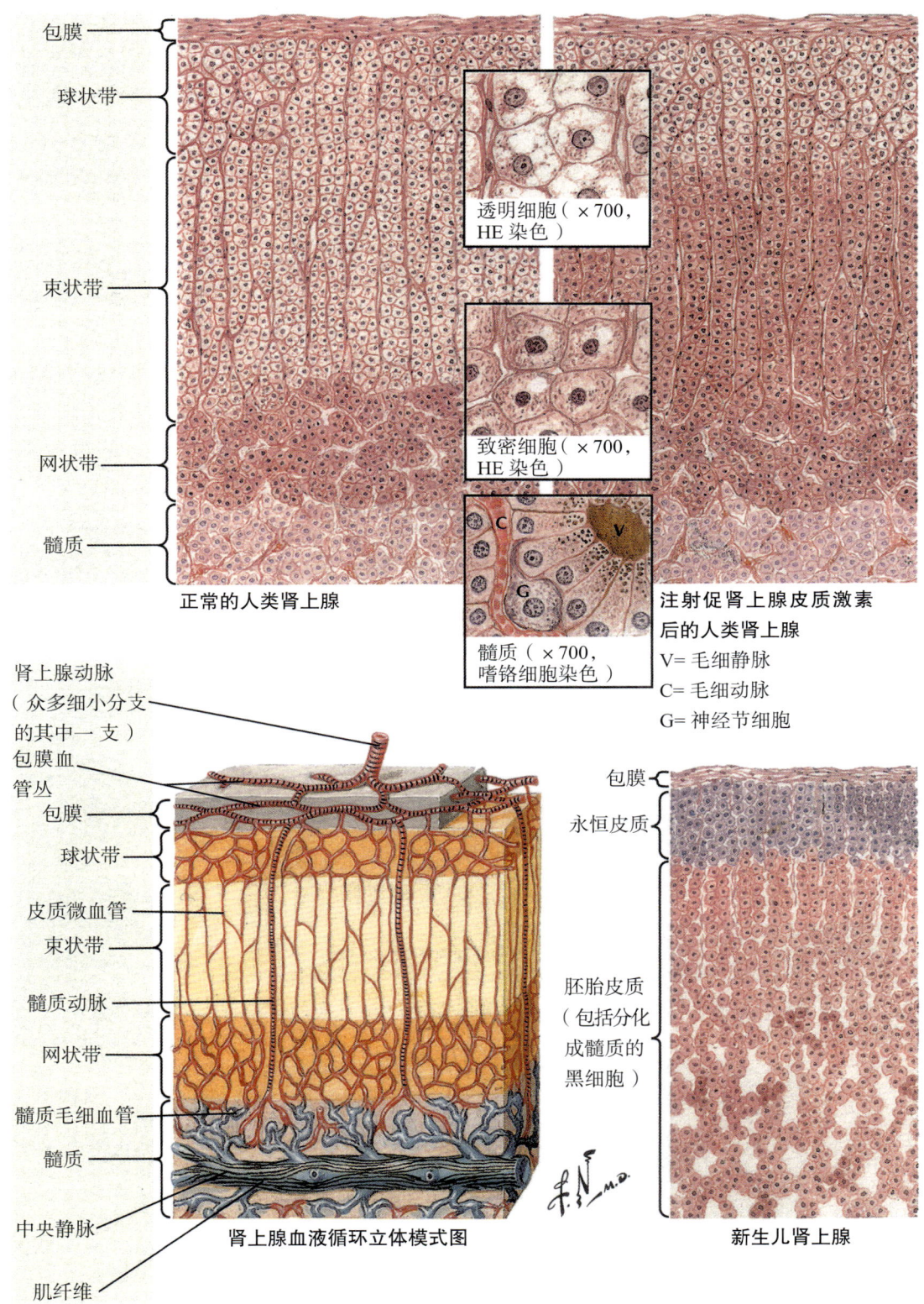

图 4-3　肾上腺的组织学

MRI 成像也可用于评估肾上腺病变，但诊断敏感性通常不如 CT。与周围软组织相比，正常肾上腺在 T1 和 T2 加权图像上呈现低信号（暗）。MRI 能够很好地描绘肾上腺肿块的形态学特征，但与 CT 类似，不能区分皮质和髓质，因此不能区分皮质肿瘤和髓质肿瘤、腺瘤和嗜铬细胞瘤。PET-CT 成像仅用于肾上腺疾病伴恶性肿瘤史的患者。在坏死性或出血性转移和氟脱氧葡萄糖非亲和性肿瘤（例如神经内分泌肿瘤）中可能会出现假阴性。肾上腺静脉取血已成为分侧定位（lateralization）原发性醛固酮增多症的金标准（图 4-4C，D）。

并非所有的肾上腺病变都需要通过手术切除，外科医生可以根据以下 3 种独立情况决定是否进行肾上腺切除术干预。

1. 过度产生肾上腺相关激素的功能性肿瘤。
2. 可疑恶性（交界性）肿瘤：连续 6 个月的影像学监测提示明确生长或平扫 CT 值 >10 HU。
3. 恶性肿瘤。

在极少数情况下可考虑通过肾上腺活检明确肾上腺转移瘤患者的诊断，再开始进行全身系统治疗。

对于双侧肾上腺肿瘤或与高复发风险的遗传性综合征（如 Von Hippel Lindau 综合征）患者，可以考虑进行次全或保留皮质肾上腺切除术，以避免医源性肾上腺功能不全的发生及其他众多后遗症。若情况允许，最好选择左侧行次全切除，因为在右侧再次进行手术通常更为困难。

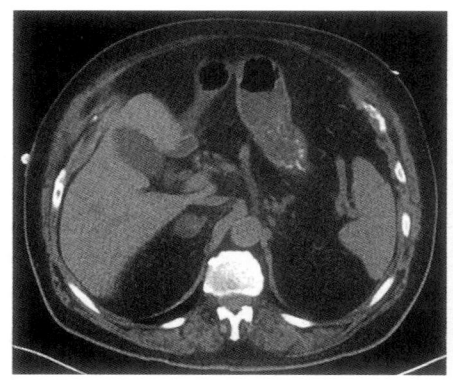

A. 腹部 CT 平扫（横切面）显示右肾上腺交界性病变（20HU）

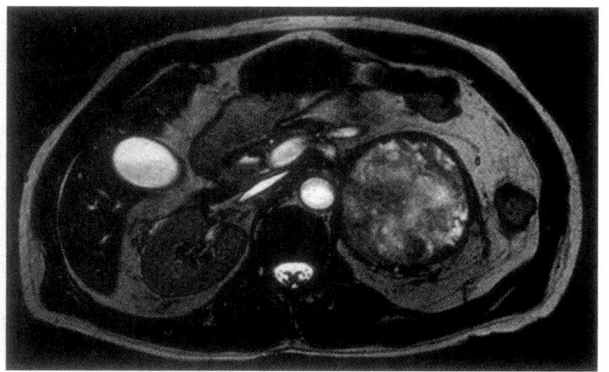

B. 腹部 MRI（横切面）显示左侧肾上腺嗜铬细胞瘤

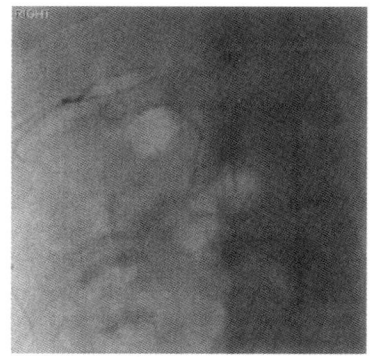

C. 1 例原发性醛固酮增多症患者肾上腺静脉采血时的右肾上腺血管造影

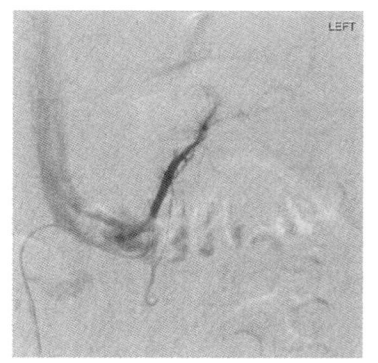

D. C 图患者的左肾上腺血管造影

图 4-4　CT、MRI 和 PET-CT 所示的肾上腺

手术技巧

尽管目前缺乏微创手术与开放手术在肾上腺疾病疗效对比的随机对照试验（RCT），但微创手术治疗已经成为肾上腺外科治疗金标准。

由于肾上腺在腹膜后上间隙的解剖位置较深，不同国家地区的外科医生根据不同患者的特殊体位设计了各种微创手术入路以获得最大限度的术野显露，包括经腹膜前方入路、经腹膜侧方入路、经腹膜后入路。外科医生在决策采取何种最佳手术入路时，应综合考虑患者的体质、既往腹部手术史情况以及肿瘤的大小和部位。通常情况下，经腹膜侧方入路肾上腺切除术可以提供最广泛的手术范围，并且解剖标志是医生最熟悉的，还可利用重力来自然牵引肝脏/脾脏；在紧急情况下，它也更容易转换为开放手术。相比之下，腹膜后入路则有利于双侧病灶切除，因为它避免了术中重新定位病灶和重新准备患者体位。腹膜后入路肾上腺切除术的相对禁忌证包括：肿瘤最大径 >7 cm（难以创造足够的工作空间）、体重指数（BMI）超过 45 kg/m^2 的超重患者（在手术台上难以为其腹部过多的脂肪皮褶腾出空间）、眼压高（俯卧位会增加眼压，如果手术时间延长，可能会导致视神经损伤和失明）、术中需要进行腹腔探查（如术中检查转移灶）。

经腹膜侧方入路

患者取侧卧腰桥位，患侧朝上（图 4-5A）。左侧手术通常使用 3 个腹腔镜孔即可，对于肥胖患者可能需要第 4 个腹腔镜孔辅助操作。右侧手术为牵拉肝脏需要增加额外的腹腔镜孔。通常选在腋中线与腹正中线之间、肋弓下缘下方 2 cm 处均匀布置各腹腔镜孔。建立气腹后，气腹压力保持在 16~18 mmHg。

右侧经腹膜侧方入路

进入腹腔操作前首先观察腹腔内情况。随后离断肝三角韧带，使肝脏向内侧翻转，显露右侧肾上腺和下腔静脉。随后逐渐向头侧膈肌方向游离腹腔筋膜组织。切开覆盖在下腔静脉外侧缘表面的壁腹膜，轻柔地将肾上腺向外侧牵拉。随后使用能量器逐步游离腺体后方及外侧的疏松筋膜组织直至显露腹膜后方肌肉层面。然后将肾上腺上极从膈肌处拨开，注意观察膈下静脉的属支，一旦显露肾上腺静脉，即可将其结扎后离断（图 4-5B~E）。轻柔地将肾上腺脚侧部分从肾门处游离可避免损伤肾上极血管导致肾血管性高血压。为保留处理残余组织的手术入路，在手术最后才进行腺体外侧上方与后方周围组织的游离，完成腺体的切除。

左侧经腹膜侧方入路

术中为进入腹膜后间隙，需要游离结肠脾曲并轻柔地向脚侧牵引。随后游离脾脏和胰尾，使其向内侧翻转，显露 Gerota 筋膜。注意避免过度横向游离导致直接进入肾后平面。肾上腺腺体的游离可遵循从头侧向脚侧的处理顺序：从腺体内侧上方开始游离，沿腺体逐渐游离周围组织，直至显露腺体内侧的左肾上腺静脉（通常直接出现在脾静脉沟的对侧）。此时谨慎的做法是充分解剖显露左肾上腺静脉、膈下静脉及其汇合后的中央静脉以避免误损伤静脉属支。与右侧手术类似，一旦充分显露肾上腺静脉，即可将其结扎后离断。

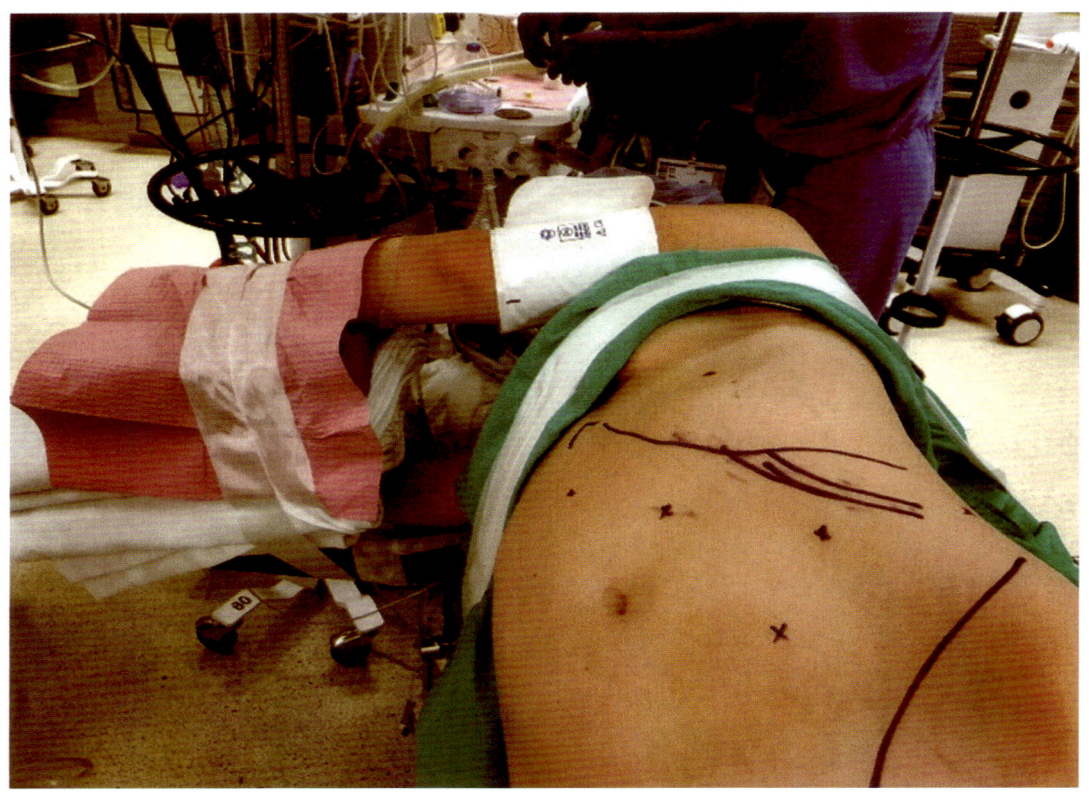

A. 患者取侧卧腰桥位以实施经腹膜侧方入路腹腔镜肾上腺切除术

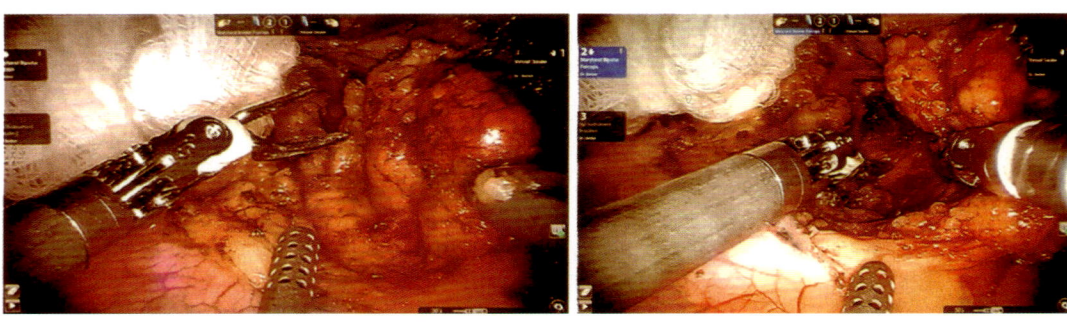

B. 游离右侧肾上腺周围组织

C. 向内侧上方牵拉肾上腺时可显露右侧肾脏

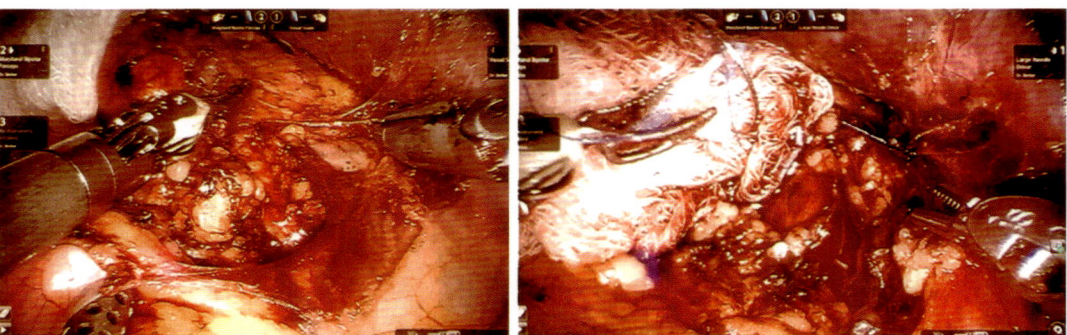

D. 肾上腺静脉及其汇入下腔静脉处

E. 结扎肾上腺静脉

图 4-5　经腹膜侧方入路

腹膜后入路

患者采用俯卧折刀位（图4-6A），胸部和臀部置于不可压缩的支撑垫上，从而为腹部及腹部脂肪皮褶创造了空间，使之从手术床上抬起来，有利于最大化地扩张腹膜后间隙。髋枕放置在手术床的连接处（患者耻骨联合处置髋枕）。将手术床摇至背板（上下躯干连接处）抬高30°，腿板（下躯干与腿部连接处）摇低45°，使患者躯体成折刀状。在这个体位下腹膜后间隙在内侧以椎旁肌为边界，在前方以肾脏/肾上腺/壁腹膜（靠近手术床）为边界，在后方则以胸腔/肋骨（更接近术者）为边界。

左/右侧腹膜后入路的标准操作是建立3个腹腔镜孔。首先在肋弓下缘下方2 cm，椎旁肌与目标外侧腹腔镜孔之间做一个10 mm切口。在切口处分别向内侧和外侧钝性分离皮下间隙以便置入剩余的内侧和外侧腹腔镜孔。外侧腹腔镜孔置于肋弓下缘下方处，理想情况下尽可能偏向外侧，内侧腹腔镜孔置于椎旁肌外侧。腹膜后入路的气腹压力维持在18~22 mmHg，略高于经腹膜入路的气腹压力。

术中超声可用于定位肾上腺，特别是有助于腹部有大量脂肪或肿瘤体积较小（如原发性醛固酮增多症）的患者术中定位。外科医生通常使用钝性分离的方式从外侧腹膜和内侧椎旁肌处逐渐分离肾周脂肪与肾上腺周围脂肪后方的松散附着结构（筋膜组织）。随后从腺体外侧上方开始以钝性和锐性相结合的解剖方式谨慎地游离肾上腺周围组织直至腺体脚侧。通过建立肾上腺与椎旁肌之间的平面可以显露左侧的膈下静脉和右侧的下腔静脉。向内下方牵拉肾脏有助于辨认肾上腺静脉（图4-6B~D）。在右侧手术中，肾上腺静脉可追溯至肾上腺前方表面（靠近手术床的一面）的中点处。在左侧手术中常观察到沿着左肾上腺静脉延伸的舌状组织，需要充分解剖并切除。

机器人肾上腺手术

机器人手术的潜在优势包括：①提供了三维立体视觉；②通过腕式器械减轻术者的体力疲劳，提高了手术经济性；③提供稳定的摄像平台。然而，考虑到目前尚未证实患者具有更好的手术获益，而且机器人手术的成本相对较为高昂。

患者的体位和穿刺套管的分布位置与腹腔镜手术基本相似。置入穿刺套管后，行右侧肾上腺切除术时机器人外科车台停靠在患者头部的11点钟方向；行左侧肾上腺切除术时机器人外科车台停靠在患者头部的1点钟方向。然后将机器人手术器械连接至外科车台。手术主刀移步至控制台进行操作，手术助手在手术台旁边待命（保持手卫生以便无菌操作）（图4-7）。机器人手术的解剖游离操作与腹腔镜操作基本相似。正确的手术平面位于肾上腺周围组织与髂腰肌前缘之间，注意与腺体边缘保持一定距离以免损伤包膜导致液体渗出。解剖显露肾上腺中央静脉后可使用两个血管夹夹闭后离断。

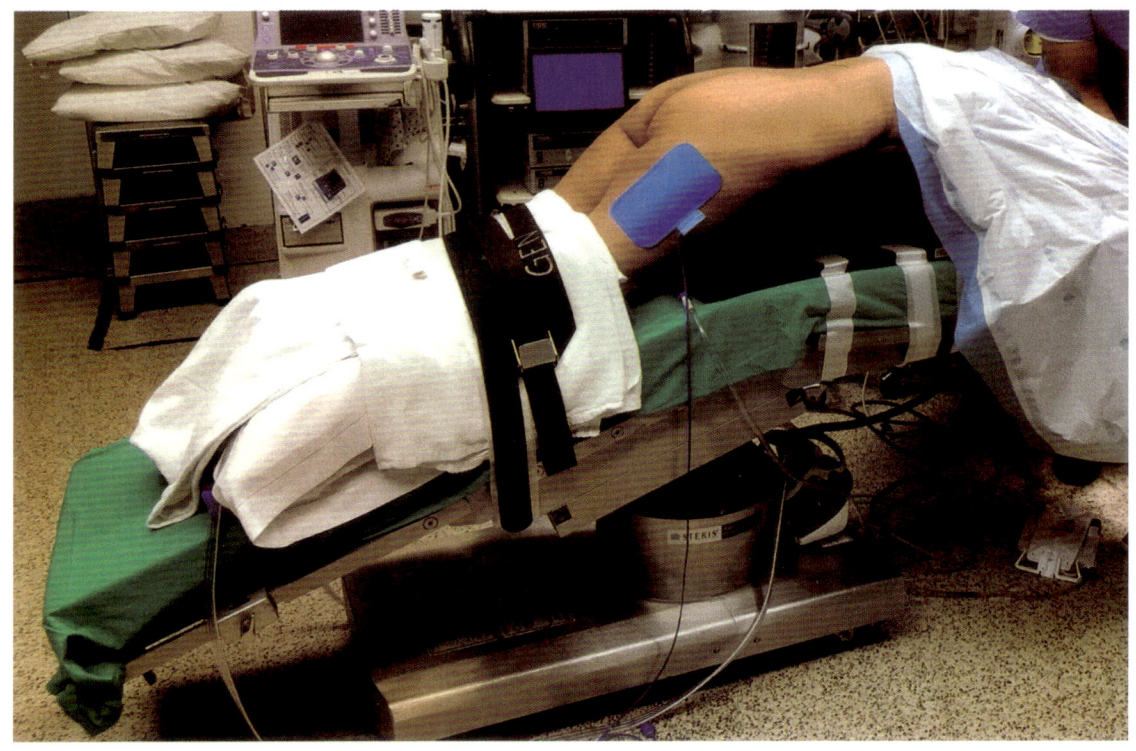

A. 在行腹膜后入路前,将患者置于俯卧折刀位,面部由泡沫枕垫支撑

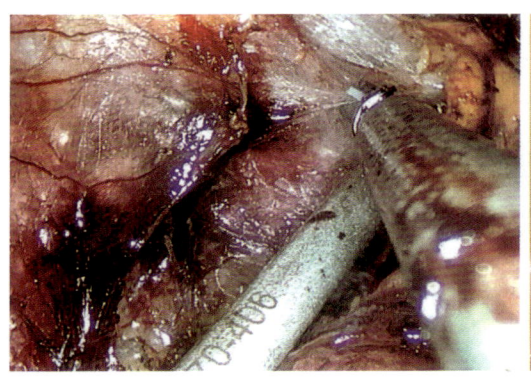

B. 在腹膜后入路肾上腺切除术放置腹腔镜孔后首先需要处理腹膜后间隙疏松结缔组织

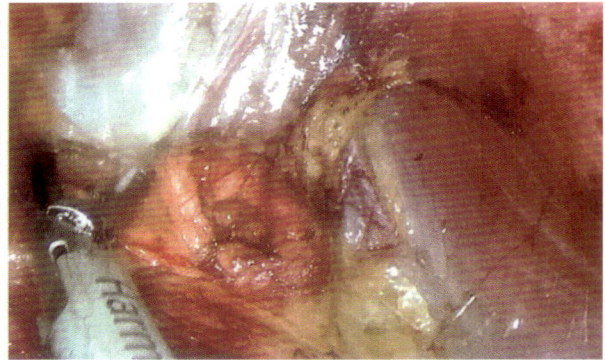

C. 左侧膈肌与向外侧牵拉的左肾上腺

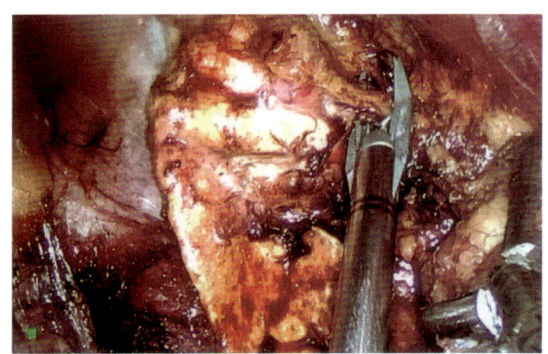

D. 在剪断分离前的左侧肾上腺与左肾上腺静脉

图 4-6　腹膜后入路

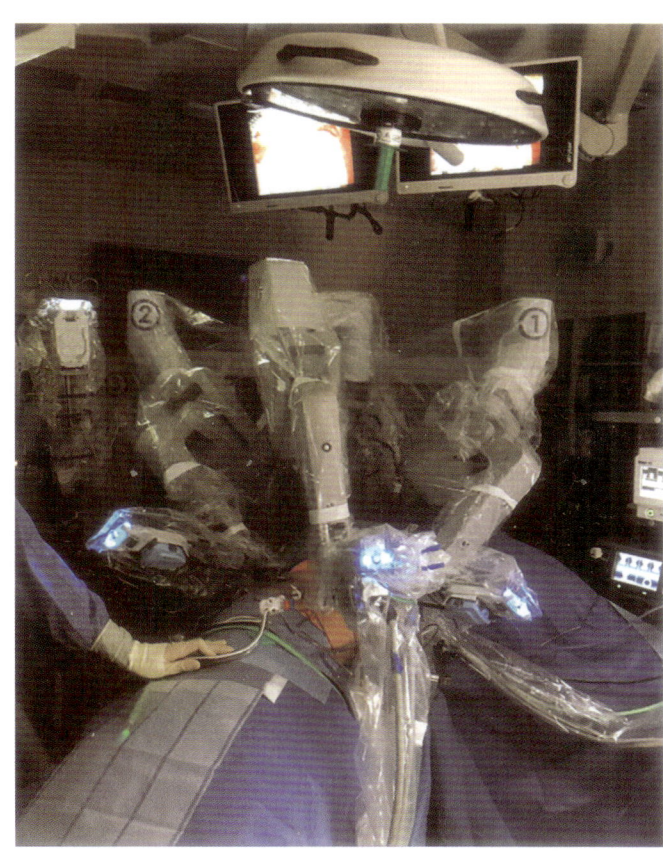

经腹腔途径肾上腺切除术的机器人外科车台停靠。在右侧肾上腺切除术中使用4个穿刺套管：摄像头（10mm），吸引器（5mm），马里兰钳（5mm）和血管闭合器（5mm）

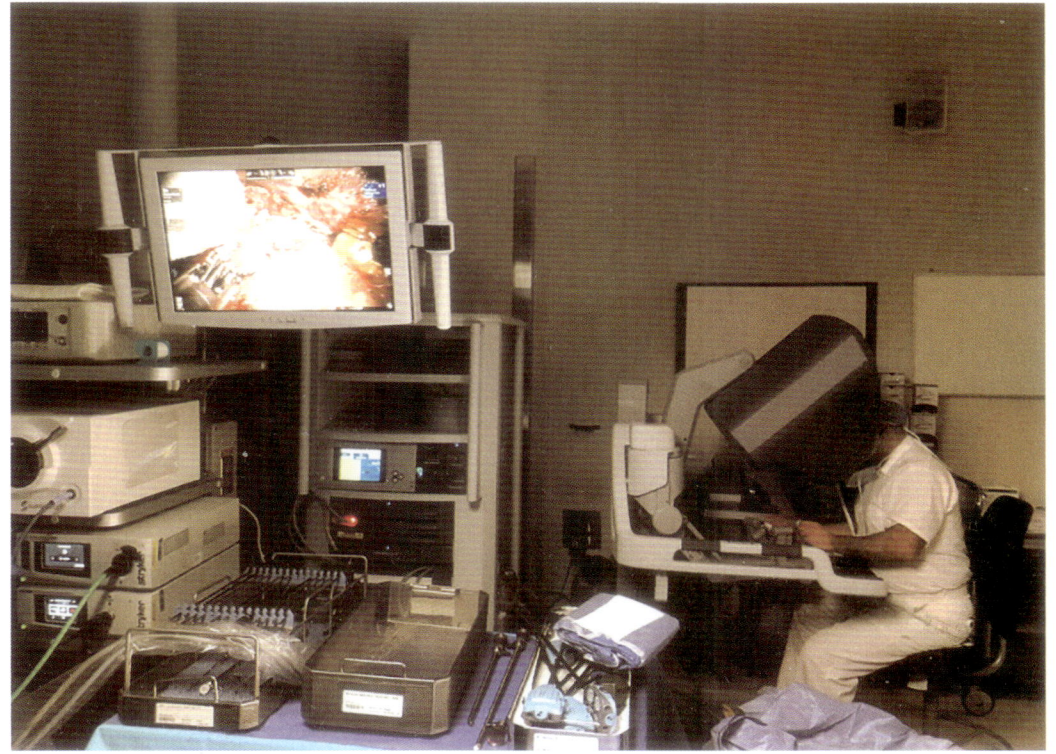

术者在控制台进行操作

图4-7 机器人肾上腺切除术

提示与技巧

- 为避免静脉充血和术野出血，结扎肾上腺静脉前应谨慎处理供应肾上腺的细小动脉。
- 如果发生出血（通常是低压性出血），可使用止血药物和纱布按压出血点，然后观察止血效果（在大多数情况下，出血会自动停止）；也可通过暂时升高气腹压力（最高可达 30 mmHg）以协助止血，但需要与麻醉团队进行仔细沟通并密切关注全身 CO_2 水平。
- 术中通过灌注 CO_2 维持人工气腹时可能掩盖低血压性静脉出血。因此，在手术结束时需要降低腹腔内压力并检查是否有隐性出血。
- 在后入路手术中局部压力升高可影响排尿，故术前需要提前留置导尿管。

SECTION 3

第三篇
上消化道

第 5 章　食管切除术
第 6 章　微创抗反流手术
第 7 章　迷走神经干切断术和选择性迷走神经切断术
第 8 章　胃切除术
第 9 章　胃排空手术
第 10 章　Roux-en-Y 胃旁路和袖状胃切除术
第 11 章　贲门失弛缓症的外科治疗

第 5 章
食管切除术

编者 Andrew Tang，Usman Ahmad，Siva Raja
陈 韬 武 靖 译，窦若虚 丁自海 审校

简介

1913 年 Franz Torek 成功完成了第 1 例食管切除术（esophagectomy），令人沮丧的是在此后 30 年都没有患者在该手术下存活。外科技术的改善和护理水平的提高，降低了患者的发病率和病死率。然而，由于食管的解剖位置具有挑战性，切除时涉及多个体腔（图 5-1），且所有消化道重建方案均有缺乏血液供应的问题，以及患者经常有营养不良的问题，导致食管切除术在今天仍然是一个高危险性的外科手术。

手术方式

关于手术必要性的争论仍然很激烈，保守派强调食管癌患者的根治性手术并发症多，生存率不高。然而，经证实食管切除术的并发症发生率（33%）和死亡率都很低（3%）。

食管切除术的 3 个主要方法是经膈手术、Ivor Lewis 手术和（或）改良 McKeown 手术。以上 3 种手术方法逐渐发展到在腹腔镜或胸腔镜下进行的微创食管切除术（minimally invasive esophagectomy，MIE）。手术的选择要根据手术适应证（如经膈手术适用于良性或肿物较小的食管肿瘤患者）、癌症分期和肿瘤位置。手术方式很大程度上由外科医生的喜好来决定，因为没有充分的理由显示一种手术方法比另一种更具明显优势。由于食管癌不仅可扩散到区域淋巴结，而且可沿食管黏膜下淋巴管扩散，因此应明确肿瘤的位置并确保肿瘤的近端和远端切缘阴性。

通常利用不同程度的管化后的胃重建切除的食管，替代方案包括结肠间置术（colonic interposition）和空肠间置术（jejunal interposition），这需要增加微血管或游离肠段，具体取决于要替换的食管节段，很少有其他组织用于短节段重建。因为这些代食管的血供都很纤细，外科医生需要熟悉所有的食管重建方案。

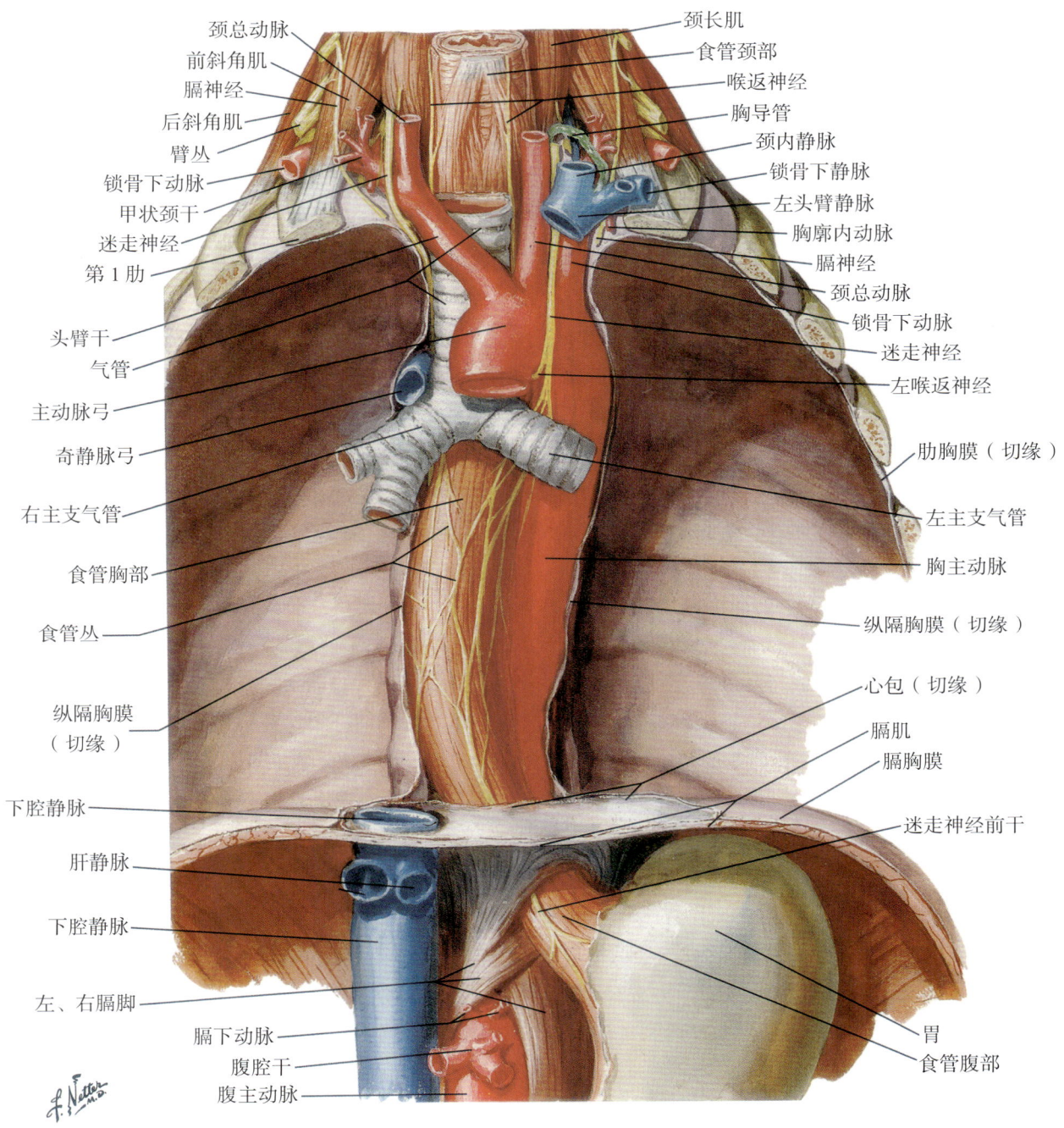

图 5-1 食管的位置

经膈食管切除术

经膈食管切除术时患者取仰卧位，颈部左侧显露。该入路从腹部开始，然后穿过食管裂孔直接游离切除胸段食管，到达颈部结束手术。

腹部显露通过上中线切口（图 5-2）或适当的腹腔镜入路实现。

探查肿瘤扩散情况，大多数病例可以排除扩大切除。切除从胃短血管开始，向左侧膈肌脚移动。关键步骤包括在保留胃网膜右动脉的情况下游离胃大弯侧，然后将胃后粘连分离到胰腺。许多外科医生使用 Kocher 手法游离十二指肠以增加代食管长度，但这并不总是必要的。胃食管（GE）连接处游离包括将肝胃韧带和膈食管附着物分离到 GE 连接处，暴露膈裂孔处的主动脉。胃右动脉及其穿支也保留以维持胃代食管额外的血液供应。

对于远端食管癌和胃食管癌交界区癌，淋巴结清扫包括根据需要对左侧胃蒂和近端肝总动脉进行裸化（图 5-2C，D）。除非影像学显示淋巴结病变，否则一般不会在胃癌手术中进行广泛的淋巴结切除术。淋巴结组织需与标本整体保留。

打开裂孔，切除裂孔肌组织的边缘，进入纵隔胸膜、心包和主动脉前/脊椎前平面的纵隔。

开腹手术是用手指将食管从远端向纵隔近端剥脱，直接剥开食管至胸廓入口。这种手法可能会导致心脏受压诱发暂时性低血压。因此，在进行手术时，与麻醉团队进行沟通是很重要的。类似的剥离可在腹腔镜下进行。

同时，在左颈部从胸骨切口沿胸锁乳突肌前缘开一个 5~7 cm 切口。分离颈阔肌，胸锁乳突肌拉向外侧。肩胛舌骨肌分离后，在气管食管沟内进行剥离。将含有左侧喉返神经的脂肪组织移向气管，通过软引流管绕食管获得对食管的环周控制（图 5-3）。放置鼻胃管有助于明确食管解剖结构，便于钝性剥离。然后直接进行上纵隔剥离，并与下方已分离的食管会师。在退回鼻胃管后，将食管拉入颈部，用切割吻合器横断（图 5-3）。缝合钉远端钉线被缝合到引流管上，并与引流管一起送入腹部。

将胃贲门向左上象限牵拉，制备胃代食管（图 5-3E）。从左胃蒂下方的右胃穿支开始，用线性吻合器平行于胃大弯，沿胃小弯将胃切断，形成宽度约 5 cm 的胃代食管。

有学者提倡使用狭窄的胃代食管来改善排空，如果有需要，可以在小弯处较低的位置开始打钉，以保持远端切缘阴性，要确保不损伤胃网膜右动脉（图 5-3F）。

在腹腔镜下建立隧道，代食管尖端要么被留在标本上，要么被缝合在标本上，然后被拉入颈部。应使用手工缝合或杂交式吻合器吻合（改良的 Collard 吻合）以恢复连续性（图 5-3G）。留置鼻胃管进入胃代食管进行减压。虽然有些外科医生会行术中胃镜检查吻合口，但大多数其他医生都不会常规进行这一检查。

然后在距离 Treitz 韧带 30 cm 处放置饲用空肠造口管（图 5-3H）。

幽门引流术，包括幽门肌切开术、幽门成形术或在幽门注射 A 型肉毒毒素也是常见操作。一些使用狭窄胃代食管的外科医生不再进行引流手术。

多余的代食管被放回腹腔，并固定在纵隔裂孔上，以防止腹腔脏器疝入纵隔（图 5-3I）。

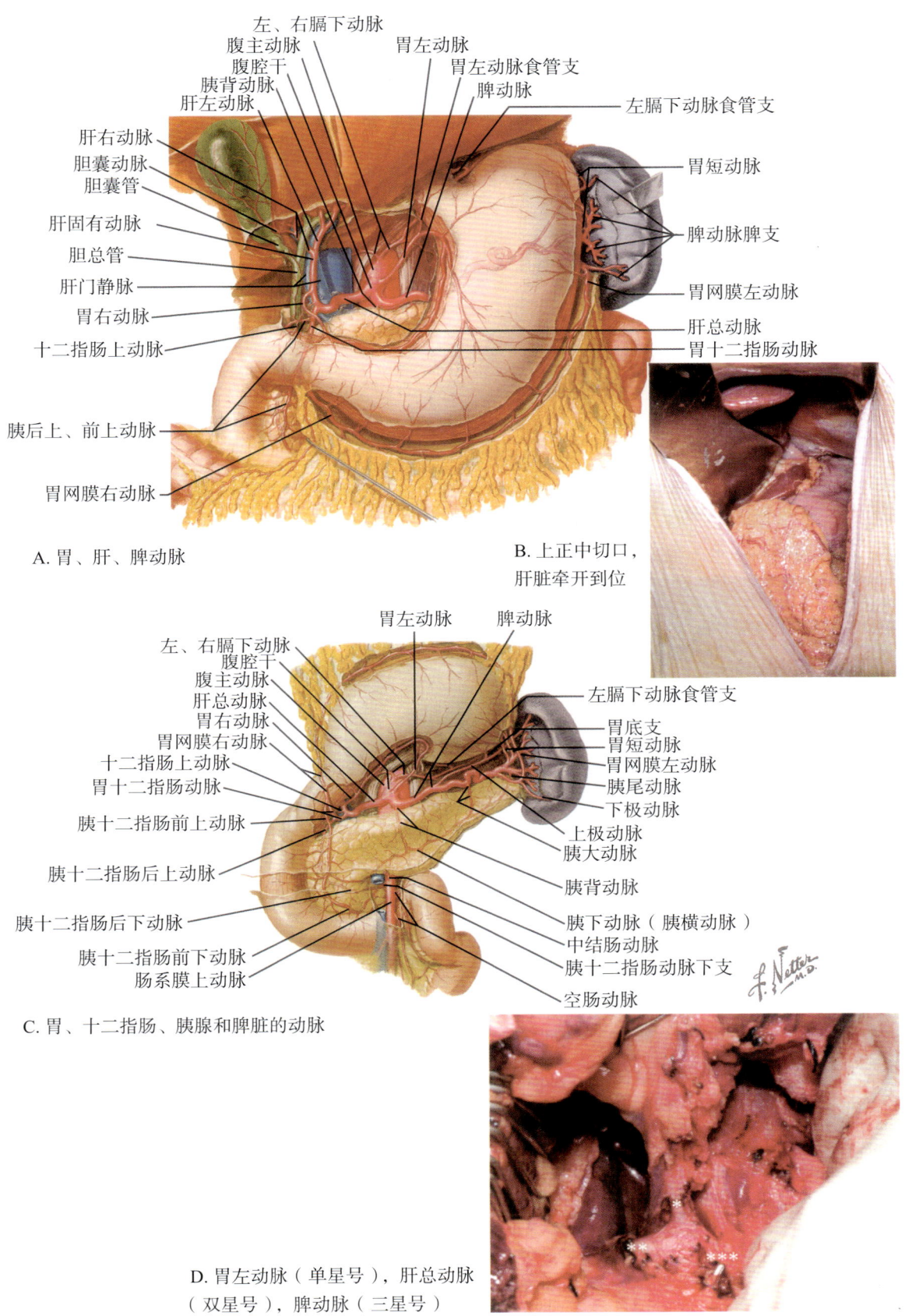

图 5-2 胃小弯、十二指肠第二部分和肝胃韧带（胃翻转向上）

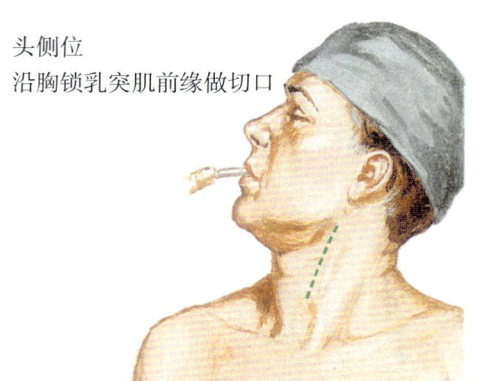

A. 患者体位

头侧位
沿胸锁乳突肌前缘做切口

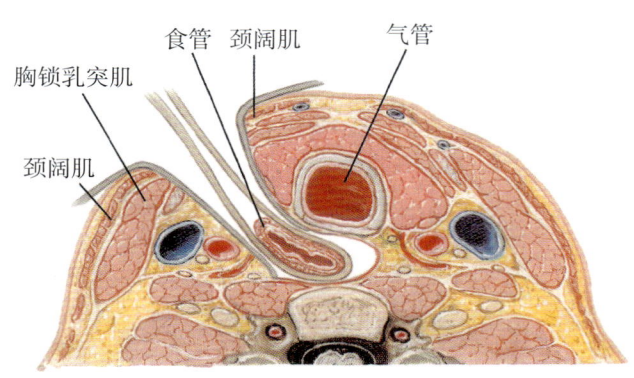

B. 食管切除术的外科入路

食管　颈阔肌　气管
胸锁乳突肌
颈阔肌

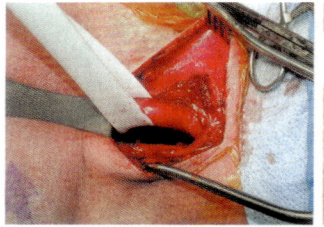 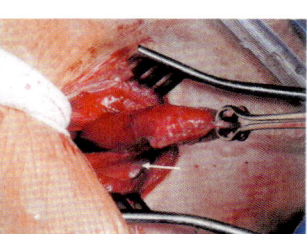

C. 颈部食管被 Penrose 引流条套绕

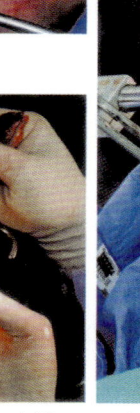 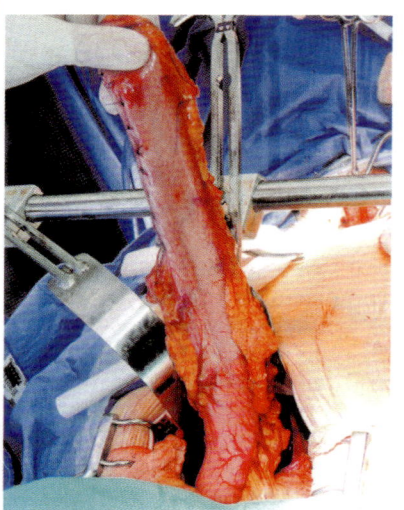

D. 经颈内静脉前的气管食管沟拉取食管近端残端（白色箭头）

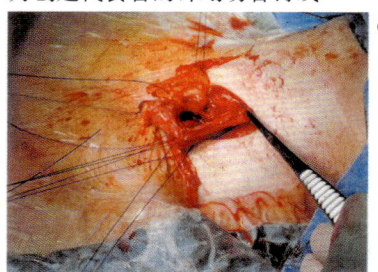

E. 游离胃，保留胃网膜右动脉（黑色箭头），黑色虚线为创建代食管的计划吻合钉线

F. 胃代食管被拉入颈部之前

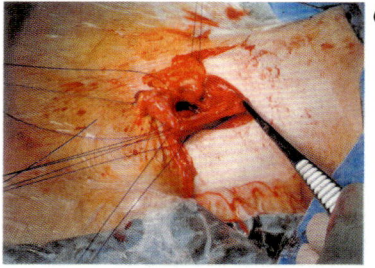

G. 改良 Collard 吻合术

H. 12 Fr-T 管行 Stamm 空肠造口术

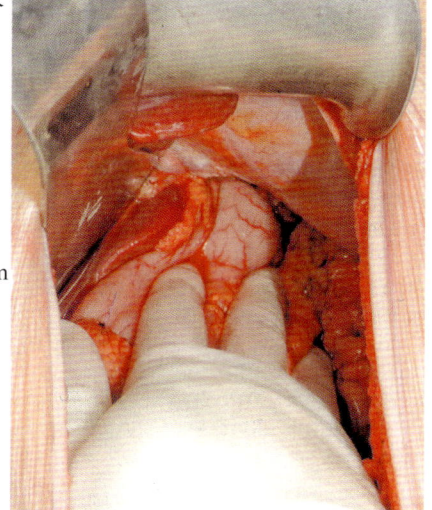

I. 多余的代食管送回腹腔并固定食管裂孔

图 5-3　经膈食管切除术

Ivor Lewis 和 McKeown 入路

Ivor Lewis 和 McKeown 手术都穿经胸廓，通过右后外侧第 5 肋间隙开胸或通过胸腔镜手术。Ivor Lewis 术式的特点是于胸廓内吻合，McKeown 手术则于颈部吻合，因而两种术式的手术步骤亦不同。

Ivor Lewis 入路从分离胃开始，然后进行开胸（或胸腔镜）剥离和胸内吻合。改良 McKeown 手术则在左侧卧位下通过右侧胸腔镜或开胸解剖纵隔食管，然后将患者改为仰卧位进行腹部剥离和胃代食管的建立。沿胃大弯制作胃代食管，然后提拉至左颈部进行吻合。

Ivor Lewis 食管切除术

患者最初取仰卧位，取上腹部切口或 5 孔腹腔镜进行手术。机器人辅助的腹部取孔位置通常比腹腔镜辅助的略低，以避免器械碰撞。

仔细检查后进行分期评估，如经食管入路所述游离胃。为了包裹胸内吻合口，通常创建保留远端一个或两个胃网膜动脉弓血管蒂的网膜瓣（图 5-4A）。

然后将患者重新置于左侧卧位，以便进入右胸（第 5 肋间后外侧开胸或胸腔镜）。游离切除食管时，将纵隔胸膜与其一同剥离，保持其连续性。将食管与肿瘤分离。用 Penrose 引流条套绕食管并牵拉，同时切除食管周围软组织并清扫周围淋巴结。这种方法的一个优点是能够在直接可视化的情况下将心包和降主动脉"骨骼化"。这使得整块切除食管周围组织成为可能，对于局部晚期食管肿瘤非常重要。食管在奇静脉上方分开，这可能需要横断奇静脉。鉴别和保存膜性气道是至关重要的，因为热损伤可导致延迟气道穿孔，增加代食管 - 气道瘘的风险。标本附着在胃代食管上一同被送入胸腔。当胃代食管进入胸腔时，应注意保持胃代食管的解剖方向。食管胃吻合术可采用钉合器或手工缝合（图 5-4B）。

这是典型的食管和胃大弯之间进行的端侧功能性吻合，尽可能靠近胃网膜右动脉的末端，以最大限度地提高代食管的活力。然后用切割吻合器切除多余的胃代食管。保存的网膜蒂被放置在胃代食管和膜性气道之间，并固定在代食管上。有时可以保留纵隔胸膜和奇静脉作为气道和吻合口之间的组织屏障，胸膜腔引流也可以控制潜在的吻合口漏。

改良 McKeown（三切口）食管切除术

改良 McKeown 手术是食管中上部肿瘤或肿瘤胸部分期对预后起决定作用时的最佳选择。该三孔术式采用患者左侧卧位，手臂置于头顶，取第 5 肋间后外侧切口或胸腔镜入路，广泛切除右纵隔胸膜，留下食管表面的脏胸膜，特别是覆盖肿瘤区域的胸膜。同样，在毗邻膜性气道的迷走神经下平面进行分离，以防止术中或迟发性损伤。奇静脉可以分开，但保留奇静脉可以覆盖纵隔吻合口，并有助于防止胸漏（图 5-5A~C）。使用环形 Penrose 引流条牵拉食管，超声刀逐步游离食管及其周围淋巴结。

近端应尽可能向上到达胸廓出口，远端则应到达膈肌脚。与 Ivor Lewis 食管切除术类似，胸腔内组织切除过程中必须注意隆突周围，那里的膜性主支气管有被割伤或烧伤的风险（图 5-5D）。

一旦胸腔内切除操作完成，放置胸腔引流管并闭合胸腔。患者重新取仰卧位，腹部部分按经食管切除术所述进行。小的肿瘤可以通过颈部切口进入，同时把代食管拉上来。较大的肿瘤应被拉入腹部，放在一个可折叠的标本袋中，然后通过腹部小切口取出。用吻合器（圆形或两次形）或手工进行吻合。放置引流管，闭合切口。

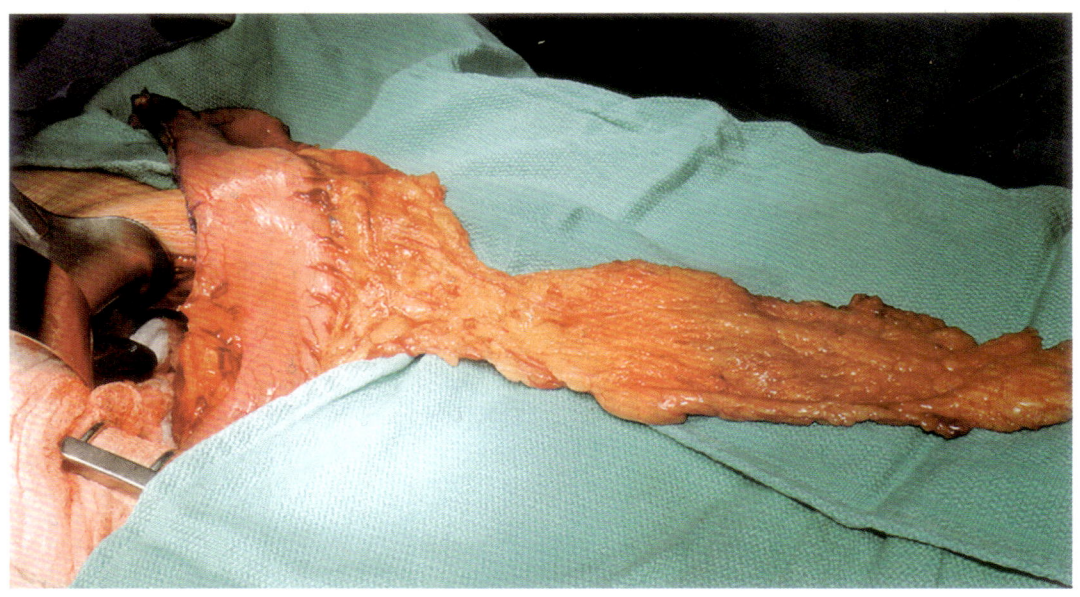

A. 食管切除术前准备胃代食管，保留大网膜以支持胸腔内吻合

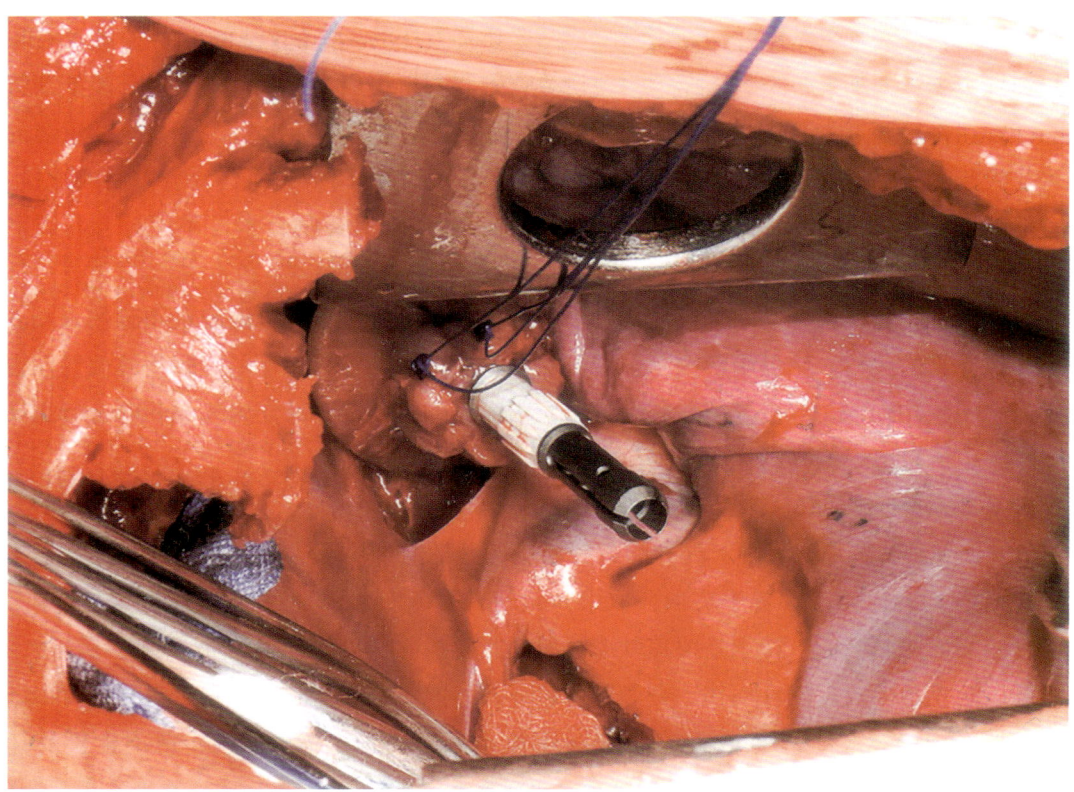

B. 双层荷包线绕在 EEA 砧座上用于胸腔内吻合

图 5-4　Ivor Lewis 食管切除术

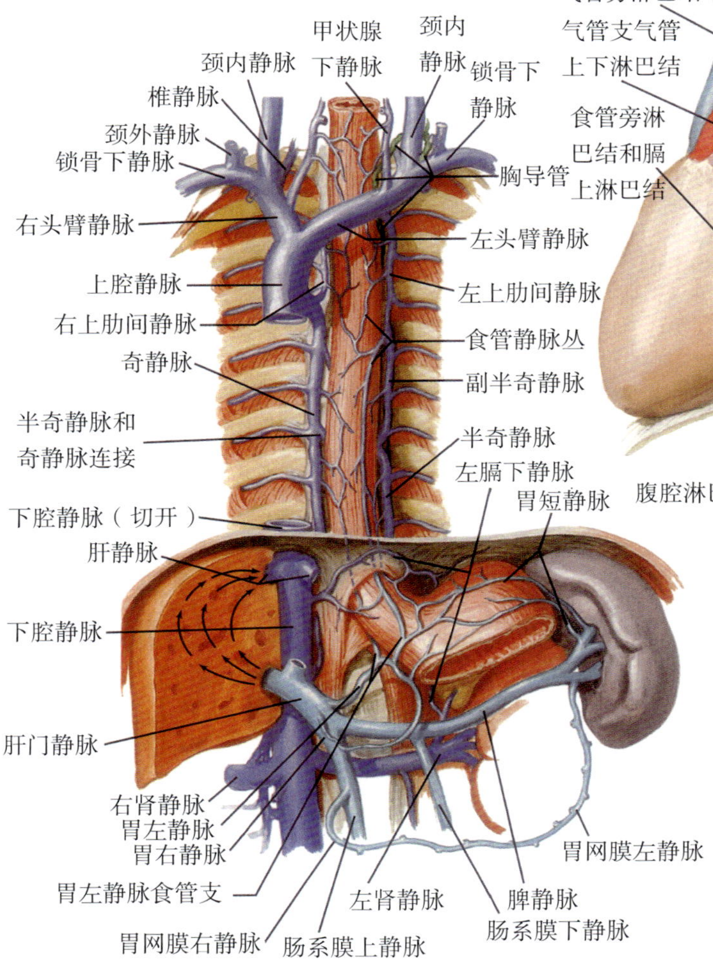

A. 纵隔：奇静脉系统

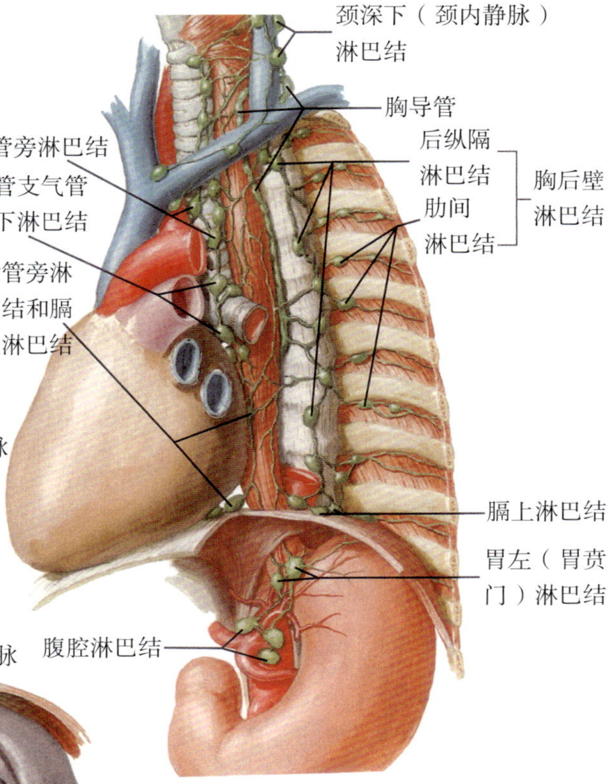

B. 食管的淋巴管和淋巴结

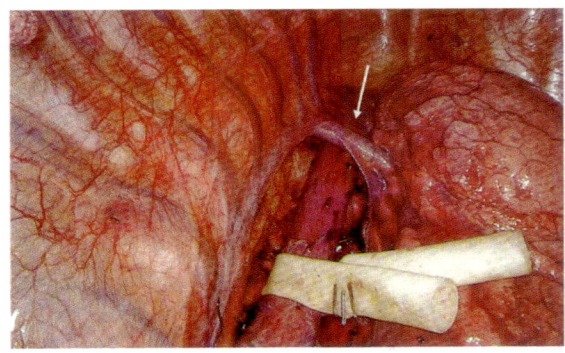

C. 右侧胸腔镜游离胸段食管，保留奇静脉（白色箭头）

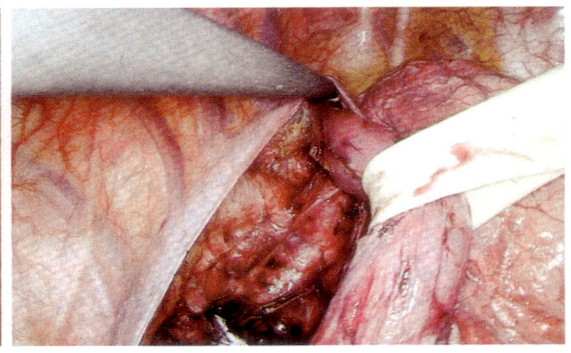

D. 在近端纵隔从右侧胸腔镜游离胸段食管，暴露气管和左主支气管

图 5-5 改良 McKeown（三孔）食管切除术

经左胸腹食管切除术

另一种不常见的方法是经左侧胸腹食管切除术，它对重度肥胖患者、既往有上腹部手术或疾病程度尚不明确的患者有价值。切口位于左胸第 7 肋间隙，穿过肋弓，且主要位于胸部，腹部仅有限的延伸（图 5-6A）。膈肌靠近胸壁分开，直到脾脏的下端可见。

牵开器放置后，分离胃短血管以进入小网膜囊，如前所述创建胃代食管。胸腔内操作从膈肌裂孔到下肺静脉的水平，在迷走下平面进入纵隔进行操作，类似于经裂孔食管切除术。颈清扫时允许对食管进行环周控制，以便于标准的胃牵拉和吻合（图 5-6B）。

闭合胸腹切口需要用间断水平褥式外翻缝合法闭合膈肌。肋周缝合及肋弓的缝合需要减小张力，以避免肋弓半脱位（图 5-6C）。

腹部筋膜层单独缝合。这种方法，如果作为常规使用，可以在短时间内完成，因为整个手术过程可在不需要重新调整患者体位下完成。

微创食管切除术

食管切除术的 3 种主要入路可以采用开放式和微创的混合入路。然而，要被认为是真正的微创食管切除术，整个过程都需要在腹腔镜和胸腔镜下进行，包括建立胃代食管和食管胃吻合术的关键步骤（Ivor Lewis 术式胸内，McKeown 术式颈底部）。

经胸

患者取左侧卧位，髋部轻微屈曲，使用 4 个戳卡（图 5-7）。在腋窝中线的第 7 或第 8 肋间隙放置一个 10 mm 的戳卡，用于 30° 腹腔镜。1 个 5mm 的戳卡放置在前面，用于超声刀或双极。另外 2 个戳卡用于牵拉暴露（图 5-7）。相较 Ivor-Lewis 术式，McKeown 术式下食管活动度更优。分离的下界不应延伸到腹膜，否则会导致 CO_2 进入腹腔损耗。

经腹

患者取仰卧头高足低位，置于开叉腿手术台上进行腹部操作。在解剖过程中使用 5 个戳卡：3 个 5 mm 和 2 个 12 mm 戳卡（图 5-7C）。中线上使用 12 mm 戳卡用于 30° 10 mm 腹腔镜，在右上象限使用另一 12 mm 戳卡用于腹腔镜线性吻合器，1 个 5 mm 戳卡用于通过肝脏牵开器，左边 2 个 5 mm 的戳卡用于助手牵拉暴露。解剖的步骤与之前描述相似，但膈食管韧带是最后分离的，以防止气腹漏到纵隔。

吻合

在 Ivor-Lewis 入路中，胸腔镜下建立胸内吻合。砧座通过体内缝合或使用 Orvil 装置连接到残食管。EEA 吻合器通过腋前口进入胃导管，并以钉线不重叠的方式连接 Orvil。

在改良的 McKeown 手术中，颈部的吻合与开放手术方式相同。

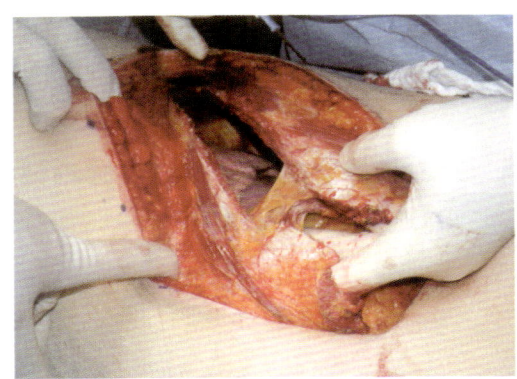

A. 经第7肋间隙做左胸腹切口，分割膈肌

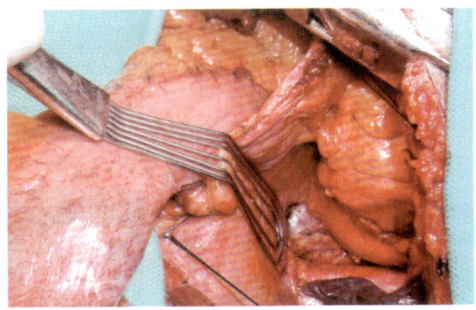

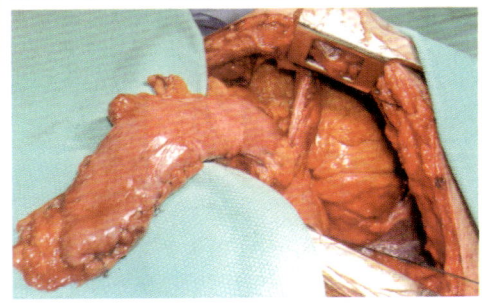

B. 建立胃代食管，为牵拉至胸腔内做准备

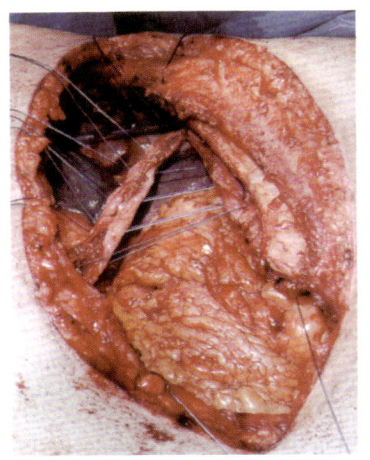

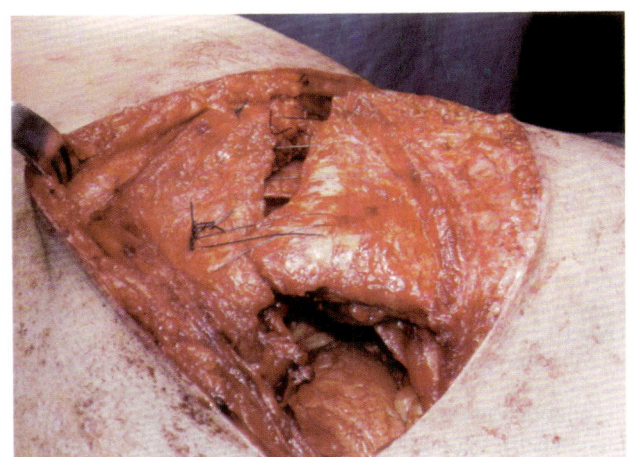

C. 闭合肋弓

图 5-6　左胸腹食管切除术

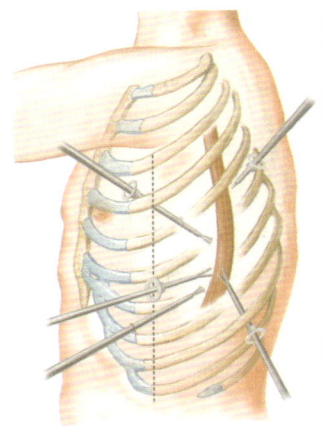

A. Ivor Lewis 食管切除术：
5 个腹腔镜戳卡设置

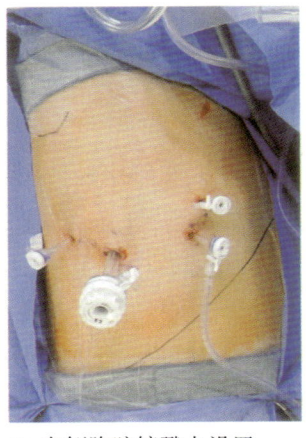

B. 右侧胸腔镜戳卡设置

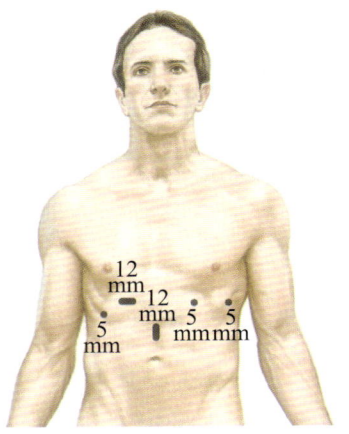

C. 经腹：5 个腹腔镜戳卡设置

图 5-7　经胸

第 6 章
微创抗反流手术

编者 Cynthia E.Weber，Leena Khaitan
陈 韬 武 靖 译，窦若虚 丁自海 审校

简介

胃食管反流病（gastroesophageal reflux disease，GERD）仍然是患者寻求医疗治疗的最常见疾病之一。在最大限度的药物治疗失败后和（或）发现解剖缺陷时，如裂孔疝，或患者有反流相关并发症如狭窄时，则需进行手术干预。微创抗反流手术通过将胃底包裹在胃食管交界处（gastroesophageal junction，GEJ），重建原来的解剖学抗反流屏障，加强食管下括约肌（lower esophageal sphincter，LES）的闭合功能。

手术原则

成功的抗反流手术可使 LES 复合体恢复功能。首先是膈肌脚的环周剥离，并确定可能的裂孔缺陷。如果疝出，GEJ 需要复位到膈以下，目标是保留至少 4 cm 的腹腔内食管长度。膈肌脚用缝线重新缝合，只允许食管通过裂孔。膈肌脚闭合后，在食管远端周围形成一个"较松的" 360° Nissen 胃底折叠，这是最常见的恢复食管下段括约肌功能的手术方式（图 6-1~6-3）。

术前检查

术前检查对于帮助术者做出适当的手术决策和确定任何引起症状的解剖异常是至关重要的，这些方法包括上消化道内镜检查、上消化道造影（upper gastrointestinal，UGI）、食管测压（伴或不伴阻抗检测）、胃食管反流（gastroesophageal reflux，GER）测试（伴或不伴阻抗检测）。上消化道内镜可直观显示管腔内的病理改变以及食管炎、胃炎、消化性溃疡、裂孔疝（图 6-4），并通过 Hill-Grade 分级对胃食管阀进行评估。UGI 进一步定义了 GEJ 与横膈膜的解剖学和关系，以及是否存在裂孔疝。GER 测试可以量化反流及存在反流的症状相关性。传统的 GER 检测以 pH 为基础，大于 4% 的酸暴露被认为是病理性的，而添加阻抗可以检测非酸性反流。以上这些测试均可以用鼻胃探针或内镜放置的无线胶囊进行。

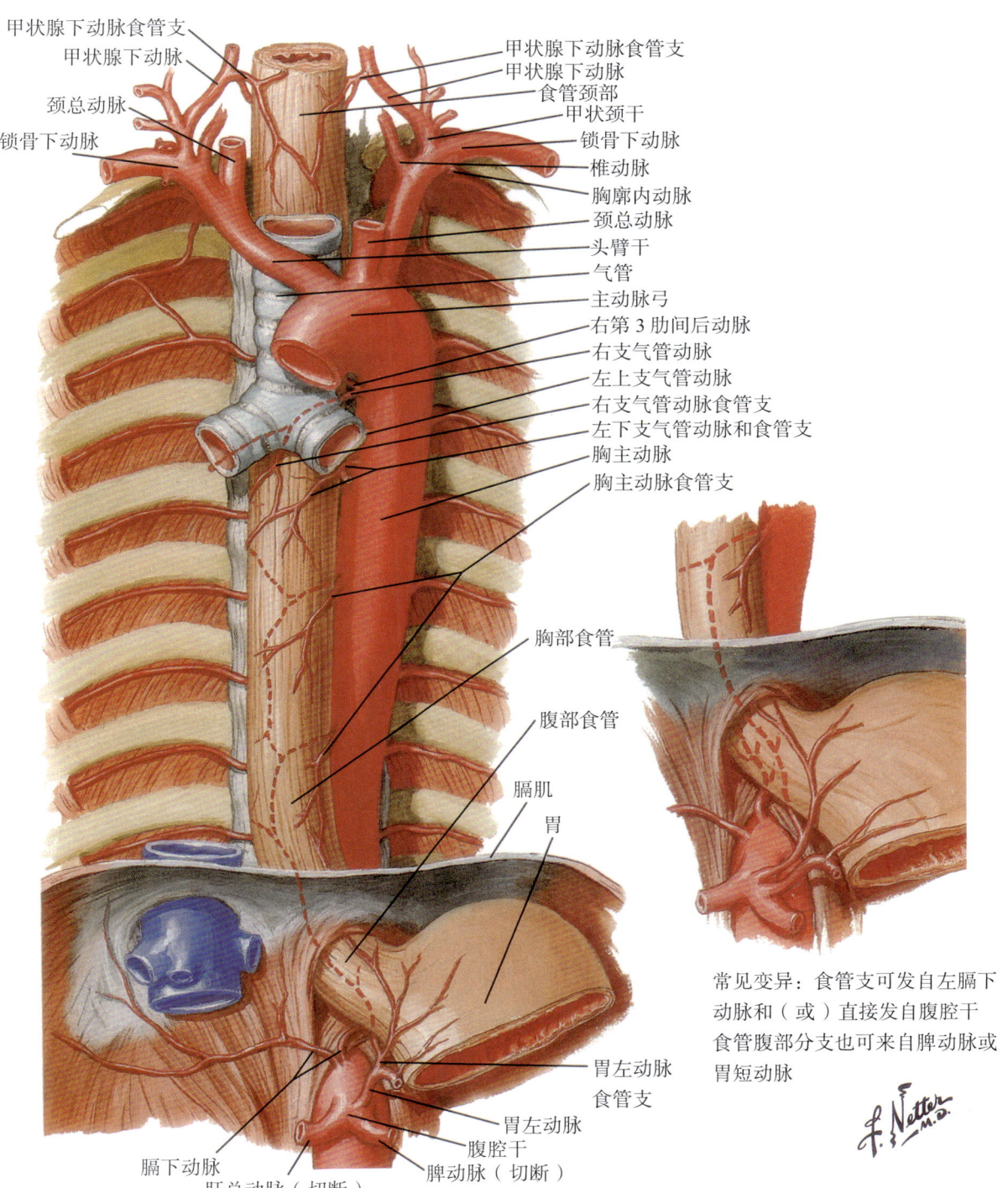

图 6-1 食管动脉

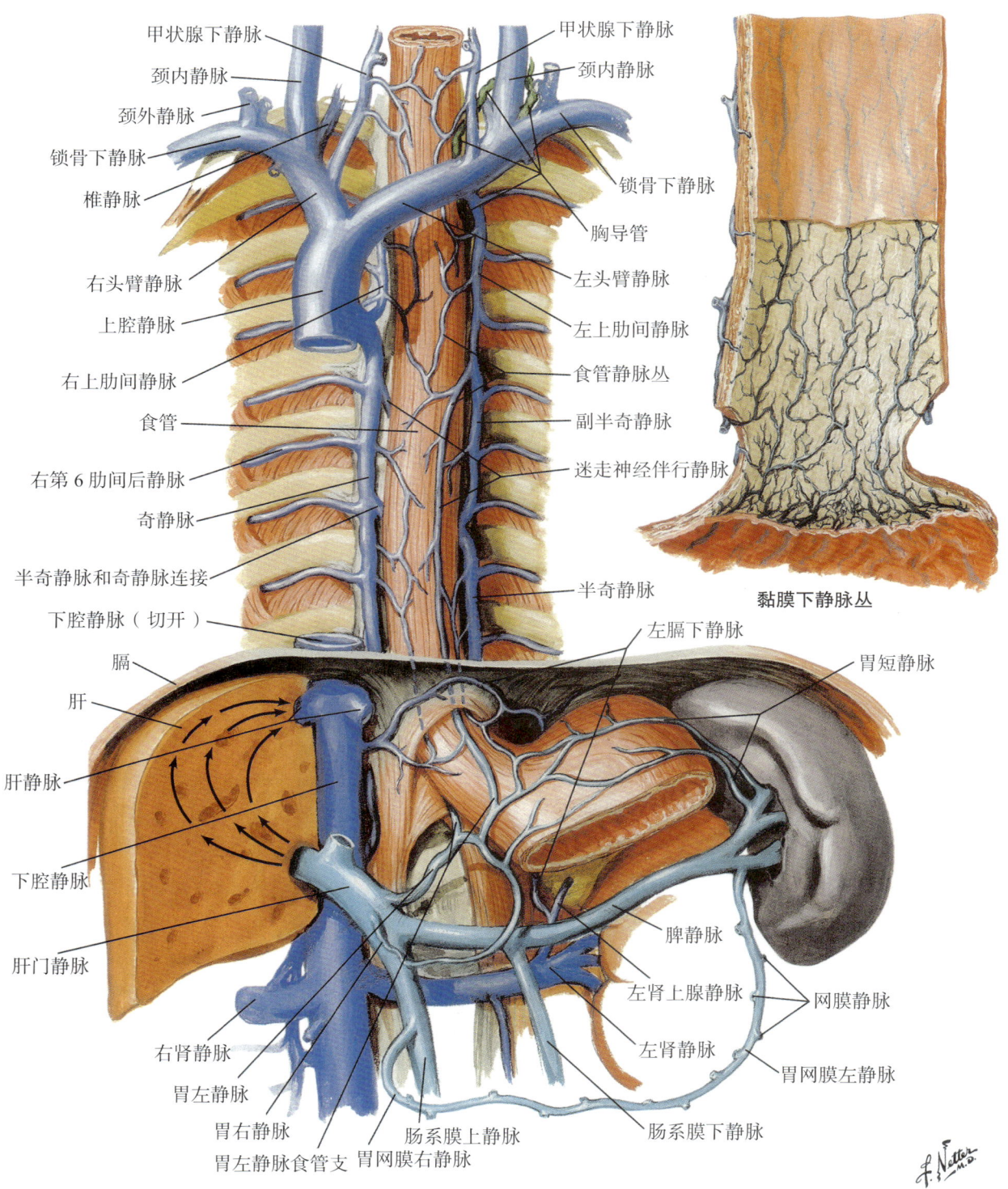

图6-2 食管静脉

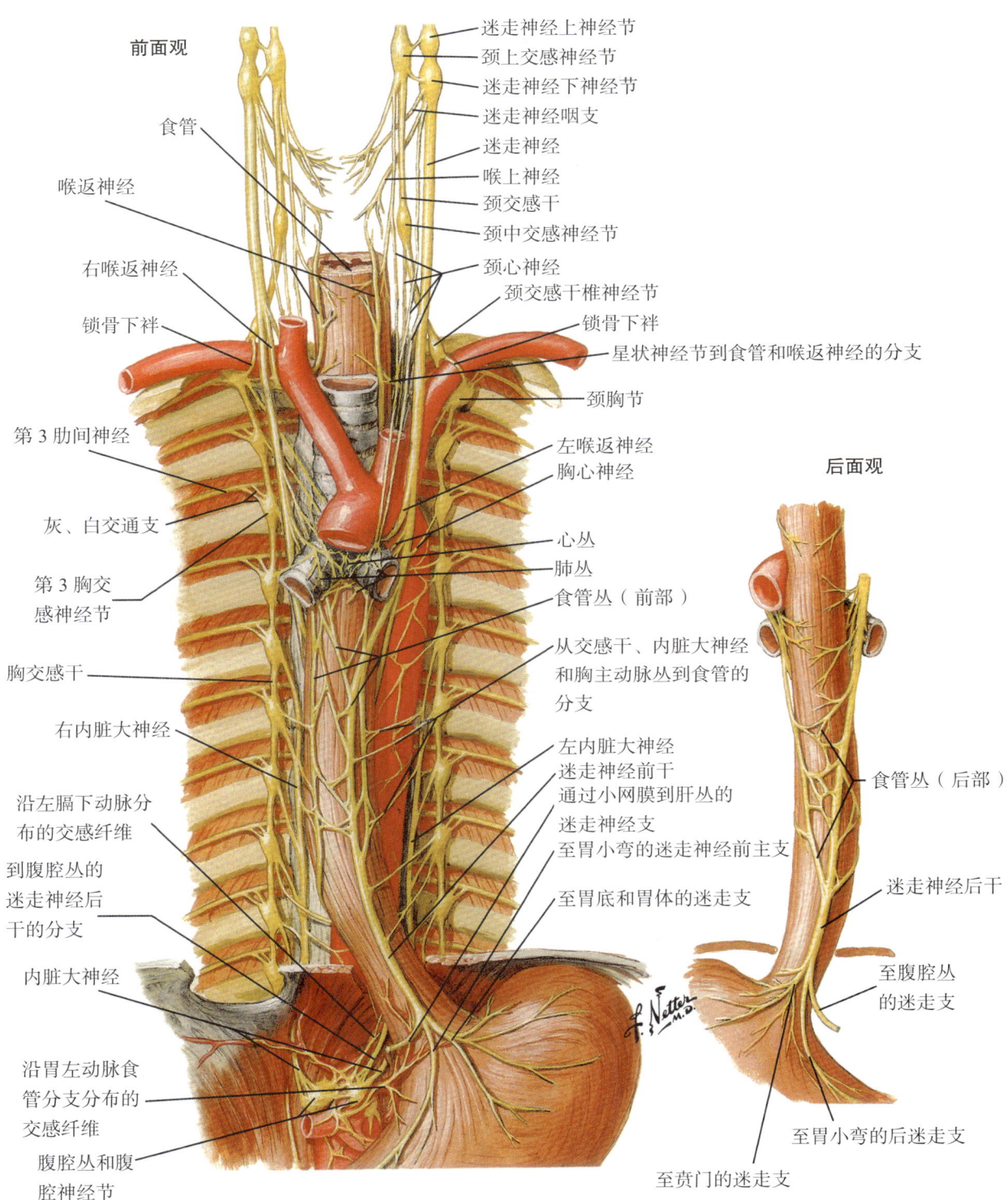

图 6-3 食管的神经支配

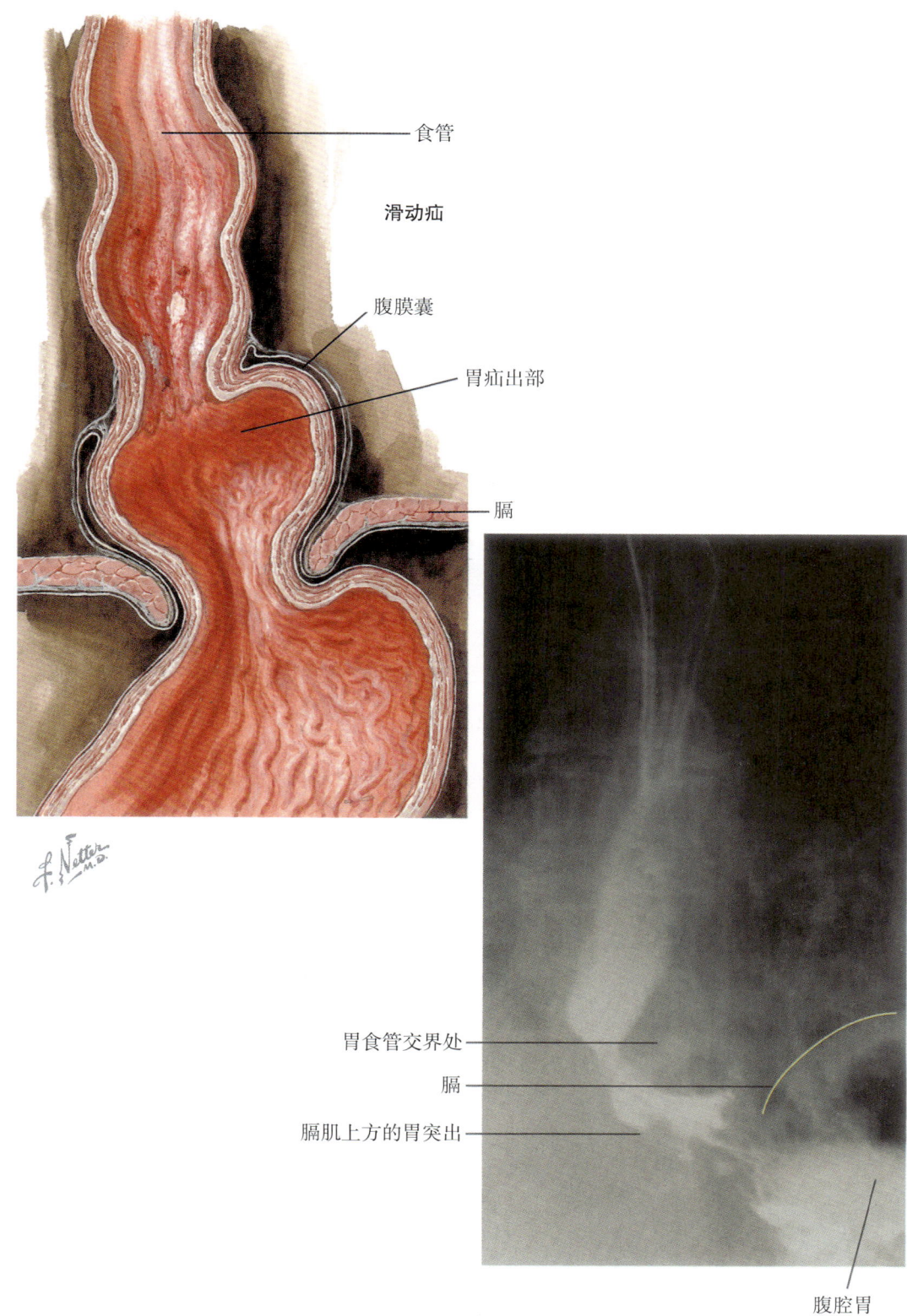

图 6-4 滑动裂孔疝

滑动裂孔疝在胃食管反流病（GERD）的检查中很常见。其他类型的裂孔疝，Ⅱ～Ⅳ型，不太常见

膈肌脚

正确的裂孔分离主要是膈肌脚的分离（图 6-5）。大多数人的右膈肌脚左右部分构成了食管裂口。该区域的腹部显露需要用自持式牵开器向前牵拉肝左叶，切开肝胃韧带的膜状部分，即松弛部，以显示右膈肌脚的底部。在小网膜的这个区域，前迷走神经的肝支水平穿过，还可能会有替代肝左动脉。需识别确定膈肌脚中间的下腔静脉（IVC）和尾状叶，以防止损伤。

右膈肌脚右侧部

食管从右膈肌脚右侧部分离，在纵隔进入解剖无血管平面。这种剥离是沿着膈肌脚内侧边缘进行的，前面到裂孔的顶端，后面创建一个食管后窗口，注意保护覆盖在膈肌脚上的腹内筋膜。如果遇到裂孔疝囊，无血管平面则在疝囊和纵隔之间。迷走后神经位于相对于食管的 6~7 点钟位置，并紧贴食管。主要剥离膈肌脚而不是食管有助于避免迷走神经损伤。

右膈肌脚左侧部

用 Penrose 管套绕食管，向外侧处理右膈肌脚左侧部。确定贲门切迹，并在从右侧进入的同一无血管平面从膈肌脚直接分离食管。迷走前神经位于相对于食管的 11 点钟和 2 点钟位置之间，将其保存下来。同样，如果遇到疝囊，则在疝囊和纵隔之间进行剥离。

胃短动脉

为了到达左膈肌脚的底部，需抓住胃底，并使用能量装置（超声刀或双极）分割从脾动脉发出的胃短动脉。从胃底底部开始剥离，沿胃大弯进入小网膜。由于胃短动脉向头端走行，所以在止血过程中注意勿伤及脾或胃。注意对胃短动脉确切止血，因为此区域一旦出血很难控制。离断这些血管后，继续向后方进一步剥离，分离胃后部与胰连接组织，保证胃充分的游离（图 6-6）。

膈食管韧带

膈食管韧带是横膈膜下表面的一种坚韧的纤维状横筋膜突出物，附着于腹内食管，距 GEJ 近端 2 cm。它是 LES 复合体的重要组成部分，因为它可以防止食管通过弹性反冲进入胸腔。完全的食管游离需要在左、右膈肌脚的汇合处离断膈食管韧带（图 6-7）。此时，Penrose 引流条通过食管后间隙并环绕食管以帮助牵拉。膈食管韧带左外侧靠近左膈肌脚内侧边界的部分通常是韧带最厚的部分。

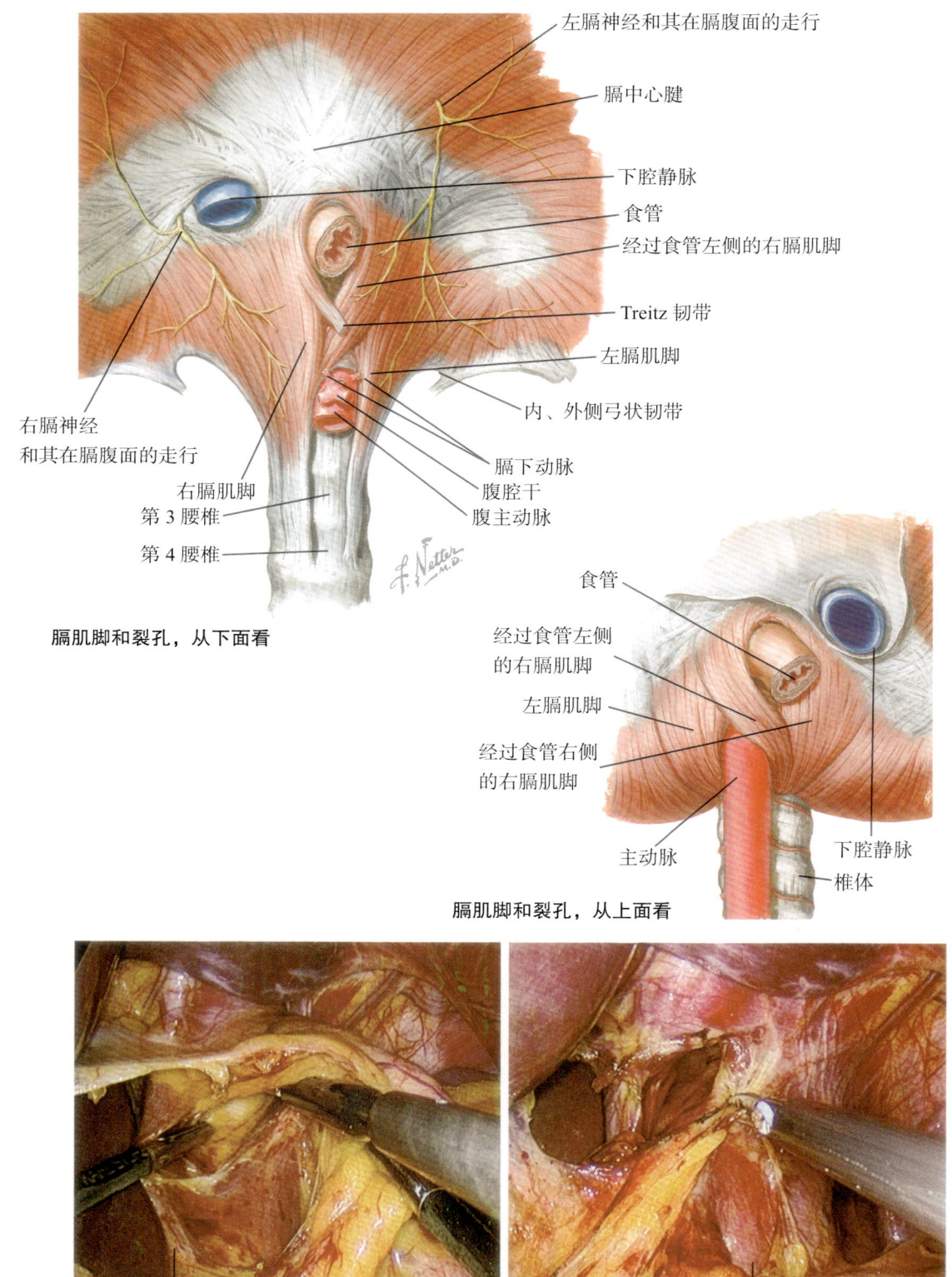

图 6-5 横膈膜肌脚的解剖

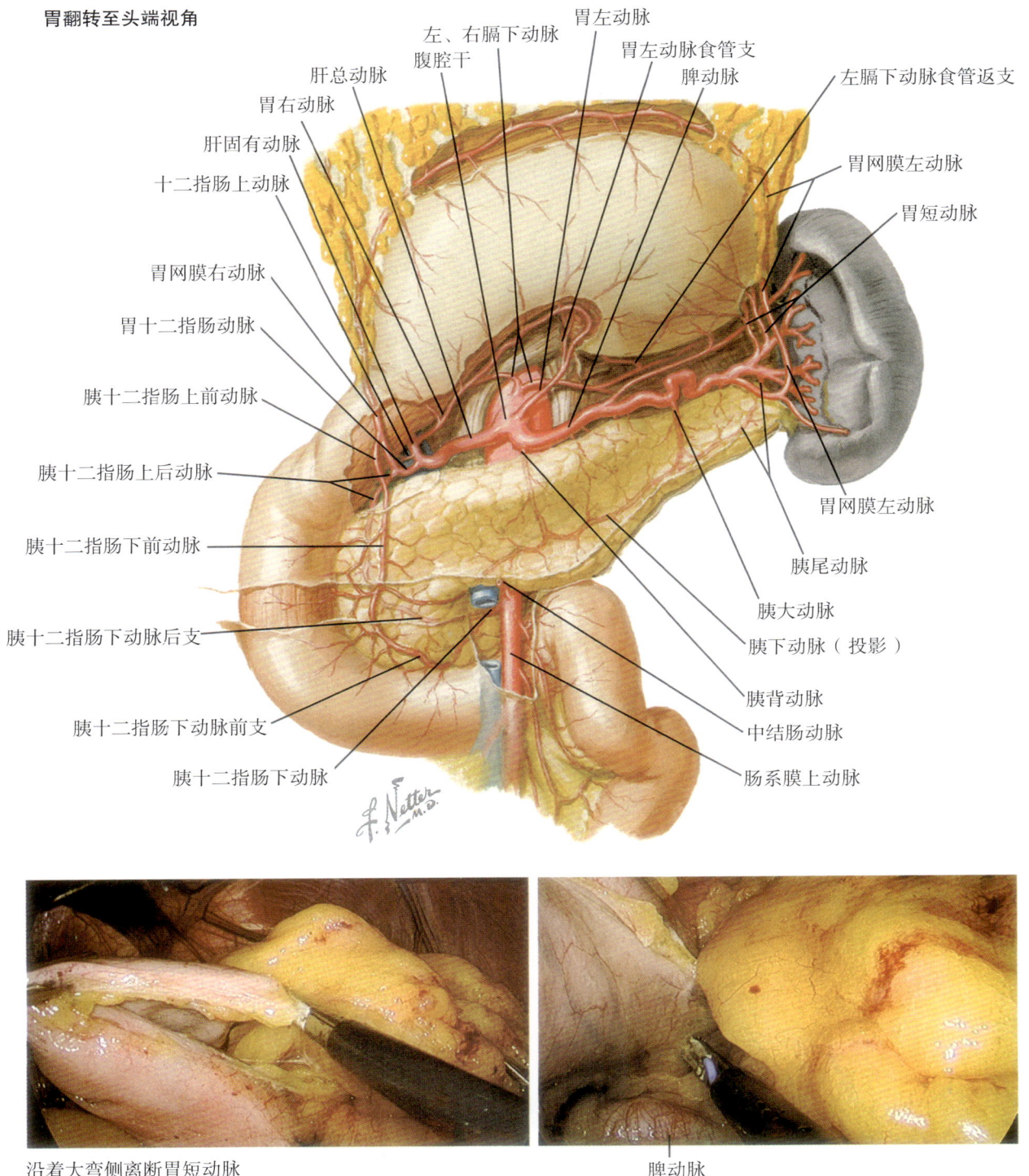

图 6-6 胃后段及胃短动脉解剖

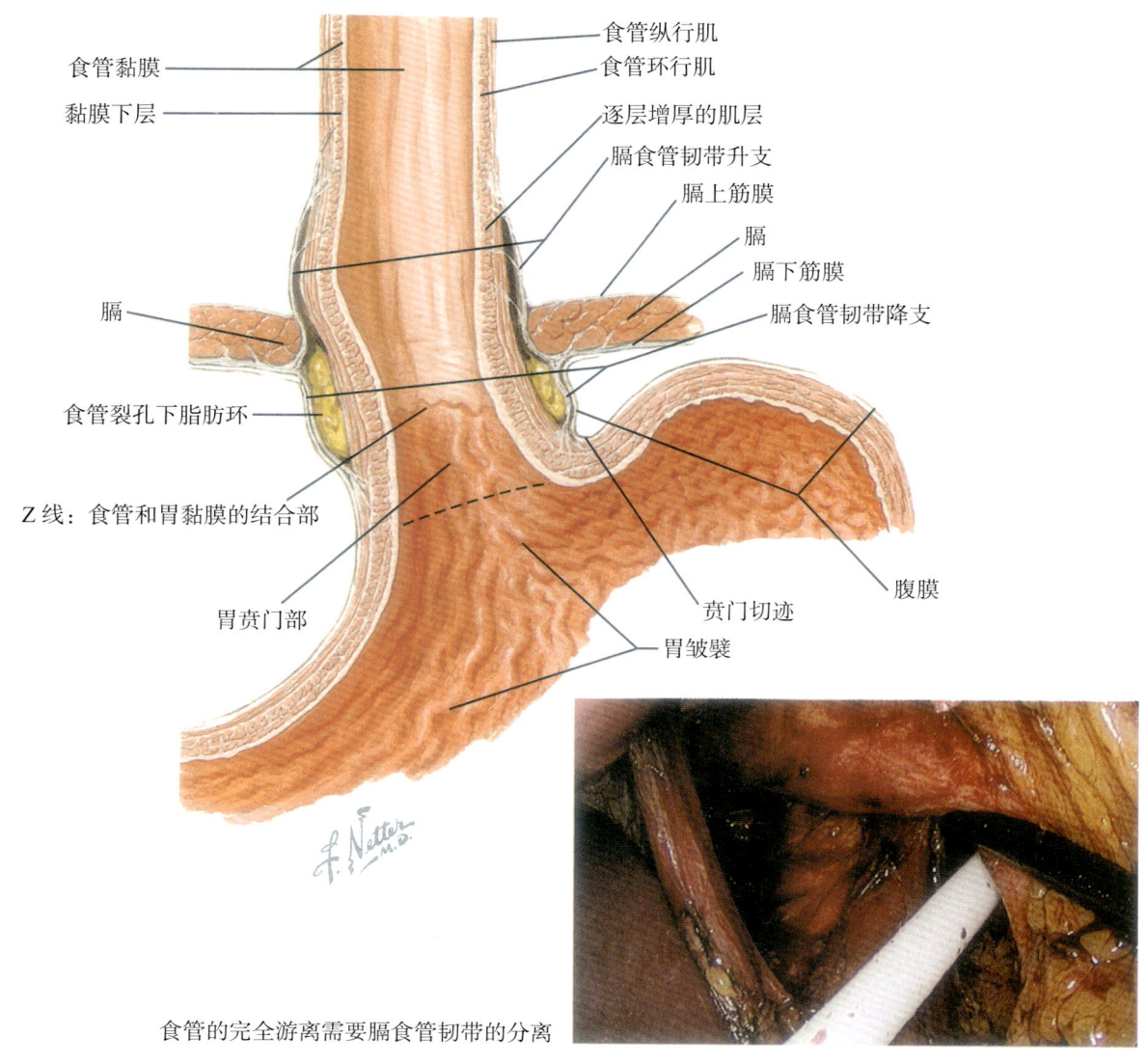

食管的完全游离需要膈食管韧带的分离

图 6-7 膈食管韧带

缝缩膈肌脚

在 56~60Fr 的食管探条通过后，用不可吸收缝线缝合膈肌脚的壁腹膜和肌层，以确保壁腹膜和下层肌肉不受损伤。特别是当组织处于紧张状态时，应使用补片帮助修复。在缝合时，重要的是要认识到纵隔后方的主动脉和位于右膈肌脚内侧的下腔静脉，以防止损伤（图 6-8）。在某些情况下，可以通过后面放置补片来加强闭合。

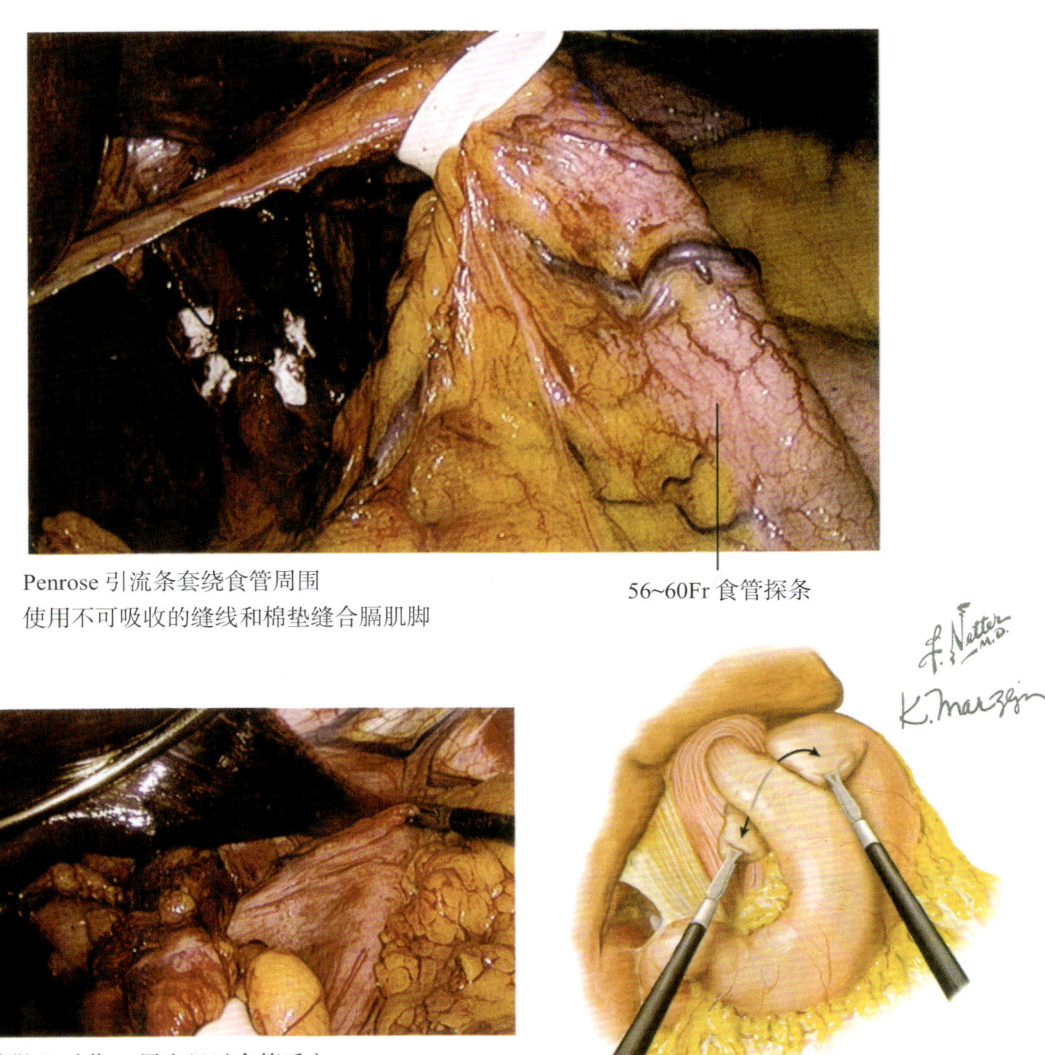

Penrose 引流条套绕食管周围
使用不可吸收的缝线和棉垫缝合膈肌脚

56~60Fr 食管探条

"擦鞋"动作 – 胃底经过食管后方

图 6-8　膈肌脚闭合和擦鞋动作

围绕食管折叠胃底

　　右膈肌脚左右部重新对合围绕食管后，胃底在食管后间隙从左至右经过食管后方。使用"擦鞋"手法，包括在食管后保持轻微张力来回牵拉胃底，以防止扭曲，调整折叠的方向和大小，并确保折叠段是"松弛的"（图 6-8）。用不可吸收缝合线进行胃底折叠，在 GEJ 近端 2 cm 进行，以确保整个折叠段位于食管而不是胃。在折叠过程中，在食管内保留一个大小合适的装置，如食管探条，以避免使它太紧。前两针缝合胃底折叠组织两侧及食管壁，第三针缝合胃底折叠组织的两侧。应避免前迷走神经损伤。Nissen 胃底折叠术是制作一个 360° 的包裹。在某些情况下，特别是在吞咽困难的情况下，可以考虑部分包裹 Toupet（后侧 270°）或 Dor（前侧 180°）。在完成包覆后，进行上消化道内镜检查以确认胃底折叠的适宜度及其位置。胃底折叠的折叠长度应为 2 cm，位于食管底部，并允许食管探条可以通过（图 6-9）。

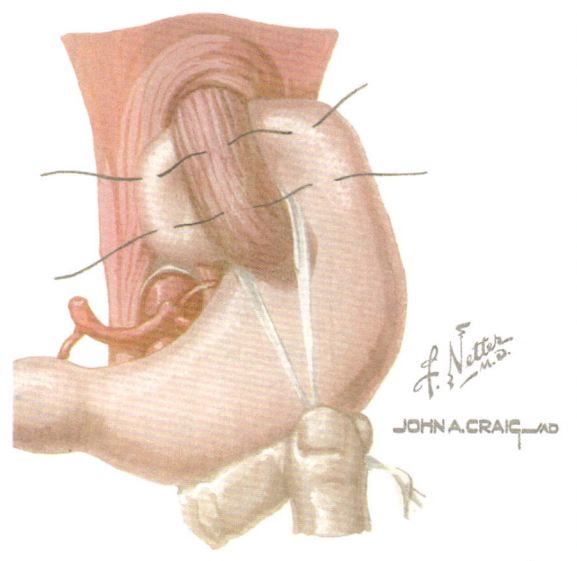

用略粗的丝线间断缝合已折叠的邻近胃底部外侧缘肌浆层和少许食管下段前壁基层

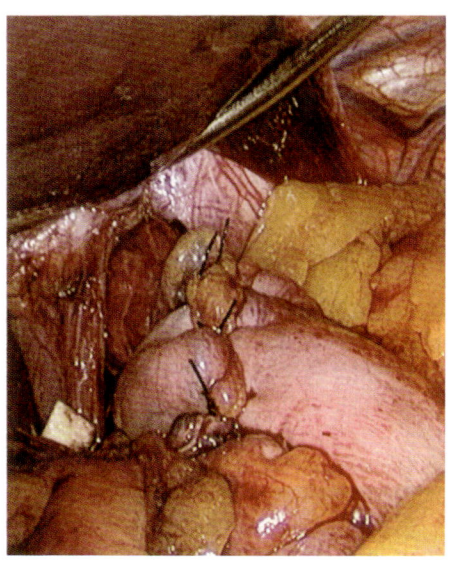

创建 360° Nissen 胃底折叠
前两道缝合线缝合胃底和食管前壁
第三道缝合线缝合胃底折叠组织

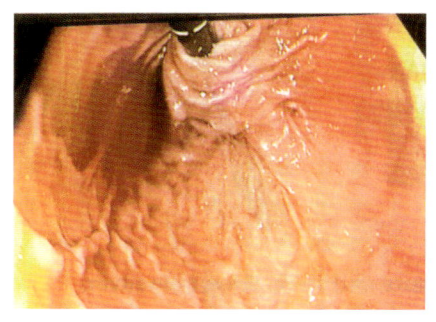

内镜视角下胃底折叠术后

图 6-9　腹腔镜 Nissen（360°）胃底折叠术和内镜

第 7 章
迷走神经干切断术和选择性迷走神经切断术

编者 Gerardo Davalos, Alfredo D. Guerron
陈 韬 武 靖 译，窦若虚 丁自海 审校

简介

胃酸产生是十二指肠溃疡和胃溃疡形成的原因之一。腔内胃酸由壁细胞释放，壁细胞又通过 3 种机制受到刺激：胃泌素、组胺和乙酰胆碱。这 3 种机制都能激活氢钾 ATP 酶，释放氢离子进入胃腔。具体来说，乙酰胆碱在副交感神经刺激下被释放，在迷走神经纤维中传播（图 7-1）。当药物治疗不足以减少酸的产生时，手术迷走神经切断术可应用于解剖学上中断这一神经通路。有 3 种不同的技术选择：迷走神经干切断术（truncal vagotomy，TV）、选择性迷走神经切断术（selective vagotomy，SV）和高选择性迷走神经切断术（highly selective vagotomy，HSV）。此外，技术进步使得这些手术可以采用微创技术进行，从而减少了与手术相关的并发症。

尽管减酸手术已经成为一种适应证很少的手术，但它仍然是外科医生的一种备用手段。迷走神经切断术目前被用于在大剂量药物治疗失败或出现并发症的消化性溃疡患者，同时由于最近世界范围内减肥手术的迅速增加，该术式同样可作为 Roux-en-Y 胃旁路手术术后胃溃疡的一种手术治疗选择。在进行减酸手术时，外科医生必须了解不同技术和方法的解剖、生理病理、临床意义以及潜在的术后并发症。

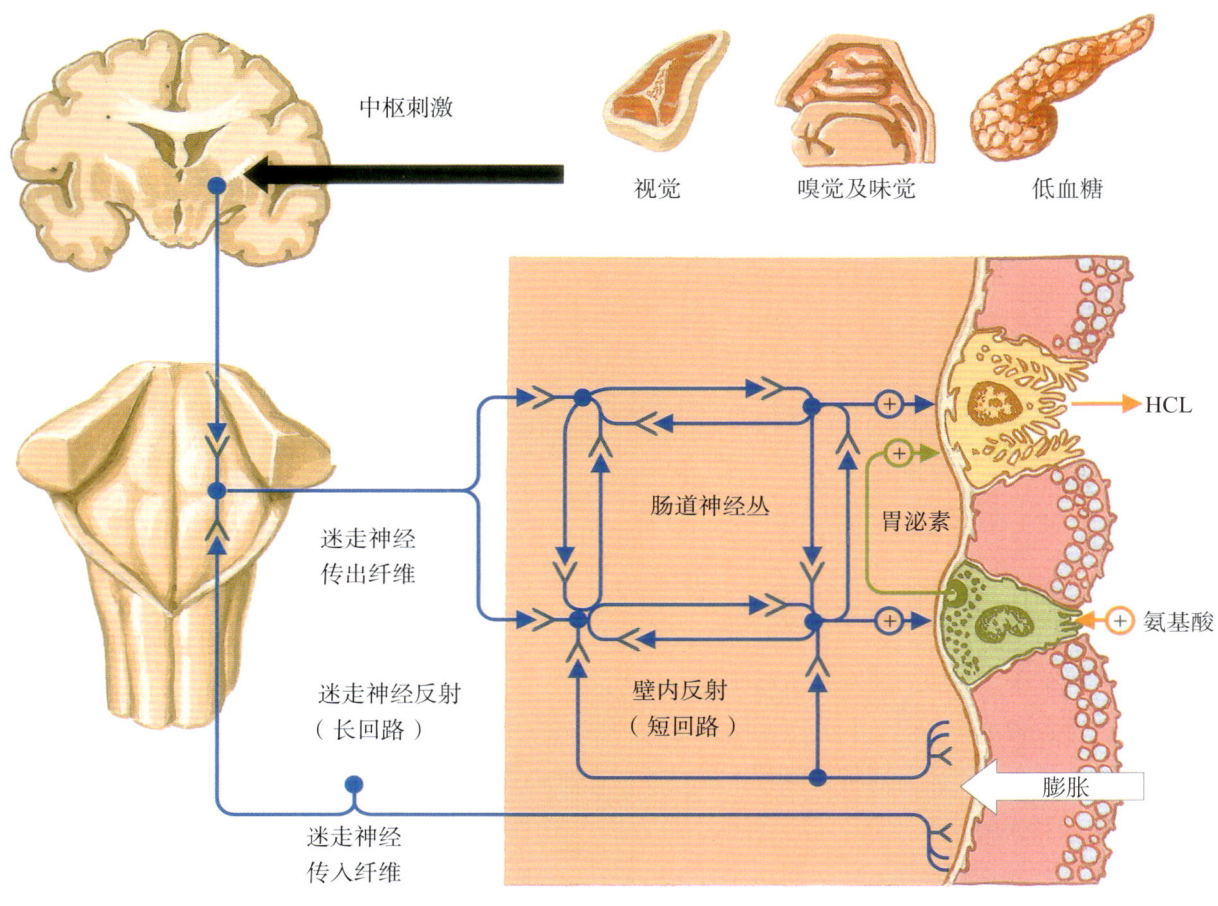

胃酸分泌的启动和调节由中枢神经通过迷走神经传出纤维和肠道神经丛控制,借助壁内反射弧和二级反射弧(迷走神经反射)实现。二者均因胃窦扩张刺激而产生反射

图 7-1　迷走神经对胃分泌功能的控制

解剖学:胃的神经分布

交感神经与动脉血管伴行分布于胃(图 7-2~7-4)。另一方面,副交感神经由左、右迷走神经支配控制,它们随食管进入胸腔。当迷走神经进入腹腔后,两条迷走神经的走行方向发生偏转,左迷走神经走行于食管前方,右迷走神经走行于食管后方。两条神经干沿着胃小弯走行,分布于胃,诱导胃壁细胞分泌胃酸,并控制胃的运动活动。左迷走神经分支支配肝脏、胆道和胆囊。右迷走神经支配结肠、小肠和胰腺。重要的是,右迷走神经干在食管后方发出的 1 个分支被称作"Grassi 罪恶支",如果术中没有切断,会导致溃疡复发。

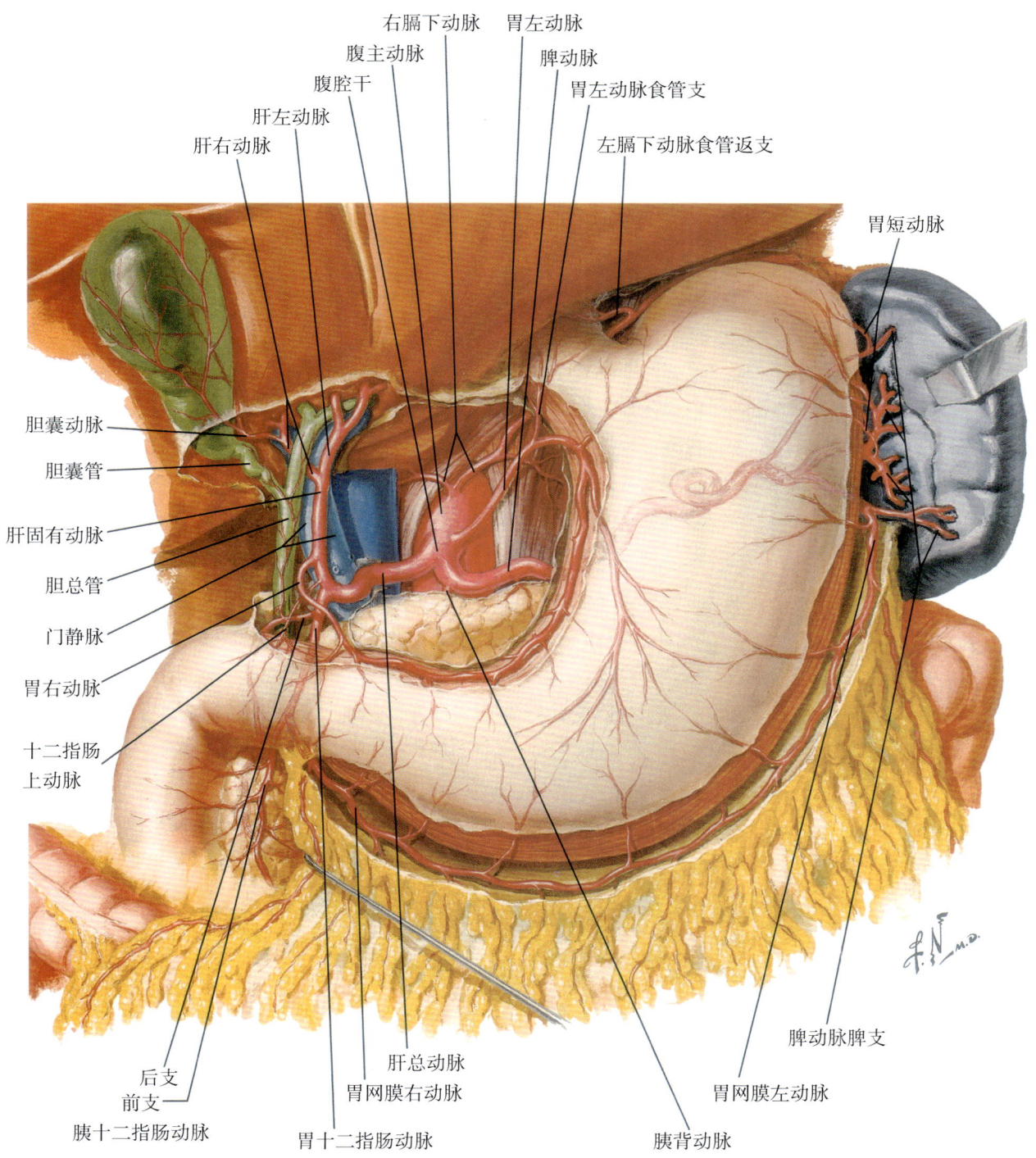

图 7-2 胃的动脉分布

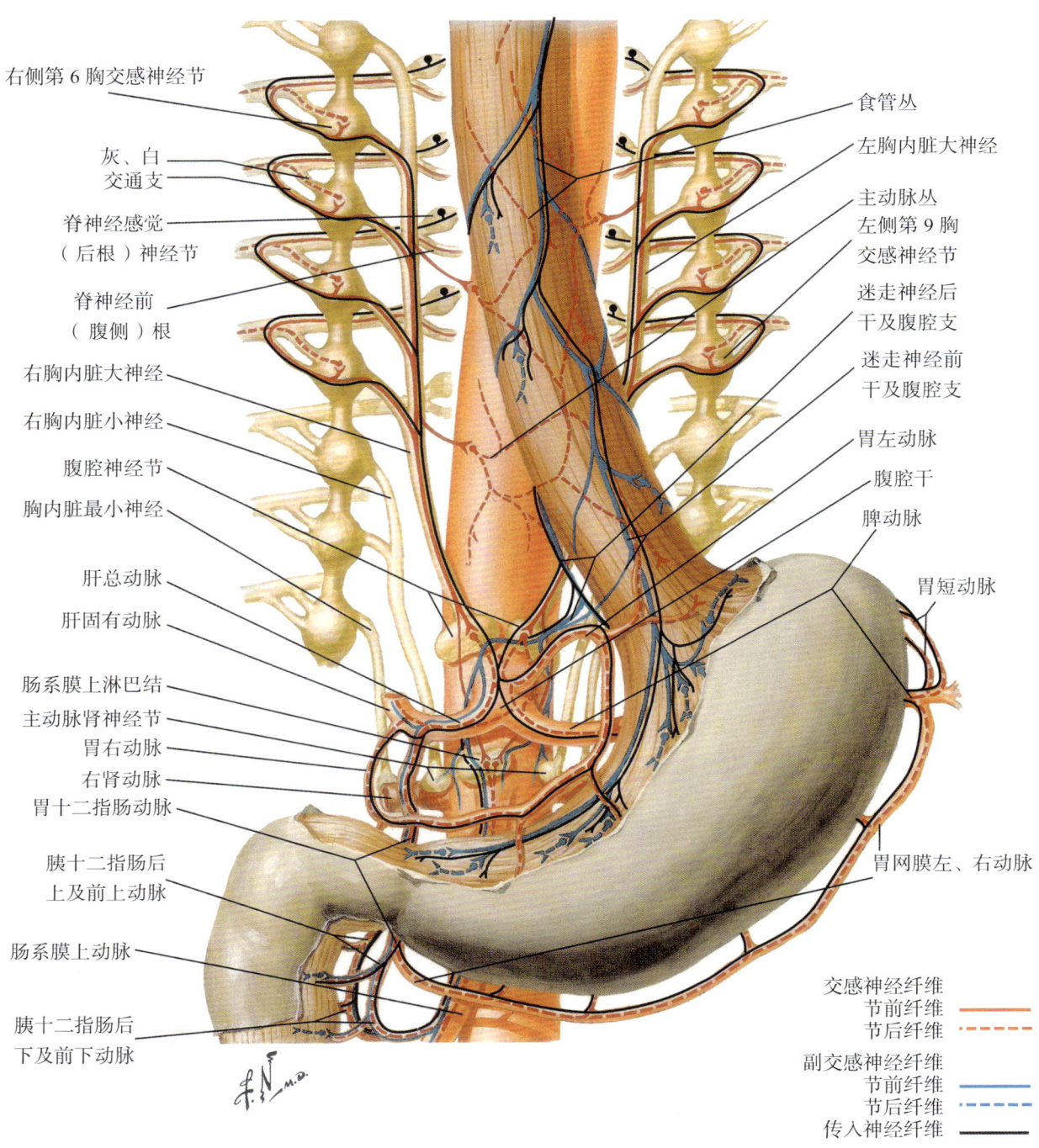

图 7-3 胃的神经分布

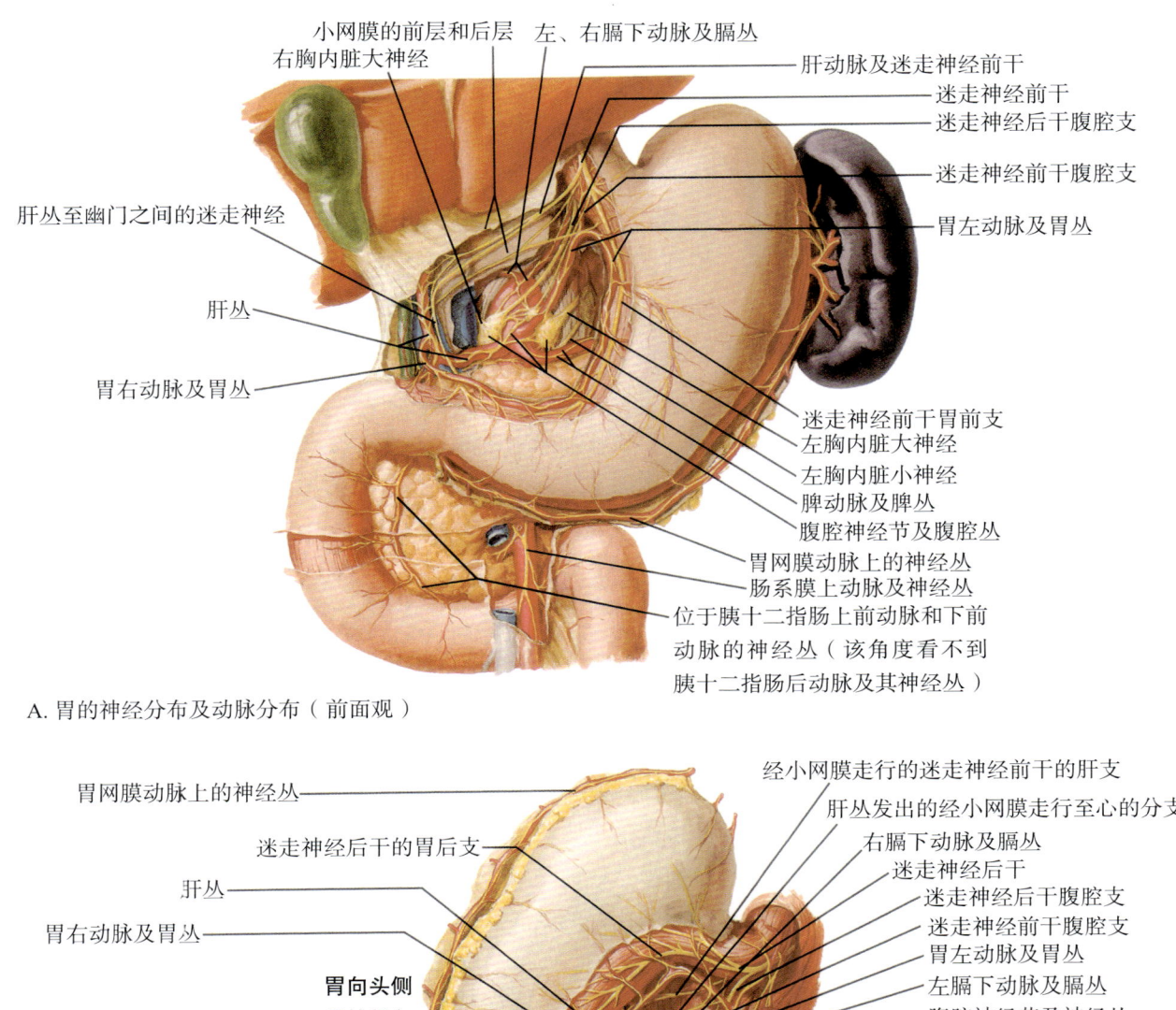

A. 胃的神经分布及动脉分布（前面观）

B. 胃的神经分布（后面观）

图 7-4　胃的动脉及神经分布（前、后面观）

临床适应证

难治性消化道溃疡

历史上，十二指肠溃疡或胃溃疡患者的治疗最初仅限于手术干预，特别是通过迷走神经切断术。然而，随着有效抑酸药物的引入和幽门螺杆菌作为主要病理原因之一被发现和治疗，外科手术的地位从根本上被削弱。目前使用迷走神经切断术治疗消化性溃疡（peptic ulcer disease，PUD）的患者是经过精心挑选的患者，这些患者包括大剂量药物治疗无效，或对质子泵抑制剂过敏，或已接受治疗并根除幽门螺杆菌但合并顽固性并发症，如出血、梗阻或顽固性疼痛。此外，消化性溃疡患者的迷走神经切断术很少单独进行，通常与原发灶切除、引流或分流手术联合实施。这些操作主要用于治疗消化性溃疡并发症，而在此之上加做迷走神经切断术通常是为了降低溃疡复发的风险。

Roux-en-Y 胃旁路手术后顽固性边缘溃疡

Roux-en-Y 胃旁路手术是第二常见的减肥手术，在美国每年有超过 4 万例。边缘溃疡是 Roux-en-Y 胃旁路术后常见的并发症，发病率高达 16%。它的定义是"胃空肠吻合口处或附近的溃疡"。虽然大多数边缘溃疡通过药物治疗和改变生活方式得到解决，但在极少数无法愈合的边缘溃疡病例中，可以考虑进行抑酸手术。目前这种类型的溃疡的手术治疗通常包括切除和随后的胃空肠吻合翻修，这带来了相当大的发病率和并发症。出于这个原因，一些学者建议使用微创迷走神经干切断术来获取更好的结果。此外，微创技术的进步使得这种类型的手术可以在胸腔镜和腹腔镜下进行，初步研究报道了与传统胃空肠吻合术相比的可行性和良好的结果。

手术步骤

迷走神经干切断术

迷走神经干切断术包括迷走神经的完全横断，可以通过腹部或胸部入路来完成。开放、腹腔镜或胸腔镜方法均有报道；然而，手术方式的选择取决于多种因素，包括患者的年龄、溃疡复发的风险、症状的严重程度、临床状况、体重指数，更重要的是外科医生的专业知识。由于迷走神经还对胃窦和幽门的环形肌纤维有运动支配，完全横断会使幽门不能有效放松，从而增加胃内压力并延迟胃排空；这就是为什么大多数外科医生会同时放置留置胃管引流的原因。此外，这一水平的迷走神经完全横断也可导致迷走神经切断术后综合征症状，包括腹泻、高胃泌素血症和倾倒综合征。

腹部入路

手术可以在开腹或腹腔镜下进行。根据手术入路的不同，患者可采用仰卧位或截石位。如果患者为仰卧位,手术医生站在患者右侧,助手站在对侧。如果采用截石位,外科医生站在患者两腿之间。在麻醉诱导和插管后,给患者的腹部消毒铺单。在开放入路中,取剑突到脐的上正中切口。在腹腔镜手术中,通过 Veress 针构建气腹。然后使用 5 mm 观察孔和 0° 腹腔镜从左侧肋下位置进入腹腔。5 mm 戳卡被放置在左脐上区域和右上象限。一个 12 mm 的戳卡放置在右脐上位置。

检查腹膜腔后,放置一个肝牵开器,以方便进入小网膜和食管裂孔。确定左、右膈肌脚。通过右膈肌脚进入食管裂孔,并进行环周食管剥离以实现远端食管游离。在 GEJ 上方 4~5 cm 处进行剥离。左迷走干或前迷走干通常位于腹内食管前表面 GEJ 上方 2~4 cm 处,因为它挤压食管前壁(图 7-5A)。一旦确定,用中号夹子夹住主干近端和远端,在中间切断,同时取 2 cm 的标本。值得注意的是,应使用神经钩仔细检查食管前表面的多个较小的额外前迷走神经;如果发现,也应剥离,以完成迷走神经切断术。后干或右干位于食管的右边缘。将食管向左牵拉可帮助暴露。必须特别注意分辨"Grassi 罪恶支"(图 7-5B),它是右/后迷走神经的分支。如果没有切除这一分支,可导致持续的壁细胞刺激,从而促进消化性溃疡疾复发。一旦分辨出来,以类似的方式切断。两个切除的标本稍后都应送往病理学进行验证。

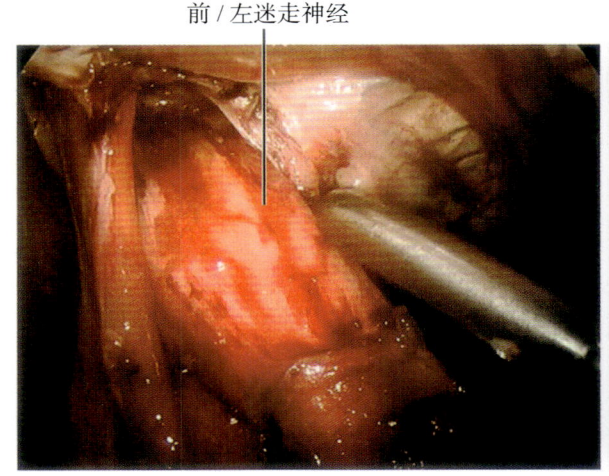
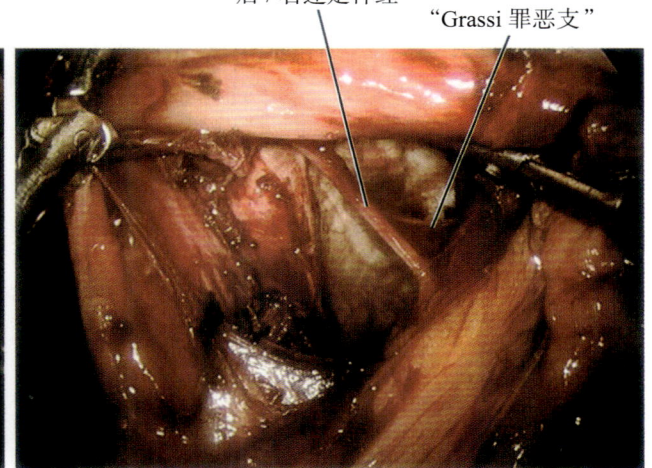

A. 前/左迷走神经　　　　　　　　　　　　B. 后/右迷走神经和"Grassi 罪恶支"

图 7-5　左、右迷走神经

经胸入路

迷走神经切断术的经胸入路可以选择开放或经胸腔镜,而且只适用于 TV,SV 和 HSV 不能通过经胸入路进行。诱导全身麻醉并使用双腔气管插管后,患者取右侧卧位。经胸入路可通过左侧第 8 或第 9 肋间隙前外侧切口进行。胸腔镜入路包括在第 9 肋间隙切口放置 10 mm 戳卡。第 2 个 5 mm 戳卡放置在第一个的前面,第 3 个 5 mm 戳卡放置在第 7 个间隙。如果暴露时需要向下牵拉膈肌,则需要添加第 4 个 5 mm 戳卡。然后切开下肺韧带,将肺向头侧牵拉。在主动脉裂孔上方纵向切开胸膜壁层进入后纵隔。确定食管位置后,剪断前、后迷走神经近端,再切断远端,并送标本验证,如前所述。

选择性和高选择性迷走神经切断术

由于完全迷走神经干切断术阻断了对大部分胃肠道的副交感神经支配，并可能导致迷走神经切断术后综合征，因此切除更少的替代术式被开发研究。SV 仅横切迷走神经的前、后胃神经。它避免了腹腔和肝支神经的切除，但会导致幽门失去神经控制，因此需要额外的胃引流手术。相反，HSV 仅分离切断分布于壁细胞的迷走神经分支（图 7-6）。由于迷走神经末梢和最远端部分（鸦爪支）被保留，幽门括约肌功能被保留，避免了为解决胃排空而进行胃管留置。然而，选择性和高选择性的迷走神经切断术现在很少进行。这两种手术的一些缺点包括狭窄等并发症、复发率高，且外科医生的学习曲线陡峭，故最终限制了它们的临床应用。

手术方法可以通过开腹或腹腔镜，在这两种方式下，首先像迷走神经干切断术描述一样识别迷走神经主干。在 SV 中，腹腔和肝分支被小心地保存，但要识别和剥离前、后迷走神经（距离胃小弯 1~2 cm）。在 HSV 中，首先在胃小弯侧确认胃左血管及迷走神经左（前）干，迷走神经的远端分支于胃左动脉的近胃侧靠近角切迹处离开鸦爪支，支配胃排空功能。从幽门近端约 7 cm 处做切口，延续至胃食管连接处，注意靠近胃壁操作，以免损害迷走神经主干。建议至少保留 3 个迷走神经在胃的末端分支，使得胃窦泵功能和幽门括约功能在术后得以保存。接下来，切开大网膜，将胃向上向右翻转，露出后壁。类似地，朝向胃的分支尽可能靠近胃壁进行识别和剥离。分布于食管远端 6 cm 的分支必须清除以确保壁细胞的神经传导中断。

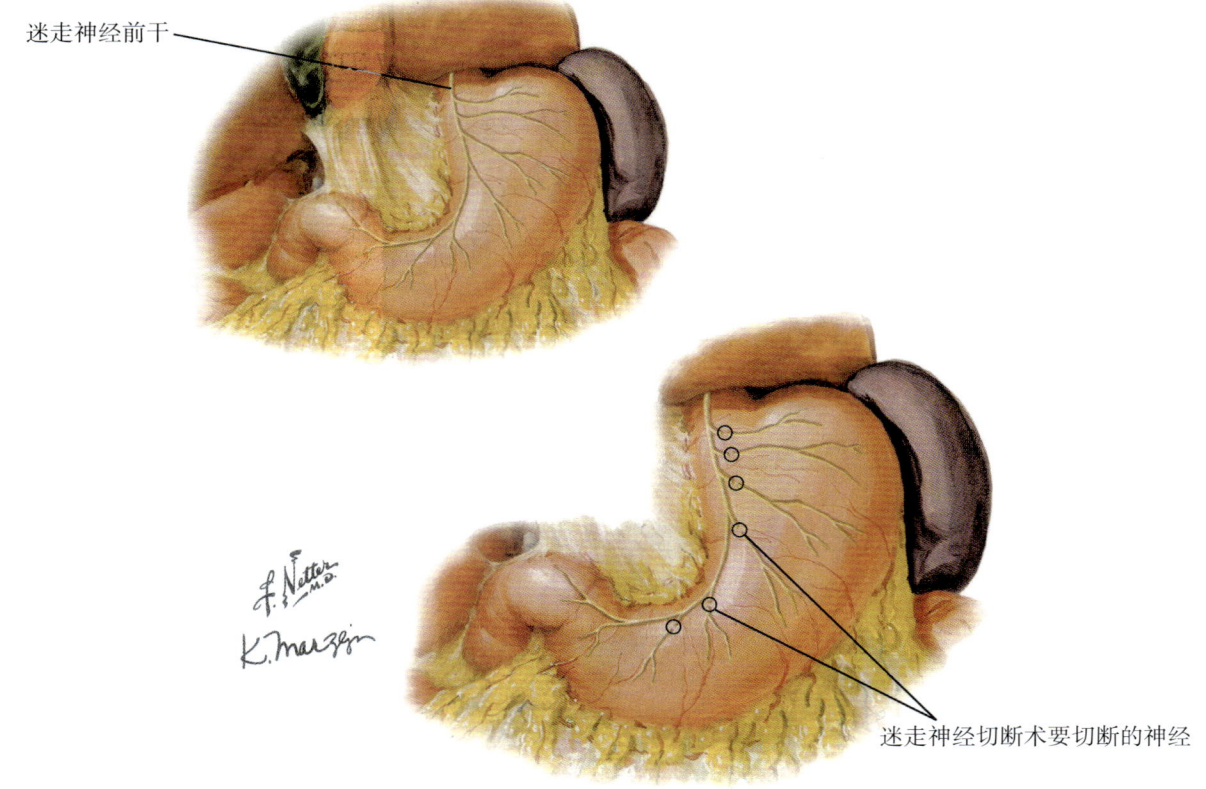

图 7-6　选择性和高选择性迷走神经切断术

第 8 章
胃切除术

编者 Michael Antiporda, Kevin M. Reavis
陈 韬 武 靖 译,窦若虚 丁自海 审校

简介

近年来,胃切除术(gastrectomy)的适应证和手术方法不断发展。在消化性溃疡和幽门螺杆菌感染的有效诊断方法和药物治疗引入之前,大多数胃手术是针对这些疾病的并发症进行的。现在,恶性肿瘤是胃切除术最常见的适应证,美国每年发现超过 26 000 例新发胃癌病例。虽然它是美国最不常见的癌症之一,但它仍然是全球癌症相关死亡的第三大常见原因。潜在组织学包括腺癌、淋巴瘤、类癌、胃肠道间质瘤和平滑肌肉瘤。在消化性溃疡背景下切除的指征包括合理用药后仍无法愈合、出血、穿孔和梗阻。手术的其他良性适应证包括顽固性出血性胃炎和药物难治的终末期胃瘫、幽门肌切开术或植入性胃神经刺激装置置入。

术前检查

手术是胃癌治疗的基石,而重要前提是准确的分期。内镜常用于活检和定位。超声内镜有助于肿瘤局部侵犯程度的评估,同时细针活检提高了淋巴结分期的准确性。联合 PET-CT 可排除远处转移。腹腔镜下腹膜冲洗脱落细胞学分期对评估隐匿性腹膜转移很重要,31% 的病例可能被判定为不可切除。

当考虑良性原因行胃切除术时,内镜检查对于局部定位和评估局限性切除的界限仍然很重要。在轻度胃瘫的情况下,当在 4 小时内注意到有超过 10% 的潴留时,可进行诊断性核显像胃排空检查。内镜检查中存在胃石也可作为一种等效诊断。

解剖

胃的区域如图 8-1 所示。胃的血液供应来自腹腔干的分支。重要的已命名分支如图 8-2 所示。没有显示的变异包括 62% 的患者有胃后动脉，20% 的患者有源自胃左动脉的肝左动脉。淋巴结与静脉引流如图 8-3 所示。

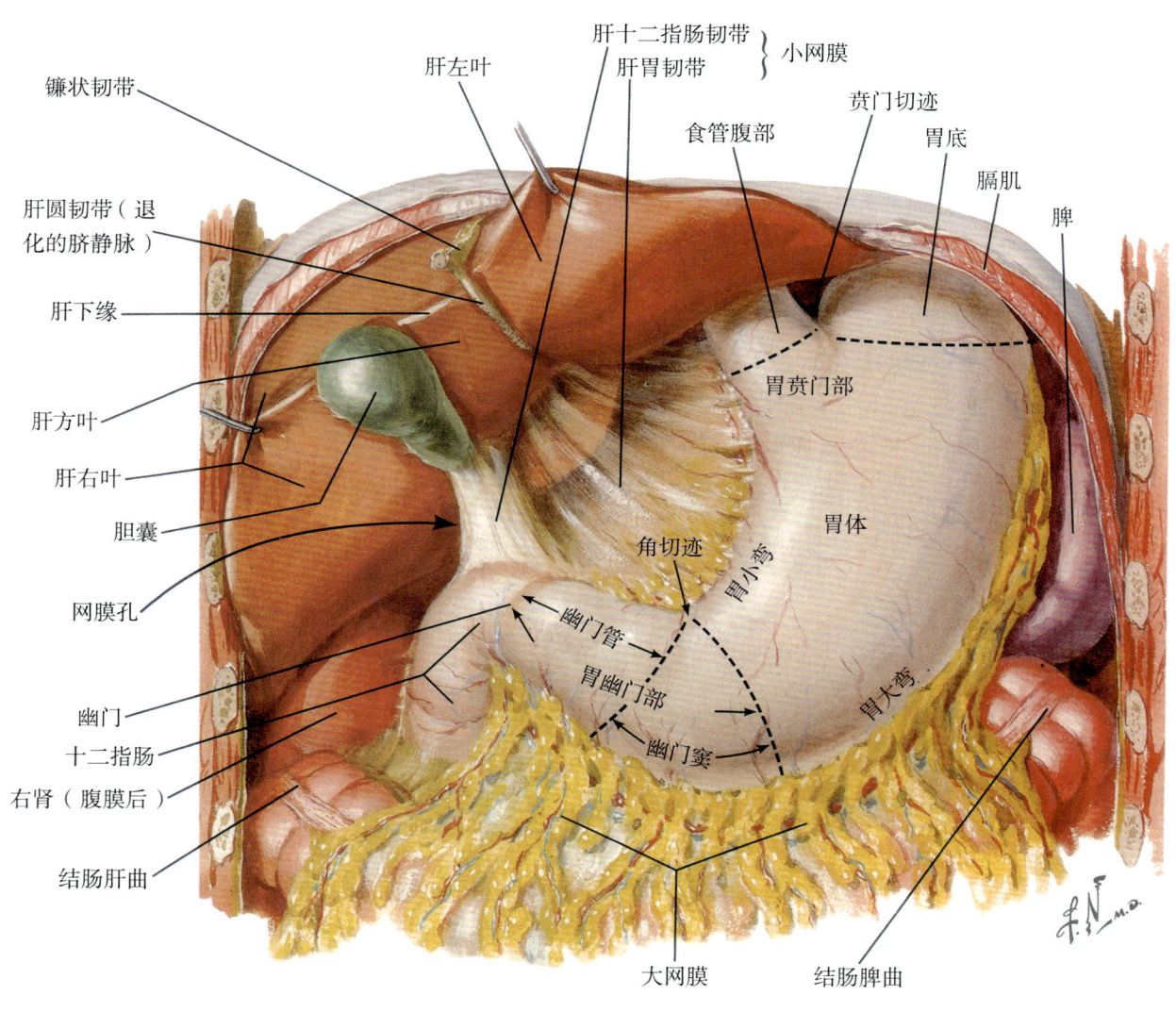

图 8-1　胃的位置

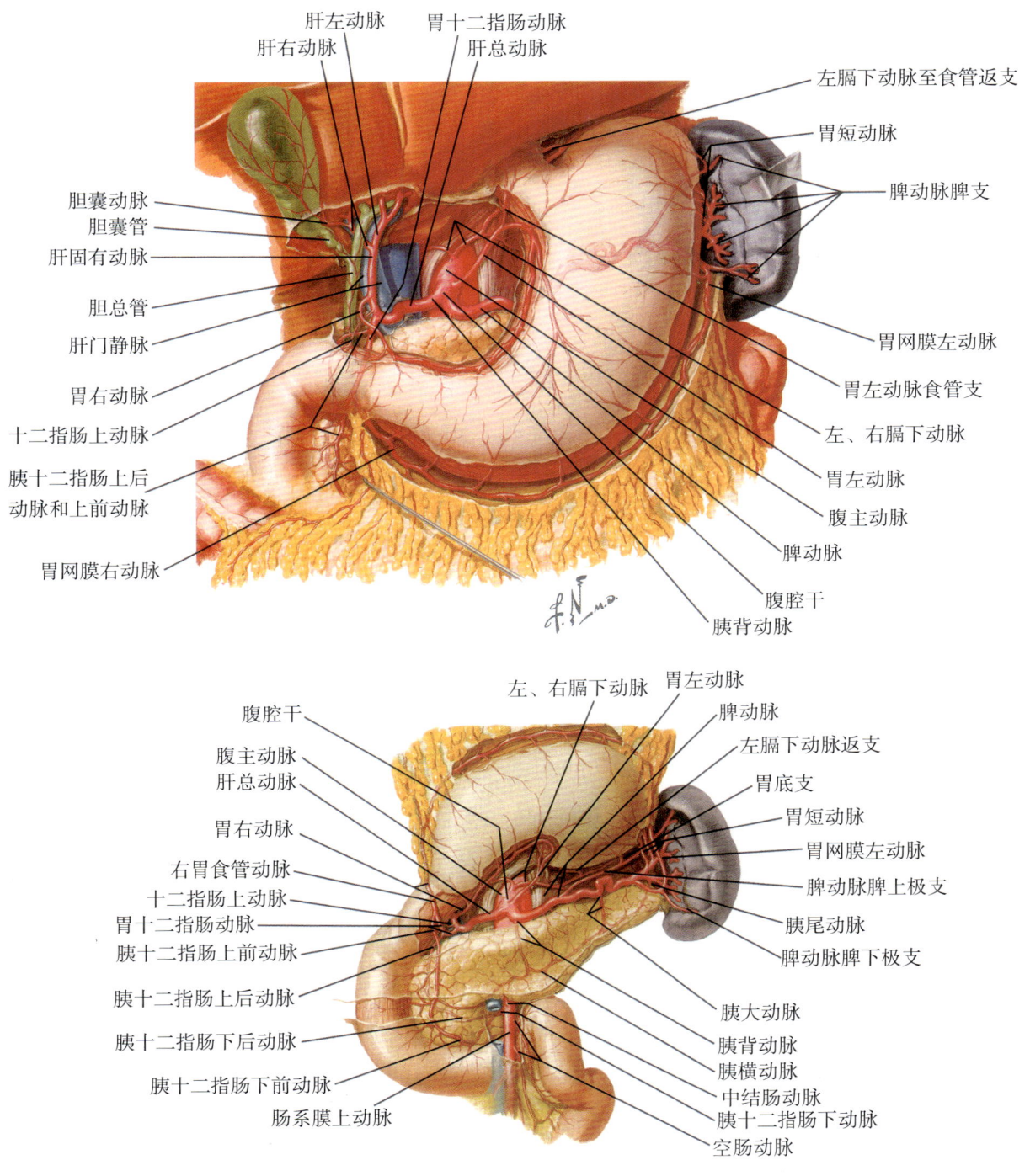

图 8-2　胃的动脉

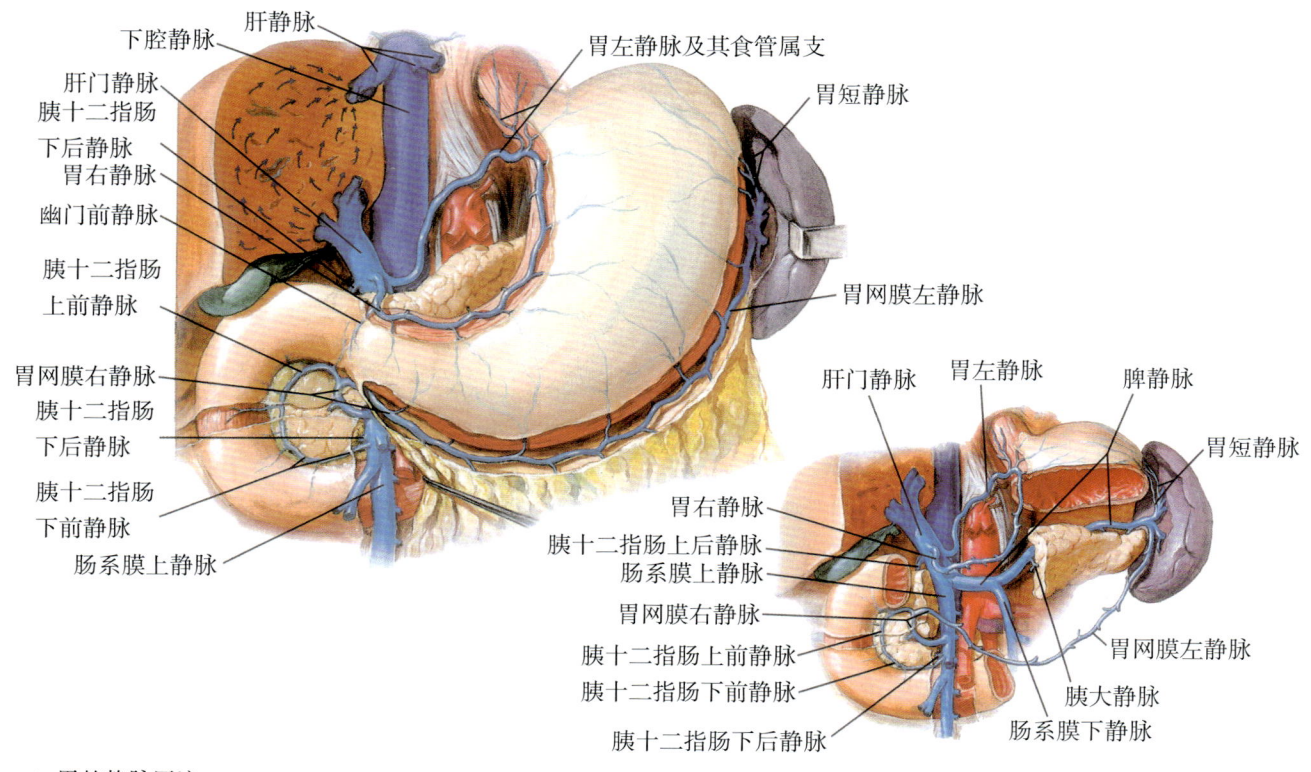

A. 胃的静脉回流

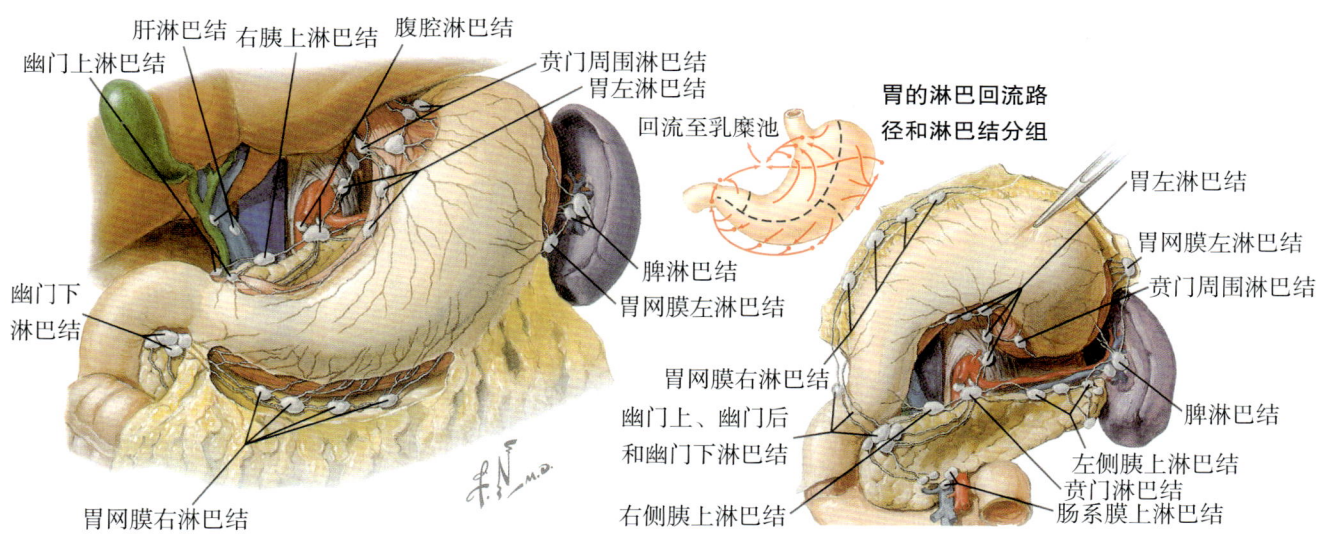

B. 胃的淋巴回流

图 8-3　胃的静脉和淋巴回流

胃切除的外科入路

胃切除术越来越多地采用腹腔镜微创入路。当满足以下条件时，早期胃癌甚至可以通过内镜下黏膜切除术或内镜下黏膜下剥离技术完全治疗：Tis 或 T1a 期，直径 <2 cm，分化良好至中度，无淋巴血管侵犯，无淋巴结转移，无溃疡。这种方法在亚洲更为常见，由于胃恶性肿瘤的地区患病率相对较高，因此早期疾病的筛查项目得到广泛实施。许多文献表明，微创方法提供了各种好处，包括缩短住院时间和术中失血量，以及在淋巴结清扫率、无病生存期和总生存期方面的肿瘤长期结果与开腹手术等效。无论使用开放式、腹腔镜或机器人方法进行切除术，美国国立综合癌症网络（NCCN）指南建议边缘至少 4 cm，淋巴结清扫术包括 15 个或更多的淋巴结。淋巴结切除术的分类是根据日本的命名法，包括 D1，病变 3 cm 内的所有含淋巴组织，包括胃周沿胃小弯（1、3、5 站）和胃大弯的淋巴结（2、4、6 站）；D2，包括腹腔干（第 9 站）、肝总动脉（第 8 站）、胃左动脉（第 7 站）、脾动脉和脾门淋巴结（第 10 和 11 站）；D3，包括肝门（第 12 站）和腹主动脉旁（第 16 站）。

当通过开放方式进行手术时，通常首先进行腹腔镜检查以排除肿瘤播散性转移。通过上正中线或双侧 Chevron 切口进入。当通过腹腔镜或机器人辅助手段进行手术时，戳卡根据外科医生的喜好放置，目的是在胃体上进行三角定位。向前外侧牵拉肝以暴露胃，分离大网膜与横结肠，使大网膜保留在胃的一侧。进入网膜囊并评估肿瘤扩散情况及胃后壁有无肿瘤侵犯，这可能决定能否行胃切除术。在胃网膜弓外侧游离胃大弯，游离胃短动脉和胃后动脉。胃网膜右动脉与胃十二指肠动脉的交界处靠近胰头部。

D2 淋巴结清扫是亚洲各中心的标准治疗方法。在西方这种清扫模式是推荐的，但还没有成为标准，因为西方文献中关于相关并发症发生和长期总生存率的报道相互矛盾。在西方的医疗中心，胰腺和脾脏也通常是被保留的。淋巴结清扫术从肝左动脉内侧开始，沿着肝总动脉，到胃左动脉基底，然后继续沿着脾动脉，所有含淋巴的组织，包括下腔静脉和膈肌脚之间的组织，与标本一起切除。因此，腹腔干如图 8-4 所示裸化，用吻合器将左胃动脉断开。

胃切除的范围取决于肿瘤的位置，远端肿瘤用远端或胃次全切除术治疗，近端肿瘤或弥漫性浸润肿瘤采用全胃切除术。切开食管膈韧带完成食管裂孔游离，远端食管向上切开纵隔数厘米，释放张力进行吻合。接下来，使用 Kocher 手法游离幽门和部分十二指肠，并用切割吻合器在幽门远端切断十二指肠，十二指肠周围需避免过度的剥离以减少缺血。吻合器钉线用 Lembert 缝合加固，并可另外用大网膜覆盖。通过分离网膜囊内剩余的组织来完成胃的游离，然后在胃食管交界处上方几厘米处用线性吻合器将食管离断。

最佳的胃切除术后重建是有争议的，选择可能受到切除范围的影响。Billroth Ⅰ 型胃十二指肠吻合术是远端胃切除术保留十二指肠通道的一种选择。也可进行 Billroth Ⅱ 或 Roux-en-Y 胃空肠吻合术或食管空肠吻合术进行重建（图 8-5）。Roux-en-Y 重建可能更具优势，因为 Billroth Ⅰ 或 Ⅱ 重建的各种并发症通常可以通过 Roux-en-Y 吻合来纠正。更多的变化包括创造空肠袋作为"新胃"，但这种操作并没有展现出明显的优势。在 Billroth Ⅱ 食管/胃空肠吻合术后，可进行 Braun 肠肠吻合术，将胆胰的分泌液从食管转移。

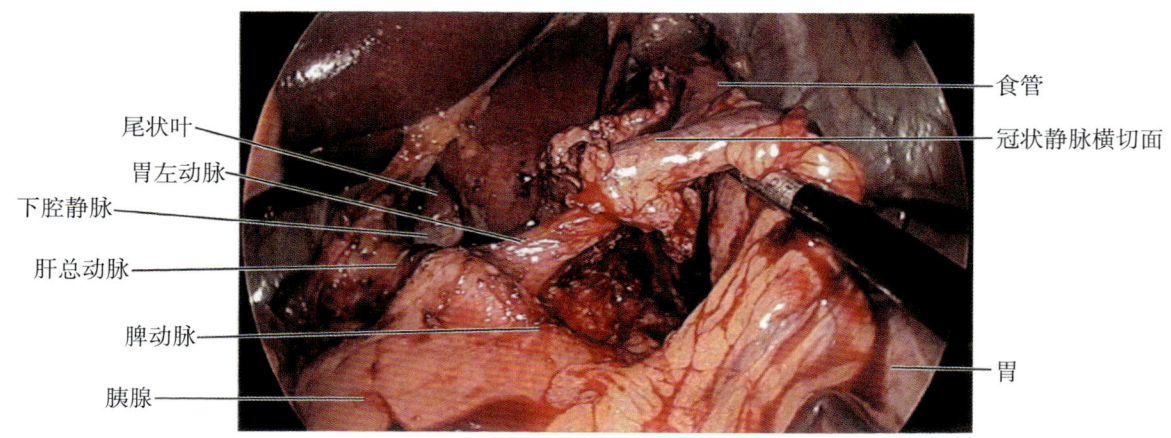

图 8-4　D2 淋巴结切除术后腹腔干的腹腔镜视图

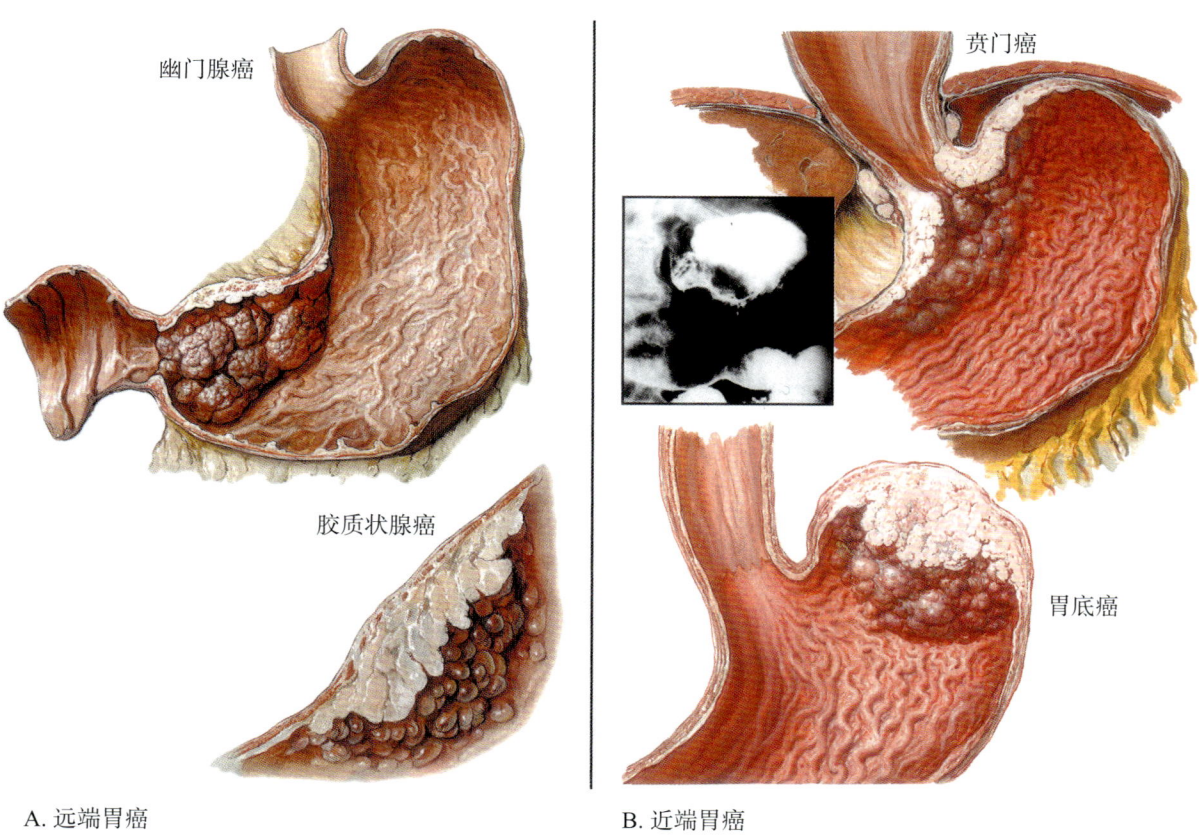

A. 远端胃癌　　　　　　　　　B. 近端胃癌

图 8-5　远端胃癌和近端胃癌切除术及消化道重建

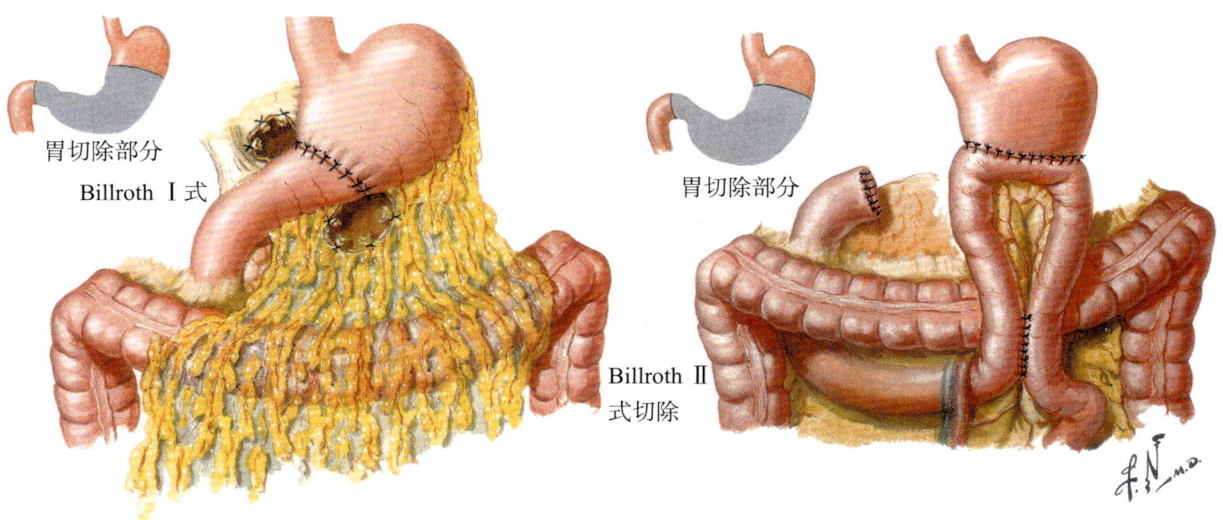

C. 远端胃切除术后消化道重建

图 8-5（续）

第9章
胃排空手术

编者 Kevin El-Hayek，Alisan Fathalizadeh
陈 韬 武 靖 译，窦若虚 丁自海 审校

简介

胃排空手术可能在各种疾病过程的管理中发挥作用，包括良性或恶性胃出口梗阻、胃轻瘫和幽门狭窄。根据诊断，治疗方案包括医学管理、肠内或减压管置入、内镜手术和手术切除。在考虑内镜和外科胃排空手术时，对胃和十二指肠解剖的全面了解很重要（图9-1A~C）。

治疗原则

一般来说，胃出口梗阻（gastric outlet obstruction，GOO）的治疗应在疾病过程中以最小侵入性方式进行。良性GOO可能由溃疡疾病引起，在医学上难以治疗的情况下可能需要手术。恶性GOO可根据个别患者的需要进行手术或内镜治疗。胃轻瘫的治疗应从内科管理开始，然后是内镜下经口幽门肌切开术（per-oral pyloromyotomy，POP）、胃电刺激器、腹腔镜幽门成形术，必要时最终进行胃切除术。幽门狭窄也可通过内镜或手术治疗。

非手术选择

某些形式的胃出口梗阻可采用非手术治疗。虽然结果并不令人满意，但肉毒杆菌毒素、内镜扩张和支架置入术已被应用于胃轻瘫的治疗。支架置入术仍然是治疗不能手术的胃出口梗阻的有效选择。

肠内方式

胃出口梗阻患者通常有难治性恶心和腹胀。姑息性通气性胃造瘘管（G管）已在恶性梗阻患者中使用并得到验证。它的使用也更广泛地应用于严重难治性胃轻瘫患者。美国胃肠病学学会指南也有条件地推荐空肠造瘘管用于胃轻瘫或GOO患者的营养输送。胃造口术和空肠造口管的结合除了提供营养外，还可以提供姑息性通气。

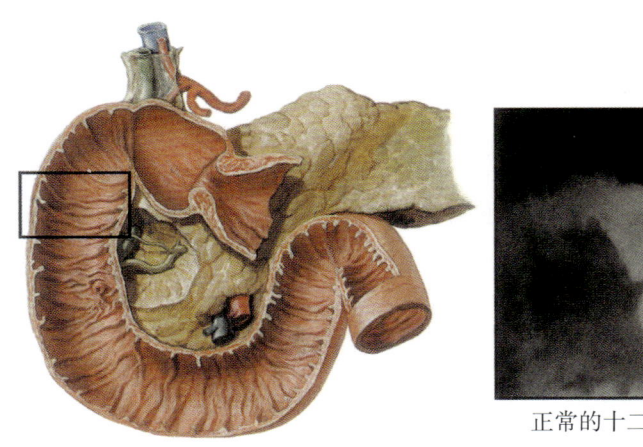
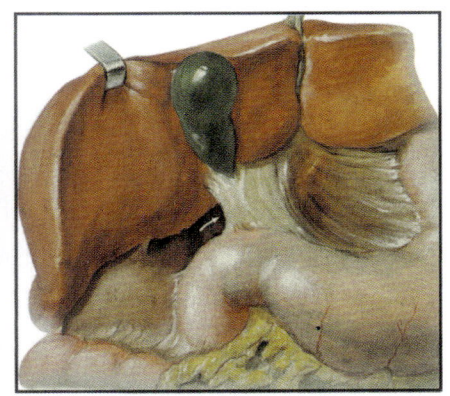

正常的十二指肠球部　　网膜孔

A. 十二指肠球部及十二指肠黏膜

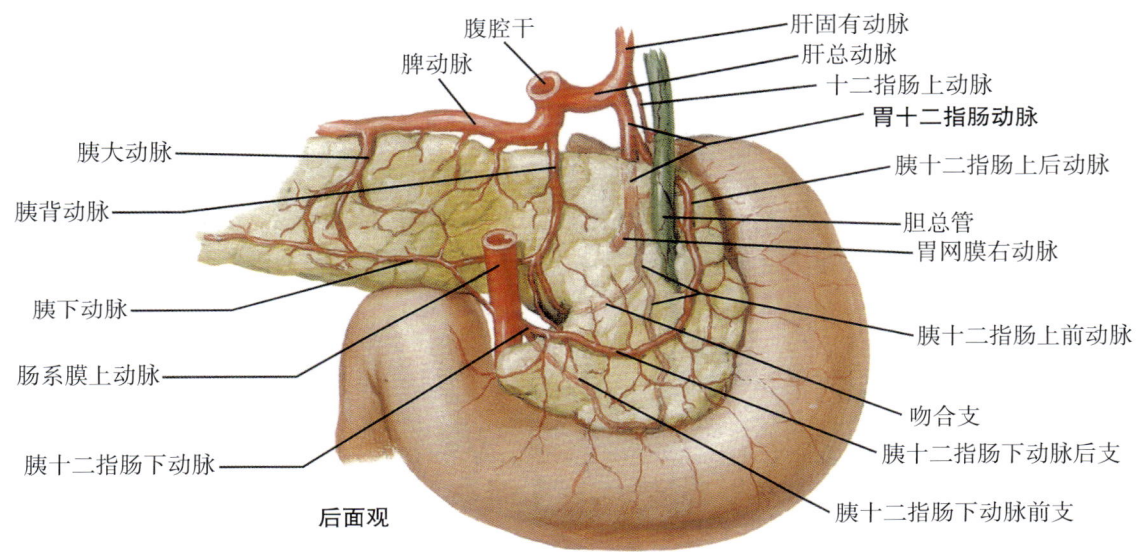

B. 胃和十二指肠的血供

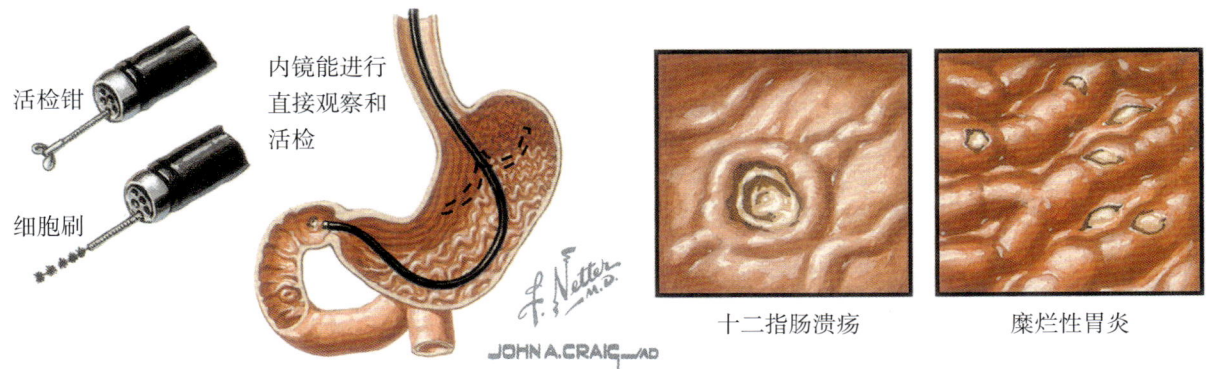

十二指肠溃疡　　糜烂性胃炎

C. 十二指肠内镜视角

图 9-1　十二指肠球部、十二指肠血供和十二指肠镜检查

内镜手术方式

POP 于 2012 年首次在猪模型上进行，也称为胃经口内镜肌切开术（gastric per-oral endoscopic myotomy，G-POEM），是在治疗贲门失弛缓症的经口内镜肌切开术（per-oral endoscopic myotomy，POEM）的基础上进行的。与传统的幽门手术成形术相比，POP 为胃轻瘫患者提供了一种内镜下选择，同时保持了类似的治疗效果，减少了相关发病率、手术时间、估计失血量和住院时间。

简而言之，该过程涉及内镜黏膜下剥离的概念和设备。使用带有斜角帽的标准柔性内镜，将染料注射到幽门近端 2~4 cm 的黏膜下平面（图 9-2A）。用电灼刀切开 1.5~2cm 的横向黏膜切口（图 9-2B）。黏膜下通过隧道延伸至幽门肌纤维，然后将其分开（图 9-2C，D）。然后用连续的内镜夹关闭黏膜切口（图 9-2E）。

也有文献报道内镜幽门肌切开术用于先天性肥厚性幽门狭窄的婴儿。儿科患者的技术不涉及制造黏膜下隧道，而是通过从黏膜表面进入幽门前壁和后壁做两个切口。

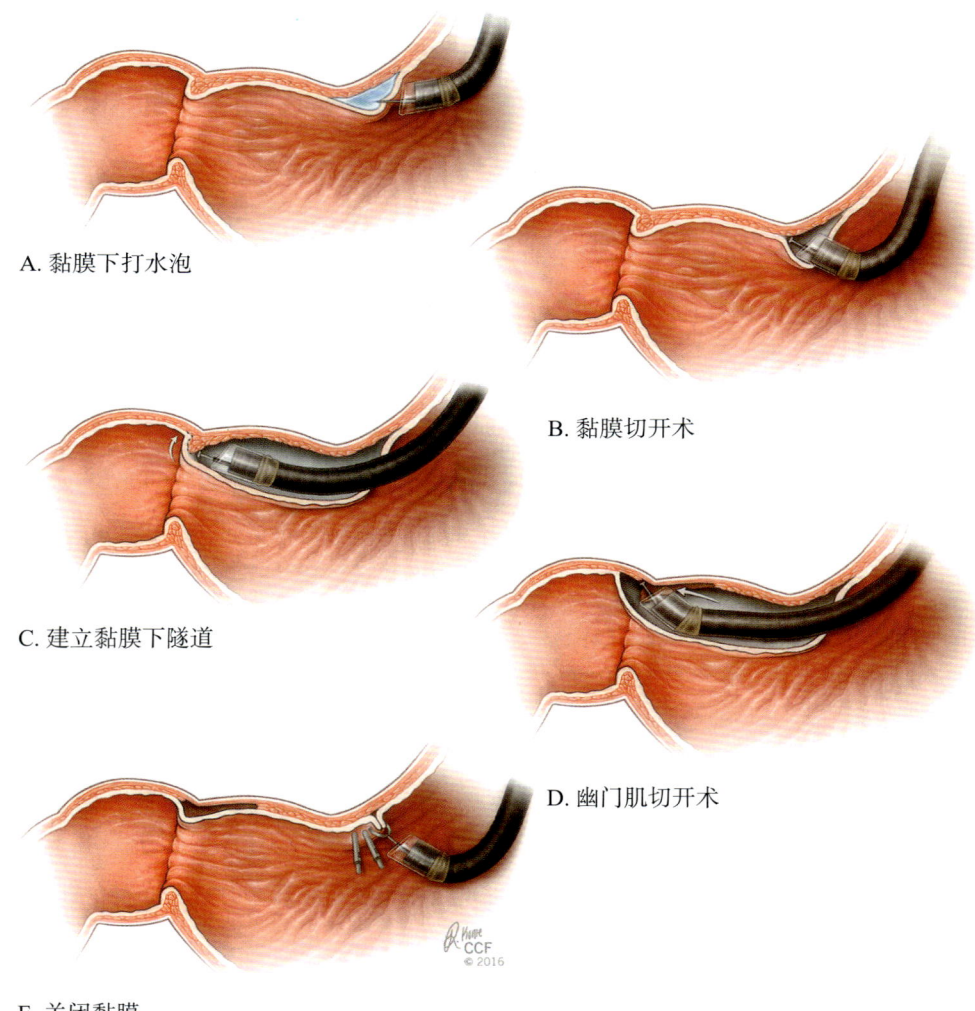

A. 黏膜下打水泡

B. 黏膜切开术

C. 建立黏膜下隧道

D. 幽门肌切开术

E. 关闭黏膜

图 9-2　经口幽门肌切开术

手术方式

外科胃排空手术可以通过上正中线或右肋下切口以行开放手术，也可以使用腹腔镜或机器人技术进行微创手术。越来越多的人强调进行微创干预，因为微创作为改善患者整体结果的一种手段，同时也缩短了住院时间和医院成本。

胃电刺激器

胃电刺激器可用于治疗难治性糖尿病或特发性胃轻瘫患者，开放性和微创入路均有报道，包括在胃的"胃窦泵"内置入距离幽门 10 cm 左右的 2 根电极，然后将这些电极连接到固定在腹壁上的外部可调节信号发生器。尽管机制尚不清楚，但医学上难治性糖尿病胃轻瘫患者的反应似乎比特发性胃轻瘫患者的更好，该设备目前已被美国 FDA 批准为某些中心的人道主义使用。

幽门肌切开术

在进行幽门肌切开术时，如肥厚性幽门狭窄患者，首先在轻柔牵引下分离大网膜以暴露横结肠。将横结肠向远端牵引后，可见胃窦。向下牵拉胃，有助于暴露幽门。术者通过幽门前静脉确定胃十二指肠连接处（图 9-3）。沿着幽门的前表面做一个切口，从幽门前静脉延伸到胃窦。切口穿过浆膜层和肌层，直到黏膜的膨出部位显露在切口下（图 9-3，9-4）。在剥离完成时，肥大幽门两侧应可以分别自由活动。

Heineke–Mikulicz 幽门成形术

在 Heineke-Mikulicz 幽门成形术中，首先行 Kocher 手法游离十二指肠，通过游离十二指肠外侧组织将十二指肠完全从后腹膜中游离出来。在幽门前做一个纵向切口，延伸几厘米到胃和十二指肠。然后横向关闭纵形切口，以防止出口变窄（图 9-5）。

Finney U 形幽门成形术

Kocher 手法游离十二指肠后，在幽门中部上缘置一牵引线。第 2 根牵引线穿过胃大弯幽门近端 5 cm 处及幽门环远端 5 cm 处十二指肠肠壁，将胃壁和十二指肠缝合在一起。然后从牵引线上方做一 U 形切口，围绕幽门分别将胃和十二指肠切开相似的距离。然后分两层进行侧对侧的胃和十二指肠缝合。

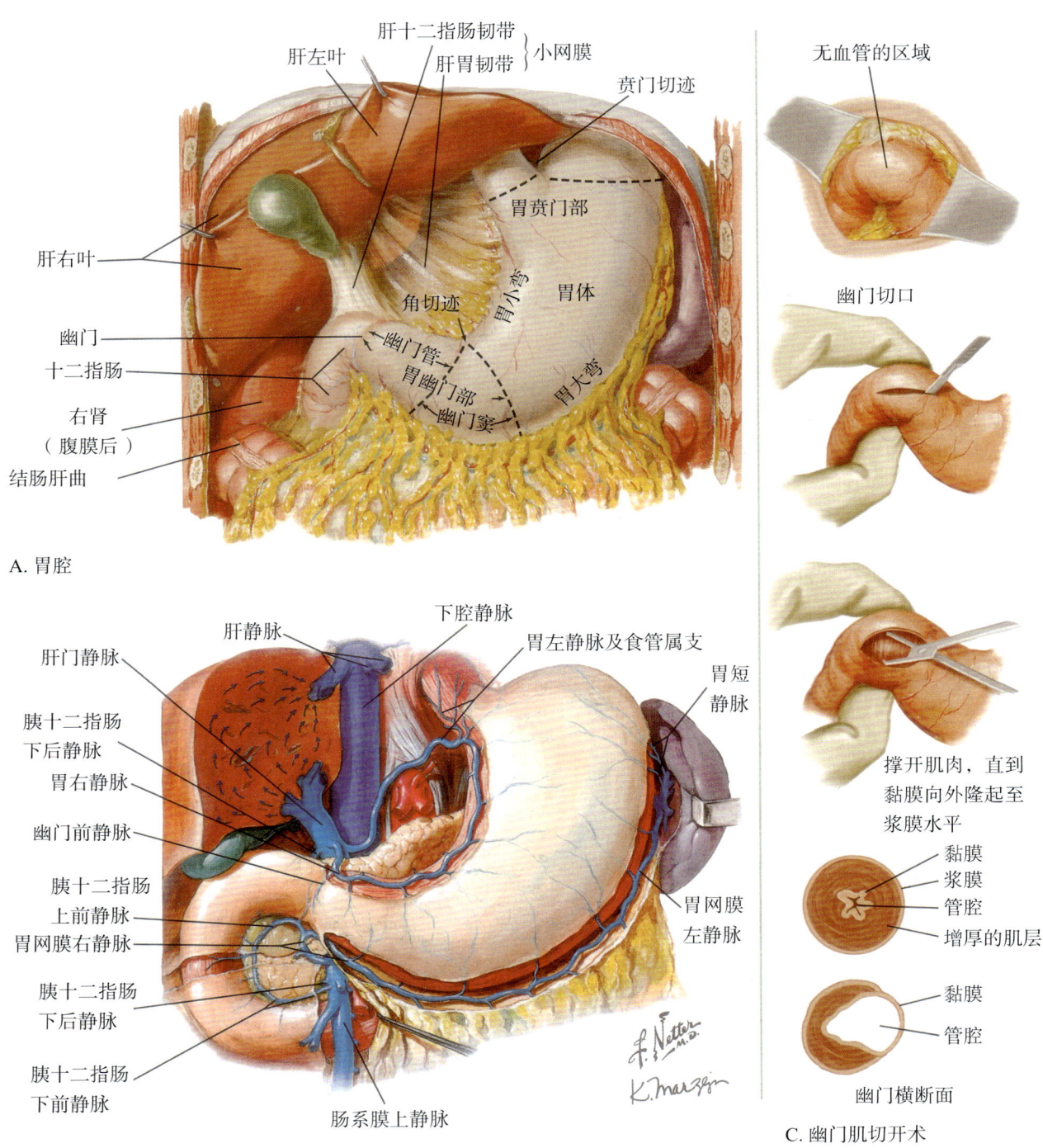

图 9-3 幽门成形术的开放式手术

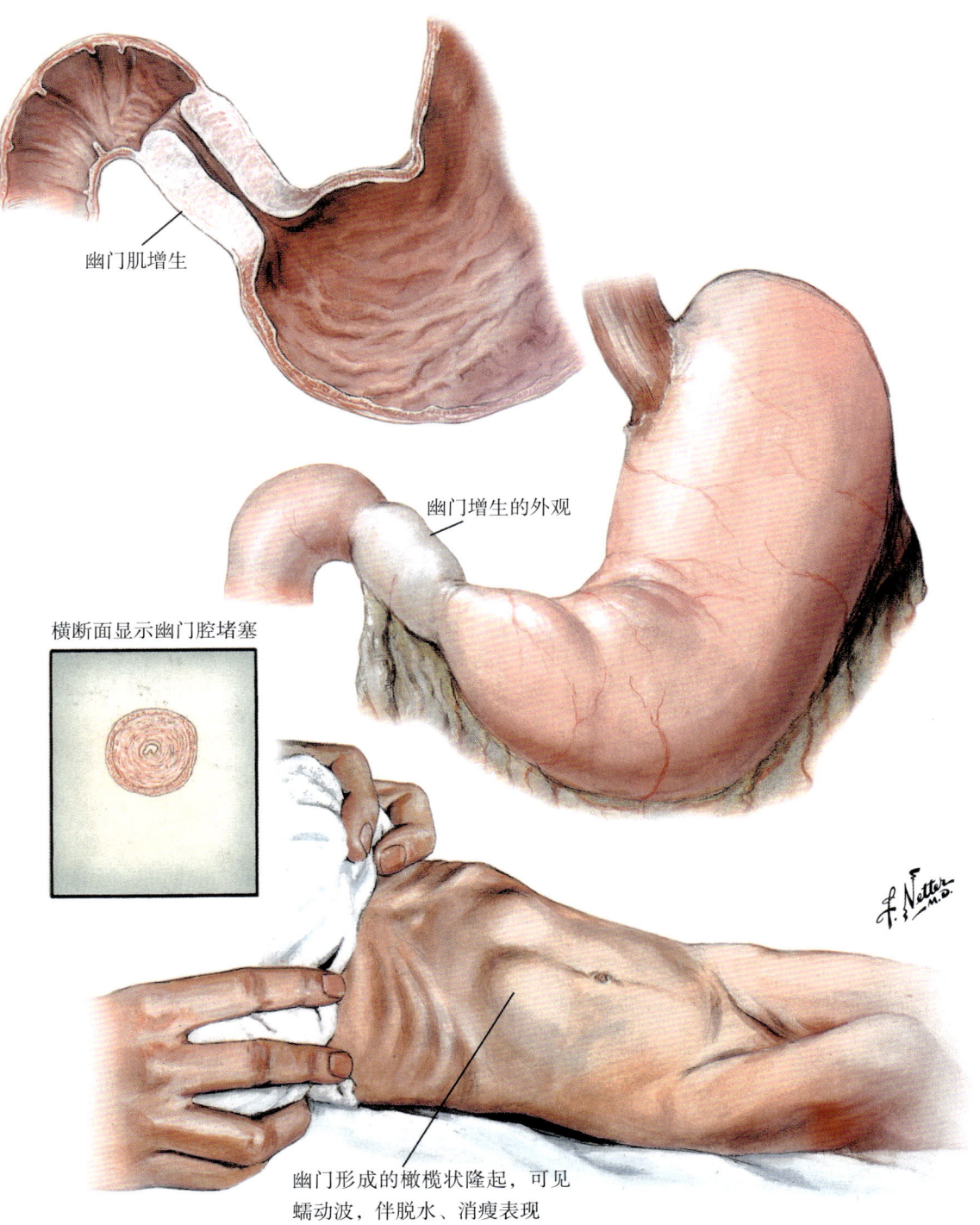

图 9-4　肥厚性幽门狭窄

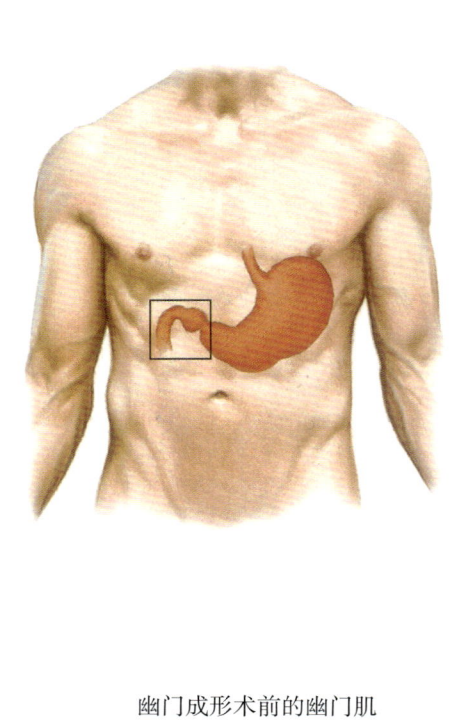
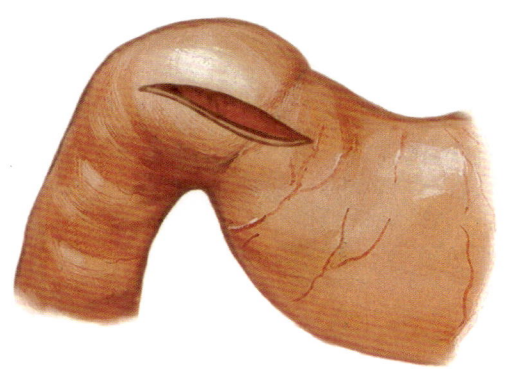

通过正中线切口暴露幽门肌

幽门成形术前的幽门肌

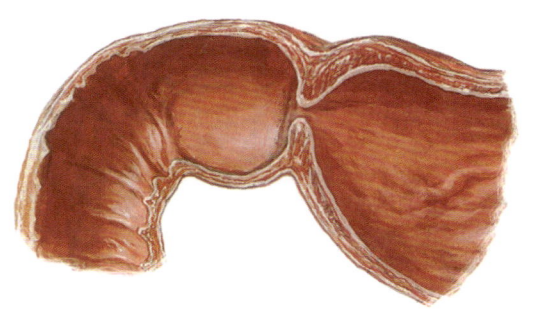
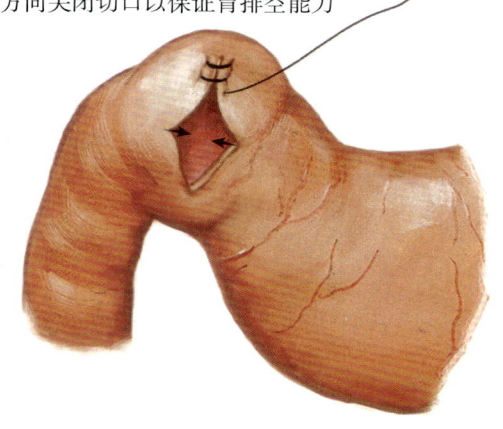

水平方向关闭切口以保证胃排空能力

幽门成形术后的幽门肌

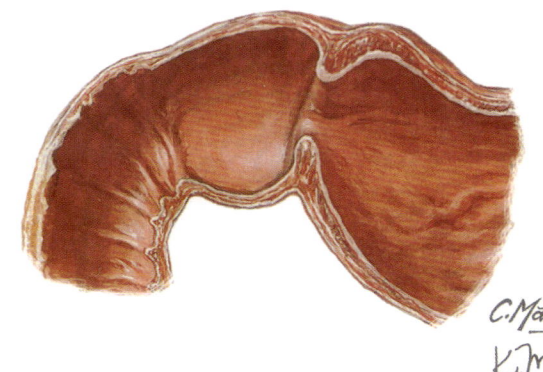
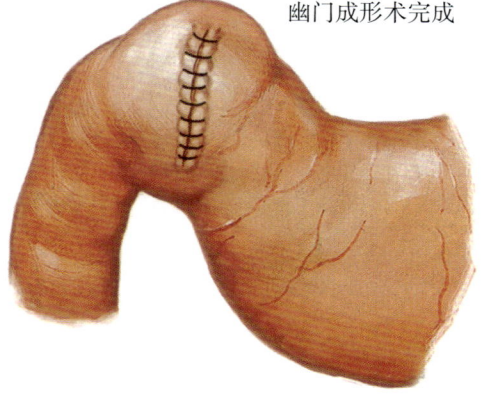

幽门成形术完成

图 9-5　幽门成形术

Jaboulay 胃、十二指肠吻合术

首先行 Kocher 手法游离十二指肠。向近端游离胃壁 6~8 cm，并向十二指肠肠壁方向牵拉。在胃壁和十二指肠之间尽可能靠近幽门处进行第一处缝合，在距此 6~8 cm 的胃和十二指肠之间进行第 2 道缝线缝合。在保留幽门的情况下，进行了双层侧对侧胃、十二指肠吻合术。

远端胃切除术和 Billroth Ⅰ式，Billroth Ⅱ式或 Roux-en-Y 重建

腹腔探查后，用 Kocher 法游离十二指肠。将大网膜与横结肠分离。游离胃食管交界处和胃底，胃网膜动脉最接近胃大弯处为胃的中点，在胃小弯侧游离第 3 支突出静脉以远的胃。将结肠肝曲从十二指肠游离，分离无血管的十二指肠周围组织。难治性溃疡患者可行迷走神经干切断术。游离胃后壁的周围组织，在胃小弯和胃大弯之间形成一个胃后平面。一旦确定了切除点并创造了切除窗口，便用切割缝合器离断胃和十二指肠。对于 Billroth Ⅰ式（胃十二指肠）吻合，在近端胃和十二指肠之间建立端端或端侧手工缝合或吻合器 EEA 吻合（图 9-6）。

为了在远端胃切除术后建立 Billroth Ⅱ式（胃空肠）吻合，游离和切除胃流程如前所述。在 Treitz 韧带远端拉取无张力的一部分空肠到达胃，空肠肠袢可被拉到结肠后（图 9-7A）或结肠前（图 9-7B）进行，胃空肠吻合可在胃后或胃前位置进行，在空肠和胃后部之间手工缝合或缝合器吻合（图 9-6）。

为了行 Roux-en-Y 胃空肠吻合术，选择距 Treitz 韧带远端约 40 cm 部分空肠，截断空肠，空肠袢以结肠前或结肠后的方式被拉到胃附近。为防止胆汁反流，在距胃空肠吻合口至少 40 cm 处行肠肠吻合。如果使用结肠前吻合，建议关闭 Peterson 裂孔，Peterson 裂孔是在吻合后输入袢和横结肠之间产生的裂孔。如果选择结肠后吻合，肠系膜缺损和 Peterson 裂孔也应闭合。

全胃切除术

全胃切除术是效果最确切的胃排空手术，适用于上述手术无法解决的胃恶性肿瘤或良性疾病。在建立腹腔镜孔或从中线剖腹后，将胃肝韧带靠近肝脏分开，游离胃食管连接处和食管并拉入腹腔，将大网膜和小网膜囊整体从横结肠移除。在恶性肿瘤病例中，离断胃短血管，裸化腹腔干、脾动脉和肝总动脉，并清扫淋巴结。在基底部结扎胃左动脉、胃右动脉和胃网膜动脉，然后将食管、胃、空肠离断，完成标本切除。之后最典型的重建是 Roux-en-Y 食管空肠吻合术和空肠空肠吻合术，具体原则同上述（图 9-8）。

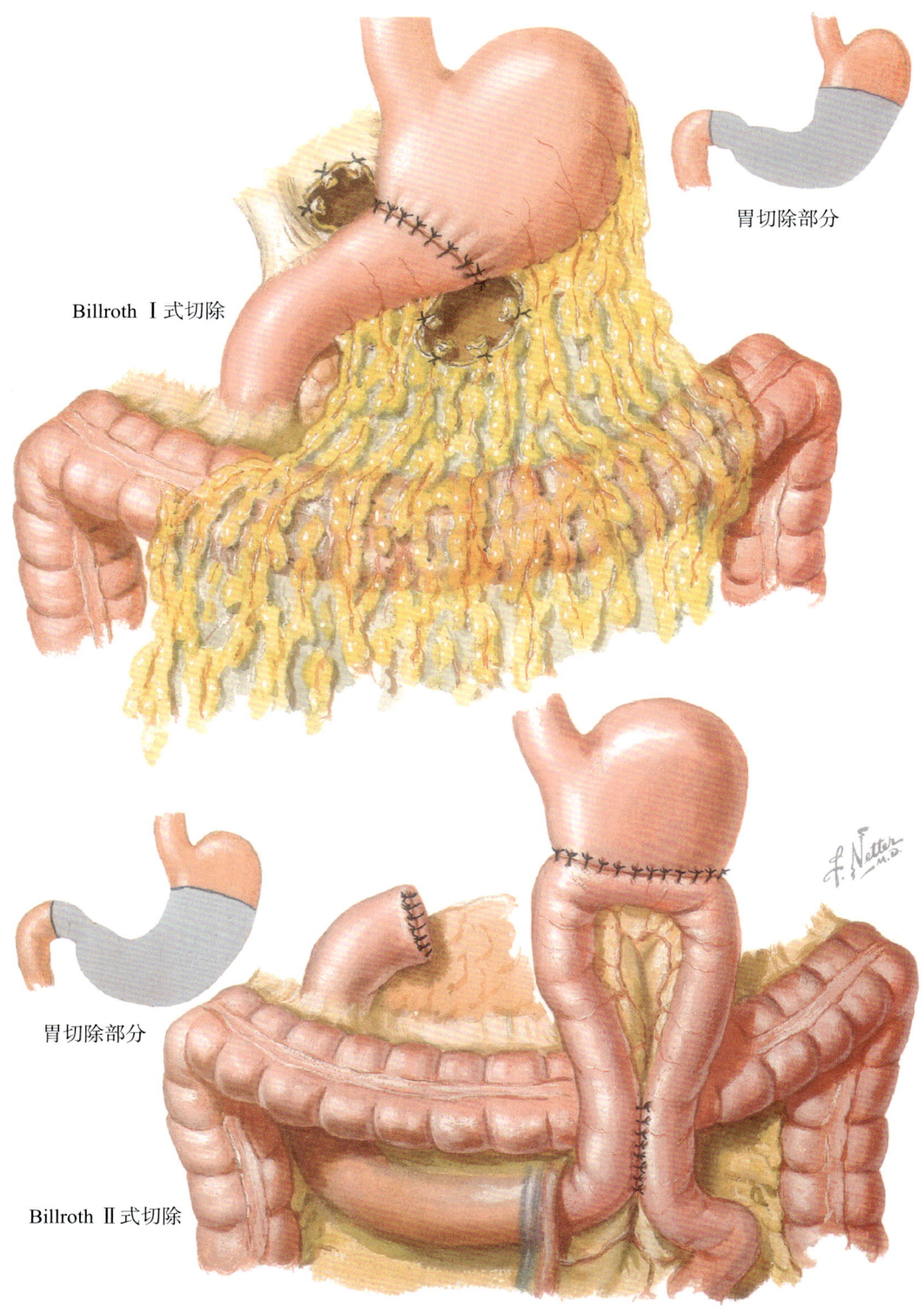

图 9-6 手术原则：部分胃切除及 Billroth 式吻合

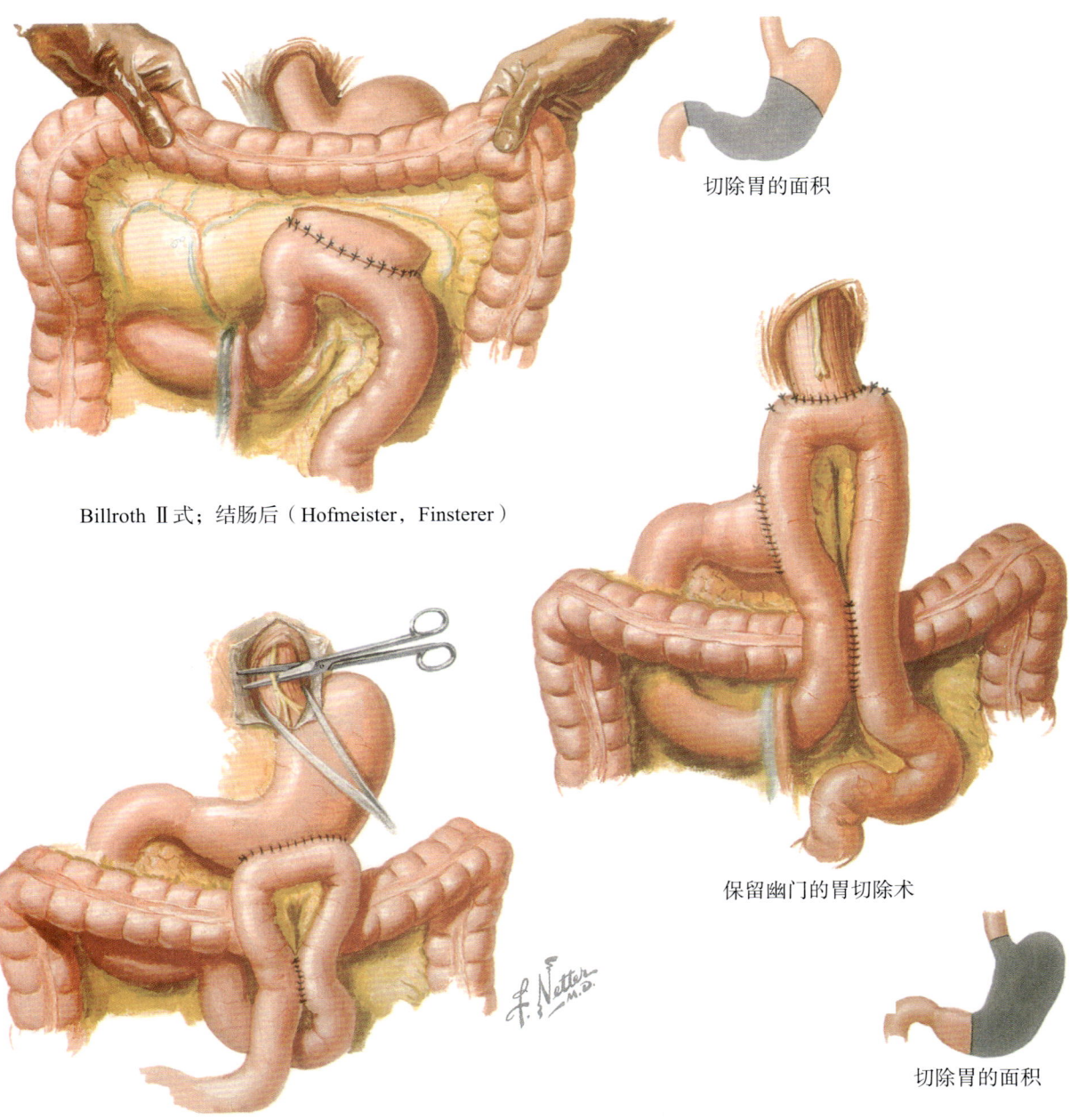

图 9-7　手术操作原则

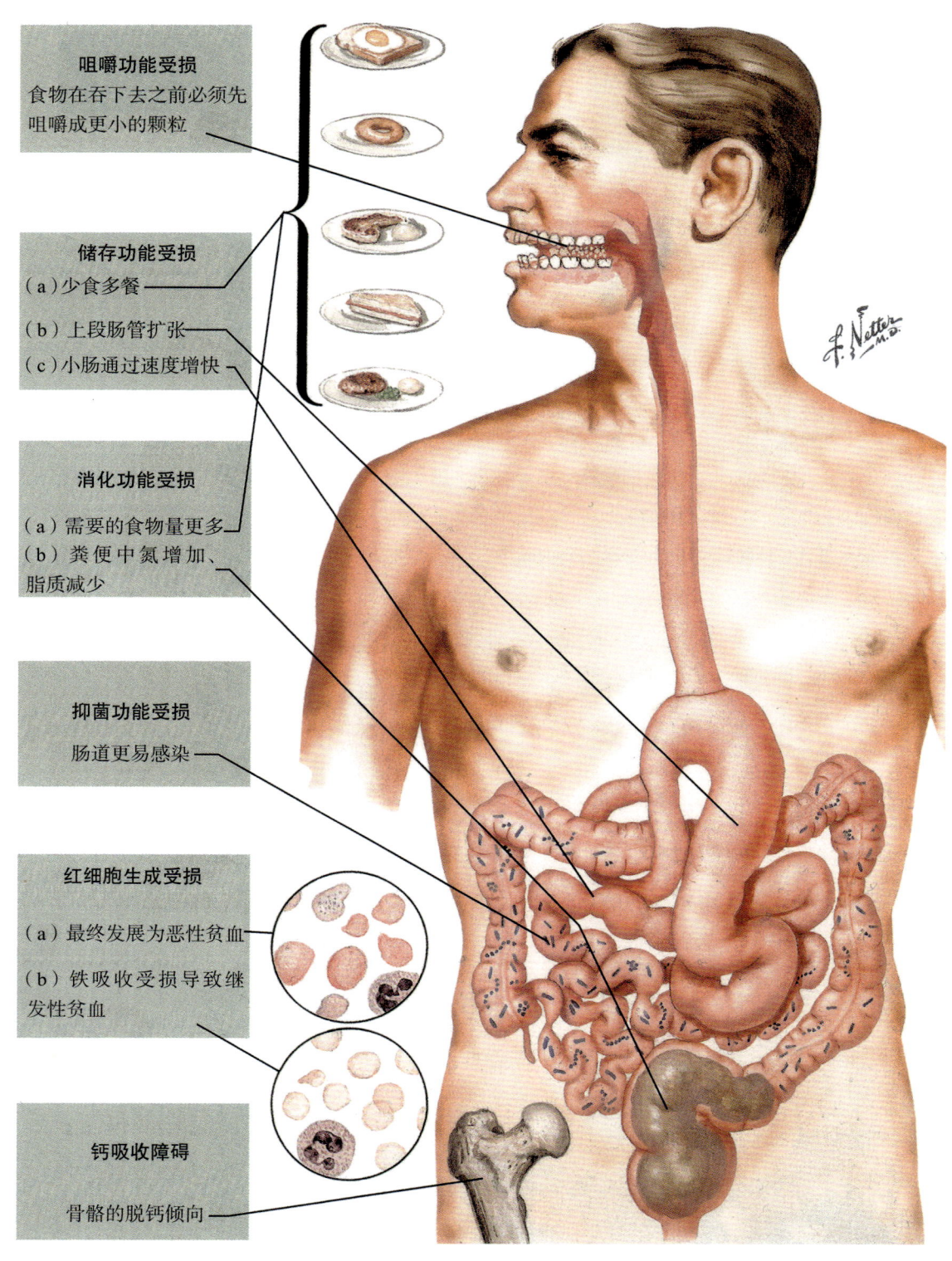

图 9-8 全胃切除术的影响

第 10 章
Roux-en-Y 胃旁路和袖状胃切除术

编者 Victoria Lyo，Farah A. Husain

陈　韬　武　靖　译，窦若虚　丁自海　审校

简介

肥胖是世界范围内的一个主要健康问题，在发达地区和发展中地区都已达到一个流行的比例，世界上 1/3 的人口超重或肥胖。肥胖是许多疾病的主要危险因素，与很多疾病的发病率和死亡率有显著的相关性。

减肥手术是目前唯一能为病态肥胖患者提供长期有效减重作用的治疗方法，从而改善肥胖相关的合并症。胃旁路术是美国外科治疗病态肥胖的"金标准"，而袖状胃切除术是目前最常见的手术方式。

外科手术的标准

如果节食、运动、心理治疗、药物治疗失败，就应考虑手术治疗。美国国立卫生研究院的手术治疗标准包括：体重指数（BMI）>40 kg/m^2 或 BMI>35 kg/m^2 同时合并其他高危并发症。袖状胃切除术和胃旁路手术都能提供相似的持久的体重减轻和改善并发症的效果。然而，袖状胃切除术不应用于已有胃食管反流疾病的患者，因为术后反流症状会持续存在，而胃旁路术同时是一种抗反流手术。

胃旁路术的外科解剖

胃旁路术从两个方面帮助减肥：减少胃容积和限制吸收，这两种作用都在 Roux-en-Y 胃旁路手术中得到体现（图 10-1A）。体内过多的脂肪会使解剖结构的识别变得困难，但通过腹腔镜方法，可以安全地进行手术并获得解剖结构的关键视图。

以胃小弯为基础建立一个垂直方向的狭长的容积约 20 mL 的胃囊，以实现胃旁路手术的限制胃容量。胃小弯侧胃壁肌层较厚，不像胃底部那样易于扩张（图 10-1B）。

His 角（胃底与食管下段之间的贲门切迹）的识别和解剖是构建胃囊的关键步骤。His 角位于人体中线及 Belsey 胃食管脂肪垫的左侧。在 His 角处横向切断胃底使之与胃体分离，否则胃底会膨胀，

从而导致残胃体积增加（图10-1C）。该操作也可以避免下一步操作中把缝合钉打到食管上。

迷走神经的前、后神经丛沿胃小弯侧下行，距离胃壁0.5~1 cm。在打开肝胃韧带时，术者要紧靠胃侧壁操作，以避免损伤迷走神经丛。这些神经丛受损将会导致远端胃排空延迟。在距离胃食管交界处4 cm胃小弯处打开一个胃后窗口，胃后方连接的组织都要切断，以便游离整个胃（图10-1D）。切除胃后壁多余的部分，并将胃底去除。

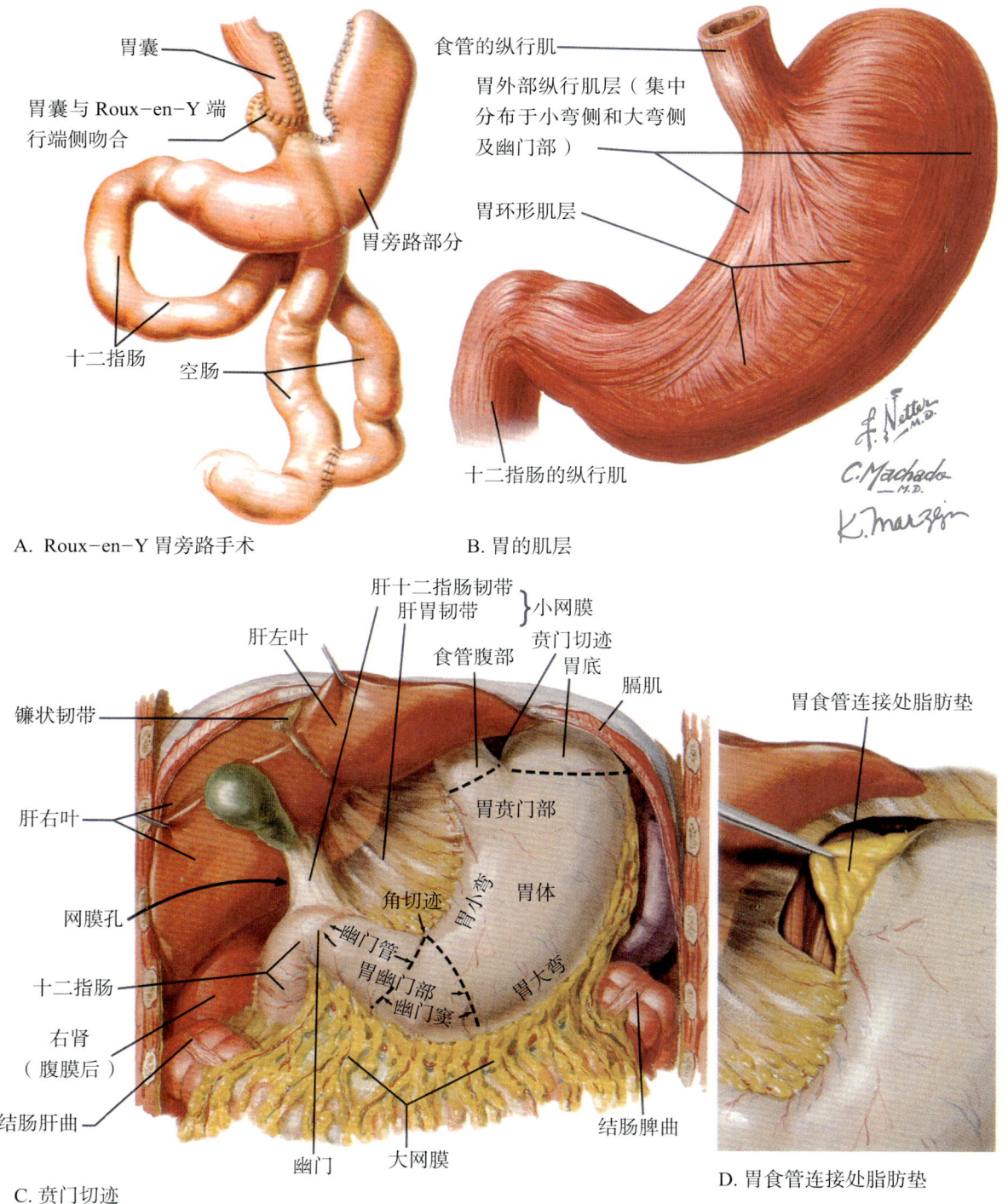

图10-1 Roux-en-Y胃旁路，胃的肌层，贲门切迹

空肠袢（Roux-en-Y limb）与胃吻合有 3 种方式：在结肠前方胃前方吻合、在结肠后方胃后方吻合和在结肠后方胃前方吻合。在结肠后方行空肠袢与胃后面吻合，是距离最短的吻合方式（张力最小），而在结肠前方与胃前面吻合则是 3 种方式中操作最简单的方式。

在中线的左侧，将大网膜自网膜囊下缘至横结肠方向做垂直分离。这种入路的目的是降低结肠前吻合中空肠袢的张力。

Treitz 韧带位于人体中线左侧，其左侧有肠系膜下静脉经过（图 10-2）。在结肠后方吻合空肠袢时，横结肠系膜开口必须在 Treitz 韧带的左前方，以避免损伤结肠中动脉及胰腺。

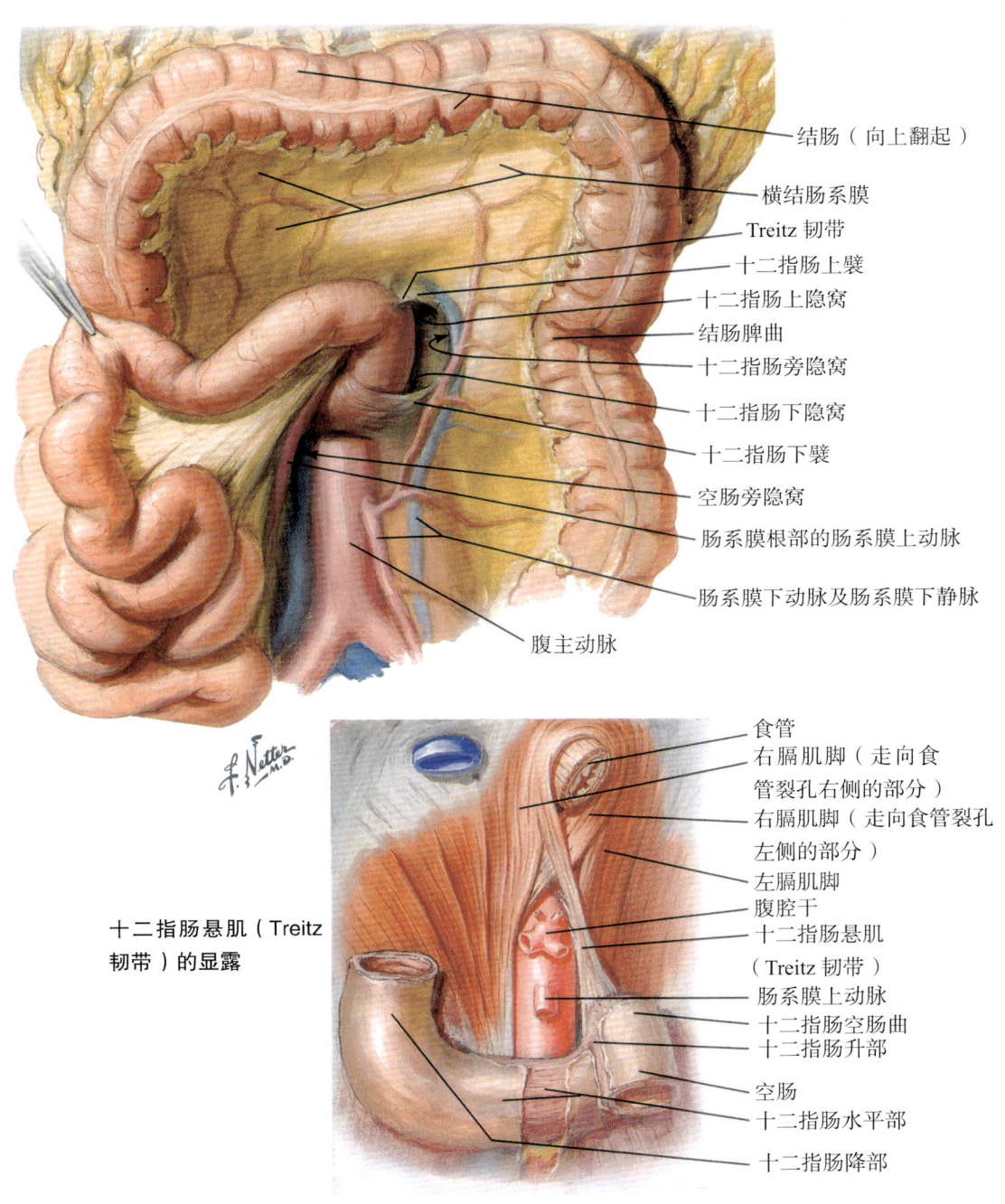

图 10-2　Roux-en-Y 入路及 Treitz 韧带

胃左动脉是胃囊的主要供应动脉,它起源于腹腔干。胃左动脉发出后向左上方行至胃食管结合部,并在此处发出食管支,然后沿胃小弯侧走行,最后与直径较小的胃右动脉吻合。在 25% 的病例中,胃左动脉还衍生出肝左动脉(或副肝左动脉),后者穿过胃肝韧带的上部(图 10-3A)。

在 Roux-en-Y 胃旁路手术中,系膜和网膜上的缺口必须用不可吸收性缝线封闭,以免发生内疝。这些造口包括 Peterson 缺口(位于空肠袢的肠系膜和横结肠系膜)、肠系膜缺口、横结肠系膜缺口(结肠后方式)(图 10-3B)。也可能会存在出血或瘘的情况,但在没有张力的情况下,通过良好的手术技术可将其发生率降低到最低限度。边缘溃疡、残胃晚期瘘、胃空肠吻合口狭窄是术后潜在的并发症。

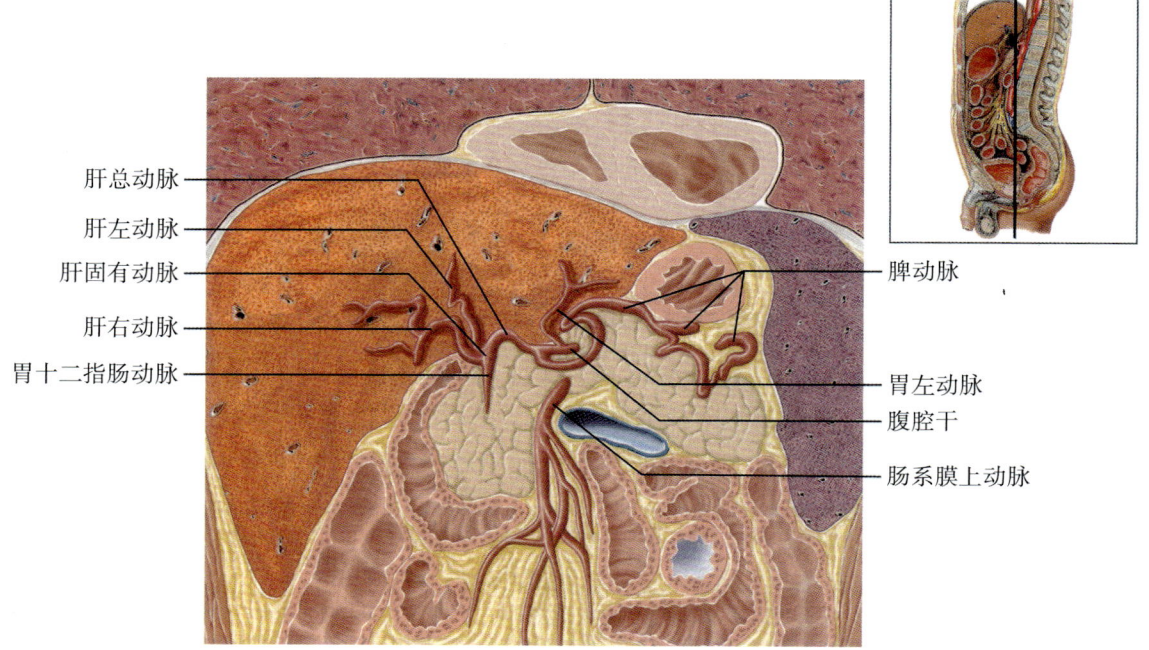

A. 腹部血管横切面(冠状面)

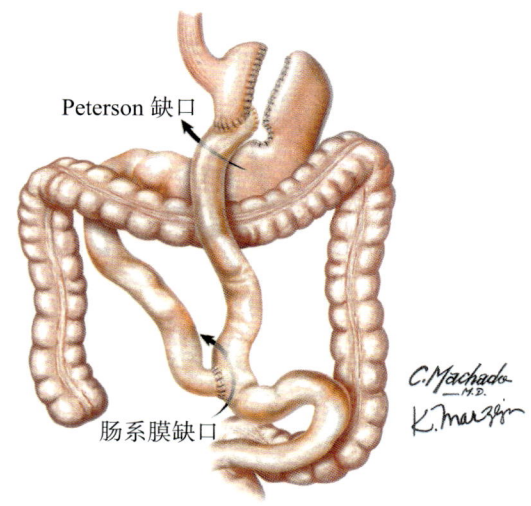

B. 潜在疝的位置

图 10-3 胃的动脉供应与术中缺口的闭合

袖状胃切除术的外科解剖

袖状胃切除术（sleeve gastrectomy）主要是一种限制性手术，与旁路手术或十二指肠分流手术相比吸收不良较少。袖状胃切除术的目的是沿着胃小弯曲建立一个管状胃。这个体积更小的胃应能容纳 60~100 mL 的液体。

胃小弯肌组织较厚，比胃底更不容易扩张。从胃远端开始，沿着大弯侧，使用双极或超声刀将胃结肠韧带分离进到小网膜囊，胃网膜动脉被保留并留在大网膜内（图 10-4）。

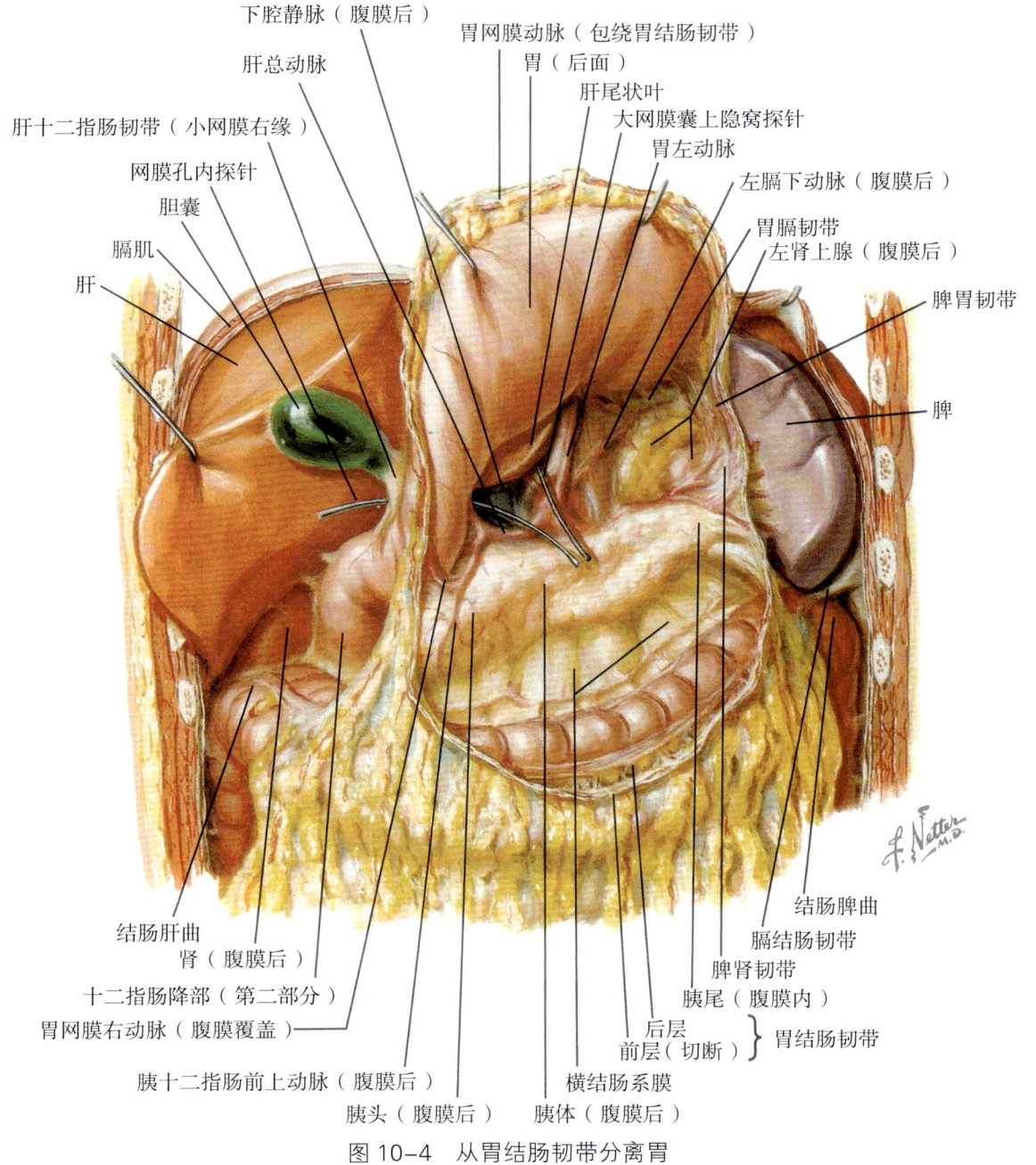

图 10-4 从胃结肠韧带分离胃

继续沿大弯侧向头侧剥离，并继续向上分离所有的胃短血管。将胃向右前方牵拉，可探及胃后壁，并将任何与腹膜后相连的胃后组织剥离。将胃底向内侧旋转，然后通过分离脾胃韧带和胃膈韧带将其与脾和膈完全分离，直到左侧膈肌脚可见。

在His角处的Belsey胃食管脂肪垫应沿左侧横向从胃上剥离，以便容易看到胃底和胃食管交界处。

从大弯侧远端将胃结肠韧带离断，直到距离幽门4 cm处（图10-5）。然后放置一个30~40Fr的胃管或内镜来确定管状胃的大小，使用吻合器进行胃横切。在胃近端，应注意在胃食管交界处His角左侧将胃切断，以最大限度地切除胃底，但不伤及胃食管交界处（图10-5）。

一个成功的管状胃解剖学上不能有切迹狭窄，管状胃应保持水平，不可扭曲或扭转缝合线，以避免阻塞和狭窄。

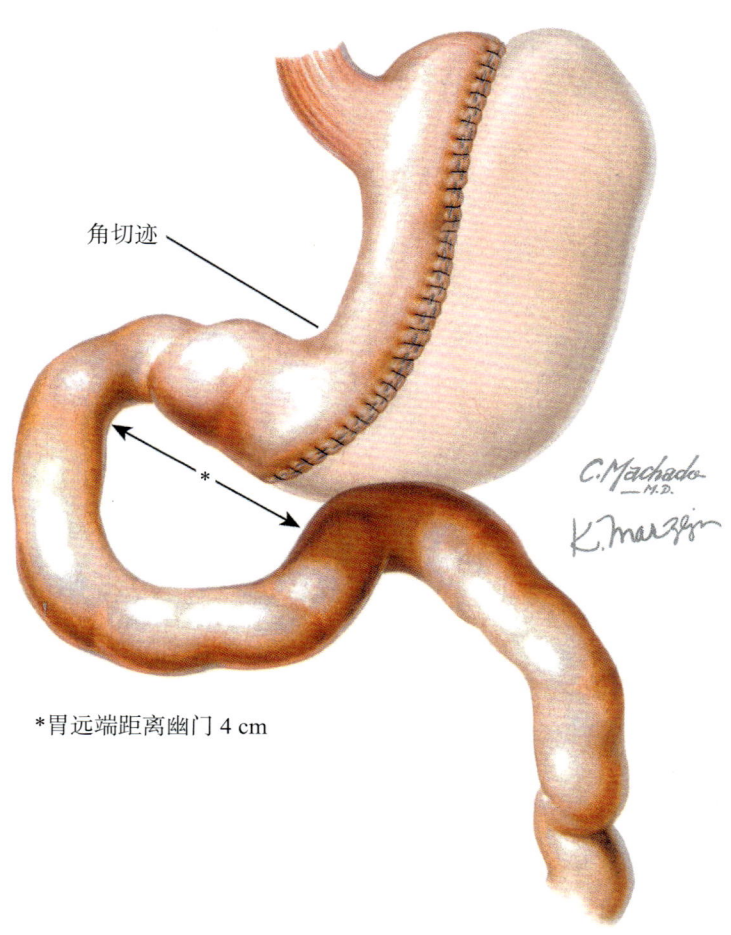

*胃远端距离幽门4 cm

图10-5　胃袖状切除

第 11 章
贲门失弛缓症的外科治疗

编者 Matthew Kroh，John H. Rodriguez，Julietta Chang
陈 韬 武 靖 译，窦若虚 丁自海 审校

简介

贲门失弛缓症（achalasia）是一种罕见的食管疾病，源自希腊语 *khalasis*（使放松，拉丁语 *a-*，反义）。该疾病的特征是食管下括约肌（lower esophageal sphincter，LES）无法放松导致吞咽困难和反流症状，并伴有不同程度的食管运动障碍。继发于免疫介导的神经节炎的特发性失弛缓症是最常见的类型，较为罕见的失弛缓症病因包括肠道手术后梗阻引起的假性失弛缓症、胃食管交界处的恶性肿瘤浸润、副肿瘤综合征的后遗症，或查加斯病克氏锥虫感染破坏肠肌间神经丛引起的失弛缓症。尽管如此，特发性失弛缓症仍然罕见，每 10 万例患者中仅有 1.6 例。

术前检查

贲门失弛缓症患者钡餐食管造影可表现为典型的"鸟嘴样"，造影剂延迟排空（图 11-1）。然而，多达 1/3 的贲门失弛缓症患者可能食管造影结果无异常。然而，钡餐食管造影可以为外科医生提供有关食管解剖结构的信息，如患者可能有食管裂孔疝或食管弯曲。患者应接受内镜检查，排除假性失弛缓症或梗阻性肿块引起的梗阻。与食管造影一样，多达 1/3 的贲门失弛缓症患者食管胃十二指肠镜无异常结果，所以这不是诊断贲门失弛缓症的首选检查。

诊断的金标准仍然是高分辨率食管测压，它将揭示：LES 的高静息压（>45 mmHg）、伴吞咽的 LES 不完全松弛（残余压力 >10 mmHg），以及经典贲门失弛缓（食管体无蠕动，Ⅰ型）、压力升高类型的贲门失弛缓（Ⅱ型），或痉挛性收缩（Ⅲ型）。

治疗注意事项

不幸的是，目前还没有针对失弛缓症的潜在病理生理学的治疗方法，治疗均是姑息性的，旨在缓解失弛缓症的症状。其余临床和内镜治疗旨在通过药物治疗或机械破坏肌肉纤维来缓解 LES 的梗阻。目前有两种手术可供贲门失弛缓症患者选择：Heller 肌切开术和部分胃底折叠术，自 20 世纪 90 年代

以来该术式一直在腹腔镜下进行，以及 2010 年描述的较新的经口内镜下肌切开术。

这两种疗法都旨在破坏 LES 的肥厚肌纤维，但不解决食管运动能力差的问题，下游梗阻缓解后仍需要依靠重力排空食管。对于终末期贲门失弛缓症患者和乙状结肠代食管（图 11-2），单纯的肌切开术不能使食管正常引流，这些患者可能需要姑息性食管切除术，这不在本章的讨论范围内。

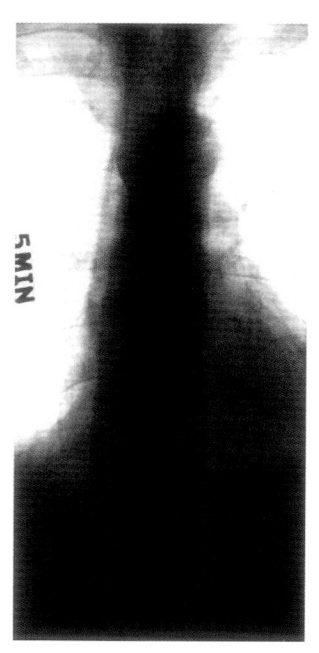

图 11-1　钡餐显示典型的"鸟喙状"外观，食管扩张，胃食管交界处逐渐变细

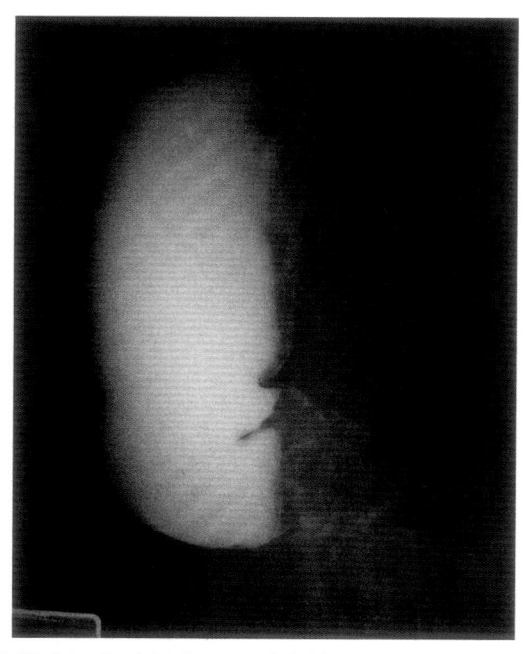

图 11-2　钡餐显示晚期贲门失弛缓症，远端食管（乙状结肠代食管）严重扩张和弯曲

外科解剖学

食管穿过食管裂孔进入腹腔，腹腔内食管长约 2 cm，由膈韧带覆盖，膈韧带是膈下筋膜的延续，膈下筋膜本身是腹横筋膜的延续（图 11-3）。腹内食管受腹内正压的影响，对 LES 功能有帮助。食管的肌组织由外纵和内环层组成。食管上 1/3 由横纹肌组成，受随意肌控制，下 1/3 由平滑肌纤维组成，中间 1/3 是二者的混合，食管肌切开术应以食管远端 1/3 的平滑肌为目标。胃近端的套索纤维也是构成 LES 的一部分，延伸到胃近端 2~3 cm，必须将这些套索纤维离断以完成完整的肌切开术。

成对的迷走神经沿食管走行，通过食管裂孔进入腹部，为内脏提供副交感神经和交感神经支配（图 11-4）。在近端它们首先在气管食管沟中走行，然后在进入腹部时走行至食管前、后方，左迷走神经从纵隔左侧进入，而右迷走神经从右侧进入。在手术过程中应识别这些神经并保留。

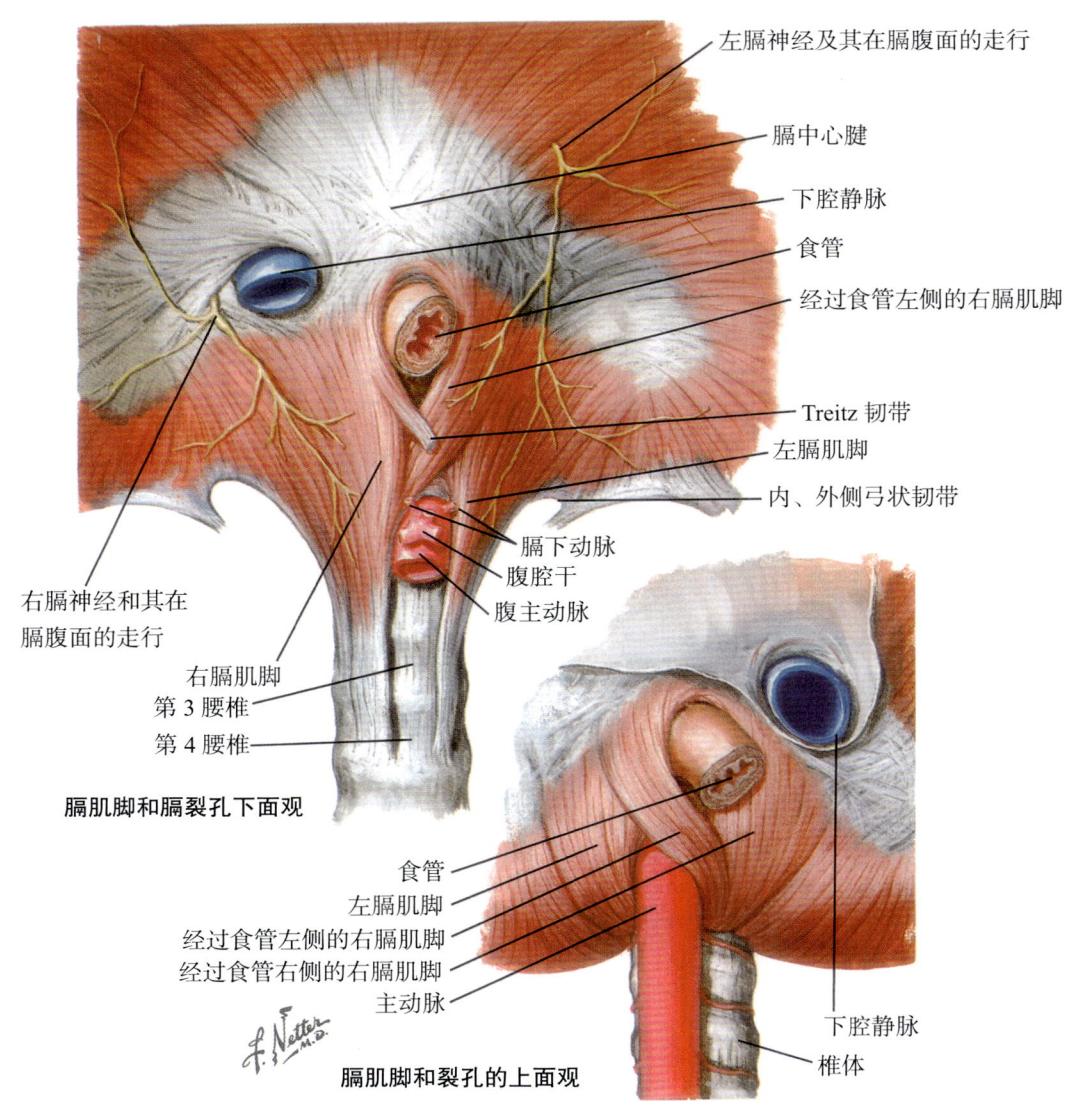

图 11-3 食管穿过膈肌脚

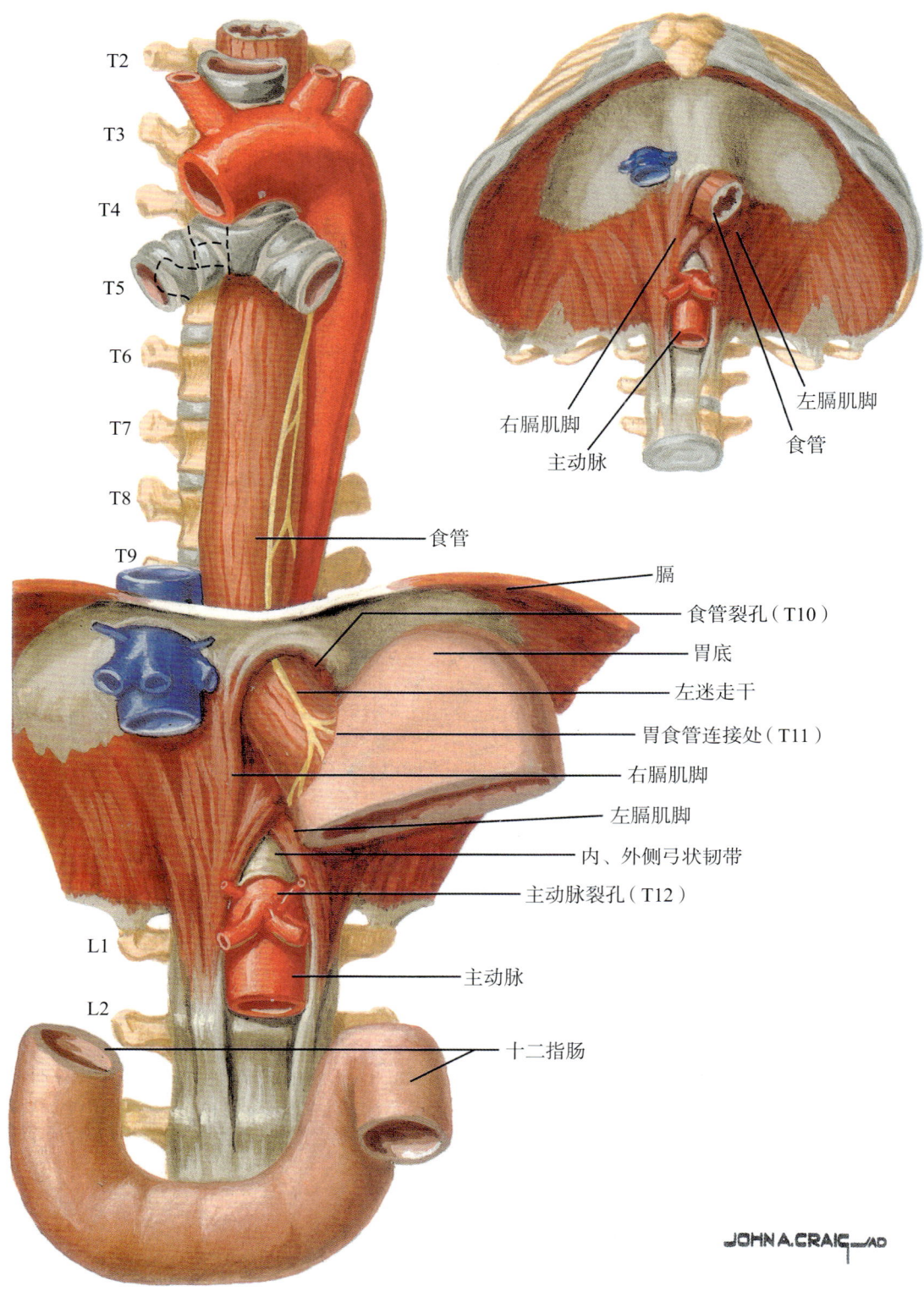

图 11-4　前迷走神经通过食管裂孔时与食管的关系

腹腔镜下 HELLER 肌切开术

手术起始类似于腹腔镜抗反流手术（见第 6 章）。必须充分游离食管，以便进行大范围的肌切开术。肝左外侧段用牵开器牵拉，以使视野充分暴露。离断肝胃韧带（图 11-5），右膈肌脚处切开膈食管韧带。切开膈肌脚上方的腹膜，食管即可环周游离（图 11-6）。在这一步，可以在食管周围放置 Penrose 引流条，以帮助食管纵隔剥离。如果存在裂孔疝，应回纳裂孔疝，使食管有足够的长度，目的是看到至少 5 cm 的食管，以便进行充分的肌切开术。完全显露食管还需要切除食管前方脂肪组织，操作时要注意识别并保留迷走神经前干。

接下来，使用超声刀从脾脏的下极开始离断胃短血管，为肌切开术后的胃底折叠做准备（图 11-7）。

如果迷走神经前支穿过食管的前表面，可以在神经下建立一个隧道来进行肌切开术。如果它相对平直，可以在神经左侧进行肌切开术。助手抓住食管肌纤维并给予足够的牵拉张力，使用电钩沿食管画出一条虚线，以标记肌切开术的路径，并帮助止血。然后使用腔镜剪将肌肉纤维锐性分离（图 11-8）。可看到食管黏膜隆起，表明外科医生在正确的平面上，环状肌已经完全分裂。肌肉边缘的出血可以用浸泡过肾上腺素的海绵按压来控制，在此部位应谨慎使用电刀灼烧，以避免黏膜损伤。继续行肌切开术直至食管近端 5~6 cm，然后远端应进行至少 2~3 cm 胃套索纤维切开。在肌切开术完成时进行内镜检查有助于确认 LES 的所有环形肌纤维已被分割，同时也可以在这个时候进行生理盐水渗漏测试，如食管黏膜被意外切开可用 4-0 微乔缝线间断缝合修复。

除肌切开术外，还需进行部分胃底折叠术。加行胃底折叠术不会导致术后吞咽困难，但它显著减少了术后反流症状（31.5% *vs.* 8.8%）。后壁胃底 Toupet 折叠术有助于将肌切开术 LES 的环形纤维拉开，被认为可以减少术后吞咽困难发生率（图 11-9）。然而，如果术中食管黏膜被无意切开并行修复术，前壁胃底 Dor 折叠术有助于加固修复。

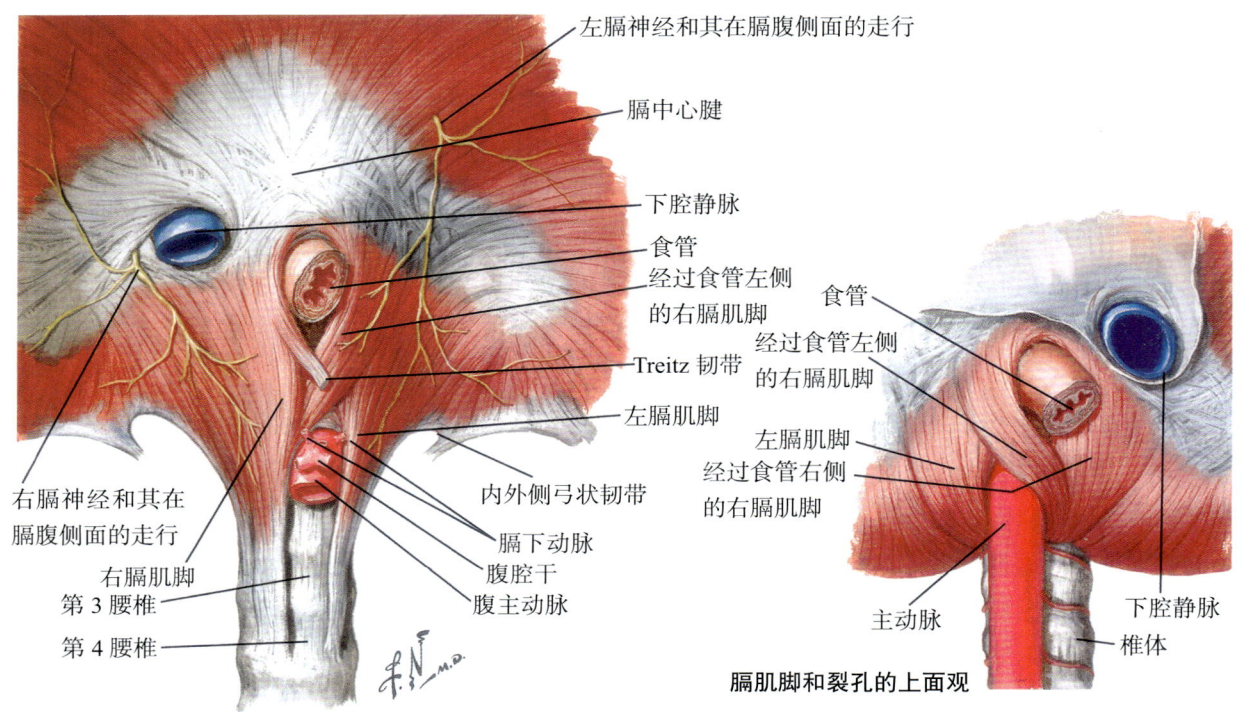

膈肌脚和膈裂孔下面观

A. 左、右膈肌脚的关系。注意食管裂孔处右膈肌脚的左、右分支

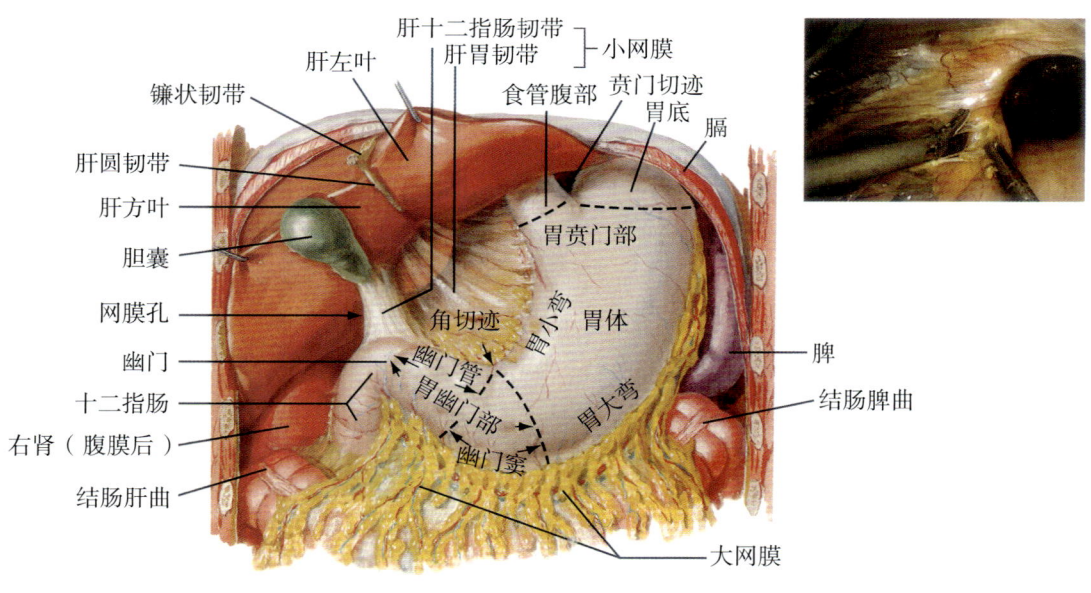

B. 肝翻向前方有利于右膈肌脚的显露

图 11-5　术中图显示切开肌松部开始向右膈肌脚方向剥离

膈食管韧带及其与食管裂孔关系，完全游离食管需要分离膈食管韧带

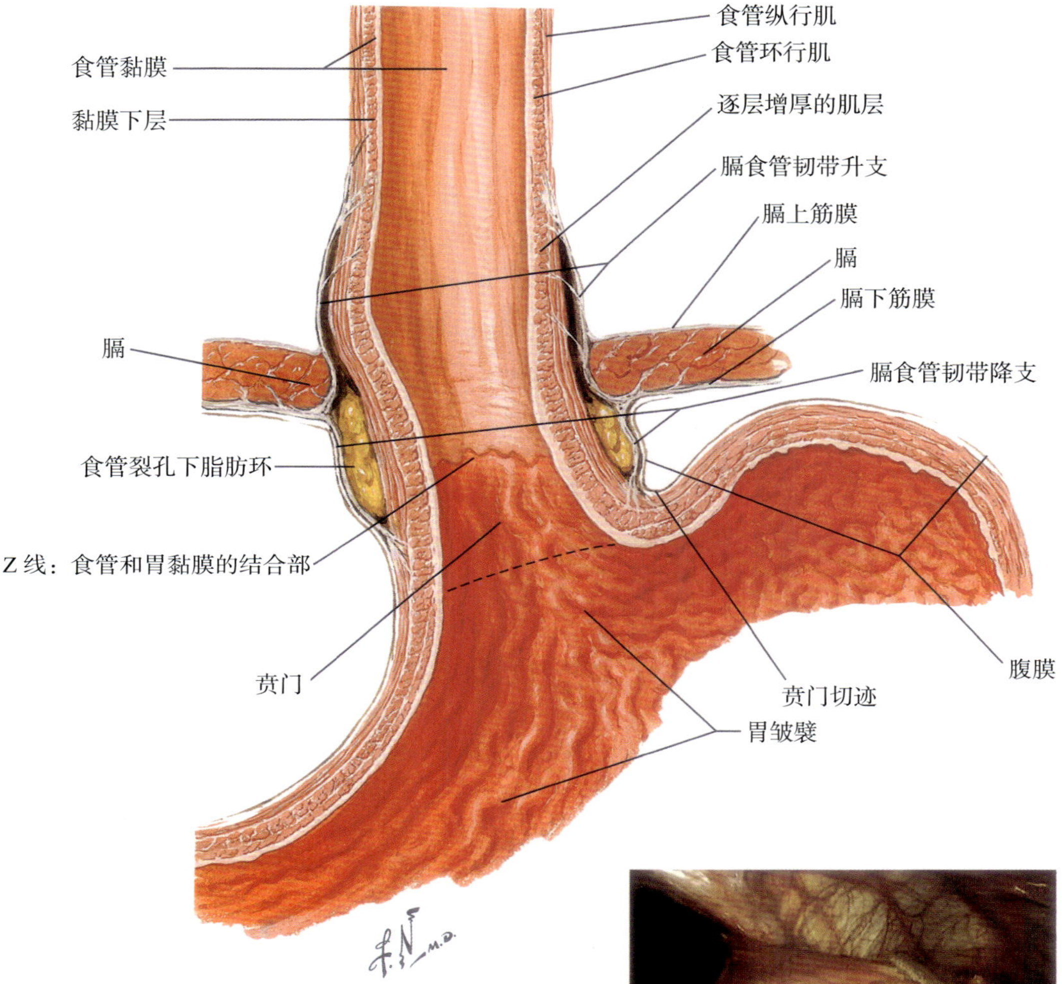

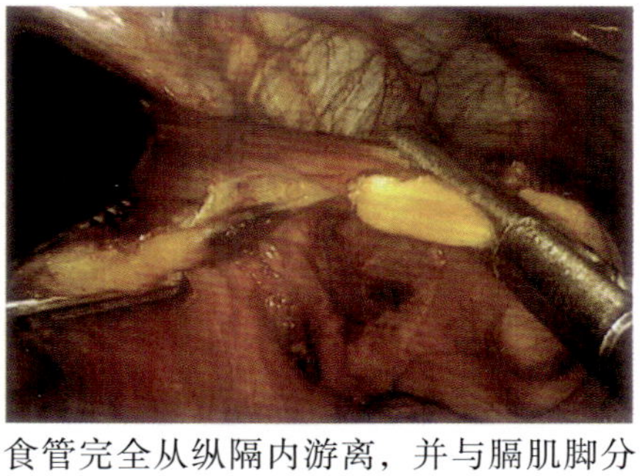

- 食管黏膜
- 黏膜下层
- 食管纵行肌
- 食管环行肌
- 逐层增厚的肌层
- 膈食管韧带升支
- 膈上筋膜
- 膈
- 膈下筋膜
- 膈食管韧带降支
- 膈
- 食管裂孔下脂肪环
- Z线：食管和胃黏膜的结合部
- 贲门
- 贲门切迹
- 胃皱襞
- 腹膜

食管完全从纵隔内游离，并与膈肌脚分离，将壁腹膜留于膈肌脚表面

图 11-6　术中分离左膈肌脚以进行食管环周游离的示意图

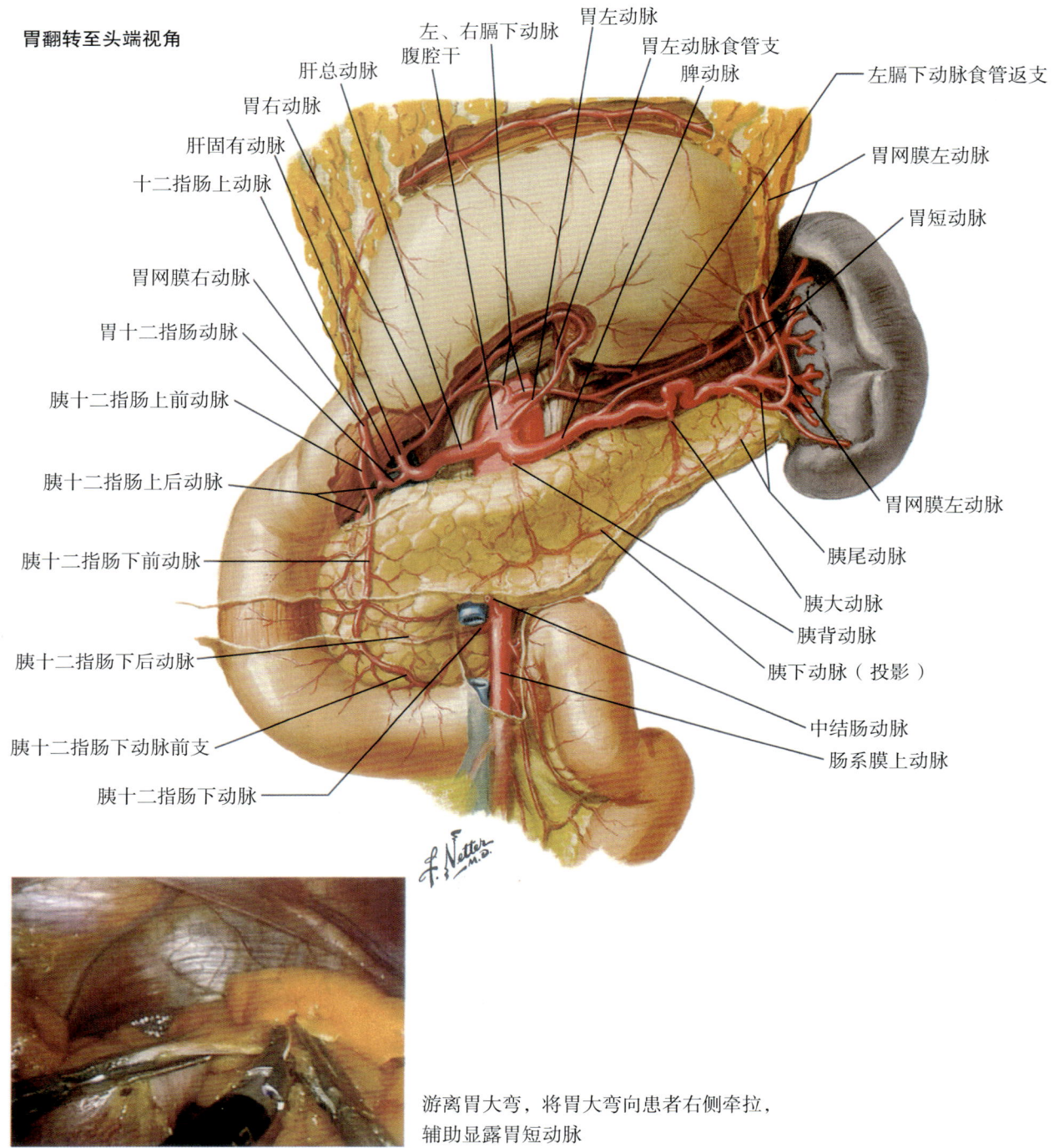

图 11-7 腹腔镜下胃短血管分割示意图

游离胃大弯,将胃大弯向患者右侧牵拉,辅助显露胃短动脉

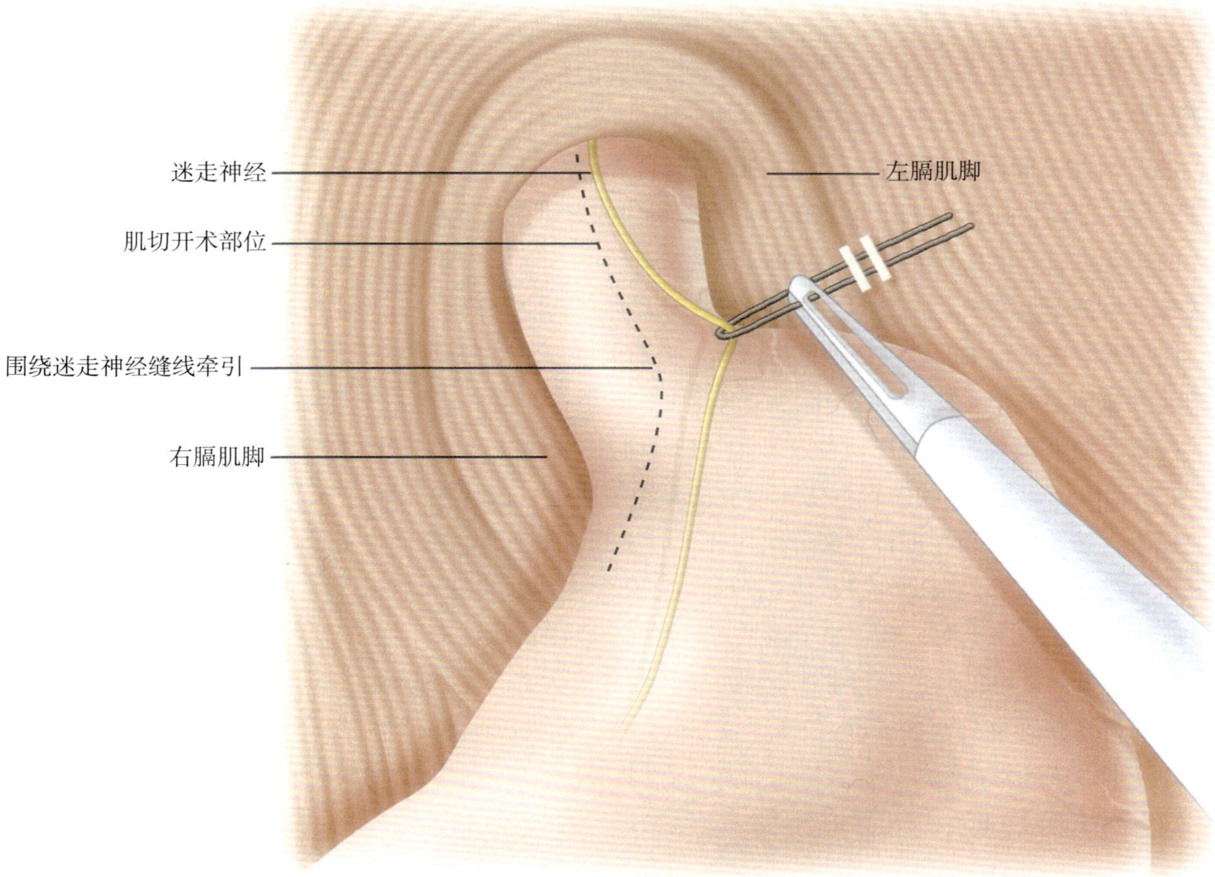

迷走神经

肌切开术部位

围绕迷走神经缝线牵引

右膈肌脚

左膈肌脚

图 11-8　食管前表面的肌切开术部位，穿过胃食管交界处

（引自 Rosen MJ. Heller myotomy. In: Ponsky JR, Rosen MJ, ed. Atlas of Surgical Techniques for the Upper GI Tract and Small Bowel. Philadelphia: Elsevier; 2010:65–71, Fig. 8-1.）

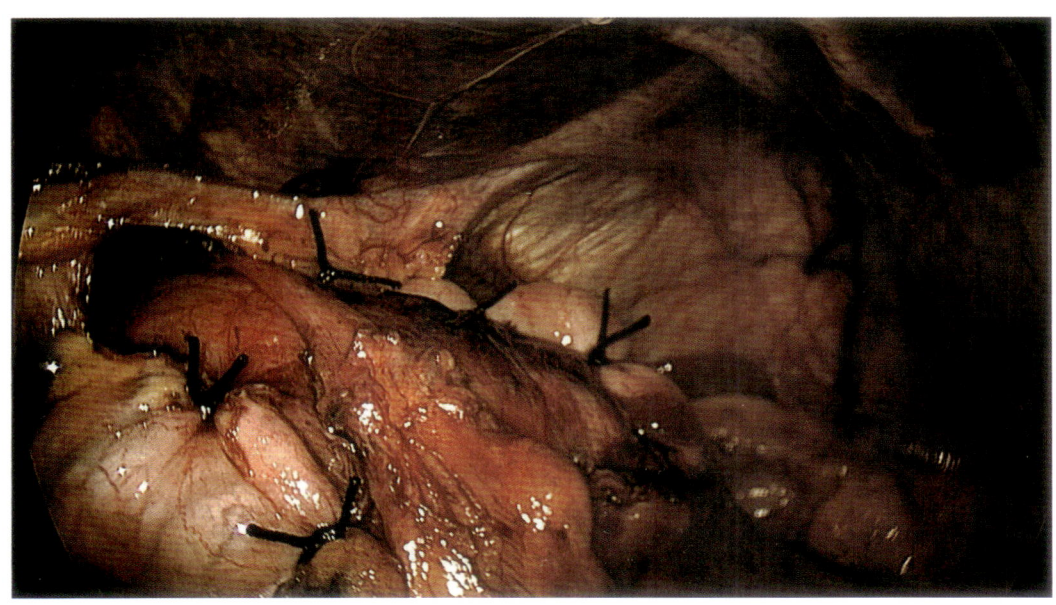

图 11-9　Heller 肌切开术后完成 Toupet 胃底折叠的术中图片

经口内镜下肌切开术（POEM）

POEM 是一种较新的手术方法，在内镜下将食管的环状肌分开。手术肌切开术的原则仍然是：行完整的肌切开术，切开范围到食管远端至少 5 cm，并延伸至胃的套索纤维。由于该过程是在内镜下进行的，因此不能同时行胃底折叠术。由于膈食管韧带未受干扰，且保留了 His 韧带，术后反流可得到缓解。然而，在比较了接受 POEM 和腹腔镜 Heller 肌切开术患者食管 pH 的研究中发现，接受 POEM 的患者更有可能出现异常的 DeMeester 评分。

在全身麻醉下，首先进行诊断性内镜检查，以确定胃食管连接处，并评估内镜通过 LES 的困难程度。任何残留在食管中的液体都被彻底吸出。此时要经口放置外套管以帮助手术。取出内镜，并在内镜的前端放置透明帽。三棱刀（TT 刀）通过工作孔道；在胃食管连接处近端 10 cm 处，用亚甲基蓝肾上腺素溶液在黏膜下注射形成隆起。用 TT 刀切开 2 cm 的黏膜，并在透明帽帮助下将内镜推进隧道。TT 刀用于创建远端朝向胃食管连接处的黏膜下隧道，保持在屏幕上与患者右侧相对应的 4~6 点钟位置，其基本原则是在进行胃部分肌切开术时避开胃短血管。胃食管交界处的隧道会变得更紧，黏膜下平行排列的血管是帮助外科医生识别到达胃食管连接处的另一个标志。继续注射亚甲蓝溶液，并将针头回退到黏膜下平面，也有助于该平面的解剖。将内镜从隧道中撤出，进入胃的真腔用倒镜观察，一旦胃部贲门处可见蓝色染料染色，即可确认黏膜下隧道已充分形成（图 11-10）。

在距离胃食管连接处至少 5 cm 位置，使用 TT 刀进行肌切开术，切开后应可见食管的纵向肌纤维。肌切开术继续到胃的远端，直到隧道全程。在肌切开术的最后应用内镜再次观察，以确保与之前相比内镜更容易通过 LES。吸出胃内气体，黏膜切开处用内镜夹夹闭。

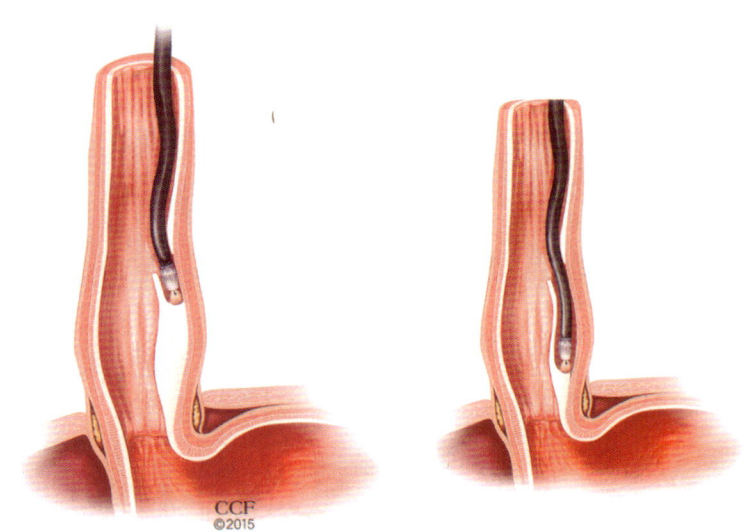

A，B. 建立黏膜下隧道

图 11-10　经口内镜下肌切开术（POEM）的步骤

（引自 Reprinted with permission, Cleveland Clinic Center for Medical Art & Photography ©2015–2019. All Rights Reserved.）

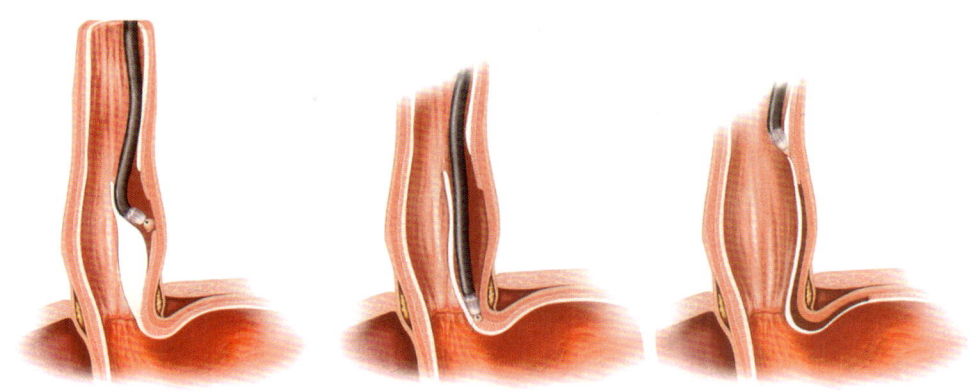

C，D. 内镜下切开食管环形肌纤维　　　　　　　　E. 用内镜夹关闭黏膜切开处

图 11-10（续）

SECTION 4

第四篇
肝脏和胆道

第 12 章　胆囊切除术
第 13 章　胆总管手术和胆总管十二指肠吻合术
第 14 章　肝切除术
第 15 章　远端胰腺切除术
第 16 章　胰十二指肠切除术
第 17 章　脾切除术

第 12 章
胆囊切除术

编者 Robert Simon

王 恺 译，丁自海 审校

简介

胆囊切除术（cholecystectomy）是最常见的腹部手术之一。该手术存在许多并发症的可能性，必须理解其正确的手术适应证，才能使患者的获益大于风险。了解正确和安全的技术对于将手术风险最小化有至关重要的作用，而这些都始于对解剖学和生理学的深刻理解。

解剖学

胆囊位于肝脏的Ⅳb和Ⅴ段之间，它是分隔左、右肝叶 Cantlie 线的解剖标志之一。胆囊的分部包括胆囊底部、胆囊体部、漏斗部、颈部和胆囊管（图 12-1）。胆囊管与肝总管汇合形成胆总管。胆囊管的解剖存在诸多变异，熟悉这些变异有助于在胆囊切除术中避免胆囊管损伤（图 12-2）。胆汁通过胆囊管进入胆囊。位于胆囊管内的 Heister 瓣，可防止胆囊内胆汁的被动反流。胆囊的静脉和淋巴引流通过小分支汇流入胆囊窝的静脉和淋巴管。引流胆囊的静脉未有命名。胆囊的动脉供应来自胆囊动脉。胆囊动脉最常见起源于右肝动脉，但这也可能存在变异（图 12-3）。

生理学

胆汁在肝脏中产生，通过左右肝管、肝总管、胆总管流入十二指肠降部。胆汁的功能是通过产生脂微团帮助消化脂质。胆囊的功能是储存胆汁，并通过吸收水和钠来浓缩胆汁。个体进食高脂食物后，十二指肠的细胞释放胆囊收缩素，刺激胆囊收缩和松弛 Oddi 括约肌，将浓缩的胆汁释放至十二指肠。胆汁由胆盐、磷脂和胆固醇组成。当这些成分浓度不平衡时，结石可在胆囊中析出沉积。西方国家最常见的结石类型是无色素胆固醇性结石。另一类结石是色素性结石，其可进一步分为溶血性疾病导致的黑色结石及胆汁淤积和细菌感染导致的褐色结石。

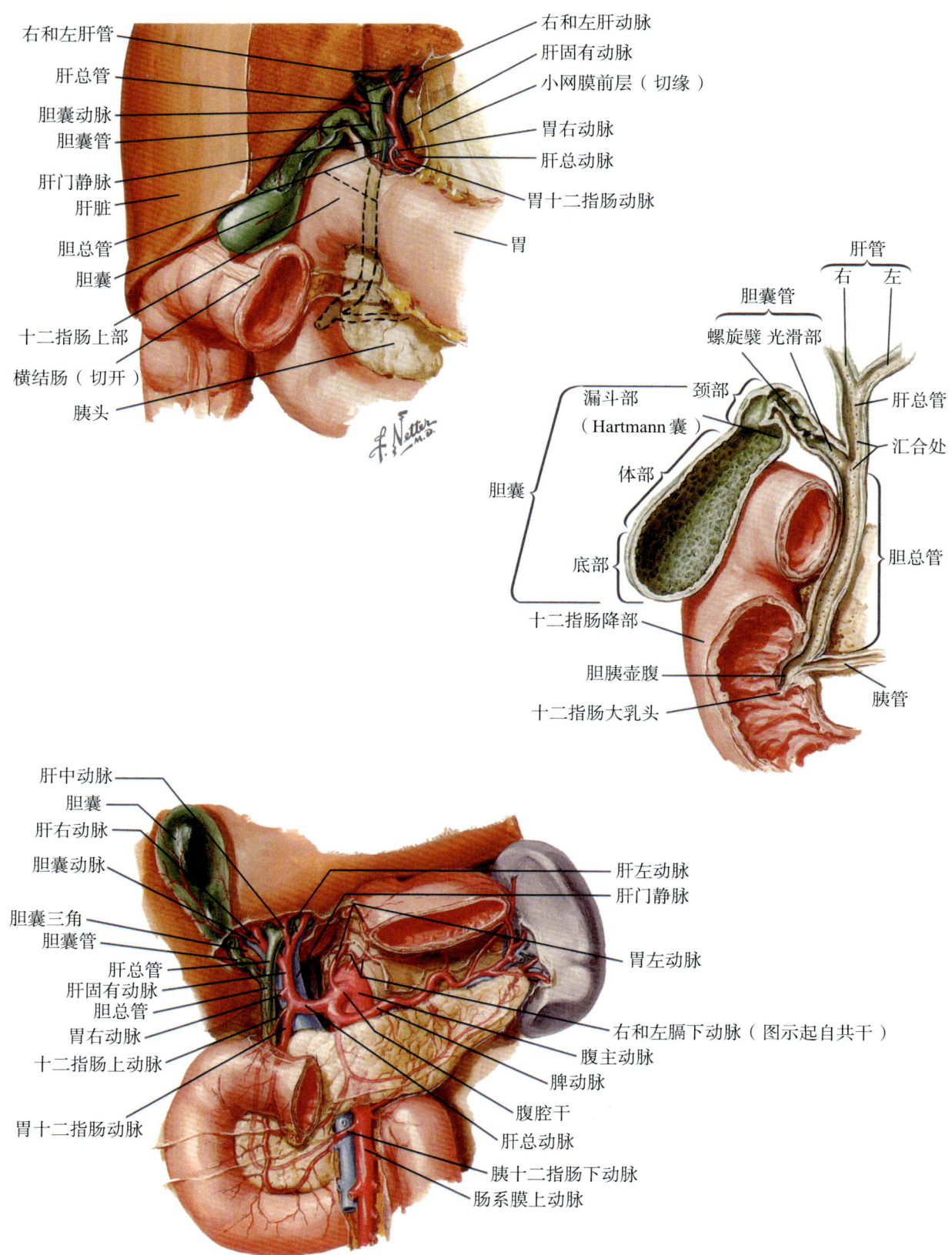

图 12-1 胆囊的动脉血供和肝外胆道

胆囊管的变异

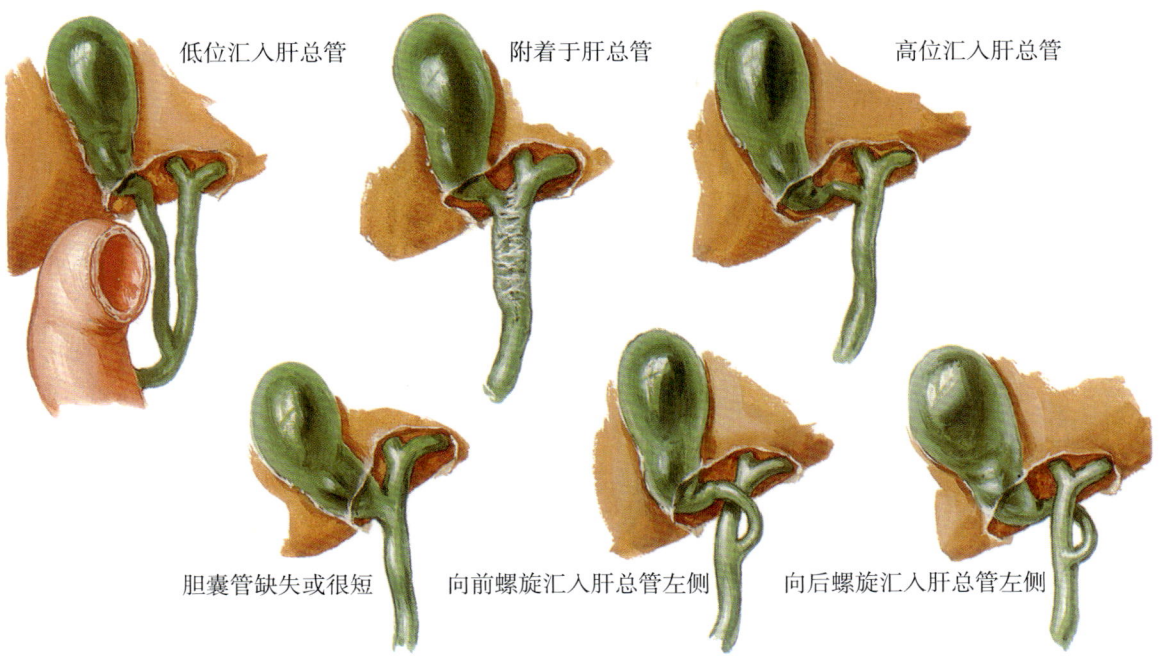

副肝管／异位肝管

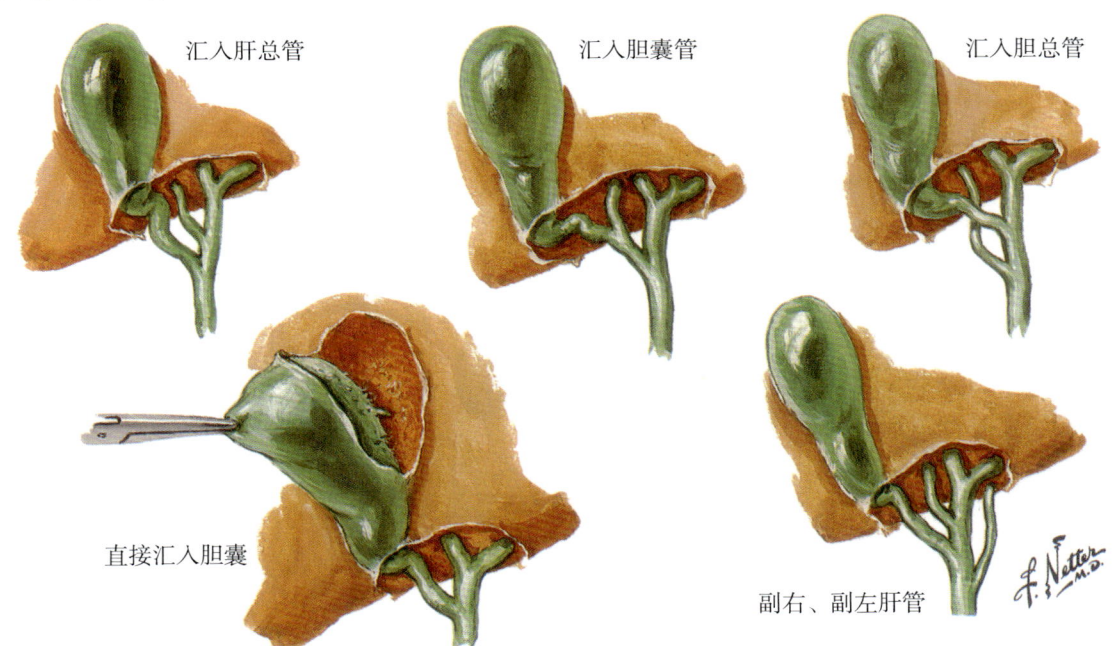

图 12-2　胆囊管和肝管的变异

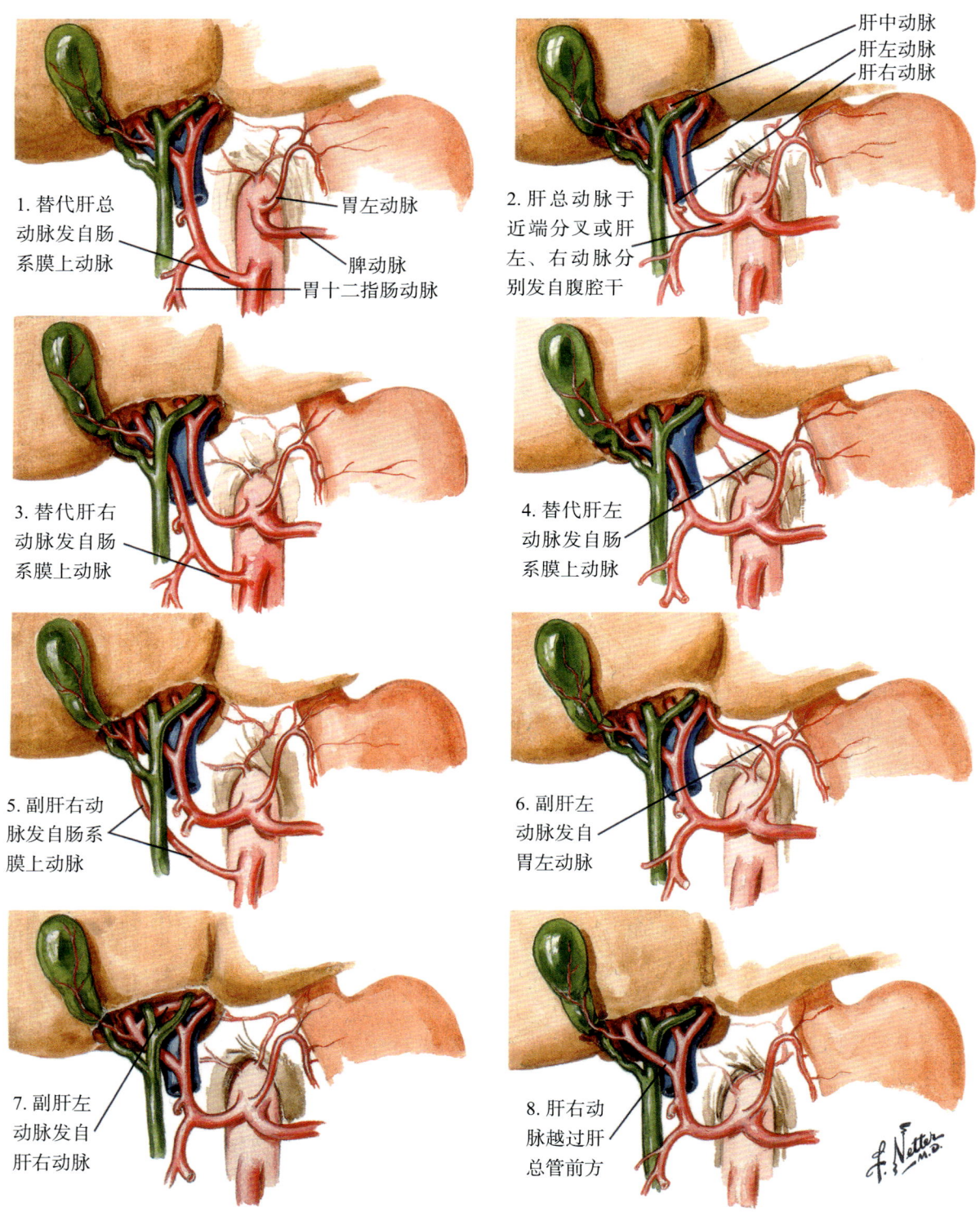

图 12-3 肝动脉的变异

手术指征

良性疾病

- 急性结石性胆囊炎：临床表现为胆绞痛，影像学显示胆囊结石及感染症状、墨菲征阳性、白细胞增多、发热。
- 慢性结石性胆囊炎：胆绞痛合并胆囊结石，但无炎症表现。
- 急性非结石性胆囊炎：与急性结石性疾病相同，但影像学未显示胆囊结石。
- 慢性非结石胆囊炎（胆囊运动障碍）：胆绞痛但无胆囊结石。

症状性胆石症是胆囊切除术最常见的良性指征。胆绞痛通常位于上腹和（或）右上腹并可在数小时内缓解。胆绞痛也可以放射至右背部和右肩。当胆囊管阻塞时可引起胆囊炎。胆囊黏膜继续分泌黏液充盈胆囊，导致胆囊膨胀和胆囊壁张力增加，引起胆囊静脉回流障碍，诱发炎症，并最终导致胆囊坏疽以及穿孔的风险。胆囊炎在影像学上可分为结石性和非结石性，临床上又可分为急性和慢性。

急性结石性胆囊炎发生于结石阻塞胆囊管时，伴有持续的右上腹和（或）上腹疼痛。这种疼痛通常持续超过 24 h。一项经典的体征为墨菲征，即在深触诊右上腹部时，患者吸气被迫中止（图 12-4）。患者易发生以白细胞增多为表现的炎症反应。如果出现发热，则提示可能存在相关的感染。慢性结石性胆囊炎发生于结石嵌顿于胆囊颈时，表现为胆绞痛。急性非结石性胆囊炎常见于存在严重合并症的患者，尤其是心脏病，可在胆汁淤积时发作。慢性非结石胆囊炎又称为胆囊运动障碍，由胆囊不适当收缩引起。它的诊断依据是典型的症状，偶有通过胆囊收缩素处理联合肝胆亚氨基二乙酸扫描发现。胆囊排空分数是可以测算的，如果患者的胆囊排空分数低于 35%，并在注射胆囊收缩素后复现临床症状，则常被归类为胆囊运动障碍。

当结石从胆囊排出进入胆总管时，称为胆总管结石。当结石阻塞胆总管造成胆汁感染，称为胆管炎。临床诊断的依据为由黄疸、发热、右上腹痛组成的夏科（Chartcot）三联征。胆管炎的治疗方法包括抗生素、解除梗阻及胆囊切除术，以清除结石的来源。排至胆总管的结石也可能引起胰腺炎，一旦急性胰腺炎消退应及时切除胆囊。

恶性疾病

胆囊癌很少见，但预后很差。据报道，胆囊癌发病率约为 1/100 000，晚期胆囊癌的预测 5 年生存率不高于 25%。因为胆囊癌通常不会引起临床症状，胆囊癌预后差很大程度上与早期诊断困难有关。术前诊断胆囊癌较为困难，往往是在常规胆囊切除术后，根据最终病理报告才偶然发现胆囊癌。胆囊癌的进一步治疗取决于最终病理报告的 T 分期。如果胆囊癌是 T1a 分期，即胆囊癌未突破黏膜固有层，则单纯胆囊切除术就足以使总生存率达到 95% 以上。T1b 和 T2 的胆囊癌患者，因为其淋巴结转移的风险增加，则需要行胆囊根治性切除术。胆囊根治性切除术包含肝门部淋巴结清扫，需从肝门处向中线延伸清扫至第 8 组淋巴结，骨骼化肝门结构，同时切除肝Ⅳb段和Ⅴ段。如果胆囊管和胆总管汇合处的切缘也被癌症累及，则必须切除肝外胆管。

值得注意的是，胆囊息肉较大（>1 cm）或胆囊结石较大（>3 cm）的患者，因为发生胆囊癌的风险增加，需建议患者行胆囊切除术。

急性梗阻（胆绞痛）

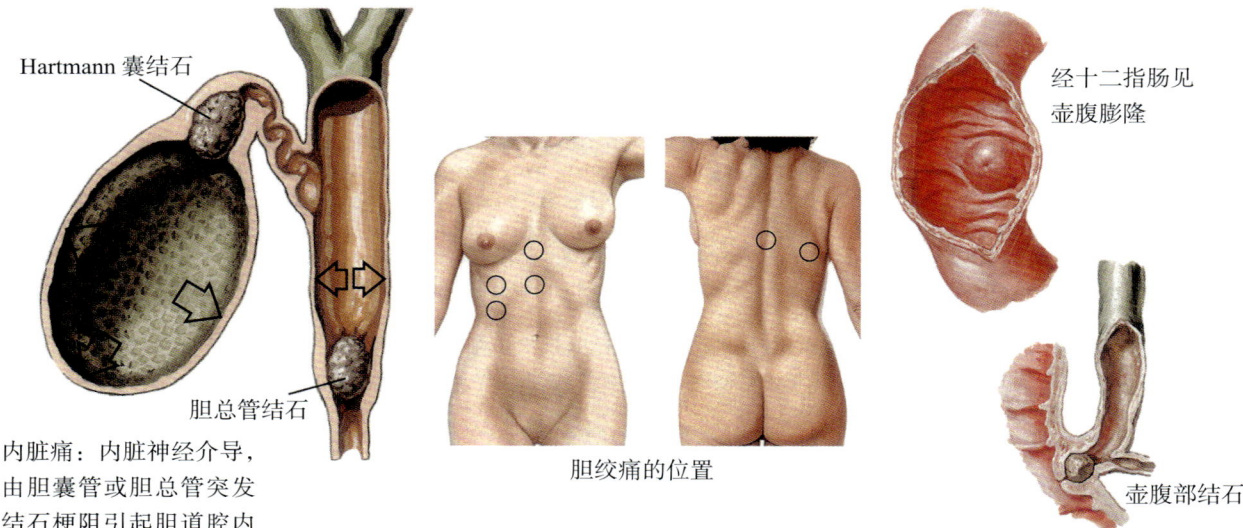

内脏痛：内脏神经介导，由胆囊管或胆总管突发结石梗阻引起胆道腔内压力升高、膨胀所致

持续梗阻（急性胆管炎）

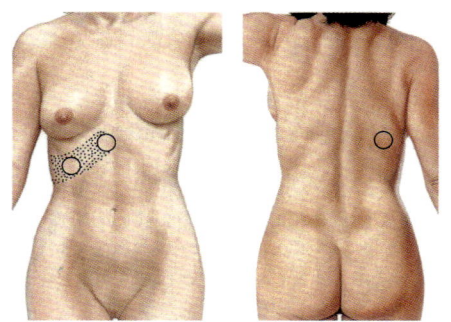

急性胆管炎疼痛和异常敏感的位置

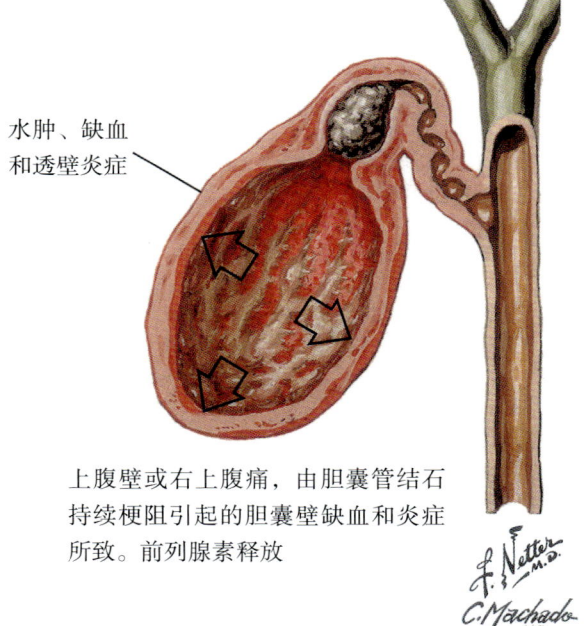

上腹壁或右上腹痛，由胆囊管结石持续梗阻引起的胆囊壁缺血和炎症所致。前列腺素释放

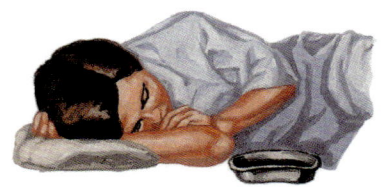

患者躺卧不动，因为震动或呼吸加重疼痛。常有恶心感

图 12-4　胆石症（胆囊结石）

技术

腹腔镜技术

胆囊切除术与其他腹腔镜手术一样，正确的操作孔布置是必要的。胆囊切除术通常使用4个操作孔。脐周操作孔是1个10~12 mm的操作孔，该孔通常也另用作标本取出的位置。另外3个5 mm操作孔的放置为：1个在剑突下区域用于解剖操作，2个在腹部右上象限用于牵拉胆囊和辅助术中显露。将患者体位设置为"陡峭"的头高足低位（反向Trendelenburg体位）有助于术中显露。最外侧的操作孔用于抓持胆囊底部，并将胆囊向头侧、外侧牵拉。剩余的5 mm操作孔用于抓持并牵拉漏斗部，以利于解剖胆囊三角。将漏斗部向下外侧回拉是关键，因为这有助于将胆囊管和胆总管分开，避免胆道损伤（图12-5）。

胆囊切除术的安全程序

胆囊切除术的安全程序由SAGES开发。SAGES 2014年成立的一个特别工作组，制订了6个手术步骤，以指导外科医生在腹腔镜胆囊切除术中避免胆道损伤。该程序的第一个组成部分是获得关键性安全术野。该术野的描述始于20世纪90年代中期，其敦促外科医生必须确认有2个且仅有2个结构（胆囊管及胆囊动脉）连接和进入胆囊，两个结构之间可见到肝脏。近端1/3的肝门板也需要解剖，以确保没有管状结构折返进入肝脏。程序的剩余部分就是理解解剖变异，使用术中胆道造影（或等效的评估：术中超声或吲哚菁绿荧光显色），并实施"术中暂停确认（intraoperative time-out）"，以在结扎任何结构之前，确保每个人对可见结构的辨认识别达成一致意见；知道解剖操作什么时候开始变得危险，并知道相应的备选方案，例如胆囊次全切除术、中转开腹或胆囊造瘘置管术；最后，请其他外科医生协助。

鲁维埃沟

鲁维埃沟（Rouviere沟）（译者注：由法国解剖学家Henri Rouviere 1924年首先报道，指肝门右侧的肝裂/切迹，其内走行的是右肝的肝蒂/Glisson鞘）是一个有助于避免胆总管损伤的重要解剖标志。鲁维埃沟存在于绝大多数个体，在这些个体中，肝动脉和肝管的右后支走行于鲁维埃沟内。胆囊管和胆囊动脉通常位于鲁维埃沟的前上方，而胆总管通常位于鲁维埃沟的下方。因此，理论上将解剖操作保持在鲁维埃沟的上方区域有利于降低胆总管损伤的风险。

开腹

开腹胆囊切除术通常通过右肋下切口进行。自动牵开器有助于抬高肋缘和维持充分的切口牵拉。通常通过"自上而下"的方法将胆囊从肝床上解剖游离，即从胆囊底部开始，并在最后游离胆囊动脉和胆囊管。

胆囊切除术

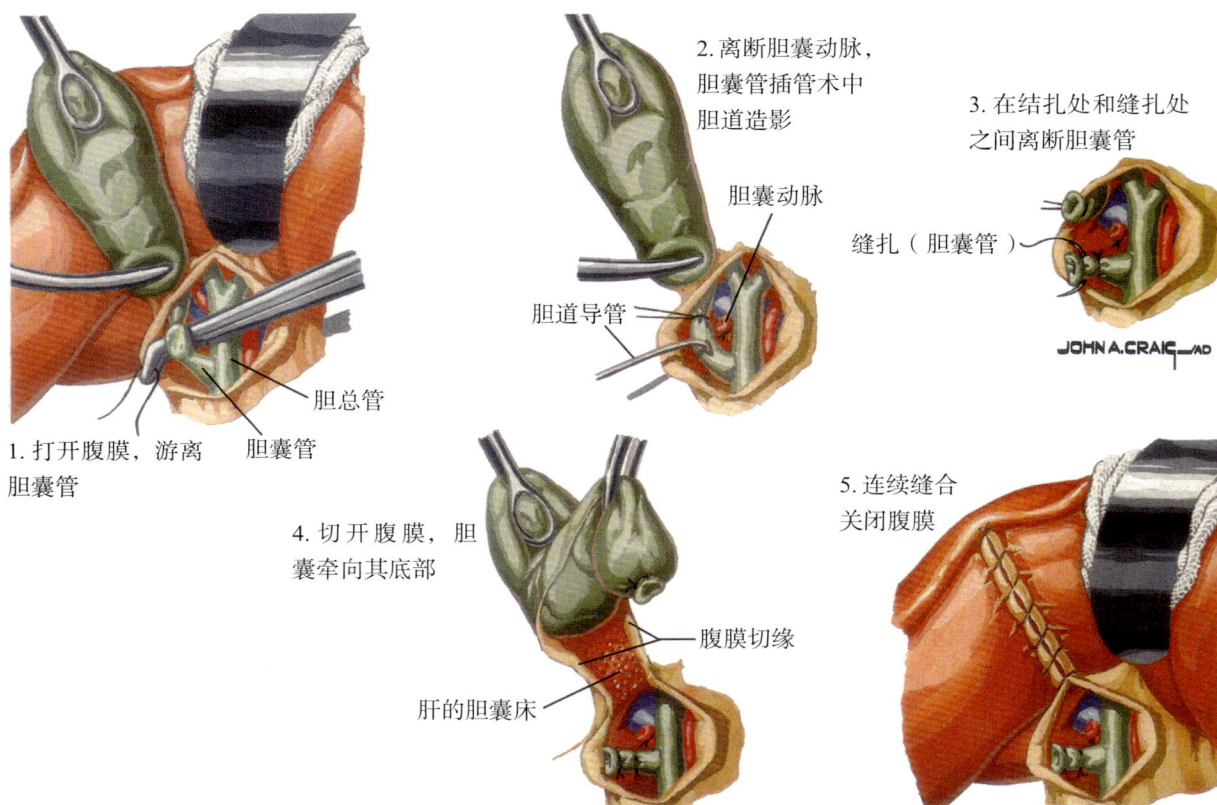

开腹和腹腔镜胆囊切除术的关键术野

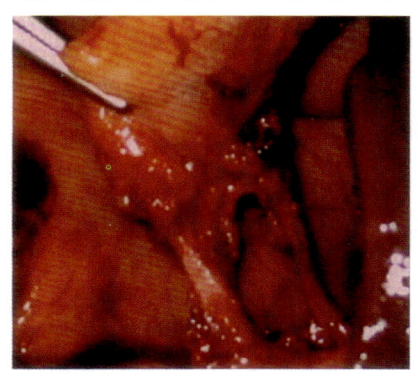

开腹胆囊切除术的关键术野：注意胆囊底部牵向头侧、胆囊漏斗部牵引向右外侧，显露关键术野，可见胆囊管、胆囊动脉，二者之间无其他结构

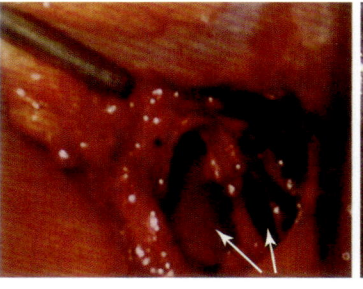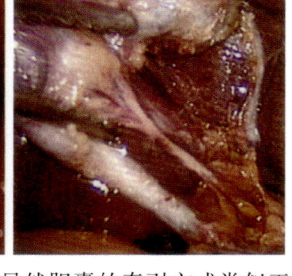

腹腔镜胆囊切除术的关键术野。虽然胆囊的牵引方式类似于开腹胆囊切除术（胆囊底部牵引向头侧，胆囊漏斗部牵引向右外侧，显露关键术野），但是左侧图片首先显示胆囊管和胆囊动脉之间（长箭头）、胆囊动脉和肝胆囊床之间（短箭头）的解剖不够充分。右侧图片显示实施进一步的解剖操作后关键术野得以清晰显露

图 12-5　胆囊切除术及其关键术野

术中胆道造影

术中胆道造影是一项重要的技术,不仅有助于防止胆道损伤,而且有助于术中辨别和治疗胆总管结石。无论是使用腹腔镜还是开放入路,都有多种方法施行术中胆道造影。有多种不同规格的导管可用于胆囊管插管。胆道造影应该使用稀释(50%)的造影剂,因为如果造影剂浓度太高,会造成结石显像模糊。如果不能通过胆囊管进行胆道造影,可以在胆总管内置入小口径的穿刺针,造影完成后可以用5-0可吸收单丝缝线修补穿刺点。另外,可以对胆囊管和胆总管的全程进行术中超声检查,寻找有声影的结石。如果发现结石,则可以进行胆总管探查。这将在另一章节进一步讨论。近期,术前使用吲哚菁绿联合相应设备也可用于胆道造影。

特殊情况

东京指南流程图有助于临床医生为急性胆囊炎的患者制订合适的治疗路径。它将急性胆囊炎分级为轻度、中度和重度,并将患者的合并症考虑在内。通过对现有文献进行荟萃分析,指南回答了一系列问题并制订了流程图。该文章是免费的,并有在线计算器可提供快速参考。

妊娠期胆囊炎或严重症状性胆石症的患者可以通过胆囊切除术来治疗。在妊娠早期(妊娠期前3个月)或晚期(妊娠期9个月后)应避免手术,因为分别有失去胎儿或早产的风险。

第 13 章
胆总管手术和胆总管十二指肠吻合术

编者 Walter S. Cha，Ahmed Nassar

王 恺 译，丁自海 审校

简介

约 15% 的胆囊结石患者合并胆总管结石。胆总管结石的治疗方法包括内镜治疗（即内镜逆行胰胆管造影联合胆道括约肌切开术）、经皮介入治疗、腹腔镜手术和开腹手术。患者个体因素、医生的专业技术熟练程度和对一期或分期治疗的意愿将指导管理策略的制订。目前，大多数胆总管结石患者主要通过内镜技术治疗。然而，对于存在多个大结石、结石位于狭窄部位以上和 Vater 壶腹操作困难（狭窄、憩室或解剖结构改变，如胃旁路术后）的患者，内镜下处理胆总管结石可能存在难度。不适合内镜或经皮处理的患者可能需要开腹手术干预。胆总管手术（common bile duct surgery）包括腹腔镜下经胆囊入路探查胆总管或胆总管切开探查、开腹胆总管探查和胆肠吻合术。

胆囊管的解剖和变异

在大多数（64%~75%）个体，胆囊管以约 40° 的角度与肝总管汇合（图 13-1）。较少数（17%~23%）个体的胆囊管可与肝总管平行走行一段距离，甚至可能单独汇入十二指肠。在 8%~13% 的个体，胆囊管经过肝总管前方或后方在肝总管的左侧汇入肝总管。极少数个体存在"无柄"胆囊，即胆囊管较短或缺如。

腹腔镜胆总管探查术

腹腔镜胆囊切除术中发现胆总管结石是腹腔镜胆总管探查的指征（图 13-2）。成功的腹腔镜胆总管探查可避免胆总管结石延迟治疗或后期内镜处理相关的风险。

腹腔镜胆总管探查的穿刺器布置与腹腔镜胆囊切除术操作孔的布置相类似。而在右上腹部另加一操作孔可用作胆道镜探查或胆道插管。类似的腹腔镜方法也被用于机器人辅助胆总管探查术。

第四篇　肝脏和胆道

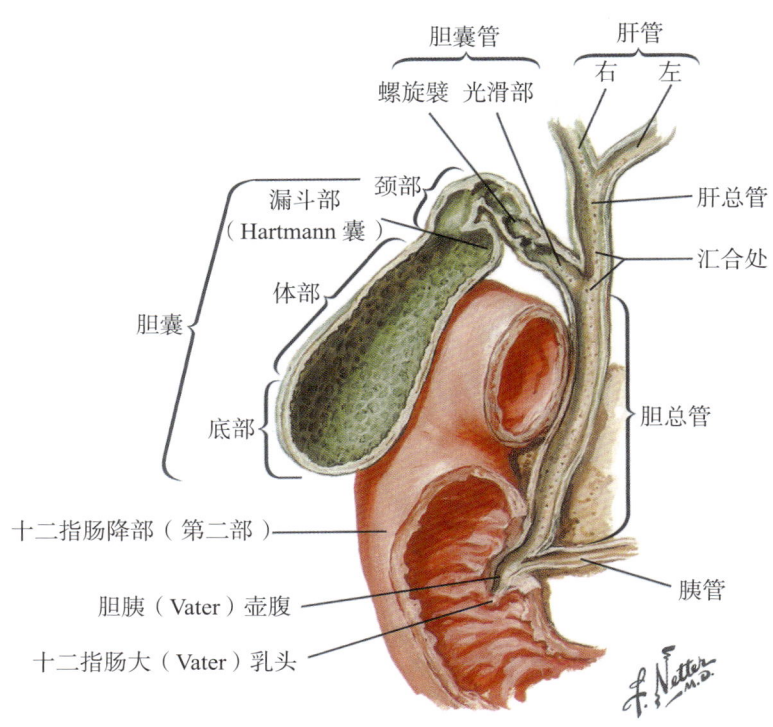

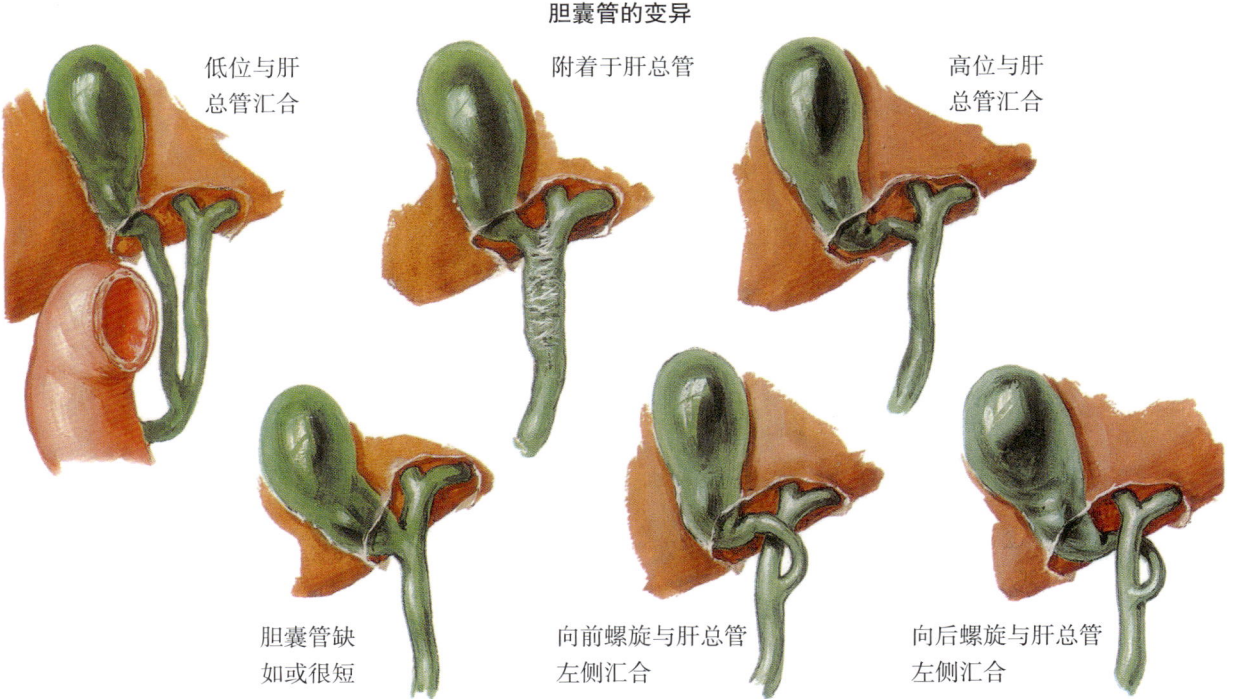

图 13-1　胆囊管的解剖和变异

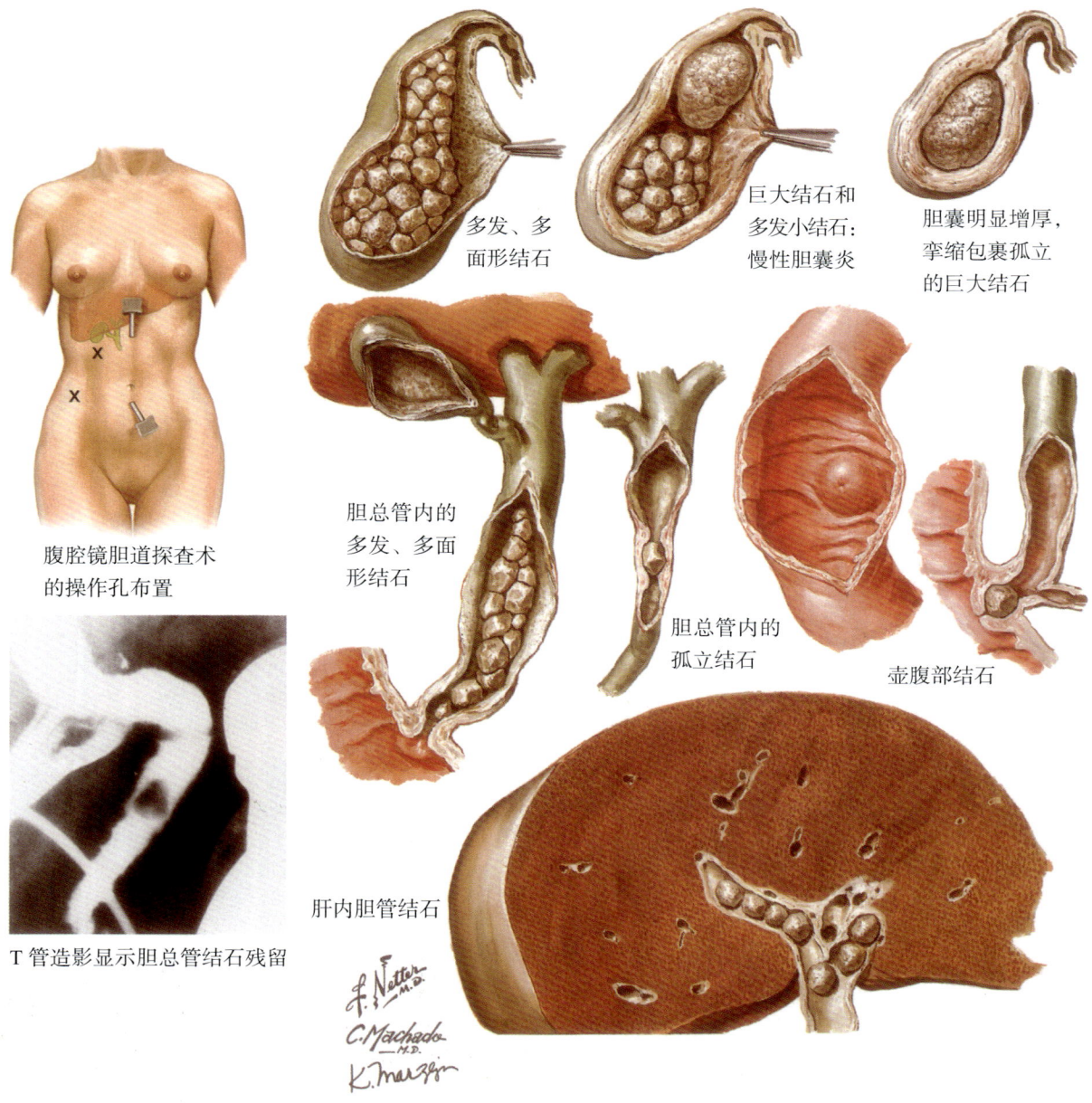

图 13-2 胆总管结石：病理特征

经胆囊入路

经胆囊入路的胆总管探查可以避免胆总管切开及后续的 T 管留置。在胆囊侧处理胆囊管后,切开胆囊管并放置胆道导管。在后续的取石操作之前,可能需要用球囊扩张胆囊管(图 13-3A)。

胆总管灌注生理盐水可冲洗结石。如果冲洗没有成功,可在透视引导下将球囊或网篮置入胆总管以捕获、取出结石。另外,可在透视引导下行顺行括约肌球囊扩张,然后通过冲洗清除胆总管结石(图 13-3B~D)。但是,因为壶腹部扩张后存在引起胰腺炎的风险,该技术并非首选。清理胆总管后,可用外科夹或圈套器结扎胆囊管。

经胆管 / 胆总管切开入路

经胆囊取石可能不适用于巨大结石、小胆囊管或位于胆囊管近端的结石。腹腔镜胆总管切开术是清除这些结石的方法。

将胆囊牵向头侧后,因胆总管的供血血管位于管壁侧方,应在胆总管远端的前壁取纵行切口。切口长度通常限于 1 cm 或与最大结石的大小相仿。首先可以通过灌洗清除结石,随后再用网篮或球囊取石。

胆道镜是实用的辅助工具。胆总管的切口通常使用单丝可吸收缝线运用腹腔镜缝合技术缝闭(图 13-3E)。为了术后的胆总管处置,可在留置 T 管后再关闭胆总管切口,但是现在的临床实践中已经很少需要留置 T 管。或者,在缝闭胆总管切口前可以顺行置入胆总管支架越过括约肌,从而不需要放置 T 管。

开腹胆总管探查术

当微创治疗方式不可行或失败时,则有必要行开腹胆总管探查术。此外,当开腹胆囊切除术中发现胆总管结石时,也可行开腹胆总管探查术。该手术通常采用右肋缘下切口(图 13-4A),也可选上腹正中切口。按 Kocher 手法取 Kocher 切口入路,切开胆总管(图 13-4B)。取石器械包括灌注管、球囊导管、胆道取石钳、胆石匙及纤维胆道镜。清除胆总管结石后,使用可吸收缝合线缝合关闭胆总管切口,较少需要留置 T 管(图 13-4C~E)。

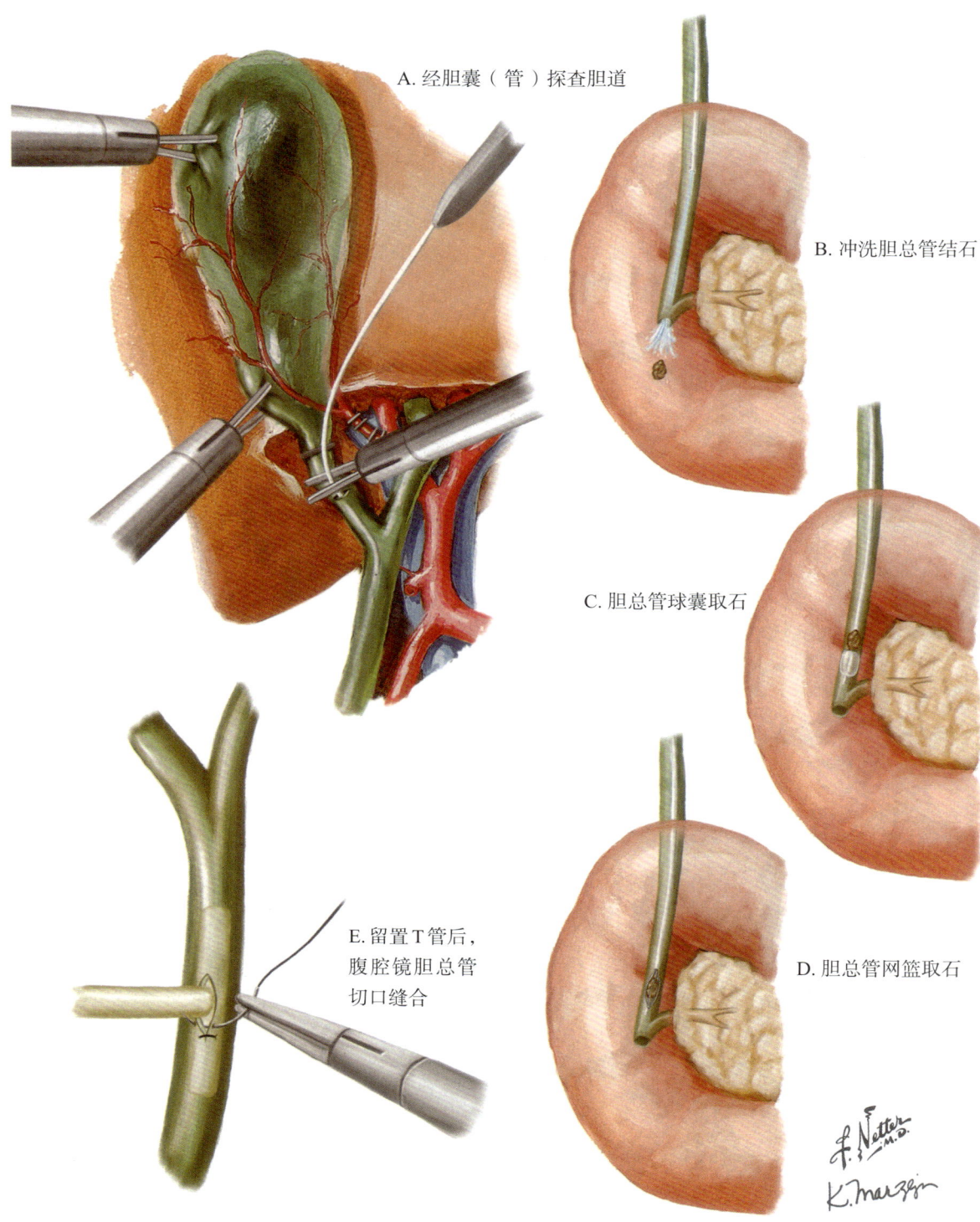

图 13-3　经胆囊和经胆管/胆总管切开入路

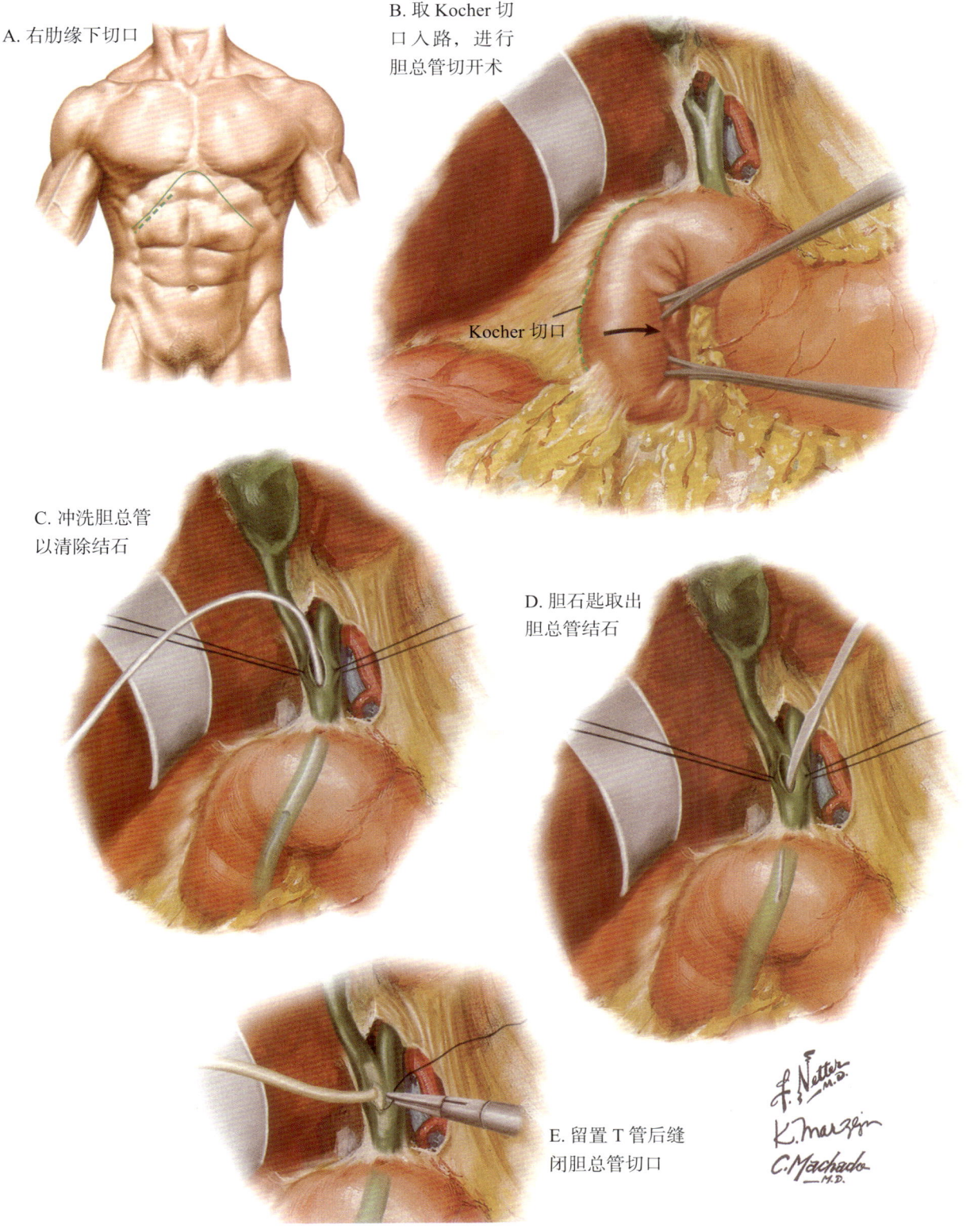

图 13-4　开腹胆总管探查术

胆总管十二指肠吻合术

胆总管十二指肠吻合术（choledochoduodenostomy）适用于胆总管探查后结石残留、反复发作的胆管结石或胆总管末端狭窄伴胆总管扩张 >2 cm。

通过 Kocher 手法显露远端胆总管。在胆总管最靠近十二指肠的位置做 2 cm 长的切口。清除胆道结石。在靠近胆总管切口的位置纵行切开十二指肠 2 cm（图 13-5）。使用合成可吸收缝线间断缝合胆总管—十二指肠"鱼嘴样（fish-mouth）"吻合口。

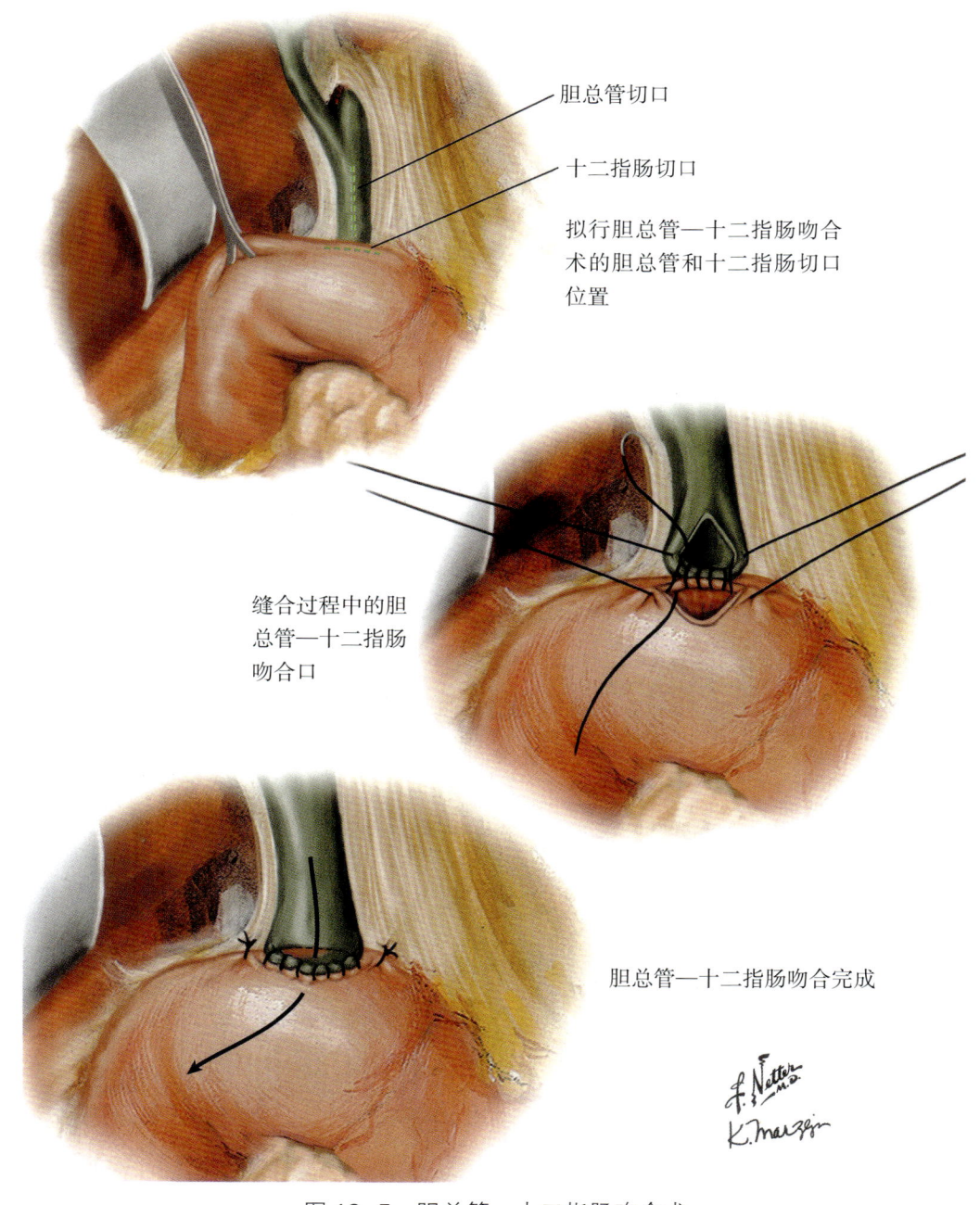

图 13-5　胆总管—十二指肠吻合术

第 14 章
肝切除术

编者 Federico Aucejo，Kazunari Sasaki，Charles Miller，Eren Berber，Keita Okubo，Cristiano Quintini，Choon Hyuck David Kwon，Christopher T. Siegel，Amit Nair

王 恺 译，丁自海 审校

简介

多种因素导致目前年肝脏手术量显著增加。在经验丰富的中心，手术和麻醉技术的进步、患者的筛选将肝切除术（hepatectomy）相关的死亡率降低到1%~5%，同时也将手术相关并发症的发病率降低到可接受的程度。在新确诊肝癌、胆管癌发病率增加且相关手术预后得以改善，以及结肠癌肝转移的辅助治疗预后得到实质性改善的前提下，肝切除术已成为肝细胞癌、胆管癌、结肠癌肝转移的首选治疗方式。值得注意的是，在过去10年中，腹腔镜和机器人微创肝脏手术都有了实质性的进展。

手术原则

正如Couinaud于1957年报道的那样，对肝段解剖的理解推动着肝切除术的发展。除门静脉之外，在计划切除时还必须考虑到动脉血供、胆管引流和肝脏的流出道。由于肝实质、静脉和胆管解剖、肿瘤位置及切缘范围存在显著变异，充分的术前影像学检查是非常重要的。对于原发性肝癌，1~2 cm的切缘是首选。转移性肿瘤的切缘宽度仍有争议，但近期关于结肠癌肝转移的研究显示至少1 cm的切缘可使生存获益。在计划肝切除术时，对患者而言，残留肝需要有足够的质量和足够的动脉、门静脉、肝静脉血流，也必须有充分的胆汁引流。

根据门静脉血流入肝的分布，肝脏可分为8段（图14-1）。Ⅰ~Ⅳ段构成左叶（图示为紫色、蓝色、绿色），Ⅴ~Ⅷ段构成右叶。计划肝切除时，术前理解肝内解剖很重要。因为所有肝血管和胆道结构都有较多变异，右叶和左叶的相对大小也存在较多变异，所以影像学检查有助于描绘切除过程中可能遇到的关键结构（图14-2）。3期增强CT或高分辨率增强MRI是最有用的影像技术（图14-3）。

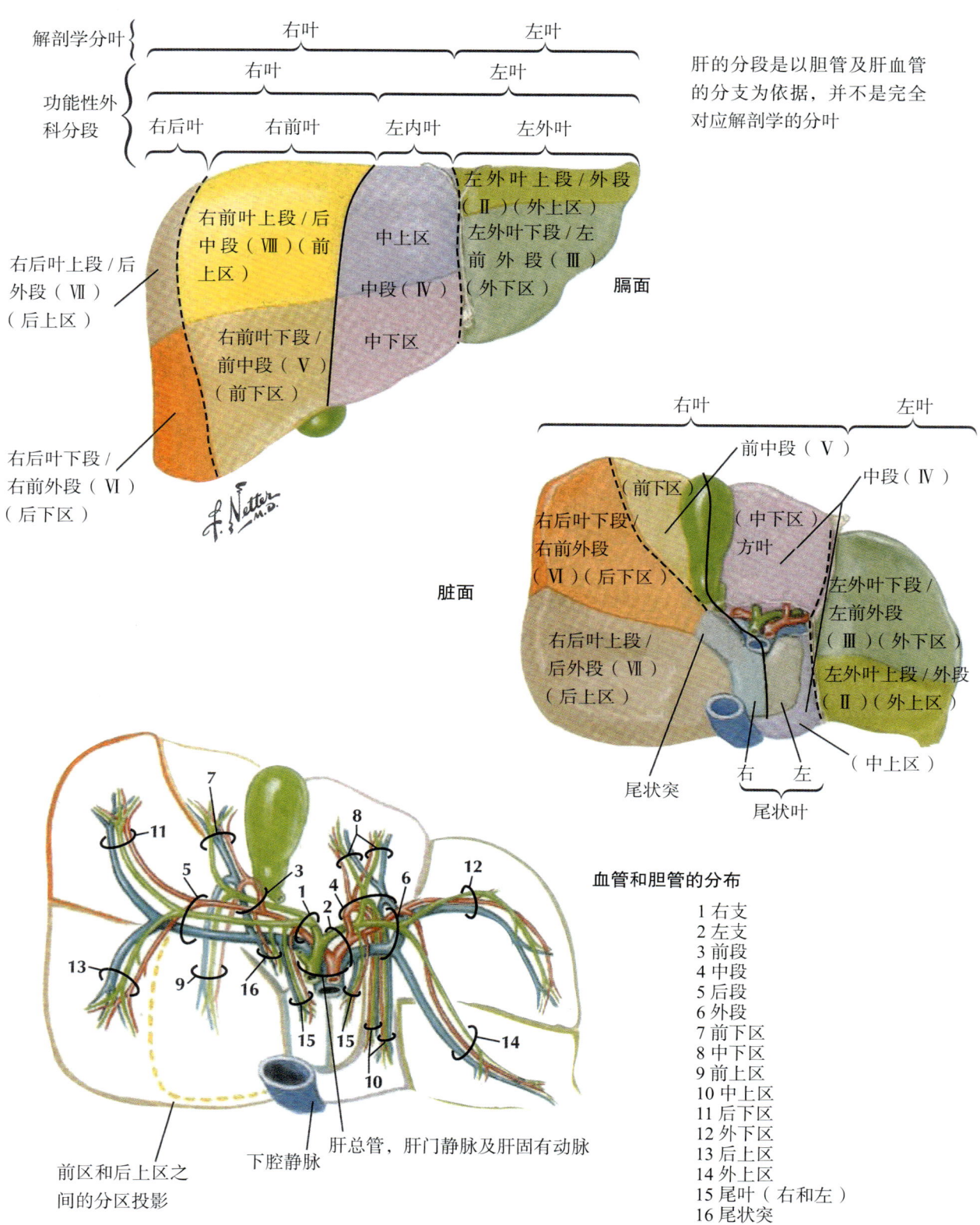

图 14-1 肝的分段和分叶：血管和胆管的分布

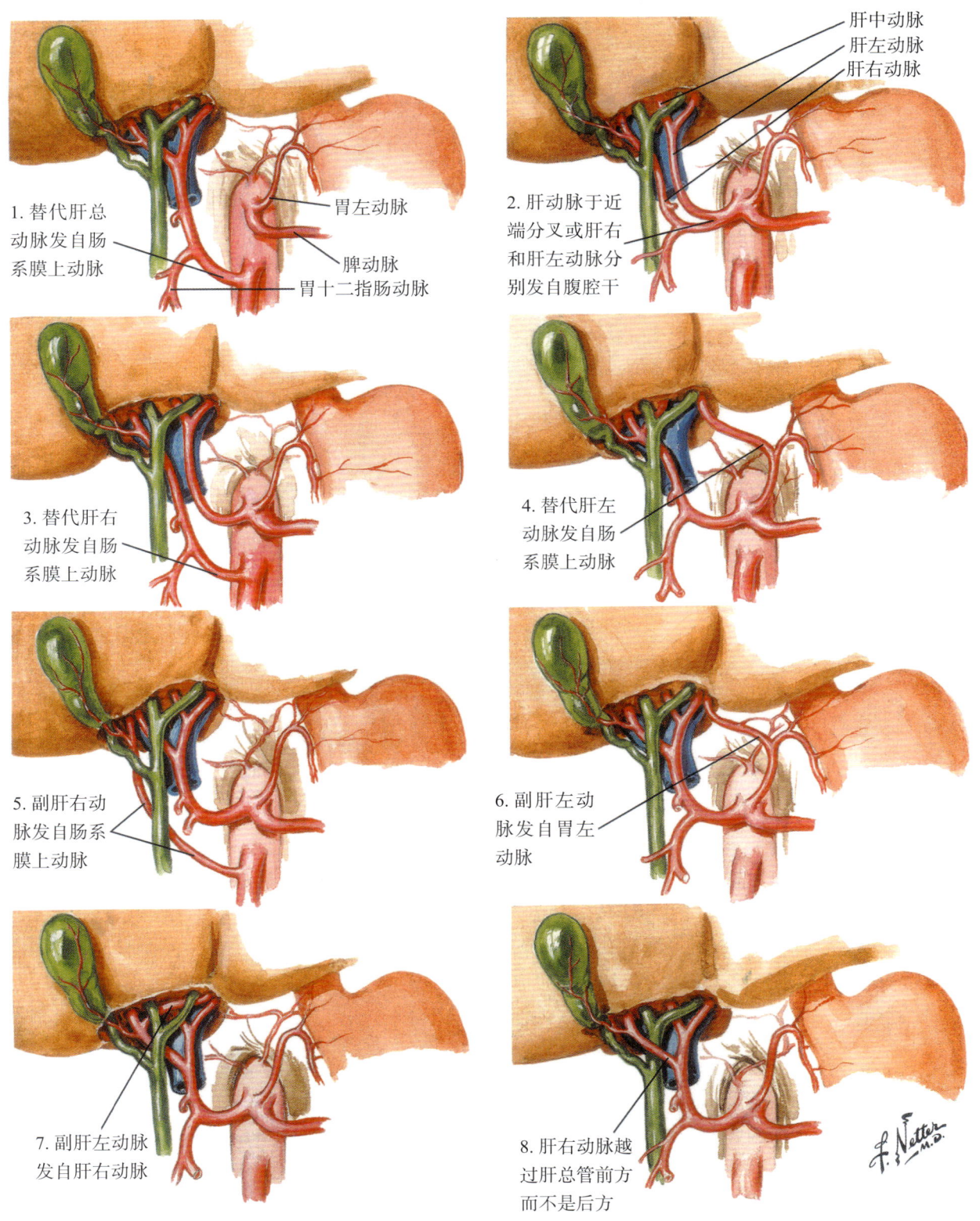

图 14-2 肝动脉及其分支起源和走行的变异

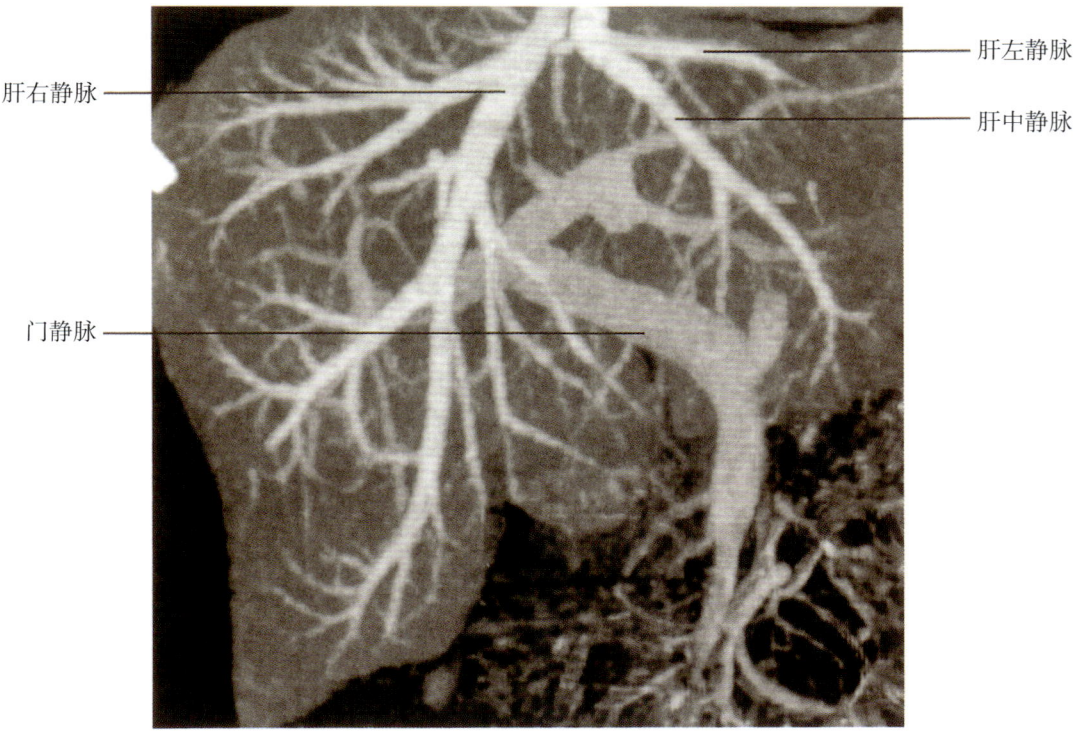

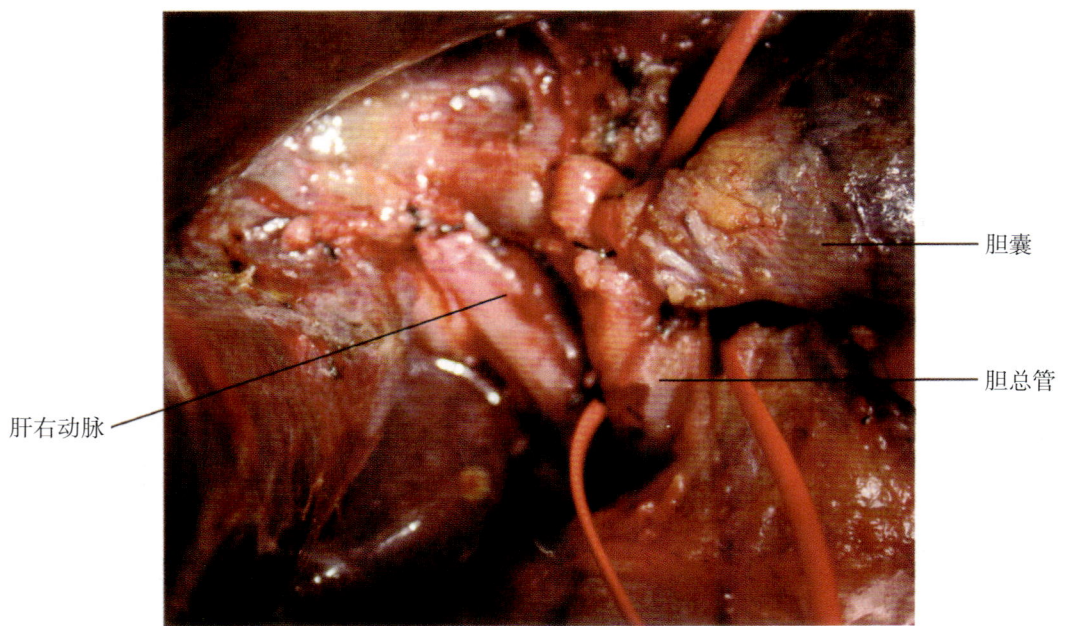

图 14-3　肝：MRI 和术野

（引自：KAMEL I R, LIAPI E, FISHMAN E. Liver and biliary system: evaluation by multidetector CT. Radiol Clin North Am, 2005, 43（6）：977–997.）

肝的动脉血供来自肝左、右动脉，其分支供血至肝左、右叶。动脉的变异包括副肝动脉或替代肝动脉，以及肝总动脉的起源异常（图 14-2）。最常见的肝动脉变异是发自肠系膜上动脉的副肝右动脉或替代肝右动脉。这支动脉通常是肠系膜上动脉的第 1 分支，走行在胰头、门静脉、胆总管的后方，上行直接注入肝右叶。胆道树也存在显著变异，可增加肝切面胆漏的风险（图 14-4）。胆漏是肝切除术后比较常见且棘手的并发症。保持残留肝段有充分的胆汁引流是预防胆道并发症的关键。将术前影像学和术中胆道造影进行对比有助于明确存疑的区域。肝实质离断后，经胆囊管根部注入气体或丙泊酚有助于探查肝切面的胆漏。

肝左、右叶的相对体积存在相当大的变异（图 14-5）。在决定最小的残留肝体积时，除考虑每一肝叶的大小以外，肝实质潜在的病理情况也必须作为考虑因素，以避免发生肝功能不全。肝硬化或肝脂肪变性的患者在肝切除术后需要较大的残留肝体积才能维持足够的肝功能（图 14-6）。

肝右叶切除术

这是一例位于门静脉右前支和右后支之间的肝细胞癌而行肝右叶切除术的病例（图 14-7A）。在这一特殊病例中，门静脉左、右支分叉发生在同一水平面，使门静脉主干形成三分叉。

多种类型的切口可以为肝右叶切除术提供充分的术野显露。最常见的是上腹部梅赛德斯切口（奔驰标志，Mercedes incision），即为双侧肋下并向腹中线延伸的切口。其他包括腹中线切口、双侧肋下切口或右肋下向腹中线延伸的切口。自动拉钩是保障充分的术野显露所必需的（图 14-7B）。

如果是腹腔镜肝切除术，则总共需要布置 5~7 个 Trocar（图 14-7C）。

肝的游离始于肝周韧带的离断。将胆囊从肝床游离后，从肝门开始解剖肝脏。肝Ⅳ段和Ⅴ段之间的外侧边界相当于肝左、右叶的断肝平面。切开与肝右后叶相连的后腹膜和肾筋膜，可以避免在搬动肝脏时发生肝Ⅵ段和Ⅶ段的撕裂伤（图 14-7D）。当完成肝右下叶的游离后，沿着肝离断三角韧带，将右叶从后腹膜游离出来。继而向上至肝右静脉汇入下腔静脉处继续解剖游离肝。该操作可将肝右叶与膈肌分离。然后继续向后解剖游离肝，直至充分显露下腔静脉和肝短静脉为止（图 14-7E）。

当离断所有的肝短静脉后，开始解剖游离肝右静脉，以备最终的肝右静脉离断。而后注意力应返回肝门。解剖右肝门结构（图 14-7F）。术中可行胆道造影显示胆道的解剖（图 14-7G）。

此时，可见肝表面有明显的分界面。虽然流入血管已被游离控制，如果行血流阻断可以达到更好的止血目的（如 Pringle 手法）。经过 10 min 的缺血预处理后充分恢复血流，再次夹闭肝门，控制肝右静脉，然后开始离断肝实质（图 14-7H）。术中超声有助于将断肝平面定位于肝中静脉外侧，并标记出可能存在的由肝右叶汇入肝中静脉的分支。肝实质的离断可以使用实质粉碎技术、超声刀或高压水刀（图 14-7I~K）。其他技术还包括使用切割吻合器离断肝组织或双极电凝装置。

胆囊管变异

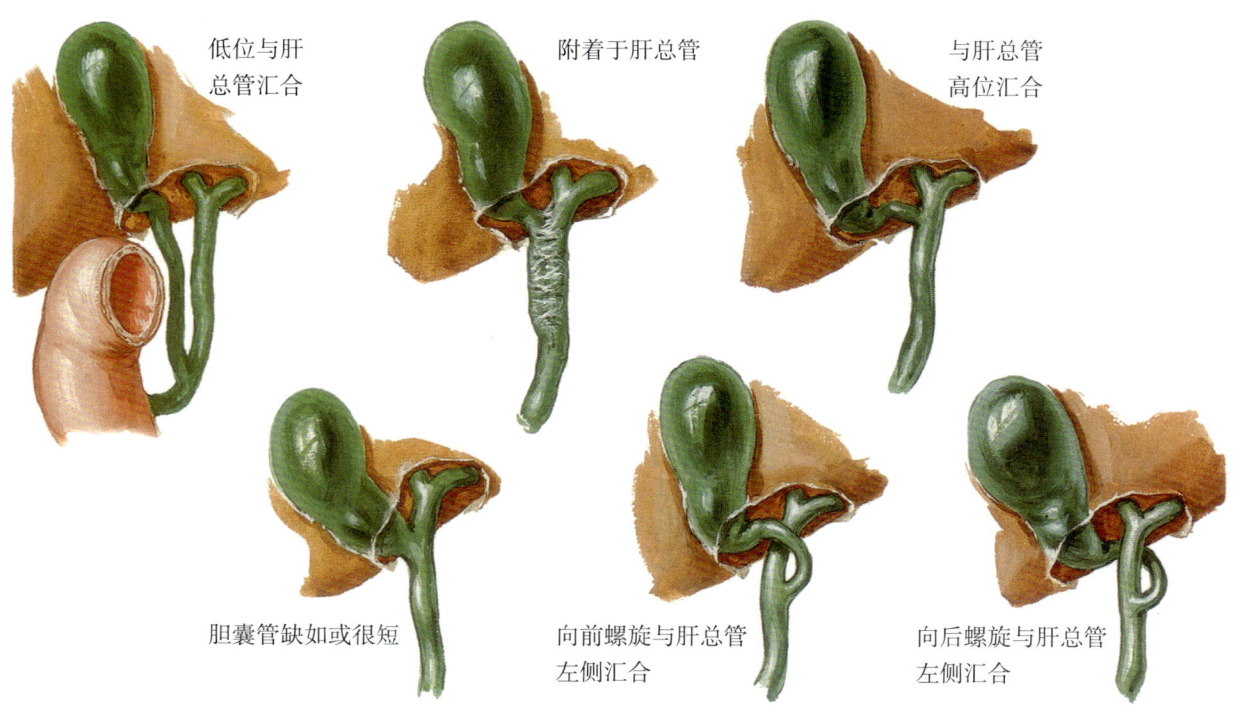

副肝管 / 异位肝管

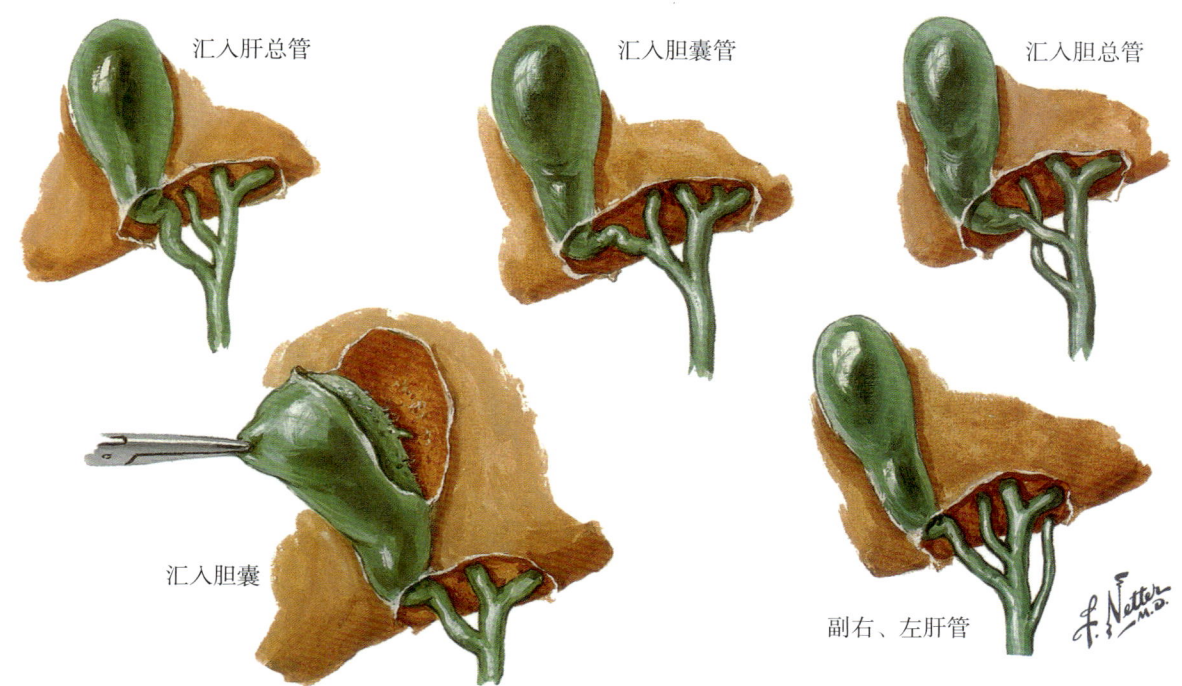

图 14-4　胆囊管和肝管的变异

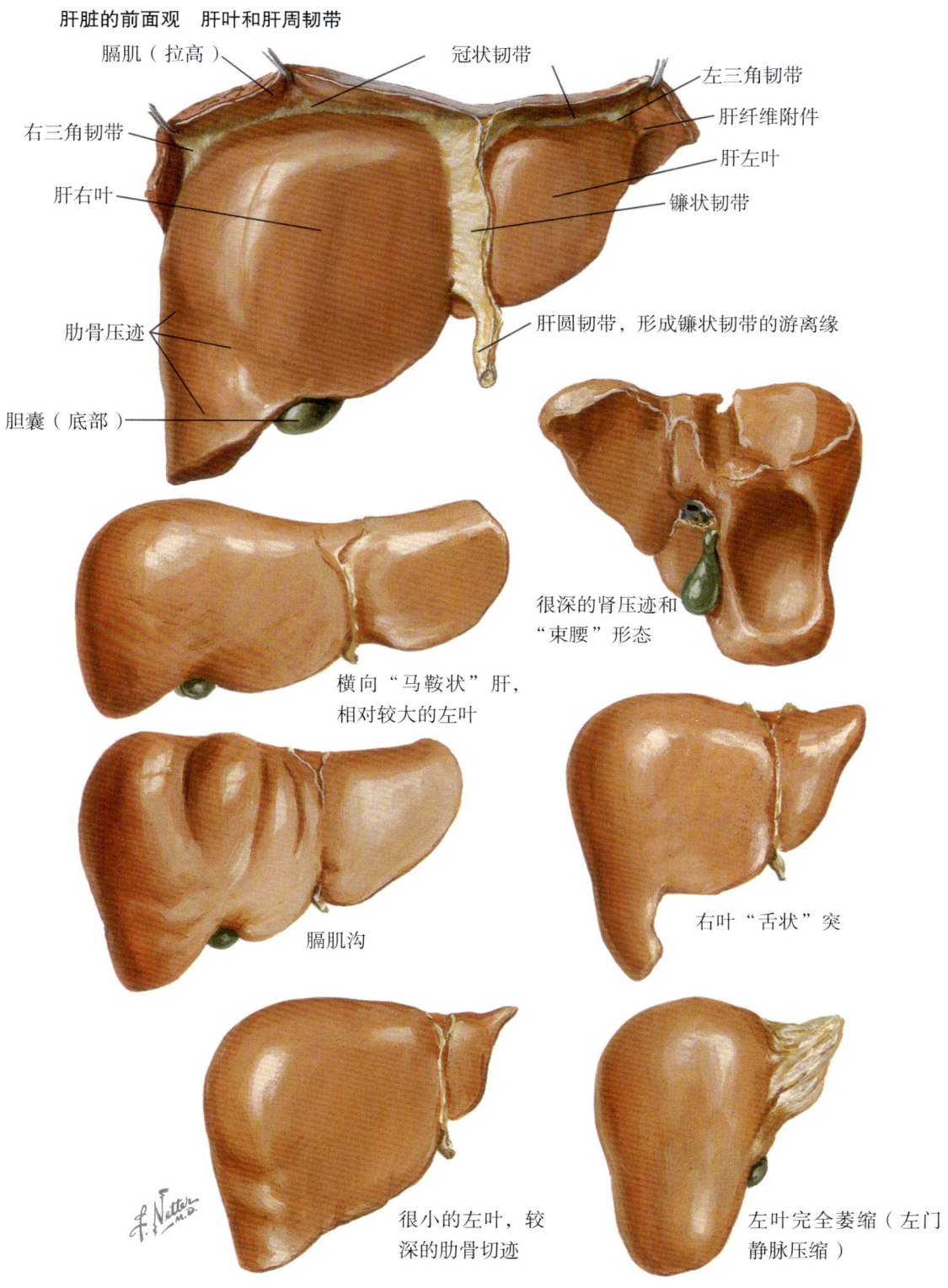

图 14-5 肝脏形态的变异

脂肪隔性肝硬化	非脂肪隔性肝硬化	胆汁性肝硬化	坏死后肝硬化
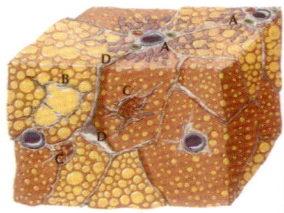	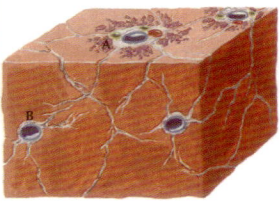	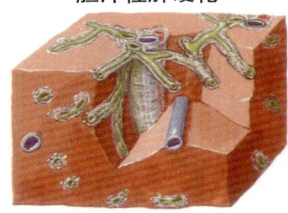	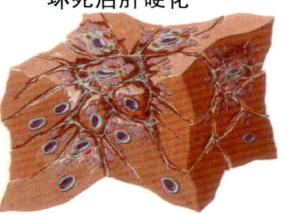
微膜形成的可发生于门管区并向周围辐射（A）、脂肪囊泡周围（B）、坏死区域（C）和脂肪不规则分布区域之间的"应激裂"（D）。同时，在小叶周围弥漫地开始再生（紫色）	微膜常起源于汇管区呈放射状扩散穿过肝实质（A），是刺激的后果（肉芽肿病、血色素沉着病、病毒性肝炎）；或是来自中心区域（被动充血，中毒）（B）。再生起始位置（紫色）	在感染、长期肝外胆管梗阻或原发性胆管疾病，纤维条索在病变胆管的周围形成，也可能扩大到小叶内小胆管。纤维条索呈网状遍布横行于小叶（假肝硬化），而不是片状	在大规模或大块坏死后导致周围组织结构破坏进而出现裂隙。由于周围肝实质的坏死没有那么严重，导致纤维隔开始形成。再生开始（紫色）
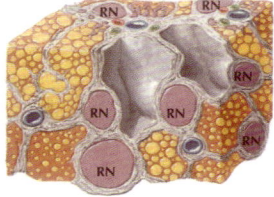	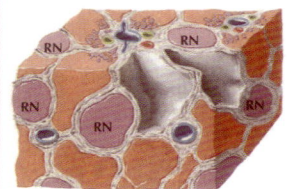	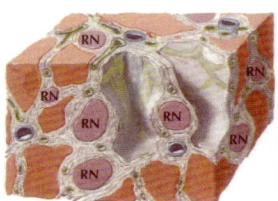	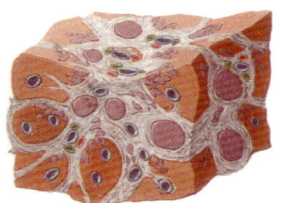
微膜聚集形成较厚的二维不规则的隔膜，分割肝小叶。再生性小结（RN）进一步改变结构	正如脂肪型肝硬化，微膜聚合成分隔隔膜，形成再生小结节（RN）。注意隔膜连接汇管区及中央静脉	在晚期，作为炎症或其他刺激的后果，纤维条索中间形成部分独立的隔膜，分割小叶阻碍循环。出现再生结节（RN）	大面积的组织破坏、崩塌形成广泛的结缔组织带，而周围的组织由于隔膜的形成而被分隔成多个小叶结节，而再生发生于结节中和小叶中

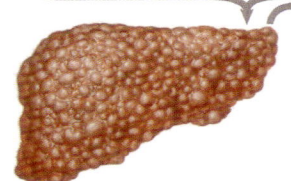

"Laennec"肝硬化的特征，形成均匀的小结节和薄的隔膜

大规模或不规则的碎片状坏死和广泛的再生

坏死后肝硬化特征：分布不规则大小不一的结节，多小叶及大部分隔膜宽厚

图 14-6　肝硬化Ⅰ：发生途径

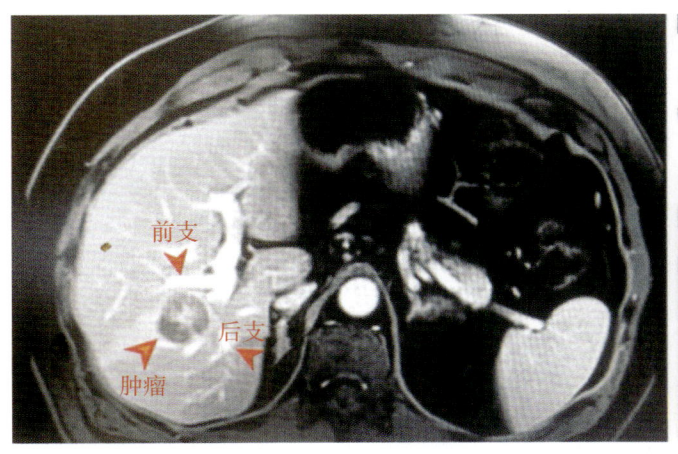
A. 肝细胞癌位于肝右叶，门静脉右前支和右后支（箭标）之间

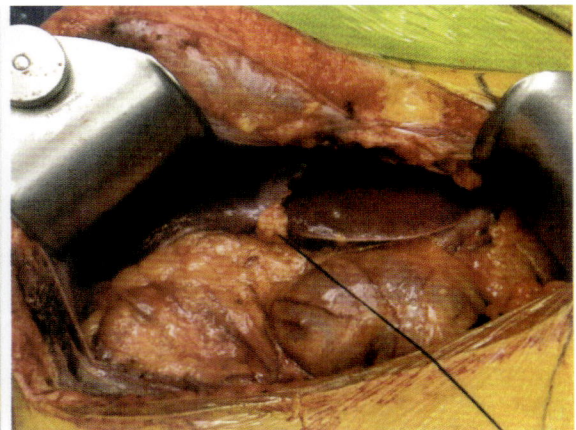
B. 曲棍球棒形切口

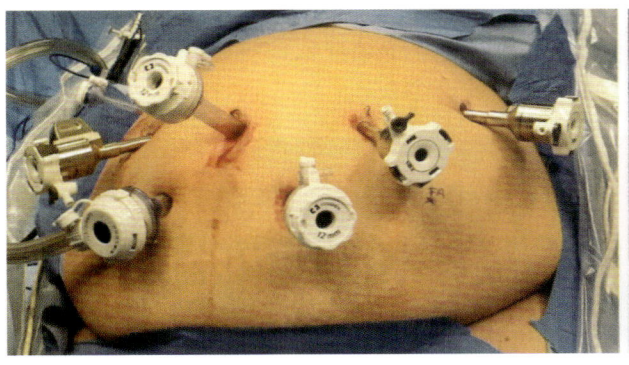
C. 腹腔镜肝切除术的 Trocar 位置

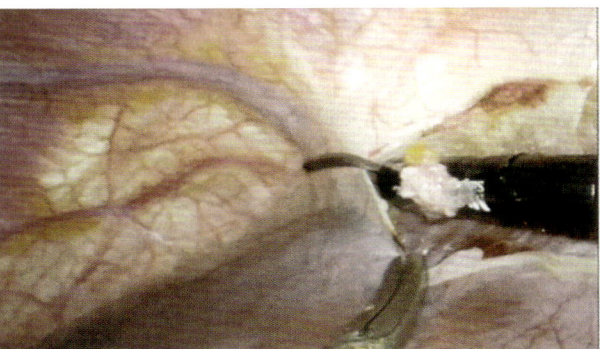
D. 肝脏的游离。切断的镰状韧带

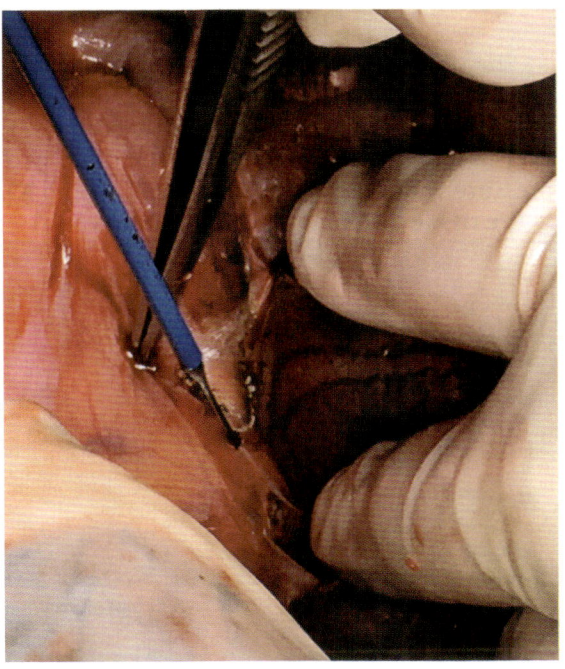
E. 肝右叶的游离。切断的右三角韧带

图 14-7　肝右叶切除术

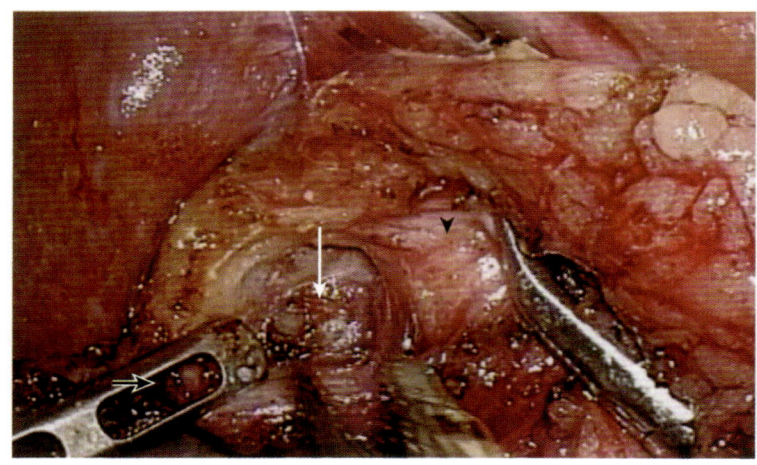

F. 肝右动脉（黑色箭标），门静脉（白色箭标），胆管（黑色箭头）

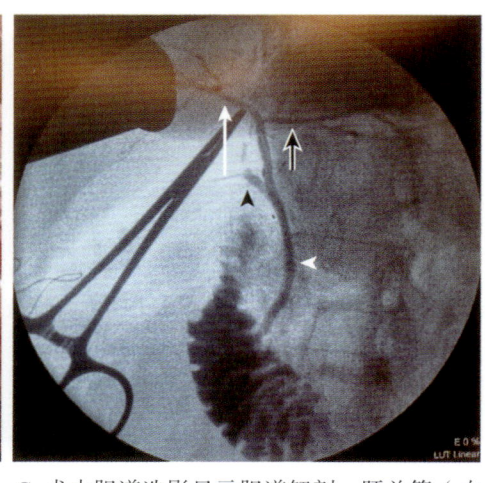

G. 术中胆道造影显示胆道解剖。肝总管（白色箭头），胆囊管根部（黑色箭头），右肝管（白色箭标），左肝管（黑色箭标）。肝门解剖方案

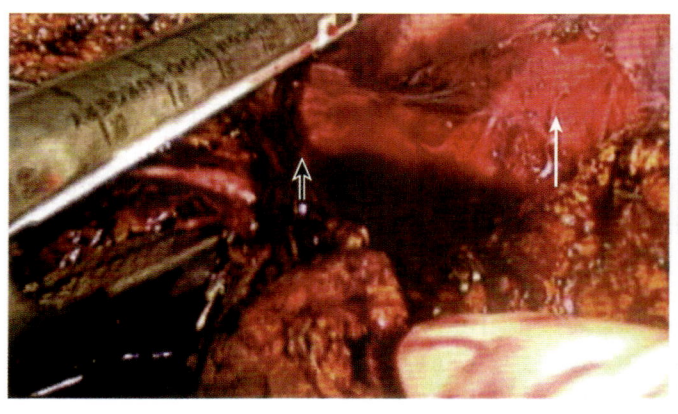

H. 肝右静脉（黑色箭标）。下腔静脉（白色箭标）。肝右静脉的变异

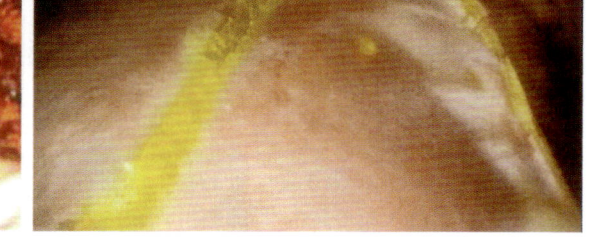

I. 延 Cantile 线（肝中静脉走行）标记断肝切除线

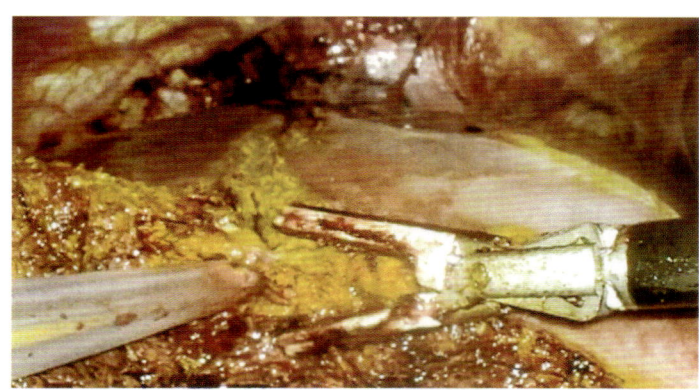

J. 肝实质离断

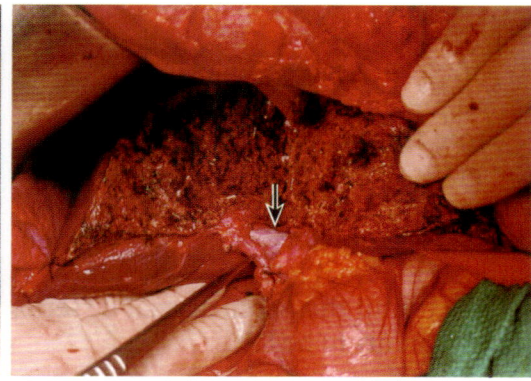

K. 肝实质断面。肝右动脉（外科镊所指）和门静脉右支（箭标）

图 14-7（续）

肝左叶切除术

肝左叶由Ⅰ～Ⅳ段组成，这些肝段由门静脉的分支界定。肝左叶的肝段切除较肝右叶相对容易，因为门静脉左支的肝段分支解剖操作更为容易。肝左外叶（Ⅱ～Ⅲ段）或Ⅱ～Ⅳ段的切除则需要深入肝门进行解剖，以保留剩余肝段的肝蒂分支。肝门结构嵌入Ⅲ段和Ⅳb段之间的肝叶。行肝段切除时，经常需要离断覆盖肝门结构的肝桥组织（bridge of liver tissue），以显露门静脉和胆管的肝段分支。肝左叶动脉和胆管解剖的变异较为常见。

副肝左动脉或替代肝左动脉起源于胃左动脉，经肝胃韧带进入肝左叶。如果拟行左外叶的肝段切除，了解Ⅳ段的胆道解剖很重要，以免意外结扎或损伤胆管。

术野显露可选用双侧肋缘下切口、双侧肋缘下向中线延伸切口，或腹正中切口。

在此展示一例因结直肠癌肝转移行腹腔镜肝左叶切除术的病例（图14-8A）。先将左三角韧带离断，以游离肝左外侧肝段（图14-8B，C）。然后将肝左叶向外侧牵拉，切开肝胃韧带。如果副肝左动脉或替代肝左动脉存在，常行经肝胃韧带进入肝脏，解剖游离时可在此处结扎肝左动脉，否则，需要打开覆盖近端肝左动脉淋巴结的腹膜，以显露肝左动脉。如果施行规范的左肝叶切除术，可以在肝左动脉离开肝固有动脉主干处将其结扎。如果需要保留Ⅰ段，则需要在肝左动脉发出Ⅰ段分支后将其结扎。Ⅳ段经常有来自肝总动脉的独立分支。按规范的左肝切除步骤，应沿胆总管追踪肝总动脉的走行，以确定是否存在进入Ⅳ段的动脉分支（图14-8D）。

一旦肝左动脉处理结束，便可将胆囊从胆囊床游离下来，结扎、离断胆囊动脉和胆囊管。然后沿胆总管解剖至其汇合处，并使用血管吊带套绕左肝管主干。如果需要保留Ⅰ段，则必须在Ⅰ段胆管起源处的远端处理左肝管。如果施行常规的左肝叶切除术，可在左肝管主干近端处理左肝管。如果行肝段切除，则最好在解剖肝实质后再处理胆管，以利于辨认、定位汇入保留肝段的管道。

此时，可以识别门静脉左支主干并使用血管吊带将其套绕（图14-8E）。门静脉左支可用切割闭合器处理，或者用外科夹阻断后将其离断并缝扎。如果需要保留尾状叶，则必须保留门静脉发至尾状叶的分支。尾状叶自腔静脉上游离（图14-8F）。结扎和离断肝短静脉，以使肝左叶自腔静脉游离下来。较大的肝短静脉可以使用血管直线切割闭合器处理。当完成这些操作后，可将尾状叶和左侧肝段向外侧方牵拉，有助于显露肝左静脉和肝中静脉（图14-8G）。肝左静脉和肝中静脉可在腔静脉上解剖游离，并套绕血管吊带标记。静脉可用血管直线切割闭合器处理，或在血管夹夹闭阻断处之间将其离断。至此，肝右叶和左叶分界线得以显现。使用术中超声，以在肝脏表面标记肝中静脉外侧的断肝平面。运用实质离断技术，将肝实质离断（图14-8H）。肝实质离断过程中遇到的较大血管可用切割闭合器或缝扎处理。一旦完成实质离断，断面可以使用氩气刀烧灼止血并覆盖可吸收的纤维蛋白胶。在肝实质解剖过程中，如果遇到明显出血，可使用Pringle手法或肝门血流阻断以控制出血。术毕，将引流管置于肝切面左侧以监测胆漏。

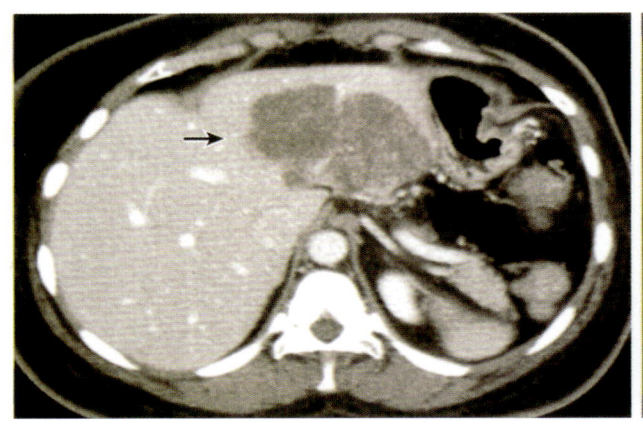

A. 肝左叶肿块（箭标）　　　　　　　　　　　　B. 肝左叶游离。离断左三角韧带

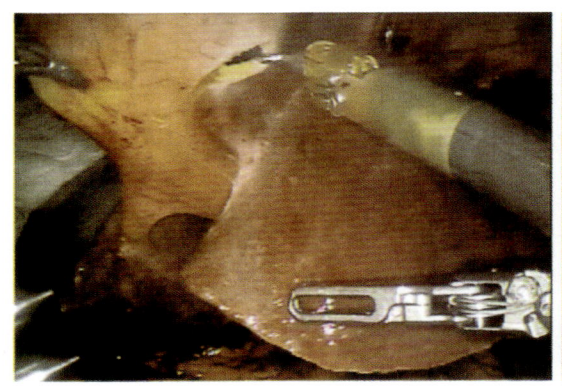 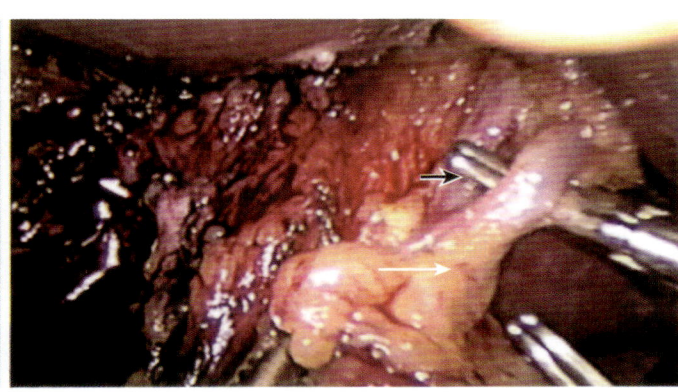

C. 肝左叶游离。离断镰状韧带　　　　　　　　D. 肝中动脉（黑色箭标）和肝左动脉（白色箭标）

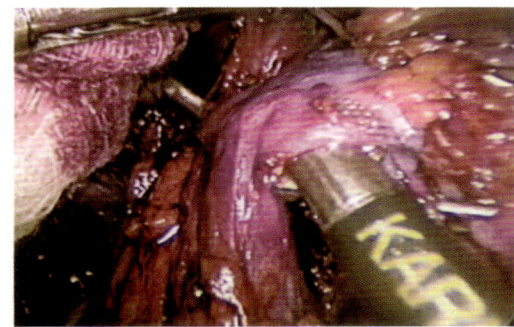 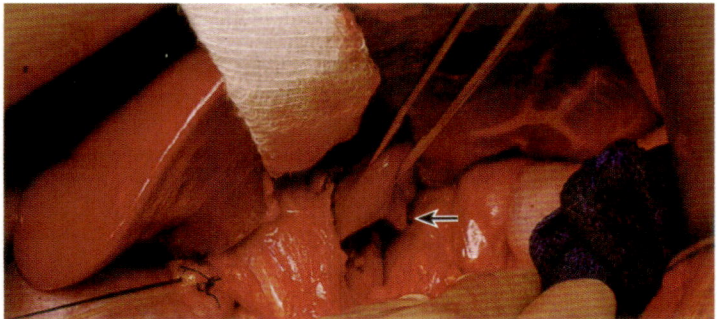

E. 门静脉左支　　　　　　　　　　　　　　　F. 尾状叶（箭标）

图 14-8　肝左叶切除术

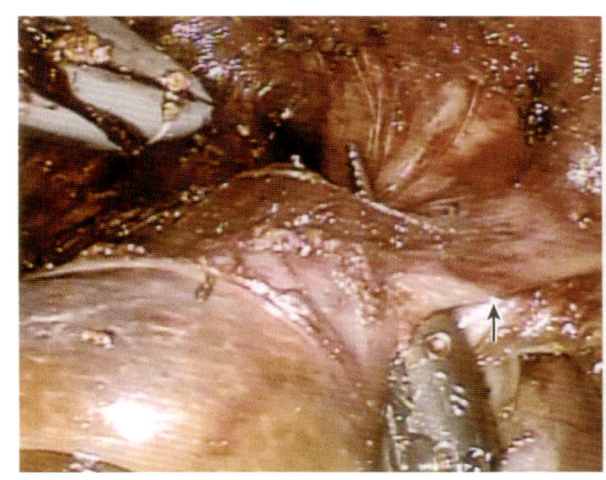
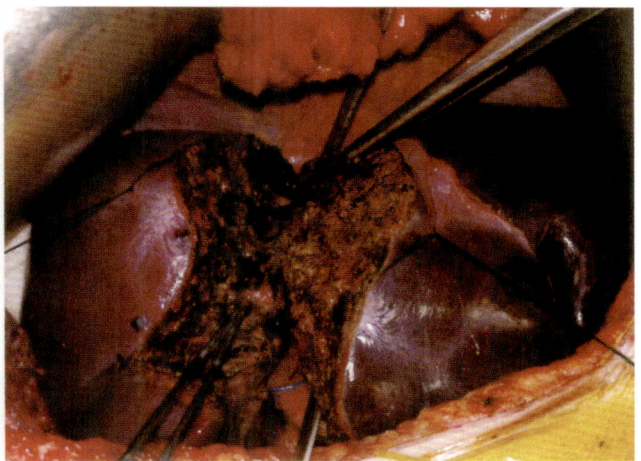

G. 肝左静脉（箭标）。肝中静脉和肝左静脉的解剖变异　H. 离断的肝实质

图 14-8（续）

中肝切除术

图 14-9A 和 B 显示了位于肝中央区的巨大肝细胞癌。施行全血管游离预处理，包括肝下腔静脉、肝上腔静脉、入肝血流和出肝血流（图 14-9C，D）。确保血管控制是在肝实质离断过程中将出血最少化所必需的（图 14-9E）。

联合肝脏离断及门静脉结扎的分次肝切除术

联合肝脏离断及门静脉结扎的分次肝切除术适用于门静脉栓塞诱导预留残肝增生失败的结直肠癌肝转移（图 14-10A~D）。在一期手术过程中，肿瘤自较少受累侧切除，并施行切除侧的门静脉结扎及肝实质离断，以诱导预留残肝的增生（图 14-10E~H）。1~2 周后，将荷瘤肝叶切除，执行完整的肝切除术（图 14-10I，J）。

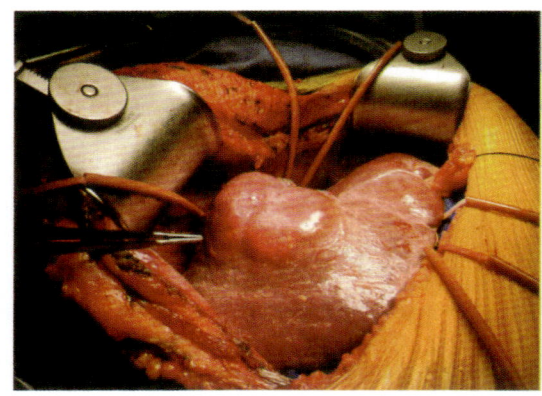

A. 肝中央区肝细胞癌的术野

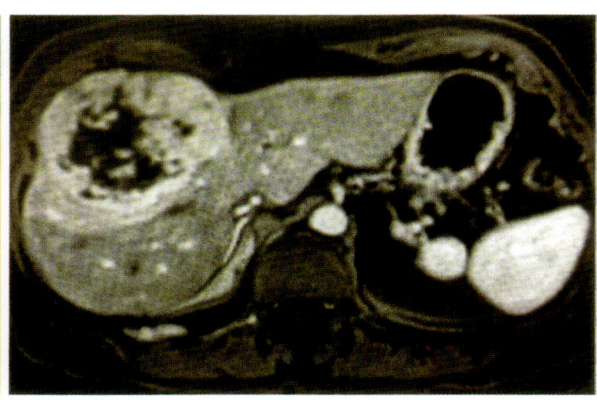

B. 肝中央区肝细胞癌的CT扫描图像

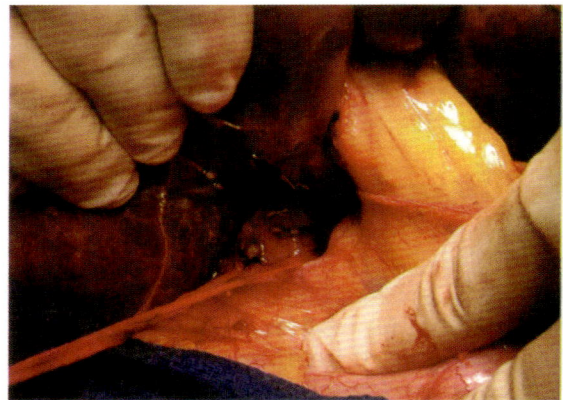

C. 套绕的肝下腔静脉和肝蒂

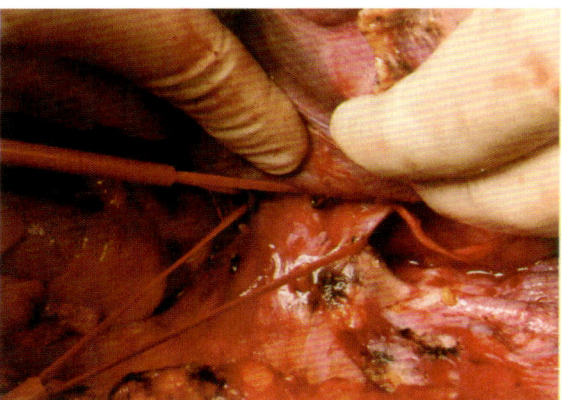

D. 套绕的肝上腔静脉、肝中静脉主干、肝左静脉主干和肝右静脉

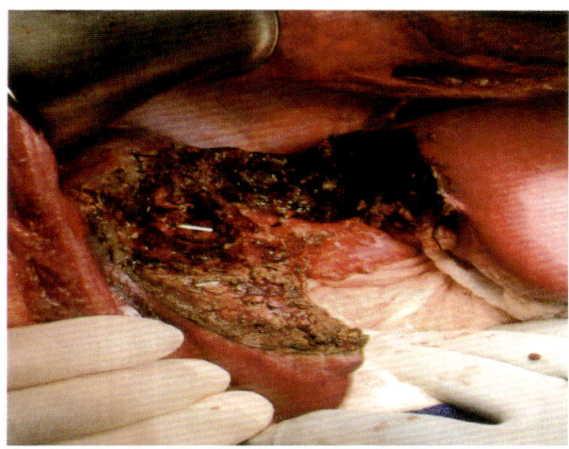

E. 中肝切除术后的创面

图 14-9　中肝切除术

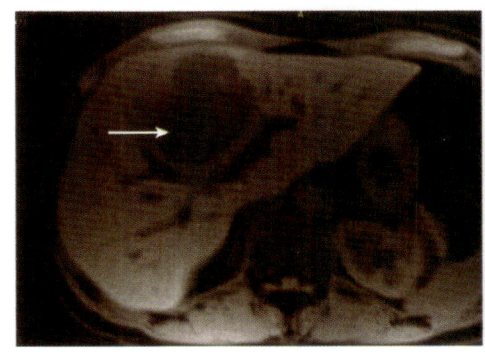

A. 肝中央区的巨大结直肠癌肝转移（箭标）

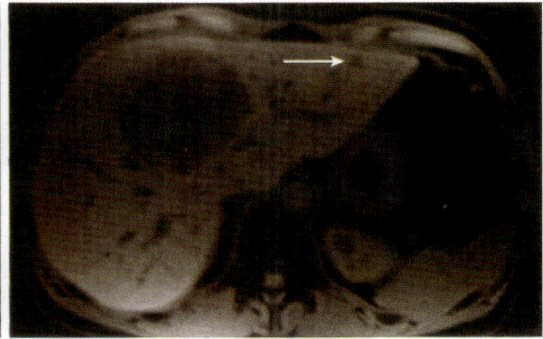

B. 左外侧肝段的小转移灶（箭标）

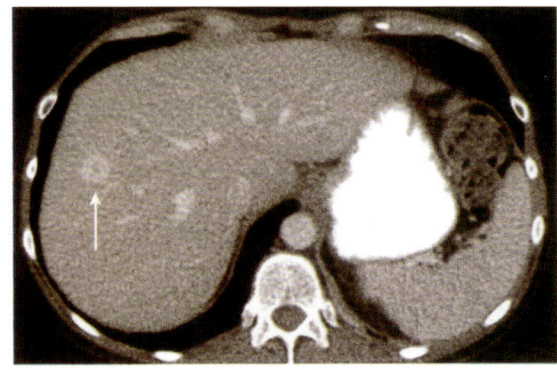

C. 肝右叶的小转移灶（箭标）

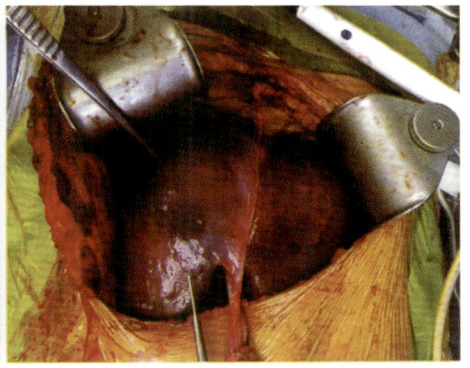

D. 联合肝离断及门静脉结扎的分次肝切除术一期手术的术野，外科镊指示肝中央区的巨大转移灶

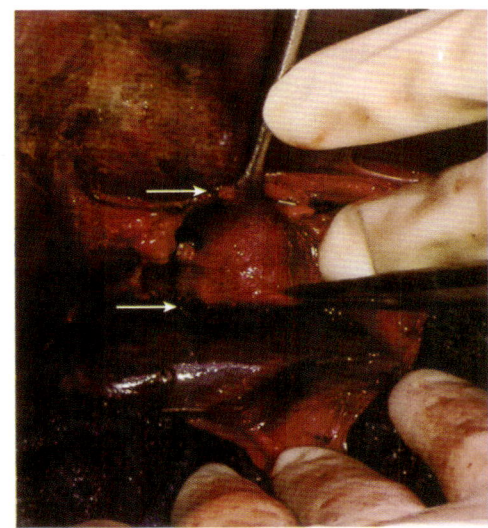

E. 联合肝离断及门静脉结扎的分次肝切除术一期手术过程中结扎的门静脉右前分支及其右后分支的主干（箭标）

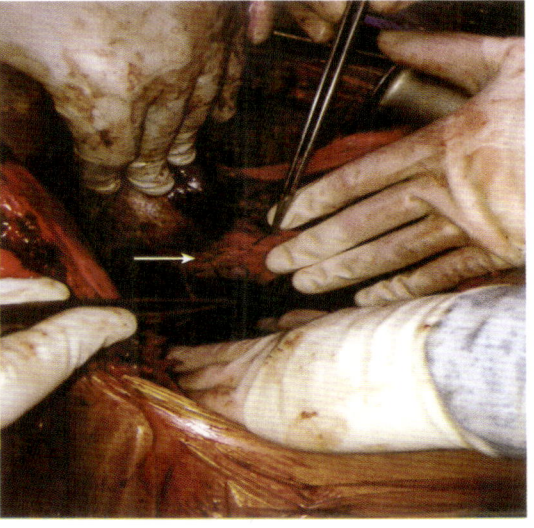

F. 联合肝离断及门静脉结扎的分次肝切除术一期手术过程中套绕的肝右动脉，以帮助在二期手术过程中识别肝右动脉

图 14-10　联合肝离断及门静脉结扎的分次肝切除术

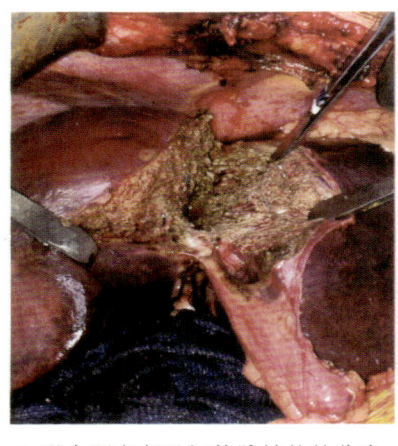
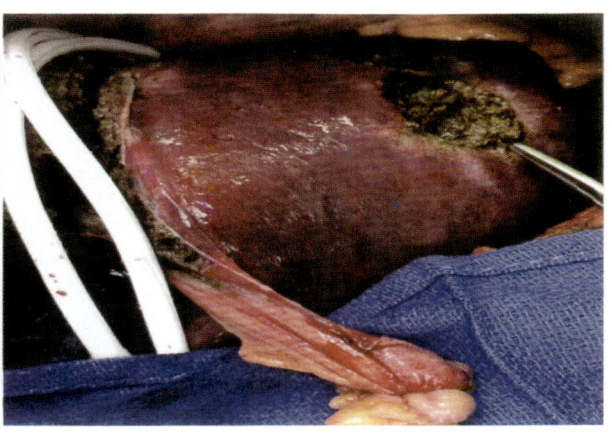

G. 联合肝离断及门静脉结扎的分次肝切除术一期手术过程中,在镰状韧带水平离断肝实质,离断肝内的血管连接

H. 联合肝离断及门静脉结扎的分次肝切除术一期手术过程中,楔形切除左外侧预留残肝的病灶

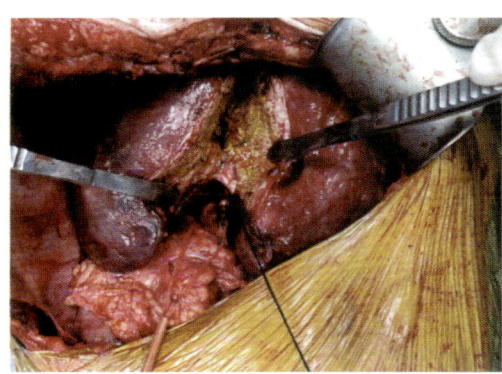
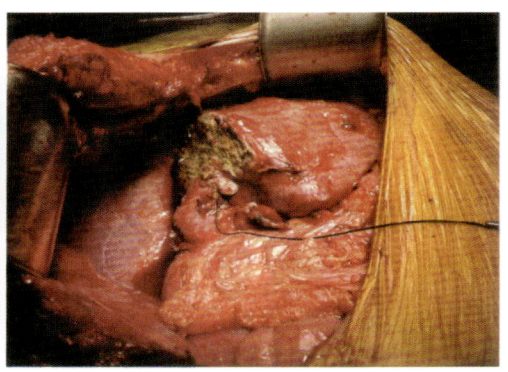

I. 联合肝离断及门静脉结扎的分次肝切除术一期手术2周后,二期手术的探查术野

J. 完成联合肝离断及门静脉结扎的分次肝切除术。无瘤及增生后的左外侧肝段的术野。在门静脉栓塞后,鉴于左外侧肝段的体积增加了20%~24%,考虑为左外侧肝段增生不充分,遂施行ALPPS。ALPPS一期术后,左外侧肝段的体积增加了24%~31%

图14-10(续)

第 15 章
远端胰腺切除术

编者 Valery Vilchez, Toms Augustin
王 恺 译,丁自海 审校

简介

远端胰腺切除术(distal pancreatectomy)是指肠系膜上静脉—门静脉(SMV-PV)汇合处以左的胰腺部分切除。Billroth 于 1884 年首次描述,远端胰腺切除术适用于累及胰腺体部和尾部的良、恶性疾病,胰腺的横断线取决于病变的位置和治疗的目标。

手术解剖

安全执行远端胰腺切除的关键在于理解胰腺的血管解剖。胰腺尾部的血供来自脾动、静脉(图 15-1A)。脾动脉发自腹腔干,走行于胰腺体部和尾部的上缘。

脾静脉位于胰腺的背面,并向中线走行至与肠系膜上静脉汇合形成门静脉。胰腺背部存在多支汇入脾静脉的小静脉(图 15-1B)。

胰腺尾部位于脾门处,该处存在多支动、静脉的分支吻合。脾脏的背侧是左肾和左肾上腺。

手术方式

腹腔镜远端胰腺切除术

荷兰远端胰腺切除研究小组临床试验支持腹腔镜切除作为改善胰腺左侧肿瘤的临床预后和生活质量的首选方式。

腹腔镜切除的相对禁忌证包括巨大肿瘤,肿瘤累及腹腔干、肠系膜上动脉或较大的腹腔血管。新辅助治疗后和需要切除邻近器官的患者也可能获益于开腹方式。胰腺癌不是腹腔镜切除的禁忌证,但是对肿瘤学预后的考虑应优先于手术方式的选择。

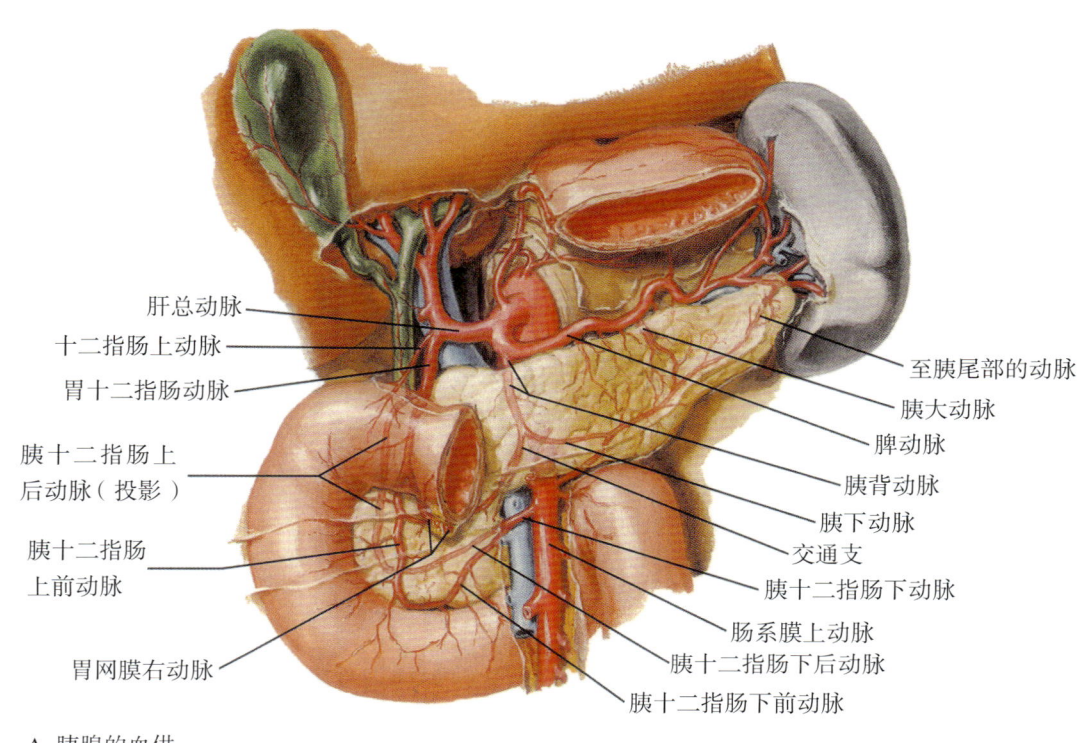

A. 胰腺的血供

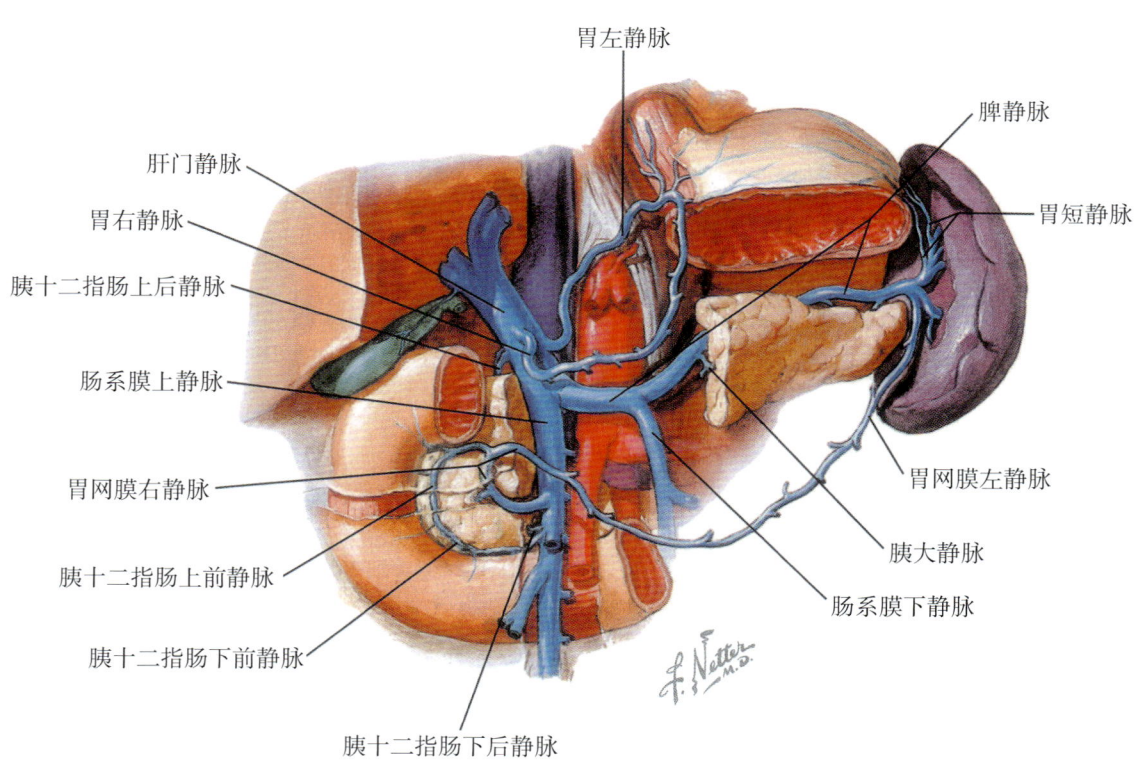

B. 胰腺的静脉回流（显示与肠系膜下静脉连接的部分）

图 15-1　胰腺的血液供应和静脉回流

患者的体位

患者取仰卧位，左侧抬高 30°，分腿位（仰卧位是体位选择之一）。布置 5 个操作孔：运用可视穿刺技术联合 Nathanson 拉钩建立 5 mm 的上腹部操作孔。充气后，建立 12~15 mm 的脐上操作孔，于右侧锁骨中线建立 5~12 mm 的操作孔，于肋下右侧锁骨中线建立 5 mm 的操作孔，于脐周的右外侧建立 5 mm 的操作孔（图 15-2A）。

游离与解剖

当手术针对恶性肿瘤时，首先需要进行腹腔镜探查以明确病变的分期。使用能量器离断胃结肠韧带。无论是否保留脾脏，离断胃短静脉可以保障胃的安全牵拉。接着将胃和肝左外侧段作为整体进行牵拉（图 15-2B）。肉眼探查或通过术中超声探查识别、定位胰腺病灶。术中超声探查特别利于识别不可触及的、非表面的病灶，探测多发的胰腺病灶和确定胰腺的横断线。

随后，在横结肠的基底部切开腹膜游离胰腺下缘。由右向左解剖，完整游离胰腺的下缘，然后完成结肠脾曲的游离。游离胰腺颈部，接着沿肠系膜上静脉建立解剖平面并构建胰颈后隧道。在胰颈部上缘找到肝总动脉，并从肝总动脉淋巴结开始向左侧施行淋巴清扫术，包括腹腔干、胃左动脉、脾动脉淋巴结。可以用 Penrose 引流条套绕胰腺建立胰腺悬吊，以便于安置钉高合适的胃肠道切割闭合器。使用胃肠道切割闭合器运用梯度加压压榨技术夹闭胰腺后离断胰腺（图 15-2C）。往往在离断脾静脉之前先离断胰腺颈部。

解剖脾动脉，将离断的胰腺颈部向下牵拉以协助脾动脉的解剖。暂时夹闭脾动脉并确定肝动脉的搏动后，可予以夹扎或使用切割闭合器处理脾动脉。在离断脾动脉之前，应该暂时夹闭脾动脉并观察肝固有动脉的搏动，以确定肝总动脉没有被误扎。以相似的安全保障方式处理脾静脉，保留冠状静脉。根据胰腺病灶的位置和病理保留必要的胰腺实质。另外一种腹腔镜方式是从结肠脾曲以逆时针方向执行。

脾脏的保留有助于减少远期的感染并发症和避免脾切除术后脓毒血症的风险。脾脏的血管可以运用 Kimura 技术完整保留。当胰腺离断并剥离脾静脉后，牵拉切除标本的切缘，结扎或缝扎离断脾血管的小分支以利于剥离脾血管（图 15-2D）。

当存在可疑恶性病变或技术原因需要切除脾脏时，使用血管切割闭合器依次离断脾动脉和脾静脉，以避免脾脏淤血性增大。如果先离断脾静脉可能会造成脾脏出血。最后，将脾脏从其附件上游离下来完成手术。术前至少两周完成免疫接种并在术后使用免疫加强接种，是预防脾切除术后感染革兰阴性细菌所必需的。

游离胰腺可以使用由中线至外侧的方法。当施行脾切除术时，脾脏分离后可以捣碎脾脏以便于自腹腔内取出。在充气的腹腔内提起完整的标本，并用能量器械将脾脏从胰腺尾部离断下来。如果是恶性疾病，手术标本需一体化取出。对于存在胰瘘高危风险的患者，引流管应放置于胰腺的切缘。

开腹远端胰腺切除术

标准入路是经从剑突至脐下的正中切口。

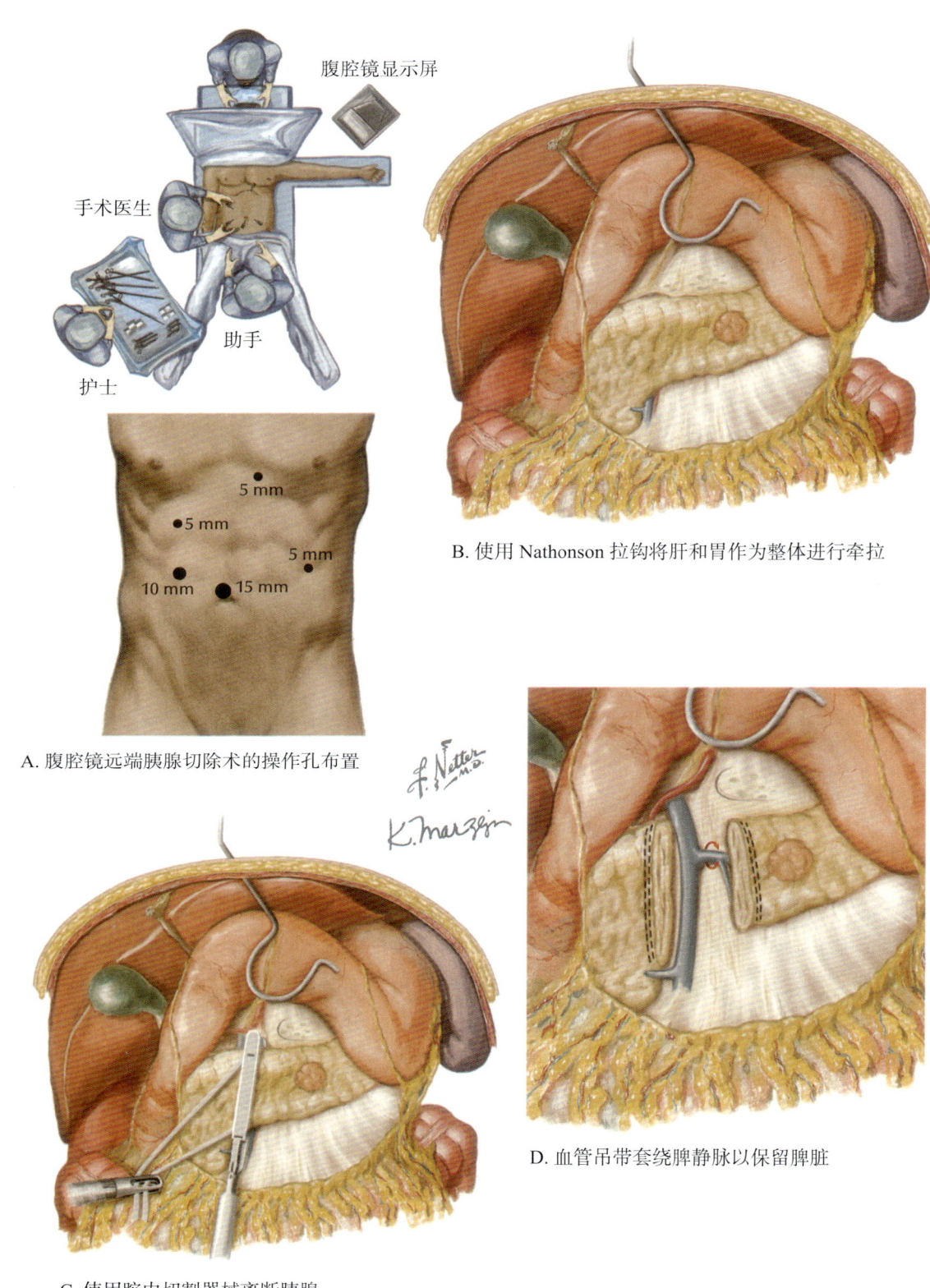

图 15-2 腹腔镜远端胰腺切除术

开腹逆行远端胰腺联合脾切除术

从左往右解剖适用因解剖限制而需要切除脾脏的肿瘤，是标准的开腹方法。切开胃结肠韧带，打开小网膜囊以显露胰腺。离断胃短静脉，继续沿胰腺下缘解剖。仔细解剖后腹膜以便在左肾和左肾上腺后侧，以及脾脏前方进行解剖游离。离断胰腺下缘和脾脏、结肠脾曲之间的血管附件。于距离肿块至少3 cm处执行胰腺中部的解剖。

在脾动脉起始处识别脾动脉，并沿着胰腺上缘追踪脾动脉走行，在接近其起始处的稍远端离断脾动脉。然后，游离脾静脉并在其与肠系膜下静脉汇合处的近端离断脾静脉。胰腺的离断位置取决于病灶的位置。在必要的缝扎控制管道和实质后，锐性离断或使用切割闭合器离断胰腺实质。

保留脾脏的远端胰腺切除术

正如腹腔镜的手术方式一样，应优先保留脾动、静脉，而不是使用华沙（Warshaw）技术。为了充分显露血管，首先将胰腺和脾脏作为一个整体进行游离，这需要离断胃短静脉和胰腺后方的纤维附件，以将胰腺和脾脏显露至术野。然后，从脾门开始由外侧向内侧将胰腺自血管上解剖游离下来。这一过程需要处理多支细小的静脉和动脉分支。随后，如前所述离断胰腺实质。脾脏将回归至原来的位置，不需要任何特殊固定来维持脾脏的位置。

根治性顺行模块化胰脾切除术

胰腺癌的切除应该包含阴性切缘和区域淋巴结清扫（图15-3）。根治性顺行模块化胰脾切除术为一种模块化技术，它从内侧向外侧解剖，清除胰腺体部和尾部周边的所有淋巴结。

在解剖胃结肠韧带和离断胃短血管后，在肠系膜上静脉和门静脉上剥离并抬起胰腺颈部。离断胃右动脉，向远侧追踪肝固有动脉的走行至肝总动脉和胃十二指肠动脉。游离肝总动脉前方的淋巴结，显露门静脉前侧，在胰腺颈部后方构建隧道。离断胰腺颈部，缝扎胰管。

在近胃小弯处离断胃左动脉。在近脾动脉起源处结扎离断脾动脉。离断脾静脉，继而解剖平面转变为与矢状面垂直，继续解剖直至遇到肠系膜上动脉。游离腹主动脉周围的淋巴结并使之包含于切取的标本中。

如果计划背侧的解剖平面在肾上腺后方，则在腹主动脉的左侧沿矢状面向背侧至膈肌方向进行解剖。随后继续向外侧解剖，通常直至将肾筋膜从上半部分的左肾剥离下来；结扎并横断肠系膜下静脉。识别左肾动、静脉。在平齐左肾静脉处离断肾上腺静脉。将整个标本与腹壁后肌层分离后取出。

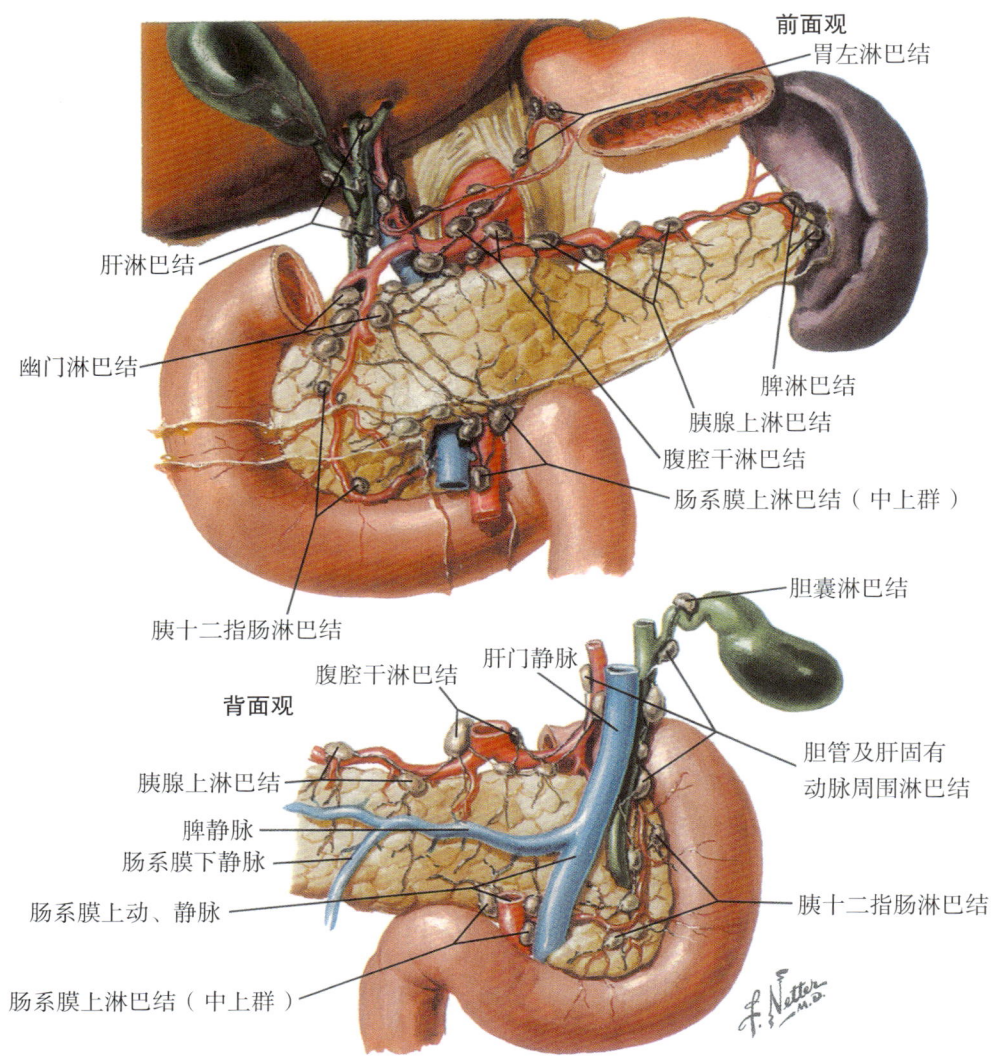

图 15-3　胰腺的淋巴引流

远端胰腺联合腹腔干切除术

最早的 Lyon Henry Appleby 术式（全胃—远端胰腺—腹腔干切除术）用于局部进展期胃癌的患者，以更彻底地切除腹腔干淋巴结。1976 年 Nimura 和 Fortner 采用了改良 Appleby 术式治疗胰腺体部和尾部癌，该术式保留了胃。

使用右侧入路显露肠系膜上动脉起始处和评估肿瘤累及范围。手术的关键步骤在于保留肝总动脉和肠系膜上动脉之间的交通支，以避免肝脏缺血。保留经胃左/右和胃网膜右血管的动脉血流和静脉回流可以避免胃缺血（图 15-4）。

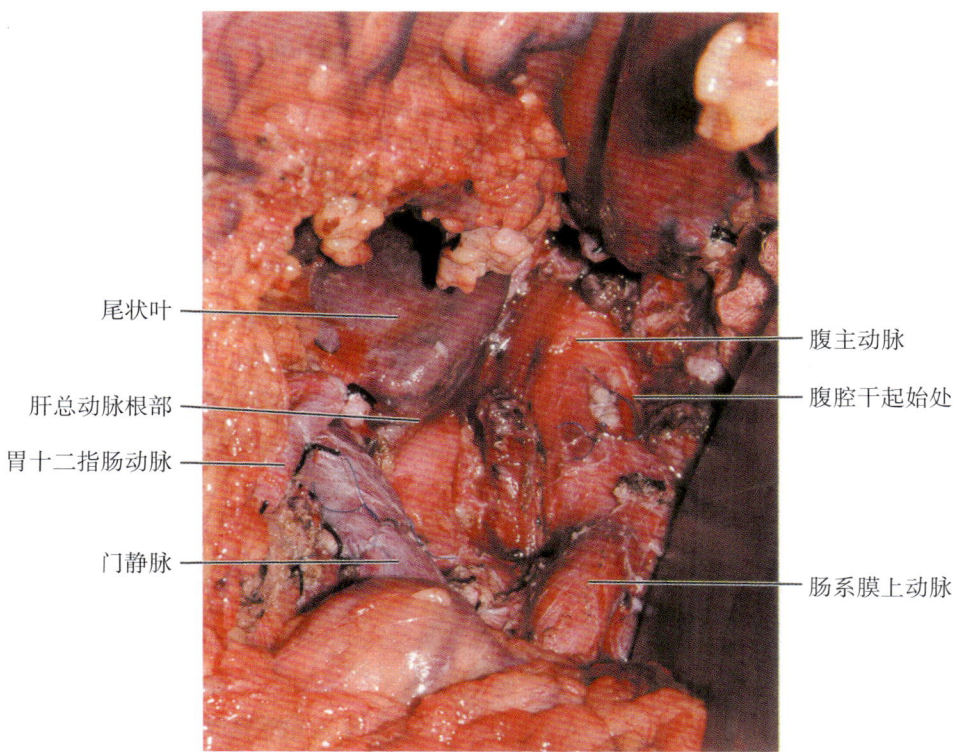

图 15-4 改良 Appleby 术式的最终术野

腹腔干已经被切除，其起始处被缝扎。在肝总动脉根部后方可见胃左静脉汇入重建后的门静脉的入口

第 16 章
胰十二指肠切除术

编者 Kevin El-Hayek，Amit Khithani
王 恺 译，丁自海 审校

简介

Kausch 于 1909 年描述了第一例胰十二指肠切除术（pancreatoduodenectomy），Allen O.Whipple 于 1935 年发表了含 7 例病例的报道，并推广胰十二指肠切除术用于胰头癌的治疗。该经典术式包含胃窦幽门部、十二指肠、胰头、胆囊和胆管的一体化切除。Traverso 和 Longmire 于 1978 年介绍了保留胃幽门的术式，既往胰十二指肠切除的死亡率达到 20%~25%。然而，当今经验丰富的胰腺外科中心报道其死亡率不高于 3%。术后并发症发生率仍高达 20%~50%，其中影响最严重的并发症是胰瘘。

胰十二指肠切除术最常见的手术指征为壶腹周围肿瘤，其中主要为胰头癌。胰腺囊性肿物，尤其是胰腺导管内乳头状黏液瘤［intraductal papillary mucinous neoplasm（IPMN）］，具有恶性潜能，已成为胰腺切除的指征，并在过去几十年有更高的应用频率。

手术方式

开腹技术

当为恶性病变手术时，执行诊断性腹腔镜探查可以评估恶性病变是否存在广泛转移。在排除转移后，可以取上腹正中切口或根据肋缘宽度和体型取肋下切口行剖腹探查术。在彻底评估后，如果确定肿瘤无法切除，许多外科医生倾向于执行姑息性胆管和十二指肠旁路手术。

解剖操作始于结肠肝区的游离，随后运用 Kocher 手法拆解十二指肠外侧的后腹膜粘连（图 16-1A，B）。这一手法将十二指肠和胰头抬离后腹膜。运用 Kocher 手法进行最彻底的解剖后，术者可以显露下腔静脉、左肾静脉、肠系膜上动脉起始处，以及跨越十二指肠和 Treitz 韧带的肠系膜上静脉。接着离断胃结肠韧带，探查小网膜囊以显露胰腺。Kocher 手法联合胃结肠韧带离断可以完成胰腺头部的显露，同时将结肠系膜与胃分离。下一步则是辨识结肠中静脉和胃网膜静脉。追踪这两者的静脉走行直至汇入肠系膜上静脉处，该走行位置即为胰颈部和横结肠之间的凹槽（图 16-1C）。离断胃网膜右静脉，在胰颈部解剖分离肠系膜上静脉，并评估从肠系膜上静脉和门静脉前方切除肿瘤的可能

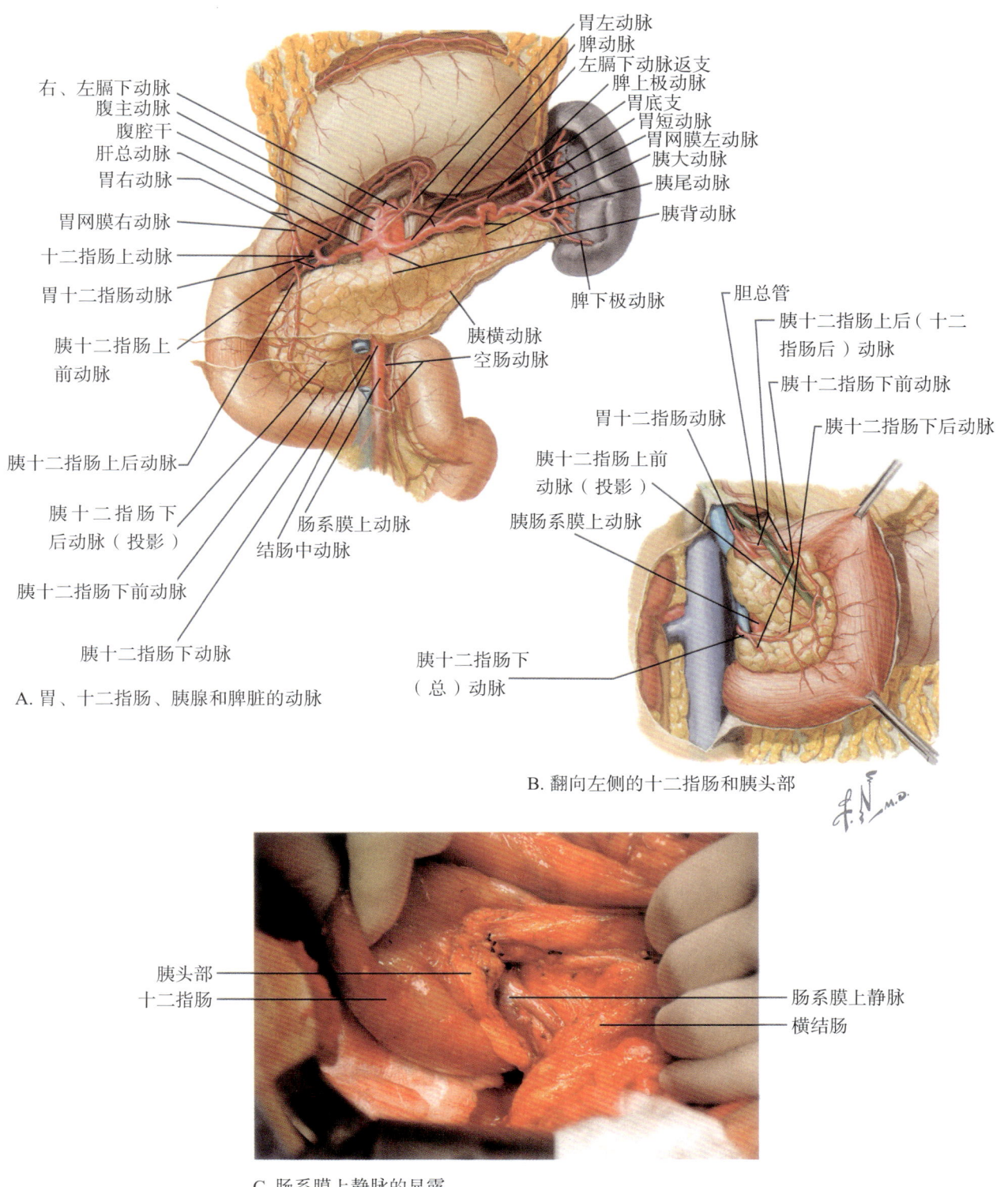

图 16-1　胃和十二指肠的动脉供应

性。在该处可以往头侧方向进行轻柔的钝性解剖，以在胰颈部后方和肠系膜上静脉前方建立解剖平面。此时，外科医生应该注意是否有替代肝右动脉或副肝右动脉的存在，它们可能走行于门静脉后方（图16-2）。

注意力返回到肝十二指肠韧带（图16-3A，B）。首先，离断胃右动脉。接着识别、切除肝动脉淋巴结（ⅧA组）。该组淋巴结的位置靠近胃十二指肠动脉的起始部并沿肝总动脉分布。移除该组淋巴结不仅有助于显露和处理胃十二指肠动脉，同时有助于识别胰腺上方的门静脉。注意识别和保护替代肝右动脉或副肝右动脉。识别肝总动脉和胃十二指肠动脉，离断胃十二指肠动脉（图16-3C）。在结扎胃十二指肠动脉之前，外科医生必须在夹闭胃十二指肠动脉时确保肝动脉入肝方向仍有动脉搏动。如果失去搏动，提示可能存在来自正中弓状韧带的压迫、腹腔干狭窄或动脉解剖变异（图16-2）。胃十二指肠动脉的根部可以用5-0 Prolene线缝扎。

然后运用胆囊底优先技术将胆囊从胆囊窝解剖游离下来，识别胆总管和胆囊管交汇处。识别确认肝总管后，在胆囊管近端用血管吊带套绕肝总管。将胆总管自门静脉旁解剖剥离，并将胰颈部的上侧面自门静脉上解剖剥离。

注意力接着集中到空肠近端，此处需要切除距离Treitz韧带10~15 cm的空肠。离断Treitz韧带，将远端十二指肠自后腹膜上解剖下来。结扎十二指肠远端和空肠近端的系膜，然后从肠系膜上动脉下方将这些小肠传递至右上腹。

锐性横断肝总管，如果术前留置胆管支架，此时可留取胆汁培养。解剖并横断十二指肠第一部（保留胃窦幽门部的胰十二指肠切除术）或远端胃（经典的胰十二指肠切除术）。然后，在靠近胃或者十二指肠近端处离断胃网膜右血管。在靠近胰颈处缝扎横行的胰腺血管后横断胰颈部。如果是恶性肿瘤的切除，应该将胰管和肝总管的切缘送冰冻病理检查，并根据病理结果调整切除范围。如果是主胰管IPMN的切除，需要评估是否存在高级别不典型增生，在不能达到阴性切缘的情况下，应考虑到全胰腺切除的必要性。

门静脉前壁可能存在少量的小静脉分支。识别、结扎胰十二指肠上后静脉（图16-4A），然后将钩突从肠系膜上动脉上解剖剥离，注意结扎各支胰十二指肠动脉，偶有需要结扎汇入门静脉的第一支空肠静脉。在这过程中，使用高级能量器械如血管封合器或超声刀可以减少失血。切除后，外科医生将标本调回正确的方位并标记切缘，术野如图16-4B所示。

消化道的重建按以下顺序完成：胰腺、肝管，然后是十二指肠或胃。胰肠吻合口可以按胰空肠吻合术或者胰胃吻合术的方式完成。许多大型的专科中心首选胰空肠吻合术，该法通常以端—侧、导管—黏膜吻合。Blumgart技术就是这类导管—黏膜胰空肠吻合术的一种（图16-5）；使用5-0聚丙烯缝线或5-0聚二噁烷酮（PDS）缝线间断缝合完成导管—黏膜胰空肠吻合术。下一步，胆肠吻合口则使用可吸收线间断或连续缝合以经典的端—侧肝管空肠吻合术执行。取决于是否施行保留胃窦幽门部的胰十二指肠切除术，最后完成十二指肠/胃吻合口。根据瘘的风险评分，大多数外科医生在近胰腺和胆管吻合口处留置1~2条引流管。

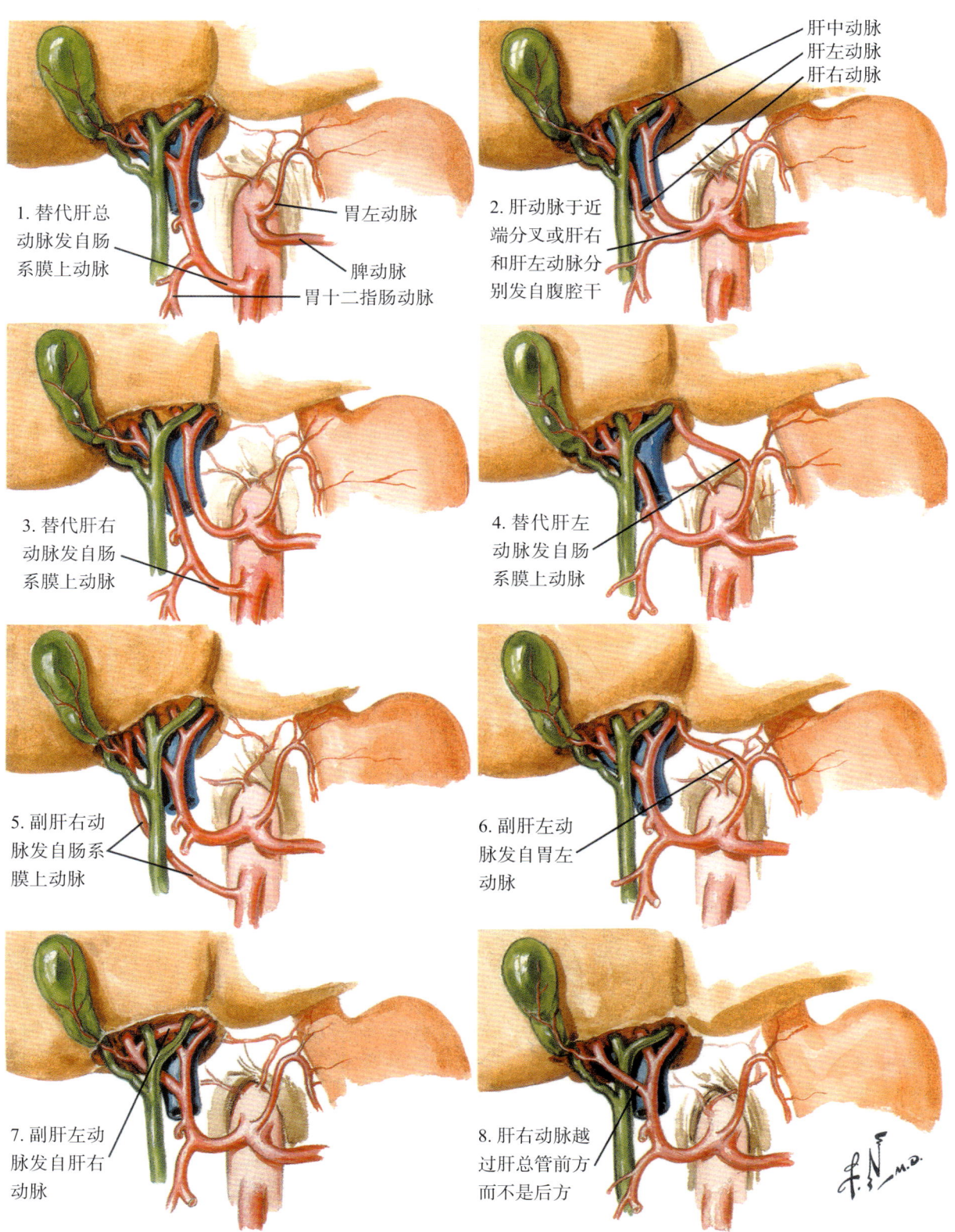

图 16-2　肝动脉走行及其分支的变异

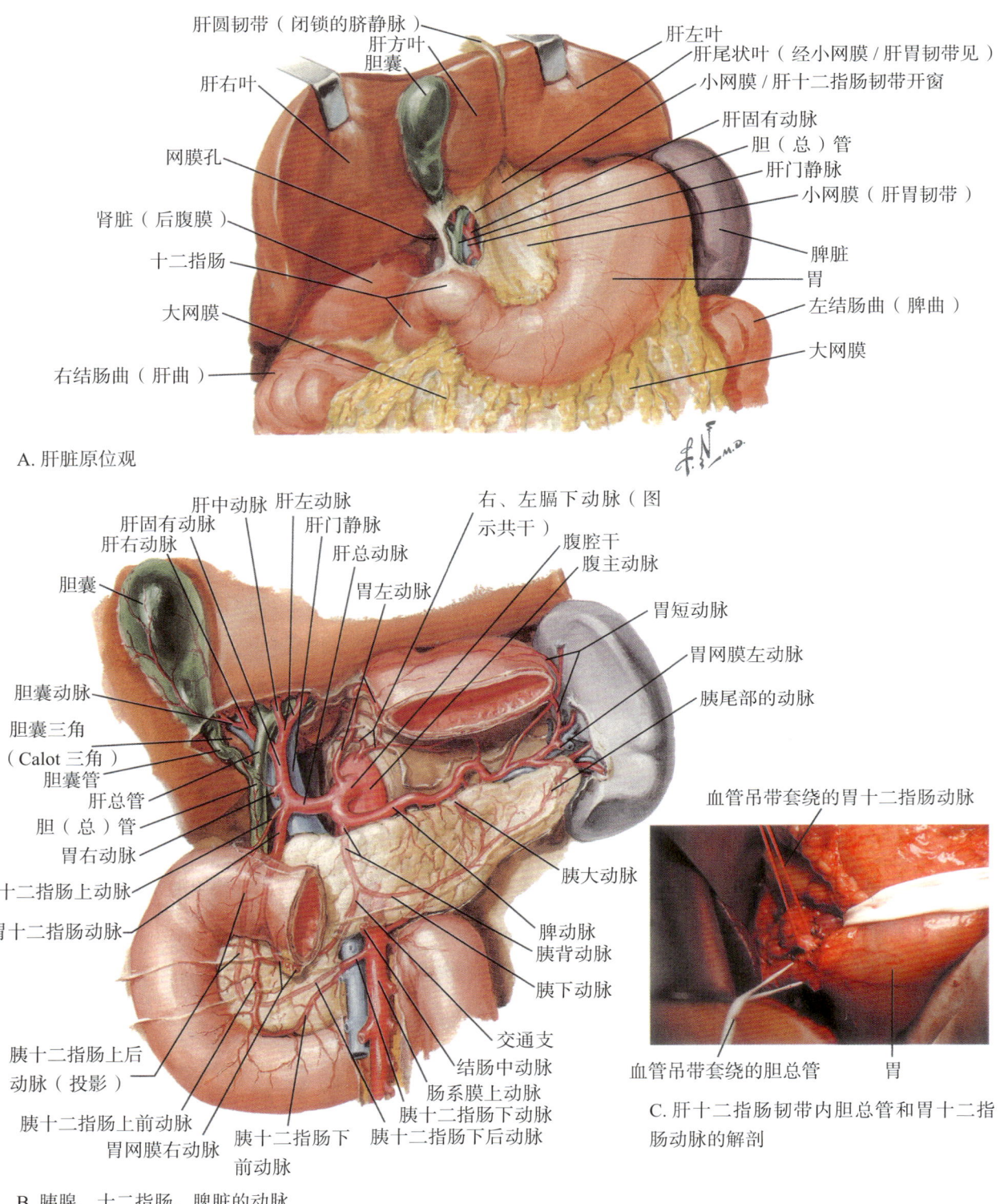

图 16-3 胰腺上方肝和肝十二指肠韧带的动脉解剖

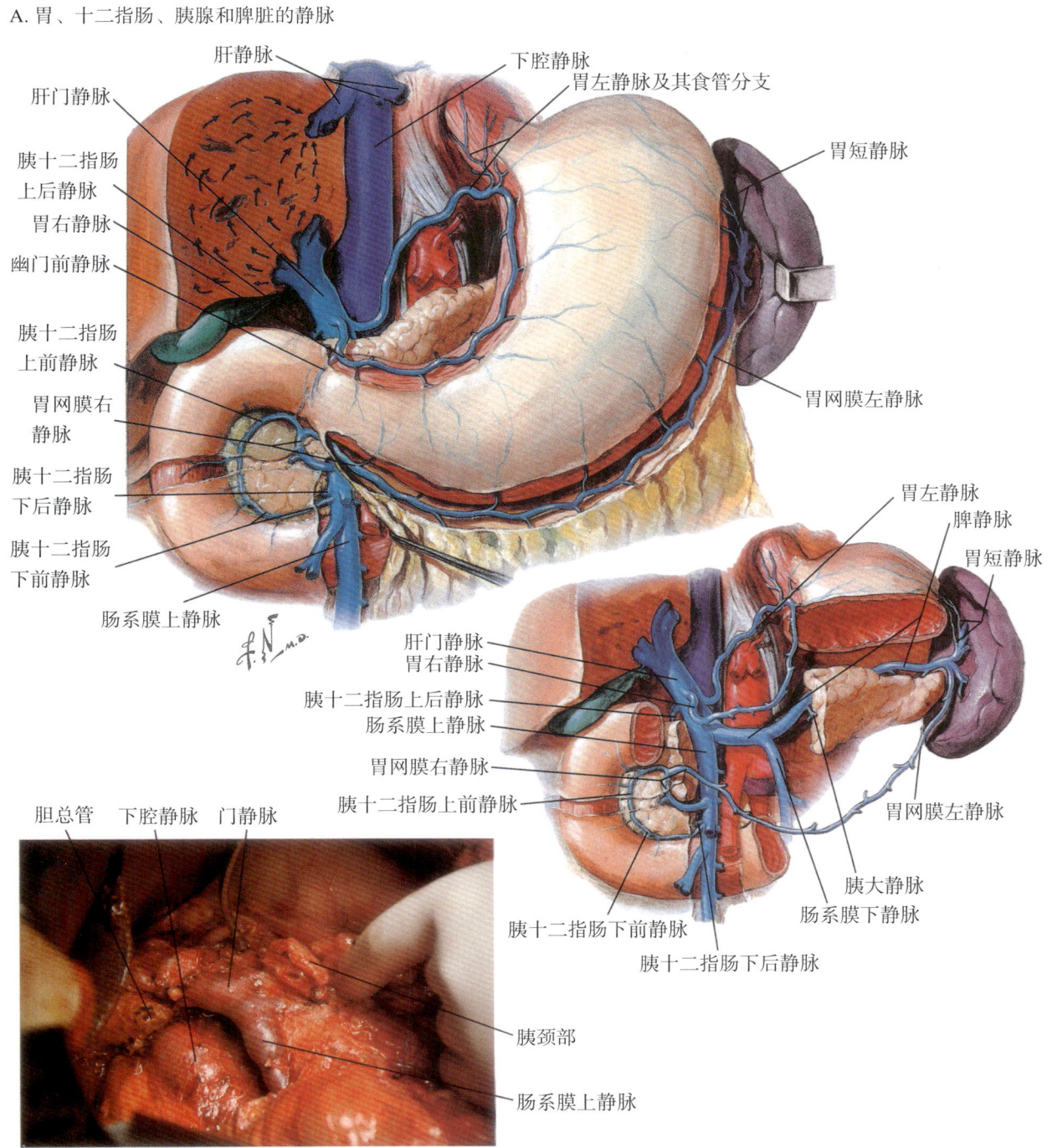

图 16-4 静脉解剖和切除创面床

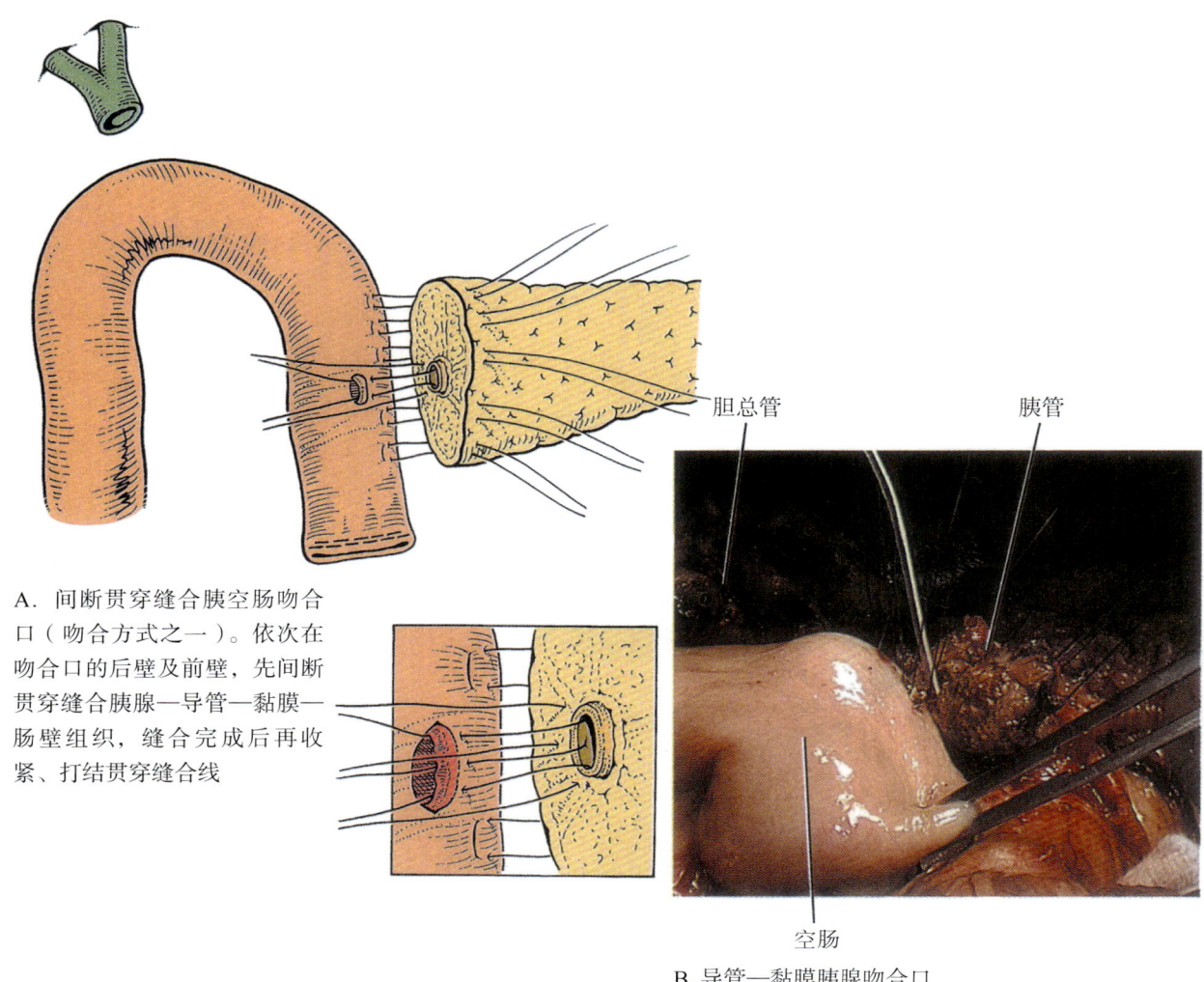

图16-5 A. 导管—黏膜吻合技术；B. 导管—黏膜胰腺吻合口

（A 许可后再次使用的图片 Blumgart LH, Corvera CU. Pancreatic and periampullary resection. In Blumgart LH, ed.Video Atlas: Liver Biliary and Pancreatic Surgery.Philadelphia：Elsevier；2010: 162-180, Figure 10-13.）

微创胰十二指肠切除术

在专科中心，微创胰十二指肠切除术（minimally invasive pancreatoduodenectomy，MI-PD）实行得越来越多。当与加速康复外科通道相结合时，MI-PD 可以减少住院日、缩短恢复时间、降低医疗费用。运用腹腔镜、机器人或二者杂交的技术，已有 MI-PD 的多种入路得以描述。

诊断性腹腔镜探查后，在肝左叶下方安置肝脏拉钩，患者取头高足低位（反 Trendelenburg 体位）。

切除可以按顺时针解剖方式进行，即始于小网膜囊，然后依次为识别肠系膜上静脉、解剖肝十二指肠韧带、横断空肠、解剖 Treitz 韧带，最后横断胰颈部和解剖钩突。当使用杂交技术时，机器人对接可协助消化道重建。术中超声可以弥补触觉反馈的缺失，尤其是在使用机器人方式时，术中超声可用于评估可切除性、辨认血管结构和解剖变异。手术原则和流程步骤与开腹技术相似。

第 17 章
脾切除术

编者 Steven Rosenblatt, Robert Naples
王 恺 译，丁自海 审校

简介

脾脏是腹部钝性创伤最常见的器官损伤之一。既往最常见的脾切除术（splenectomy）指征是机动车辆事故。然而，脾切除术后并不是没有严重并发症，脾切除后凶险感染即可增加死亡率。该顾虑推动了保脾技术的发展，以保全脾脏的免疫功能。由于护理技术和介入放射学的进步，大多数脾外伤都是通过保守观察或栓塞进行非手术治疗，而现在脾切除最常用于对药物治疗无效的良、恶性血液系统疾病。此类疾病中最常见的是免疫性血小板减少性紫癜、自身免疫性溶血性贫血、遗传性球形细胞增多症和可疑恶性血液病引起的脾大。其他血液疾病，如血栓性血小板减少性紫癜、症状性地中海贫血和 Felty 综合征，可能需要脾切除。虽然在某些情况下仍然需要开腹脾切除，但是微创术式已逐渐取代开腹术式，研究发现微创术式可以安全有效地减少疼痛、住院时间和并发症。

解剖

彻底理解脾脏及其周围的解剖是脾切除术成功的关键所在（图 17-1）。脾脏的大小取决于病理状况。正常的脾脏通常小于 11 cm，重量在 150~200 g 之间。当脾脏重量 >1 000 g 时即诊断为脾大。副脾是一种常见的变异，存在于 20% 的人群中。副脾直径通常为 1 cm，常位于脾门。少数患者可能存在 1 个以上的副脾。外科医生必须意识到副脾存在的可能性，因为腹腔镜比开腹手术更容易遗漏副脾。根据诊断情况，如未能识别副脾可导致疾病持续。

脾位于腹部左上象限，邻近胃大弯、胰尾、左肾和结肠脾曲，上外侧以膈肌为界，膈肌将脾脏与胸腔隔开，前方由第 9~11 肋骨保护。脾脏由脾肾韧带、脾胃韧带、脾结肠韧带和脾膈韧带固定在位。脾肾韧带和脾胃韧带分别含有脾血管和胃短血管，是脾脏的供血血管。脾肾韧带也包含了胰尾，胰尾是胰腺唯一位于腹膜内的部分，约 30% 的患者，胰尾可与脾门接触，在脾切除过程中必须保护胰尾以避免胰瘘的发生。

脾脏的血液供应来自脾动脉。脾动脉是腹腔干的分支，走行于胰腺的上缘。脾动脉可存在多种类型，其中有两种主要的类型，即分散型（distributed type）和主干型（magistral type），前者脾动脉主干短，并远离脾门发出多支分支。后者脾动脉则有较长主干，并在距离脾门 2 cm 内才分成多支。正常情况下，脾动脉也发出上极动脉和下极动脉。胃网膜左动脉和胃短动脉起源于脾动脉末端，前者沿着胃大弯走行供应胃体的血供，后者较短，数量不定，于胃脾韧带内走行至胃底。个别胃短动脉可以独立于脾动脉向脾脏提供足够的血流。脾静脉是由脾门处脾段静脉汇合形成的，在胰腺背侧上缘走行，与肠系膜上静脉汇合成门静脉。肠系膜下静脉通常汇入脾静脉（图 17-2A）。

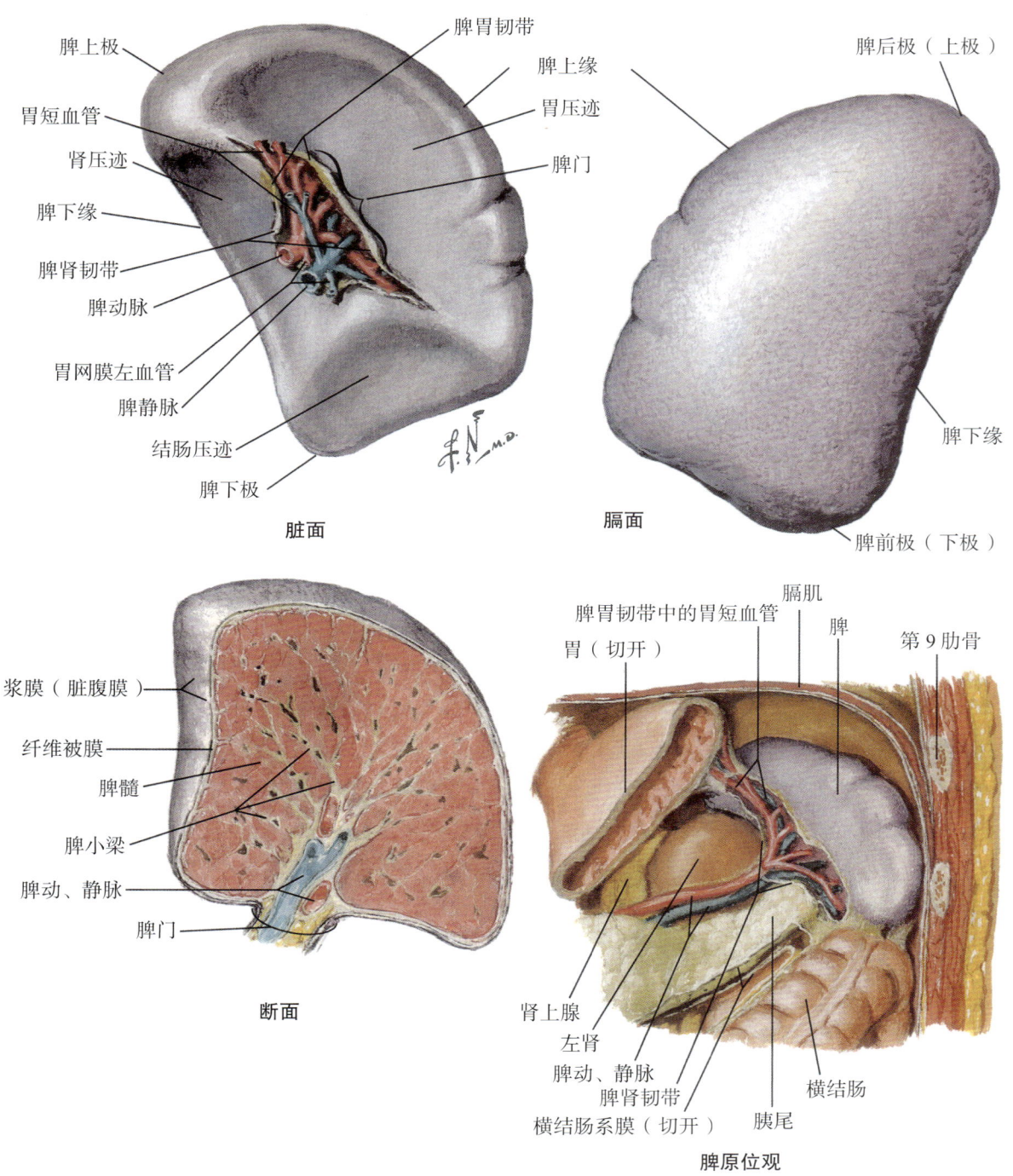

图 17-1　脾及其周围结构

手术原则

术前影像学检查有助于评估脾脏的大小。通常，在转诊至行脾切除之前，大多数患者都接受了超声检查或肝-脾扫描。在没有脾大的情况下，这些检查对术前计划没有太大的帮助。然而，对于脾大的患者，CT 扫描对选择最佳的术式则非常有用（图 17-2B），因为手术计划的制订通常取决于脾脏的大小，以及既往手术和其他并发症的情况。除了巨脾患者外，腹腔镜对于大多数患者是最佳的术式。对于脾大的患者，手辅助或开腹方式是最合适的。在术前 2 周应针对革兰阴性细菌、脑膜炎球菌、肺炎球菌和流感嗜血杆菌进行免疫接种，以最大限度地降低脾切除后脓毒血症的风险。

腹腔镜手术技术

患者取右侧卧位并用豆袋适当固定，置垫所有承压点。将肋缘与髂嵴之间的空间置于腰托上，并最大限度地弯曲手术床以扩大这一空间。使用 4 个肋下操作孔。使用 0° 5 mm 腹腔镜头联合可视化腹腔镜穿刺器或开放直视下切开的方式安置第一个 5 mm 的操作孔。这个操作孔与胸腔的距离取决于脾脏的大小和患者的体型，因为这个操作孔和其他操作孔都可以放置在远离肋缘的位置。然后，腹腔镜镜头切换为 30° 5 mm 的镜头。另外两个 5 mm 的腹腔镜穿刺安置在离第一个操作孔一手掌宽的位置。通常情况下，离断脾结肠韧带后安置第 4 个腹腔镜穿刺器。必须注意避免对结肠脾曲造成热损伤。使用 30° 5 mm 的腹腔镜镜头可以根据手术步骤连续调整视野。

首先，寻找副脾。将患者稳妥地固定在手术台上后，在手术过程中手术床可以根据需要旋转并取头低足高位和头高足低位，以利用重力及脾脏自身的重量优化手术显露。使用能量器械离断脾肾韧带外侧的任何附件，以便于将脾脏向内侧牵拉以显露、离断脾肾韧带。继续向头侧解剖，直至游离解放脾上极、显露胃底。然后将注意力转向脾下极，离断脾与网膜直接连接附件，脾下极的小血管均可以用能量器械或夹子处理。接着，抓持住脾脏向外侧牵拉，同时抓持住胃大弯将胃向上抬起，以最大限度地显露脾胃韧带。打开小网膜囊，在其间穿行的胃短血管可以用能量器械处理。该步骤必须保持谨慎以避免胃大弯损伤和胃短血管出血，因为这种出血可能难以控制。至此，仔细解剖、显露脾门。约有 30% 的患者，胰尾与脾门毗邻，显露和避开胰尾是避免术后胰漏的关键。虽然血管夹是处理脾门血管的合理选择，但大多是使用血管切割闭合器，这就需要更换更大孔径的操作孔。更大孔径的操作孔的位置取决于解剖、脾脏大小和体型。

腹部筋膜切口应该足够大，以便让术者的示指可以完全进入腹腔内去捣碎脾脏。处理脾门后，将一个大号标本袋置入腹腔并将脾脏装入标本袋。标本袋的拉绳经较大号的腹腔镜穿刺孔拉出。使用手指捣碎和环钳取出标本后即送病理检查。仔细检查腹腔，特别注意切割闭合线的止血情况，以及胃大弯、胃短血管断端、横结肠和横结肠脾曲的各种潜在损伤。不常规留置引流。

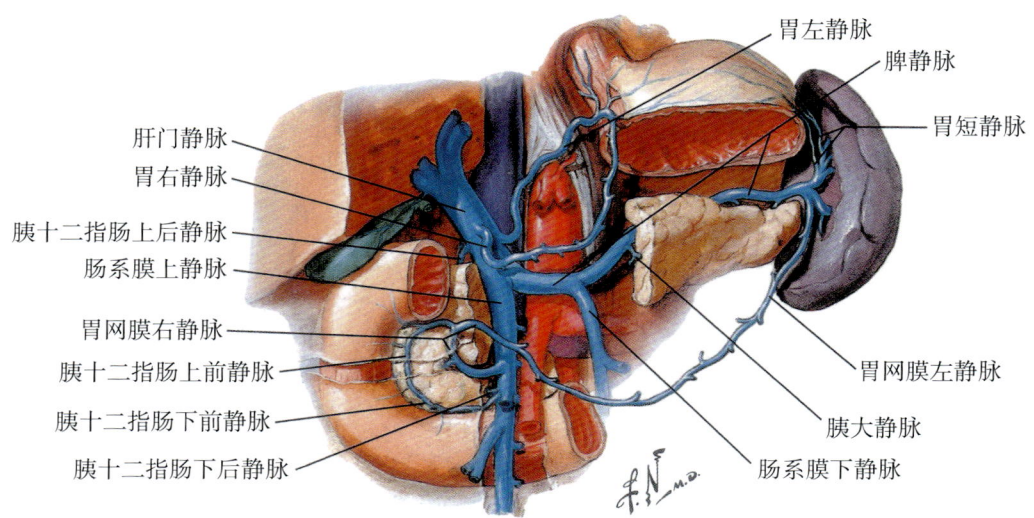

A. 脾脏的静脉回流（显示与肠系膜下静脉汇合的部位）

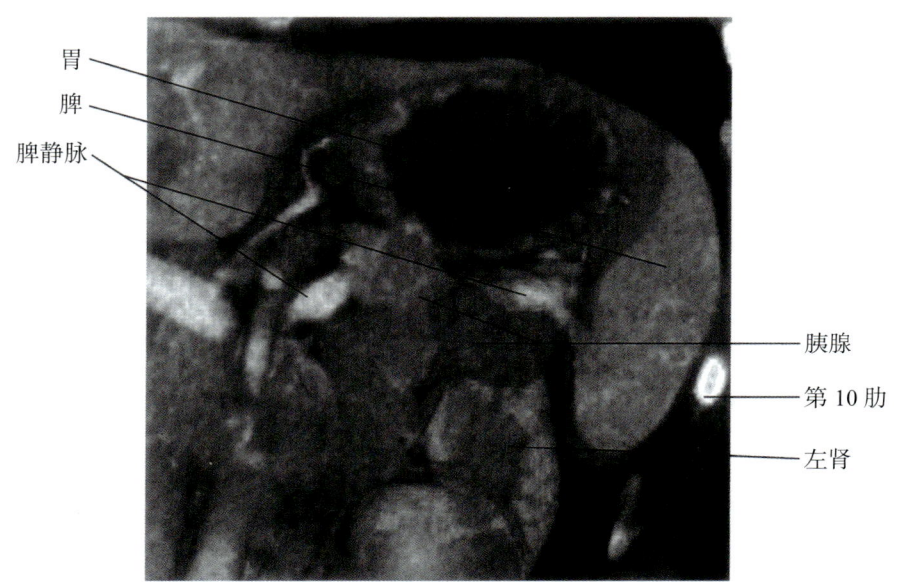

B. 影像学检查评估脾脏大小（未示脾脏增大）

图 17-2　静脉的解剖和脾切除后的创面床

手辅助方式

　　手辅助腹腔镜脾切除是传统开腹或腹腔镜手术的结合术式，该方式非常合理和有用。术者可通过腹中线小切口和特殊的操作孔将非优势手放入腹腔。该方式结合了开腹和腹腔镜手术的优势，实现了腹腔镜方式所不具备的触摸感觉，同时优化了显露和牵拉，尤其适用于脾大患者。除了通常需要一个较大的标本袋之外，该技术步骤与上述类似。

开腹方式

目前开腹方式主要适用于巨脾,这类患者腹腔镜手术无法获得足够的显露和牵拉。该技术也适用于既往存在复杂手术史的患者,这类患者的左上腹可能存在严重瘢痕形成。腹腔镜脾切除术的步骤是基于开腹入路的原则,开腹入路的患者取仰卧位,取腹中线切口或左肋缘下切口。切口应该足够大,以利于脾及周围解剖结构的识别,并能将切除后的脾脏取出。

术后注意事项

如果术后患者出现与术后病程无关且明显的腹痛,应考虑到脾静脉血栓形成的可能性,脾静脉血栓形成可以进展至门静脉。预定的术后免疫接种于术后 8 周进行,应告知这些患者完成所有预定成人免疫接种的重要性。最后,应让这些脾切除术后的患者意识到,一旦出现以发热为特征的症状时,应该立即住院治疗。

SECTION 5

第五篇
器官移植

第 18 章　肝移植
第 19 章　活体肝移植
第 20 章　小肠移植和多脏器移植
第 21 章　肾移植
第 22 章　胰肾联合移植
第 23 章　腹腔镜供肾切除术
第 24 章　死亡供者器官的获取

第18章
肝移植

编者 Giuseppe D'Amico，Cristiano Quintini，Bijan Eghtesad
何健楠 译，丁自海 审校

简介

原位肝移植（orthotopic liver transplantation，OLT）已成为一种公认的治疗终末期肝病的有效手段。尽管 OLT 已经发展为一种相对标准的术式，但该手术仍然是一个巨大的外科挑战。正如 OLT 可能会发生许多手术相关并发症，这可能与受体移植前条件、供体特征和免疫因素相关。这些风险可以通过合适的 ABO 血型匹配、供体/受体尺寸匹配、供体生理功能的维持、移植物质量和获取技术来尽量降低。目前 OLT 主要采用两种不同的术式：一种是经典的腔静脉插入术式，另一种是将腔静脉留在原位的背驮术式。

肝切除术

OLT 的"标准切口"历来为双侧肋下切口，正中线从上向下延伸至剑突（有时称为倒 Y 形切口或"奔驰"标志切口）（图 18-1A）。肝门的剥离可能是肝切除术中最重要的部分。肝切除术的主要目的是保存所有肝门结构，特别是肝动脉和门静脉，它们将用于异体肝移植血管重建（图 18-1B）。将镰状韧带与肝上腔静脉分开，用电刀切开左侧三角韧带（图 18-1C，D）。然后将左侧外侧段从切口上分出并向右侧回收。显露肝胃韧带，根据侧支血管的范围，需要烧灼分割或缝合结扎（图 18-1E）。如果存在左肝副动脉，则必须结扎和分离。进入肝门的途径可以从右侧开始剥离胆囊管和胆总管，也可以从左侧开始剥离肝动脉。两种方法的关键问题都是靠近肝门板操作，并尽量保留每个结构的长度。这种方法为植入时的重建提供了最大的灵活性。在切开胆囊管和胆总管时，最好保存周围软组织，以免对胆管血液供应造成损害。这对于防止术后胆管缺血、坏死或狭窄的形成非常重要。门静脉剥离通常在肝动脉和胆管分离后进行。切除门静脉周围的所有软组织，并从门静脉板（hilar plate）移至胰头水平。右侧三角韧带的剥离完全用烧灼法完成，从下外侧开始，小心翼翼地将韧带分离至下腔静脉（图 18-1F）。在出现变异的副血管、瘢痕或炎症的情况下，这部分手术将推迟到患者接受全静脉搭桥手术后再进行。结扎并分离右肾上腺静脉。此时右叶向左落入肝窝（hepatic fossa），将左外侧段和尾状叶向右缩回，显露出下腔静脉的左侧。用电刀沿下腔静脉纵向打开腹膜反折。

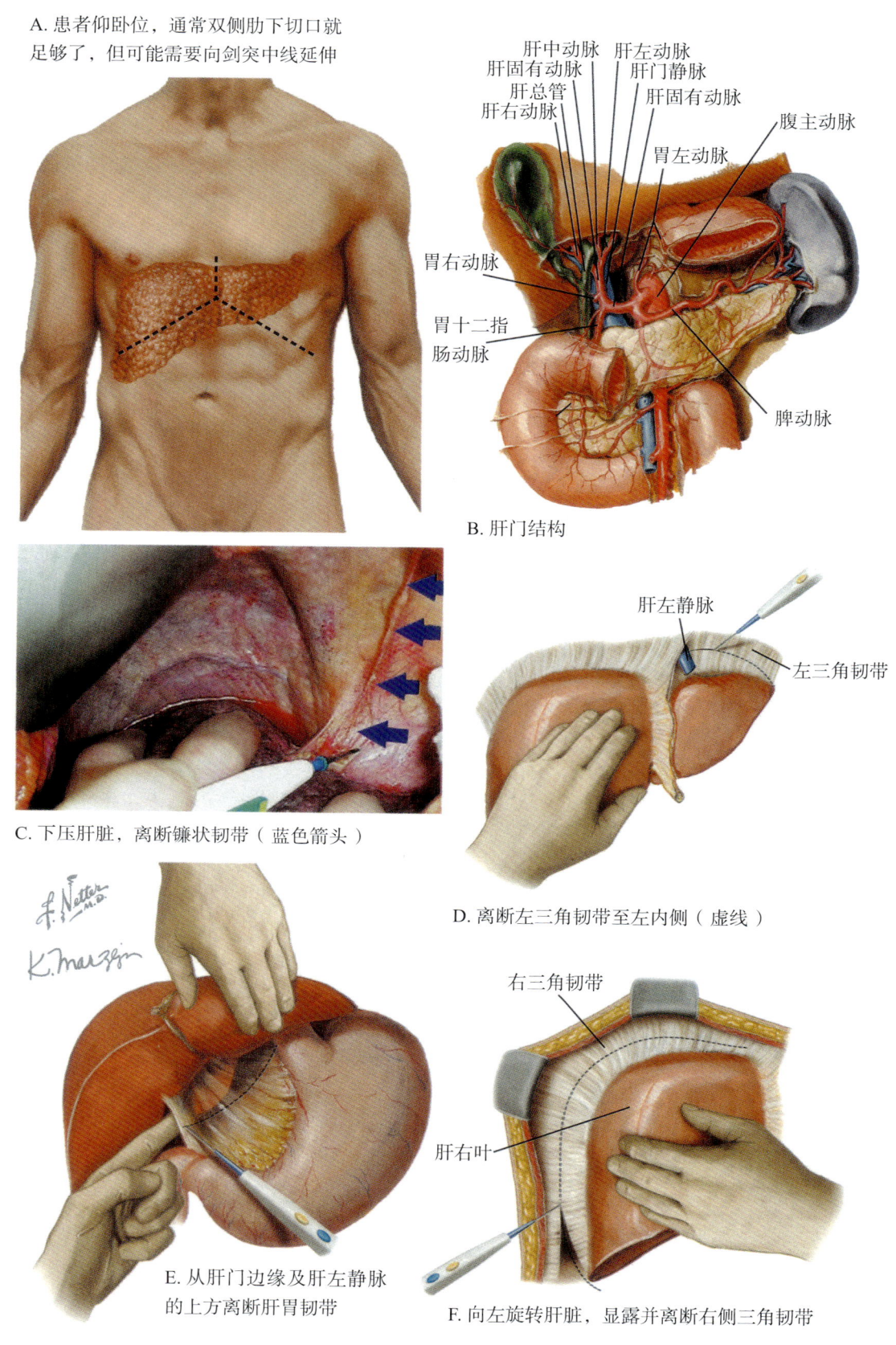

图 18-1 肝切除术

肝植入术

原位肝移植：有或无静脉旁路的标准术式

在这种情况下，患者通过股静脉插管进行静脉搭桥手术。静脉套管是通过塞尔丁格（Seldinger）技术或在腹股沟处切开插入的。

回输套管由麻醉医生插入右颈内静脉。另一种选择是直接切断腋静脉插入套管。一旦套管插入并固定，就可以进行最后的门静脉剥离。为了安全放置门静脉插管，首先将门静脉骨骼化最大化，以获得尽可能长的血管干。血管夹在门静脉分叉处或以上的远端，同时用手指夹住血管的近端。门静脉的离断应尽量靠近肝门的夹钳（图18-2A）。然后将丝线加固的套管插入并固定到位（图18-2B）。用血管夹夹住肝上腔静脉和肝下腔静脉。切开上腔静脉，同时尽可能保留右、中、左肝静脉（图18-2C）。然后将下腔静脉离断，留下尽可能长的下腔静脉（inferior vena cava，IVC）。肝上腔静脉现在是通过打开右、中、左肝静脉进入下腔静脉的共同通道来准备的。在两端放置角缝线，在中间留置缝线以缝合后壁（图18-2D，E）。

背驮式技术

在肝门骨骼化完成之前，背驮式技术与标准技术相同。随后将肝与下腔静脉分离开来。肝静脉是分开的。将肝右静脉分离出来，用小儿角度波茨（pediatric angled Potts）钳夹住近端，随后离断。在腔静脉前的肝左静脉和肝中静脉的共同干处使用阻断钳阻断，并将肝脏从术野中取出。肝左、中、右静脉尽可能从深入肝脏处离断。将肝左、中、右静脉连成一个共同的袖口（图18-3A）。受者肝静脉袖口与供者肝上腔静脉之间以端—端吻合方式完成吻合（图18-3B）。随后，结扎或缝合供肝的下腔静脉。

门静脉

如果使用静脉旁路，则夹紧门静脉旁路套管，只继续全身静脉旁路。将套管从门静脉取出，并小心地在门静脉近端放置一个无损伤夹。在门静脉吻合的准备工作中，在右膈和肝穹之间放置一块湿海绵，放低肋骨牵开器的右臂。这两种方法的结合缩短了供体和受体门静脉残端之间的距离，可以降低门静脉过长引起血管并发症的风险。门静脉以端—端吻合方式连续缝合。当收紧连续缝线时，用上大量的生长因子，以便吻合口在再灌注时扩张，以防狭窄（图18-3C）。门静脉重建后肝脏再灌注的方法有以下几种：①门静脉再灌注，伴腔静脉或不伴腔静脉再灌注；②切开下腔静脉后门静脉再灌注；③门静脉和肝动脉同时再灌注。通过肝内下腔静脉排出250~400 mL门静脉血液，可确保高K^+保存液被冲洗掉。

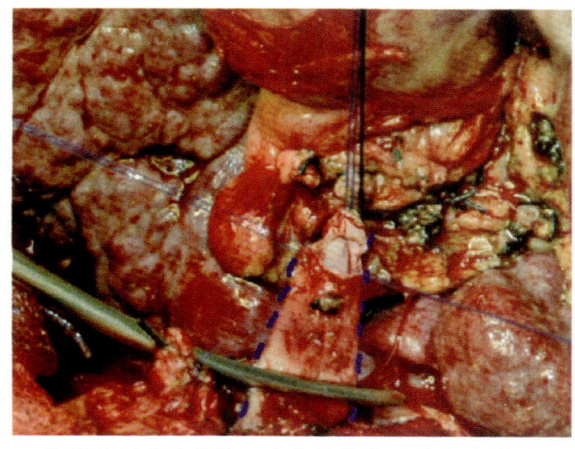

A. 为准备门静脉旁路，夹住门静脉（蓝色虚线）近端，并尽可能游离远端

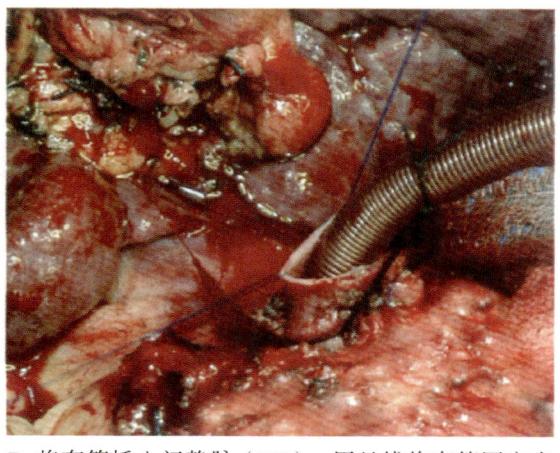

B. 将套管插入门静脉（PV），用丝线将套管固定在门静脉上

C. 阻断肝上和肝下腔静脉，并将其离断，切下肝脏

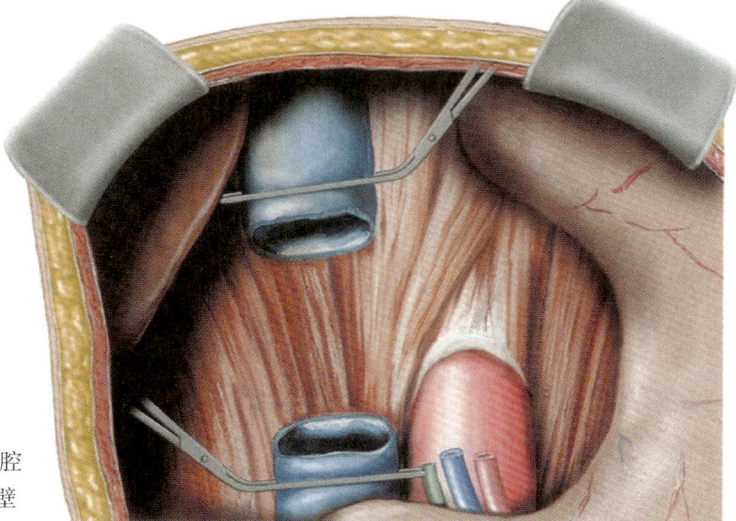

D. 先使用垂直褥式缝合法缝合肝上腔静脉吻合口后壁，然后逐针缝合前壁

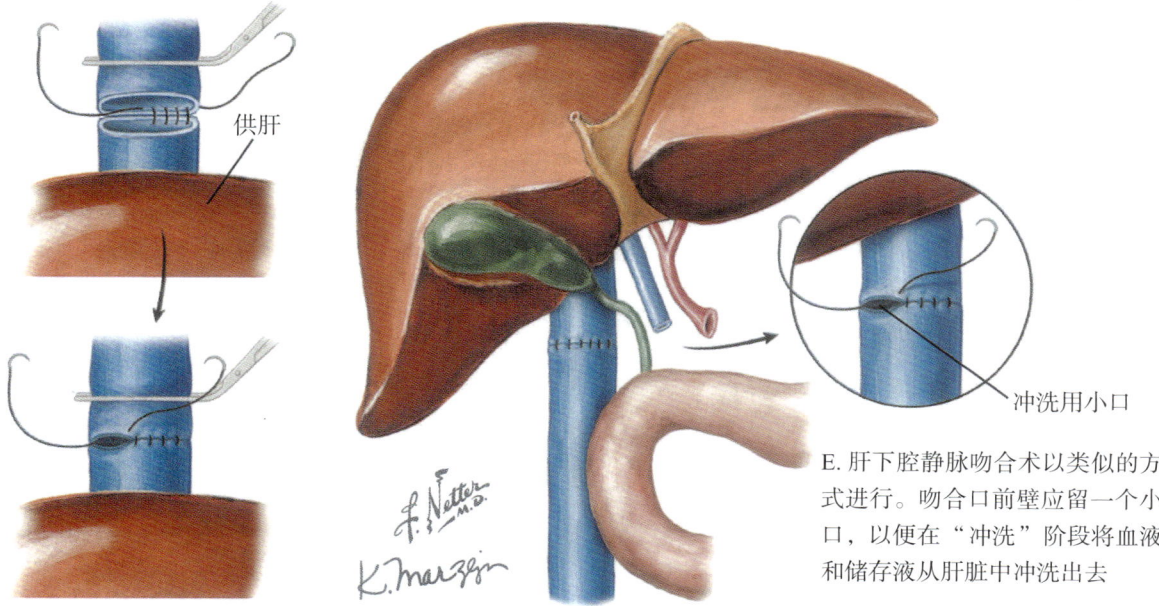

E. 肝下腔静脉吻合术以类似的方式进行。吻合口前壁应留一个小口，以便在"冲洗"阶段将血液和储存液从肝脏中冲洗出去

图 18-2　原位肝移植：有或无静脉旁路的标准术式

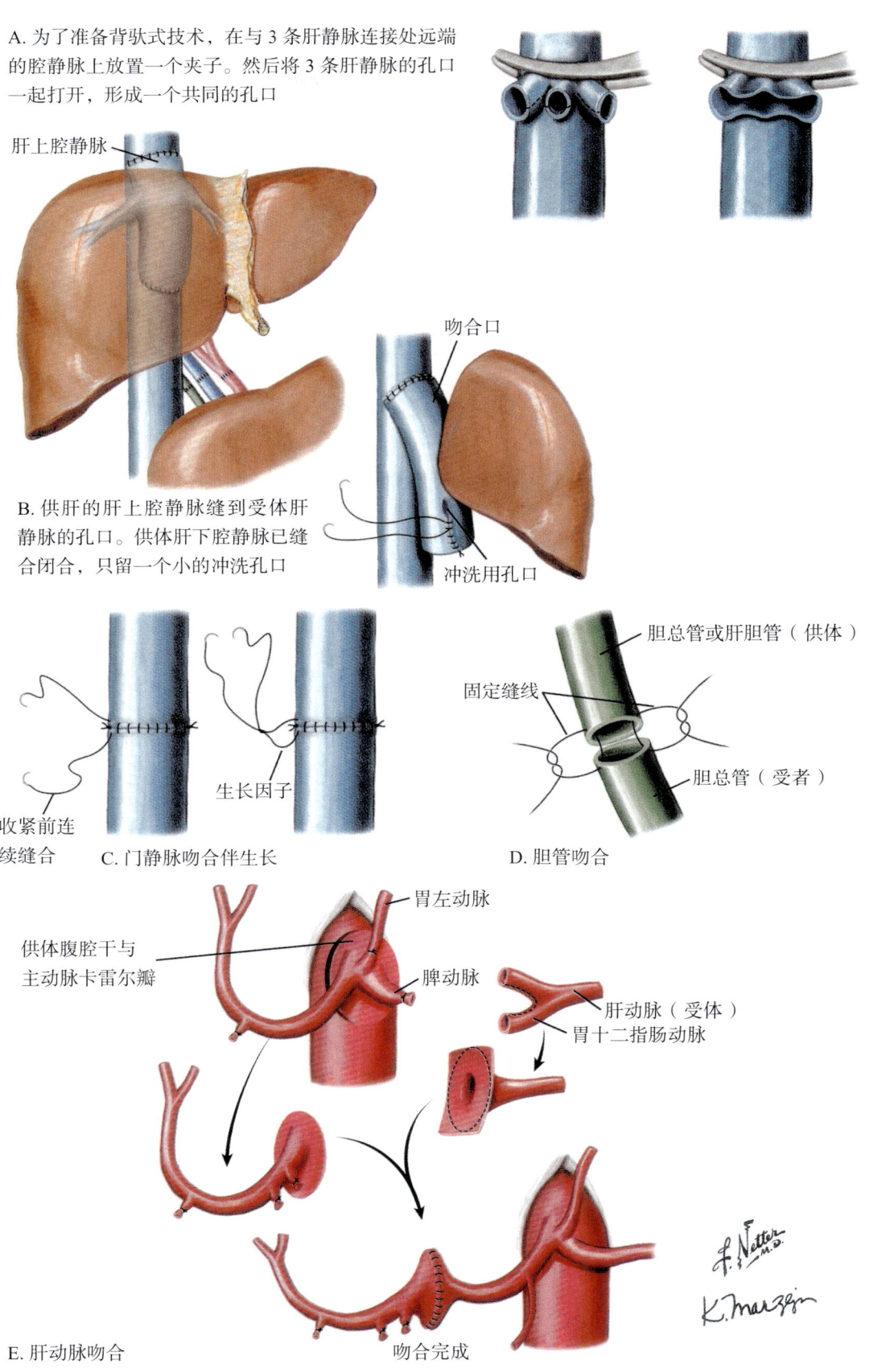

图 18-3 背驮式技术

肝动脉

成功的肝动脉重建对移植肝的功能至关重要，可采用多种方法。在常规病例中，供体主动脉、供体腹腔干或供体脾动脉和肝总动脉之间形成卡雷尔瓣（Carrel patch）。这与受体肝总动脉端—端吻合或与受体胃十二指肠动脉和固有肝动脉之间的分支吻合（图 18-3D）。

胆管

胆囊切除后，将胆总管缩短至胆囊管近端。通常将海绵置于肝脏上方，以便更好地接近供、受者胆管。重要的是要防止胆管的冗余，因为这可能导致术后胆道阻塞。如果留下供体胆囊管以保持胆总管长度，则必须让它能自由排空到胆总管中，以防止黏液囊肿的发生。黏液囊肿可压迫胆管，引起胆道阻塞。切除供者胆管的残端，直到发现胆管边缘有动脉出血为止。打开、探查和修整受者的胆管。用可吸收缝线间断或持续地完成胆道吻合（图 18-3E）。

第 19 章
活体肝移植

编者　Koji Hashimoto，Choon Hyuck David Kwon，Kazunari Sasaki，Charles Miller，Keita Okubo，Cristiano Quintini，Teresa Diago-Uso，Masato Fujiki，Christopher T. Siegel，Amit Nair，Federico Aucejo

何健楠　译，丁自海　审校

简介

活体供肝移植（living donor liver transplantation，LDLT）已经出现，而且现在已被确定为一种有效缓解尸体供肝短缺的手段。存在的挑战涉及供体风险和受体移植肝的功能。术前准备是手术成功的最重要因素。术前关于移植肝和供肝残体的解剖、体积和功能的信息，以及受体的临床信息，对手术的最佳决策至关重要。

供体评估

影像学和肝脏体积计算

对活体供肝的评估需要影像学研究来确定肝脏体积以及血管和胆道的解剖结构（图 19-1）。需要利用 CT 增强多相扫描和 MRI 来辨认供肝肝动脉、门静脉和肝静脉的解剖结构。成像技术还用于估计供肝体积（图 19-2A~D）。磁共振胆管胰腺成像（MRCP）（图 19-2E）用来评估胆道解剖。将 MRI/MRCP 和 CT 扫描图像融合。在我们的研究中心，图像被提交到 MeVis 远程服务器（不来梅，德国）来进行体积和解剖分析。使用 MeVis 计算肝脏总体积和段体积（图 19-3，19-4）。根据预期的横断面线和包含或排除肝中静脉来计算得到左、右肝移植体的体积/重量（图 19-3B，图 19-4C）。儿童肝移植时则需计算左后段和亚段的容积。进行血管和胆道的三维解剖重建。血管结构和相应的区域用颜色标记，可视化并定量（体积）展示肝节段（图 19-3B，图 19-4C）。

使用右叶移植时，评估移植后静脉淤血情况是至关重要的。右叶移植肝（最常用于成人对成人的活体肝移植）通过肝中静脉（MHV）与左叶（4a 段和 4b 段）共享前段（5 段和 8 段）的静脉引流。根据影像，决定是否包括右叶移植肝的流出静脉。在我们的实践中，为了供体的安全，通常在右叶移植肝中排除 MHV。三维成像对于确定是否重建 5 段和 8 段静脉以避免移植肝淤血非常重要。移植肝流出障碍和门静脉高压可能与肝再生障碍和小体积综合征相关。

手术技巧

在横切肝实质过程中尽量减少失血是最基本的要求。为此，需要降低中心静脉压和进行细致的解剖。可以使用不同的能量工具，超声刀可能是首选的，因为它可以实现精细的解剖和最少的失血（图19-5A~C）。

使用术中肝脏超声定位肝中静脉和第5、8段肝静脉的走行。此外，可以夹闭流入肝叶的血管来诱导缺血，通过缺血分界来标记肝实质的横切线（图19-5C）。

获取右叶移植肝时，应重建中间5段和8段的静脉，以避免淤血。同样，应考虑对肝右静脉进行静脉成形以改善血液流出（图19-5D）。

获取左叶移植肝时，最好包括尾状叶。图19-6A显示切开后的肝左动脉和门静脉左支。图19-6B显示从左叶移植肝中切除的腔静脉尾状叶。与右叶移植肝相似，建议行左叶流出静脉成形术，以避免移植肝充血和流出静脉损伤（图19-6C，D）。

胆管横断是手术的关键步骤。术中胆管造影可显示胆道解剖结构并定位胆管横断点（图19-7）。

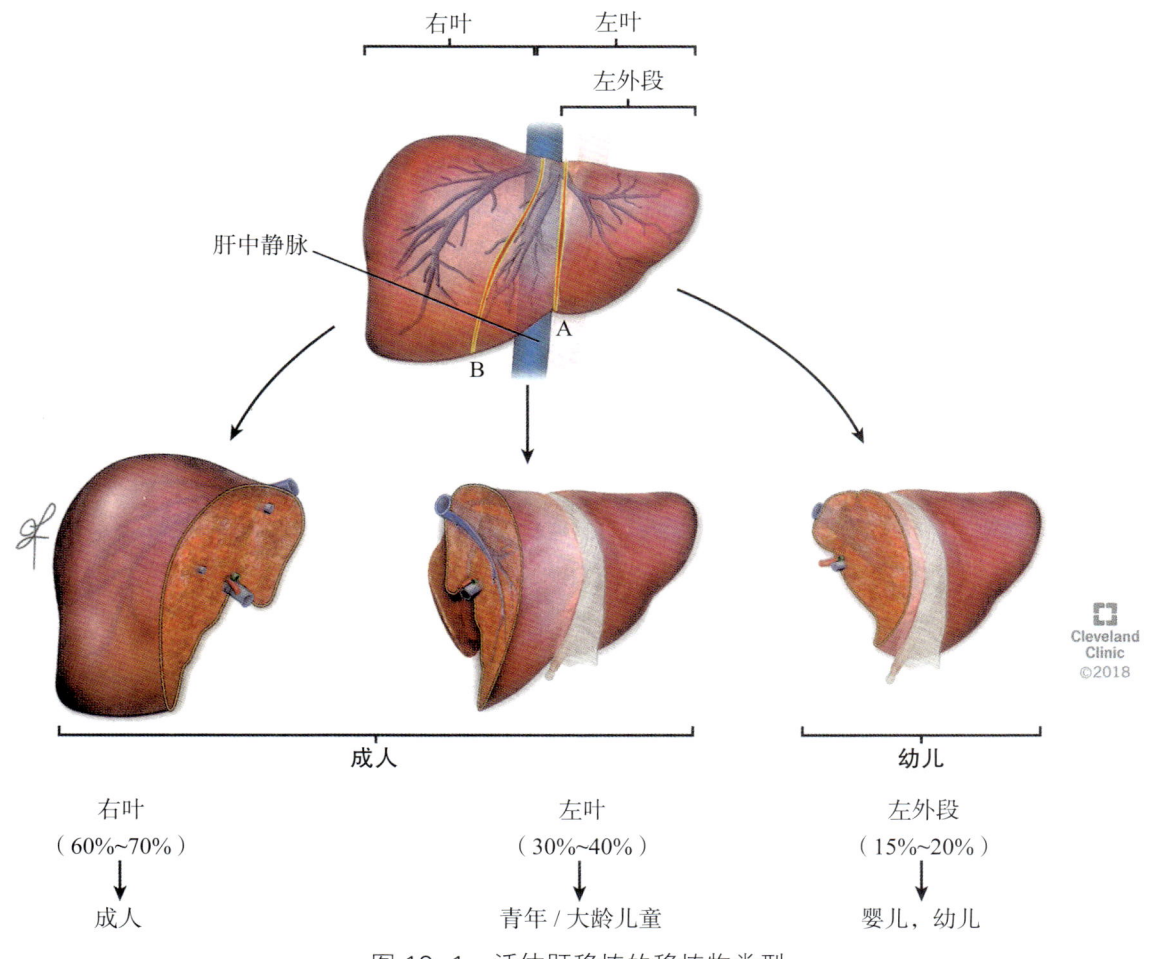

图 19-1　活体肝移植的移植物类型

（Reprinted with permission, Cleveland Clinic Center for Medical Art & Photography ©2018−2019. All Rights Reserved）

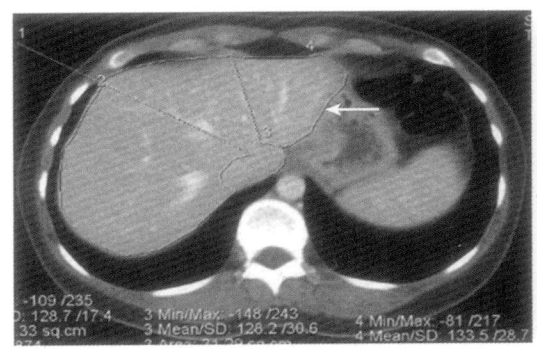

A. CT示肝脏体积，左外侧段（箭头示）

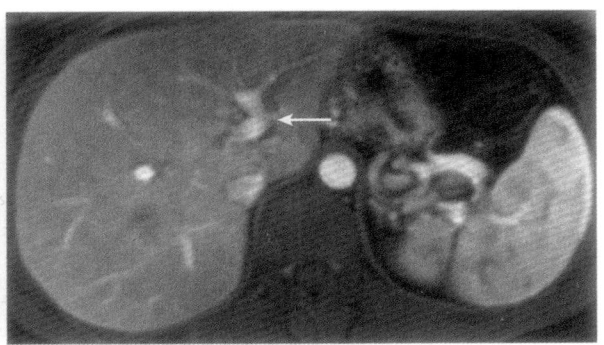

B. MRI示左门静脉（箭头示）

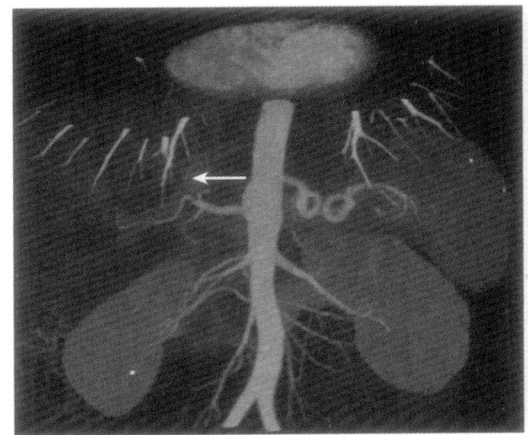

C. 肝动脉三维解剖重建（箭头示肝左动脉）

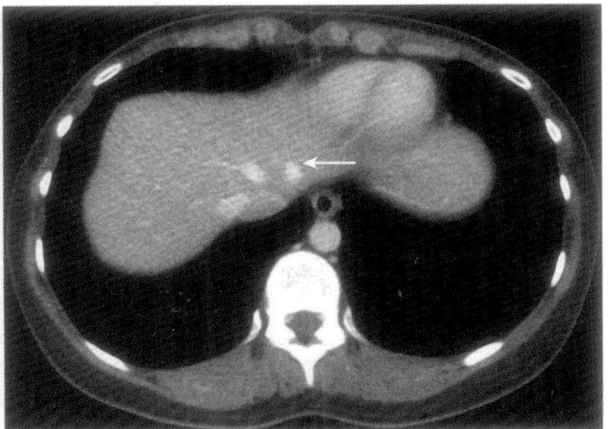

D. 肝静脉（箭头示肝左静脉）

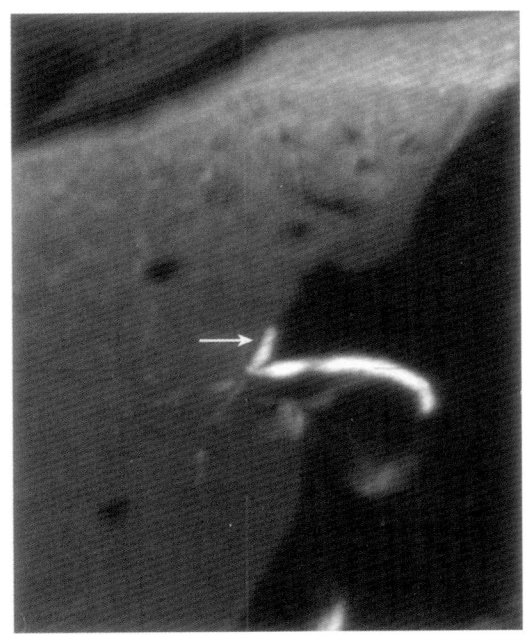

E. MRCP显示胆道解剖结构。右前、右后、左肝管三叉分叉处（箭头示左肝管）

图 19-2　左外侧段移植

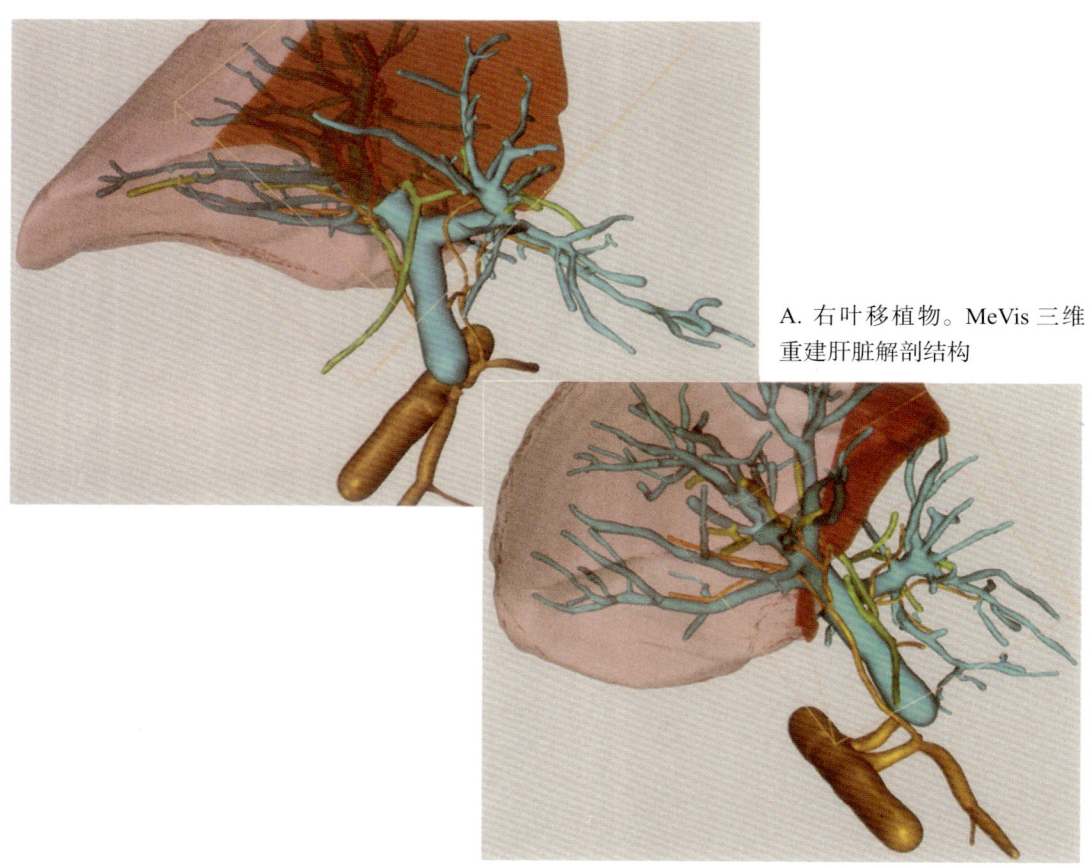

A. 右叶移植物。MeVis 三维重建肝脏解剖结构

平面 1，不含 MHV 的右叶移植肝

平面 1，右叶移植肝，不含 MHV，HV 区（体积）

区域	体积	比例（%）
HV1	3 mL	< 1.0
inf.HV	8 mL	< 1.0
MV4a	1 mL	< 1.0
MV4a_4b_8	11 mL	1.1
MV4a_8	10 mL	1.0
MV4b_5_8	213 mL	21.7
MV4bs	2 mL	< 1.0
MV8p	5 mL	< 1.0
MV8s	266 mL	27.1
RHV	463 mL	47.1
总计	982 mL	100

舍入误差会造成微小的偏差。

B. 右叶移植肝。肝静脉解剖。5 段静脉（箭头示）。如表所示内侧节段静脉引流区域的体积估计

MHV. 肝中静脉；RHV. 肝右静脉。

图 19-3 右叶移植（使用 MeVis 软件进行重建）

（MeVis Distant Services, MeVis Medical Solutions AG, Bremen, Germany.）

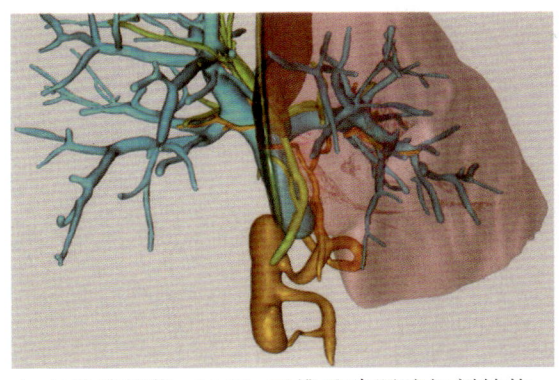

A. 左叶移植物。MeVis 三维重建肝脏解剖结构。橙色为肝动脉解剖图，蓝色为门静脉解剖图，绿色为胆道解剖图

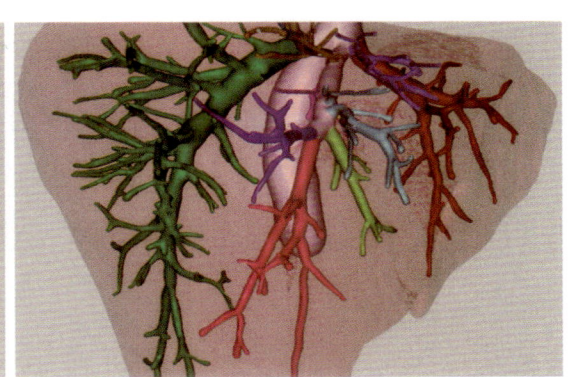

B. 肝静脉解剖结构。MeVis 三维重建

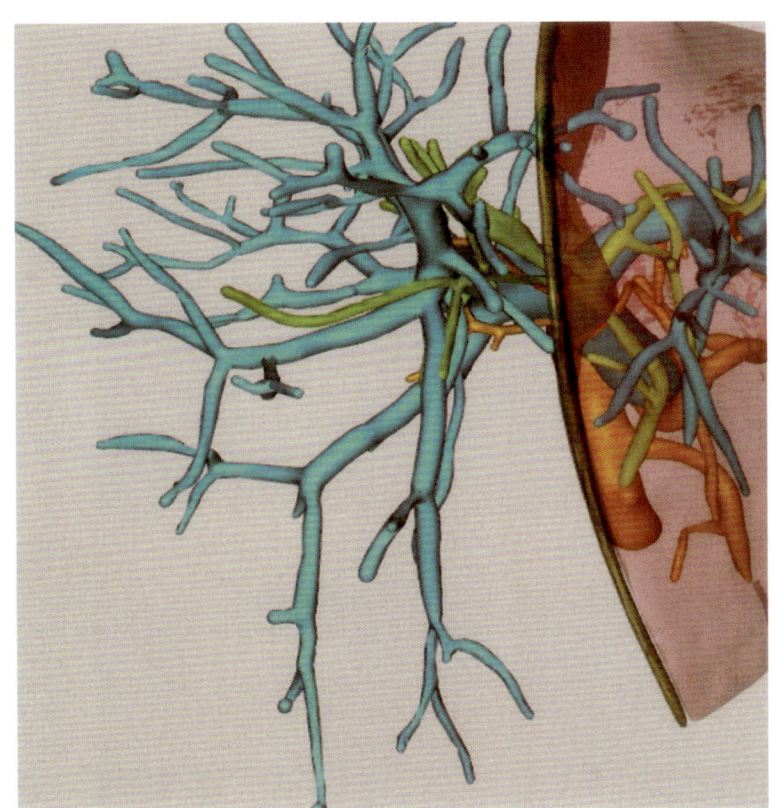

C. 左叶移植肝 MeVis 体积计算，供体右叶体积残余，移植物受体体重比

平面 2，包含 MHV 的左叶移植肝

平面 2，包含 MHV 的左叶移植肝（体积）

	区域	体积	比例（%）
	平面	16 mL	1.0
	移植肝	583 mL	35.7
	剩余量	1 035 mL	63.3
	总计	1 634 mL	100

估计移植肝重量约为 531 g。

关键指标

比值	基准	值
移植肝受体体重比	估测的移植肝重量	0.79
移植肝受体体重比	移植肝体积	0.87
移植肝与 SLV 比值	估测的移植肝重量	0.44
移植肝与 SLV 比值	移植肝体积	0.48

舍入误差会造成微小的偏差。

SLV. 标准肝体积。

图 19-4　左叶移植肝与肝静脉解剖（MeVis 软件重建）

（MeVis Distant Services, MeVis Medical Solutions AG, Bremen, Germany.）

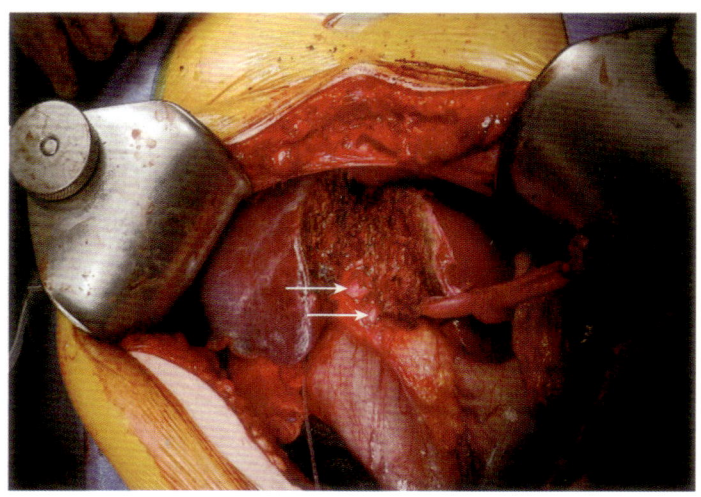

A. 劈肝。箭头所示门静脉左支和肝左动脉

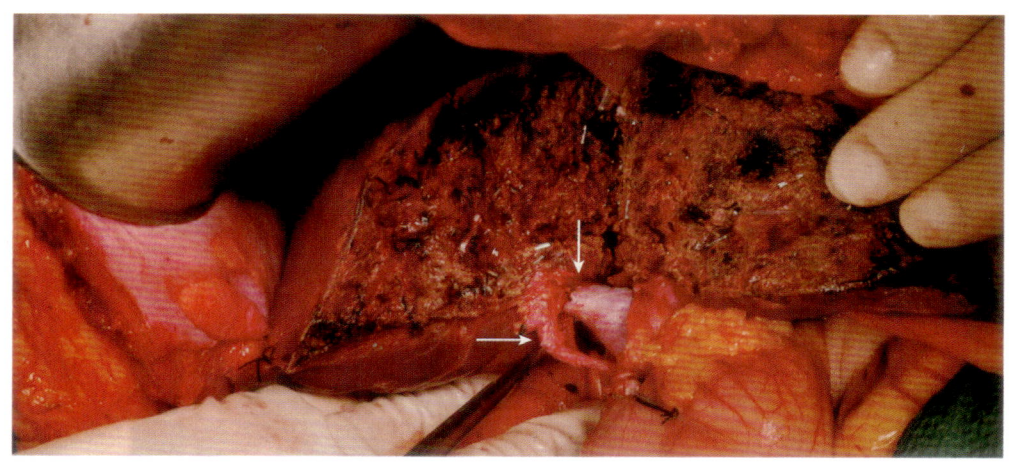

B. 右叶移植肝。门静脉右支和肝右动脉

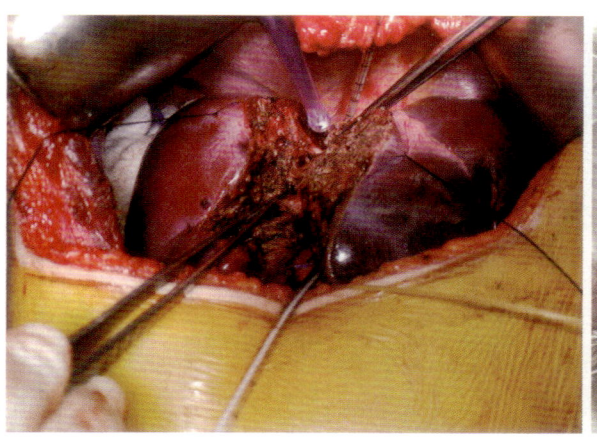

C. 镊子所指 5、8 段肝静脉

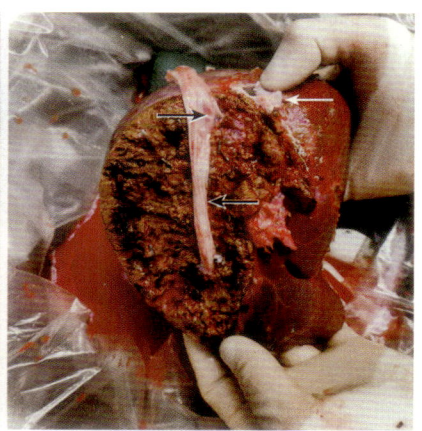

D. 右叶移植肝。在肝切面用尸髂静脉（黑色箭头）移植重建 5、8 段肝静脉，以改善血液流出，避免 5、8 段肝淤血。肝右静脉切开后，用尸体静脉贴片扩大流出口（白色箭头）

图 19-5　手术技巧

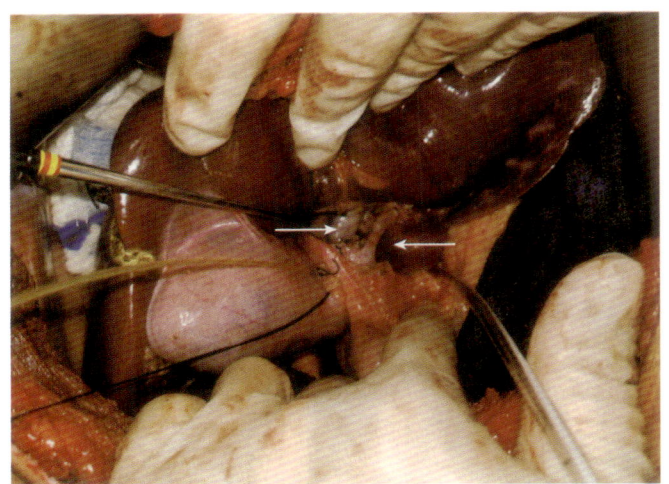

A. 肝门解剖。门静脉左支和肝左动脉（箭头）

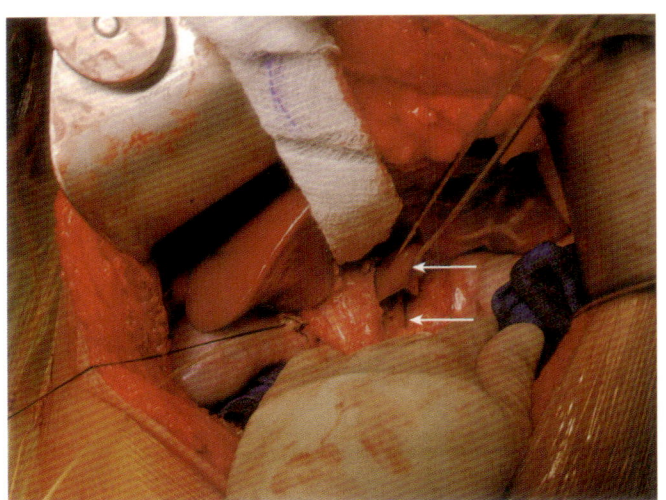

B. 尾状叶从腔静脉处移出（箭头）

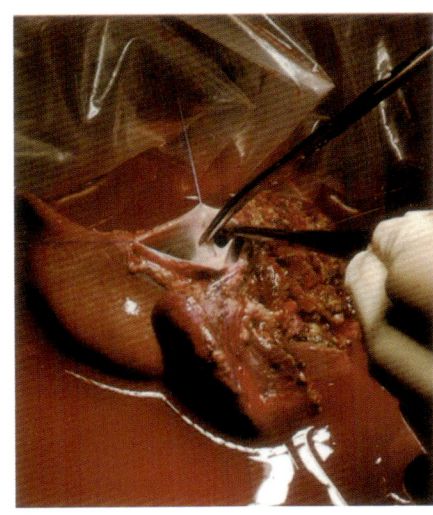

C. 左叶移植肝操作面。肝中、左静脉成形术增强移植肝流出

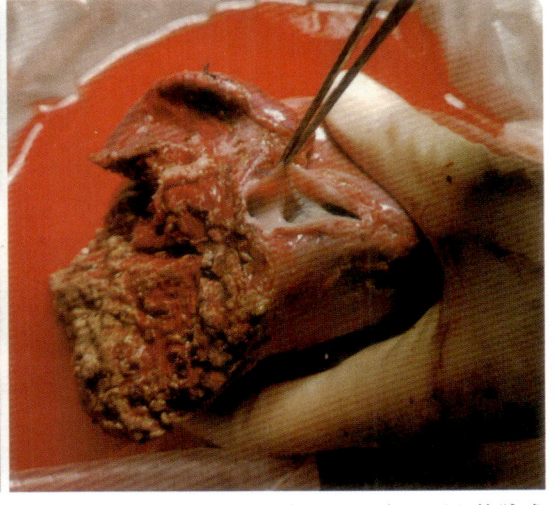

D. 左叶移植肝操作面。已完成的肝中、肝左静脉成形术

图 19-6　手术技巧（续）

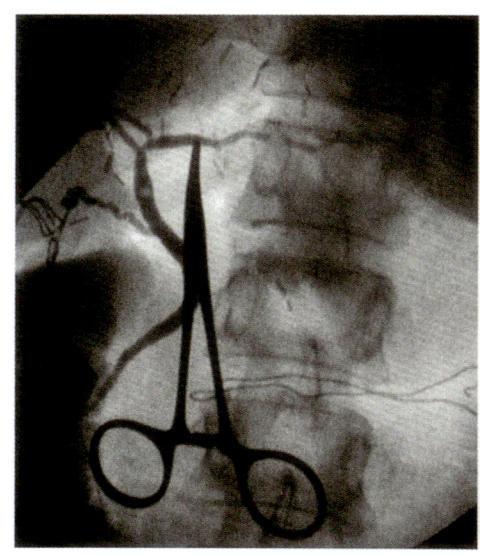

A. 术中胆管造影定位左肝管（切断前）

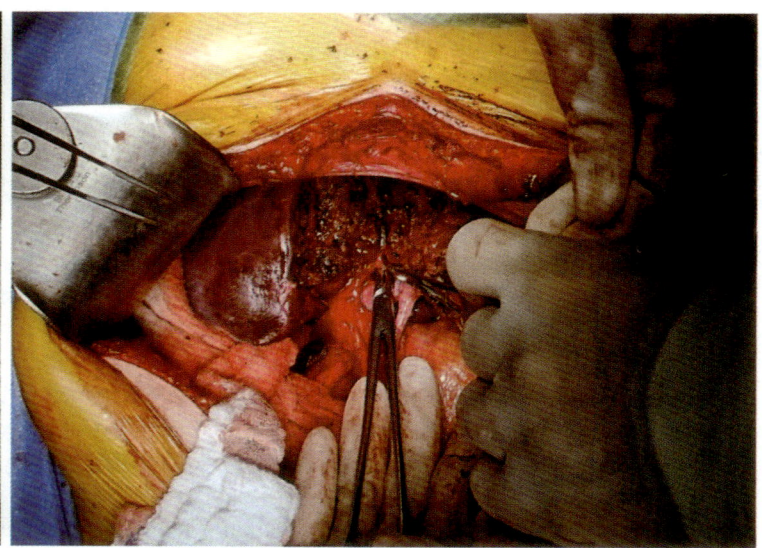

B. 切断左肝管

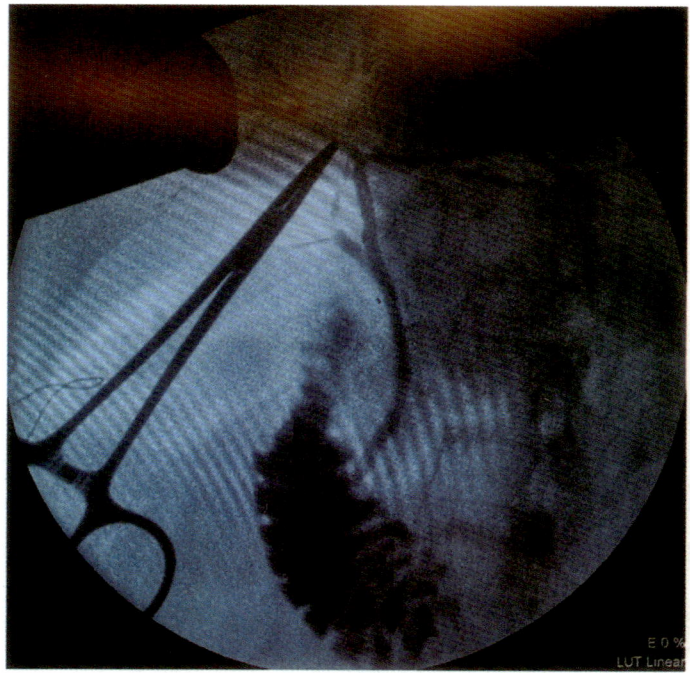

C. 术中胆管造影定位右肝管（切断前）

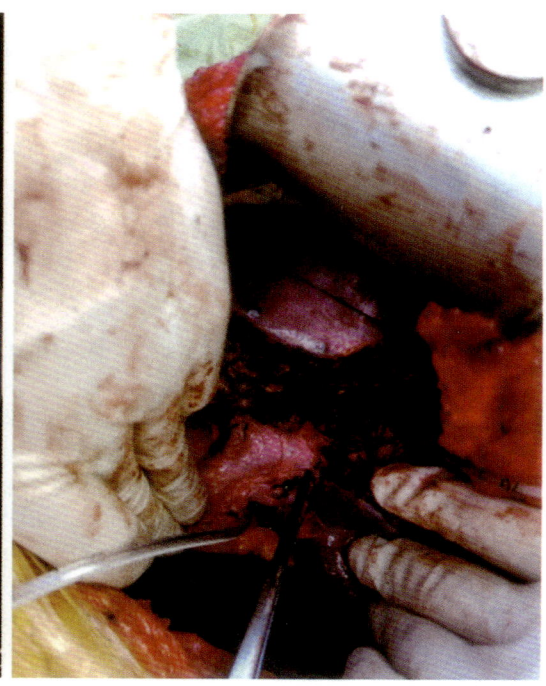

D. 镊子指向左肝管

图 19-7　手术技巧（续）

移植肝类型

活体肝移植有 3 种基本的移植肝类型：左外侧段（Ⅱ段和Ⅲ段）；含肝中静脉的左叶（Ⅰ~Ⅳ段）和不含肝中静脉的右叶（Ⅴ~Ⅷ段）（图 19-1）。左外侧段移植通常用于儿童。左叶移植通常用于青少年和大龄儿童。右叶是最大的移植体，占全肝体积的 60%~70%，通常用于成人。

确定活体肝移植的移植肝类型有两个重要的概念。残余肝比例（FLR）是指手术切除移植肝后留在供体内的剩余肝脏的比例。在供体中，FLR 30%~35% 被认为是防止术后肝衰竭的可接受下限。移植肝与受体体重比（GRWR）是移植肝重量与受体体重的比值。避免移植肝衰竭的 GRWR 保守下限是 0.8%。在受体体重 <5 kg 的儿童病例中，采用缩小的左外侧段移植可以避免大尺寸综合征。

受体手术技巧

活体供肝移植和尸体供肝移植相比，肝切除术有几个不同之处。在活体肝移植中，供体血管和胆管比尸体肝移植的更短更小，因此必须保留较长的肝门结构远端分支，包括肝动脉、门静脉和胆管。尽量减少切除受体胆管周围的组织，以避免影响受体胆管残端血供。在活体肝移植中，受体肝切除术必须以背驮式肝移植的方法进行，同时保留原下腔静脉的完整性，因为活体供肝没带下腔静脉。

左叶移植时，将受体的 3 条肝静脉全部连接起来，类似于全肝移植的尸体背驮式肝移植（图 19-8A~C）。门静脉吻合后，移植肝再灌注。肝动脉吻合时由于动脉太狭窄（2~3 mm），经常需要使用显微外科技术。一般来说，左叶移植只有 1 条肝静脉（肝左静脉和肝中静脉的共同通道）、1 条门静脉左支和 1 条肝左胆管。

在右叶移植术中，垂直夹住包括肝右静脉残端在内的腔静脉，并行尾腔切开术以扩大静脉吻合口（图 19-8D）。大体积肝移植的胆道重建通常采用胆总管吻合术（胆管与胆管吻合）。一般右叶移植有多个肝静脉和肝导管需要重建。

在使用左外侧段移植肝的儿童病例中，通过在受者体内制造一个三角形的腔静脉孔，静脉流出可以最大化（图 19-8E）。这项技术在 1988 年首次报道，但目前仍然是儿童肝部分移植静脉流出口重建的金标准。

改善移植肝血流的进出对获得良好的移植效果至关重要。静脉流出不足会导致移植肝淤血，减少移植肝有效的功能尺寸，并因小尺寸综合征导致移植失败。控制好移植肝的入肝血流也同样重要。在大小不匹配的活体肝移植中，小块移植肝接受过多的门静脉血流，会因肝动脉缓冲效应导致动脉痉挛。脾动脉结扎是最常用的调节入肝血流的方法，但它减少门静脉血流的效果并不总是如预期的那样好。脾切除术更为有效，但由于出血、门静脉血栓形成和脾切除术后败血症的风险较高而较少使用。门静脉系统分流术也可以采用，但门静脉分流会增加移植肝灌注不足的风险。

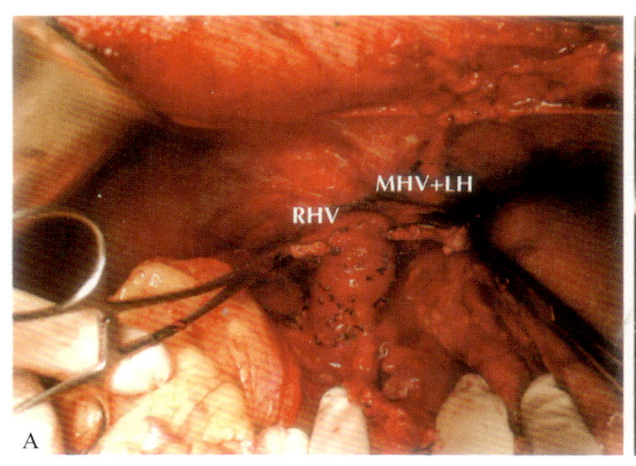
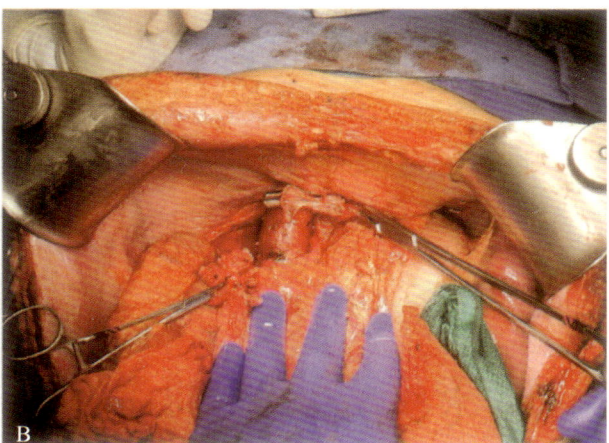
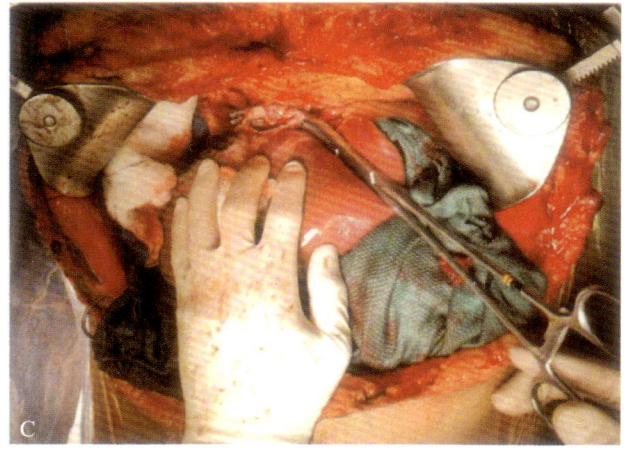

A~C. 受体肝右静脉（RHV）、肝中静脉（MHV）和肝左静脉（LHV）合并形成一个共同的袖口

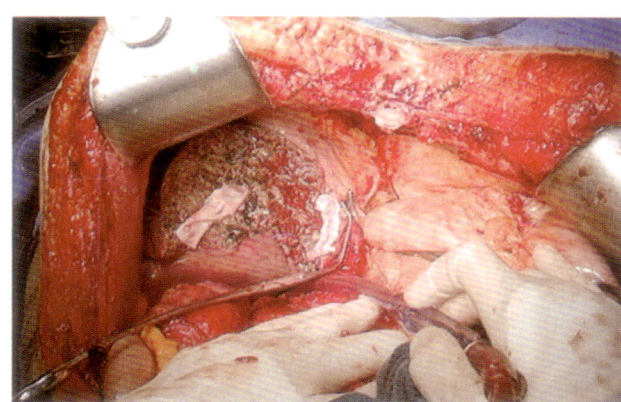

D. 用尾状阻断钳垂直夹住右肝静脉

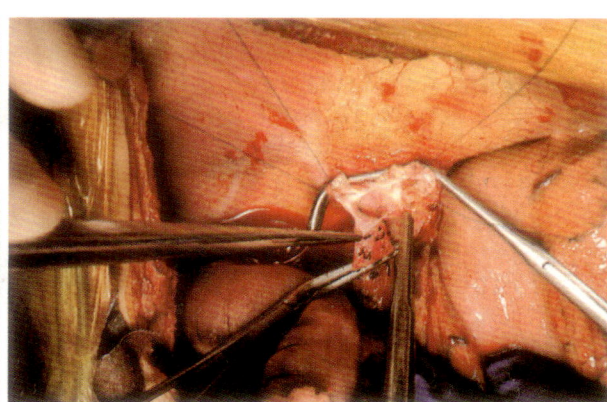

E. 左外侧段移植时，受体形成三角形的腔静脉孔

图 19-8　受体手术技巧

第 20 章
小肠移植和多脏器移植

编者　Masato Fujiki，Kareem Abu-Elmagd
何健楠　译，丁自海　审校

简介

所有包含小肠的不同类型内脏器官移植可以分为 3 种主要类型：独立小肠移植（isolated testinal）、肝－肠移植（liver-intestinal）和多脏器移植（multivisceral transplantation）。正确地理解血管解剖对于这些不同类型器官的供体获取手术是必需的。胰腺和肠的移植物可通过分离肠系膜上动脉至胰十二指肠下动脉起源处而获得。分离远至胰十二指肠下动脉以维持胰头部足够的动脉血供。

受者手术首先要切除原来的病变器官，然后重建血管并植入新器官。动脉和静脉中继移植物常用于独立小肠移植。在复合脏器移植（肝－肠移植和多脏器移植）的情况下，腹腔干和肠系膜上动脉都被切除，并用供者主动脉导管构建。静脉流出通过移植物的门静脉或全身引流建立，复合脏器移植物则通过肝静脉重建。前肠重建是多脏器移植的一部分。残余的胃或腹部食管通过幽门成形术与移植胃前壁吻合。在肝－肠移植中，最近端的移植空肠与保留的原生空肠的端段吻合。重建后的肠与受体残留结肠段吻合，建立烟囱式回肠造口或简单袢式回肠造口。

术语

由于良好的疗效和可行性，内脏移植已经成功用于治疗不同种类的不可逆胃肠道衰竭患者。所有包含小肠的腹腔内脏器官移植可分为 3 种主要类型：独立小肠移植、肝－肠移植和多脏器移植。

虽然小肠是内脏器官移植的核心，但名词"多脏器（multivisceral）"是特指包含胃的内脏器官移植的术语。在多脏器移植中，"全（full）"是指包含肝脏的异体移植，而"改良（modified）"则是不包含肝脏的异体移植（图 20-1）。次要的器官包括结肠和胰十二指肠复合体，伴或不伴脾脏。任何 3 种类型的同种异体内脏移植都可以保留结肠。

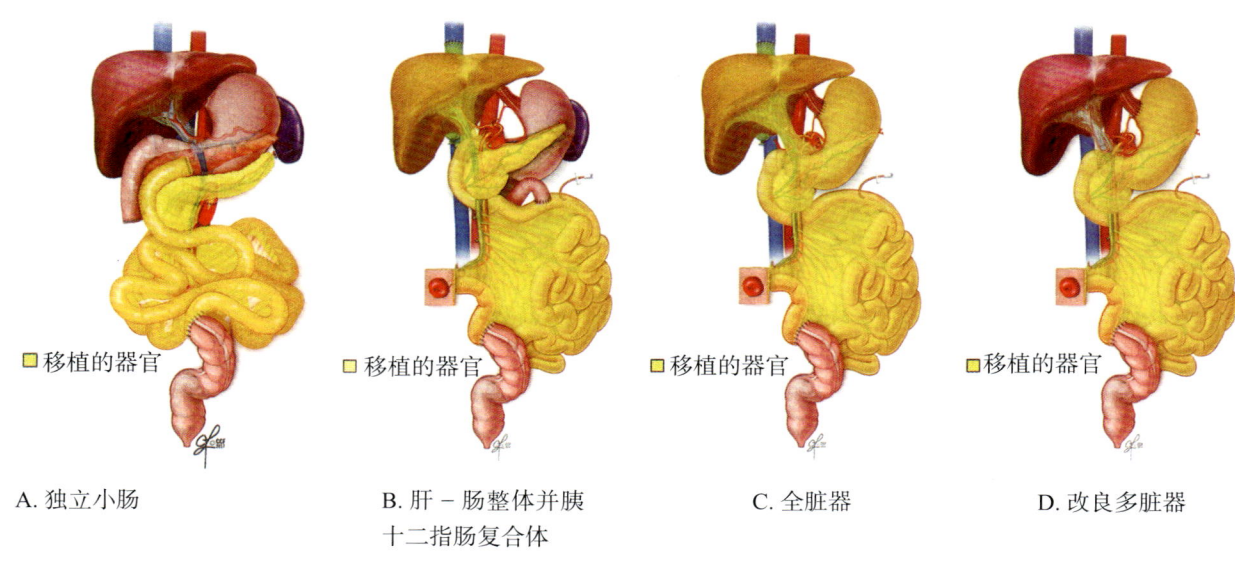

A. 独立小肠　　　　　B. 肝-肠整体并胰　　　　　C. 全脏器　　　　　D. 改良多脏器
　　　　　　　　　　　十二指肠复合体

图 20-1　不同类型脏器移植物

（Reprinted with permission, Cleveland Clinic Center for Medical Art & Photography ©2018-2019. All Rights）

供体手术

分离移植小肠

由于器官捐赠和需求之间的差距越来越大，器官获取时往往需要提取多个器官，为等待肝脏、胰腺和肠移植的各受者提供移植器官。要从同一供体获得胰腺和小肠，则必须对其血管解剖有详细的了解。

肠系膜下静脉结扎和分离后，在 Treitz 韧带处横断空肠近端。此时，小肠仅通过肠系膜上血管蒂与供体相连，包括肠系膜上动脉（superior mesenteric artery，SMA）和肠系膜上静脉（superior mesenteric vein，SMV）（图 20-2A）。这些血管通过横向分割肠系膜根的腹膜前层而显露，远端到结扎的中结肠血管水平。当胰腺移植给单独的受体时，胰腺必须保留胰十二指肠下动脉。胰十二指肠下动脉起自结肠中动脉起始部的近端（图 20-2A）。由于获取供肝时胃十二指肠动脉被切断，损伤胰十二指肠下动脉，将导致胰头部失去血供。为了维持胰头部足够的动脉血流，SMA 需游离到胰十二指肠下动脉起点的远端。由于前几个空肠动脉分支可能起源于 SMA 至胰十二指肠下动脉的起点处，这些空肠近端分支可能不得不被切除。在胰腺未获取的情况下，可将胰头部和钩突的众多小静脉和动脉胰支分离，以获得更长的肠系膜血管 SMA 主干长度（图 20-2B，C）。进一步细致的解剖分离至门静脉的脾肠系膜汇合处（splenomesenteric confluence）。阻断并冷液灌洗后，离断 SMA 根部，在脾肠系膜汇合处离断 SMV。

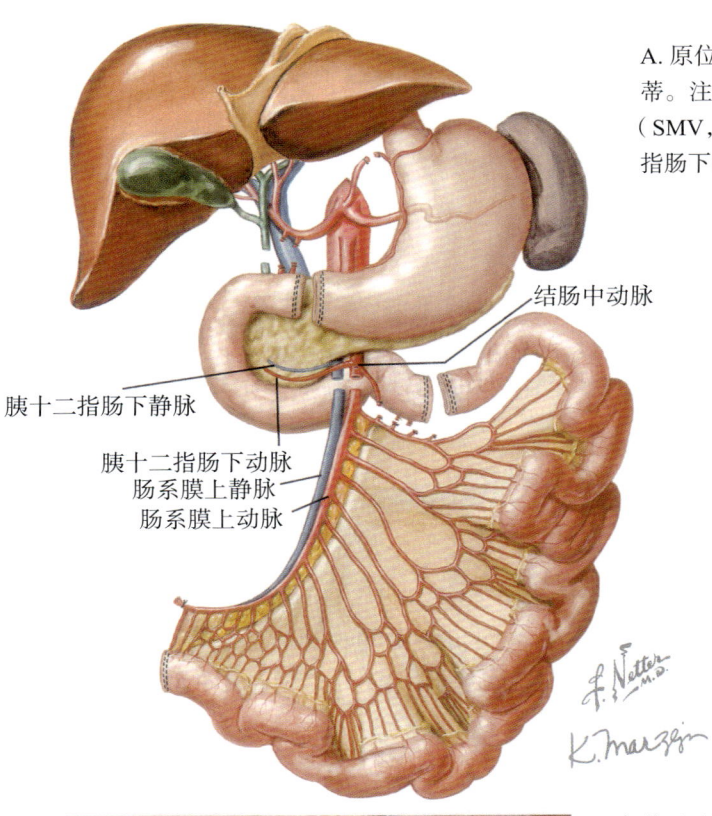

A. 原位分离肠移植物，剥离肠系膜上血管蒂。注意可以通过结扎结肠中动脉以下的（SMV，SMA）以保留胰腺移植物的胰十二指肠下动、静脉

标注：结肠中动脉；胰十二指肠下静脉；胰十二指肠下动脉；肠系膜上静脉；肠系膜上动脉

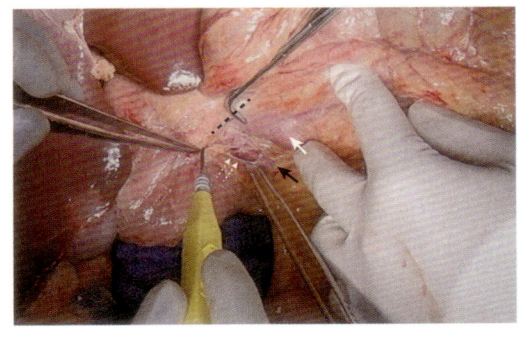

B. 高分叉型 SMV。取肠管时，顺时针旋转肠系膜，露出肠系膜背面。白色箭头表示大 SMV 属支。黑色箭头表示另一个大属支，从胰腺钩突处注入几个属支（虚线箭头）。黑线虚线表示不使用胰腺进行肠移植时的 SMV 切线

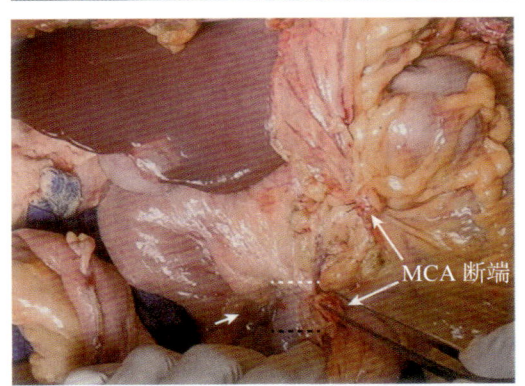

C. 解剖右结肠，离断结肠中动脉，以方便游离至肠系膜上血管的"门"部。黑虚线表示分别取胰和肠时 SMV 的切割线。白虚线表示未获取胰腺时 SMV 的切割线

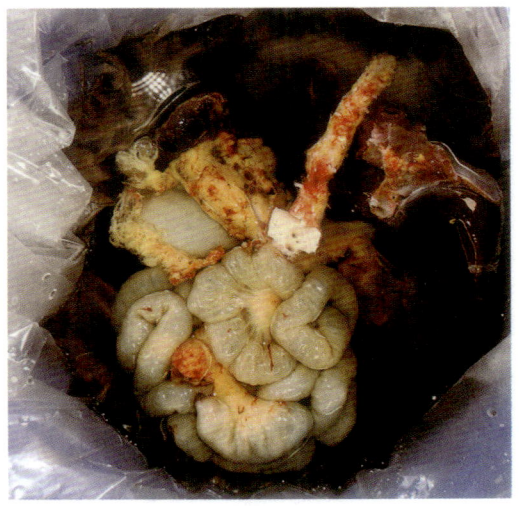

D. 获取后的完整的多脏器移植物，包括长段胸、腹主动脉，与包含腹腔动脉和肠系膜上动脉的卡雷尔瓣相连

图 20-2　供体手术

多脏器移植物

从膈肌和腹膜后对肝脏、胃、十二指肠、空回肠、胰腺和脾脏进行整体切除。切下来的移植物可以根据患者的需求进行修整,但不包括肝脏(改良多脏器移植)。分开膈肌脚,缝合腹部食管。胸腹主动脉的长干与包含腹腔干和 SMA 的卡雷尔瓣相连(图 20-2D)。肝-肠联合器官移植物的获取方式与整体多脏器的获取相同,包括保留胰十二指肠血管,以维持胃肠道的连续性和主干血供的完整性。唯一的区别是切除了胃,这在器官获取时或在后来的器官准备中均可进行。

受体手术

基于潜在的脏器病理,在移植新器官之前需要先切除受者的病变器官。对于多脏器移植受者,通常采用的分段脏器切除技术包括全肠切除术、胃次全切除术和肝切除术。在可行的情况下,接受多脏器移植的患者保留原有的胰十二指肠复合体或脾间室(splenic compartment)。如果可能的话,保留脾脏和胰腺,以减少感染、移植后淋巴增生性疾病和糖尿病的风险。在切除病变器官后,在受者和(或)后台中使用间置血管移植物进行血管重建(图 20-3A~C)。

动脉流入道

在独立小肠移植中,髂动脉或颈动脉移植物以端侧吻合的方式与受体主动脉吻合。动脉移植物与移植小肠的 SMA 吻合。对于复合脏器移植,将腹腔干和肠系膜上动脉分离出来并构建在单个卡雷尔瓣上。然后将卡雷尔瓣与供者主动脉导管吻合(图 20-3D)。在植入内脏器官之前,另一供者主动脉导管以端—侧吻合方式与受者腹腔干上方主动脉或肾动脉下方主动脉吻合。这样就以双主动脉导管端—端吻合方式完成了对多脏器移植的动脉吻合术。

静脉流出道

独立小肠移植的静脉流出道可以通过门静脉引流或体循环引流建立。髂静脉通常作为端—端或端—侧吻合的中间移植物插入受体肝门处的门静脉或 SMV。引流至下腔静脉的体循环中,可以通过在肾静脉下方下腔静脉、肾静脉或髂静脉插入静脉移植物来建立。包含肝脏的脏器移植物静脉流出道通常是在受者和供者的腔静脉之间使用背驮式技术来建立。在肝肠联合移植中,需建立门静脉分流以减轻胃、胰十二指肠复合体等原器官的血流压力。

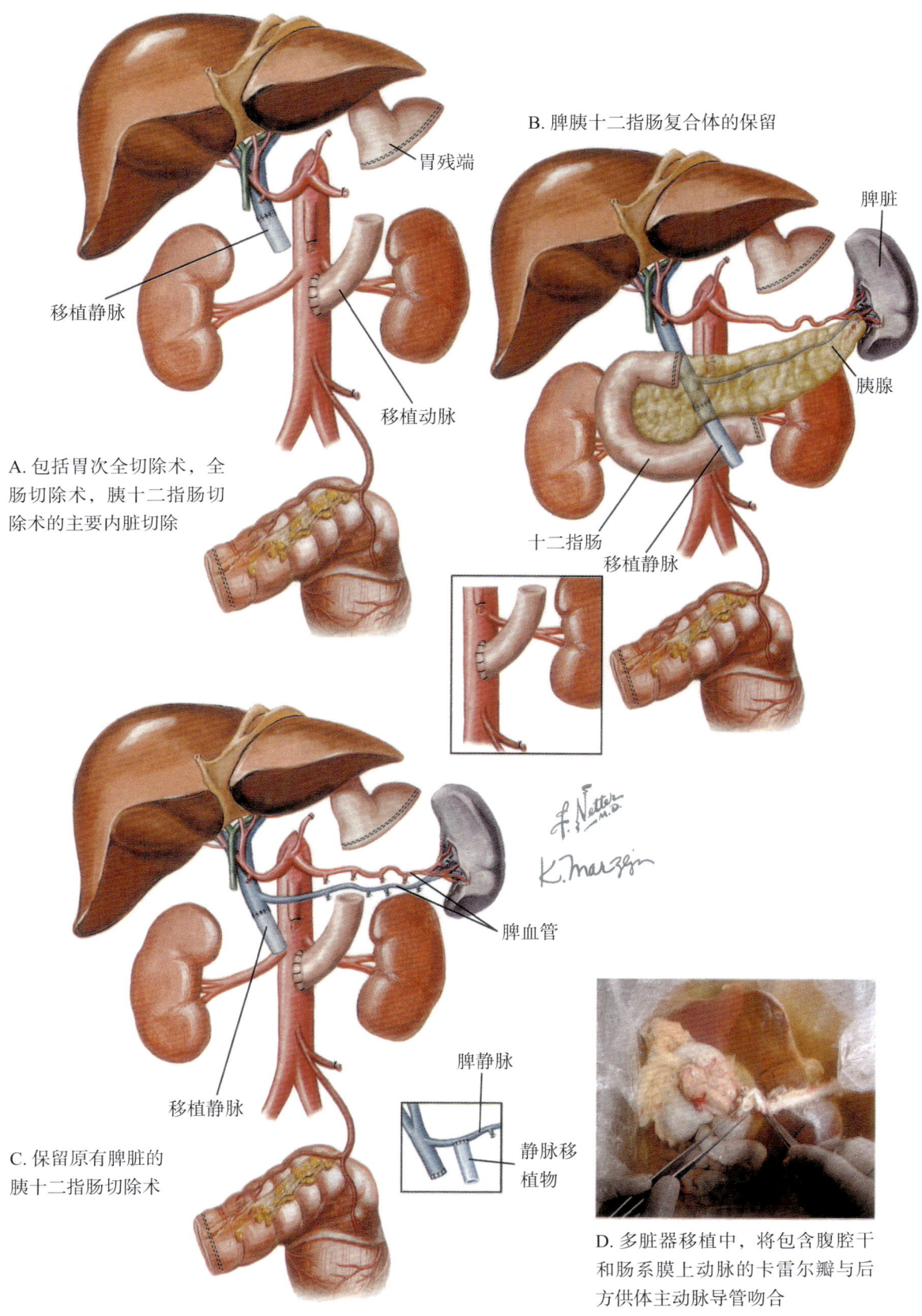

图 20-3　受体手术

胃肠道连续性重建

胃肠道重建通常取决于保留的原肠道器官的外科解剖情况和移植脏器的类型。前肠重建是多脏器移植的一部分。受体残余的胃或腹部食管与移植物的胃前壁吻合，并进行幽门成形术以建立引流。在接受肝肠移植和保留胰十二指肠复合体的患者中，需要重建中肠以恢复受体肠道和移植肠道之间的连续性。肝肠移植时，最近端的移植物空肠与保留的受体空肠的端—端吻合。当十二指肠保留时，可行背驮式十二指肠重建。重建后肠的方法是与受体的结肠残余段进行吻合，并建立一个烟囱式回肠造口或一个简单的回肠袢造口。既往直肠切除术的患者进行回肠末端造口术。

第 21 章
肾移植

编者 Eric T. Miller, David A. Goldfarb, Alvin C. Wee
何健楠 译，丁自海 审校

简介

肾移植（kidney transplantation）是一项涉及对受者早期和持续评估的多维度手术。当有交叉匹配合适的肾脏供者时，以保留动脉、静脉和输尿管周围组织的方式获取供肾。在移植过程中仔细检查供者和受者的解剖结构以确定准确的手术方法。血管吻合术和输尿管吻合术有多种方式供外科医生选择，这使得每个病例都是独一无二的，而且每对供者－受者都具有特异性。对肾脏和腹膜后解剖结构全面和彻底了解是成功实现肾移植最重要的因素。

术前计划及考虑

肾移植的最佳位置是髂窝，此处髂血管与膀胱并列，在大多数情况下便于血管重建和输尿管引流。尽管来自任何一侧的供肾都可以被放置在任意一侧的髂窝中，但如果将左肾放置在右髂窝中，左肾门的管道将处于靠上的位置，更容易操作。将右侧供肾置于左髂窝的情况也类似。直接的输尿管膀胱再植术运用于大多数病例；然而，在膀胱较小功能丧失的情况下，输尿管泌尿造口术或许更可取（图 21-1）。当髂血管因既往手术或髂动脉严重钙化而不适合使用时，可使用更近端的主动脉或下腔静脉上的位置，包括原位肾切除术后的原位移植位置。在这种情况下，输尿管可采用端—端吻合术进行吻合。

在手术台上获取和准备移植肾

在切取肾脏过程中，重要的是要认识到肾脏血管解剖存在变异的可能性，并且要保留连接肾脏的所有动脉和静脉的完整性（图 22-2A，B）。这些动脉都是终末血管，某个动脉的丢失将导致相应肾段的丢失（图 22-2C）。优势静脉必须保留，但小口径静脉可以牺牲，因为侧支循环是通过直血管建立的。在移植肾中，输尿管的血液供应完全来自肾门，随着离肾门的距离增加，输尿管的缺血程度逐渐增加。因此，保留肾门、输尿管和肾下极周围的组织非常重要。此外，重要的是获取供肾时外科医生要避免移植输尿管周围的过度解剖，因为这可能会损害输尿管的血液供应。

供肾在移植前需要修整准备。切除肾周脂肪，理清所有血管，使吻合位置良好而不发生扭结。在死亡供者中，近距离的多条动脉可能保存在同一个卡雷尔瓣上。对于分离较远的动脉，进行独立吻合时可采用或不采用补片。在有多条动脉的活体供者肾脏中，通常进行独立的吻合。在某些情况下，两条动脉大小相等，可以进行连体吻合。当用于动脉流入道吻合的部位有限时，可能需要将较小的肾动脉与主要的肾动脉行端侧吻合，这样允许了流入口的单次吻合。在死亡的供者肾脏中，右肾静脉和下腔静脉通常需要重建。通过缝合或缝合设备关闭肾上腔静脉和肾下腔静脉，外科医生可以使用左肾静脉口进行流出口吻合。另外，肾下腔静脉可以闭合，形成肾下腔静脉的 L 形延伸，以用于流出口吻合。

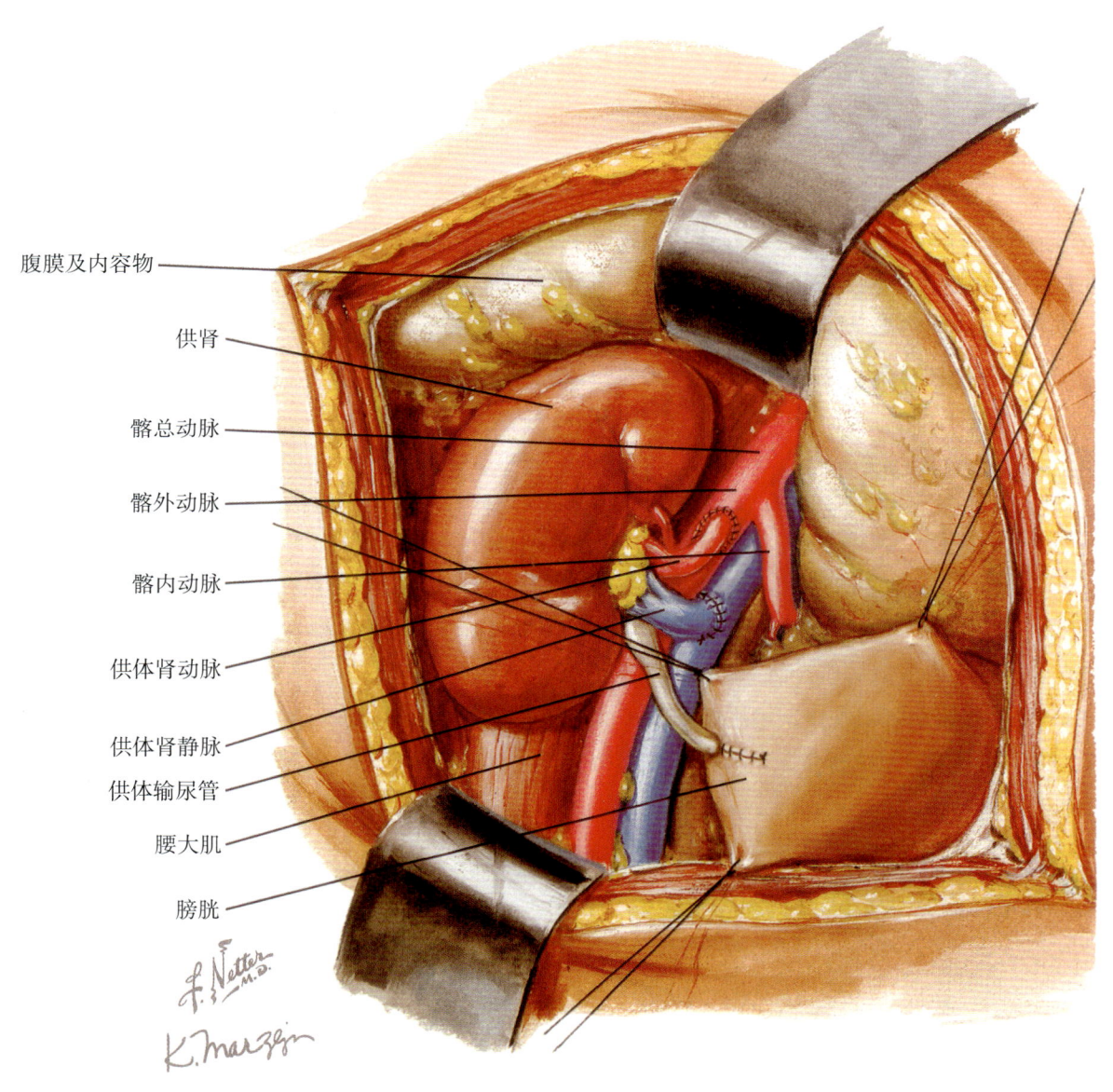

图 21-1　移植入右髂窝后供肾与髂血管及膀胱的关系

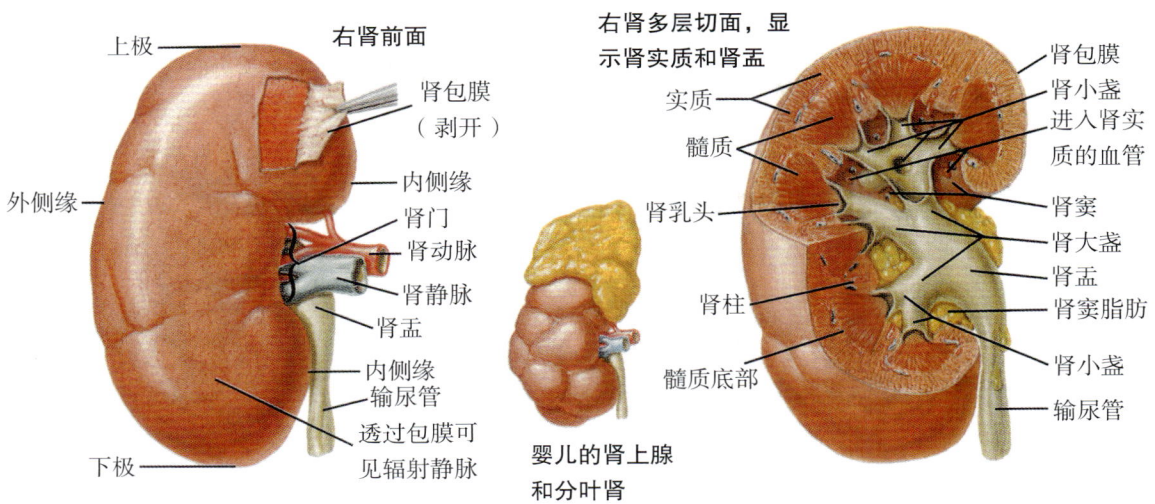

A. 肾脏大体结构

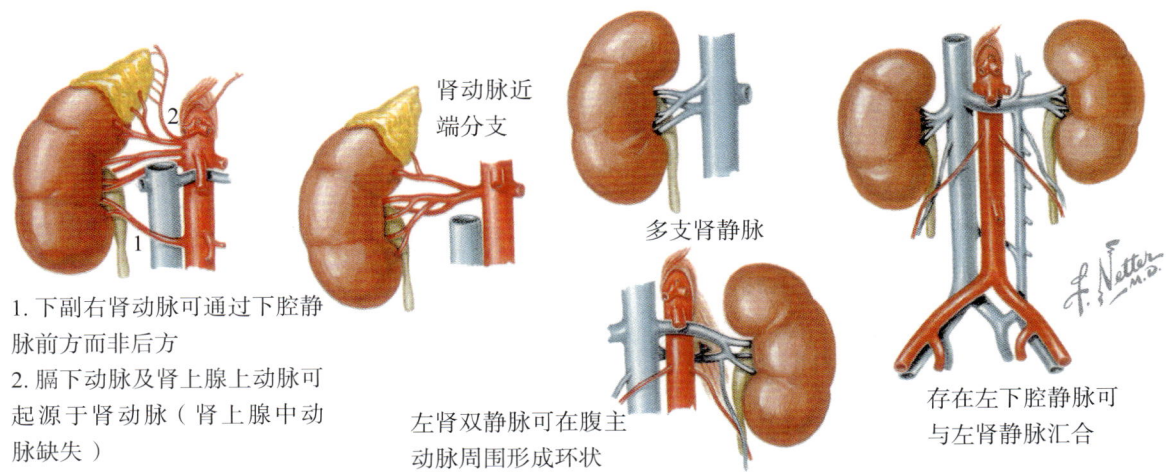

B. 肾动、静脉的变异

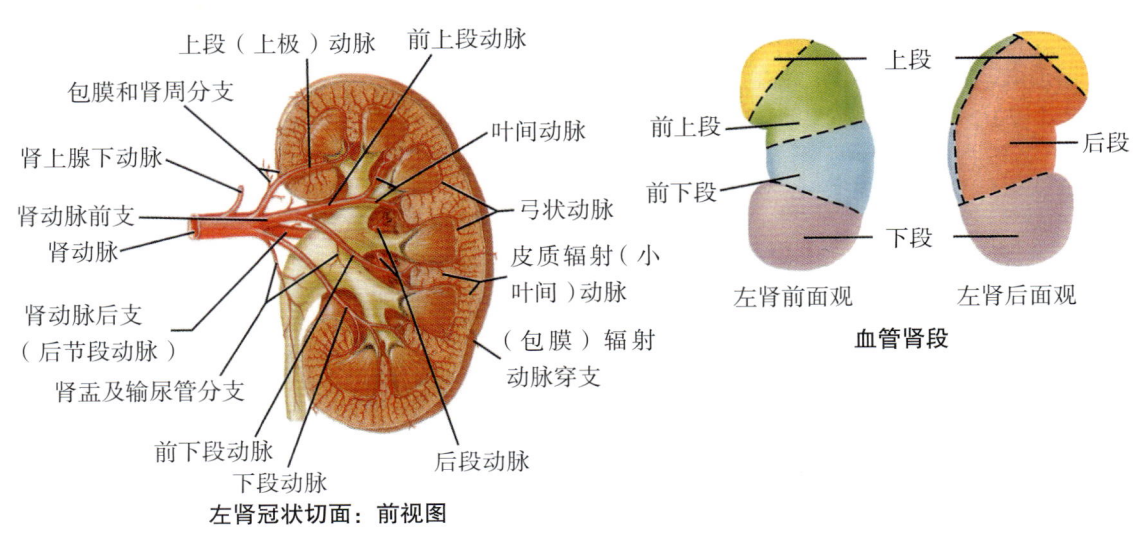

C. 肾段动脉

图 21-2　肾血管及其变异

肾移植

采用吉布森（Gibson）切口进入髂窝（图 21-3A，B）。切开腹外斜肌腱膜进入腹直肌外侧的肌层。此后进入腹膜后间隙，将完整的腹膜从腹前壁内侧推开，为移植肾和髂血管创造空间。根据需要，可尽量靠近头侧分离解剖。使用自持式牵开器显露术野时，确保不直接压在腰大肌上，因为这可能导致术后股神经功能障碍。

切开髂外动、静脉。大的淋巴管用丝线隔开，以防止损伤形成淋巴囊肿。其他组织可用电灼法分离。识别生殖股神经的位置很重要，因为它沿腰大肌前表面走行（图 21-3C，D）。将移植肾放到切口处模拟最终放置的位置，以确定血管吻合的理想位置。用钳夹住髂静脉，并进行精准的静脉切开术（图 21-4A），采用连续单针端—侧吻合（图 21-4B）。夹紧动脉并进行动脉切开术（图 21-4C），使用连续单针端—侧吻合（图 21-4D）。当动、静脉吻合完成后，移除钳夹（先静脉，后动脉），肾脏得以重新灌注。仔细检查血管吻合口和肾脏表面，并进行仔细止血。

然后向膀胱内注入生理盐水以扩张膀胱，这可以使用预先放置的三腔膀胱冲洗系统进行。将输尿管修剪到合适的长度并剪成铲形（图 21-4E）。回流技术或非回流技术可用于供者输尿管和受者膀胱之间的输尿管膀胱吻合术（图 21-4F）。使用可吸收缝线至关重要，因为使用不可吸收缝线可能导致膀胱结石形成。

肾脏置于腹膜后方，以避免供肾血管扭结。在外科医生的判断下，引流管可以放置在深层或皮下间隙，或都放置。按解剖层面缝合各层，完成手术。

行吉布森切口

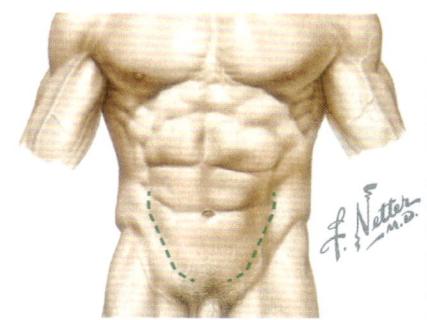

A. 吉布森切口

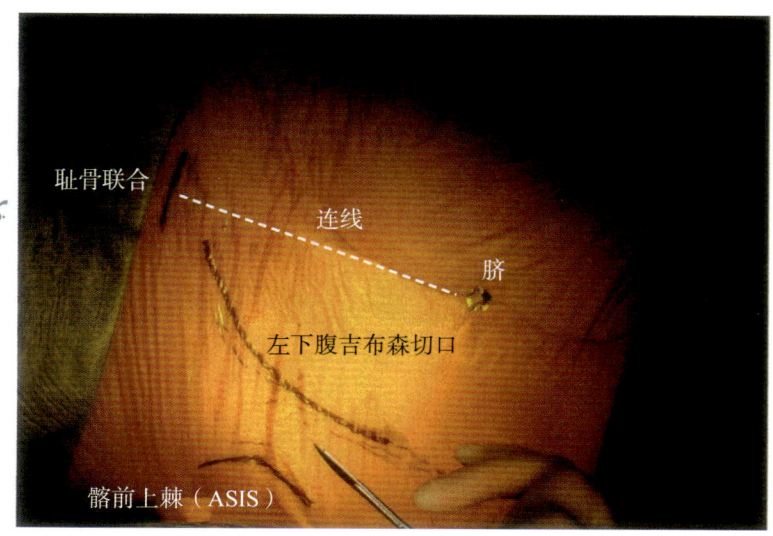

B. 左下腹吉布森切口

图 21-3　肾移植

在右髂窝，为移植肾的放置和吻合做准备

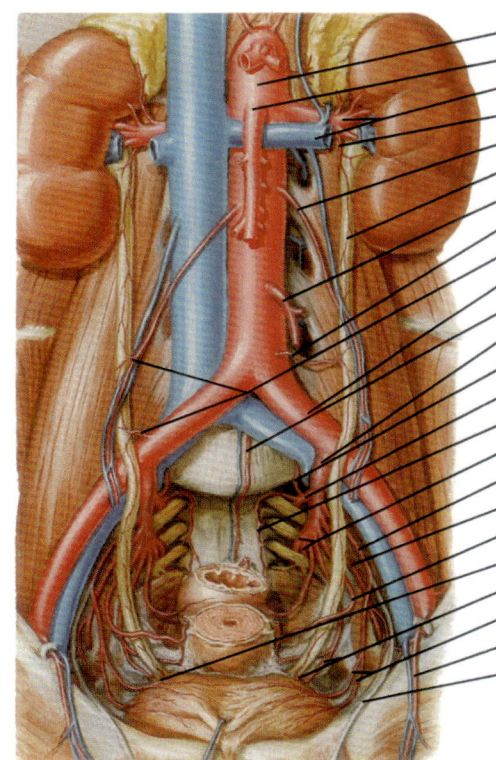

- 腹主动脉
- 肠系膜上动脉
- 肾动、静脉
- 肾动脉输尿管分支
- 卵巢动脉
- 输尿管
- 肠系膜下动脉（切）
- 来自主动脉的输尿管分支
- 来自卵巢和髂总动脉的输尿管分支
- 髂总动脉
- 骶正中动脉
- 髂内动脉
- 髂腰动脉
- 臀上动脉
- 骶外侧动脉
- 臀下动脉和阴部内动脉
- 脐动脉（未切除部分）
- 闭孔动脉
- 子宫动脉
- 膀胱上动脉输尿管支
- 膀胱下动脉和输尿管支
- 膀胱上动脉
- 腹壁下动脉
- 内侧脐韧带

C. 盆腔血管解剖

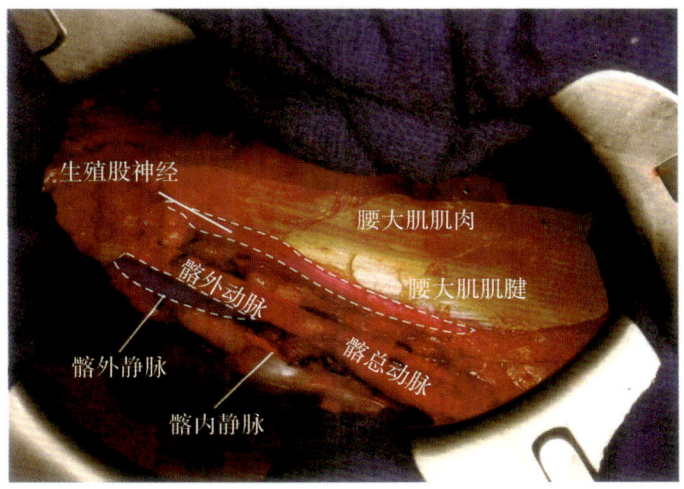

D. 右髂窝解剖

图 21-3 肾移植（续）

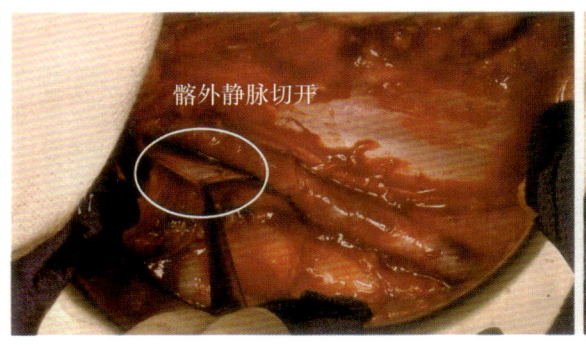
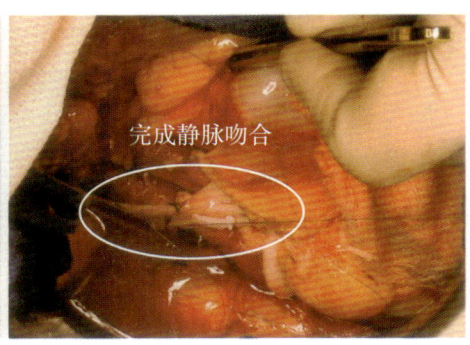

A. 为供体肾静脉与髂外静脉端—侧吻合做准备　　B. 完成端—侧静脉吻合

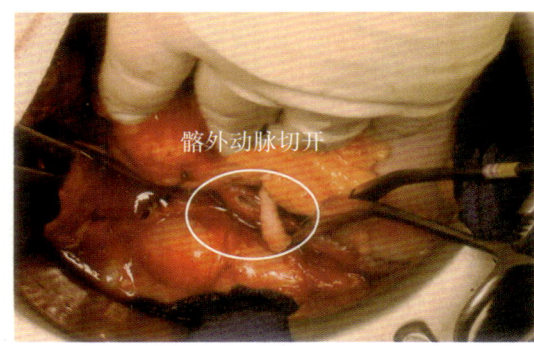
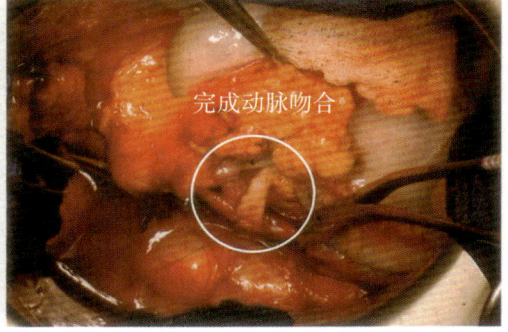

C. 动脉切开为供体肾动脉与髂外动脉端—侧吻合做准备　　D. 完成端—侧动脉吻合

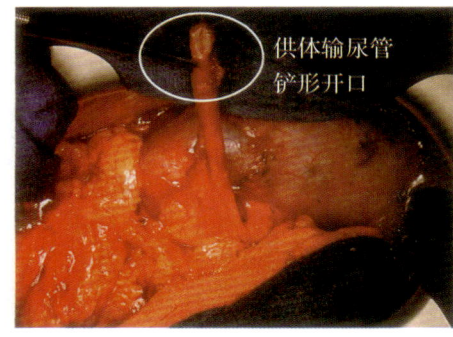
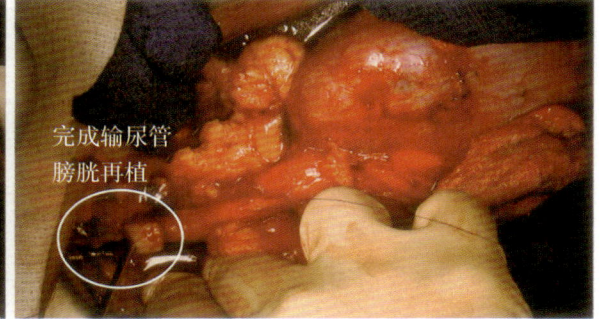

E. 供体输尿管铲形开口，为输尿管吻合做准备　　F. 直接输尿管膀胱再植吻合术

图 21-4　肾移植（续）

第 22 章
胰肾联合移植

编者 Eric T. Miller, Venkatesh Krishnamurthi
何健楠 译，丁自海 审校

术前计划和考虑

胰腺移植（pancreas transplantation）目前是 1 型糖尿病患者的一种治疗选择，在特定情况下，也适用于 2 型糖尿病患者。该手术的主要目的是替代由于胰腺胰岛细胞缺失而导致的胰岛素缺乏。胰腺移植有 3 种可行的方案，包括胰肾同时移植（simultaneous pancreas and kidney transplant，SPK）、肾移植后胰腺移植（pancreas after kidney transplant，PAK）和单独胰腺移植（pancreas transplantation alone，PTA）。SPK 是最常见的手术，它具有最高的胰腺移植存活率。尽管 SPK 手术的风险包括慢性免疫抑制相关的风险，以及手术固有的并发症和死亡率，但移植的好处包括无须使用外源性胰岛素，与所有其他胰岛素替代策略相比，具有更好的血糖控制效果，不再需要限制饮食，还能控制或改善继发性糖尿病并发症（如神经性病变和心血管疾病）的进展。

考虑一个潜在的胰腺移植受者时，除了 ABO 血型兼容性和人类白细胞抗原交叉匹配阴性，下一个最重要的因素为是否存在冠状动脉疾病及其严重程度。糖尿病患者常伴有高血压、高脂血症和周围血管疾病等并发症。为了避免术中或术后出现危及生命的并发症，在移植前进行彻底的心脏和血管评估是至关重要的。

合适的器官供体选择可减少并发症，如肠吻合口漏和血栓事件。首选的供体年龄为 10~45 岁。考虑潜在的供者时，与脑血管疾病继发死亡的供者相比，创伤性死亡供者的移植效果通常更好。供者的个体大小是关键，最好大于 45 kg，以避免 Y 形血管移植物重建时供者血管过小的问题。供者 BMI<30 kg/m^2 有利于避免脂肪侵入比例高的胰腺移植，脂肪侵入会增加移植物血栓形成、胰腺炎、缺血再灌注损伤和术后感染的发生率。在选择合适的受者和供者配对时，还有许多其他因素需要考虑，然而完整的标准列表超出了本章内容的范围。

胰肾联合移植

切口、显露和植入准备

沿腹白线做一个从剑突延伸到耻骨联合的正中入腹切口。由于避免了腹直肌、胸腹神经、肋下神经和髂腹下神经的切割损伤，因此可以最大限度地减轻术后疼痛。

完全打开筋膜后，辨别腹膜并进入腹腔，放置一个自主牵开器以充分显露腹腔。沿 Toldt 线切开右下腹后腹膜。将右侧升结肠和小肠由右侧翻至左侧以显露腹膜后血管。显露髂外血管、髂总血管和下腔静脉远端，为右髂窝和右腹膜后的肾胰联合植入做准备。通过周向剥离（circumferential dissection）和分离髂外动、静脉以显露肾移植的血管目标。我们首选的胰腺静脉引流方式是通过体循环回流，因此胰腺移植的血管目标是通过周向剥离和分离髂总动脉及下腔静脉最下段来建立的。最后，小心游离原肾的右侧输尿管，在移植胰腺内侧和移植肾脏外侧之间划定一条分界线（图 22-1A）。

胰腺移植准备的最后一步是将一段 4~5 cm 长的中继血管移植物与髂总动脉进行吻合。端—侧吻合后，在中继血管移植物上放置临时夹钳，血流回到远端的盆腔和下肢血管（图 22-1B，C）。

肾移植

一般来说，与标准肾移植章节中所提出的解剖和手术原则几乎没有什么不同。最大的区别是肾胰联合移植后，移植肾占据的空间与腹腔相通。正因为如此，在标准肾移植中形成的腹膜外"口袋"在这就不存在了。因此，手术医生必须在植入后进行肾固定术，将肾脏固定在髂窝外侧壁上，以防止移植肾的血管蒂发生扭转。此外，移植肾被放在原输尿管的外侧，这样可以在同侧腹膜后为胰腺移植提供足够的空间。详情请参阅第 21 章肾移植。

移植胰腺的修整准备

在修整过程中，移植胰腺完全浸泡在低温器官保存液中。修整工作首先是仔细检查胰腺和十二指肠的连接段。移植胰腺实质必须具有柔韧性和暗橙色的一致性，并且胰腺实质没有大的损伤（图 22-2，22-3）。必须检查十二指肠和供体血管的损伤情况和合适长度。

在最初获取时，脾脏仍然附着在胰腺上，取出时必须小心地将穿出的脾血管缝合结扎。对胰腺和门静脉解剖的了解对于建立长度超出腺体表面 2 cm 的门静脉很重要。这个长度是通过分离和结扎右侧的胰十二指肠前上静脉和胃左静脉或冠状静脉的属支来实现的。在获取小肠系膜血管根时需缝合和切断，用较粗不可吸收的丝线加固，以确保在再灌注时不出血。供者十二指肠段进一步解剖并再次修整，以确保远端和近端通过胰十二指肠下动脉有足够的逆行血流灌注。具体地说，十二指肠近端修剪至胃十二指肠动脉水平，远端距离供者胰腺钩突约 2 cm（图 22-4）。

最后一步是重建供体 SMA 和脾动脉。这是通过使用供体髂动脉分叉"Y 形移植物"组成的供体动脉移植物来实现的（图 22-4）。Y 形移植物沿 SMA 和脾动脉走向，在大多数情况下，髂内动脉与脾动脉缝合，髂外动脉与 SMA 缝合，二者都是端—端吻合方式。通过 Y 形移植物可以建立一个单管的动脉移植物延长端，使得可与先前放置在髂总动脉上的中继移植物吻合。

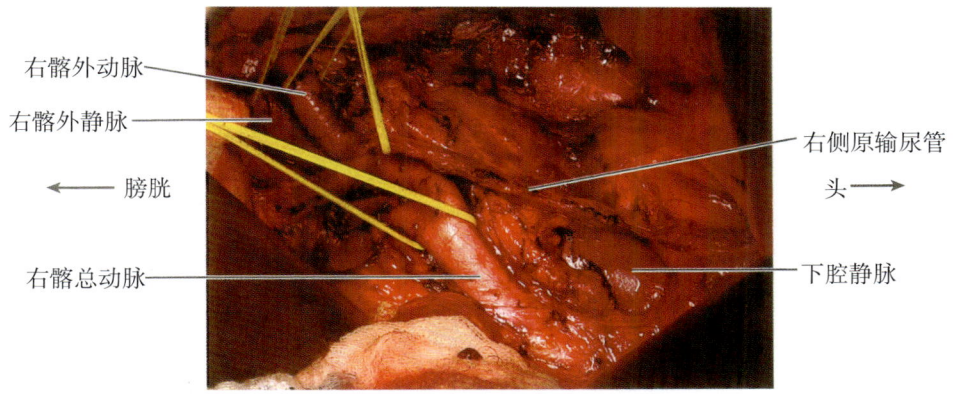

A. 髂窝和腹膜后目标血管的准备

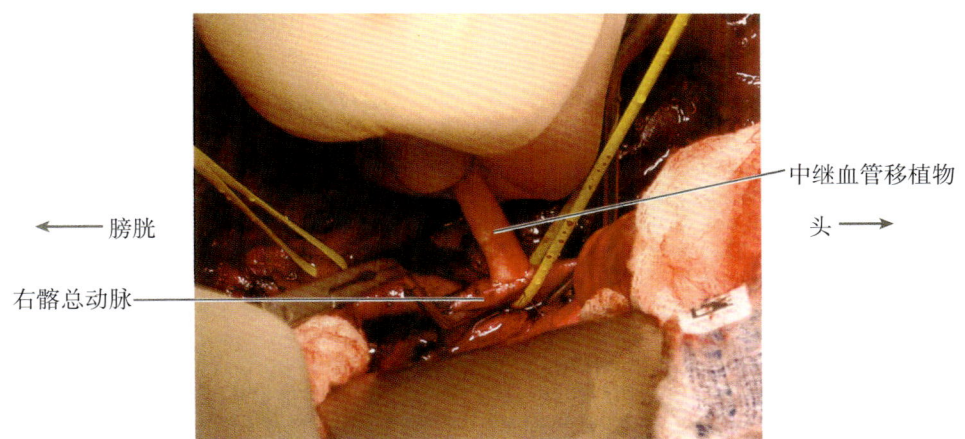

B. 中继血管移植物的准备

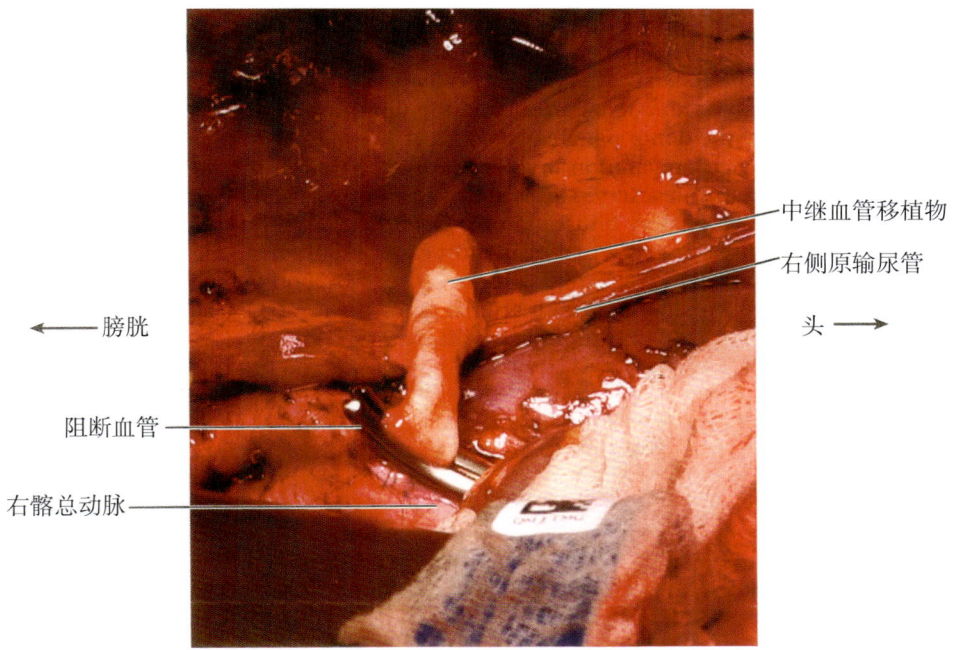

C. 夹紧中继血管移植物,为胰腺植入做准备

图 22-1　供者动脉中继血管移植物植入受体髂总动脉

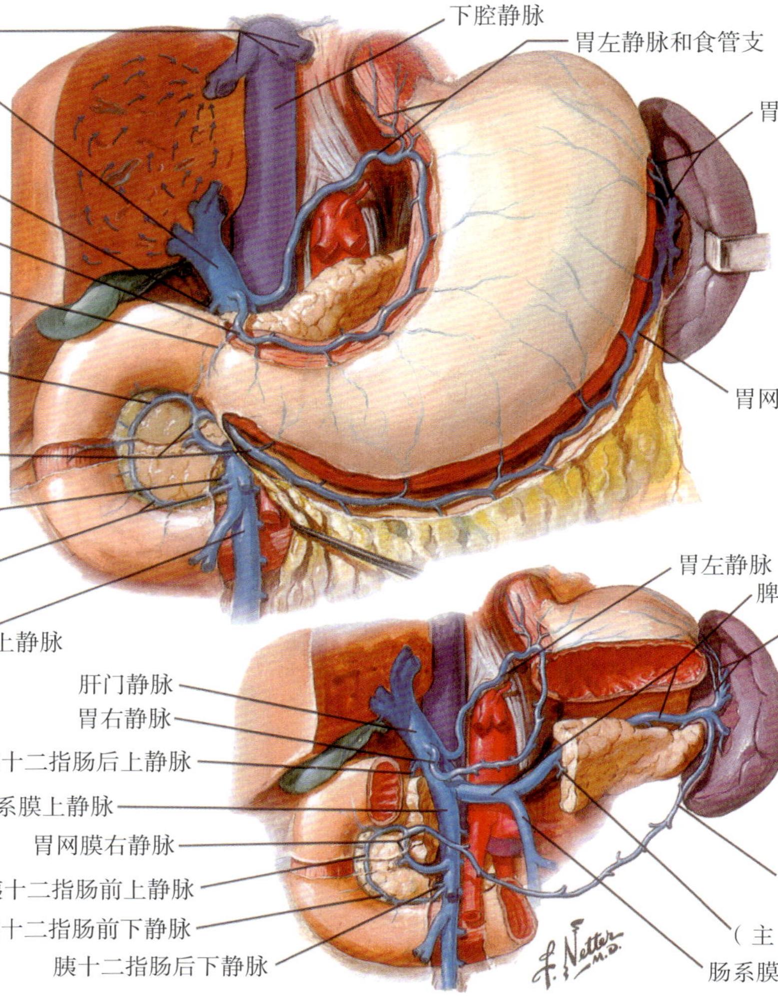

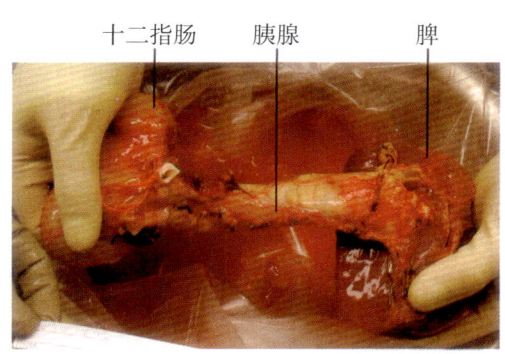

A. 胃、十二指肠、胰腺和脾脏的静脉

B. 活体移植胰腺

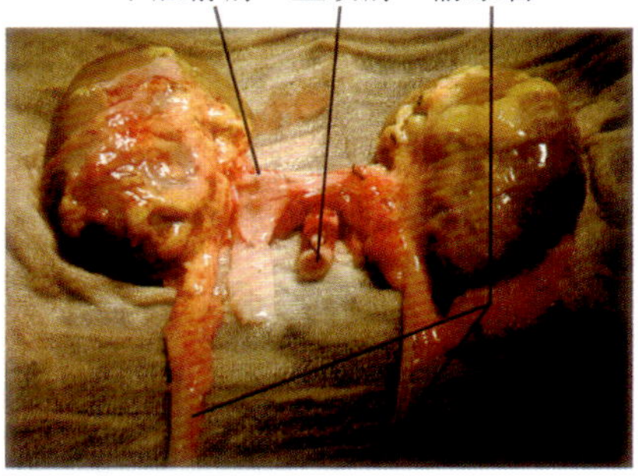

C. 活体移植肾

图 22-2　胰腺、肾脏获取时的准备

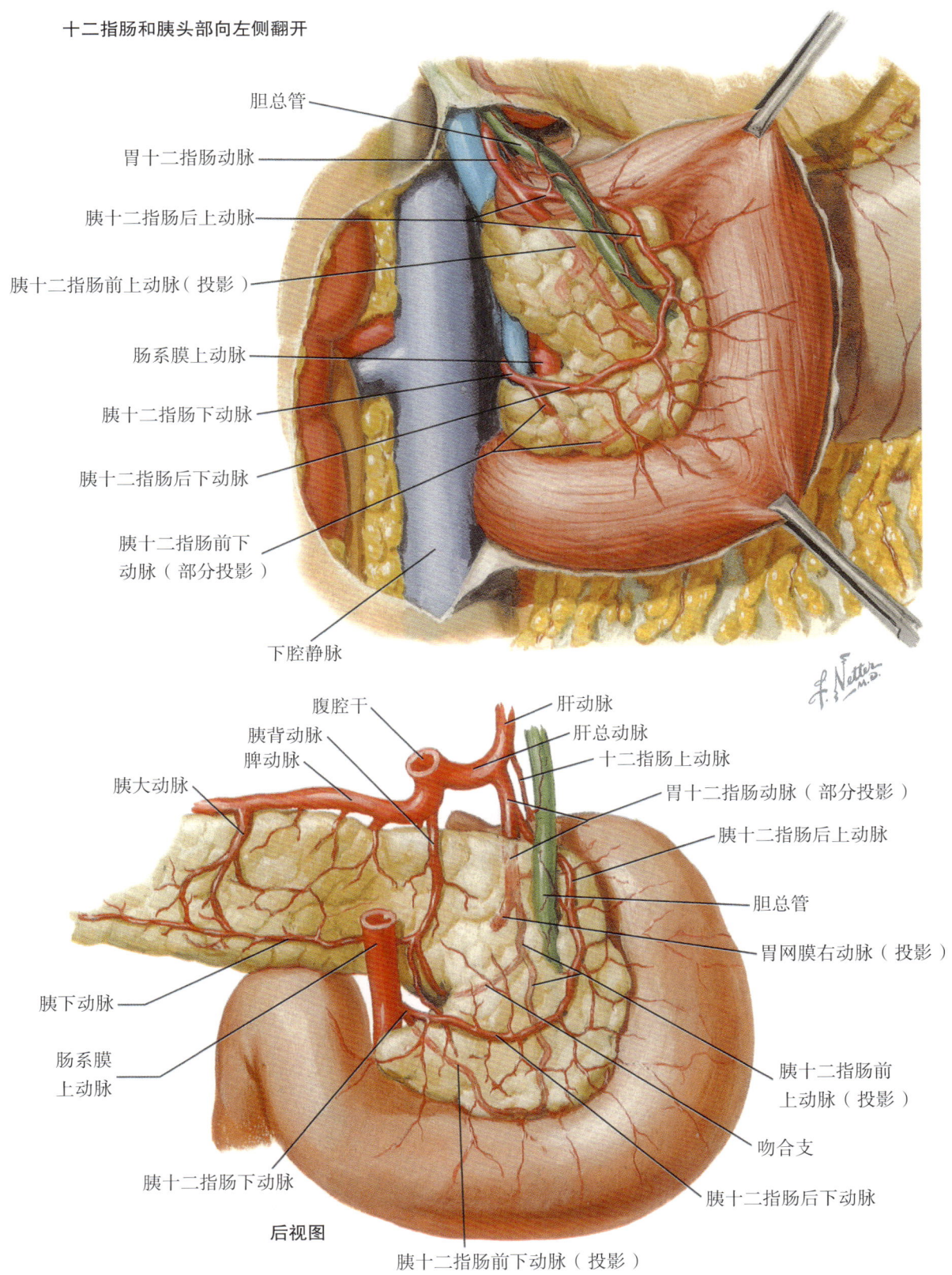

图 22-3 十二指肠动脉和胰头部动脉

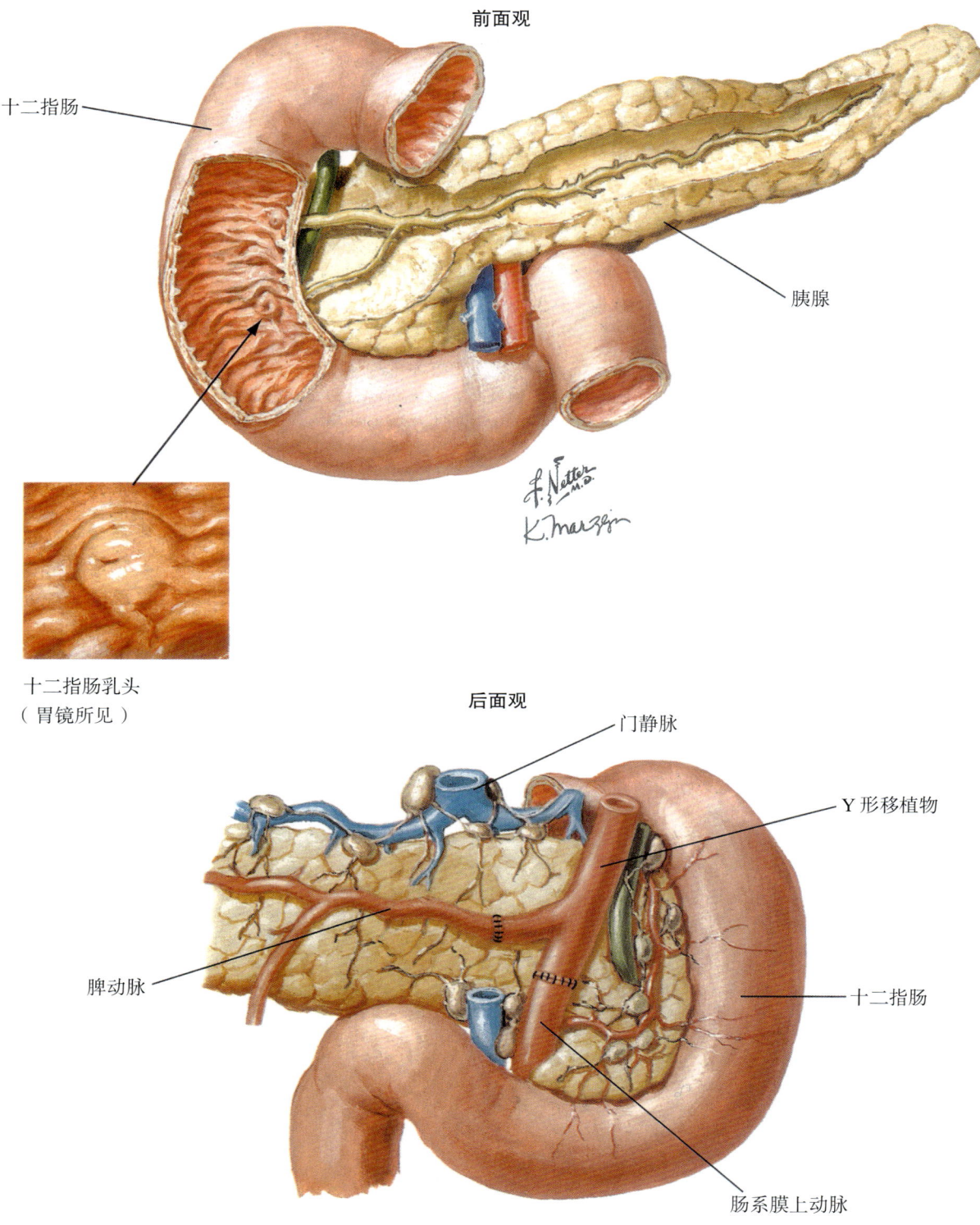

图 22-4 移植胰腺的动脉重建

血管重建和再灌注

当肾移植完成后，将胰腺带到手术区，用冰毯包裹起来。如前所述，我们中心首选的静脉引流方法是经体循环途径进入下腔静脉，因此移植胰腺位于腹膜后原输尿管内侧，与准备好的下腔静脉和髂血管中继移植物相邻。夹紧受者下腔静脉，用不可吸收丝线将移植物的门静脉端—侧缝合至远端下腔静脉（图 22-5A）。将供体 Y 形移植物的髂总动脉段端—端吻合至髂总动脉中继移植物上（图 22-5B）。松开血管夹，胰腺血液循环恢复（图 22-5C）。去除冰毯，检查移植物的出血和灌注情况。

十二指肠空肠吻合术的胰腺外分泌导管管理

外分泌引流有两种方法，即膀胱引流和肠内引流。现在大多数移植中心使用肠内引流，因为膀胱引流引起的泌尿系统和代谢相关并发症的发生率很高。在供者十二指肠附近，并与供者十二指肠平行的位置放置一个受体空肠袢，在供者十二指肠和受体空肠之间进行手工吻合（图 22-5D）。在供者十二指肠、胰头部和腹膜后部之间潜在的"活板门"通过间断缝合关闭，以防止胰腺移植术后肠袢的疝出和嵌顿。

腹腔冲洗和封闭

仔细检查移植肾和胰腺是否有足够的灌注和止血后，用大量无菌生理盐水对整个腹膜腔进行冲洗。检查大、小肠袢，然后放回原位。取出手术牵开器，腹壁边缘重新对合定位，准备缝合（图 22-5E）。然后用间断的和连续的丝线缝合筋膜层。冲洗伤口，用丝线缝合皮肤。患者住院治疗并监测移植物功能，测定血清肌酐每日下降情况和血糖是否接近正常水平。

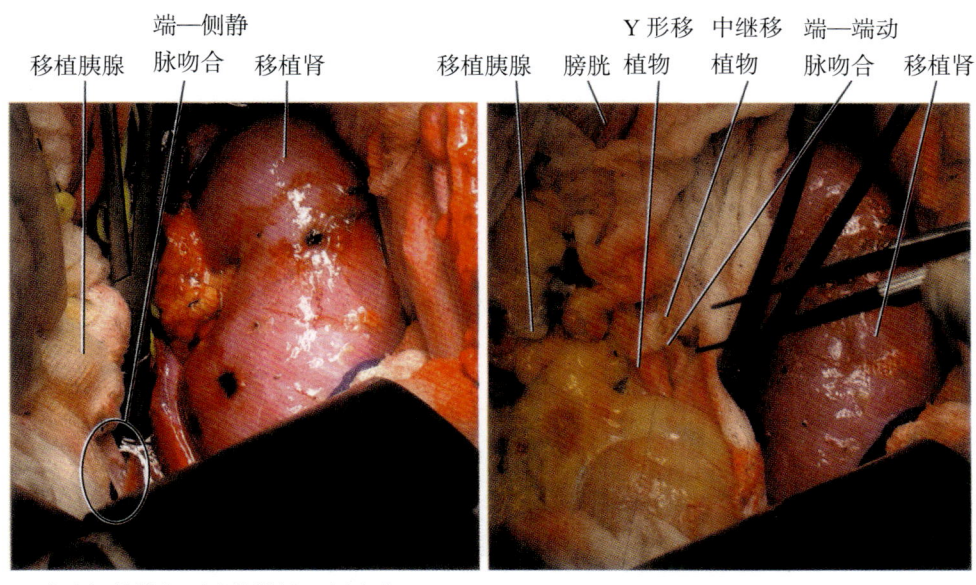

A. 胰腺门静脉与下腔静脉端—侧吻合　　B. 胰动脉 Y 形移植物与髂总动脉中继移植物端—端吻合

图 22-5　同种异体胰腺移植的基本操作

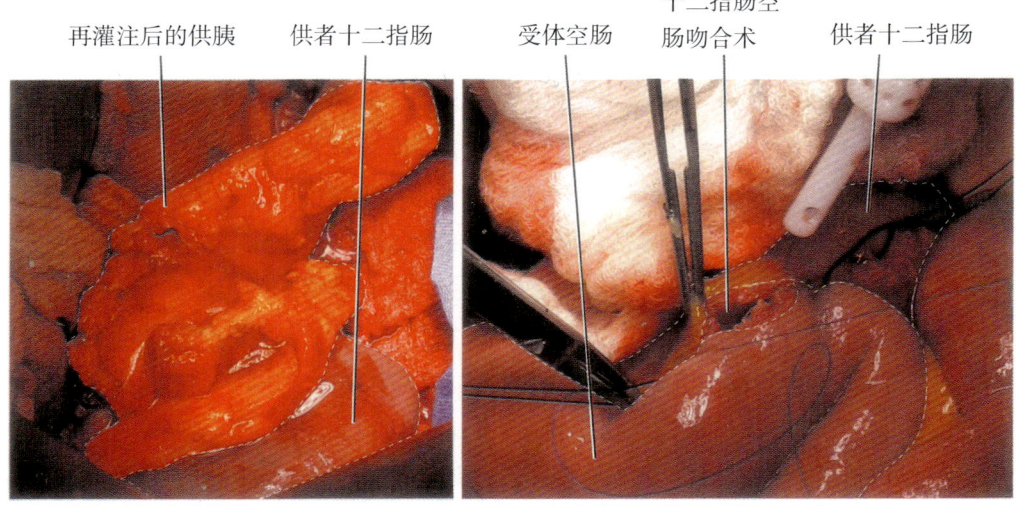

C. 再灌注后的移植胰腺　　D. 手工完成的十二指肠空肠吻合术

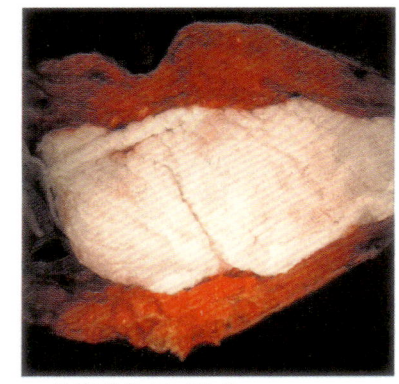

E. 关腹前的切口准备

图 22-5（续）

第 23 章
腹腔镜供肾切除术

编者 Eric T. Miller, Alvin C. Wee
何健楠 译，丁自海 审校

简介

供肾切除术是一种安全切取供者肾脏的手术，它可以优化对于相匹配的受者移植手术。手术过程必须以有效和可靠的方式进行，以尽量减少或完全消除可能在供者和受者中出现的任何并发症。除了周围的结构外，对关键解剖结构的彻底和完整的理解对于确保在任何情况下都能成功手术是至关重要的。

术前计划

供肾切除术是医学上为数不多的让供肾者接受手术的风险却对他自身健康或福祉没有任何潜在好处的手术。因此，在每次术前咨询中，对风险的全面了解是至关重要的。根据美国移植外科医师协会的要求，经过广泛的医学和心理评估后，外科医生将对供肾者进行检查，包括进行全面的病史询问，重点了解目前的健康状况，并进行系统的腹部和骨盆检查。所有潜在的术中并发症，包括血管和周围内脏的损伤，都必须仔细回顾和讨论。

确定检查对象是合适的供肾者之后，评估最重要的项目之一是断层扫描成像评估肾脏血管情况。腹部螺旋 CT 增强扫描，包括静脉期和动脉期，可提供很好的可视化血管图像（图 23-1A），这将有助于预测血管解剖的变异（图 23-1B）。考虑到潜在的严重损伤风险，对解剖结构的详细了解是精确完成每个病例和期望完美结果的关键。

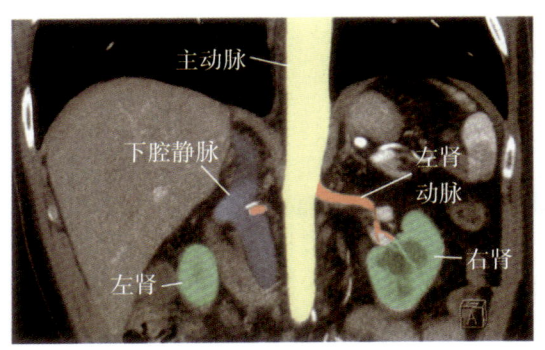 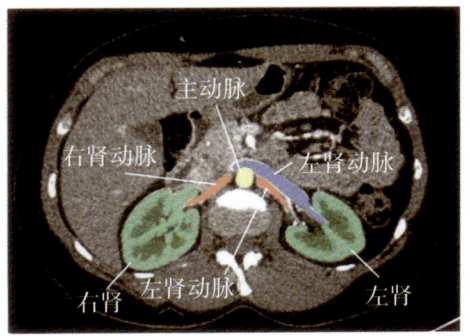

A. 术前腹部增强 CT 扫描冠状面（左）和轴向面（右）

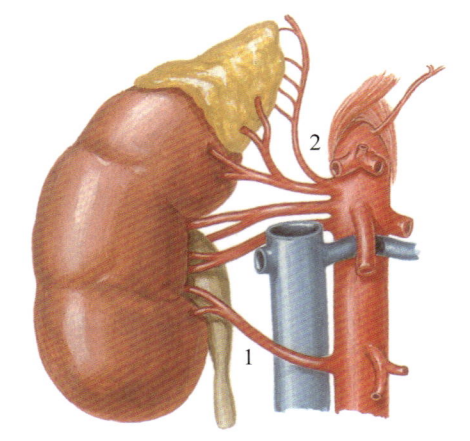 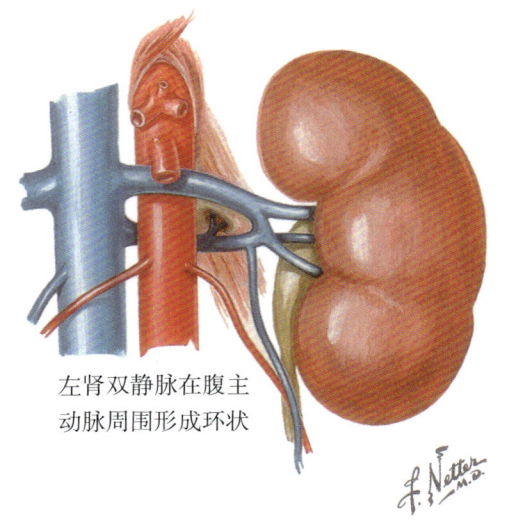

1. 右肾下副动脉可经过下腔静脉前方而非后方
2. 膈下动脉和肾上腺上动脉可起源于肾动脉（肾上腺中动脉缺失）

左肾双静脉在腹主动脉周围形成环状

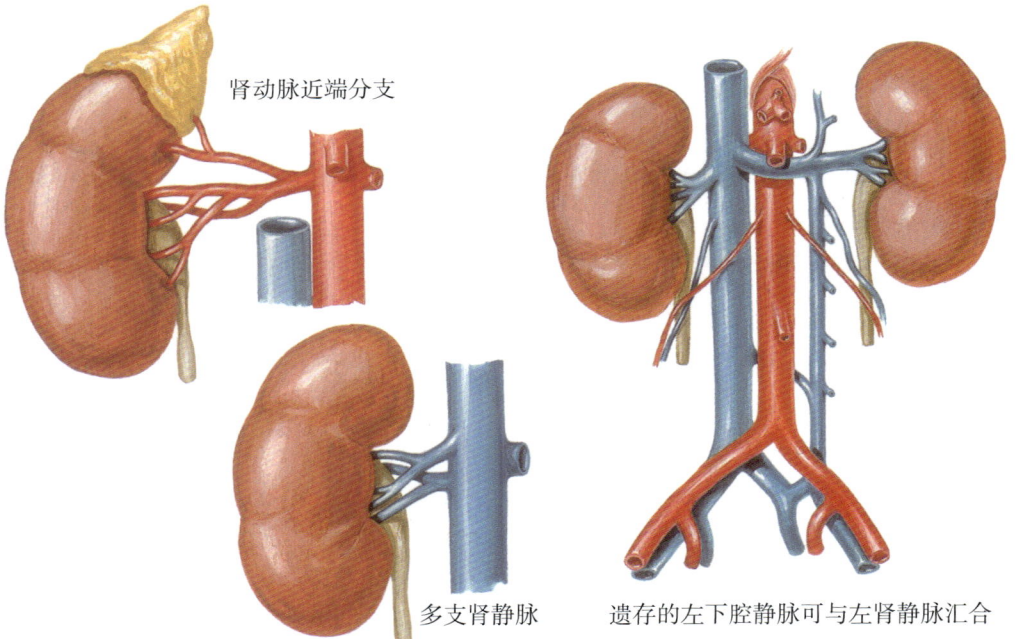

肾动脉近端分支

多支肾静脉

遗存的左下腔静脉可与左肾静脉汇合

B. 肾动、静脉的变异

图 23-1 术前计划

手术技巧（腹腔镜左侧供肾切除术）

患者的体位和腹部入路的建立

腹腔镜供肾切除术的第一步是适当的供肾者准备和体位。全身麻醉诱导后，放置导尿管和胃管。在耻骨联合上方耻骨上 2 横指处做水平标记，为通过横切口（Pfannenstiel 切口）获取供肾做准备。将枕靠的髋关节、膝关节、腋窝和踝关节垫好，患者恢复至 70°~90° 半侧卧位，使行供肾切除术的一侧向上。患者髂骨位于手术台的折缝处的水平，弯折手术台使肋下缘与髂骨之间的距离最大。下腿屈膝，上腿伸直，上、下腿之间要有足够的填充物。手臂用胶带固定在双层臂板上。体位摆好后，横跨胸部和臀部将患者固定在台上。然后以无菌方式从剑突到耻骨联合的腹部术野进行消毒铺巾。

在打腹腔镜孔时，关键的标志包括剑突、肋下缘、脐、髂骨和耻骨联合。在脐下方或附近的垂直平面上，在髂骨和腹部中线之间的水平面中点上，各做 1 个 12 mm 的切口。通过第 1 个切口引入 Veress 充气针，刺穿腹膜后建立气腹。然后将 Veress 充气针替换为 12 mm 的套管。在腹腔镜观察下放置另外 2 支套管，将其置于与位于或靠近第 11 根肋骨外侧尖端水平的肾门构成的矢量三角形中。打孔的位置因人而异，需根据解剖结构和操作习惯进行调整。

手术方法

左侧供肾切除手术始于降结肠的游离。前腹壁粘连常发生在左上象限的脾曲处，需在切开后腹膜之前剥离。在杰罗塔（Gerota）筋膜的浅黄色脂肪和结肠肠系膜的深橙色脂肪之间有一个几乎无血管的平面。在供肾上极上方继续剥离，使得可以将脾脏和胰腺尾部推向内侧。将结肠继续剥离至同侧髂血管分叉水平以下。这种较低的剥离使得在受者手术中有足够的供肾输尿管长度。当左肾上腺、左肾静脉和左性腺静脉都可见时，结肠处于最佳的游离状态。

在充分游离结肠、胰腺和脾脏后，下一步主要是识别和分离输尿管。输尿管从肾门到骨盆，相对于性腺血管，走一条更外侧到内侧的路径。在肾门水平，输尿管位于性腺静脉外侧，在肾下极附近与性腺血管相交，然后沿腰肌向内侧延伸，越过髂总动脉分叉处进入骨盆（图 23-2A）。了解这一解剖特点，外科医生就可以在腰肌下段性腺静脉稍内侧准确地定位输尿管。识别输尿管和性腺静脉后，将它们整体抬起。在持续向上牵拉的情况下，钝性分离和电切剥离相结合，将供者肾脏的后部和外侧附着物与腰肌分离。输尿管近段的主要血供来自肾动脉，中段的来自性腺动脉和腹主动脉，远段的来自髂总动脉和髂内动脉（图 23-3）。通过保留输尿管性腺血管复合体周围足够的血管组织鞘，来优化输尿管的血供。

继续分离，抬高肾下极，对肾门血管施加轻微张力，以更好地显示肾门（图 23-2B）。可见左性腺静脉汇入左肾静脉下缘，结扎左性腺静脉。进入肾后静脉的单个或多个腰静脉交通支必须结扎以优化供者静脉长度。

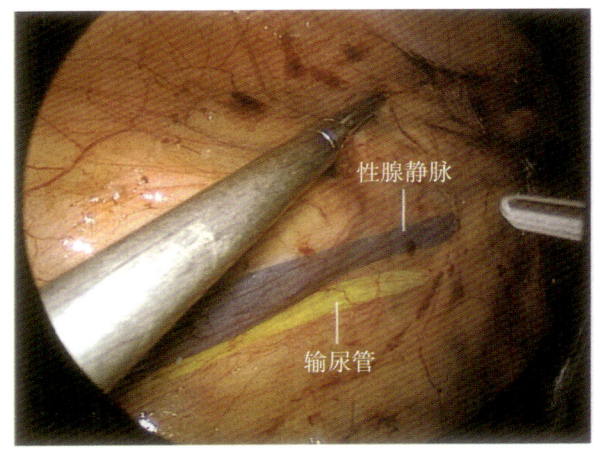

A. 输尿管与性腺静脉的关系

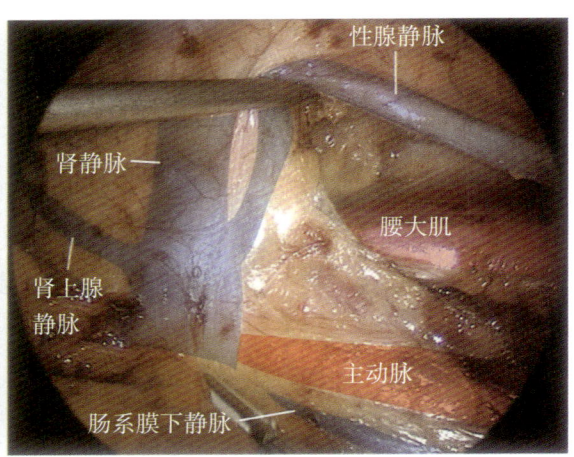

B. 抬高下极显示供肾静脉及周围结构

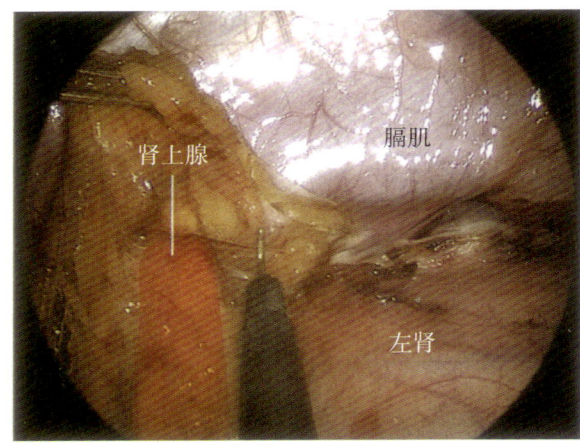

C. 左肾上腺位于左肾上方和内侧

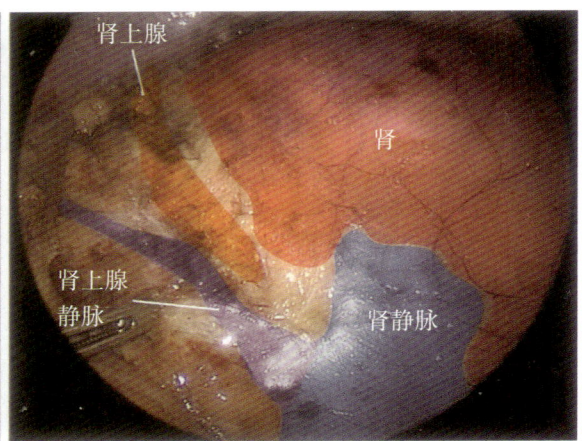

D. 左肾上腺静脉流入左肾静脉

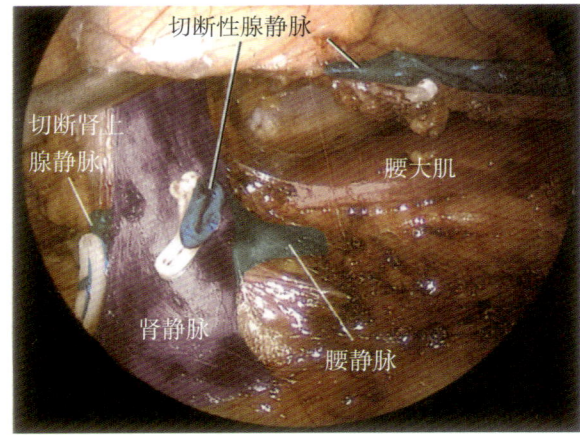

E. 常遇到腰静脉流入肾后静脉

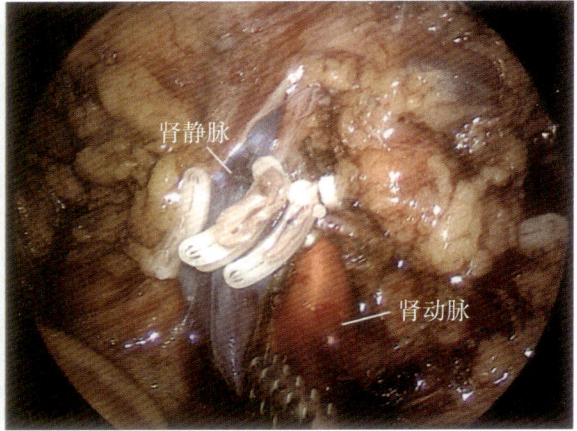

F. 准备最后结扎的术中肾门视图

图 23-2　术中重要的标志结构

第五篇 器官移植

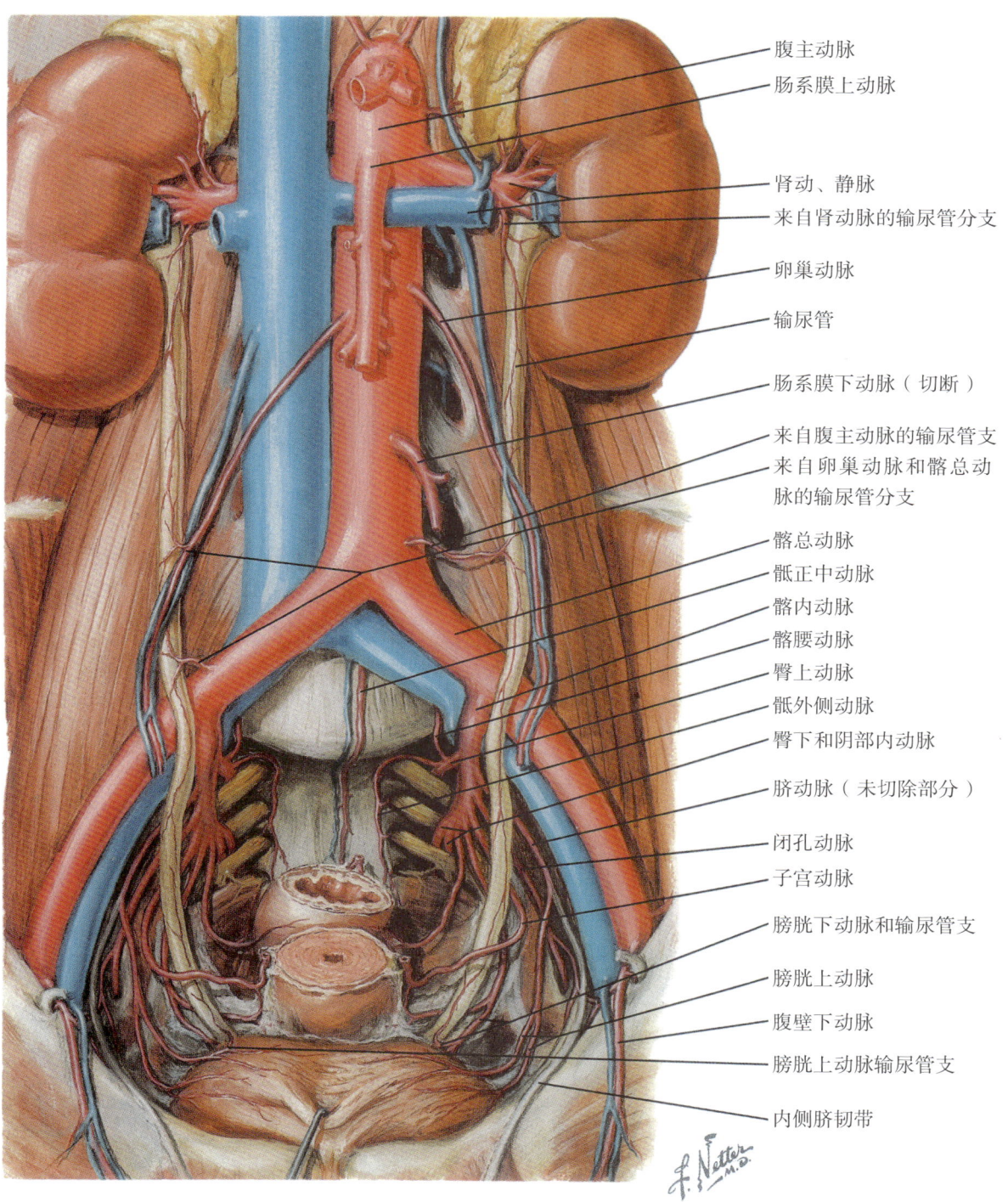

图 23-3 输尿管和膀胱的血供

沿肾门血管剥离纤维组织，分离和显露出主要的肾血管。最容易识别肾动脉的方法是沿着主动脉头侧，以及在肾静脉和任何存在的腰静脉之间的一个方向寻找。为了优化供肾动脉的长度，需完全清除肾动脉周围的纤维组织直到腹主动脉的起始处。然后清除肾静脉周围的附着物直至主动脉腔内区。为了防止灾难性的损伤，重要的是要认清左肾静脉的解剖关系，因为它通过肠系膜上动脉下方离开左肾（图23-1B）。当肾动、静脉周围的组织全部清除后，就已做好了最后结扎的充分准备。

现在将注意力转向肾静脉和肾上腺的头侧边界。在肾上腺静脉汇入肾静脉的入口处识别肾上腺静脉，小心地将其分离开来。然后结扎肾上腺静脉，以确定肾上腺和肾上极之间的平面（图23-2C，D）。大量的小静脉和动脉分支沿肾上腺下缘分布，因此要注意止血。一旦平面完全建立，将肾上腺拉向内侧，在肾上极的后方就能看到腰肌。

为了快速小心地取出供肾，取下腹腔镜器械，切开7~8 cm长的下腹横切口，穿过腹直肌腱膜，从中线处直达腹膜。

装上腹腔镜器械，返回腹腔，在髂总动脉分叉水平将输尿管锐性剪断。性腺血管也在适当的水平进行结扎。再电切分离供肾与体壁之间外侧的附着物。此时，仅存的连接肾的结构是供肾的血管（图23-2E，F）。

抬高肾脏以优化和最大化显露肾血管的长度。在肾动脉上部署血管吻合器和血管夹，在安全的情况下尽可能地靠近腹主动脉。在钉线和夹子上方横断肾动脉。在肾静脉上部署血管吻合器和血管夹，在安全情况下尽可能地靠近主动脉、腔静脉区域。在钉线和夹子上方横断肾静脉。

在先前准备好的下腹横切口处切开腹膜。另一名外科医生将手伸进腹腔，在腹腔镜直视下取出供肾。立即将肾脏交给进行受者手术的外科医生，并用冷保存液灌洗。关闭下腹横切口的筋膜，腹部再充气，仔细检查腹腔，确保充分止血。移除所有腹腔镜套管并关闭孔口。

第 24 章
死亡供者器官的获取

编者 Teresa Diago-Uso, Bijan Eghtesad
何健楠 译，丁自海 审校

简介

器官移植是多数终末期器官衰竭患者唯一可行的挽救生命的选择。移植手术和移植后护理的进步降低了移植后的并发症发生率和死亡率。现在等待名单上的终末期器官衰竭患者越来越多，对挽救生命的器官的需求越来越大。器官来源有两种，一种是活体供者（已在另一章中讨论）；另一种是死亡供者，定义为符合神经学标准的供者或脑死亡供者（donation brain-dead donor，DBD），或是符合心脏循环标准的供者或心脏死亡供者（donation after cardiac death donor，DCD）。在本节中，我们将讨论死亡供者的器官获取，并重点讨论安全获取腹部器官的过程和步骤。

腹部器官的获取

在对供者进行初步评估和脑死亡确证检查，并获得捐献同意后，将供者送进手术室以获取指定的器官。

从胸骨上切迹到耻骨联合做一个长中线切口。用胸骨锯切开胸骨，放置胸骨牵开器打开胸骨，并放置巴尔弗牵开器打开腹腔。此时，胸部和腹部器官获取小组可以同时在膈肌两侧工作（图 24-1A，B）。

在初步探查可能的病变后，用 0 号丝线分开脐韧带，镰状韧带分离至肝上、下腔静脉水平。左三角韧带分离至肝左静脉和下腔静脉水平，注意不要伤及胃。分离右三角韧带，将肝右叶与腹膜后的附着物分离至肝右静脉水平。此时，可见肝后下腔静脉和肾上腺。

解剖下腹主动脉并为插管做准备是很好的做法（图 24-1A，C~E）。在供者不稳定的情况下，可能需要立即插管并冲洗器官。解剖和分离髂上主动脉也很重要，因为在用保存液冲洗器官时，可能不能交叉夹住胸主动脉。为了分离髂上主动脉，纵向分离膈肌，可见主动脉。分离后，如果需要夹住膈肌下主动脉，可以用系带隔离主动脉。

腹部器官获取的实际操作在不同移植项目中是不同的。因此，这两种初步解剖器官获取的方法被称为经典/标准或快速术式。

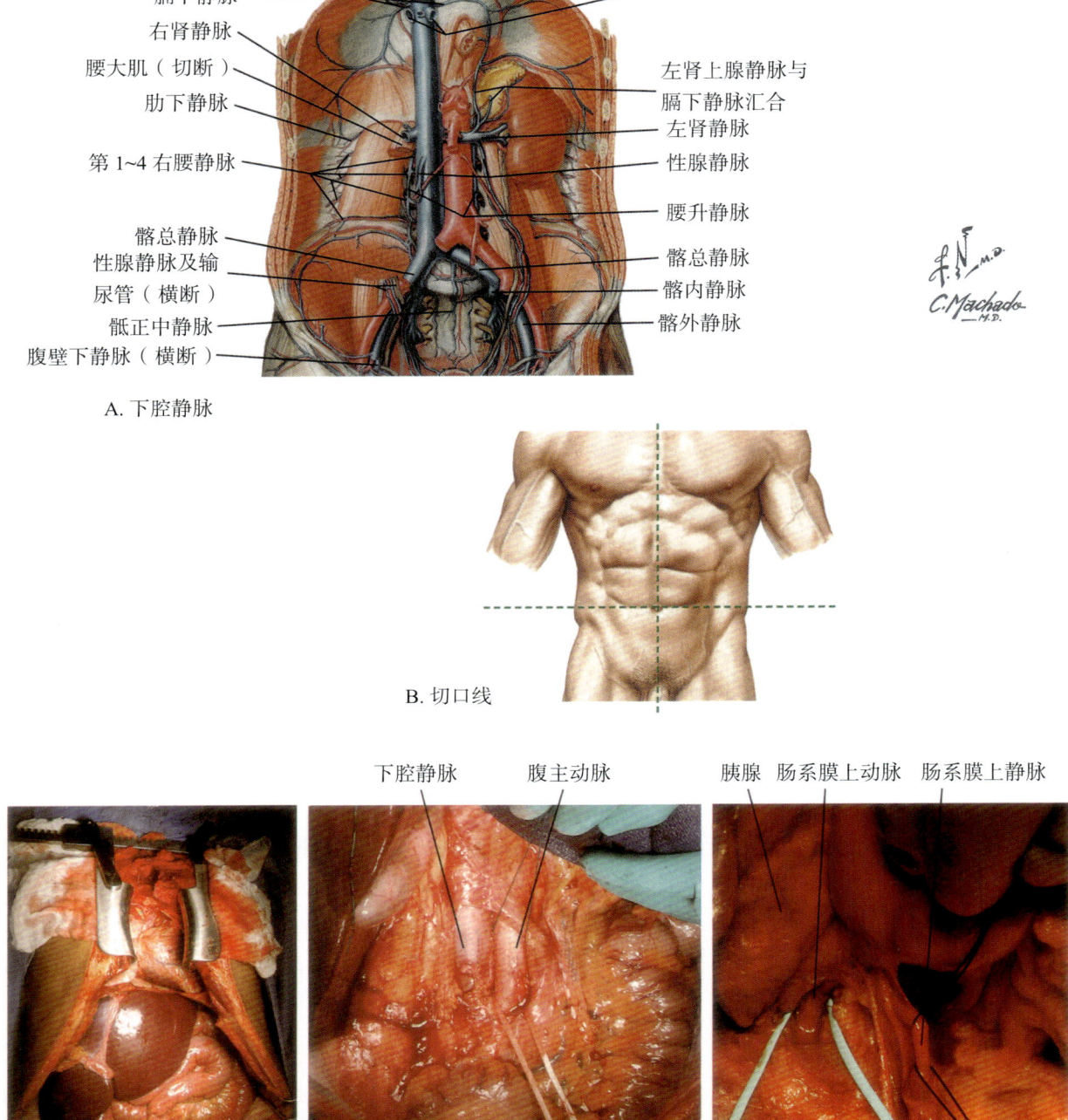

图 24-1 腹部解剖和器官获取显露

标准术式

分离肝脏的周围韧带后，接下来的解剖重点是肝胃韧带。存在起源于胃左动脉的副肝左动脉或肝左动脉的概率为18%（图24-2），应该将它分离和保留下来，把剩下的韧带离断。检查肝门和后肝门（门静脉和胆管后面的区域）是否有动脉搏动。后肝门出现动脉搏动提示存在副肝右动脉或替代肝右动脉，或源于肠系膜上动脉完全替代肝动脉（图24-2）。在获取时应注意不要损伤这条动脉。分离胆管并在靠近十二指肠壁处离断。应避免因剥离胆管周围组织导致胆管血供的阻断。分离肝动脉和胃十二指肠动脉并评估其搏动。分离门静脉并骨骼化。此时可以剥离胃左动脉和脾动脉至腹腔干，或最好是在器官灌洗后的"冷解剖"期间进行。当同时获取胰腺时，在阻断前剥离脾动脉是有帮助的。这可以最大限度地减少在冷缺血和无脉环境中损伤这些动脉的风险。用保存液灌洗腹部器官后，剥离肝脏并准备取出。

继续剥离，往内侧拨开右结肠和十二指肠，显露右肾和输尿管。接下来，剥离左结肠显露左肾和输尿管。下腔静脉和腹主动脉显露至肾血管水平和肠系膜上动脉的腹主动脉起始处。

快速术式

使用这种技术可以在用保存液冲洗器官并冷却前最大限度地减少解剖工作。对于不稳定供者和DCD，这是一个很好的技术。一些移植中心更喜欢以这种方式进行所有的器官获取。在对器官进行初步快速评估后，剖开腹主动脉下段并放置导管进行冷灌洗。阻断髂上主动脉或胸主动脉，通过切开髂上腔静脉或最好是心包内的膈上、下腔静脉来进行排气。用冷冻保存液冲洗器官后，在腹腔内装满冰块进行外冷却。接下来是常规的解剖和所有器官的获取。这是DCD器官获取的首选方法。

腹腔内器官灌洗和主动脉阻断应与胸外科团队同步。何处何时阻断主动脉，及是否在膈上间隙和心包进行下腔静脉排气，应达成一致意见。

肝脏获取

切断肝十二指肠韧带后，在胃小弯切断和分离胃左动脉，并顺延至腹腔干。紧接着是处理脾动脉，从靠近腹腔干的起始处离断。脾动脉的保留长度取决于是否同时获取胰腺。在后者的情况下，脾动脉在接近腹腔干的起始处离断。这样可以安全地闭合近端的动脉。SMA与主动脉相连，从腹主动脉上带瓣切除SMA和腹腔干，注意不要损伤肾动脉的起始部。重要的是检查和保留从主动脉到肾脏的任何肾上极动脉。如果肝动脉分支起源于SMA而胰腺也同时获取，则从SMA切下肝动脉分支并在后台重建。如果不获取胰腺，则在脾静脉和肠系膜上静脉水平离断门静脉，如果需获取胰腺，则在门静脉的中间部离断。这样就留出了足够的门静脉与移植胰腺一起用于移植。在肾静脉的上方离断下腔静脉。切除肝上腔静脉和连接肝脏的部分膈肌，随后在后台进一步解剖。从供者内取出肝脏后，用保存液通过门静脉和肝动脉冲洗肝脏，并用冰块包装后转移到所捐献的医院（图24-3A）。

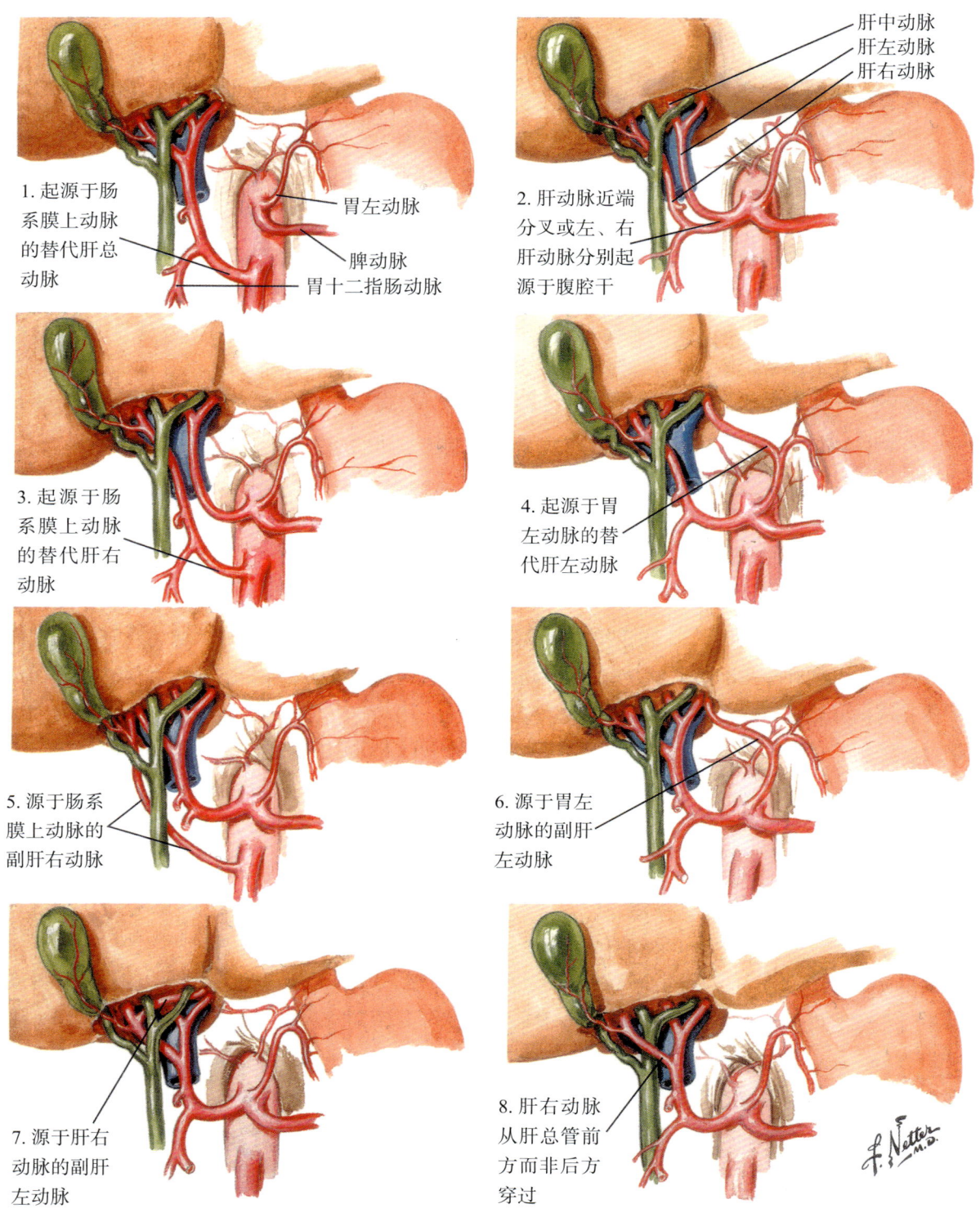

图 24-2 肝动脉及其分支起源和走行的变异

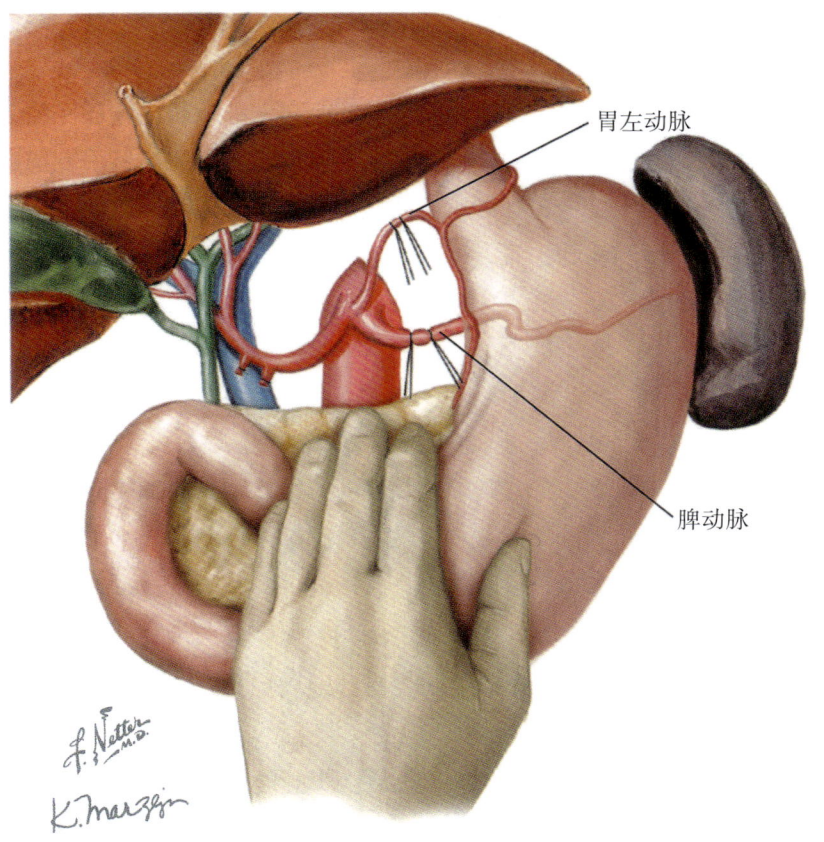

A. 结扎和离断胃左动脉/脾动脉

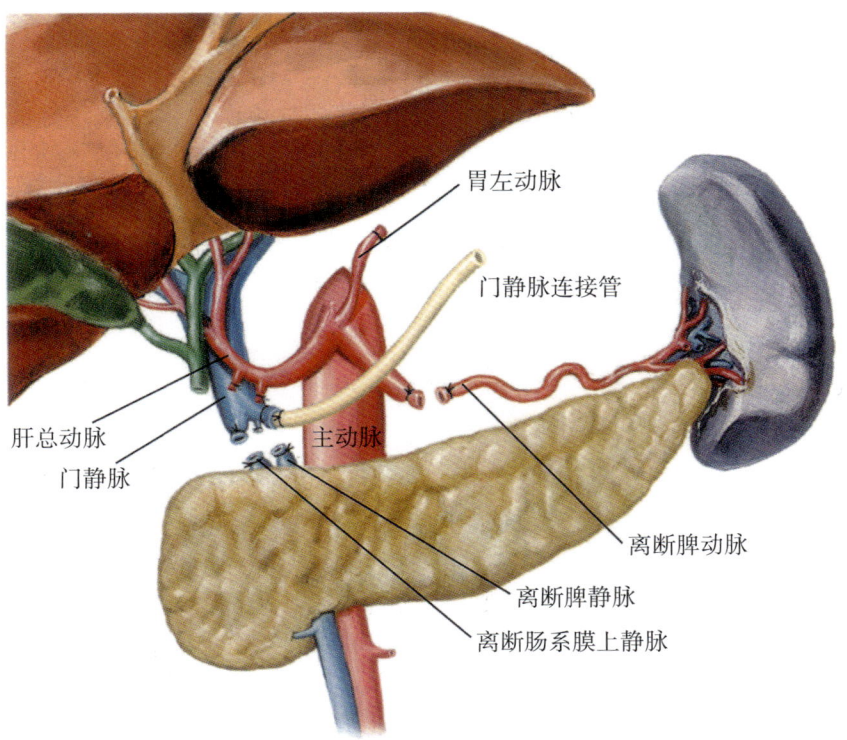

B. 保留脾动、静脉和肠系膜上血管的胰腺获取

图 24-3 肝脏和胰腺的获取

胰腺获取

在标准术式中，胰腺解剖的大部分工作可以在阻断前完成。获取十二指肠和胰腺时，连带脾脏和胰腺的供血血管一起。作为解剖和获取过程的一部分，在幽门后和十二指肠—空肠交界处切断十二指肠前，用清洁液如碘附冲洗清洁十二指肠。然后将胰腺从横结肠、胃和网膜的附着物中分离出来，注意不要损伤沿胰腺运行的脾静脉和动脉。

切下胰腺，连带附在脾脏的尾部（图 24-3B）。

肾脏获取

肾脏是最后切取的器官。输尿管在骨盆处的远端离断，并保留其周围的腹膜后组织，其中可能包括供应输尿管的性腺静脉和小动脉（图 24-4A）。这些都解剖分离到肾脏水平。

主动脉和下腔静脉也在肾血管水平整体离断（图 24-4B）。然后将肾脏从结肠和其他结构中解剖出来，连同输尿管、腹主动脉和下腔静脉一起切下来。随后在后台上将它们分开。一些外科医生更喜欢在原位进行解剖和分离，并单个切取肾脏。然后用更多的保存液冲洗肾脏，并去除肾周脂肪，以确保没有病变组织残留。随后将肾脏冷藏起来，准备运输。

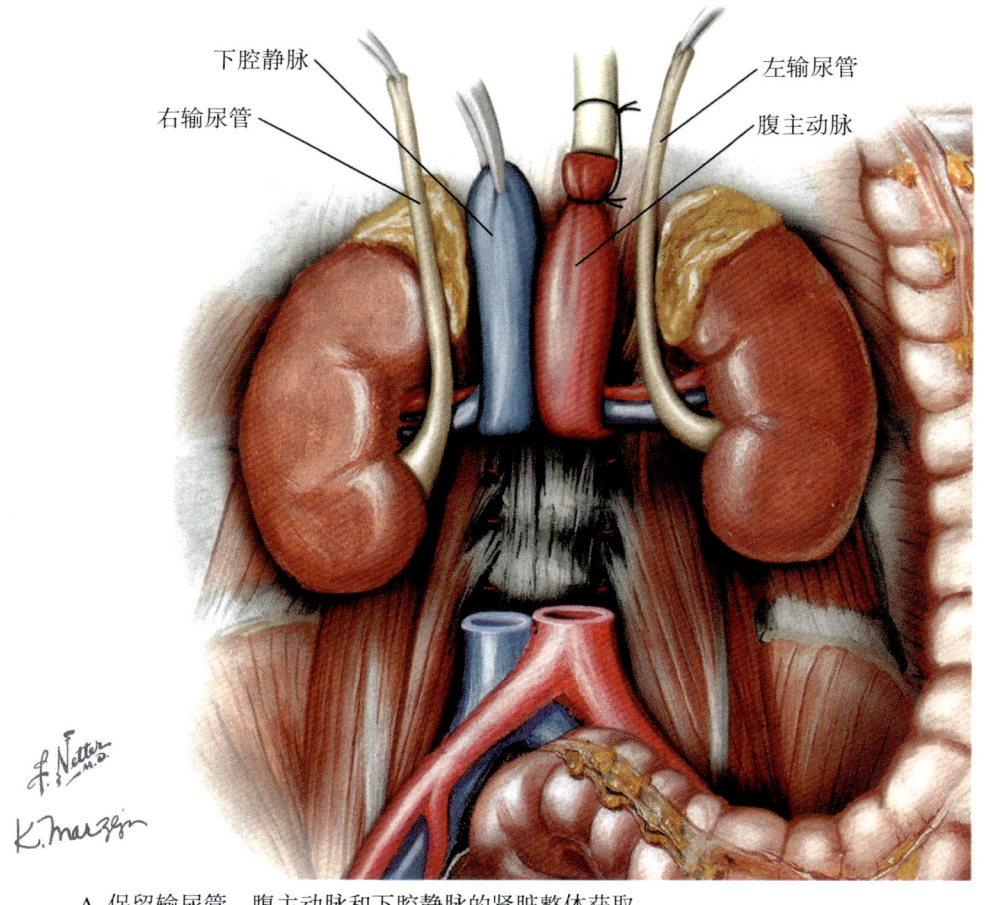

A. 保留输尿管、腹主动脉和下腔静脉的肾脏整体获取

图 24-4　肾脏获取

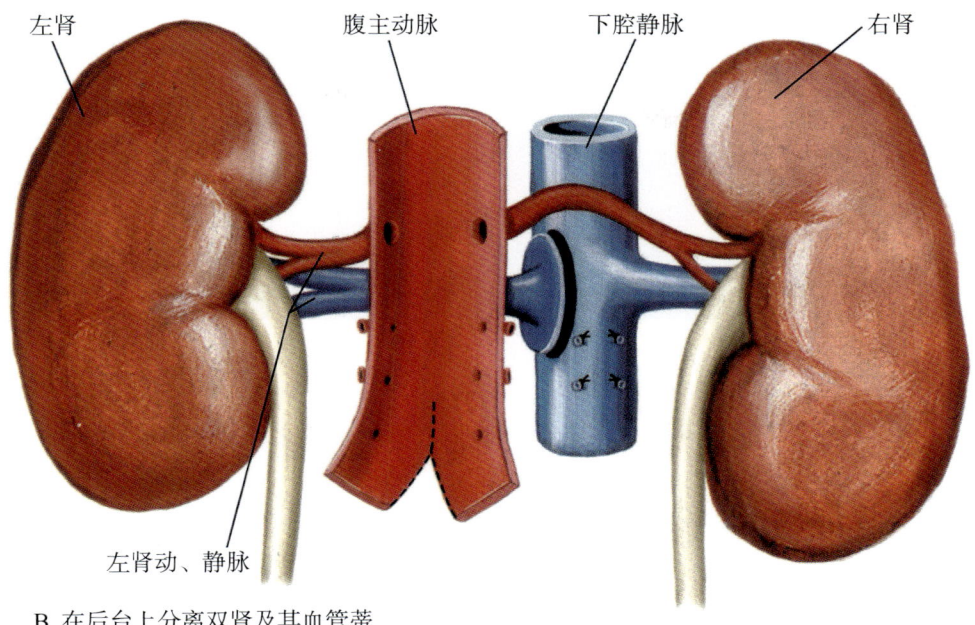

B. 在后台上分离双肾及其血管蒂

图 24-4（续）

获取髂血管用于移植

在所有器官获取后，切取髂血管以作为肝脏和胰腺的备用血管移植物。切取髂动、静脉时应注意不要将其损伤。当需要在受者中作为中继血管时，这些血管是不可或缺的。血管应连同血管周围组织和淋巴管一起切下，以尽量减少对血管的潜在损伤。如果需要，在后台进行血管修整，清除所有多余的组织，修复或结扎血管上的小分支。

SECTION 6

第六篇
下消化道

第 25 章　阑尾切除术
第 26 章　腹壁标志和造口位置选择
第 27 章　右半结肠切除术
第 28 章　左半和乙状结肠切除术
第 29 章　横结肠切除术
第 30 章　低前切除伴全直肠系膜切除吻合术
第 31 章　腹会阴联合切除术
第 32 章　痔和痔切除术
第 33 章　肛周脓肿和肛瘘
第 34 章　直肠缝合固定术和腹侧直肠补片固定术
第 35 章　回肠储袋肛管吻合术
第 36 章　括约肌修复与骶神经调节术

第 25 章
阑尾切除术

编者　Michael A. Valente

庞　刚　邓雪飞　译，丁自海　窦若虚　审校

简介

第一次有记载的阑尾切除术（appendectomy）是 1735 年 12 月由 Claudius Amyand 完成的。从那时起，由于疗效确切和低并发症率，阑尾切除术已成为急性阑尾炎的标准治疗方法。"appendectomy" 这个名词最早由病理解剖学家 Reginald Fitz 于 1886 年创造出来，他描述了急性阑尾炎的临床特征，并提倡早期手术治疗。阑尾炎是一种世界性疾病，在美国，终生患病风险为 1∶15，每年约施行 30 万例阑尾切除术。

阑尾切除术是美国乃至全世界最常见的急诊手术。由于手术频次高，对阑尾切除术的诊断评估、术前考虑、手术决策、解剖变异和各种手术技术的全面了解对每一位腹部外科医生来说都至关重要。

体格检查和诊断的解剖学原理

阑尾炎的临床表现具有相当大的变异性。典型患者表现为数小时的脐周疼痛，之后疼痛"迁移"至腹部的右下象限（RLQ），常伴有厌食。疼痛的转移是由脏腹膜和壁腹膜各自独立的神经支配所致的。病程早期发生的阑尾梗阻及炎症造成阑尾肿胀和脏腹膜拉伸。脏腹膜的这种刺激导致肠系膜上神经节的内脏传入神经在 T10 水平激惹，从而出现非特异的、定位模糊的上腹部或脐周疼痛（图 25-1）。肠梗阻、恶心、厌食和腹泻也可能通过这种方式介导。一旦炎症波及壁腹膜（通过炎症或穿孔），刺激躯体感觉神经，在 RLQ 产生定位较准确的局部疼痛，并伴腹膜炎表现，包括腹壁紧张、腹胀及感觉过敏。

阑尾炎患者的体格检查可以进一步定位炎症，并明确病程分期。在 RLQ 的严重压痛是典型的表现。常见且易于识别的体征包括左腹部触诊时 RLQ 疼痛（即 Rovsing 征）以及活动深部盆底肌进行右侧髋关节旋内时疼痛，是由于盆腔阑尾炎而引发的（即闭孔内肌试验）。伸右侧髋关节时疼痛是因盲肠后方腰大肌运动而造成的（即腰大肌征）（图 25-2A）。

尽管常可仅根据体格检查做出阑尾炎的诊断，CT 因其高度的敏感性和特异性，已经更多地用于对有阑尾病变的患者进行评估。冠状面和矢状面重建可提供优良的解剖细节，对手术计划的制订十分有用（图 25-2B，C）。

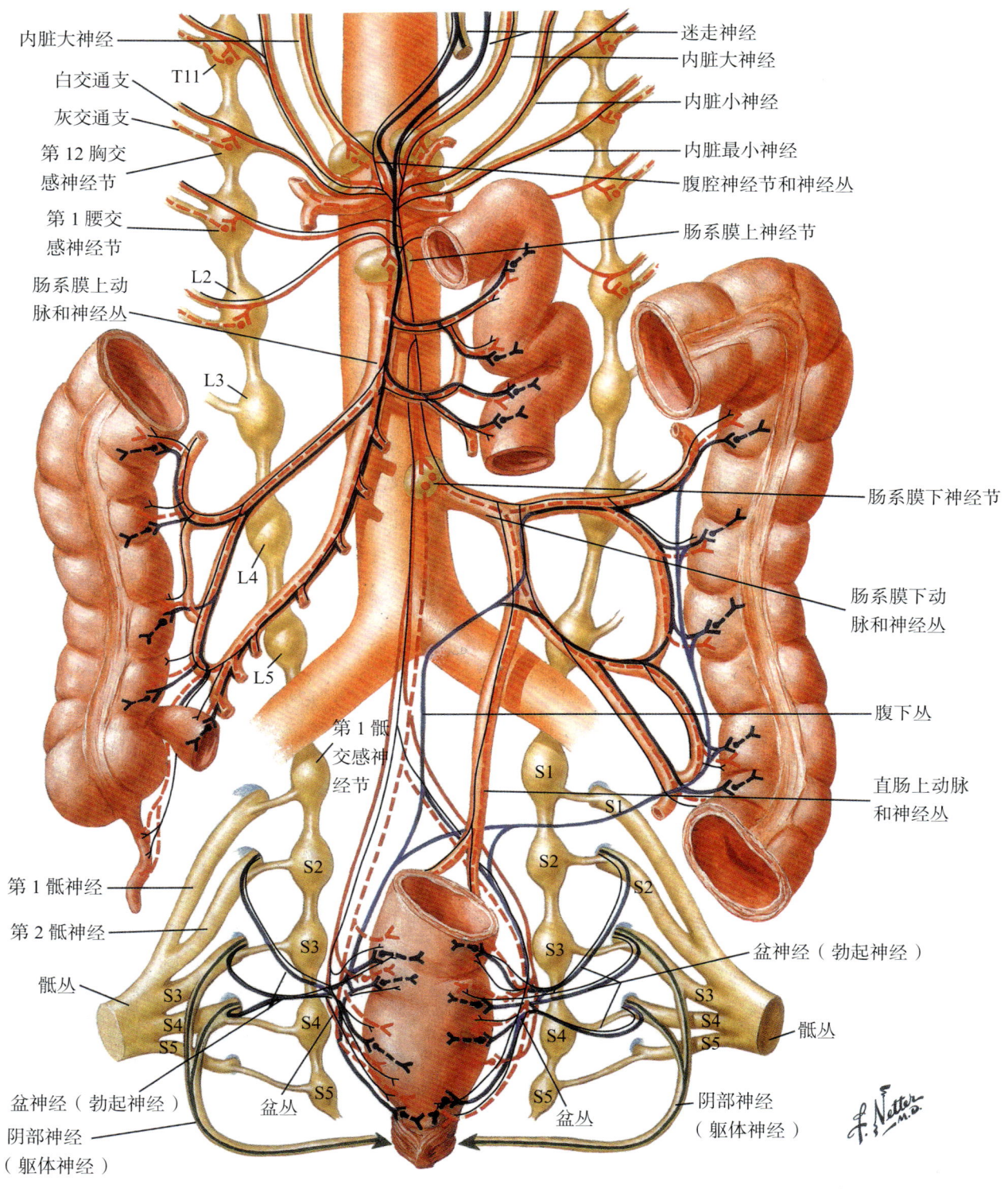

T11, 第 11 胸交感神经节。

图 25-1　肠管的自主神经支配

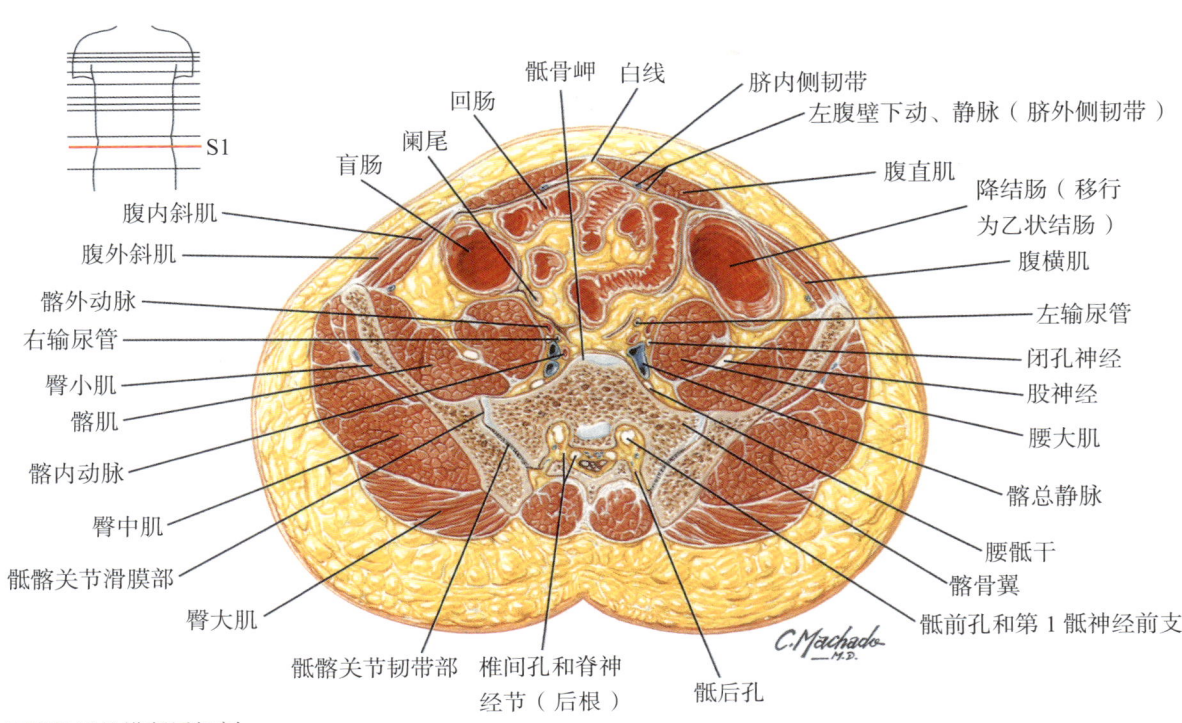

A. 经骶骨岬的横断层解剖

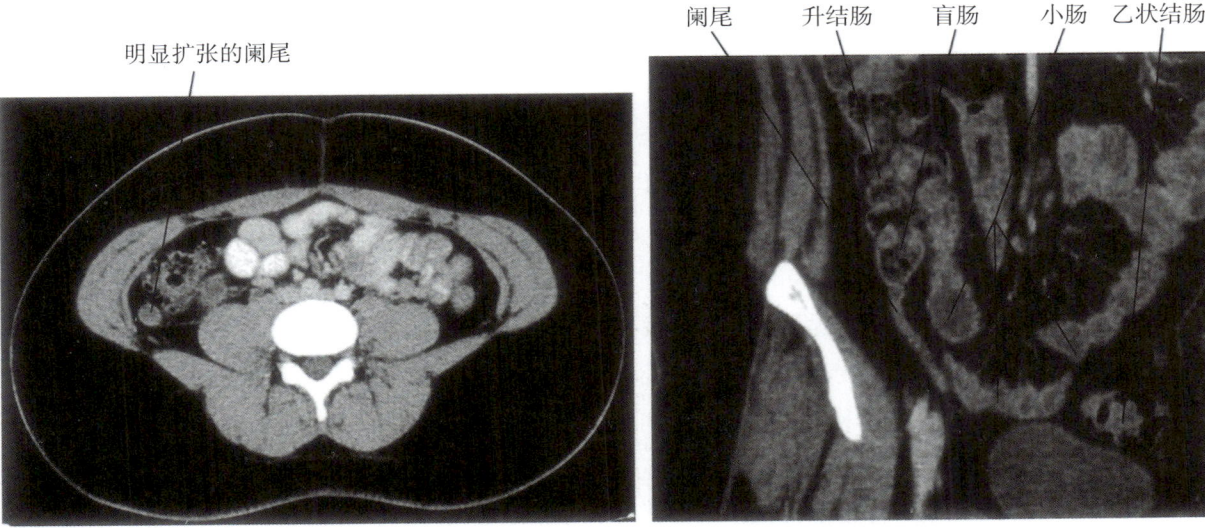

B. 轴位 CT

C. 腹部 CT 斜冠状面重建

S1，第 1 骶神经。

图 25-2 阑尾周围横断层解剖

外科原则

手术解剖学

阑尾（源自拉丁文 vermis，即蚓状之意）为一肠道盲管（长 5~10 cm），起自盲肠基部的后内侧壁（图 25-3）。阑尾的位置多有变化，超过半数为盲肠后位（图 25-4）。阑尾的血供来自肠系膜上动脉发出的回结肠动脉的终支阑尾动脉。阑尾动脉常从回肠末端后方进入阑尾系膜，但是外科医生必须意识到阑尾和盲肠动脉血供的诸多变异（图 25-5）。

回肠末端在回盲瓣处接续盲肠，常位于阑尾根部的内侧（图 25-6A）。右侧输尿管位于腹膜后隙，常在阑尾的内侧。当在该区域进行解剖时，必须考虑其位置，尤其是有明显的炎症反应或化脓性/蜂窝织炎性或者盲肠后位时。阑尾常跨过右侧髂外血管进入盆腔（图 25-6B）。在腹腔镜下，由于不能进行广泛的暴露，故对毗邻解剖关系必须有一清晰明确的概念。图 25-7 显示了腹腔镜下相关解剖结构的术中影像。

阑尾根部的识别和阑尾全长的完全切除是避免部分阑尾切除或阑尾粪石残留的关键。阑尾全切除术能预防阑尾残端的反复感染，降低阑尾残端破裂并造成脓肿或瘘管形成的可能性。此外，在远离炎症的健康组织区域进行阑尾残端结扎对于盲肠基部安全闭合是十分必要的。沿其走行完整游离阑尾，随后对阑尾进行稳固但无创的牵拉，有助于引导剥离，以便显露阑尾根部。在切除前，应识别并保护好回肠末端、盲肠基部和腹膜后结构（图 25-6A）。

显露的解剖学原则

当采用腹腔镜入路时，患者取左侧位、头低足高体位（Trendelenburg 体位），利用重力来牵引肠管结构离开 RLQ 和盲肠以辅助手术显露。也可直接将小肠推至左上象限，以避免损伤和协助显露。大网膜常包裹回盲部，将感染局限在 RLQ。在无创腹腔镜器械轻柔牵拉下进行钝性剥离，可使大网膜从盲肠移开，以显露阑尾。阑尾切除术中解剖的难度通常与炎症变化有关，后者可使阑尾粘连于感染的周围组织。同样，在这种情况下的钝性剥离对于安全分离感染组织是最有效的。

在开腹手术中，切口的长度和类型应当保证关键解剖结构的充分显露。切口的选择应基于患者的身体状况、既往手术部位、体格检查结果、术前影像及外科医生的偏好。当采用 RLQ Rocky-Davis（横）或 McBurney（斜）切口时，标准做法是采用小型手持式 Richardson 拉钩或阑尾切除牵开器。盲肠后位阑尾炎亦可采用这种手术方式，不过通常需要稍微延长切口，以便充分游离盲肠，利于阑尾切除。当外科医生采用开腹手术方式时，有阑尾炎穿孔、弥漫性腹膜炎或怀疑肿瘤的患者，最好采用标准中线剖腹探查入路。

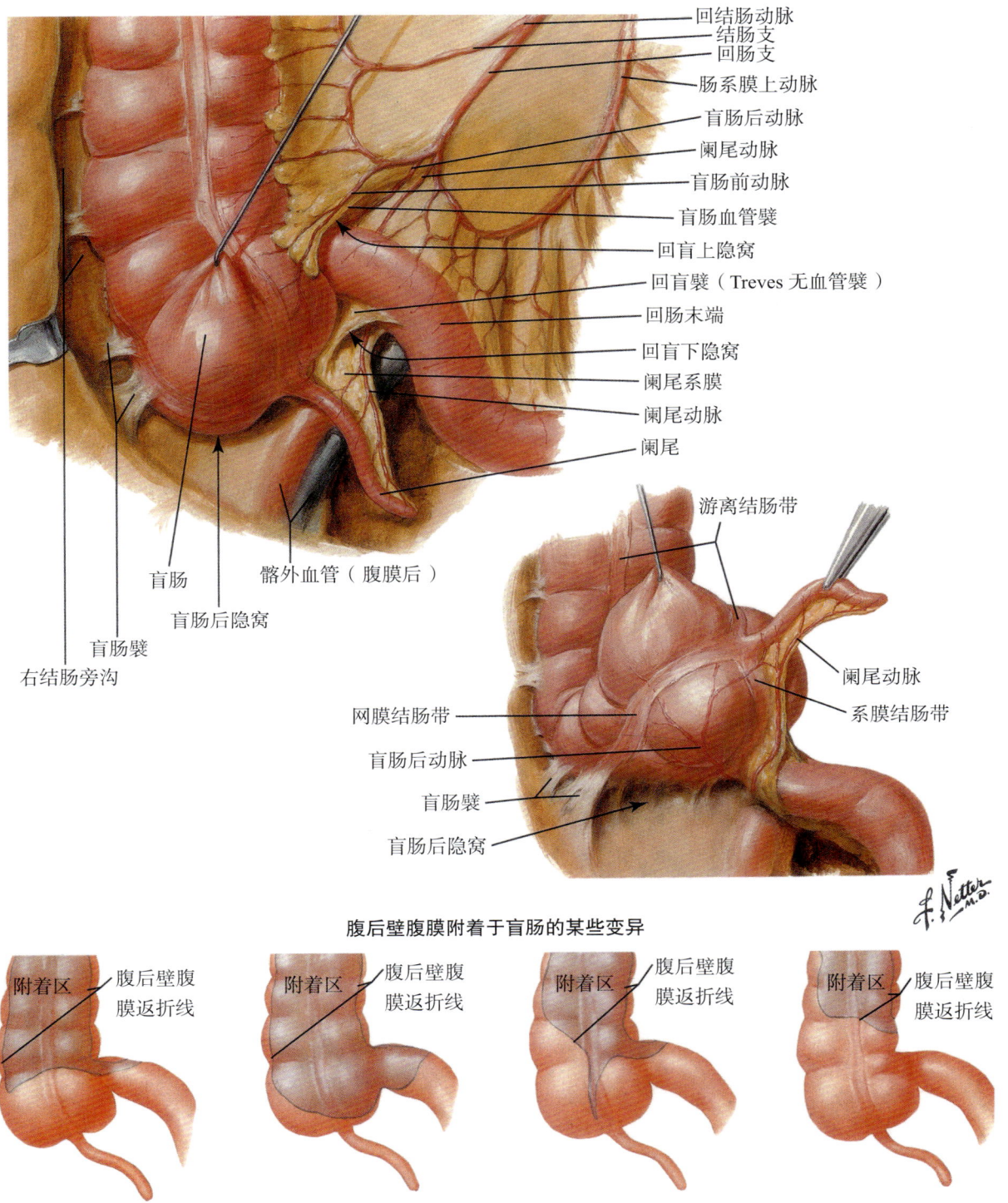

图 25-3 回盲部

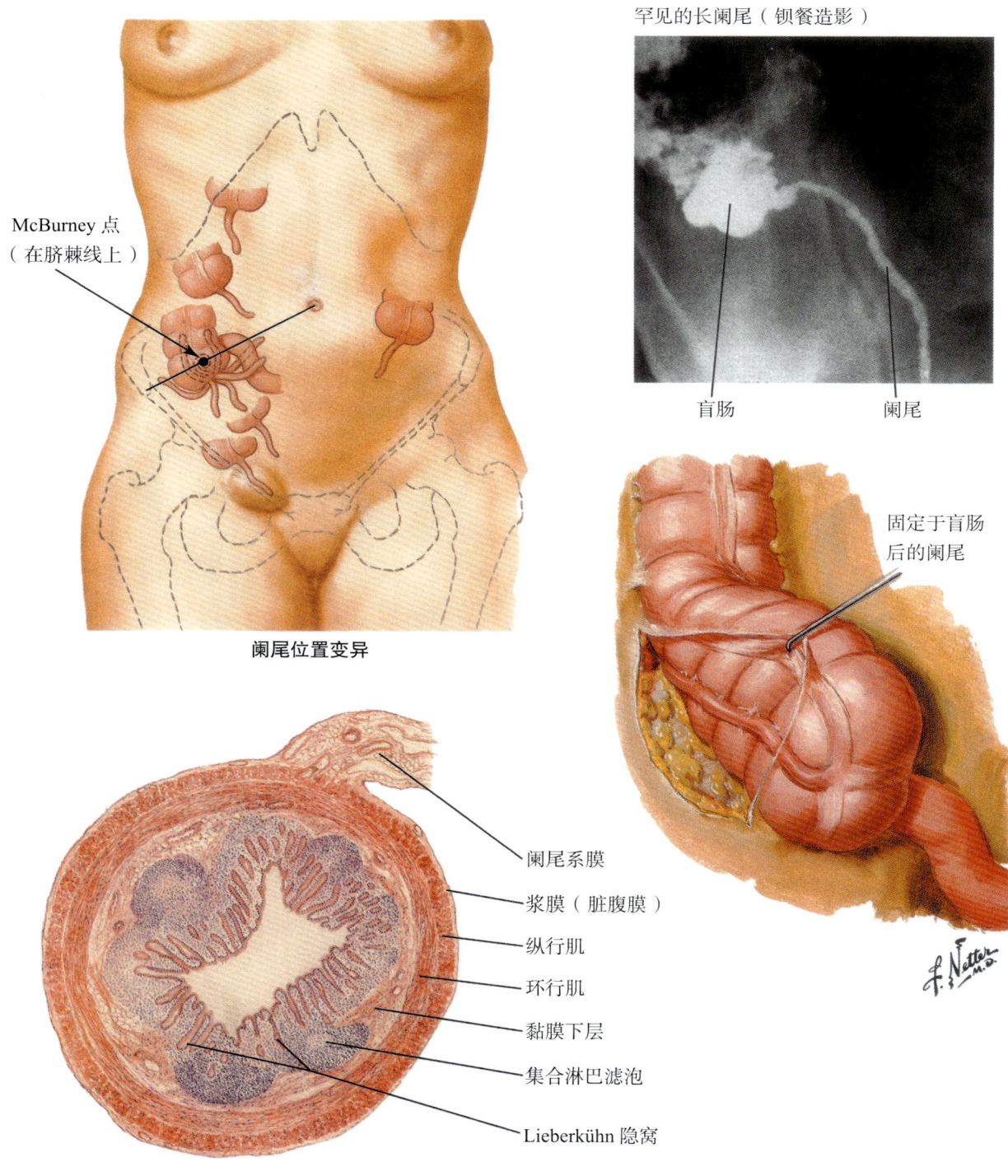

图 25-4 阑尾

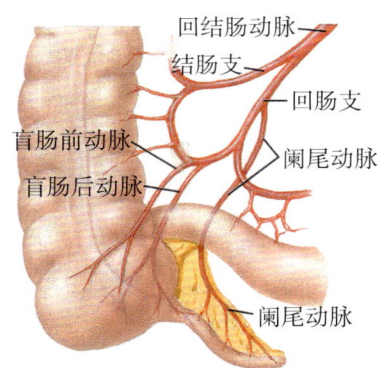
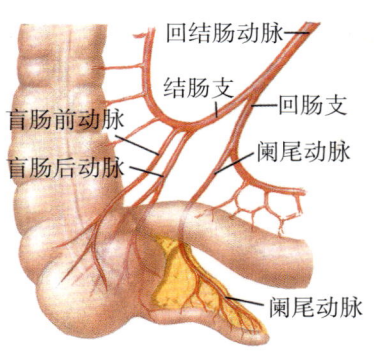
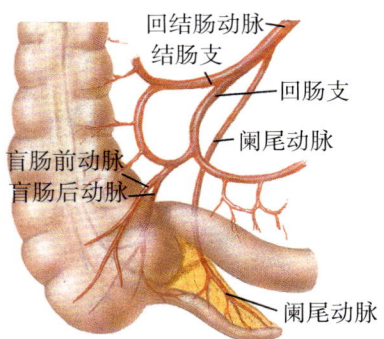

盲肠前、后动脉起自回结肠动脉结肠支与回肠支之间的弓，阑尾动脉起自回肠支

盲肠前、后动脉起自结肠支，阑尾动脉起自回结肠动脉的回肠支

盲肠前、后动脉共同起自弓，阑尾动脉起自回结肠动脉主干

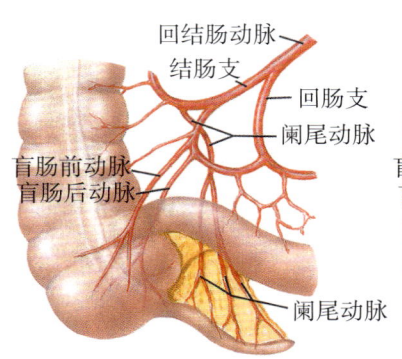
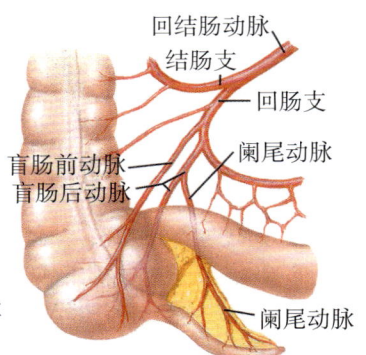
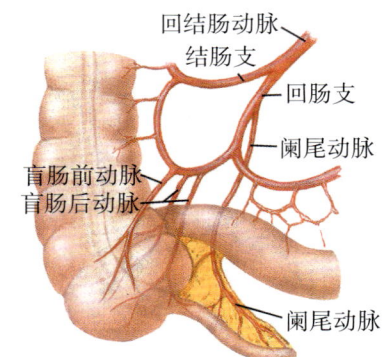

盲肠前、后动脉起自回结肠动脉结肠支与回肠支之间的弓，阑尾动脉起自结肠支且高位分叉

盲肠前、后动脉起自回结肠动脉回肠支，阑尾动脉起自盲肠后动脉

盲肠前动脉和2支盲肠后动脉起自弓，阑尾动脉起自回结肠动脉回肠支

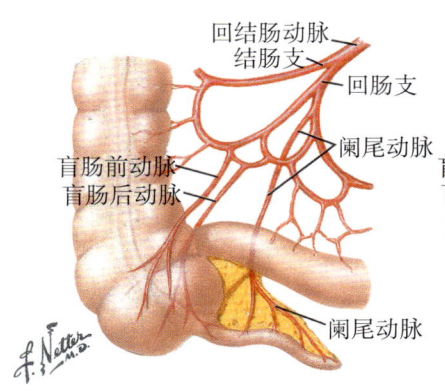
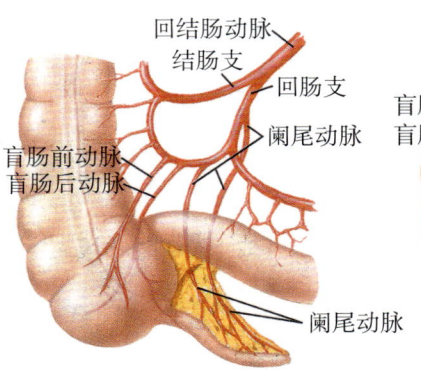
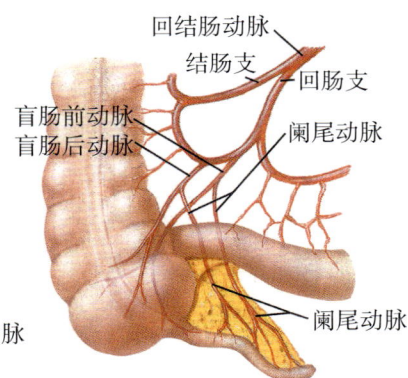

回结肠动脉回肠支与结肠支之间有多个弓，盲肠前、后动脉起自这些弓，阑尾动脉起自回肠支

盲肠前、后动脉起自回结肠动脉结肠支与回肠支之间的弓，2支阑尾动脉分别起自弓和回肠支

盲肠前、后动脉起自弓，2支阑尾动脉分别起自盲肠前、后动脉

图 25-5 盲肠和阑尾动脉的变异

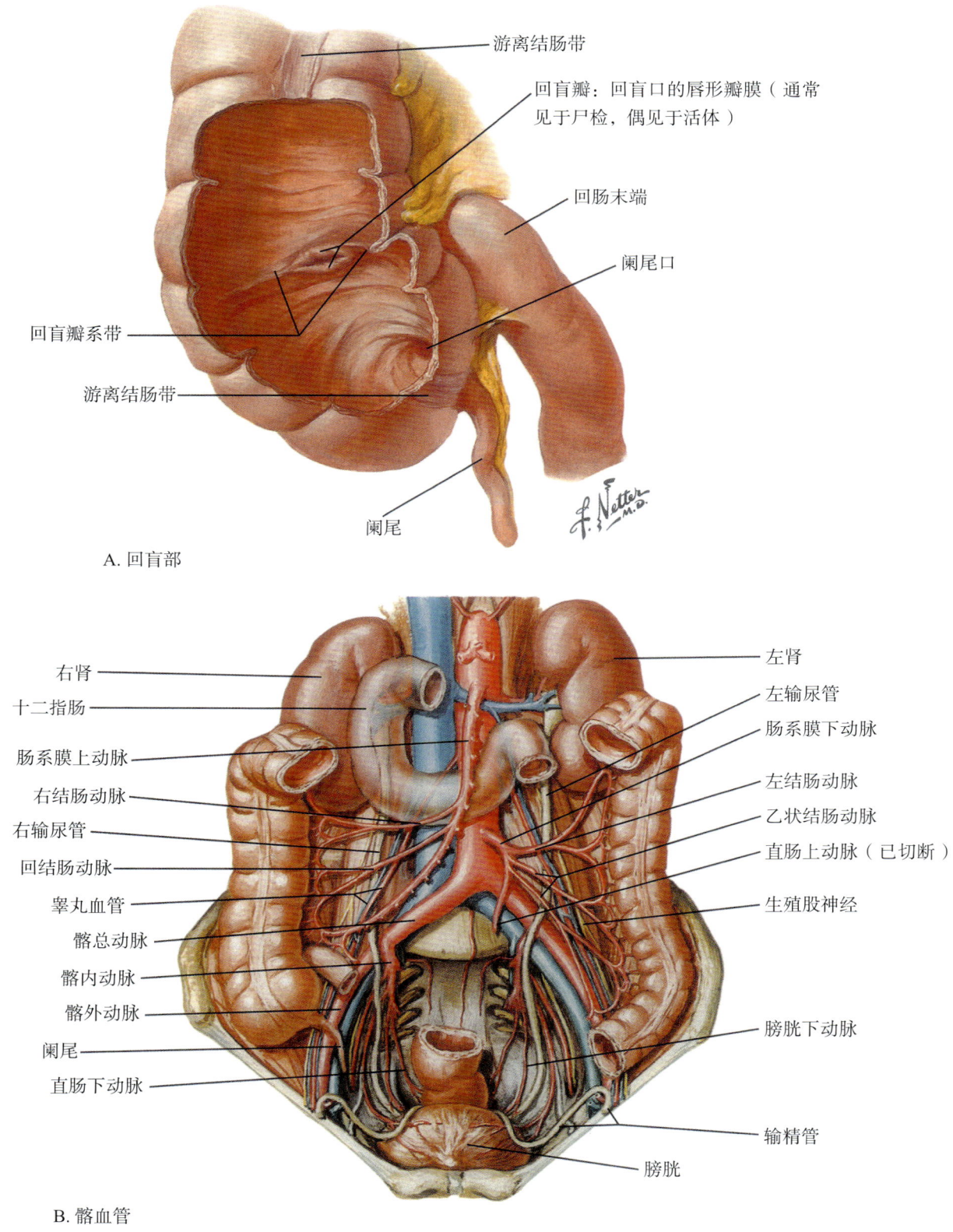

A. 回盲部

B. 髂血管

图 25-6　回盲部和髂血管

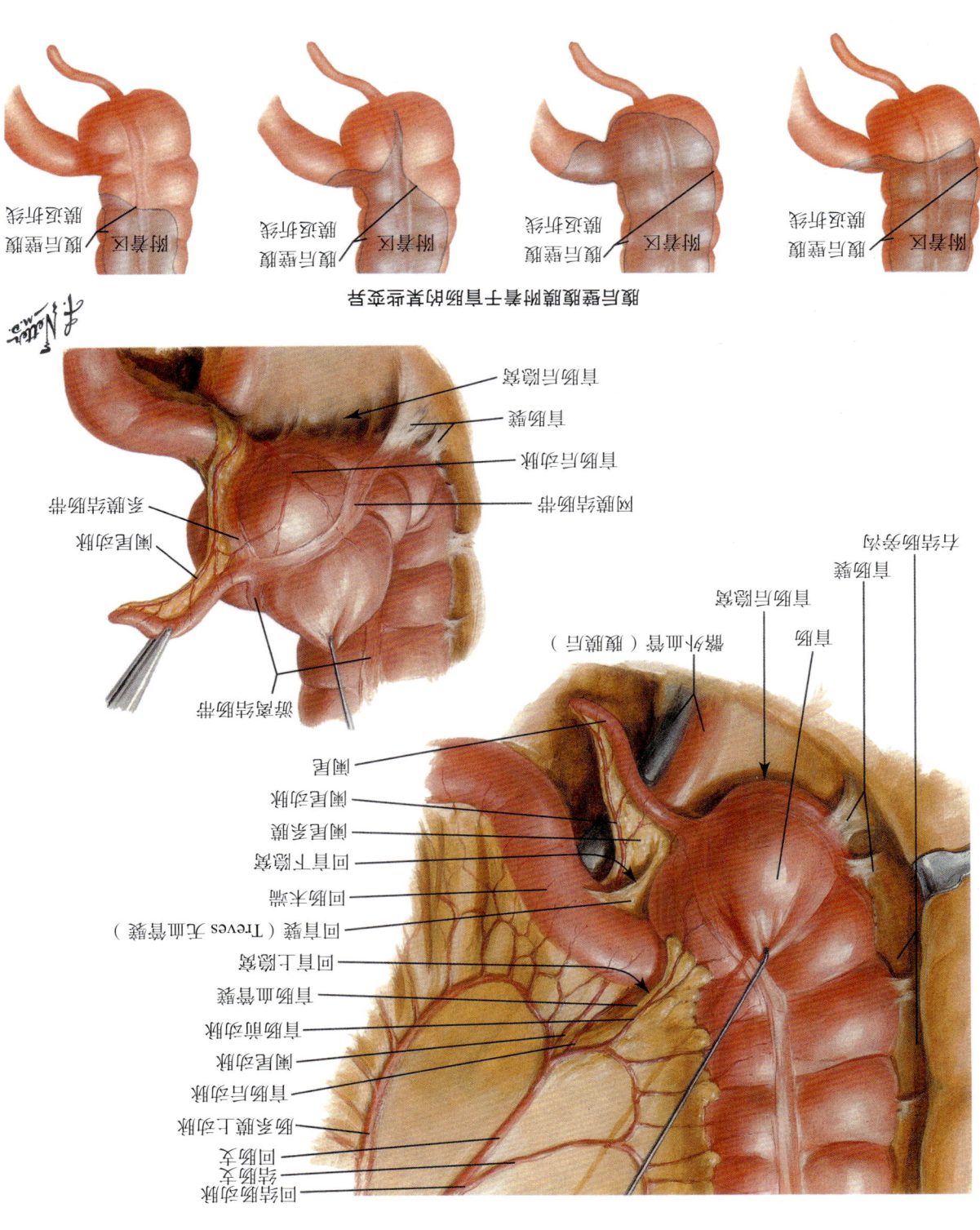

图 25-3 回盲部

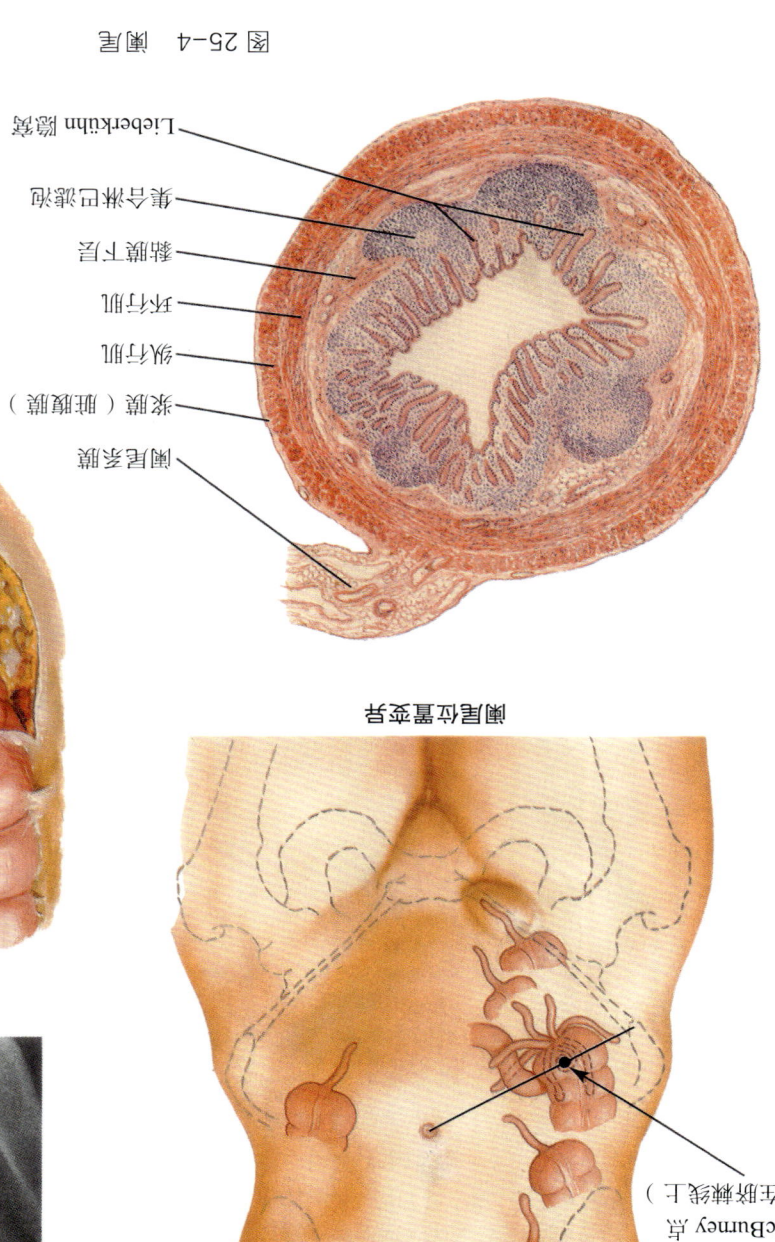

图 25-4 阑尾

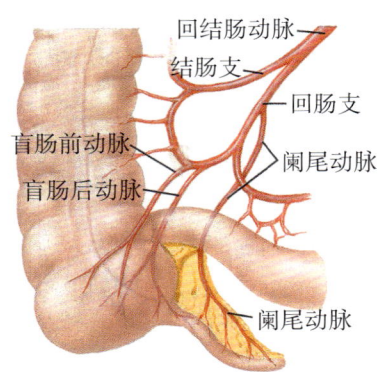
盲肠前、后动脉起自回结肠动脉结肠支与回肠支之间的弓,阑尾动脉起自回肠支

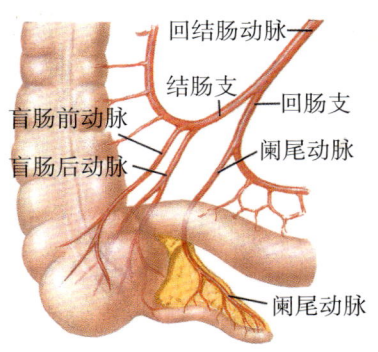
盲肠前、后动脉起自结肠支,阑尾动脉起自回结肠动脉的回肠支

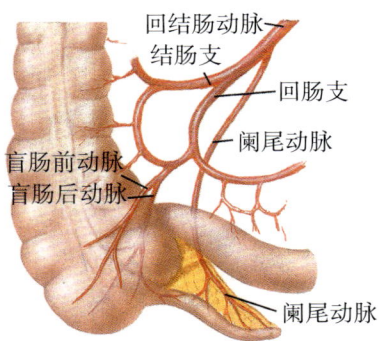
盲肠前、后动脉共同起自弓,阑尾动脉起自回结肠动脉主干

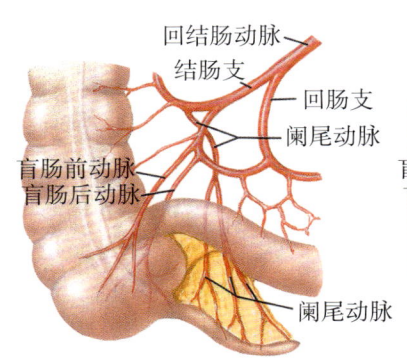
盲肠前、后动脉起自回结肠动脉结肠支与回肠支之间的弓,阑尾动脉起自结肠支且高位分叉

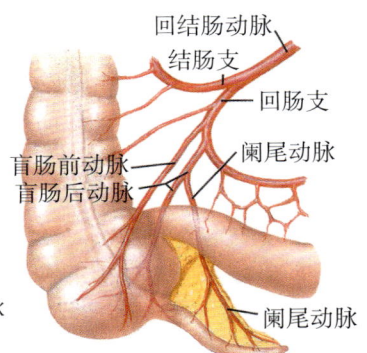
盲肠前、后动脉起自回结肠动脉回肠支,阑尾动脉起自盲肠后动脉

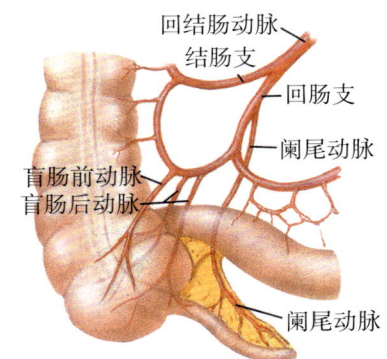
盲肠前动脉和2支盲肠后动脉起自弓,阑尾动脉起自回结肠动脉回肠支

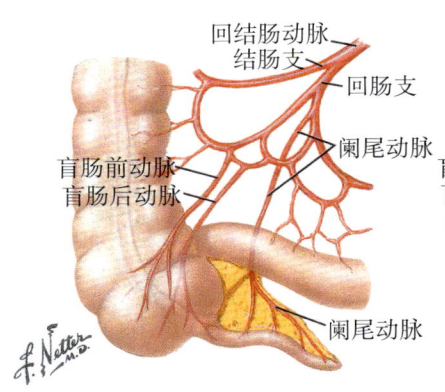
回结肠动脉回肠支与结肠支之间有多个弓,盲肠前、后动脉起自这些弓,阑尾动脉起自回肠支

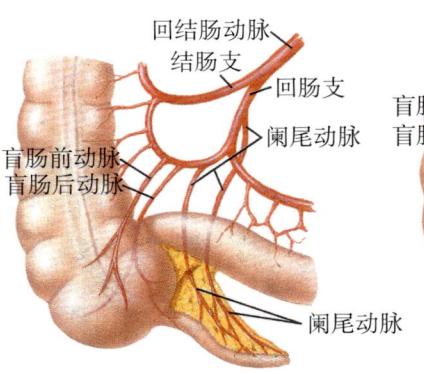
盲肠前、后动脉起自回结肠动脉结肠支与回肠支之间的弓,2支阑尾动脉分别起自弓和回肠支

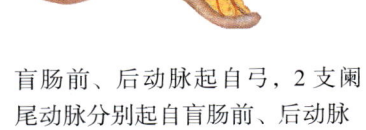
盲肠前、后动脉起自弓,2支阑尾动脉分别起自盲肠前、后动脉

图 25-5 盲肠和阑尾动脉的变异

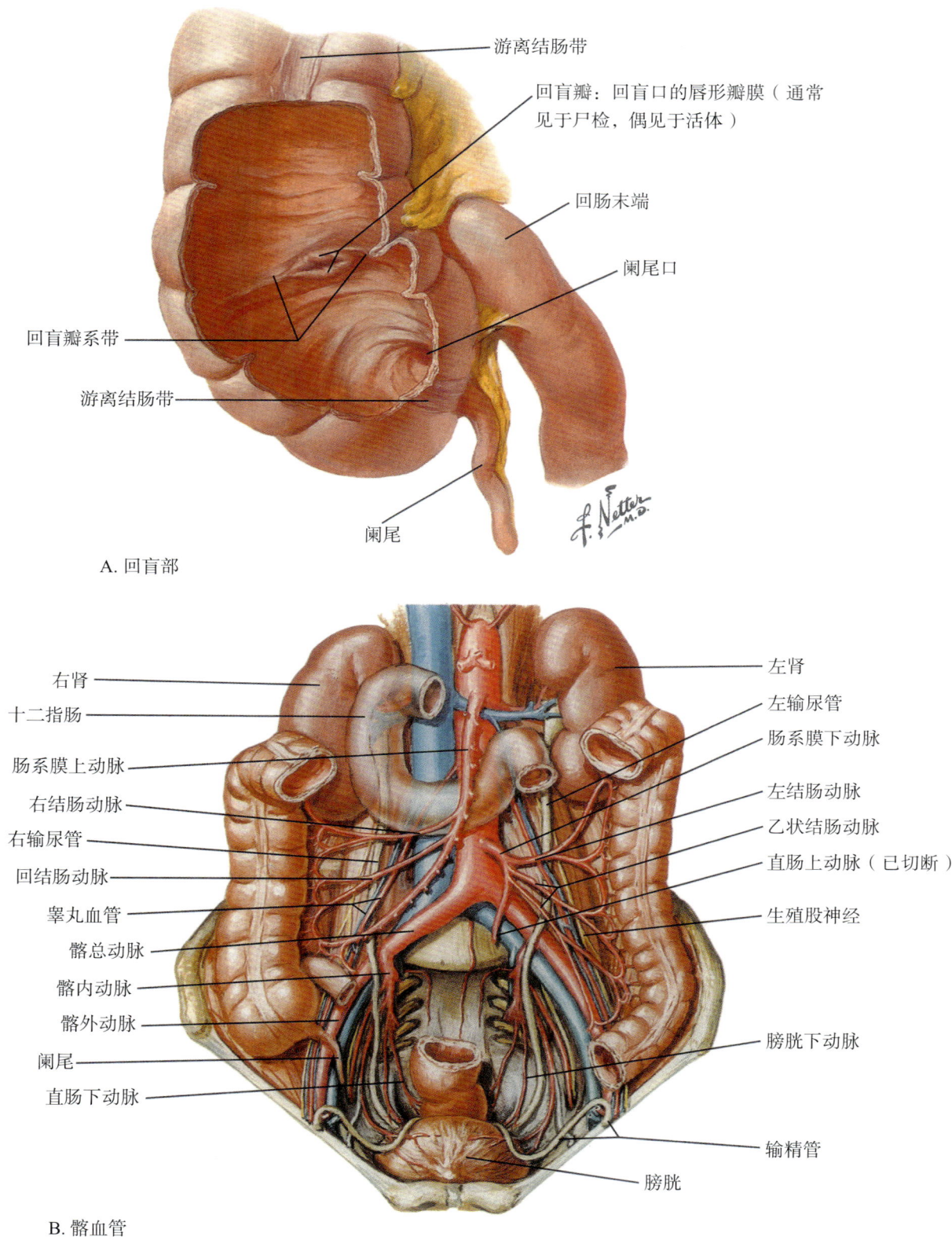

图 25-6 回盲部和髂血管

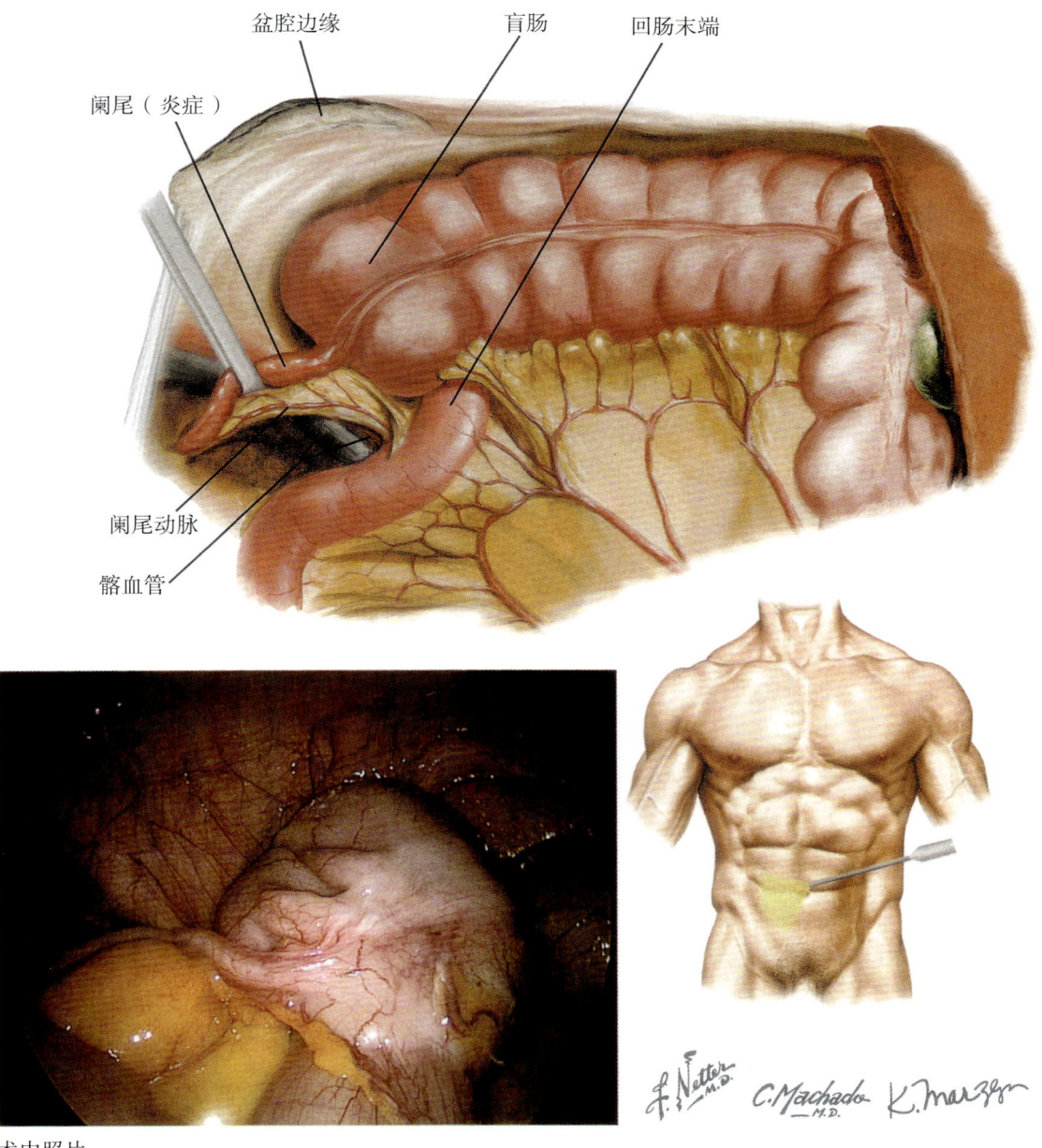

术中照片

图 25-7　右下象限解剖：腹腔镜视角

外科技巧

腹腔镜入路

通过采用开放式 Hassan 技术完成中线脐部通道，建立气腹。接下来，外科医生用腹腔镜辅助并避开腹壁下血管，在左下象限设置一个 12 mm 通道，以便使用吻合器械，并用于手术结束时取出病变组织。第三个是耻骨上通路，提供一个很好的美容选择，但并非总是合适的，这取决于患者的解剖结构。可选择的入路包括设置脐周通道用于吻合和取出病变组织。

患者取头低足高位，手术台左倾，以利于暴露 RLQ。最初的探查包括牵开大网膜、评估脓肿或积液及评估附件结构。

识别并剥离阑尾尖端，小心操作以保护阑尾周围结构，包括附件、生殖腺血管和输尿管。一旦阑尾游离，即用无创抓钳抓住并提起阑尾。用精细的分离钳沿着阑尾壁在其根部的阑尾系膜钝性做一个孔。扩大这一窗口，以允许肠抓钳更清楚地识别盲肠阑尾结合部。用血管吻合器或能量设备结扎阑尾系膜，或者可选择将阑尾动脉剥离、夹住并切断。随后用套圈或腹腔镜组织吻合器结扎或分离阑尾根部。这一步骤在组织结构条件良好的位置进行。如果对组织结构条件有任何疑问，可以使用吻合器轻轻地深入盲肠根部。如果需要切除一部分盲肠，外科医生必须格外小心，确保与回盲瓣有足够的间距，从而避免回盲口狭窄（图 25-6A）。

将阑尾放入标本袋并经左下象限 12 mm 通道取出。在关闭切口前应冲洗任何脓肿或积液。如有必要，可在脓肿部位留置闭式负压引流。

开腹手术

阑尾切除术从未确立标准手术切口，因此每一位患者的手术切口都应根据其具体情况进行处理。传统上，在右髂前上棘与脐连线中、外 1/3 交点处（在脐棘线上）的 McBurney 点做切口（图 25-4）。该区域通常对应阑尾根部的位置。用电刀切开皮下组织至腹外斜肌层，平行于肌纤维切开其筋膜。腹外斜肌纤维行向下内侧，沿着其走向分开，依次显露腹内斜肌和腹横肌。同样要保护好这些肌，并沿着它们的走向钝性牵拉分离。锐性切开腹膜，应小心操作，以避免损伤深面的内脏器官。有时，切口必须向内侧的腹直肌延伸，必要时可切断该肌。

探查 RLQ 以识别病变部位。可以用一个手指探查识别感染的阑尾（通常固定并有硬结感），显露其位置。或者通过识别 3 条结肠带（网膜带、系膜带、独立带）的汇合处来确认阑尾根部（图 25-3）。应从根部至尖端全部显露阑尾以保证完全切除。在盲肠后位阑尾的情况下，必须在 Toldt 线处从外侧游离盲肠以便充分显露阑尾（图 25-4）。

在识别和游离后，可以用纱布轻轻握住盲肠和阑尾的根部并将其放回切口内。鼓励使用自持式切口保护器。在用湿海绵或 Babcock 钳保持对阑尾尖端牵拉时，外科医生从远端向近端循序分离阑尾系膜和阑尾动脉直至根部，游离阑尾全长以便拉出。用细夹和结扎线处理肠系膜附着处，以避免肠系膜缩回腹腔时出血。

一旦看到阑尾根部，即夹住此处，用可吸收线结扎。在结扎处远端锐性分离，将阑尾自手术区取出并送病理检查。或者采用切割缝合器切除阑尾。

一些外科医生采用荷包缝合或 Lembert 缝合内翻、包埋阑尾残端。此外，可在残端使用电灼，以确保阑尾黏膜不残留。尽管其必要性尚未被证实，但只要盲肠的组织条件尚柔软，这些辅助操作可以采用。

可用连续可吸收线缝合关闭腹膜，然后以连续或间断的方式缝合腹内斜肌和腹横肌，继而缝合腹外斜肌。如果在手术中发现明显的化脓或坏疽性改变，可以考虑保持皮肤切口敞开，以避免术后伤口感染。

第 26 章
腹壁标志和造口位置选择

编者 Barbara J. Hocevar, Judith Landis-Erdman, James S. Wu
庞 刚 邓雪飞 译，丁自海 窦若虚 审校

简介

肠造口（intestinal stomas）作为胃肠道的终端，可以保护远端吻合、缓解梗阻。小肠造口术经常用于治疗炎性肠病、家族性腺瘤性息肉病、动力障碍、结直肠癌。结肠造口术用于治疗结直肠癌、憩室炎、直肠闭锁、先天性巨结肠（Hirschsprung 病）和外伤。

造瘘口位置选择

回肠造口术的最佳位置通常在脐平面以下的右下象限，腹部前正中线旁、脐下脂肪层的最高处，但在腹直肌鞘范围内。图示中包括造口定位盘（图 26-1A，B）。对于左侧结肠造口术，左下象限更为合适。伤口造口失禁（WOC）护士的教育可以降低许多患者对于造口影响生活的担忧。在理想情况下，造口部位应具有框 26-1 所列出的特点。理想位置的回肠造口术如图 26-1C 所示。

造口位置选择的技巧如下所述。图 26-1D 显示了右下象限回肠造口术的部位，用防水油墨标识（X）。通过轻柔的触诊确定其位置介于中线与腹直肌外侧缘之间。定位盘覆盖造口周围，必须是平坦的区域。

患者选择仰卧位和直立位。仰卧位时看起来理想的原始标记部位，在患者处于直立位时因标记隐藏在皮肤褶皱内而可能无法使用。例如，一名患者在术前做回肠造口术的环形标识（图 26-2）。皮肤皱褶掩盖了最初选择的造口部位，故选择了另一个较低位置。然后在患者坐位时核查了重新标记的部位。最终部位用印度墨水标识。

在某些病例，尚不清楚需要何种类型的造口。这种情况下，选择了多个造口部位，如图 26-3A 所示。

通常，根据引流物的体积和流动性，造口袋可以在 3~7 天内不用更换。框 26-2 列出了造口位置选择不当的潜在不利后果。造口位置不当的病例如图 26-3B~E 所示。

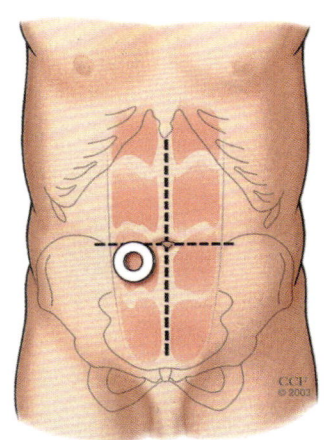
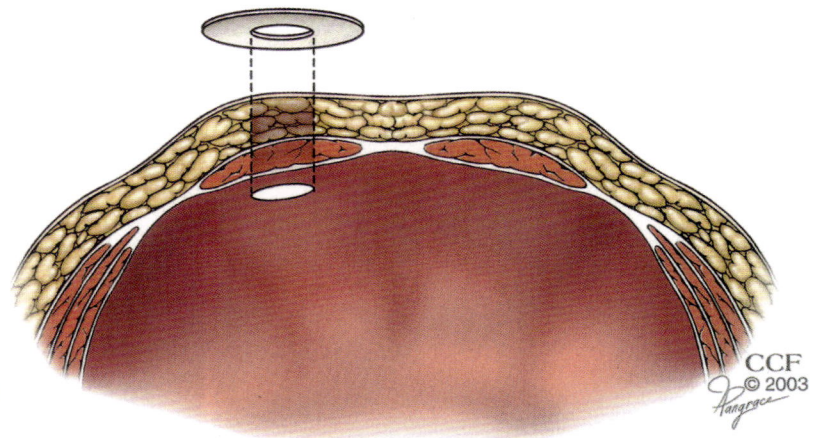

A. 使用正中和横行虚线界定4个可能的造口部位，分别位于脐周围的4个象限。造口定位盘固定在造口选择位置表面

B. 造口位置在腹直肌鞘浅面。可提供不同尺寸的造口定位盘。定位盘尺寸的选择基于患者腹直肌鞘的宽度

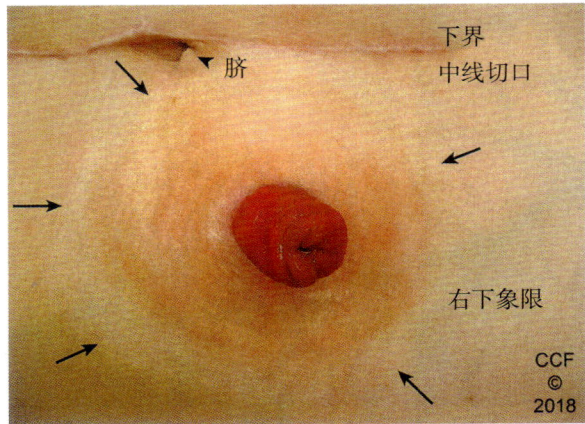
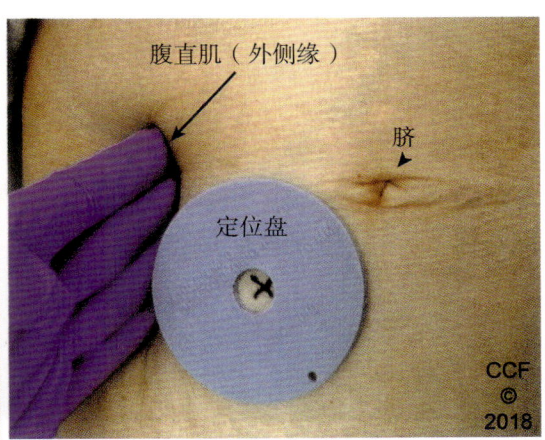

C. 右下象限回肠造口术。造口及其周围皮肤健康。器械的边界用箭标记。脐用箭头标记。回肠造口突出于皮肤表面，开口稍偏下

D. 回肠造口术的位置选择。通过触诊确定腹直肌外侧缘。定位盘用于在平坦皮肤上选择（4~7 cm）的区域。此处用防水油墨在其中心标记

图 26-1 造口位置选择

（Reprinted with permission, Cleveland Clinic Center for Medical Art & Photography ©2019. All Rights Reserved.）

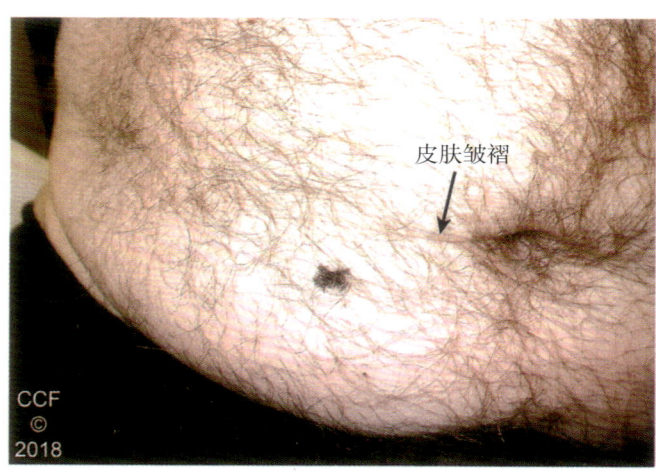

A. 最初选定的造口部位标记（×）过于接近皮肤皱褶

B. 更换的造口位置在下方重新标记（○）

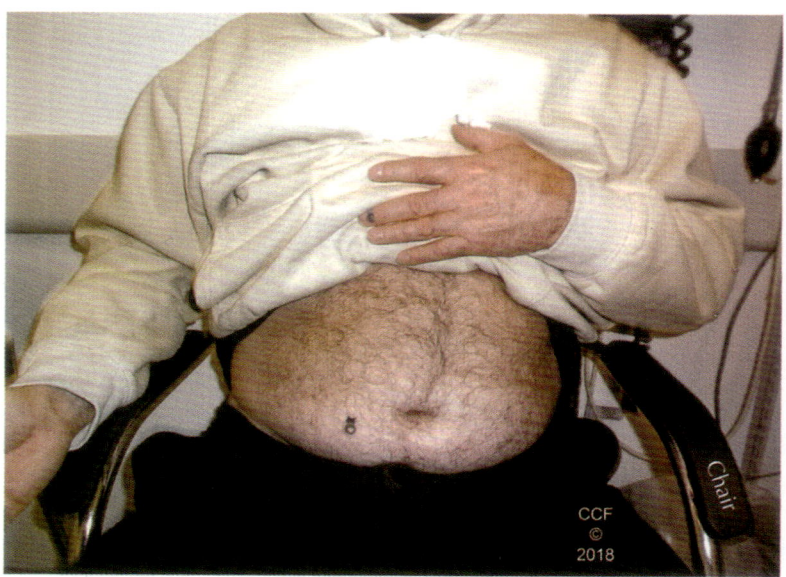

C. 患者端坐在椅子上，重新检查这些造口位置

D. 重新选择的位置用印度墨水标记

图 26-2　造口位置选择（续）

（Reprinted with permission, Cleveland Clinic Center for Medical Art & Photography ©2019. All Rights Reserved.）

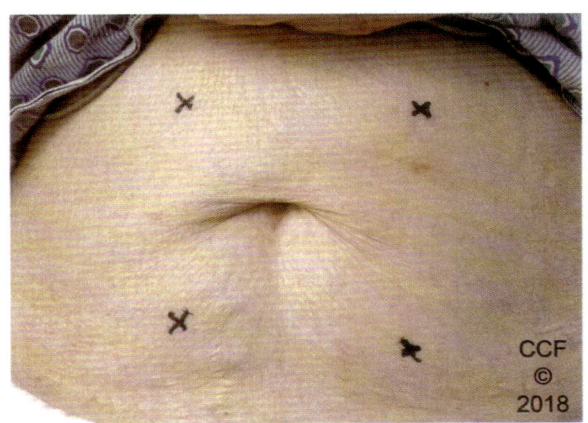

A. 该患者可行回肠造口术或结肠造口术，在全部 4 个象限中预先选择造口位置

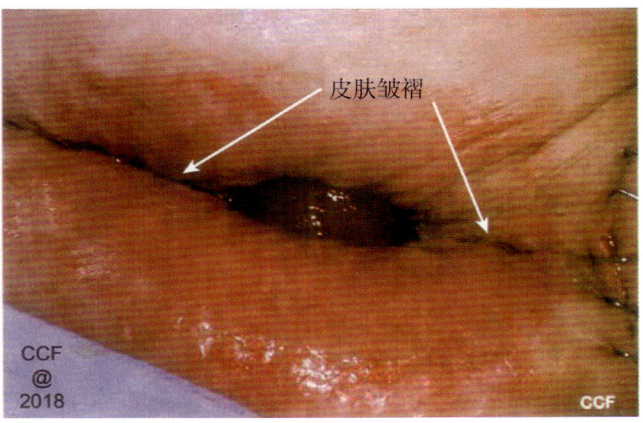

B. 位于皮肤皱褶（箭）处的回肠造口术。不可能在正常时间范围内维护器械。其周围皮肤变薄，并显示部分组织缺损

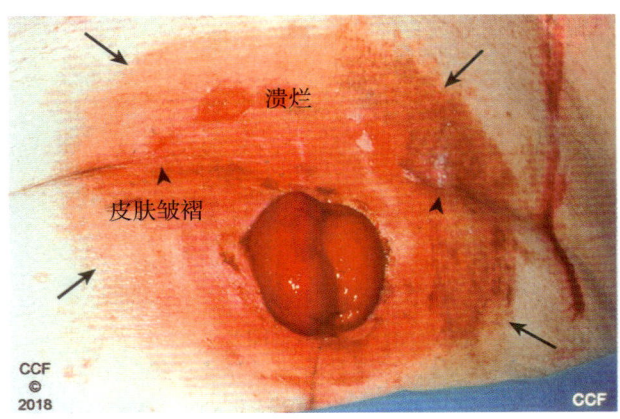

C. 邻近皮肤皱褶（箭头）的造口周围皮肤发炎并溃烂（箭）。造口袋的维护困难

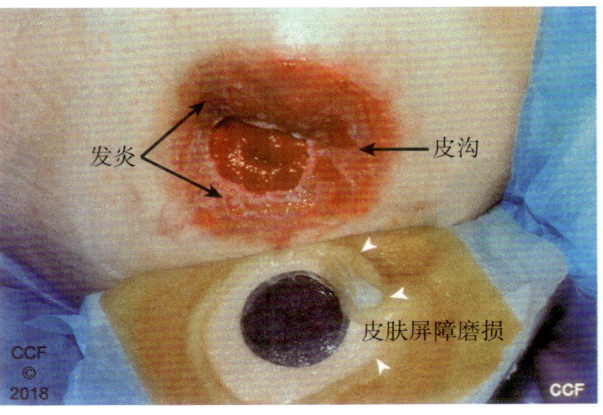

D. 在皮沟内的造口周围皮肤红肿。皮肤屏障的底面磨损，致粪便自造口袋（箭头）外渗，这与皮损区相当

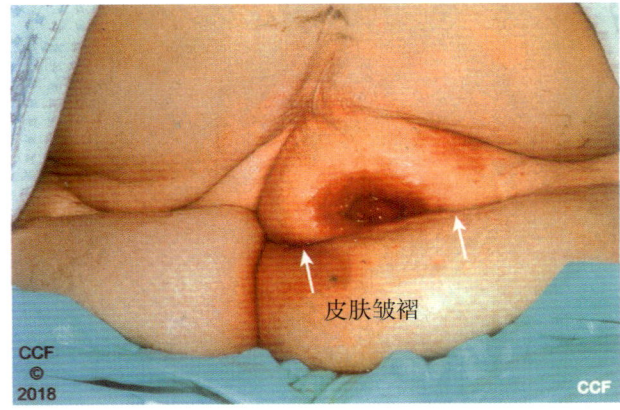

E. 靠近自然皮肤皱褶（箭）的结肠造口周围的皮肤红肿

图 26-3　造口位置选择及位置选择不当的不良后果

（Reprinted with permission, Cleveland Clinic Center for Medical Art & Photography ©2019. All Rights Reserved.）

摘要

结直肠外科手术中通常需要造口。造口术选择在可放置造口袋且可见可触及的位置，这有助于患者和外科医生更容易进行术后造口管理。造口部位选择不当的不良后果可能会对患者的生活质量和工作能力产生显著性的负面影响。正确的术前造口部位选择和护理教育可以预防这些问题。

框 26-1　理想造口位置的特点
平坦或光滑的表面，足以容纳造口袋
在脐下脂肪层的最高处
经过腹直肌鞘的中央，在造口周围提供足够的支撑组织
充分避免脐、皮肤皱褶、瘢痕和骨质突出部位
可见且可触及

框 26-2　选择不理想造口部位的不利后果
渗漏
皮肤过敏和侵蚀组织
疼痛
异味
不能工作
需要再次或反复手术
因为害怕渗漏和气味而致社交隔离
因为设备更换、再次手术和停工时间造成的经济负担

第 27 章
右半结肠切除术

编者 Bradley J. Champagne

庞 刚 邓雪飞 译，丁自海 窦若虚 审校

简介

右半结肠切除术（right colectomy）用于治疗多种病变。常见的适应证包括不能手术切除的息肉、结肠癌和回肠末端克罗恩病。阑尾或回肠末端的缺血、扭转和恶性病变也可以是其适应证。所有这些手术均需切除回肠末端和盲肠。右半结肠切除术的远端范围有所不同，取决于适应证、肿瘤学原则及右半结肠或横结肠的血运。腹腔镜手术是目前的标准治疗，通过仔细的患者选择和精确的手术技巧，这种方法使用更小的切口，减轻患者的不适、缩短住院时间，从而促进了患者的康复。

表面解剖和形态标志

在做切口前，无论是腹腔镜还是开腹手术，外科医生必须了解表面解剖与腹部解剖间的关系（图27-1A）。例如，在病态肥胖患者，脐的位置等表面解剖可能会发生极大的变化。脐可能向下至耻骨处，覆盖在一个大血管翳上，这可能改变与内部解剖间的正常投影关系。此外，在老年患者，盲肠经常位于右上象限，这是由于随着年龄增长、外侧结缔组织失去其完整性所导致的。

右半结肠被腹膜后和侧方结构、回结肠动脉及中结肠动脉所系连。中结肠和网膜囊处的结构通常是手术中最受牵绊的部分，常使得中结肠血管的分离成为此中最困难之处（图27-1B）。再加上横结肠系膜通常较短，因而腹腔镜的标本取出切口可位于中结肠动脉表面。

在非肥胖患者，中结肠动脉通常位于近中线处、介于剑突与脐之间。手术的下方范围（即回肠末端和盲肠下方的剥离）通常仅在脐下数厘米、髂前上棘的内侧。因此，在体瘦的患者，开腹右半结肠切除术一般可以经相对较小的脐周中线或右侧横切口进行。

右半结肠切除术的解剖入路

右半结肠切除术的不同手术入路包括从内侧向外侧、从外侧向内侧、从下向上和从上向下。根据个人体质和病理情况，采取不同的手术入路以实现安全、恰当地切除肿瘤。

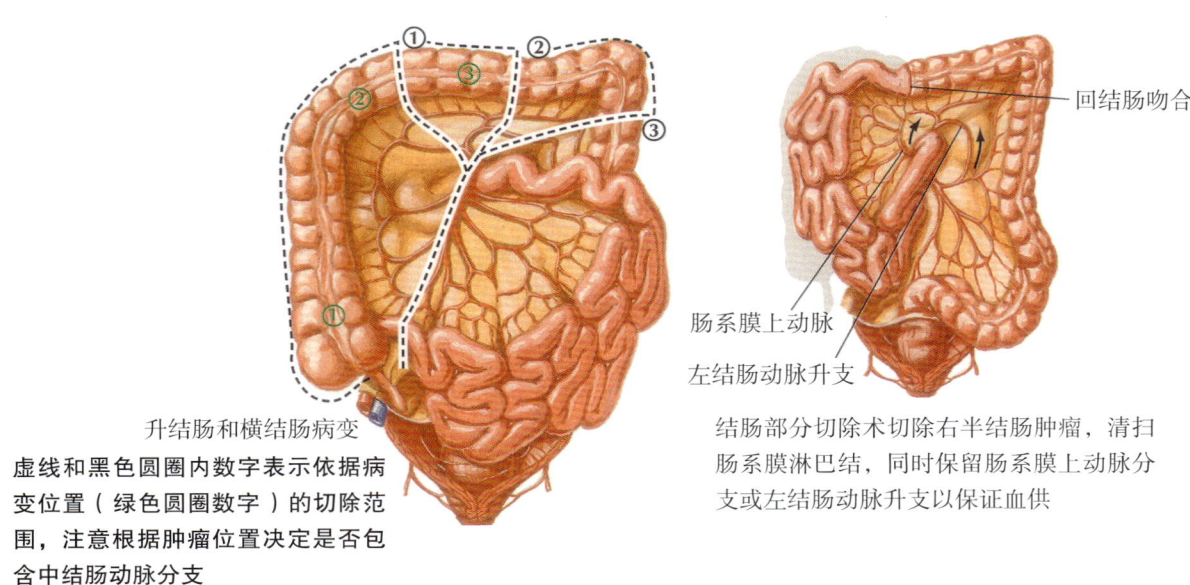

升结肠和横结肠病变

虚线和黑色圆圈内数字表示依据病变位置（绿色圆圈数字）的切除范围，注意根据肿瘤位置决定是否包含中结肠动脉分支

结肠部分切除术切除右半结肠肿瘤，清扫肠系膜淋巴结，同时保留肠系膜上动脉分支或左结肠动脉升支以保证血供

A. 右半结肠切除术

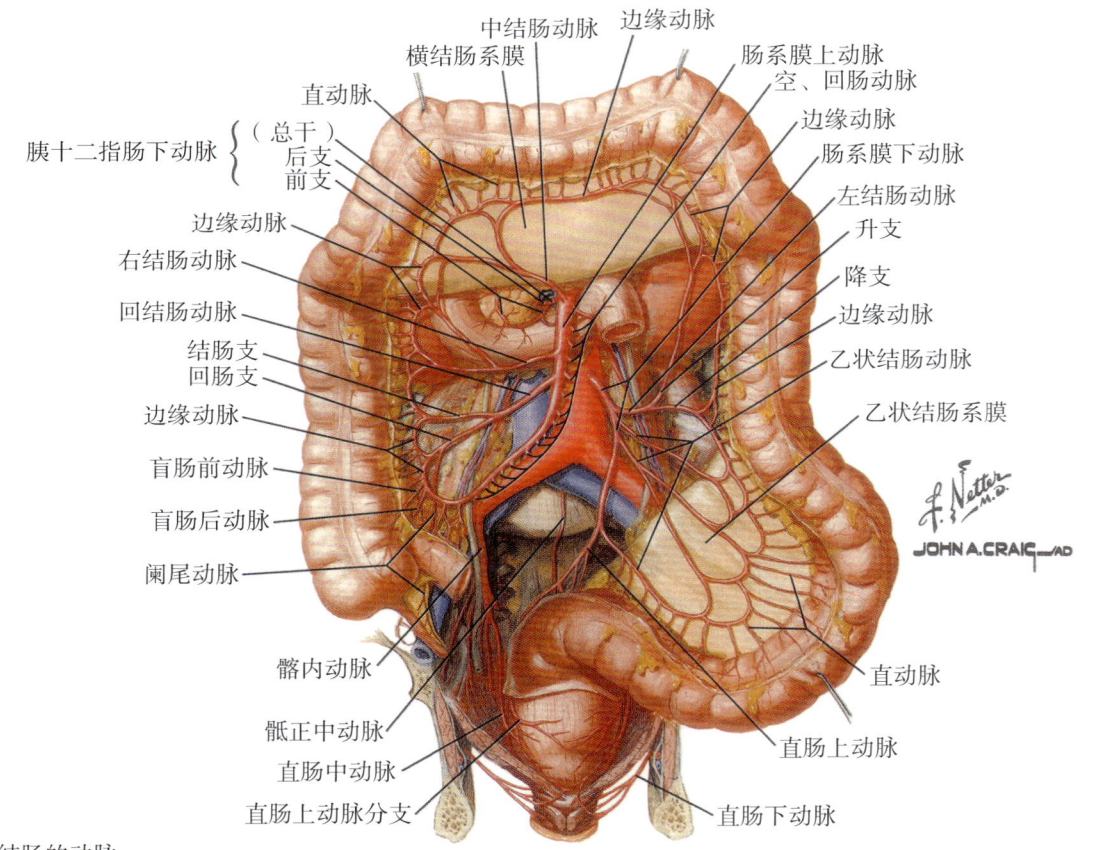

B. 结肠的动脉

图 27-1 右半结肠切除术和结肠的动脉

体位和通道置放

患者通常取仰卧位；然而，如果术前肿瘤的位置尚不清楚或者考虑存在更广泛疾病（如克罗恩病患者的回肠乙状结肠瘘）的可能，采取截石位则有利于到达肛门处。两侧上肢用适当的衬垫包裹固定于患者身体侧边。在某些病例，如果患者肥胖，则可能仅有一侧上肢被安全地包裹固定。在这些情况下，左侧上肢应优先包裹固定，以便外科医生能站在患者左侧。双手和手指应加以衬垫固定好，拇指向上呈中立位，从而降低受伤风险。皮肤切开前，应留置导尿管和胃管，并给予适当的抗生素。

实施全身麻醉后，准备好腹部手术区域并覆盖之。手术医生站在患者左侧，助手站在右侧，以便进行腹部手术。手术后续时间内，助手可以移动至患者左侧、站在手术医生旁。

我们倾向于采用改良 Hasson 入路进行腹部手术。做一个 1 cm 的垂直切口，并确定白线。用有齿血管钳夹住中线的两侧，电灼切开筋膜。弯血管钳直接打开腹膜，置入 10 mm 通道。一旦放置好后，二氧化碳腹部充气至 12~15 mmHg，然后用 10 mm 内窥镜（30°）检查腹部。一个 5 mm 套管针放置于左下象限、髂前上棘上内侧 2~3 cm 处。这是在直视下进行的，以避开腹壁下血管。第二个 5 mm 套管针放置于颅侧一掌之宽距离的左上象限。需要时，还可在右下象限置入一个额外的 5 mm 通道以协助术中牵拉。

从内侧向外侧入路

许多外科医生倾向于采用从内侧向外侧入路进行腹腔镜手术，也经常用于开腹右半结肠切除术。这有几点好处：在术中较早处理血管，减少牵拉和扭转，并在恶性肿瘤患者切除肿瘤前结扎血管。此外，这一入路在手术早期即显露十二指肠的位置。

从内侧向外侧入路对于系膜增厚的克罗恩病患者则较为困难，常常系膜难以游离和切除，需要借助 Kelly 钳并缝合结扎。在这些患者中，手术早期即行外侧解剖，将结肠游离，以便安全地结扎回结肠血管。

回结肠血管的识别

为了显露回结肠血管，需将小肠翻向左侧或盆腔，以便展平肠系膜。抓住并提起回盲瓣近侧端含有回结肠动脉（ICA）的肠系膜，即使病情较重的患者也需如此。应注意避免撕裂肠系膜脂肪，这可能会导致失血，从而影响手术视野。注意从肠系膜上动脉（SMA）发出的一支血管，行向回结肠交界处。通常采用电灼或双极电凝打开在其正下方的腹膜，以便分离血管蒂。血管下方存在一个无血管区。在肿瘤切除术中，应在 SMA 和淋巴管附近且与之平行进行分离，以便能完整切除结肠系膜。如果距离 ICA 起始处太远，将会有许多营养回肠的血管弓，游离起来将会更加烦琐。

一旦确认这个无血管平面，就可以在该无血管区内在肠系膜后方向上、向内、向外侧进行游离，将结肠系膜后层从位于后腹膜的 Toldt 筋膜上掀起。此区的境界：顶为右侧结肠系膜，颅侧界为结肠肝曲，后外侧界为 Toldt 筋膜，底为后腹膜（图 27-2）。

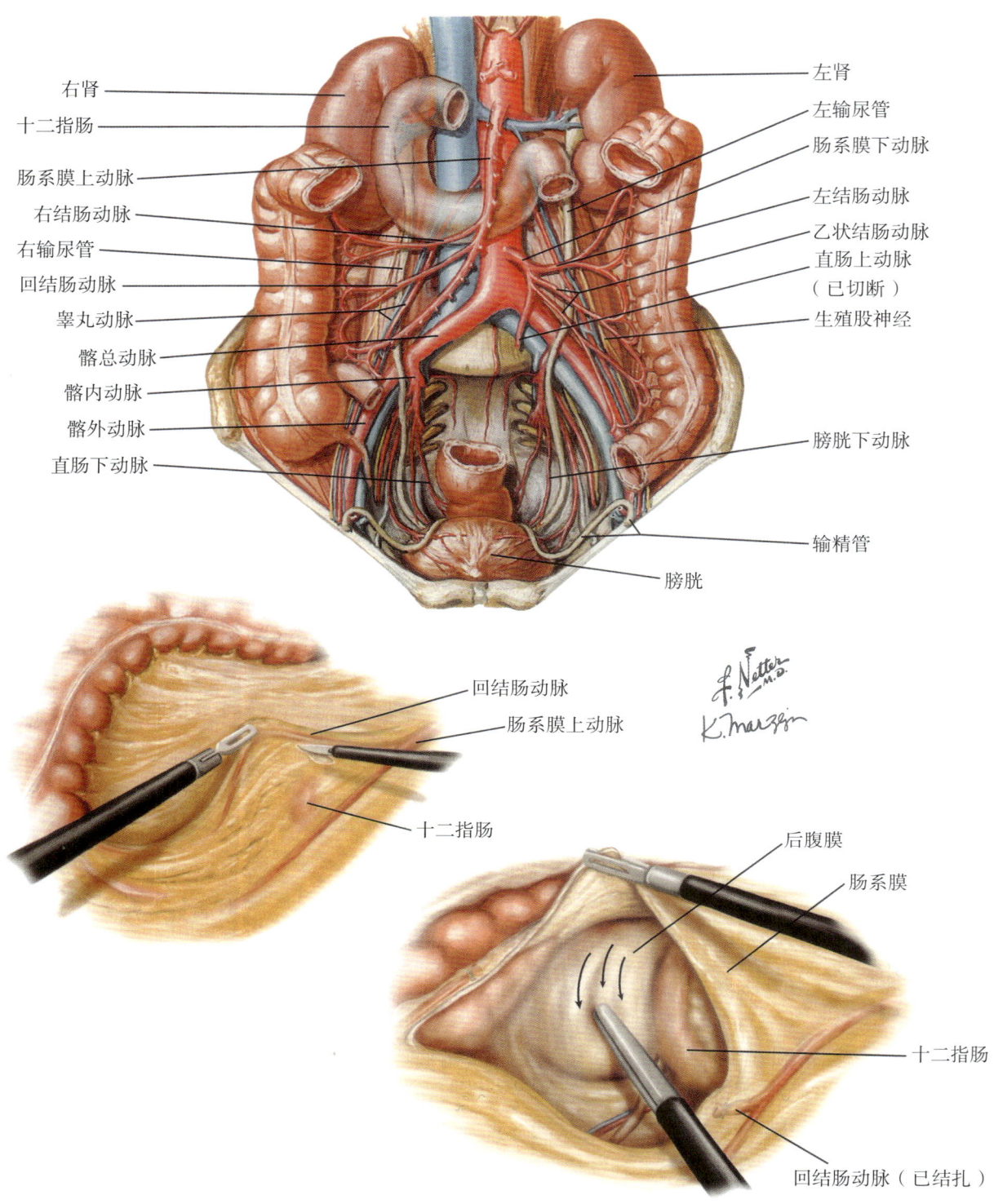

图 27-2 腹膜后间隙的结构

在回结肠血管起始部外侧必须小心处理，以防损伤位于 SMA 与 ICA 交界处附近的十二指肠。在十二指肠上方，通过脂肪的细微变化来确认胰头，并注意保护。事实上，在胰头前方的平面，游离横结肠系膜，以完成右半结肠切除术的内侧游离。向上游离至肝，向内侧至胰，向外侧至 Toldt 白线，以完成外侧游离（图 27-2）。一旦确认十二指肠，同时 ICA 近侧段已游离，即可在 SMA 远侧端切断。切断的方法有能量设备、钳、吻合器和结扎。

右结肠动脉的变异

许多教科书提及，与回结肠动脉（ICA）和中结肠血管不同，右结肠动脉（RCA）的变异更为常见。通常，RCA 为 ICA 的分支或直接缺如。如果高位结扎 ICA，则可能不必重复离断 RCA。如果作为 SMA 的单独分支，RCA 在肿瘤手术时也需高位即近端结扎后离断（图 27-3）。

中结肠血管

中结肠的解剖常有变异。此处起自 SMA 的分支从 1 支到 5 支以上。横行切断高度的确立取决于肿瘤的实际情况（图 27-1A）。如果肿瘤位于结肠肝曲或横结肠近侧段，则可能需要切除所有分支并进行高位结扎。然而，对于典型的右半结肠切除术，则仅需切除右侧分支。这样可以保留淋巴引流和重要的横结肠活动度。

除了游离和切断血管外，充分游离肠系膜直至肠壁也很重要。如果采取腹腔镜手术，在拖出肠管时，可能产生扭转或张力。清除接近肠缘处的肠系膜，可降低张力的风险以及防止不必要的出血。在病变组织切除前，不要切断边缘动脉，以便确认血流搏动情况。

网膜和小网膜囊

为了游离、吻合横结肠和实施完全的半结肠切除术，必须进入小网膜囊。在解剖学上，最容易进入小网膜囊的部位在靠近中线、网膜与小网膜囊融合处。通过脂肪颜色或质地的细微变化可以区分网膜脂肪和结肠上的脂肪组织。通常，可以识别并进入靠近结肠处的无血管平面。一般来说，对于良性病变，可以通过将网膜与横结肠分离来进行切除，而对于结肠肝曲或横结肠癌，则可将网膜与结肠一并切除。

看到胃的后面表明已经游离充分，提起时可见胃表面的胃网膜分支。小网膜囊仍应从病变内侧进入，以确保完全游离。靠近中线处常见一支胃网膜静脉汇入结肠系膜，可能需要切断以防止损伤。

进入小网膜囊后，如果充分游离腹膜后间隙，到达结肠肝曲时会看到一个菲薄的紫色平面。这是已经解剖游离的内侧与结肠肝曲之间的最后一层。打开这一层可以完成分离并有助于确认操作平面。

当从上方解剖游离至 Toldt 白线时，需要在白线内侧、贴近结肠操作，除非为了确保肿瘤切缘而不这样做。如果从 Toldt 白线外侧进入，很容易进入腹膜后间隙和肾的后方。紧贴在 Toldt 白线的结肠侧，有助于避免进入错误的平面。分离通常延入盲肠的下方，恰在 Toldt 白线的内侧，但要注意保护结肠系膜的固有筋膜层。

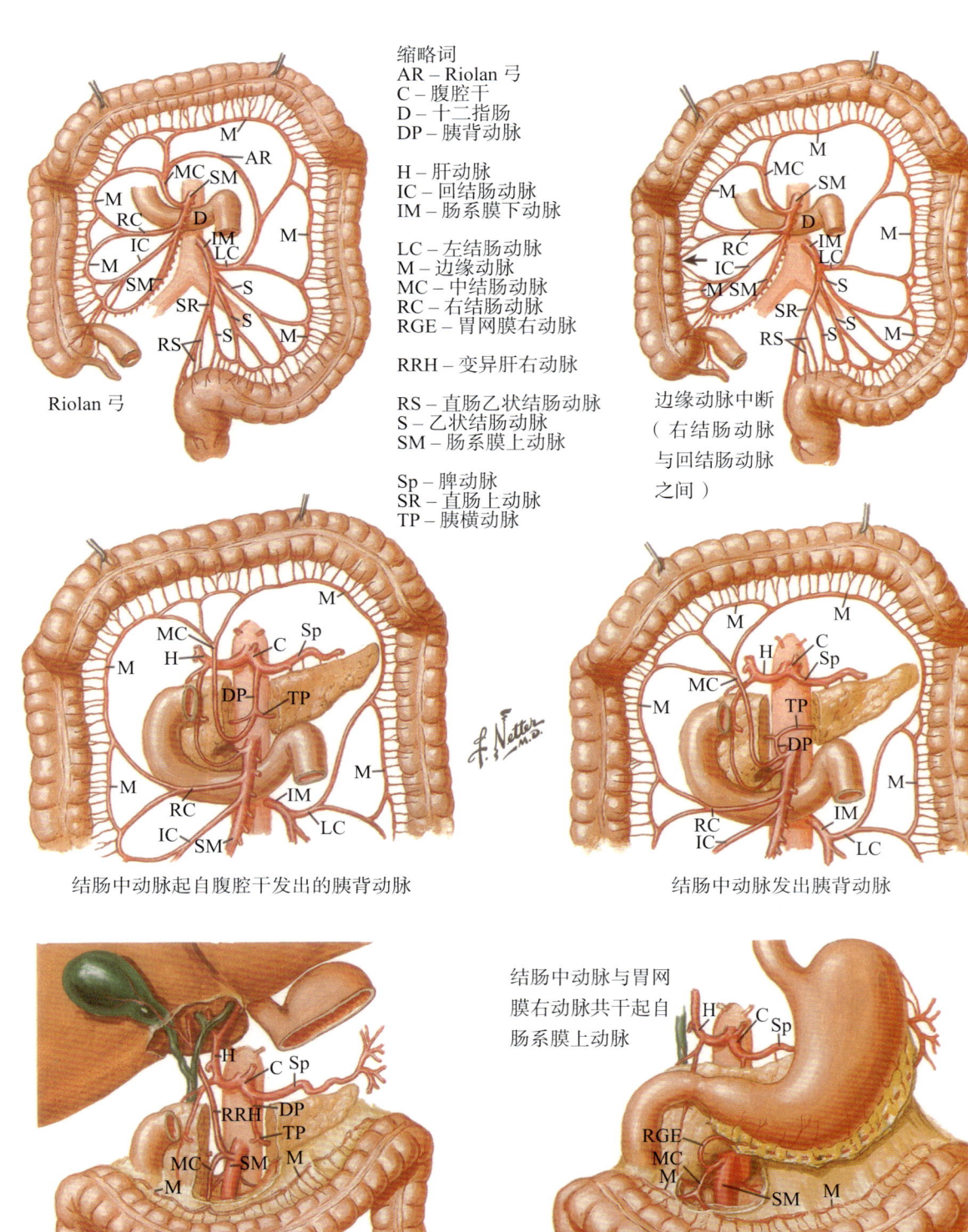

图 27-3 右半结肠动脉的解剖变异

下方游离

盲肠、阑尾和回肠末端的下方入路有损伤生殖腺血管和输尿管的可能。腹膜后间隙与其附属结构间有一薄而透明的平面，分离时必须小心操作。输尿管在生殖腺血管内侧跨过髂血管，恰在盲肠或回肠的下方。在盆腔内寻找输尿管，并沿之探查至解剖平面可防止其损伤。一旦进入此平面，必须解剖游离足够长度的回肠以便进行吻合。如有必要，自后腹膜游离小肠系膜可以直至十二指肠，而不需要切断任何血管。

体外吻合

用有齿抓钳抓住小肠，解除气腹，移除脐部通道。脐部切口应垂直延伸至约 4 cm，使用切口保护套拖出肠管。用 Babcock 钳抓住并拖出右半结肠。在取出肠管时，应注意确保肠系膜未发生扭转。在实际吻合前，应反复确认小肠的方向，以确保肠系膜呈解剖学上的顺时针转动。

回肠末端在健康、灌注良好的肠道部位进行评估和分离。直线型切割吻合器用于分离肠管，继而检查横结肠。分离部位应位于肠管健康且灌注良好之处。分离肠系膜并导致搏动性出血，以确认灌注良好。直线型切割吻合器可用于分离横结肠。在进行吻合之前，应再次评估肠管两端的存活能力。在确认边缘血管动脉性出血的情况下，评估结肠侧的灌注。可以手工或吻合器进行吻合。在大多数情况下我们首选吻合器吻合。在吻合器可能不适用的情况下，如克罗恩病的组织不良，则可以考虑手工缝合。肠切除术在回肠和横结肠的游离端进行，直线型切割吻合器（即 GIA）置于其内，以侧侧形式吻合。插入直线型切割吻合器，确保吻合时肠系膜未被卡在吻合器内。在第一次吻合后，评估肠管是否出血。然后将第一次的吻合钉线错开对齐肠管开口，第 2 个线性吻合器用于闭合肠管末端（可能需要多一排 GIA 线性缝合钉）。

为避免潜在的肠系膜"扭转"和使用更少的吻合钉，也可采用 Barcelona 式吻合。在这项技术中，肠系膜首先被切分至近端和远端切除点。在小肠和结肠的游离部分别进行肠切开术和结肠切开术。将 GIA 线性吻合器推入这些开口处，在确保剩余肠系膜没有嵌塞的情况下，沿着肠管对系膜缘激发吻合器。然后结束常规肠切开术，采用线性吻合器的第 2 次吻合或手工缝合切除病变组织。

体内吻合

在腹腔镜下切断血管和游离肠管后，用腹腔镜直线型切割吻合器切断横结肠和回肠末端。病变组织放入肝上方的取物袋，使操作空间实现最大化。然后横结肠和回肠侧—侧对齐，在距离吻合钉线 15 cm 处的对系膜缘放置 1 条固定缝合线。用电灼在近缝钉线处肠管的对系膜缘进行肠切开术和结肠切开术。然后在接近钉线的肠切开术部位放置第 2 条固定缝合线。内镜直线型切割吻合器小心地置入肠切开术部位，以确保下方的肠系膜不受影响。用吻合器进行侧—侧吻合。然后使用缝线连续缝合肠管共同开口。用固定缝合线进行协助固定肠管，继而第 2 条连续缝合线以连续的方式进行浆膜肌层缝合。延长脐部切口以取出病变组织，或者采用下腹部横切口（Pfannenstiel 切口）。

第 28 章
左半和乙状结肠切除术

编者　Christopher Mascarenhas，Mathew F. Kalady
张露青　译　窦若虚　审校

简介

左半结肠切除术（left hemicolectomy）是切除中结肠动脉左支和肠系膜下动脉供血区的结肠，该结肠来源于胚胎时的后肠。手术适应证包括远端横结肠、降结肠或乙状结肠肿瘤；节段性缺血；或偶见弥漫性憩室炎。乙状结肠切除术涉及乙状结肠动脉和直肠上动脉供应的结肠。这些动脉是肠系膜下动脉的分支中，除左结肠动脉之外的远侧分支。

手术原则

左半结肠切除术式根据手术指征、无张力结肠-结肠吻合、病程和血液供应而定。单独的左半结肠切除术最常见的适应证是肿瘤。在这种情况下，通过高位血管结扎，进行根治性淋巴结清扫对肿瘤的分期和预后都是非常必要的。由于结肠淋巴回流的模式与动脉供应的一致，肠系膜下动脉（IMA）及其分支包裹在结肠系膜中，因此要在肠系膜下动脉的起始处结扎，从而达到彻底淋巴清除的目的。

左半结肠切除术的其他适应证包括肠憩室、肠缺血、克罗恩病、乙状结肠扭转、直肠脱垂及其他疾病导致的结肠受累，如卵巢癌累及结肠。但这些疾病都不需要进行肠系膜下动脉的高位结扎，只需要结扎切除结肠部分的相关动脉分支，完成左半结肠的非广泛切除，进行无张力吻合并且保证剩余的肠管具有良好的血液供应即可。

肠系膜下动脉高位结扎联合空肠外侧、胰下缘的肠系膜下静脉结扎，通常可使剩余结肠具有足够松弛度，使新的结肠肠管能够到达骨盆进行无张力吻合。

术前影像学检查

对于结肠癌，胸部、腹部和盆腔的 CT 可以帮助提供术前疾病的分期。CT 可以发现肿瘤的远处转移、受累的肿大淋巴结及原发肿瘤的局部浸润等情况（图 28-1A）。全结肠镜检查可以帮助病变的定位，该检查中使用染色标记有助于定位肿瘤，特别是在触觉受限的腹腔镜手术中。如果为良性疾病，CT 和结肠镜检查有助于明确病理特征，如克罗恩病或肠缺血坏死的范围，从而决定手术切除的方式和切除肠管的范围。

体表解剖、切口及体位

左半结肠切除术可以选择开腹手术或腹腔镜手术。无论是哪种手术方式，患者应取 Lloyd-Davis 仰卧位，即患者仰卧位，臀部位于手术台的远端边缘，以便于吻合器或内镜进入肛管。小腿微屈，水平位并给予支撑。

对于腹腔镜手术的患者，采用头低和右侧倾斜的体位并辅以胶垫或豆袋，以保证患者的安全。

在相关资料中已经描述了多种不同的手术切口选择，我们的首选方法是如图 28-1B 所示，采用正中或左侧横切口。

手术步骤

与所有结直肠切除术一样，手术的基本目的包括肠管的移动；血管的辨认、分离和划分；肠段的切除和吻合术。一旦完成，应通过渗漏试验评估左侧结肠吻合术，如果阳性往往需要内镜下直视检查。对于左结肠切除术，乙状结肠和降结肠、脾曲、近端直肠和远端横结肠需要移动。要成功完成左半结肠切除术和乙状结肠切除术，需要全面掌握结肠的血供、自主神经支配和淋巴引流，以及结肠与脾、胰、肾和输尿管的毗邻关系（图 28-2，28-3）。

血管解剖

图 28-2 显示的是结肠的血液供应。左结肠的血液供应来自肠系膜下动脉，是腹主动脉的 3 条分支中分布最远的 1 支。降结肠或左半结肠动脉是 IMA 的第一分支，这支血管通过边缘动脉为降结肠和结肠脾曲供血。边缘动脉在横结肠中部与肠系膜上动脉的中结肠动脉吻合（图 28-2A）。结肠脾曲的血供变异较大（图 28-4A）。边缘动脉可以通过靠近结肠系膜的第二级血管弓（Riolan 弓）加强。当然，边缘动脉和 Riolan 弓也可能缺如。因此，如果肠系膜下动脉及其分支已被结扎，为保证血管吻合处足够的血供，对手术切缘附近血管状态的评估非常重要。在远端，肠系膜下动脉的分支供应乙状结肠，其分支数量差异较大。肠系膜下动脉经过小骨盆腔上口，改名为直肠上动脉，发出分支供应大部分直肠。

左结肠和后肠的静脉经肠系膜下静脉回流（图 28-2B）。肠系膜下静脉位于左结肠系膜的根部，在十二指肠的升部外侧，经过胰的下缘后方至胰的深面汇入脾静脉，后者与肠系膜上静脉组成肝门静脉。肠系膜下静脉在结直肠疾病时尤为重要，因为它与左结肠相关，肠系膜下静脉的高位结扎对保证左结肠的充分游离是必要的。在距离胰腺下缘 2~3 cm 处分离肠系膜下静脉，出现数厘米的可移动范围，从而可以完成无张力吻合（图 28-4B，C）。

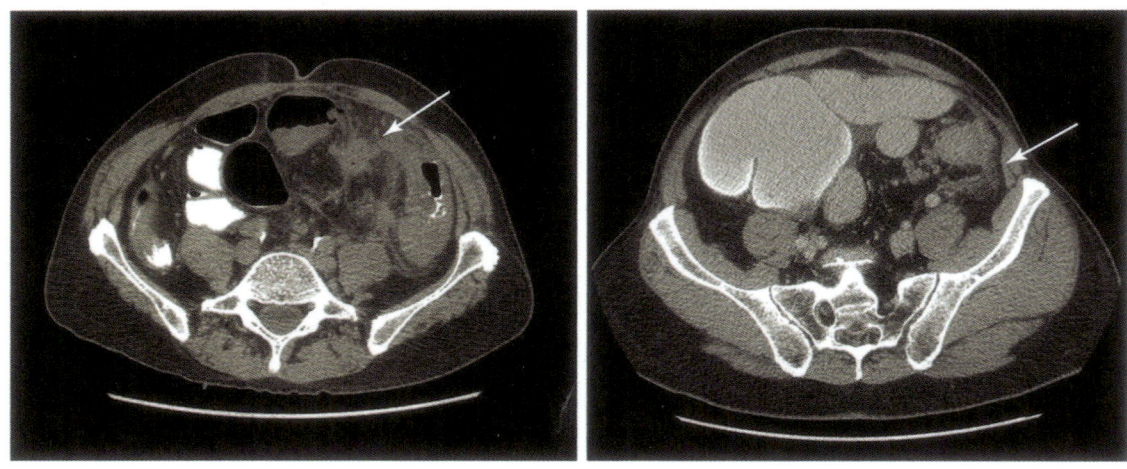

继发于肠憩室的乙状结肠明显增厚伴周围脂肪组织的炎症反应　　乙状结肠下段结肠癌伴近端大肠和小肠扩张

A. 术前 CT 显像

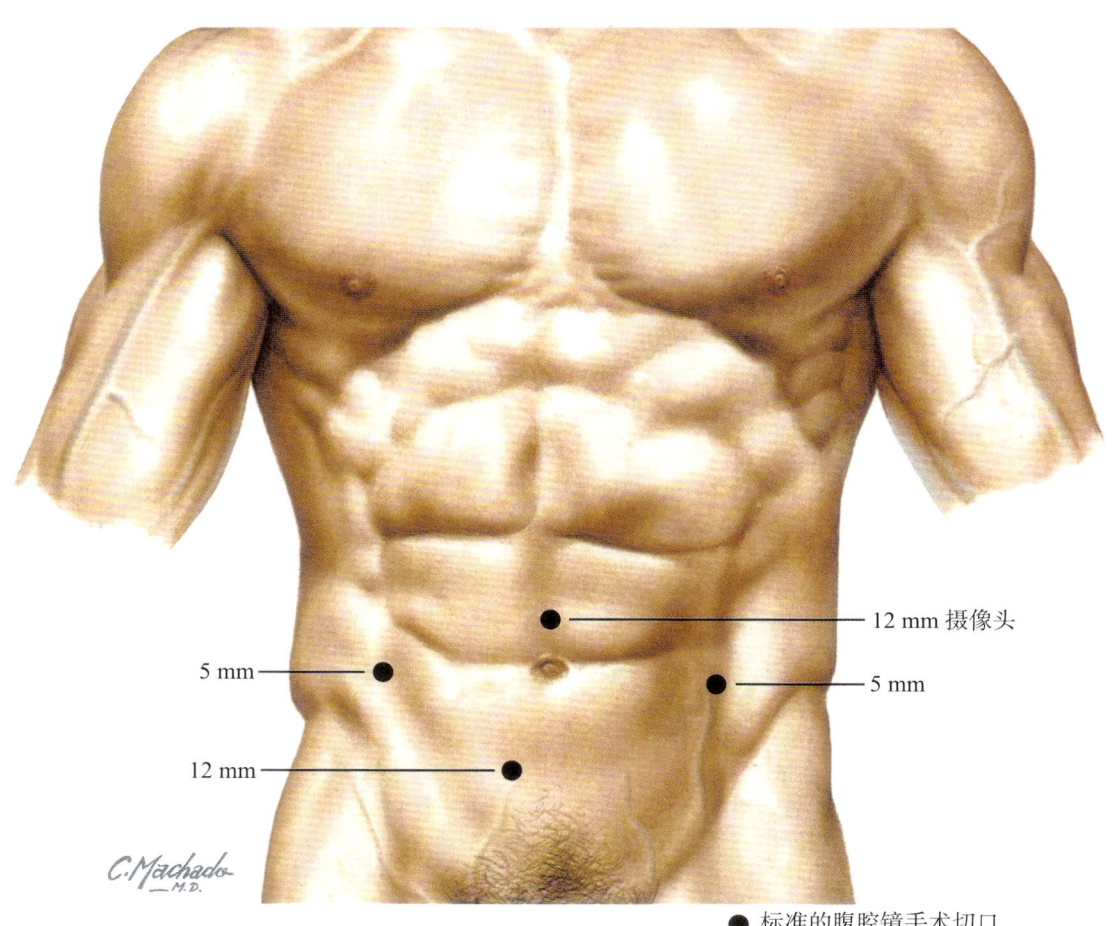

B. 腹前外侧壁的重要体表标志

● 标准的腹腔镜手术切口

图 28-1　左半结肠切除术：腹腔镜手术切口

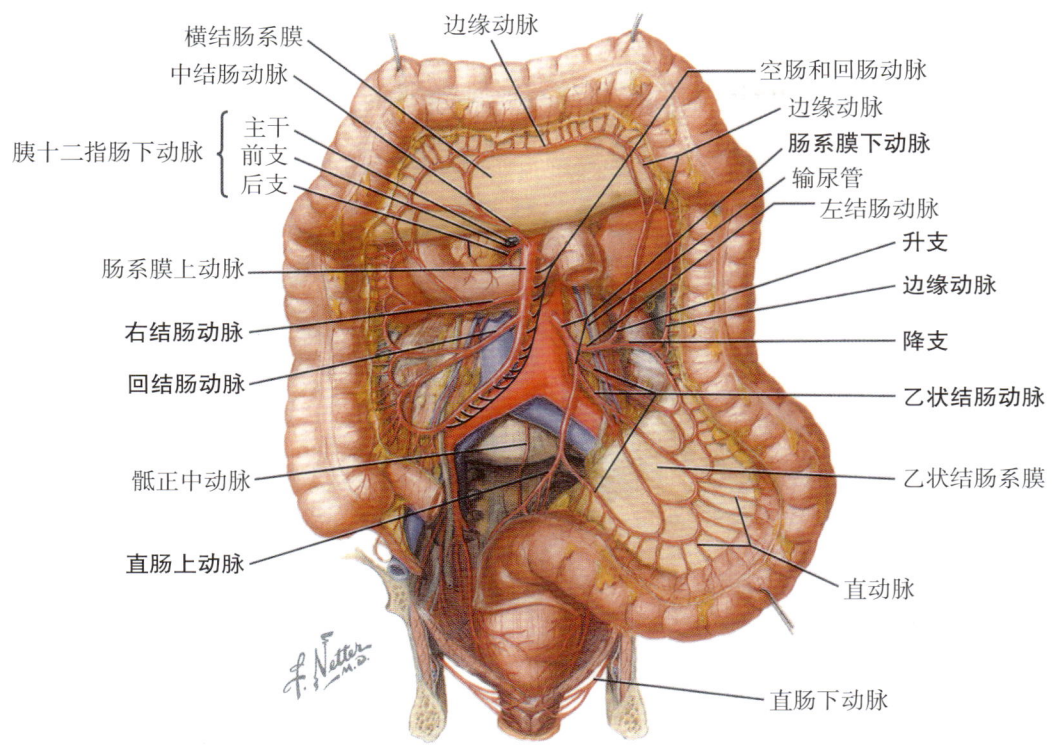

A. 大肠的动脉，注意在盆腔入口处靠近左侧输尿管的肠系膜下动脉主干及其分支

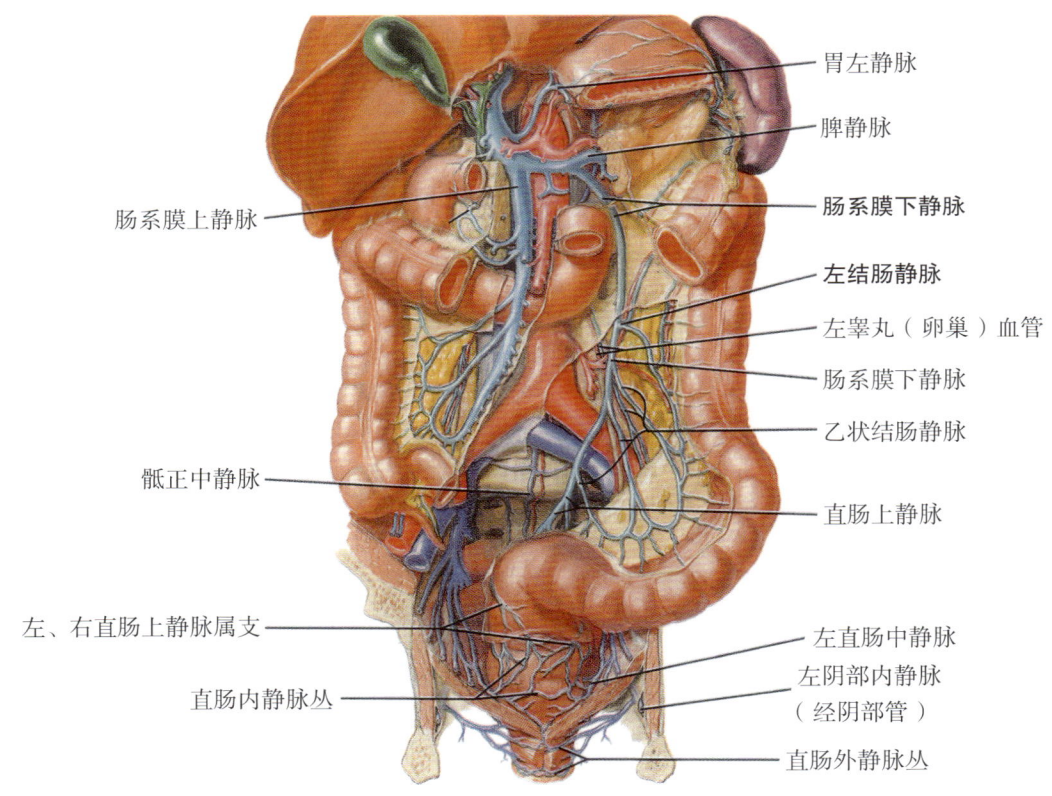

B. 大肠的静脉，注意肠系膜下静脉靠近十二指肠升部的外侧缘和胰体的下缘

图 28-2　结肠的血液供应

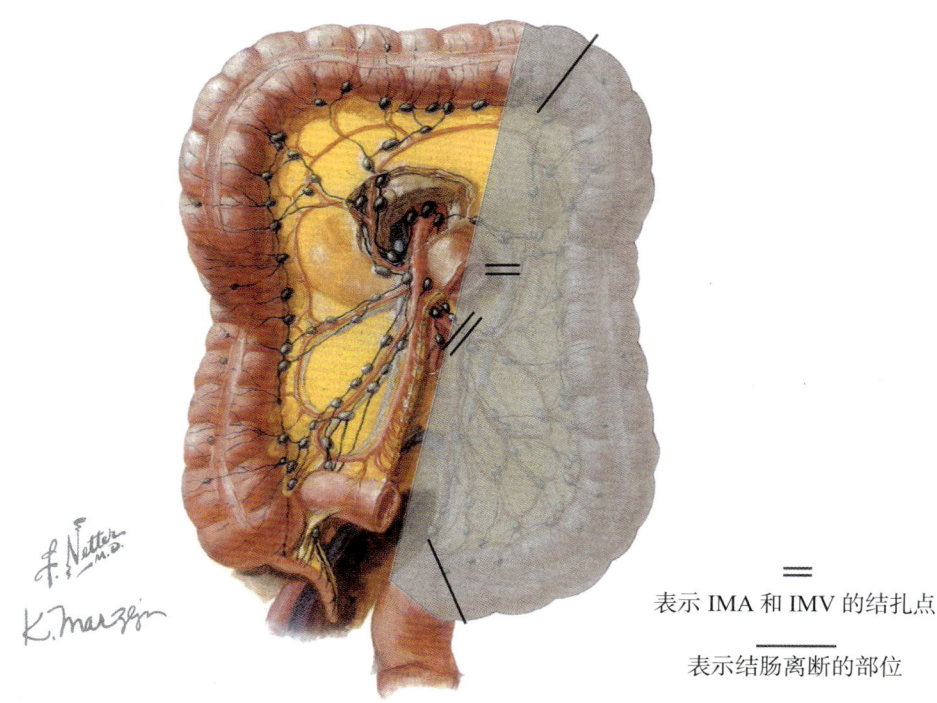

= 表示 IMA 和 IMV 的结扎点
— 表示结肠离断的部位

A. 左半结肠切除术。阴影区域表示需清扫的淋巴结范围

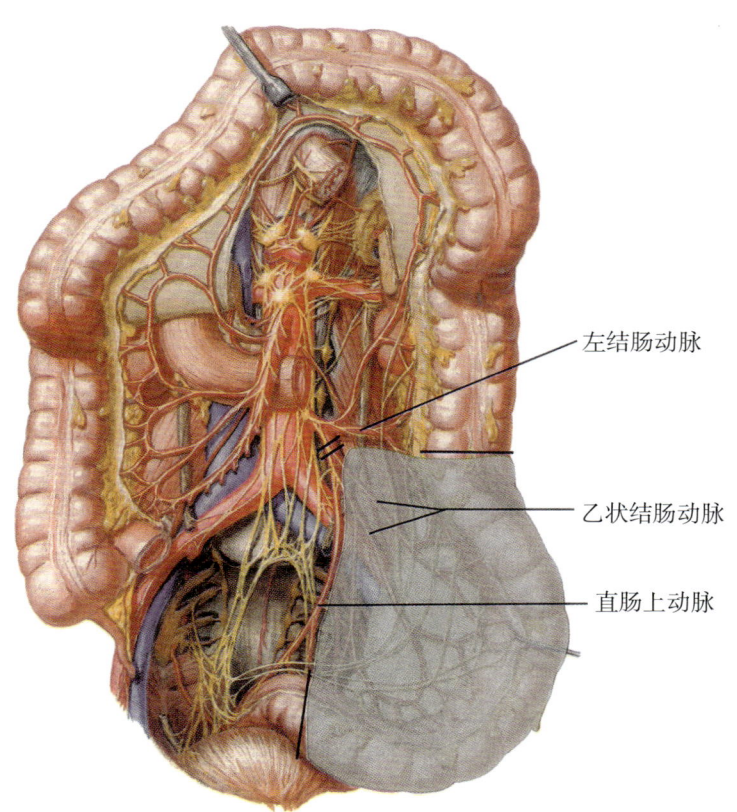

左结肠动脉

乙状结肠动脉

直肠上动脉

B. 乙状结肠切除术：血管的边缘和切除部位

图 28-3　左结肠和乙状结肠切除术：结肠的自主神经和淋巴引流

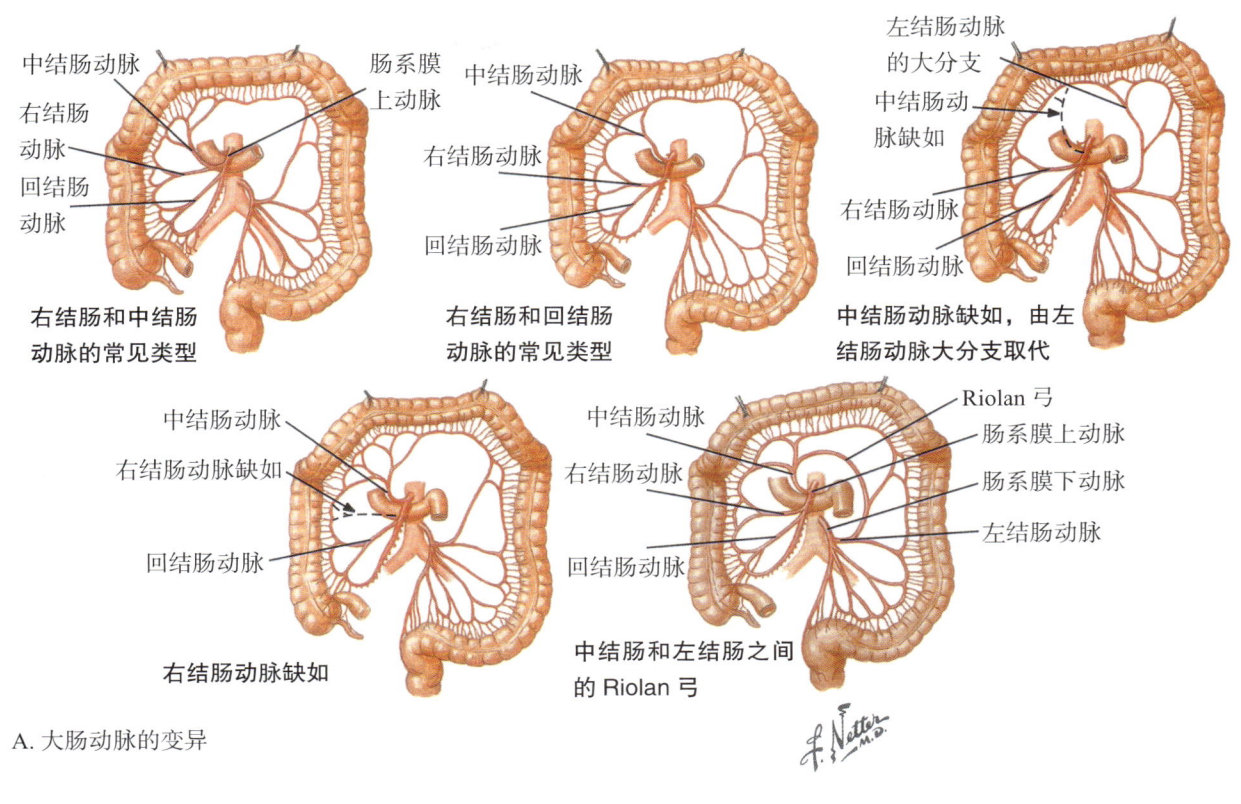

A. 大肠动脉的变异

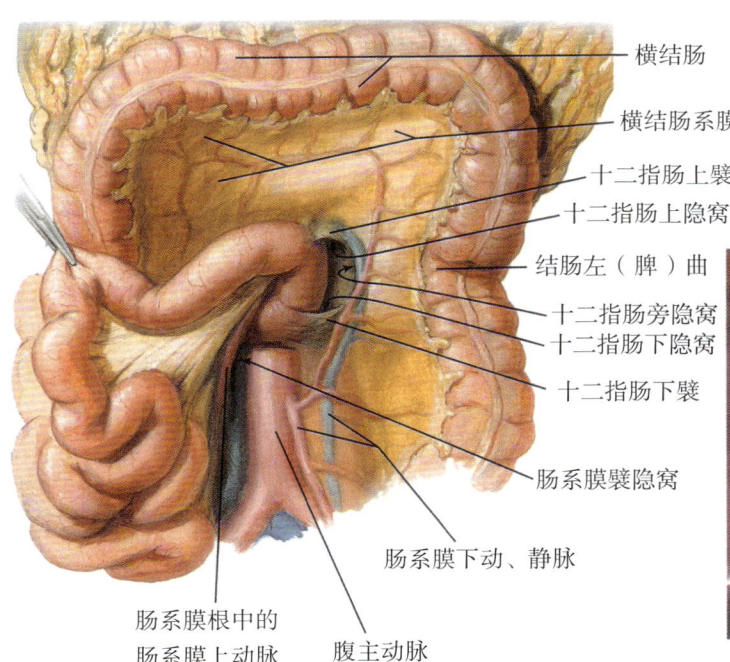

B. 十二指肠隐窝和肠系膜下静脉近端的 Treitz 韧带

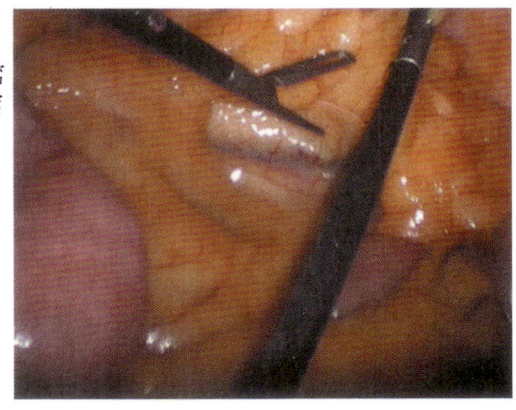

C. 肠系膜下静脉和十二指肠升部的腹腔镜观察

图 28-4　结肠动脉的变异及十二指肠解剖

血管蒂的识别和分离

肠系膜下动脉可从内侧或外侧入路进行解剖。我们倾向于腹腔镜内侧入路。通过内侧到外侧入路，在骶岬处打开腹膜，然后向上切开直至肠系膜下动脉的根部。必须辨认左输尿管并保留其腹膜后的位置，避免损伤。在肠系膜下动脉的根部，向下小心地打开覆盖于肠系膜下动脉的腹膜，并游离血管，以保护自主神经。这种方法使得肠系膜下动脉在断离之前被包绕（图28-5A）。应保留肠系膜下动脉1~2 cm的长度以确保环绕肠系膜下动脉的自主神经系统的上腹下丛不会意外受损，而不是在血管起点处进行直接结扎（图28-5A）。对于恶性肿瘤，可能要更靠近起点处进行淋巴结切除术，特别是当该区域有明显异常的淋巴结时。对于左结肠或乙状结肠肿瘤，肠系膜下动脉应在左结肠动脉起始的近端（即高位结扎；参见前面的手术原则）分离，以确保完全切除淋巴结。在良性病变的乙状结肠切除术中，单纯分离乙状结肠动脉的分支就足够了，并可保留直肠上动脉。

在准备血管结扎术时，外科医生必须注意避免损伤重要的结构。结肠系膜可以在腹膜后向内侧移行。从外侧入路，注意辨认和保护Toldt筋膜。左侧性腺血管、左侧输尿管和主动脉旁自主神经位于该层的后方，因此当位于此平面操作时应予以保护。Toldt筋膜的白线标志壁腹膜和脏腹膜之间的反折。腹膜应该在这条线内侧切开（图28-5B）。然后再轻轻地将乙状结肠系膜从腹膜后翻起，继而移向内侧。

结肠脾曲

虽然并非所有外科医生进行乙状结肠切除术都会游离结肠脾曲，但通常需要为结直肠吻合创造足够的长度，尤其是在恶性肿瘤并做全左结肠切除术时。此外，在治疗脾曲肿瘤和缺血性肠病时，可能必须切除脾曲。结肠脾曲的分离可以从内侧、外侧或下方入路，每一种入路在腹腔镜手术及开腹手术时都适用。通常成功的分离需要结合使用多种方法，外科医生可从不角度操作，直至整个脾曲被游离。

从横结肠中间开始，向上抬高大网膜，可显示大网膜和横结肠之间的无血管区。在其左外侧，大网膜往往与脾曲和脾的被膜粘连。脾曲的牵拉可能会导致脾脏的意外损伤。这种并发症可在开始切除中段横结肠时，通过上方（颅侧）松解大网膜来避免。从这个区域向内切开网膜囊，可暴露胃后壁和横结肠系膜的上面（图28-6A）。与降结肠和乙状结肠外侧的一样，此处有壁腹膜和脏腹膜之间的一条反折线。这条线虽然不像Toldt白线那样明显，但仍然存在（图28-6B）。必须靠近结肠于这一反折线上方再切开腹膜。距后腹膜过远，也就是过于靠近结肠切开腹膜，可能会导致不易通过结肠系膜。准备游离时，一定要注意空肠，因为它距离解剖区域只隔有一层腹膜。中线左侧的结肠与其黏附的网膜完全分离时，游离就完成了。

完全游离结肠脾曲需要分离肠系膜下静脉。以脾曲的下缘为入路的起点，向上牵拉横结肠并向右推开小肠可以显示十二指肠升部和Treitz韧带（图28-4B，C；图28-6C）。这种方法也可以显露位于胰腺后方的血管下方的肠系膜下静脉。这里一旦完全分离，确定Toldt韧带，继续从内侧向外侧通过结肠系膜到达腹壁左侧游离近端降结肠。向深部解剖时要保护后腹膜、性腺血管和输尿管并保护好结肠系膜和前方的结肠。

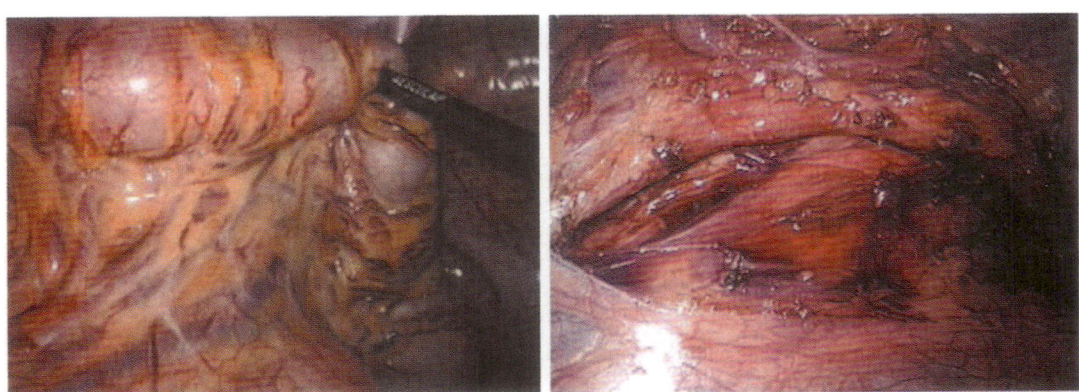

A. 裸化肠系膜下动脉前（左）和后（右）

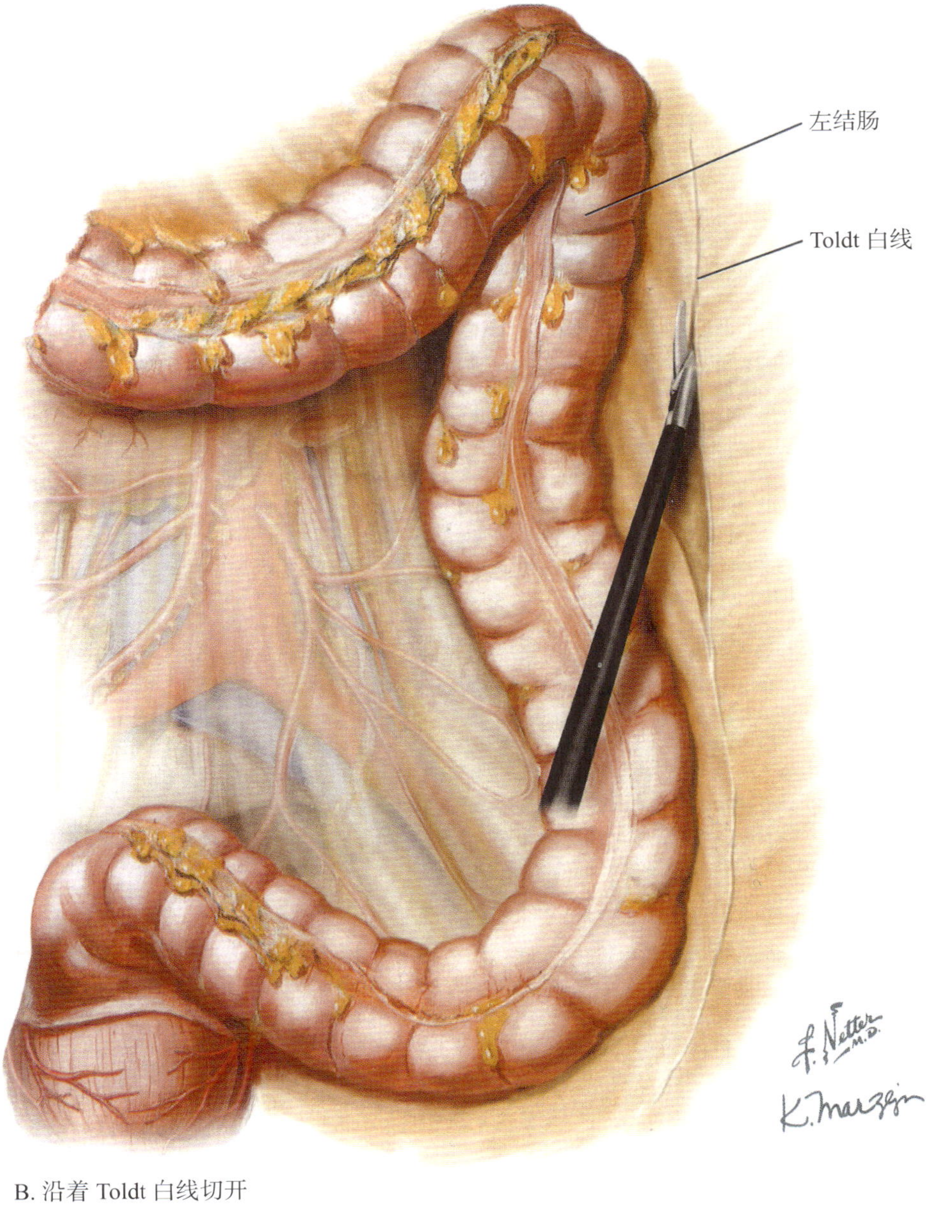

B. 沿着 Toldt 白线切开

左结肠

Toldt 白线

图 28-5　左半结肠切除术：肠系膜下动脉裸化和 Toldt 白线

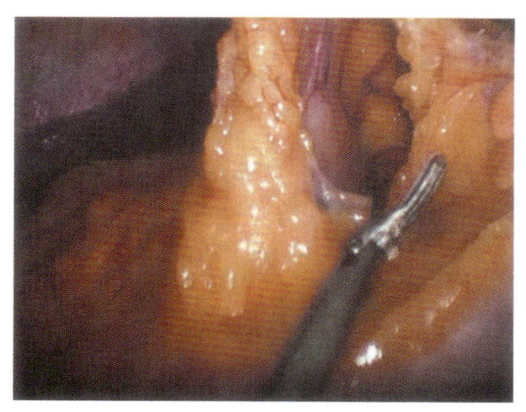

A. 网膜囊的腹腔镜观察，显示横结肠、胃后壁、大网膜及肝左叶

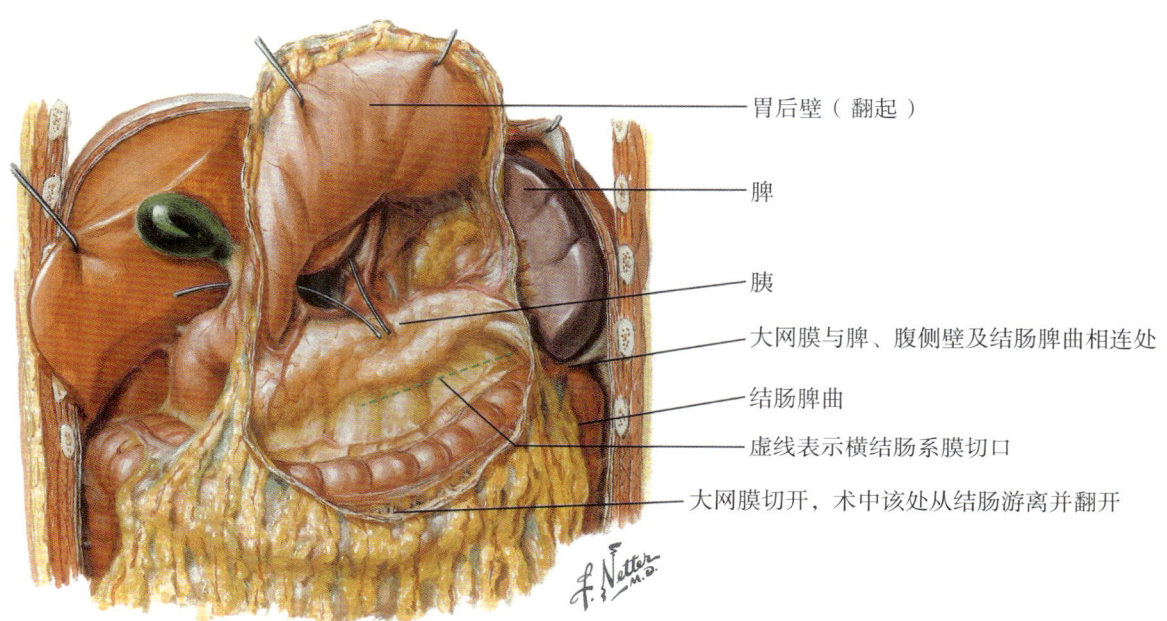

胃后壁（翻起）
脾
胰
大网膜与脾、腹侧壁及结肠脾曲相连处
结肠脾曲
虚线表示横结肠系膜切口
大网膜切开，术中该处从结肠游离并翻开

----- 横结肠系膜反折

B. 网膜囊（胃向上翻起）。大网膜与脾、脾曲及胰相连。注意虚线表示横结肠系膜切口，可以充分游离脾曲和远端横结肠

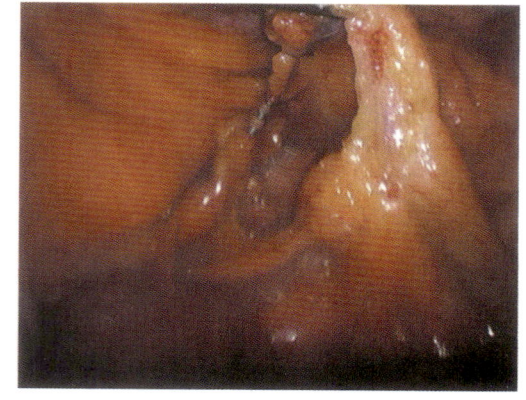

C. 肠系膜下静脉在离断前的裸化和修剪

图 28-6 脾曲、网膜囊和肠系膜下静脉的解剖

Toldt 筋膜向上延伸至胰体的后方。因此，外科医生不能在胰腺的下缘切开，而是在胰腺前面切开横结肠系膜，这样最容易到达胰尾。在这种情况下就能进入网膜囊。分离外侧的附着结构，如前所述，大网膜从结肠游离出来。

乙状结肠和降结肠

左半结肠起源于中线结构，是后肠的一部分，通过胚胎发育的旋转，左半结肠来到腹腔左侧，降结肠及其系膜随之连至腹膜后。脏腹膜与壁腹膜的连接处称 Toldt 白线。在这个连接位置切开可以分离结肠系膜，结合游离和切断肠系膜下动脉及之前从内侧向外侧游离乙状结肠，即可将左半结肠拉回到中线位置。

直肠上部系膜游离、离断并吻合

在癌症病例中，近端横断面的选择原则是至少保留近端 5 cm 的边缘，并且在拟定的切面向下连接到直肠残端，没有任何张力，且灌注良好。因此，建议检查在结肠离断处的边缘动脉是否有充分的搏动，最常见的方法是在钳夹之间迅速分割边缘动脉，并打开近端钳夹，观察标本取出时的血流量。

在左侧半结肠切除术和乙状结肠切除术中，远端横断平面通常选择在直肠和乙状结肠交界处，在接受肿瘤切除术的患者中如果远端能保留 5 cm 的边缘，则通常不切除直肠。然而，通常需要游离直肠近端，以方便环形吻合器经肛门至直肠残端顶部进行吻合。这种方法将在第 30 章中详细介绍。

一旦游离足够长的远端部分，周围包绕的肠系膜在离断的部位被清除，就可以横断直肠，切除标本。通常通过左下腹切口或下腹部横切口将标本取出。

这样结直肠吻合术切除标本就完成了。首选是使用端端吻合器，但也可以手工吻合。在这一阶段，关键是要确保结肠到直肠残端的肠系膜没有扭转（通过追踪肠系膜的切缘到腹膜后隙），并且没有小肠翻至结肠下面。最后，在建立吻合口后，检查肠管以确认它们是完整的。用无创钳夹肠道，将吻合口置于水下以检查吻合口并进行测漏试验，然后进行柔性乙状结肠镜检查。

第 29 章
横结肠切除术

编者 David R. Rosen，Jeremy M. Lipman
张露青 译 窦若虚 审校

简介

单纯的横结肠切除术（transverse colectomy）是一种较少见的术式。其适应证包括横结肠癌、克罗恩病和节段性横结肠缺血。然而，横结肠的游离和切除（全部或部分）通常作为右半结肠、左半结肠、次全结肠或全结肠切除术中的一部分。所以熟悉横结肠可能的解剖变异，以及不同手术方法的专业知识，显得至关重要。

手术原则

横结肠切除需要详细了解横结肠的血液供应、肝和结肠脾曲的解剖以及大网膜与结肠和胃之间的关系。该操作的目的是切除横结肠，并创建一个无张力、血供良好的肠吻合术。该过程通常包括以下步骤。

1. 游离结肠肝曲。
2. 游离结肠脾曲。
3. 横结肠上游离大网膜或连同横结肠一起切除网膜。
4. 切断中结肠动、静脉。
5. 切断结肠近端。
6. 切断结肠远端。
7. 肠管断端再吻合。

尽管在结肠和网膜完全游离后很容易离断中结肠血管，但是步骤 1~4 的顺序通常按照手术方法来决定。

横结肠切除术的解剖学

结肠肝曲

结肠肝曲（右曲）是解剖学名词，是指从升结肠移行至横结肠的弯曲。术中照片展示了原位的结肠肝曲（图 29-1A~C）。肝脏位于颅侧，右肾位于后方。当从右侧入路手术时，医生从 Toldt 白线上的升结肠外侧附着处开始切开。当右半结肠向内下方推开时，胃结肠韧带暴露并向内侧移动（图 29-1D）。辨认胆囊很重要，因为它可以与大网膜、横结肠或胃结肠韧带紧密粘连。当继续向内侧解剖时，暴露十二指肠并将其保留在后腹膜的后方（图 29-1E）。如果尚未从升结肠内侧剥离，则在横结肠系膜后方直接游离十二指肠和胰（图 29-1F）。

结肠脾曲

结肠脾曲（左曲）是从横结肠远端到降结肠之间转折移行的自然弯曲。当外科医生从左侧外侧入路分离时，必须沿 Toldt 白线，将降结肠至后腹膜的无血管的附着结构进行分离。左半结肠向内下推动，暴露脾结肠韧带和结肠脾曲的外侧附着结构（图 29-2A）。分离这些附着结构，避开左肾 Gerota 筋膜，并注意尽量减少对脾脏的牵拉（图 29-2B），以避免脾脏被膜撕裂和出血。如果尚未从降结肠内侧切开，则必须切断与降结肠、结肠脾曲和结肠系膜的后侧连接，以充分游离脾曲。然后将大网膜向前上推起，而横结肠向下推开。这将露出进入网膜囊窗口（图 29-2C）。即使是对脾曲轻微的牵拉也会引起脾脏被膜的撕裂，因此，需要极其细致小心。一般来说，脾脏不应该由于任何连接结构的过度牵拉而移位。

横结肠和胃与大网膜的关系

外科医生依临床情况决定是否需要保留大网膜；通常更易将其保留在横结肠上，与肠管一起切除，对于弯曲处或横结肠本身有肿瘤的病例，这是强制性要求。对于良性病变患者进行手术时，在切除横结肠系膜之前，医生可能倾向于先游离横结肠上的大网膜。在肠系膜剥离之前进行这一步，可以完全打开网膜囊，更好地暴露和处理肠系膜血管。

大网膜起源于胃大弯，经横结肠前方向下延伸。如果保留大网膜，应沿着二者之间的无血管区将其与横结肠的附着部分离（图 29-3A）。如果要切除大网膜，则平行于胃大弯的胃网膜动脉需要保留，而其进入大网膜的分支则需要结扎（图 29-3C）。将胃向上翻转，进入网膜囊（图 29-3B~D）。无论大网膜是保留还是切除，一旦进入网膜囊，当胃后壁清晰可见，沿胰腺前缘的横结肠系膜根显露时，分离就完成了。

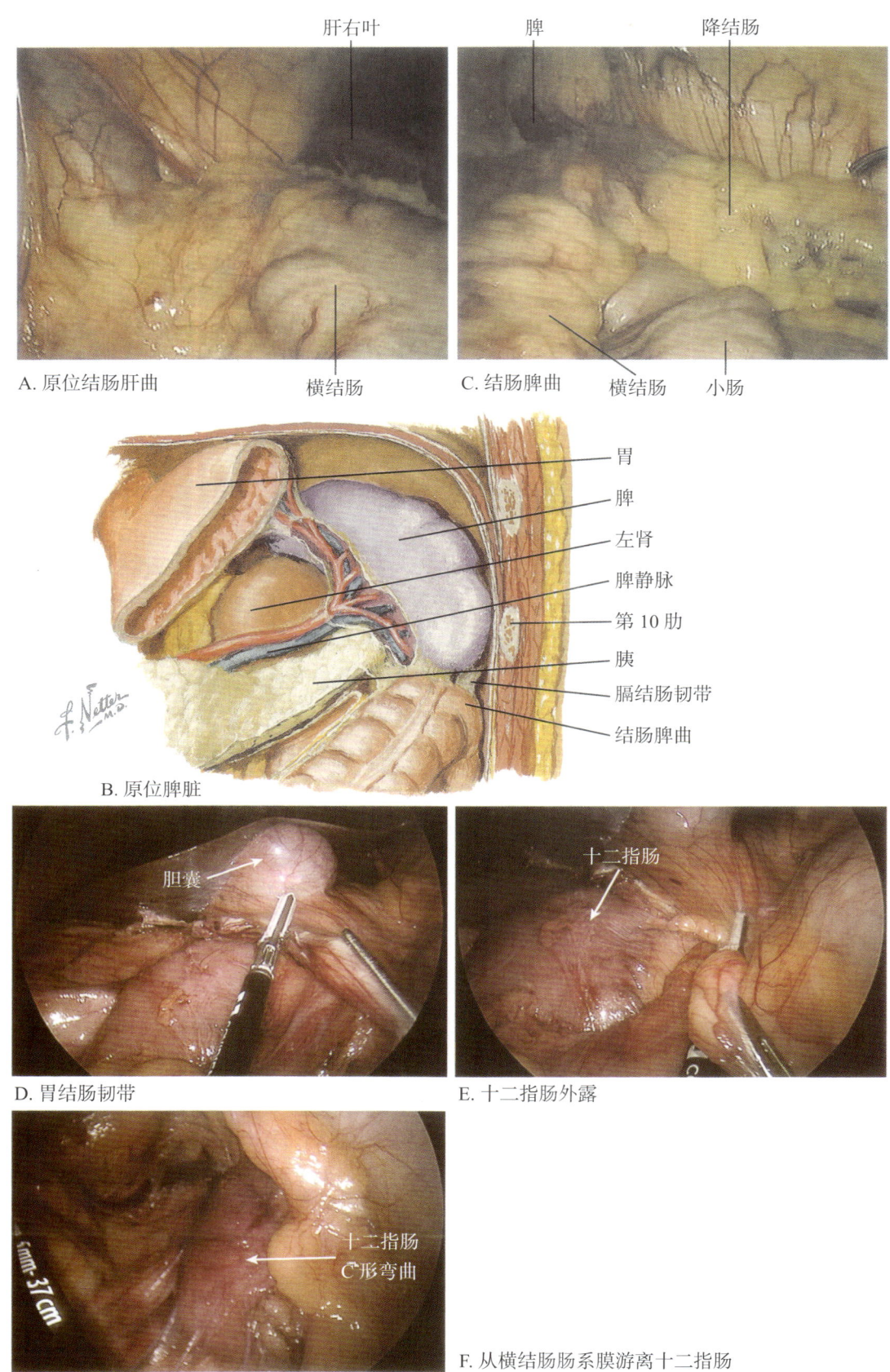

图 29-1　结肠肝曲和脾曲

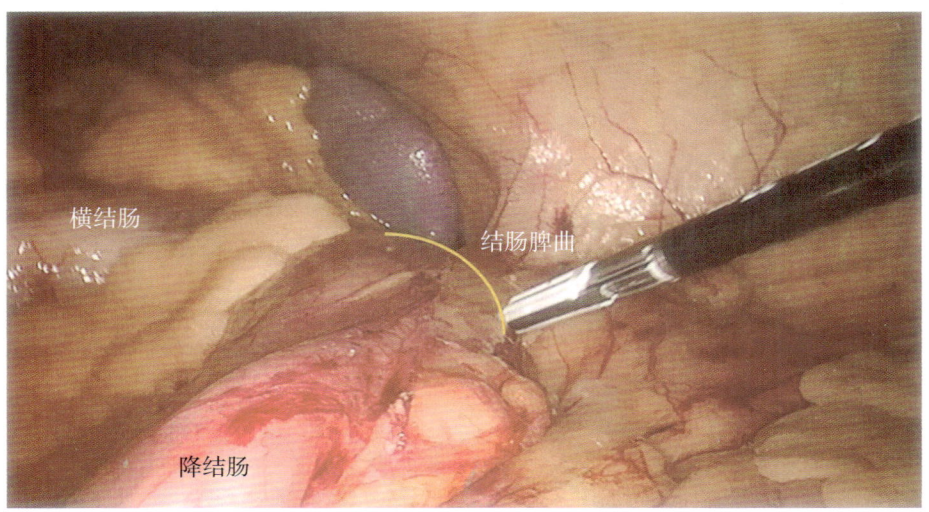

A. 显露结肠脾曲附着结构

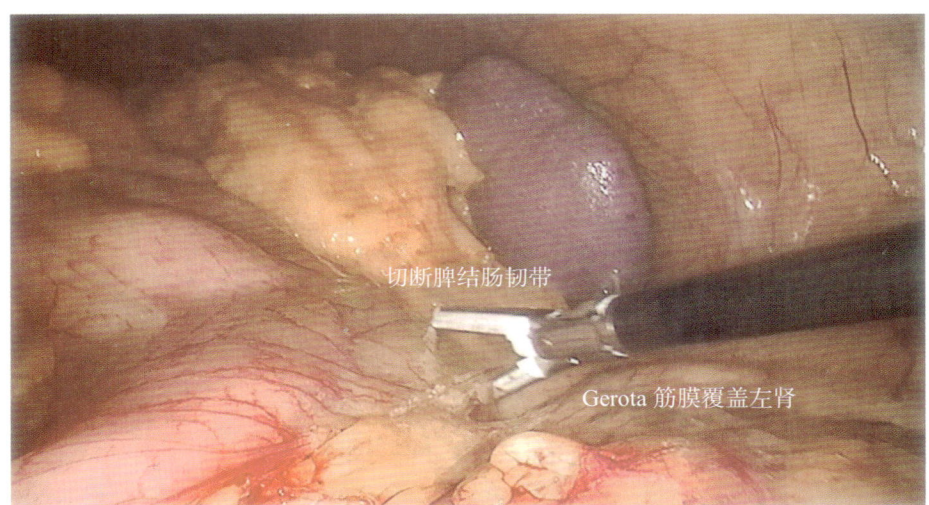

B. 断离结肠脾曲附着结构

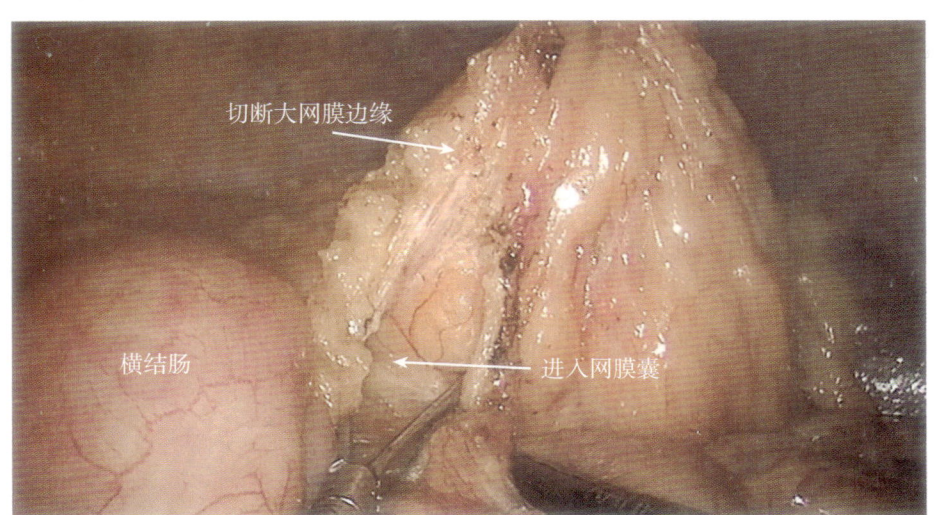

C. 进入网膜囊

图 29-2　结肠脾曲

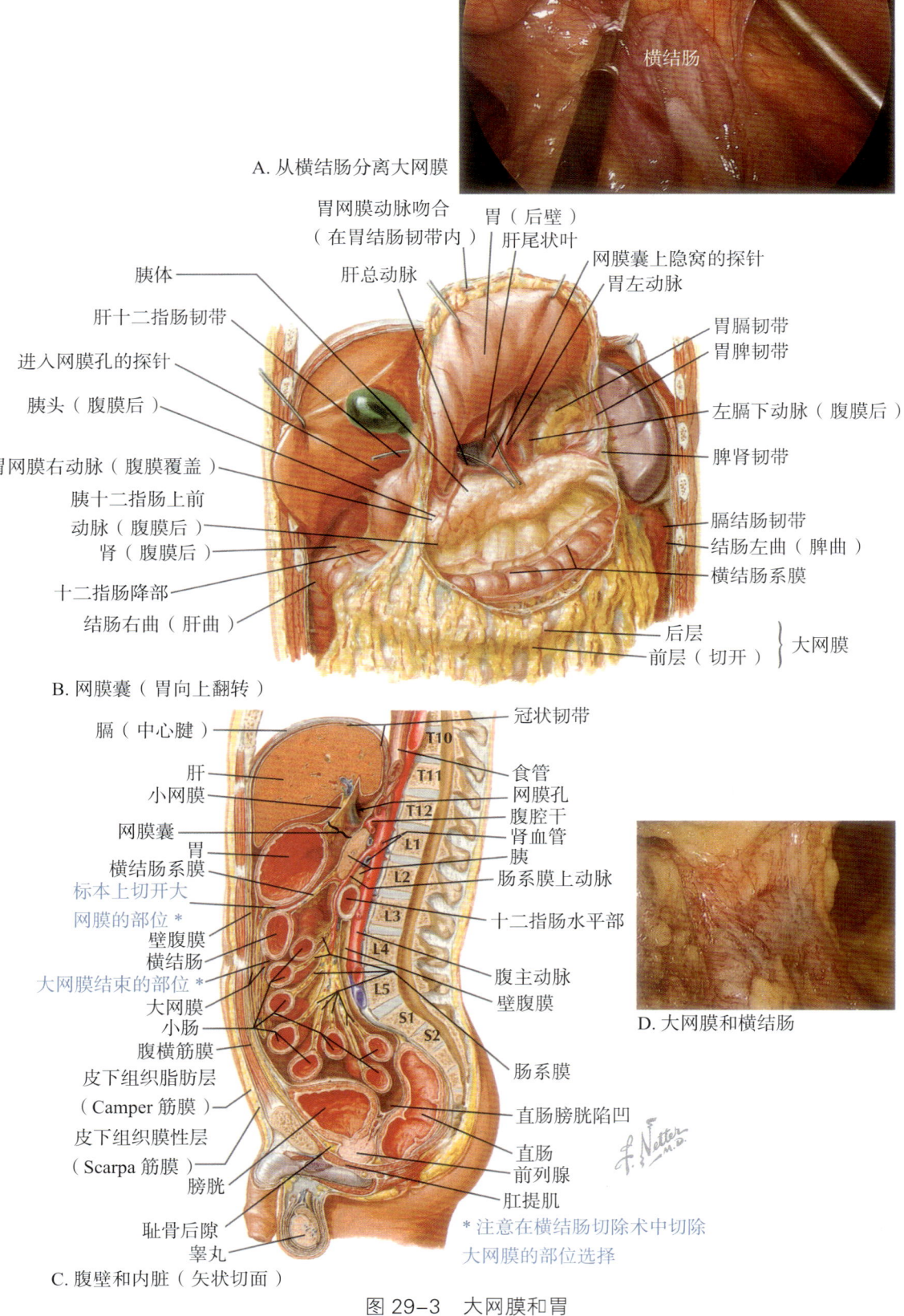

图 29-3 大网膜和胃

横结肠系膜：中结肠动、静脉

在横结肠切除术中，游离中结肠动、静脉是非常重要和困难的一步，因为其有可能会导致快速而难以控制的出血。中结肠动脉是肠系膜上动脉的第 2 个分支，在胰十二指肠下动脉的稍下方发出。中结肠动脉从肠系膜上动脉的右侧发出，一般分出左、右支，最多可以见到 5 支。最常见的血管分布形式见图 29-4。虽然被称为中结肠动脉，但一般位于中间偏右侧（图 29-5A~C）。

当通过腹腔镜或微创入路从右侧分离横结肠系膜时，将抓钳放至横结肠系膜切缘后部并向前提起（图 29-5D）。这样可以将横结肠系膜和中结肠动脉分布区拉到前面，将肠系膜上动脉安全地留在后面（图 29-5B）。然后切开横结肠肠系膜（图 29-5E）。十二指肠空肠曲显现，必须避免损伤（图 29-5F）。

当从左侧分离横结肠系膜时，横结肠及其系膜同样向前抬起。横结肠系膜从胰腺下缘由外侧向内侧切开，直到结肠中血管并随后断离。同样，必须确认并保护十二指肠空肠曲。

或者是从横结肠系膜达横结肠。将手术台向右用反向 Trendelenburg 位，远侧横结肠系膜向前推开，露出肠系膜下静脉和十二指肠空肠曲（图 29-5G）。打开肠系膜下静脉和空肠之间的无血管区，继续向外上方切开，小心切至胰尾前面，直到进入网膜囊。这种方法可以使结肠脾曲处的系膜完全分离。然后可按上述方法从左侧入路处理中结肠血管。

完成横结肠切除术

当两侧的弯曲游离后，切开大网膜，结扎中结肠动、静脉，切除肠管，构建无张力、良好血供的吻合。如前所述，这通常包括扩大的右结肠、左结肠或全结肠切除术，很少作为单纯的手术进行。认识结肠的血管解剖，对于了解新建吻合的血液灌注非常重要。例如，在扩大的右结肠或次全结肠切除术中，远端结肠段将由肠系膜下动脉经边缘动脉逆行灌注。在扩大的左结肠切除术中，近端结肠段将由中结肠动脉右支的剩余分支或回结肠动脉灌注。在肠管横断处快速分离边缘动脉，结扎前评估动脉血流，以确保这些节段灌注充分。在极少数情况下，真正意义上的横结肠切除术推荐使用端—端手缝吻合。侧—侧吻合、功能性端—端吻合或者端—侧吻合也是可行的，但是可能比端—端吻合的张力更大。

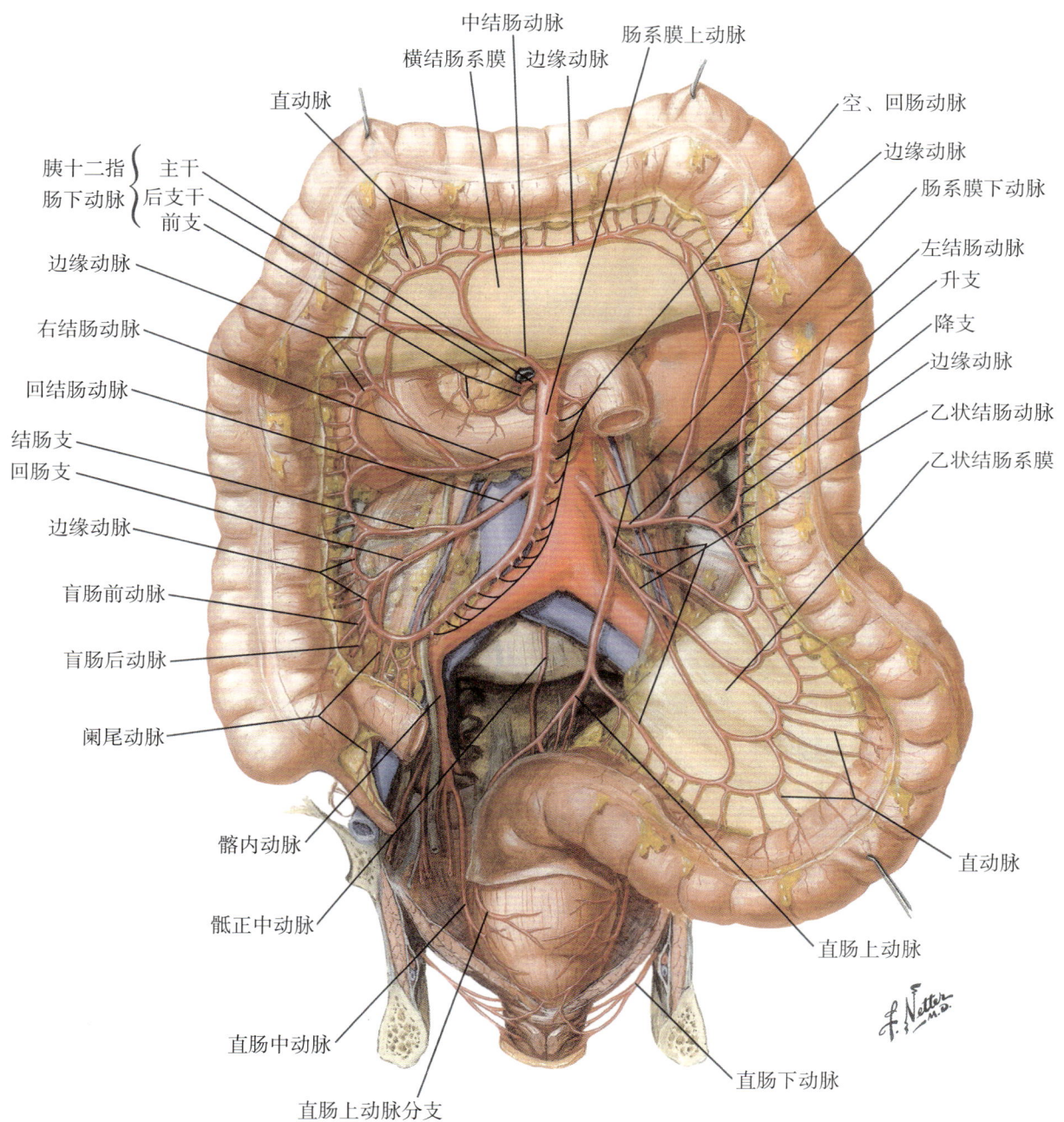

图 29-4 大肠的动脉

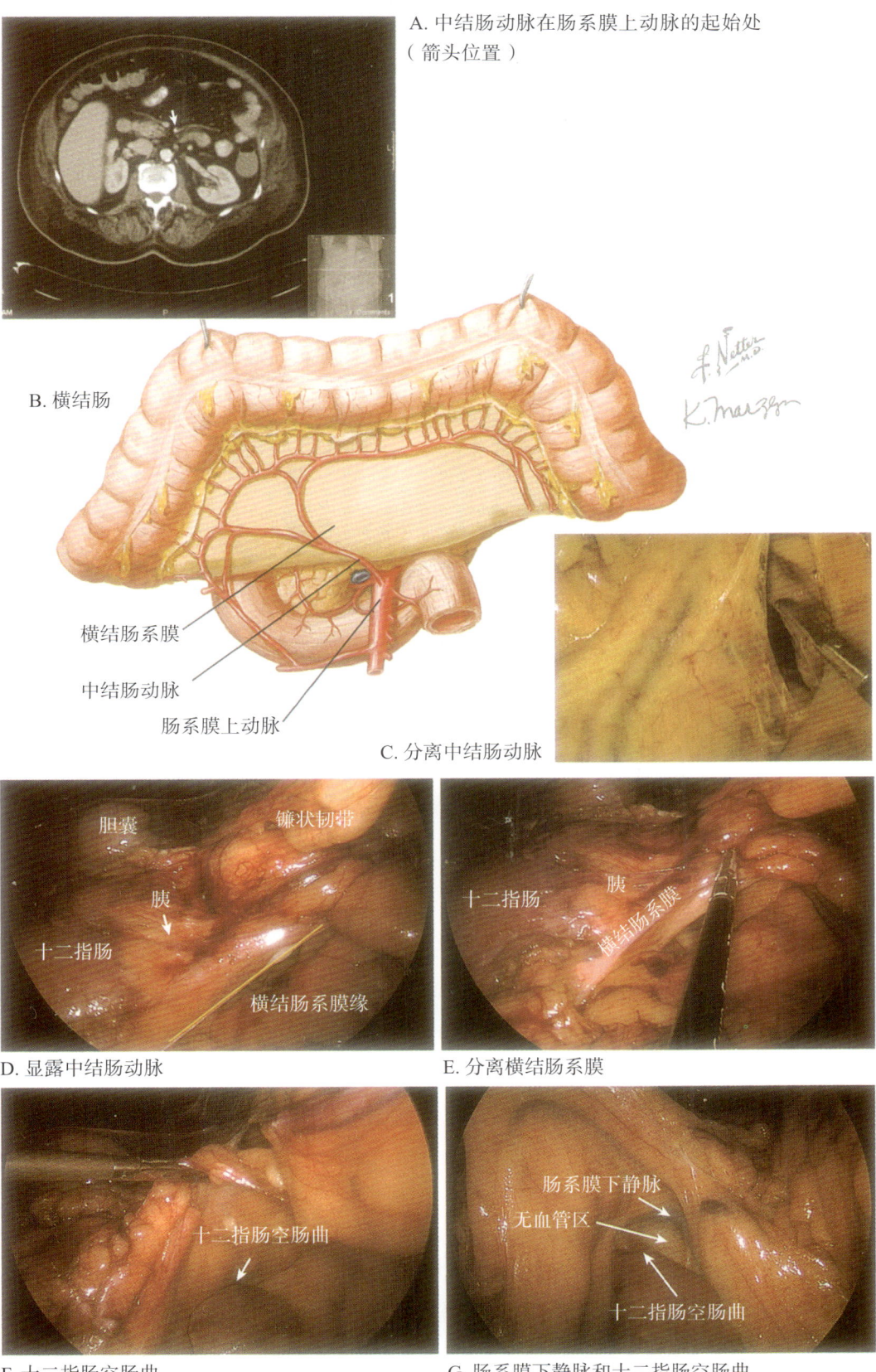

图 29-5　横结肠系膜：中结肠动脉和静脉

第30章
低前切除伴全直肠系膜切除吻合术

编者 Vladimir Bolshinsky，Conor P. Delaney
张露青 译 窦若虚 审校

简介

结肠癌在西方国家的男、女性肿瘤发病率中都位居第二位。肿瘤最常发生于直肠和乙状结肠，通常采用切除和一期吻合术。手术是治疗的最主要方法，淋巴结阳性患者还需要辅助化疗。另外一些患者需要术前放疗。

直肠癌是比结肠癌更具有挑战性的外科手术问题，它的处理更加复杂。自1925年Miles最先提出经腹会阴直肠切除术以来，其手术方式主要的改良是Dixon提出的直肠上段和远端乙状结肠肿瘤前位切除和再吻合技术。手术的原则是广泛切除直肠，包括整个直肠筋膜和直肠系膜。全直肠系膜切除术（total mesorectal excision，TME）的研究结果表明，彻底清除边缘是非常重要的，精湛的手术技术可使局部复发率远低于10%。

手术原则

目前治疗低位直肠癌实行的标准是完全切除直肠及其周围的直肠系膜，在行结肠肛管吻合术之前必须保证远切缘至少1~2 cm，这主要取决于解剖学、肿瘤的位置及分化程度。一般来说，这个手术过程是高位结扎肠系膜下动、静脉和游离结肠脾曲相结合。术中需要注意保护自主神经。对于结肠癌或上、中直肠癌患者，必须切除肿物近端和远端5 cm以上，并且需要清扫结肠系膜中12组淋巴结。

术前影像学检查

直肠癌切除术前影像学检查极为重要，这有助于确定侵犯到切缘周边肿瘤，因此需术前进行放、化疗。获取冠状位及矢状位的影像图，由于具有较高的分辨率，MRI更多地被应用于术前检查（图30-1，30-2）。超声也用于直肠癌的评估，根据超声可明确肿瘤的T分期（肿瘤浸润程度），尤其是早期的T分期病变。

正中（矢状）切面

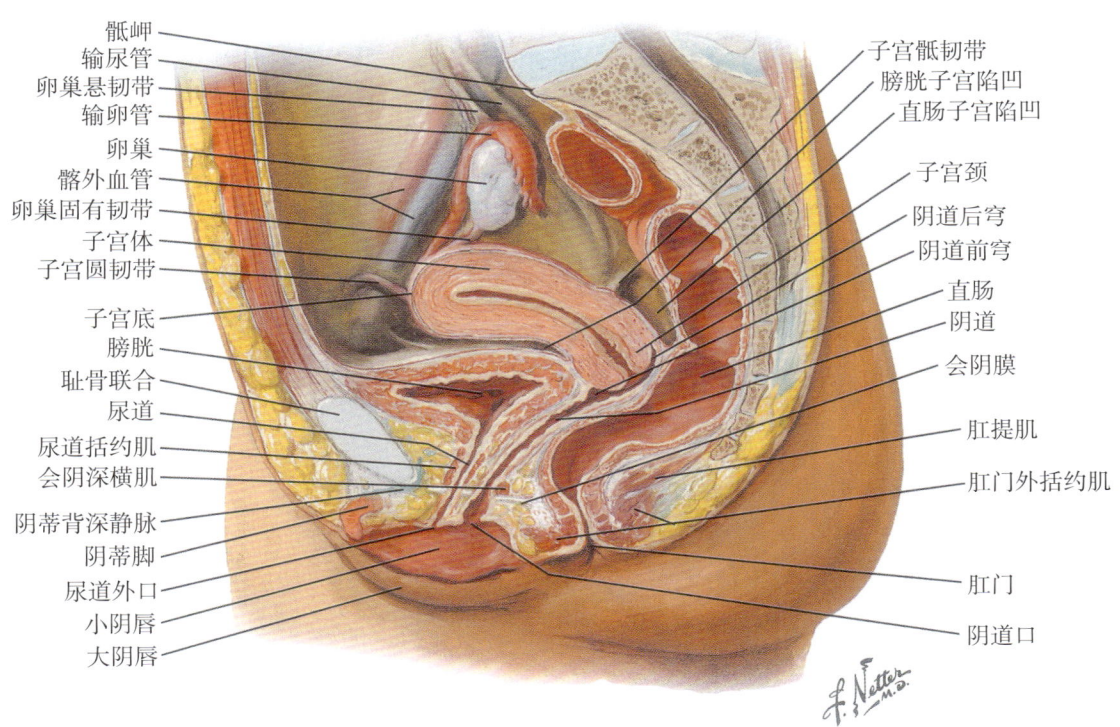

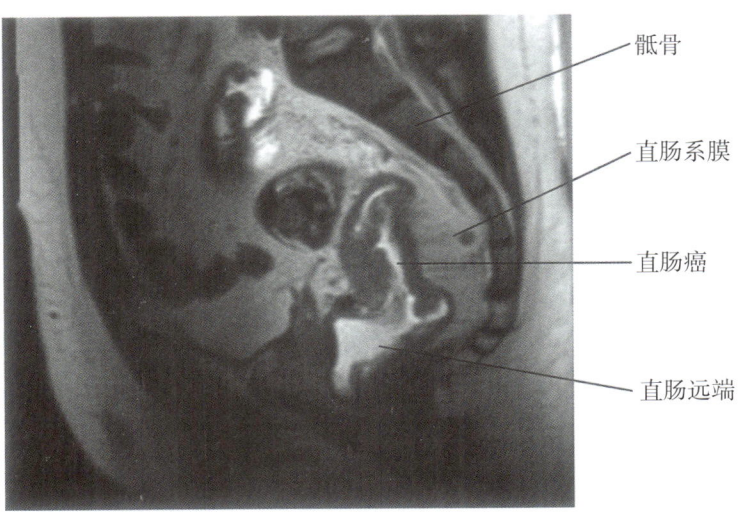

矢状位 MRI 显示中位直肠癌

图 30-1　直肠和会阴：女性

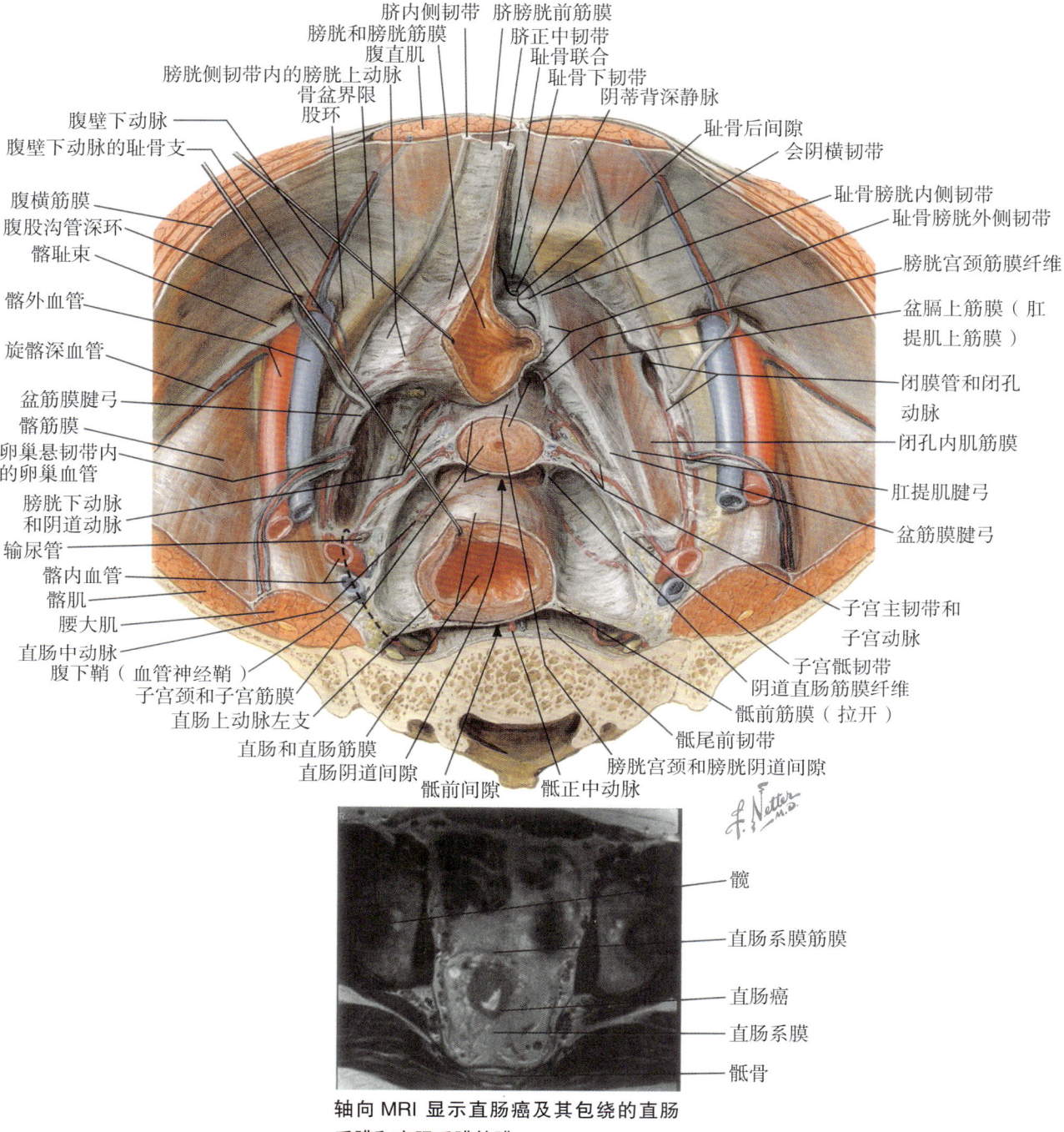

图 30-2 盆内筋膜和潜在腔隙（女性）

结肠游离和切除的解剖

图 30-3 所示为结肠血管解剖,外科医生在术前必须了解这些血管、自主神经及输尿管的解剖知识(图 30-4,30-5)。

肠系膜下动、静脉解剖(前面观)

乙状结肠可开始从内侧或外侧游离。当确定正确手术平面后,仔细保护 Toldt 筋膜,作为腹膜后的壁腹膜,输尿管及腹主动脉旁自主神经均在其深面,轻柔牵拉远端乙状结肠系膜使之从腹膜后隙抬高,从肠系膜下动脉右侧沿着血管平行方向打开腹膜后,用左手食指绕过肠系膜下动脉根部(图 30-6)。

肠系膜下动、静脉解剖:内侧斜位图

同一解剖结构在腹腔镜手术中处理方法不同。镜头的位置使得以更倾斜视角观察这些血管。尽管如此,仍然可以观察到相同的结构。当分离肠系膜下动脉后,应距根部 1 cm 以上予以结扎,以保护腹主动脉旁自主神经。然后,要靠近肠系膜下动脉分离左结肠动脉,从而保证左结肠的侧支循环,使新直肠的肠管有充足血供(图 30-7)。

结肠脾曲

尽管不是所有的外科医生都常规地游离结肠脾曲,但仍是一种重要的且经常必备的技能。结肠脾曲的游离可从内、外侧或下方入路。进入网膜囊,暴露起于胰腺前缘的横结肠系膜的上面。离后腹膜隙太远(离结肠太近)游离会造成结肠系膜受损。当游离结肠脾曲时必须注意保护空肠,在较瘦患者中空肠往往与解剖区域仅隔数层细胞(肠系膜)。

游离并向上掀起大网膜,可以看到其与横结肠之间的无血管区。打开该区,游离结肠脾曲,使结肠从附着点完全游离至中线左侧。在这个过程中,结肠受在胰腺后方汇入脾静脉的肠系膜下静脉所限制。在胰腺下方游离、结扎肠系膜下静脉,游离适当长度使降结肠下降至盆腔(图 30-7)。

上部直肠系膜:后直肠系膜的解剖

图 30-6 显示了直肠上部的解剖结构,包括盆腔自主神经的解剖。从直肠后方壁腹膜和直肠系膜筋膜层之间开始解剖。从后正中向下解剖游离至肛提肌水平,显示完整直肠系膜的双层结构。充分的组织来回牵拉有助于确保正确的解剖平面。向两侧继续解剖分离至 Douglas 窝的腹膜转折处(图 30-8)。

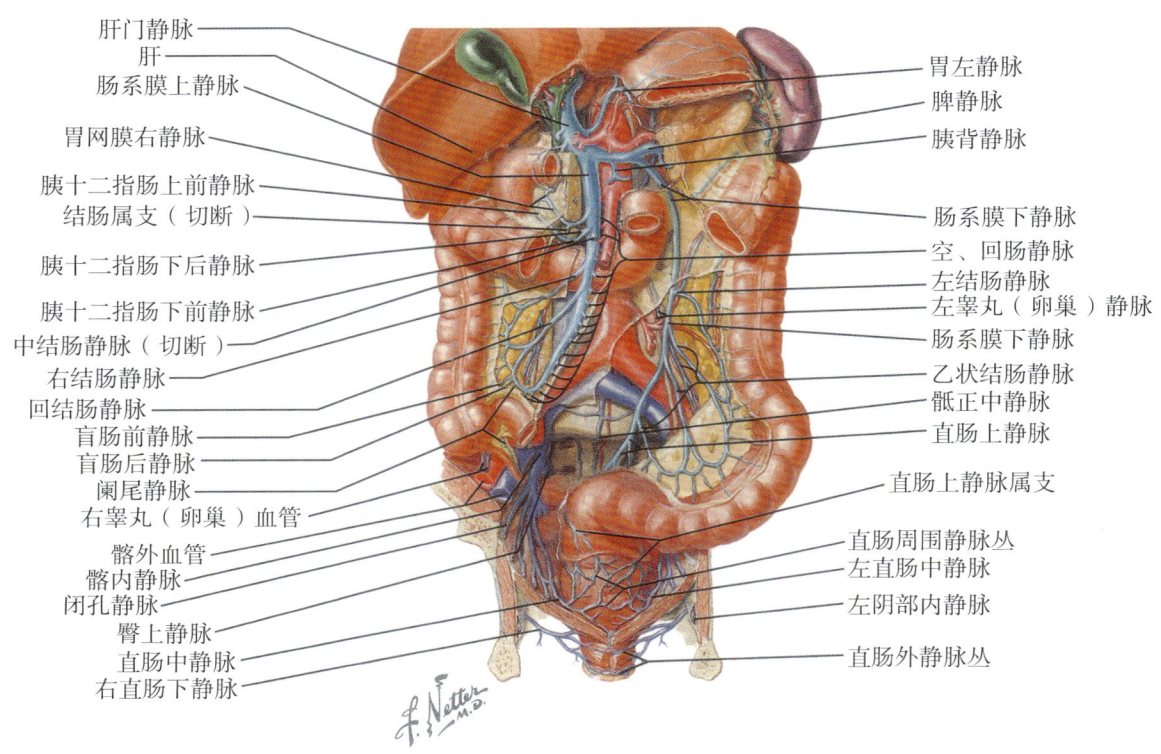
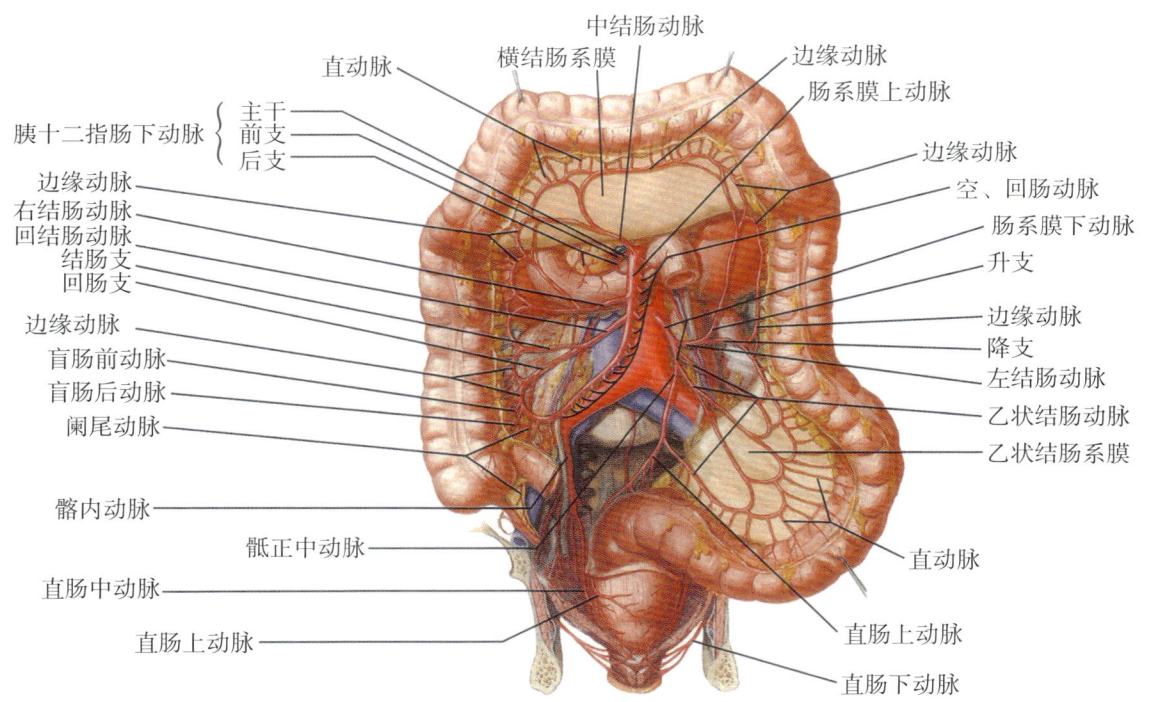

图 30-3 结肠和直肠的血管

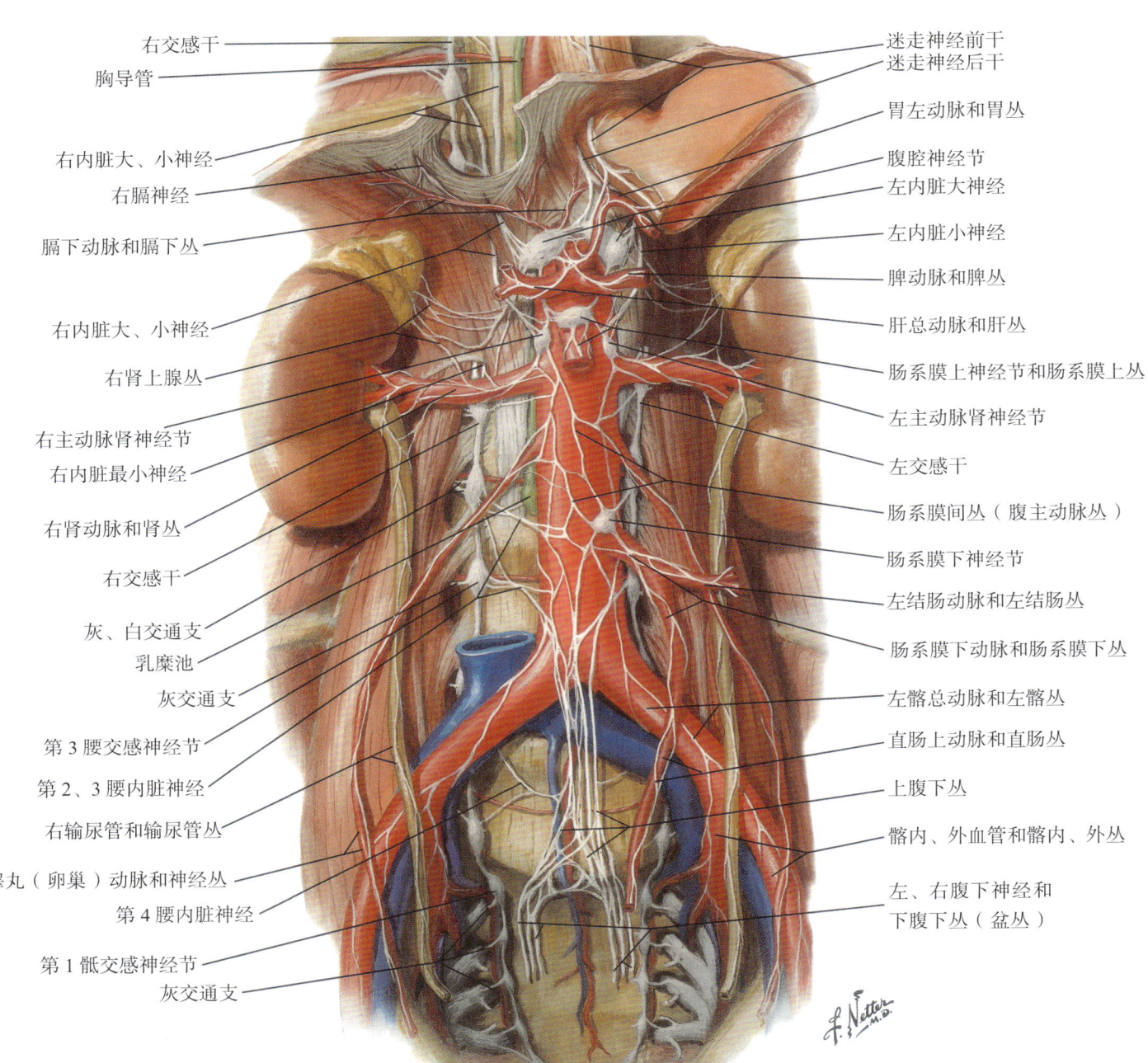

图 30-4 腹腔自主神经和神经节

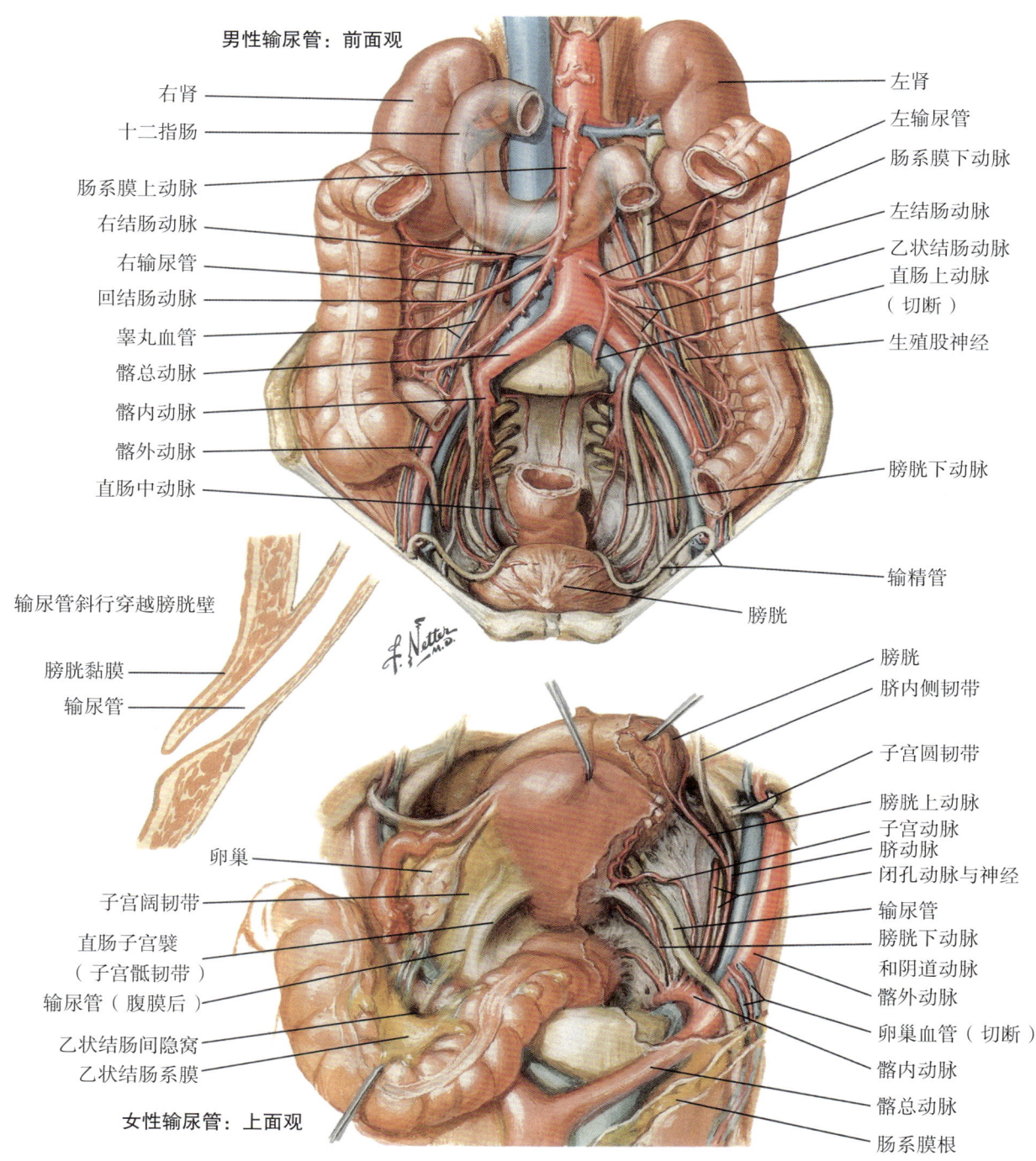

图 30-5 输尿管的解剖关系

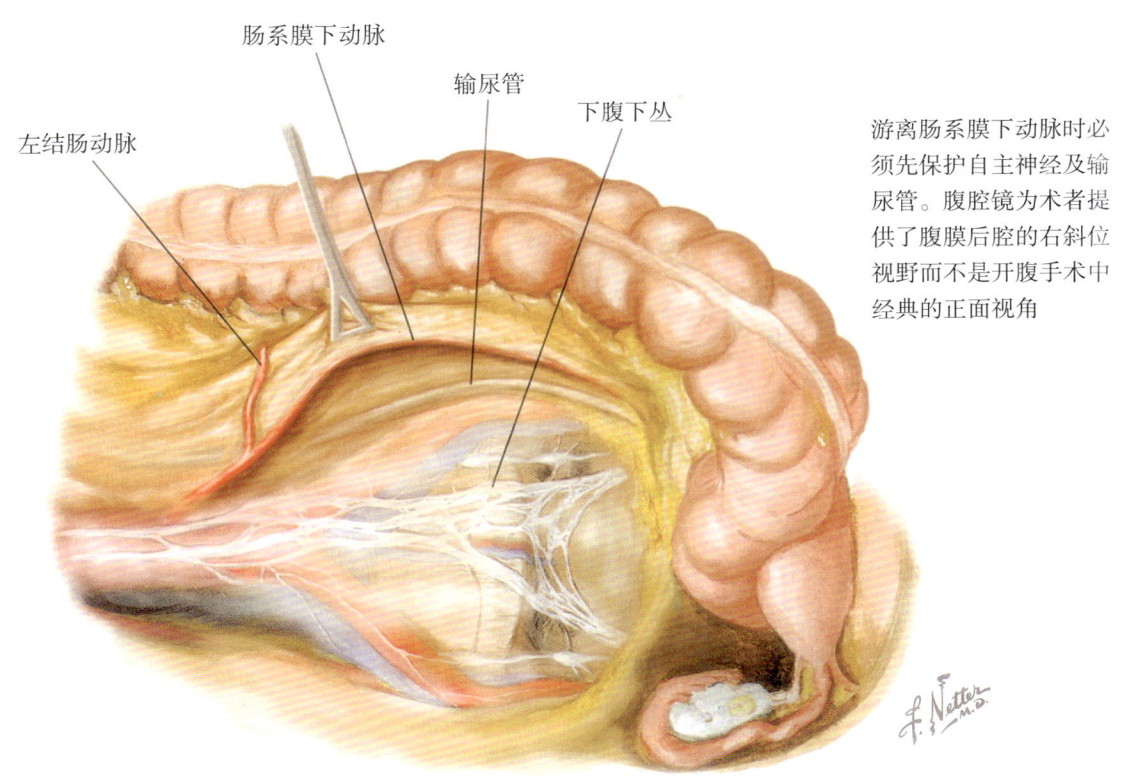

游离肠系膜下动脉时必须先保护自主神经及输尿管。腹腔镜为术者提供了腹膜后腔的右斜位视野而不是开腹手术中经典的正面视角

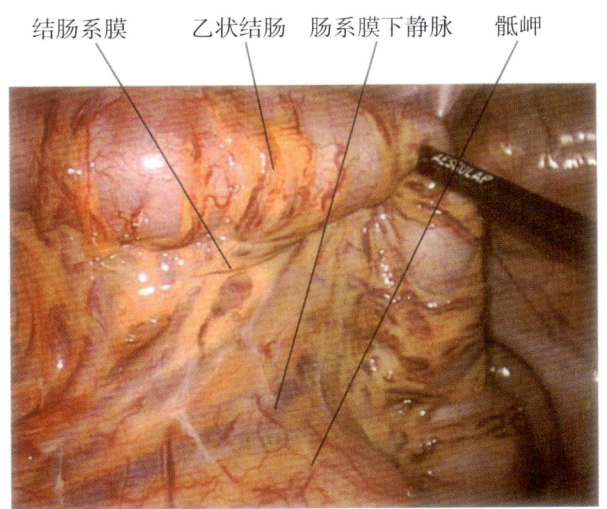

当向前适度牵拉直肠乙状结肠移行处后,在腹膜深部可见肠系膜下静脉

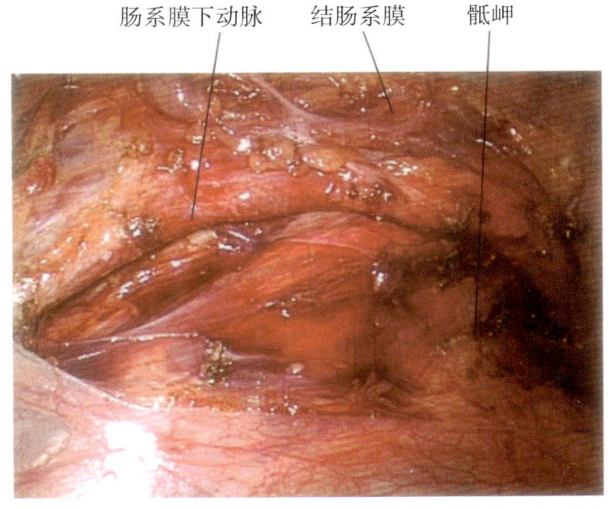

在肠系膜下动脉后方,沿着血管方向打开腹膜,向后清理自主神经并加以保护,可看到左侧输尿管位于动脉后外侧

图 30-6 肠系膜下动脉

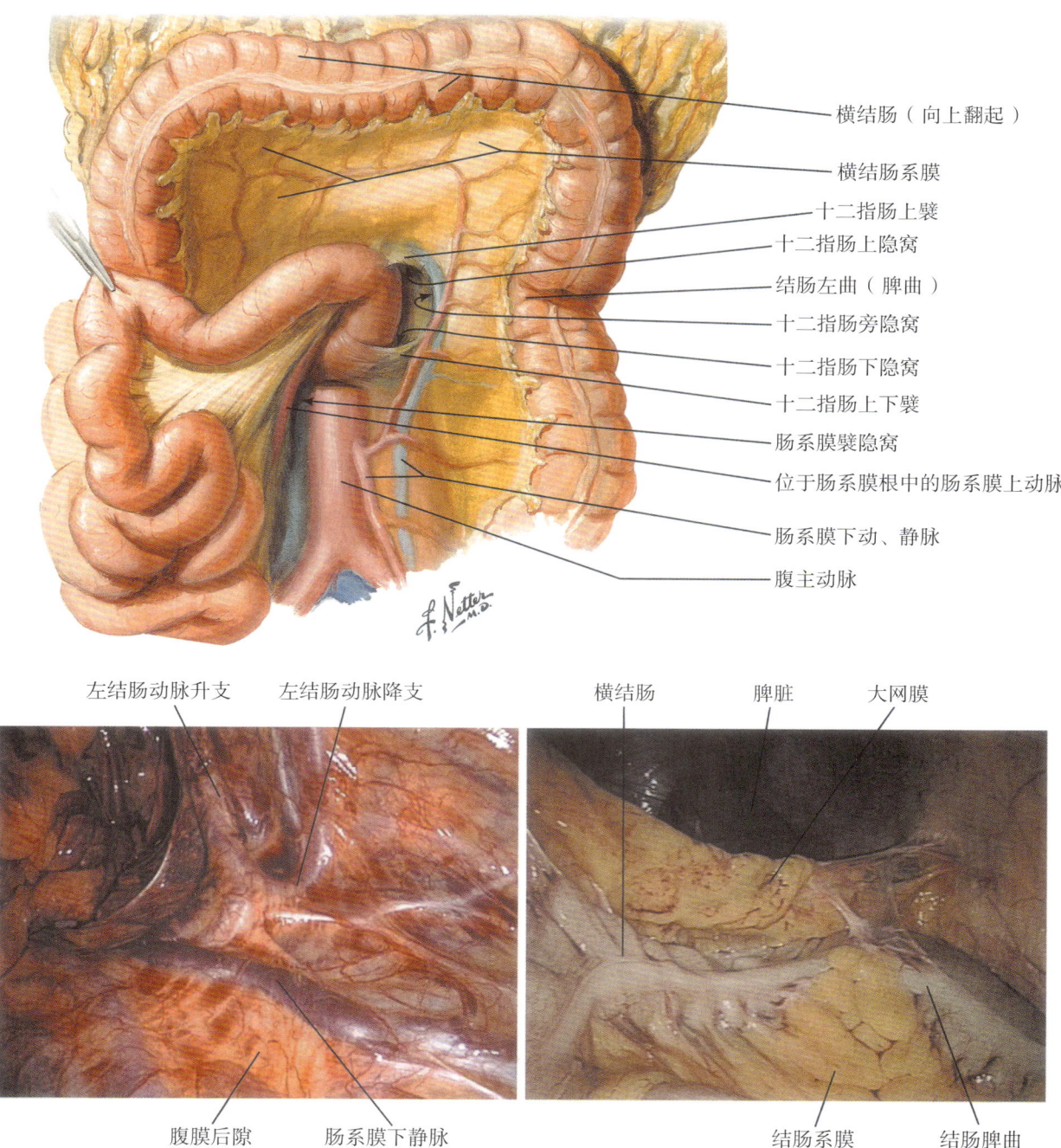

游离脾曲后，为结肠直肠吻合提供充足的长度。手术照片显示游离前脾曲位于腹膜后隙

图 30-7　肠系膜下静脉和结肠脾曲

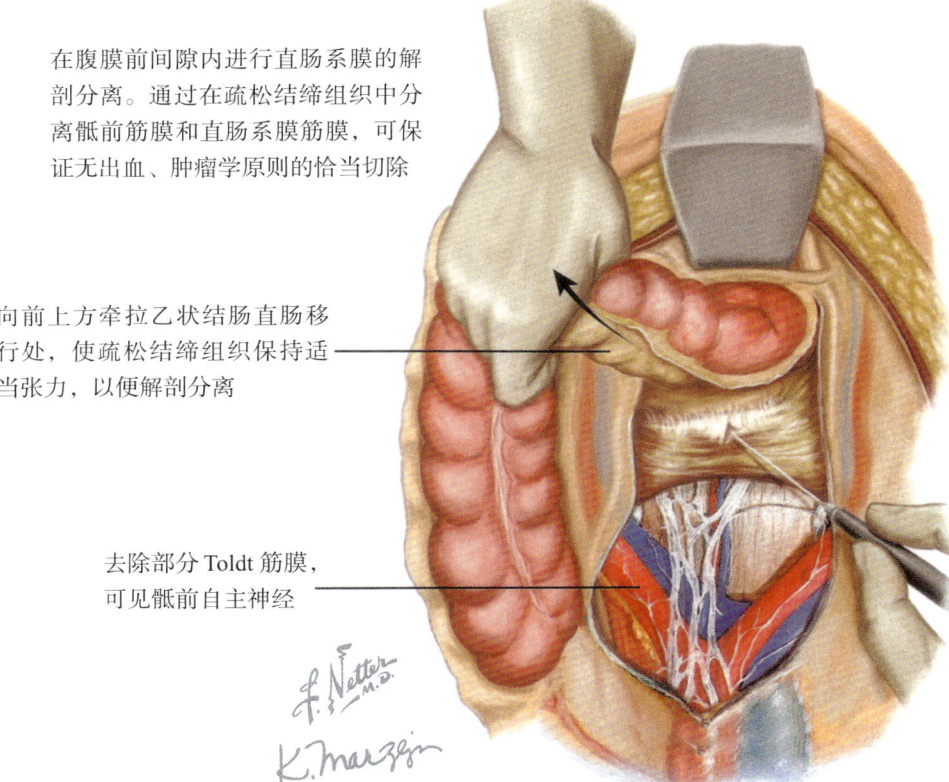

在腹膜前间隙内进行直肠系膜的解剖分离。通过在疏松结缔组织中分离骶前筋膜和直肠系膜筋膜，可保证无出血、肿瘤学原则的恰当切除

向前上方牵拉乙状结肠直肠移行处，使疏松结缔组织保持适当张力，以便解剖分离

去除部分Toldt筋膜，可见骶前自主神经

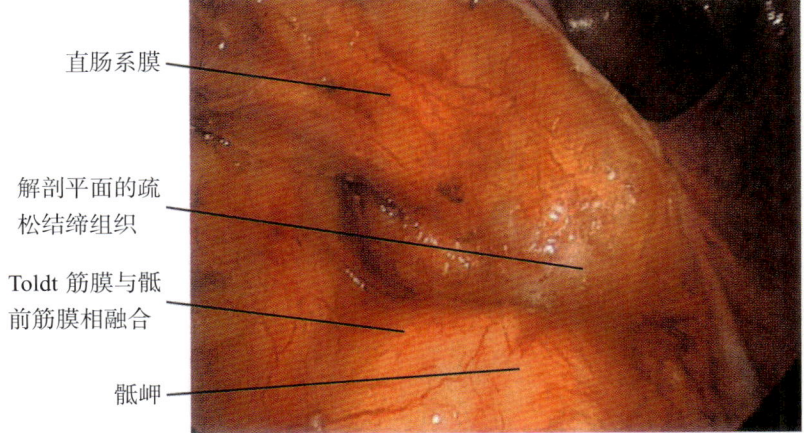

直肠系膜

解剖平面的疏松结缔组织

Toldt筋膜与骶前筋膜相融合

骶岬

解剖所见的疏松结缔组织

图 30-8　上后直肠系膜解剖

下部直肠系膜：前直肠系膜的解剖

向前牵拉膀胱或子宫，用电刀继续于外侧向前方分离，打开 Denonvilliers 筋膜后方的腹膜，继续向远端解剖至肛提肌套绕于肛管，以保护前外侧的血管神经束（图 30-9）。前方的解剖增加了直肠的活动度，现在完成向后外侧牵拉到肛管水平的解剖。

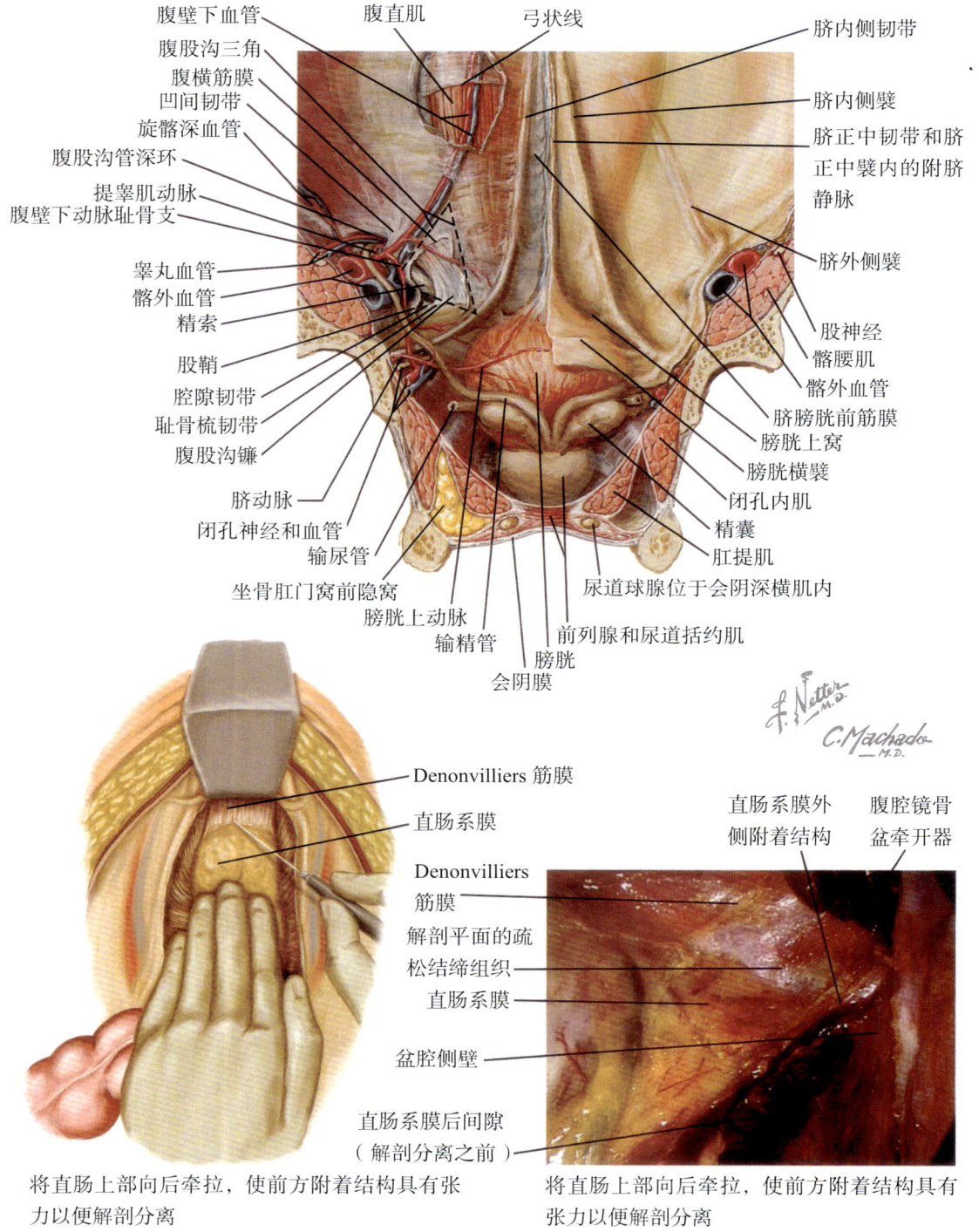

图 30-9 下前直肠系膜解剖

从上方横断直肠

一旦有足够的远端距离，就可以在肿瘤水平以下横断直肠，通常在直肠肛管交界处。在这个水平上没有直肠系膜，有利于吻合器的使用。切除肿瘤后，从腹腔取出。这种方法可以从上面看到一条横行吻合线，恰在肛提肌内侧的肛管上部，方便用吻合器行吻合器结肠肛管吻合术（图30-10）。会阴加压有助于在深部盆腔将吻合器放到合适位置。

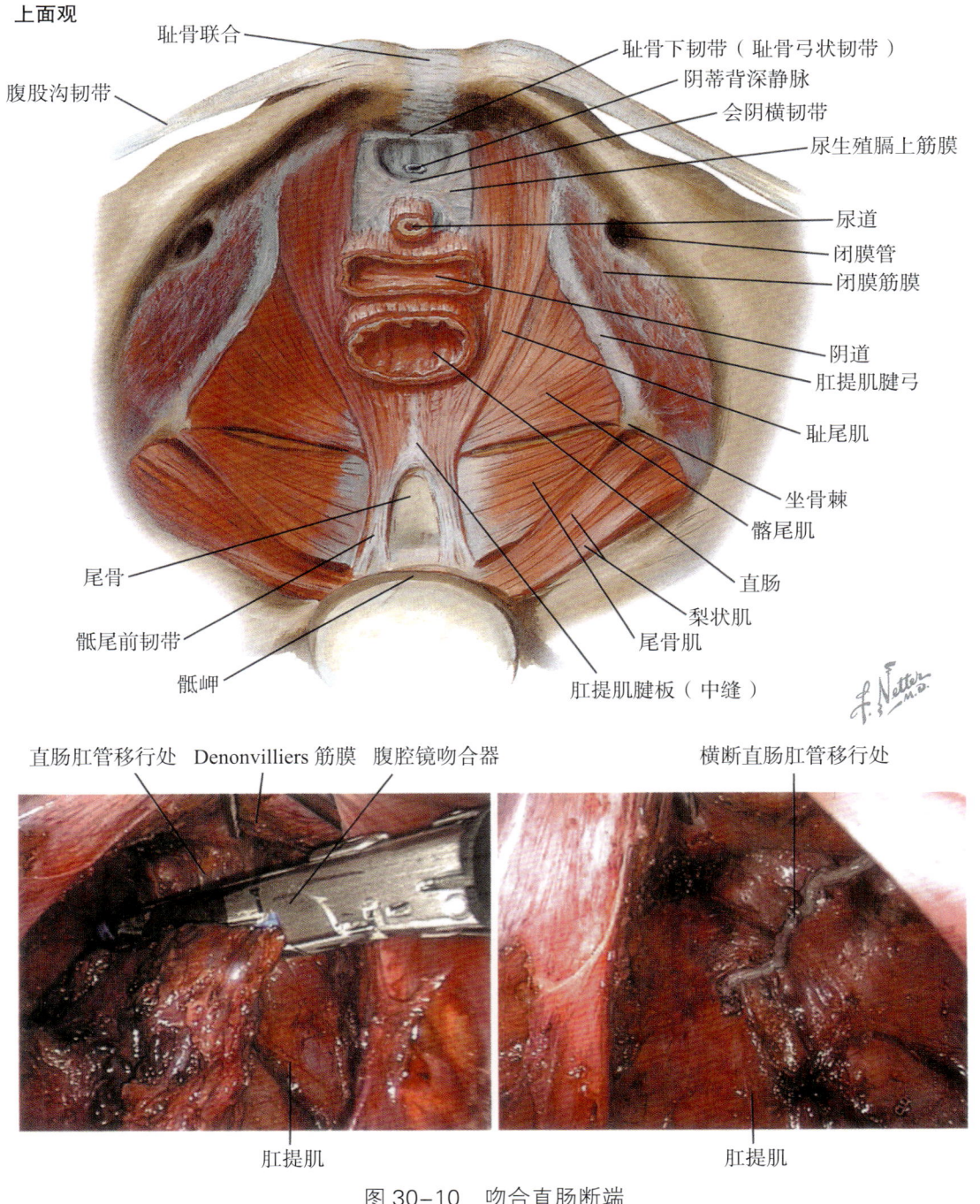

图 30-10 吻合直肠断端

从下方横断直肠

有些患者由于肿瘤距齿状线少于 2 cm，而没有足够的距离使用吻合器。在这些情况下，如前所述进行腹内剥离直至肛管，然后手术移至会阴部，使用肛门镜观察齿状线，用电刀环切此部位。然后解剖至内括约肌并环形横断，进行括约肌间解剖，并与先前的上部游离处相连接（图 30-11）。新直肠和肛管之间的吻合可缝合或用吻合器吻合。近端造口术常用于减少吻合口漏的潜在并发症。

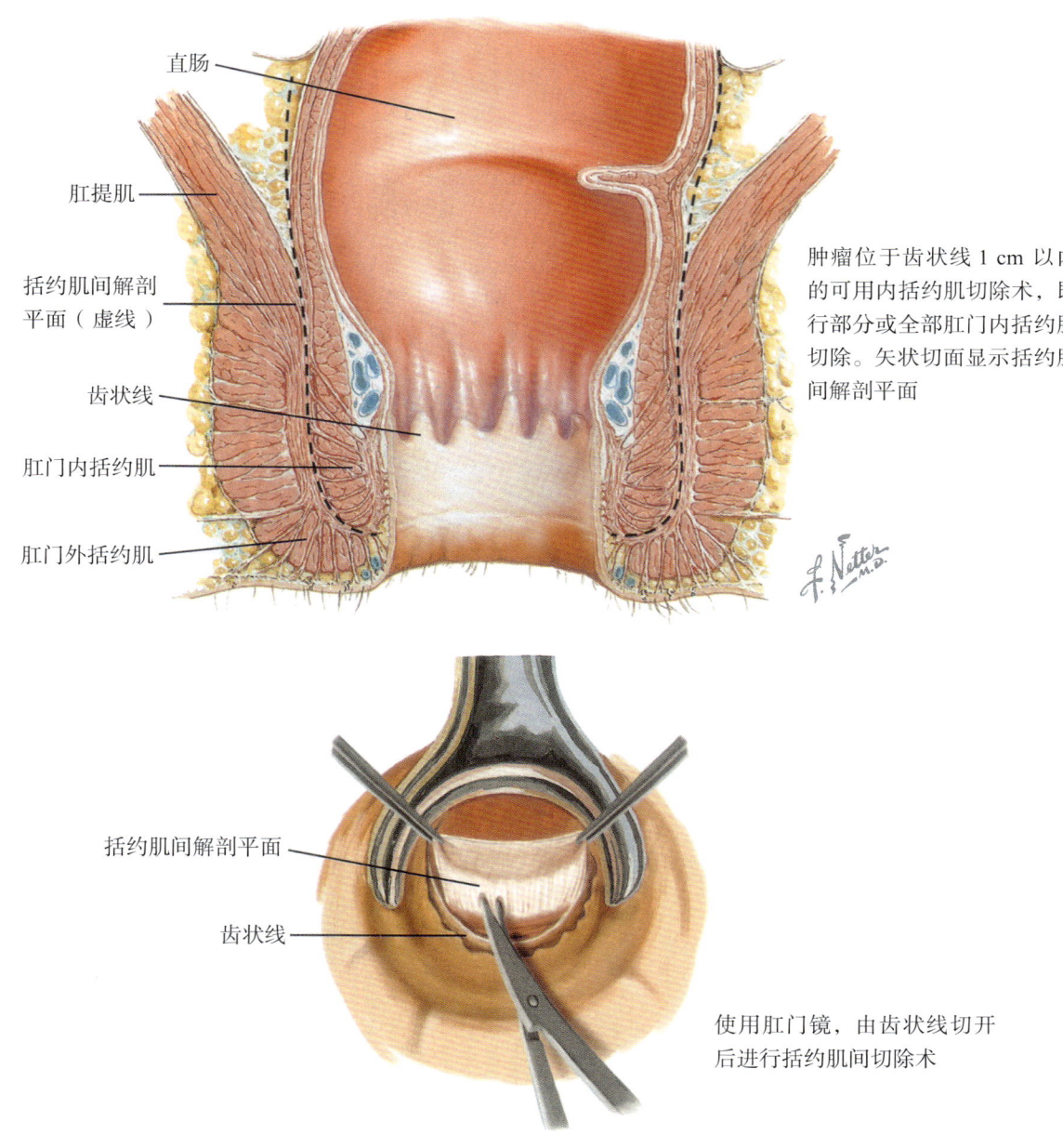

图 30-11　经肛门括约肌间的直肠横断面

经肛门直肠系膜切除术

随着微创手术技术的发展，外科医生可以从直肠下方横切直肠后再向近端分离，称为经肛全直肠系膜切除术（transanal total mesorectal excision，taTME）。事实上，大部分或全部直肠系膜分离都可以通过这种方法完成，这受到许多外科医生的青睐。该手术实现了完整切除缘（complete resection margin，CRM）的手术原则，在关键解剖结构的识别上有了理论上改进。这种方法尤其适用于不利体质的患者，如肥胖、男性和骨盆狭窄。

与下方横切面相似，在确定合适的远端缘后，使用荷包线缝合以封闭直肠腔，并在荷包线远端，直肠全层环切处开始 taTME。解剖开始于直肠后部，在直肠尾骨纤维外侧形成分离平面。然后将这些纤维分开，以进入骶前筋膜之间的间隙（图 30-12A）。随着解剖向上进行，外科医生需要了解骶骨的角度及第 3 骶椎水平的直肠骶骨筋膜附着部位（矢状图）。这些结构的错误识别可导致盆腔静脉丛出血。

一旦确定后方平面后，即开始解剖直肠前部。前外侧可形成两个窗口，并通过分割直肠尿道肌纤维连通（图 30-12A）。这些纤维将男性的直肠连于前列腺。Walsh 血管神经束可在前外侧（10 点和 2 点钟位置）找到。正确的解剖平面在这个血管神经束的后方，如不能识别搏动血管将增加前列腺和尿道损伤的风险。

通常在直肠前、后方游离之后着手解剖外侧。在直肠中部水平可见脂肪柱，通过疏松结缔组织连到骨盆侧壁（图 30-12B）。该疏松结缔组织具有误导性，此时在不正确的平面上向外侧解剖可能导致盆腔侧壁的灾难性损伤。

在直肠四周都游离后，会阴和腹部解剖衔接。taTME 既可以单独使用，也可以作为两组方法的一部分使用。吻合术通常用圆形吻合器进行。

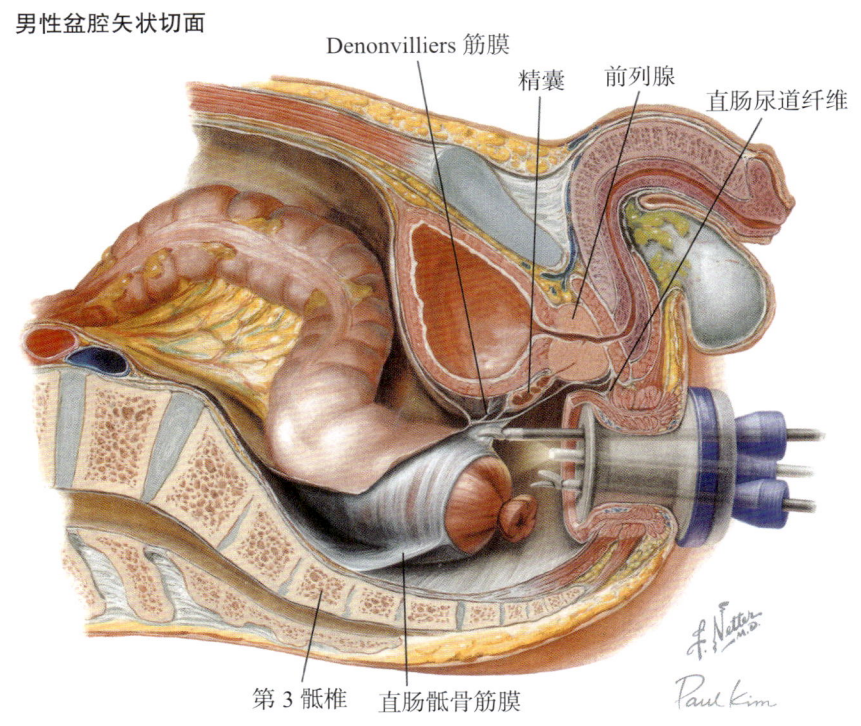

图 30-12　A. 经肛门全肠系膜切除装置进行远端手术，矢状面

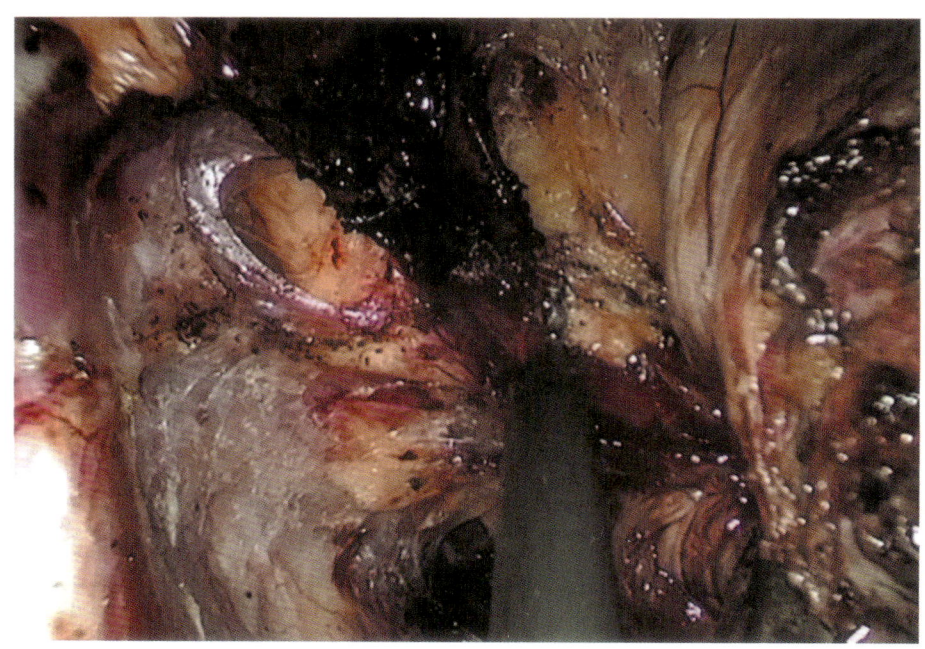

图示外侧"脂肪"柱和正确与不正确的外侧解剖平面

图 30-12（续） B. 经肛门全直肠系膜切除术中外侧脂肪柱视野

第 31 章
腹会阴联合切除术

编者 Stefan D. Holubar, Hermann Kessler
池诏丞 译，窦若虚 丁自海 审校

简介

腹会阴联合切除术（abdominoperineal resection，APR）最常适用于低位直肠癌、罕见的低位盆腔肿瘤和其他累及肛门括约肌需要行盆腔廓清术的低位盆腔肿瘤。位于肛提肌上方的肿瘤和炎性肠病（IBD）通常可以采用保留括约肌的括约肌间切除术来治疗。肛门鳞状细胞癌持续进展或出现复发的患者，如无法进行 Nigro 方案的根治性放化疗或合并放化疗禁忌证，也可以采用 APR 手术。极少数的严重克罗恩病肛瘘患者需要行 APR 手术，此时通常需要肌皮瓣重建。本章介绍切除直肠和肛门括约肌复合体的标准化手术方法。

术前评估的原则

专科检查通常从基线全结肠镜检查开始。手术医生需要进行直肠指检及柔性或硬质直肠镜检查，以确认肿瘤的位置、活动度或 IBD 疾病程度，并评估保留括约肌手术的可行性（图 31-1A）。对于临床完全缓解的患者，直肠镜检查过程中还应标记肿瘤的下缘，方便术中的定位。对于女性患者，双合诊或阴道检查及必要时的阴道镜检查，可能有助于评估肿瘤的局部浸润情况，外科医生可能更方便进行麻醉后的无痛性检查。同时，应行胸腹部及盆腔 CT 以排除是否转移。

现在，无论对于良、恶性疾病，盆腔 MRI 均是标准的提供盆腔肿瘤范围更完整信息和受操作者影响较少的一项影像学检查项目（图 31-1B）。盆腔 MRI 可以非常准确地预测环周切缘（circumferential radial margin，CRM）、骨盆侧壁、骶骨、直肠前方器官的受累情况。盆腔 MRI 也适用于直肠前壁肿瘤的评估，因为它可以辨识阴道、远段输尿管、前列腺、精囊、膀胱的局部受累情况，并判断是否需要进行盆腔廓清术。同样，在局部晚期前列腺癌或妇科癌症中，MRI 也可以识别侵犯肛门括约肌的非结直肠来源的肿瘤。直肠腔内超声也可用于早期肿瘤的局部分期，或评估那些无法进行盆腔 MRI 检查的患者是否需要进行术前放化疗（图 31-1C）。

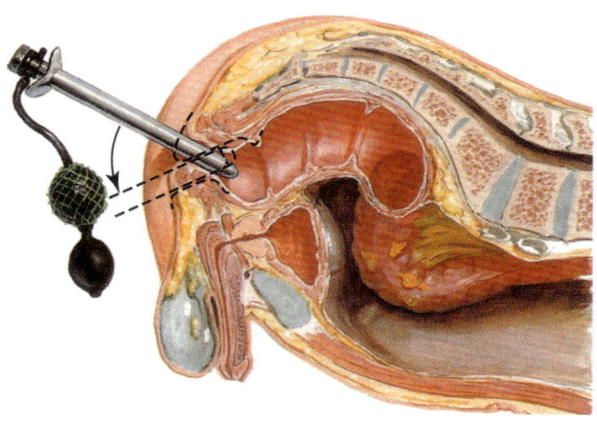

A. 硬质直肠镜。适用于所有直肠肿瘤患者，应记录新辅助治疗及手术前肿瘤位置、性状及距肛缘的距离

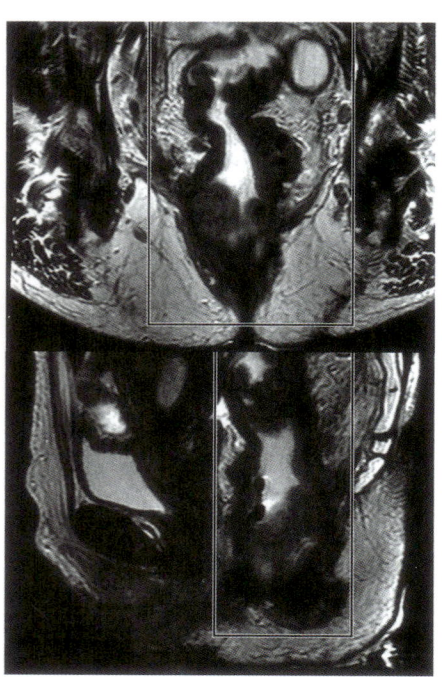

B. 直肠癌磁共振成像

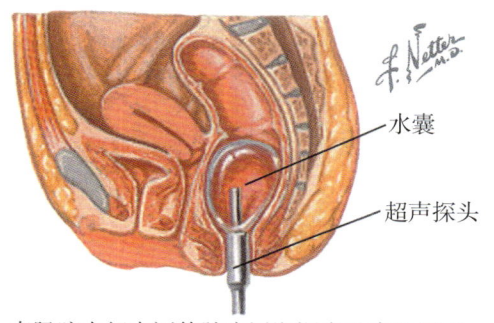

直肠腔内超声评估肿瘤浸润深度及直肠周围组织浸润情况

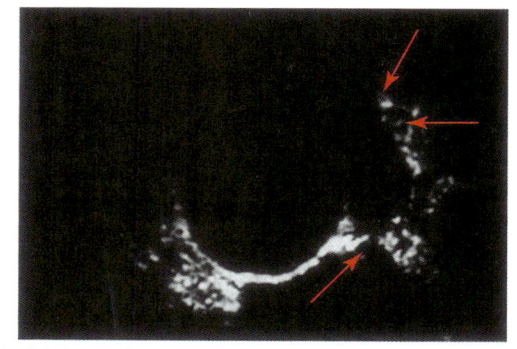

超声图示：直肠肿瘤侵犯直肠周围脂肪组织（箭头）

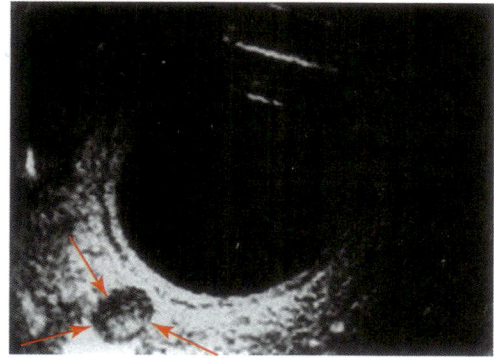

超声图示：直肠肿瘤及直肠周围转移淋巴结（箭头）

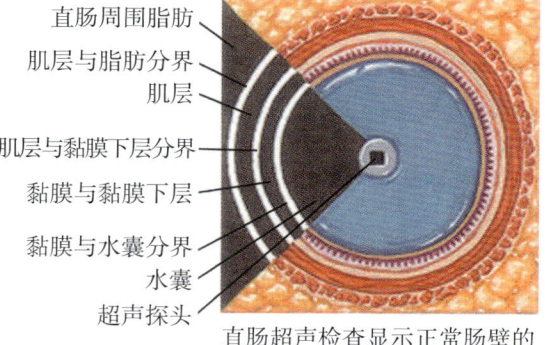

直肠超声检查显示正常肠壁的典型五层回声

标注：直肠周围脂肪；肌层与脂肪分界；肌层；肌层与黏膜下层分界；黏膜与黏膜下层；黏膜与水囊分界；水囊；超声探头

C. 直肠腔内超声。数字化检查可以确定肿瘤特征、局部侵袭程度和肿瘤的活动度。明确肿瘤的解剖位置可以帮助预测侵犯前列腺、阴道、盆腔侧壁及尾骨的可能性。在治疗前确定肛提肌是否累及是非常重要的。直肠腔内超声可以评估肿瘤浸润程度（T 分期）以及是否存在病理性淋巴结。上述检查结果将决定患者是否进行手术或新辅助放、化疗

图 31-1　直肠镜、直肠 MRI 及腔内超声

局部晚期直肠癌患者，特别是临床Ⅱ期或Ⅲ期患者，需进行术前长程放化疗，在放疗停止后10~12周进行手术。术前评估时，针对拟行肠造口的患者应进行造口定位。外科医生应使用直肠镜重新评估，尤其注意肿瘤对放化疗的反应。部分初次评估时不适合行低位前切除术的患者，可能在新辅助治疗后出现"降期（down-staged）"，在重新评估后适合行保留括约肌的手术。但应注意确定必要的切除范围，以免切缘残留微小癌灶。因为新辅助放化疗后"降期"的患者，尽管肠管黏膜面光滑、无肿物残留，但在肠管深层经常观察到微小癌灶沉积。另外，如果外科医生预计行会阴皮瓣重建（见下文），应尽早咨询整形外科医生，以免延误手术。

左侧结肠游离的解剖入路

直肠癌的现代手术方式包括开放、腹腔镜、机器人、经肛及杂交手术。无论选择何种方式，均遵循标准的肿瘤学原则，如全直肠系膜切除术（total mesorectal excision，TME）。但是，如果计划使用垂直腹直肌肌皮瓣，则应首选开放手术。

左侧结肠的游离可以采用内侧或外侧入路。外侧入路以 Toldt 白线的内侧（Gerota 筋膜与 Toldt 筋膜之间的无血管平面）为起点，保留结肠系膜筋膜。沿着这个无血的平面可以将乙状结肠和降结肠一直游离到中线，甚至可以向下进入骶前间隙。通常在整个解剖过程中左侧生殖血管和输尿管非常容易识别和保护，因为它们位于 Toldt 筋膜的深面，而 Toldt 筋膜通常在腹膜后被完整保留。如果上述结构很难显露，可以近端向肾脏或远端向骨盆侧解剖，有利于识别输尿管。此外，如果预期解剖困难，术前或术中放置输尿管支架可能会有所帮助。

游离至结肠系膜的根部，在腹主动脉表面辨识肠系膜下动脉（IMA）起始部（图 31-2A）。腹下神经丛（交感神经）位于 IMA 后方，靠近 IMA 后壁进行游离可以保护该神经。如有必要，可以小心地将神经分支向背侧推开，远离血管（图 31-2B）。将 IMA 游离、结扎和离断后，在同一水平结扎、离断左结肠动脉和肠系膜下静脉（图 31-2C）。然后，垂直肠管进行系膜裁剪至边缘动脉，在第一乙状结肠动脉分支水平结扎、离断边缘动脉，同时确认近端肠管边缘动脉的搏动及血运。与低位前切除不同，APR 手术不需要额外的肠管长度来进行无张力结直肠吻合，除非患者病态肥胖，需要游离足够的肠管进行造口，否则不需要游离脾曲。

直肠解剖入路

患者取头低足高位（Trendelenburg 体位）。如果采用开放或杂交手术，则放置自动拉钩。无论在微创或开放式手术中，抬高子宫均有利于手术的进行。在腹腔镜手术中，通过在子宫底缝线并穿透腹前壁收紧的方法抬高子宫；在开放手术中，可将缝线牵拉、固定在自动拉钩上（图 31-3A）。开放手术中，利用头灯或带光源的骨盆深部拉钩，更有利于手术的实施。

盆腔内的解剖通常从直肠后方开始，然后是侧方，最后是前方。直肠及其系膜和筋膜的游离从肠系膜下血管的后方骶骨岬水平开始，此处直肠系膜筋膜和骶前筋膜之间为疏松的蜂窝状组织。向腹侧牵拉直乙交界部，有利直肠后方的解剖，并且可以识别并进入神经前方的无血管平面。识别并向后外侧推开左右腹下神经（即盆神经的第一分支）。腹下神经位于 Toldt 筋膜的后方，事实上最简单的

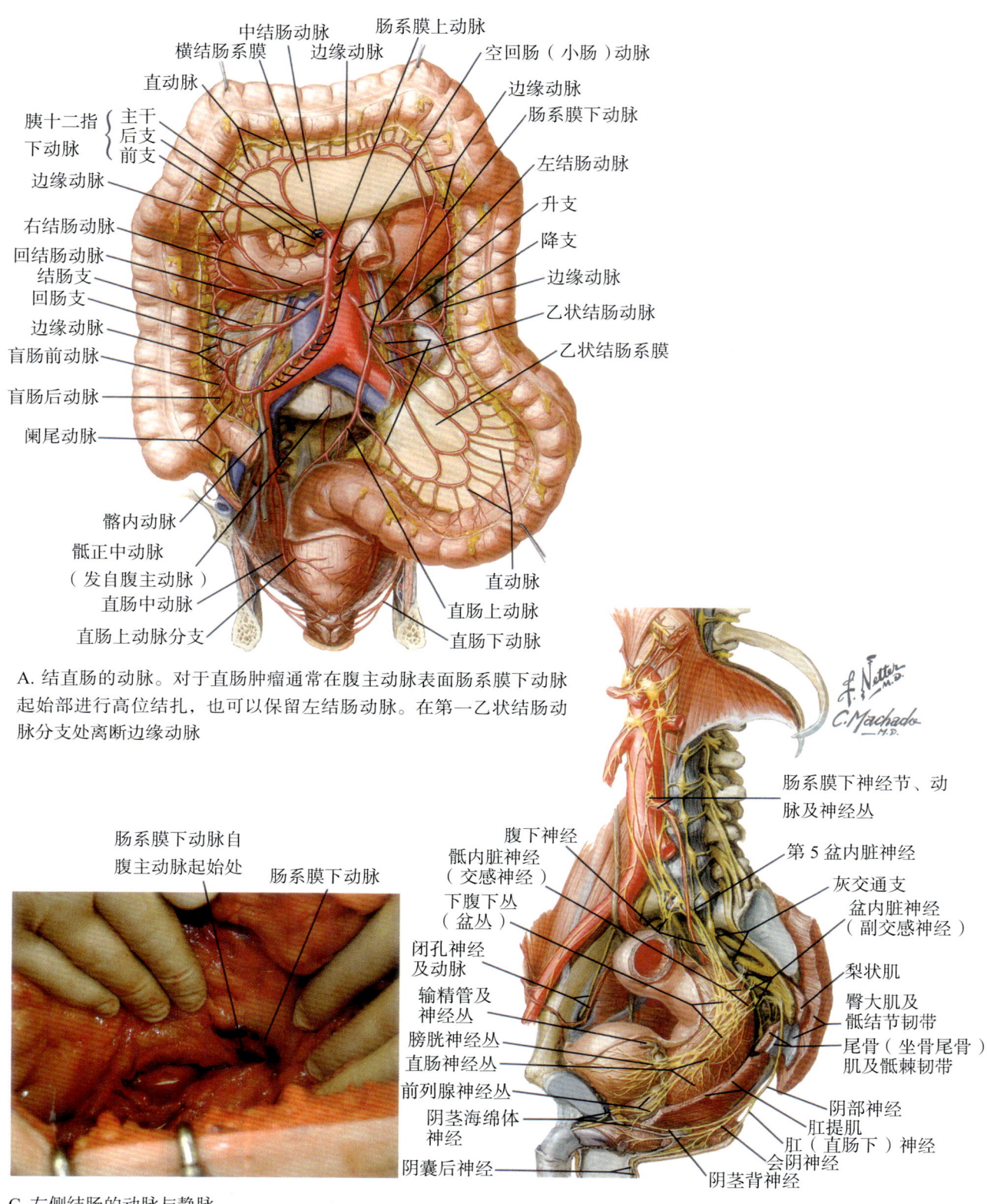

A. 结直肠的动脉。对于直肠肿瘤通常在腹主动脉表面肠系膜下动脉起始部进行高位结扎，也可以保留左结肠动脉。在第一乙状结肠动脉分支处离断边缘动脉

C. 左侧结肠的动脉与静脉

B. 直肠及盆腔内的神经。注意紧邻肠系膜下动脉的交感神经丛

图 31-2　直肠及盆腔内的动脉与神经

方式是通过保持筋膜完整来避开和保护神经。使用电刀或剪刀（图 31-3B），继续游离直肠后方至盆底，需要注意的是避免钝性游离。除非进行扩大切除，通常不容易损伤输尿管，因为输尿管位于腹膜后盆筋膜深面。尽管如此，在整个手术过程中也应确认输尿管的位置（图 31-3C）。继续在直肠后方无血平面游离，到达 Waldeyer 筋膜，即直肠骶骨筋膜。随着手术的继续，其解剖平面应向腹侧倾斜，高于尾骨的水平（图 31-3D）。在经典 APR 手术中，应游离至肛提肌裂孔，而在强调肿瘤学控制的柱状 APR 手术中，盆腔内的解剖应在尾骨尖接近肛提肌起点的水平停止。直肠系膜在肛提肌上方自然逐渐变细，但柱状 APR 手术应遵循 TME 原则，避免"锥形"解剖导致的标本腰部变窄，从而破坏肿瘤的环周切缘（图 31-3E）。

在直肠两侧，切开覆盖在直肠系膜上的侧腹膜，向下延伸至腹膜反折（图 31-3F）。在骨盆侧壁，大致位于直肠侧韧带和直肠中动脉的水平可以看到骶前副交感神经（即勃起神经）（图 31-3G）。此时，向内侧牵拉直肠系膜，并在两侧继续解剖。在解剖过程中将勃起神经向侧方推开，一直游离至盆底及肛提肌。大多数情况下，通过仔细操作，可以在直肠系膜和盆筋膜之间游离，保持无血的平面。直肠中血管通常缺如，可以进行无血解剖。

最后，进行直肠前方的解剖。于直肠前壁切开盆底腹膜在返折处形成的褶皱。通常在 Denonviliers 筋膜后方游离，并保持直肠系膜的完整性，但在直肠前壁肿瘤的情况下，应在 Denonvilliers 筋膜的前方游离。对于男性患者，必须牢记精囊表面盆丛的位置。尤其注意，不能过度显露精囊，以防止神经损伤。此外，必须注意输尿管靠近精囊的位置（图 31-4），避免损伤。直肠前方的解剖尽可能向远端推进，甚至到达盆底和肛管，因为这是从会阴部手术入路的同一平面，有利于会阴部手术的实施。对于直肠前壁巨大肿瘤的女性患者，可能需要联合阴道后壁的整块切除，根据所切除组织的量，可能需要进行皮瓣重建。

腹部手术完成后，会阴部手术有两种方式。通常是将患者的两腿抬高，取截石位，外科医生在患者两腿之间完成会阴部手术。也可以先进行结肠造口、关腹，在造口缝合完毕后，将患者转到俯卧折刀位进行会阴部手术。上述两种手术方法都有其支持者。

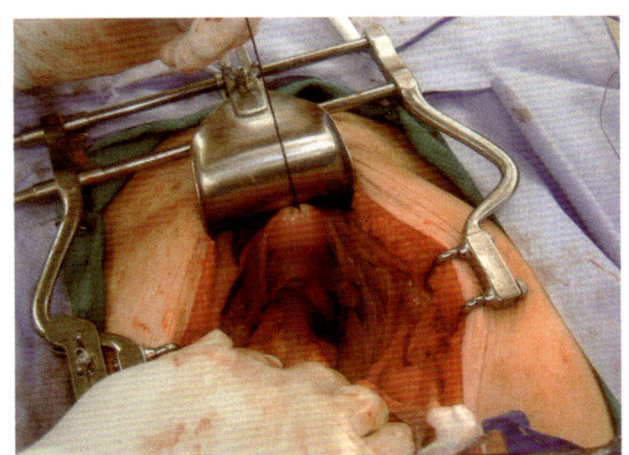

A. 用缝线牵拉子宫至自动拉钩侧

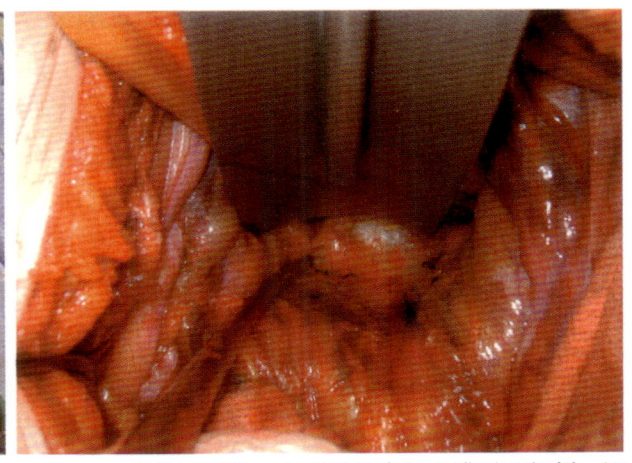

B. 将 IMA 牵拉至腹侧，在正确的直肠系膜平面解剖，识别腹下神经。带光源的盆腔深部拉钩有助于手术的进行

图 31-3　直肠解剖入路。IMA，肠系膜下动脉

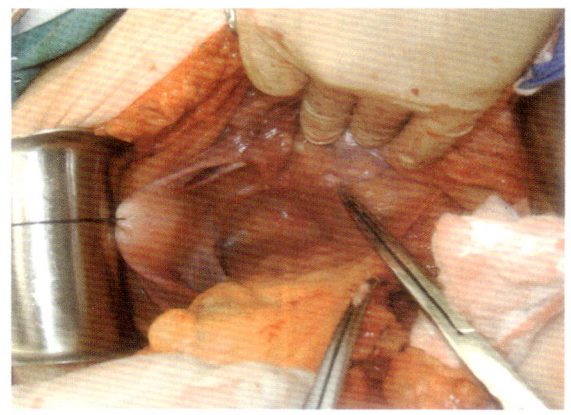

C. 盆腔内视野，解剖前定位右侧输尿管

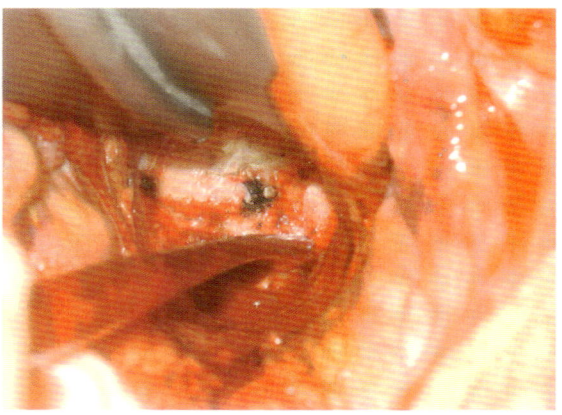

D. 游离直肠后方至盆底，显示盆底及肛提肌

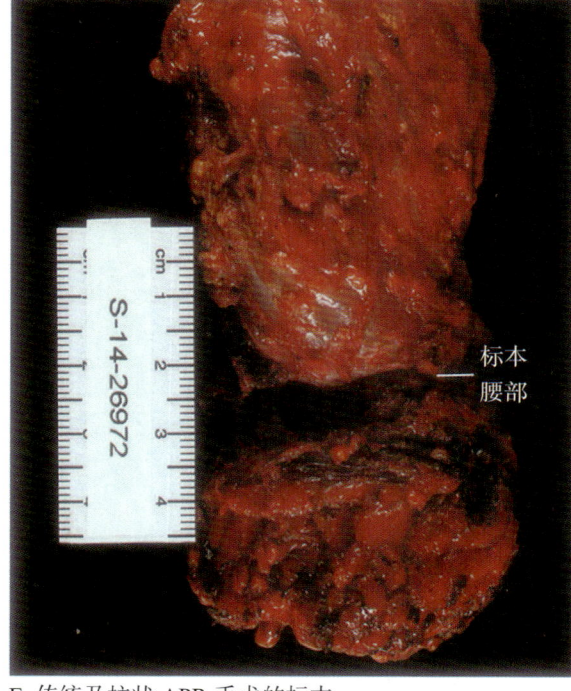

E. 传统及柱状 APR 手术的标本

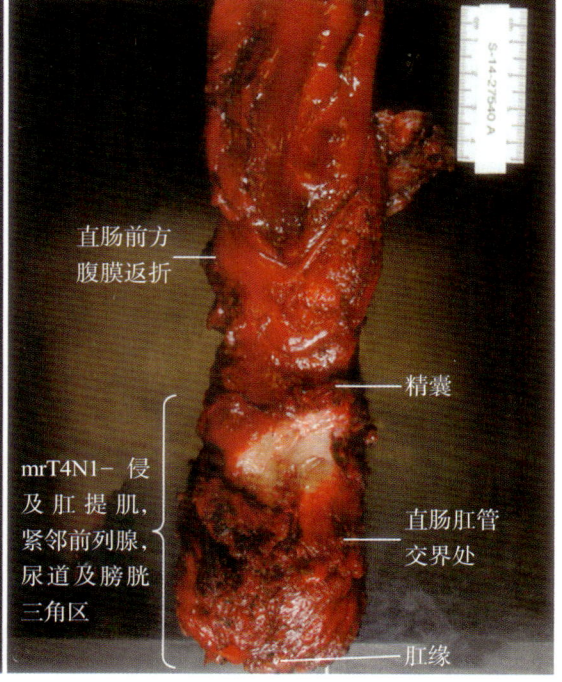

直肠前方腹膜返折

精囊

mrT4N1- 侵及肛提肌，紧邻前列腺，尿道及膀胱三角区

直肠肛管交界处

肛缘

标本腰部

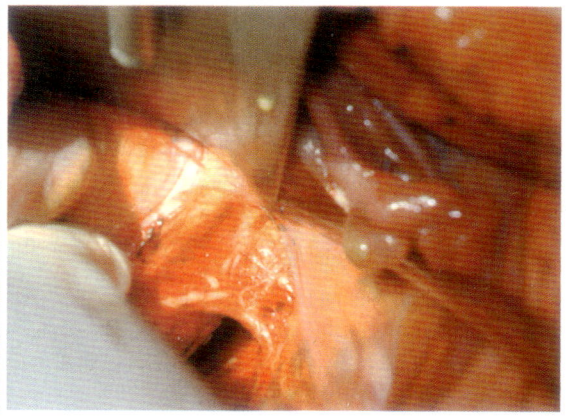

F. 覆盖在直肠两侧的侧腹膜

G. 直肠系膜侧方紧邻勃起神经

图 31-3（续）

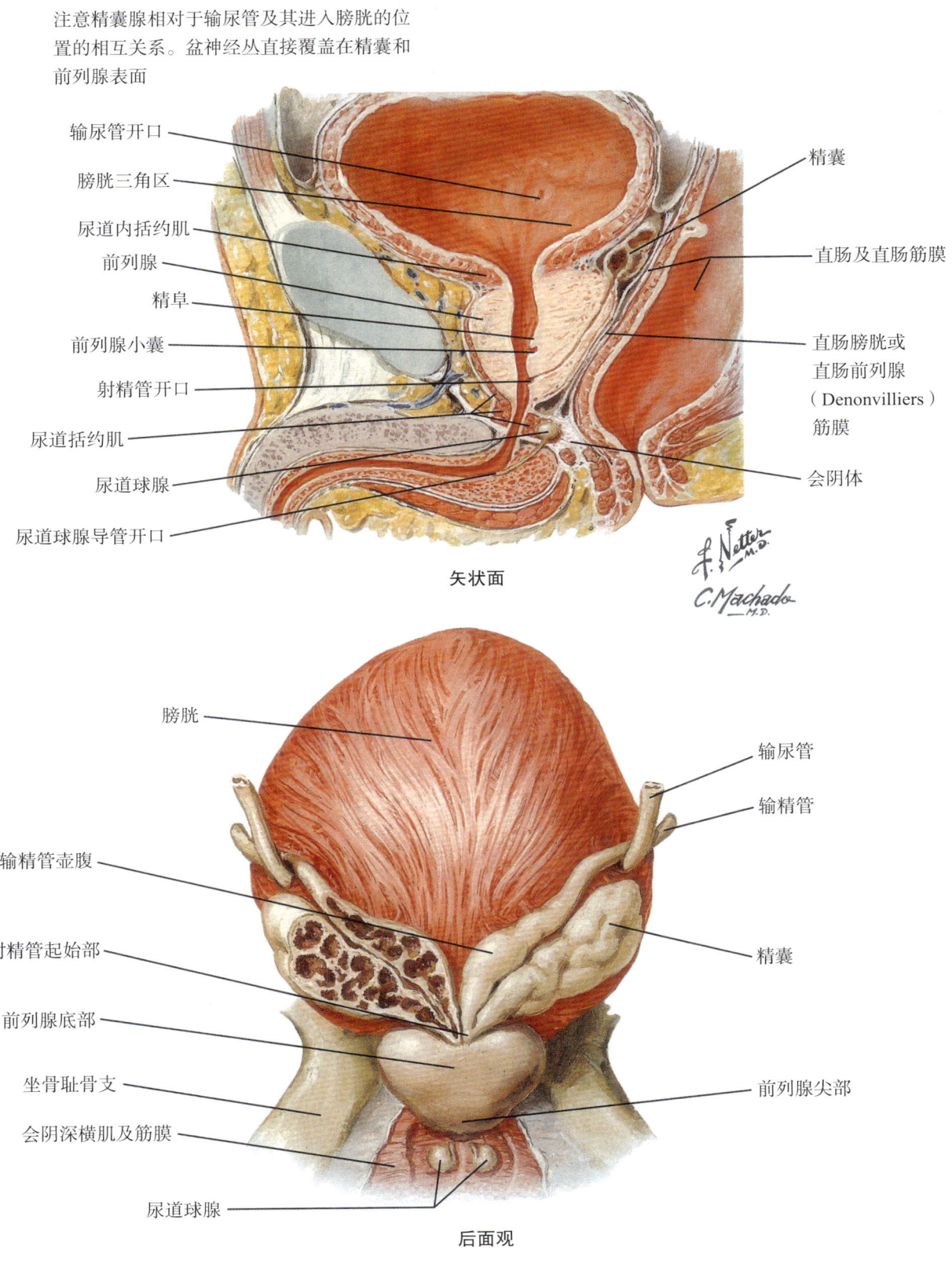

图 31-4 前列腺与精囊

无论采用何种体位手术，手术切缘均取决于骨盆的解剖和肿瘤的位置。一般来说，通过触诊尾骨确定后方切缘，通过触诊坐骨结节确定两侧切缘，男性通过尿道确定前方切缘，女性通过阴道后壁确定前方切缘。如前所述，阴道后壁切除通常用于直肠前壁体积较大的病变。

勾勒手术范围后切开皮肤。必须切除的皮肤量通常不大，除非是恶性肛瘘、蕈状肿瘤、肿瘤局部复发或鳞状细胞癌，一般只切除肛周的皮肤。然后，通过缝线或 LoneStar 拉钩辅助牵拉进行盆腔内的解剖，环形游离至坐骨直肠窝（图 31-5A）。通常，先进行直肠后方的解剖，因为后方的解剖标志最清晰。在后方离断肛尾韧带后，同腹部的手术平面贯通，一般在尾骨的前方游离，除非需要整块切除尾骨。其次，进行侧方的游离，对于肿瘤患者应在肛提肌的外侧起点处离断，保持"肛提肌外"平面。将食指置于肛提肌深面，钩住肛提肌，并用电刀离断两侧肌肉（图 31-5B）。

最后进行直肠前方的解剖。尽管存在一定难度，但通过仔细观察可以保持正确的解剖平面。男性患者可以通过触诊 Foley 尿管辨识尿道，仔细游离，避免损伤。女性患者通过阴道指检可以帮助确定直肠阴道之间的手术平面。在柱状 APR 手术中，会阴部手术需游离至更高水平方能与腹部手术平面一致，达到消除标本"腰部"的要求。完成环周游离后，将标本通过会阴切口取出，仔细检查 CRM（图 31-5C）和 TME 标本的完整性。

会阴切口采用可吸收线分层缝合。首先用大针缝合两侧坐骨直肠窝残留的脂肪，在皮下脂肪放置深层引流。对于阴道后壁部分切除的患者，通常可以直接缝合阴道后壁成管状，虽然可能导致其轻度狭窄。然后从阴道口侧开始，间断垂直褥式缝合会阴切口（图 31-5D）。在会阴部出现较大缺损或采用柱状 APR 手术时，可能需要额外的会阴重建。可选方案包括可吸收补片联合皮瓣、大腿后部（臀）皮瓣、大腿前外侧皮瓣或垂直腹直肌皮瓣。

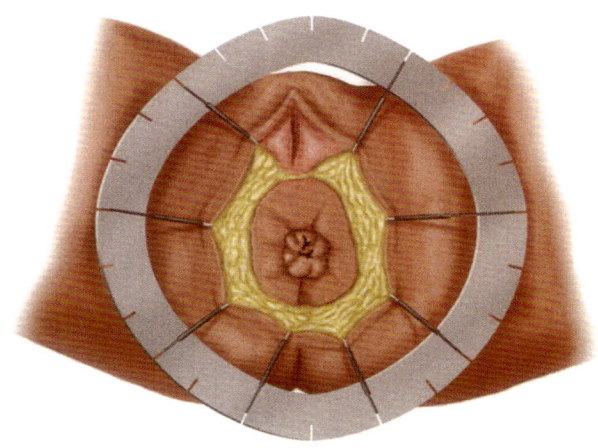

A. 会阴部切开、进入坐骨直肠窝，整块切除阴道后壁

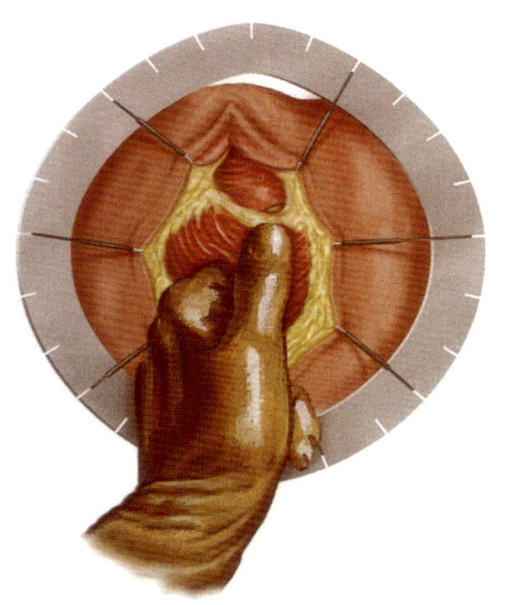

B. 腹部后壁游离至尾骨前方，用食指钩住肛提肌后离断

图 31-5　会阴部手术

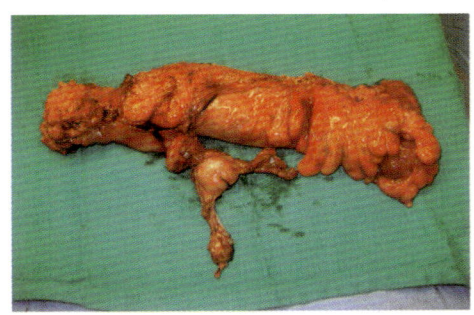

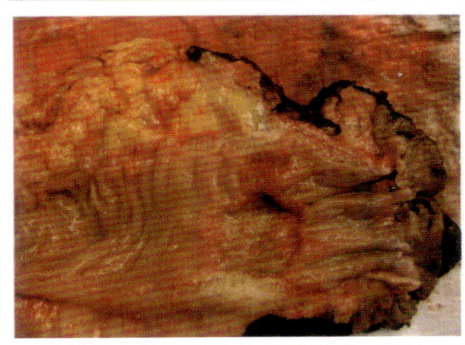

C. 注意标本显示完整的直肠系膜、整块切除的阴道、子宫与卵巢，近肛提肌处无明显狭窄

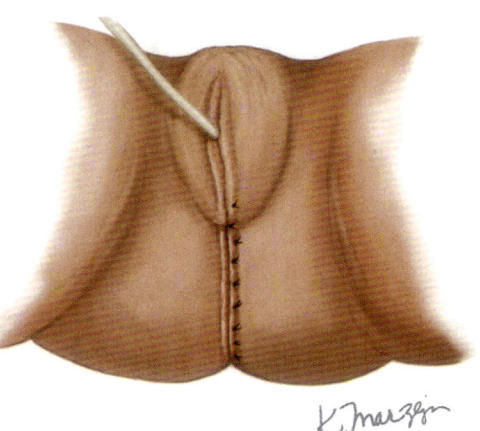

D. 阴道及会阴部的缝合

图 31-5（续）

第 32 章
痔和痔切除术

编者 Massarat Zutshi

俞旻皓 译，窦若虚 丁自海 审校

简介

很多人来医院会说："医生，我得了痔疮。"大多数这样的主诉实际上并不是痔，而是其他良性疾病；有些却是更严重的疾病，如肛门癌。根据每个患者的症状评估疾病非常重要，这样可避免遗漏需要进一步治疗的病情。治疗有症状的痔，需要先深入了解肛门直肠解剖，才能治疗成功、避免并发症。

痔的解剖

痔（hemorrhoids）通常发生在肛管内的血管垫上，它们主要位于肛管 3 个方位上（即左侧位、右前侧位、右后侧位）（图 32-1A）。然而在现实中，情况并非总是如此，痔通常是环状的。痔位于齿状线周围，齿状线是一个解剖学上的标志，根据上皮排列与神经支配将肛管划分为两个部分。在齿状线上面的部分是没有痛觉的，而支配齿状线以下的部分是可感知疼痛的神经末梢。因此当制订治疗计划的时候，齿状线是一个重要的标志性位置。痔位于黏膜下层，由于肌层缺失，因此被公认为是一种窦状隙结构。通常痔由 Treitz 肌悬吊在肛管上，其中，Treitz 肌是联合纵肌在肛管黏膜下的延伸。

解剖学上，痔分为内痔和外痔。内痔位于齿状线近端，由内脏神经支配；因此内痔最常见的症状是无痛性出血。由于内痔靠近肛管移行区（anal transitional zone，ATZ），因此可被柱状、鳞状或基底样细胞覆盖。外痔位于肛管的远端 1/3 处，被肛膜（即鳞状上皮）覆盖。由于外痔由躯体神经支配，当外痔发炎时，患者更有可能出现疼痛，因此干预性治疗需要麻醉（图 32-1B）。

痔被认为可以增加肛门的控便功能，并可能增加 15%~20% 的肛管静息压。它们还能协助肛门完全闭合，增加排便控制。除了通过压迫维持肛门控便，痔还将直肠内容物（气体、液体、粪便等）触觉信息传递出去。值得注意的是，尤其是由于脊髓损伤等原因，导致直肠肛管部位触觉减少的患者，内括约肌张力与痔，可能是控制排便唯一的因素。

痔发展的原因在病理学上主要与腹压增加有关。用力排便、便秘或肥胖可导致腹压增加，另外腹泻、妊娠、腹水等因素也可造成腹压增加。随着年龄增长，起支撑作用的平滑肌逐渐松弛，导致痔组织脱垂。

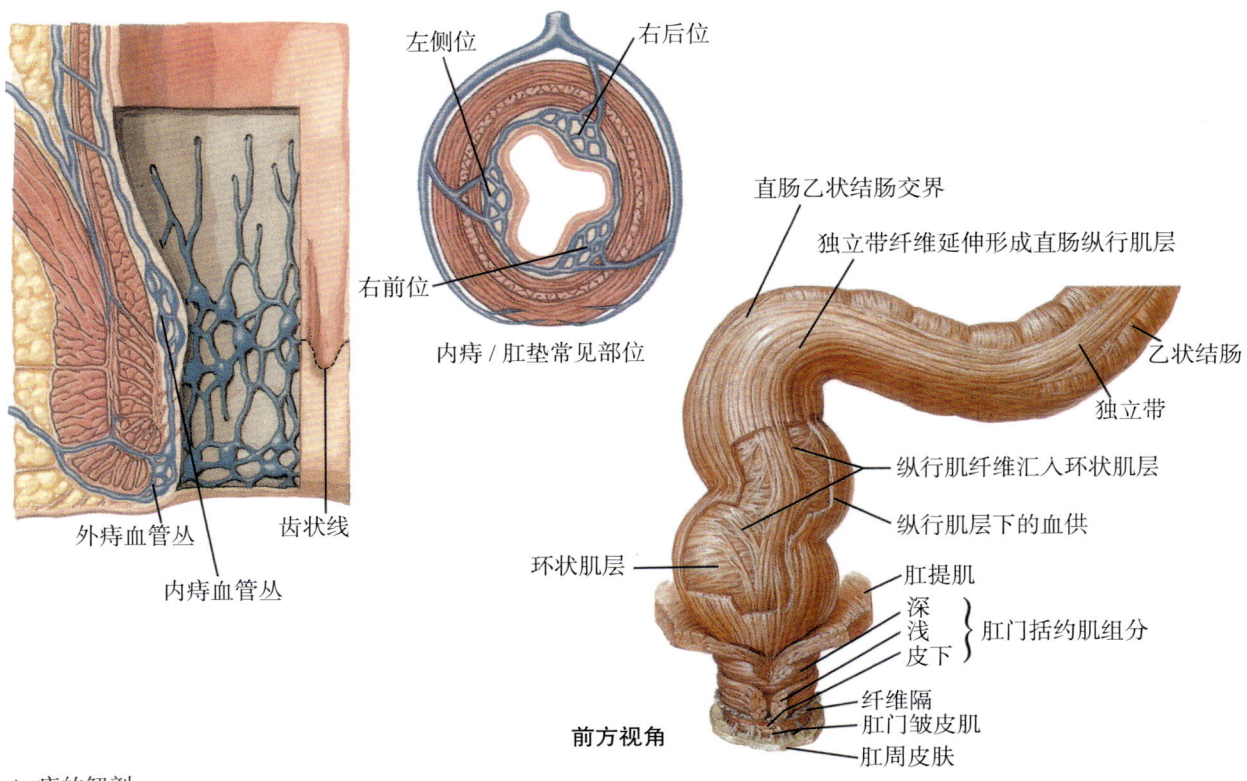

A. 痔的解剖

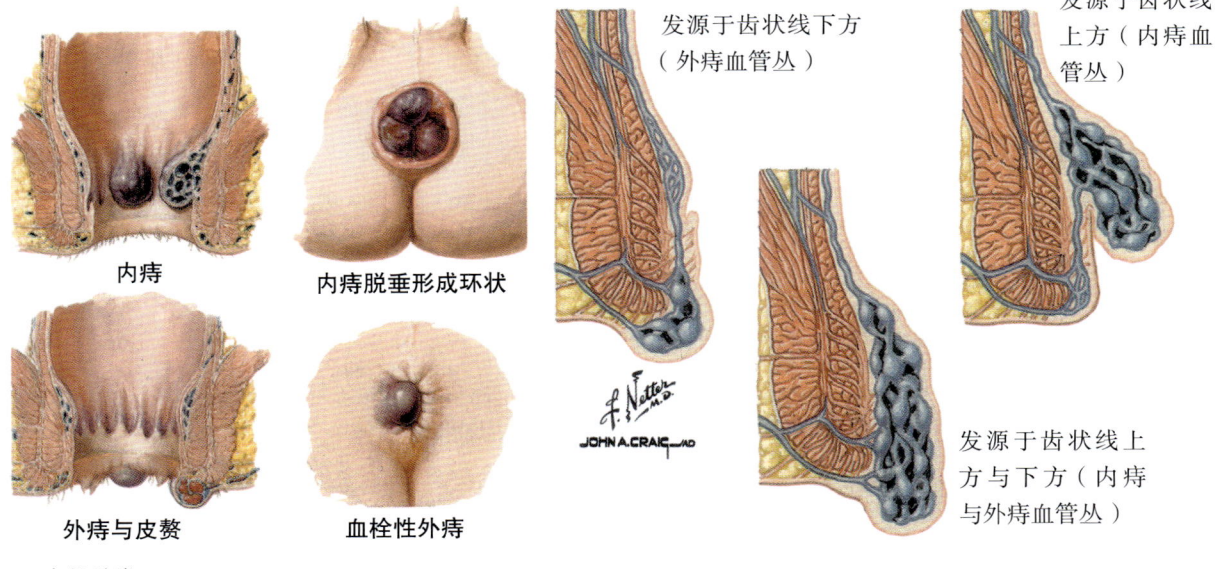

B. 痔的种类

图 32-1 痔的解剖学分类

痔是正常的人体结构，只有在出现症状时才治疗。常见症状包括出血、疼痛、脱垂和肿胀。若非手术治疗不起效果，就要根据痔的大小与症状施以相应治疗。内痔通常被分类为以下几度：1度，有肿大，但没有脱垂在肛管外；2度，用力时痔脱出肛管，但可以自行回缩；3度，痔需要手动回纳；4度，痔不能回纳入肛管。

1度痔通常施以非手术治疗，首要目的是减少排便时用力，从而使传导到痔血管的腹压减少。较大的痔可出现黏膜脱垂，伴有或不伴有出血。外痔的刺激可能引起疼痛或瘙痒。非手术治疗主要致力于保持大便柔软，治疗方法包括增加纤维和水的摄入。2度痔可接受非手术治疗，但相当一部分患者可能保守治疗无效，需要进入下一步干预。3度和4度痔一般需要手术治疗。

保守治疗

有症状痔的常规门诊治疗方案包括胶圈套扎、红外线凝固疗法、双极透热疗法、硬化疗法和冷冻疗法。这些治疗靠破坏组织发挥效果，可达到固定剩余痔组织的作用。

胶圈套扎

在美国，胶圈套扎是治疗痔最常用的手术方式。这种技术最常用于治疗1度和2度痔，3度痔偶尔也可以用这种技术治疗。橡皮筋会在7~10 d导致中间组织坏死，并随着患者的粪便排出。由此产生的溃疡和瘢痕可以对周围组织起到"固定"作用。最常用的辅助胶圈套扎的工具是结扎吸引器，外科医生可以仅使用一只手牵拉出痔疮组织并套扎上胶圈（图32-2A）。其他仪器则需要术者用钳子夹住痔蒂，另一只手套上胶圈（图32-2B，C）。套胶圈时最重要的是确保胶圈结扎在齿状线上方。在套扎前，术者询问患者是否疼痛、有何不适感，可防止胶圈套扎在错误位置。

90%以上的痔可通过胶圈套扎止血。胶圈套扎并发症是罕见的，包括血管迷走神经反应、疼痛、出血或盆腔感染。盆腔感染发生率低，可能是因为把远端直肠壁一并套入胶圈，导致穿孔。一般来说，如果同时发生套扎后疼痛、尿潴留和发热，需要考虑是否存在盆腔感染。

HET双极系统

HET双极系统（Medtronic，St. Paul，MN）是一种双极透热疗法，用于齿状线以上的痔。这种方法的优点是可以治疗多发性痔。缺点是较小的痔很难用钳子夹住。

硬化疗法

硬化治疗是在黏膜下层注射硬化剂，如杏仁油中的苯酚或高渗盐水，而不是注射到痔内（图32-2D）。这种操作可以在诊室或床边完成。若使用杏仁油中的苯酚，建议使用大口径针头。另外，这个操作可以通过结肠镜或乙状结肠镜进行，像治疗食管静脉曲张一样注射高渗盐水。

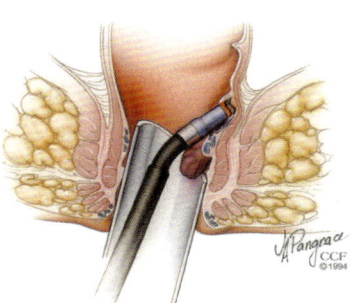

A. 用结扎吸引器进行胶圈套扎。图为吸引装置正确的放置方式

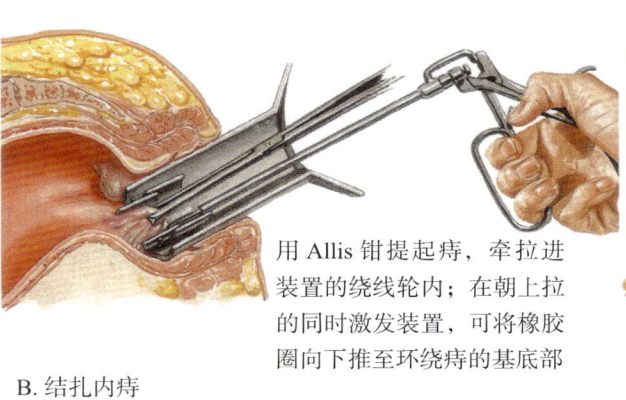

将橡胶圈装在特制的锥形导入器上

两个橡胶圈已经放置就位，随时可使用

用 Allis 钳提起痔，牵拉进装置的绕线轮内；在朝上拉的同时激发装置，可将橡胶圈向下推至环绕痔的基底部

将橡胶圈围绕痔的基底部套扎，橡胶圈后续会脱落，局部组织生长出肉芽，随后愈合

B. 结扎内痔

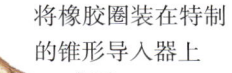
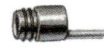
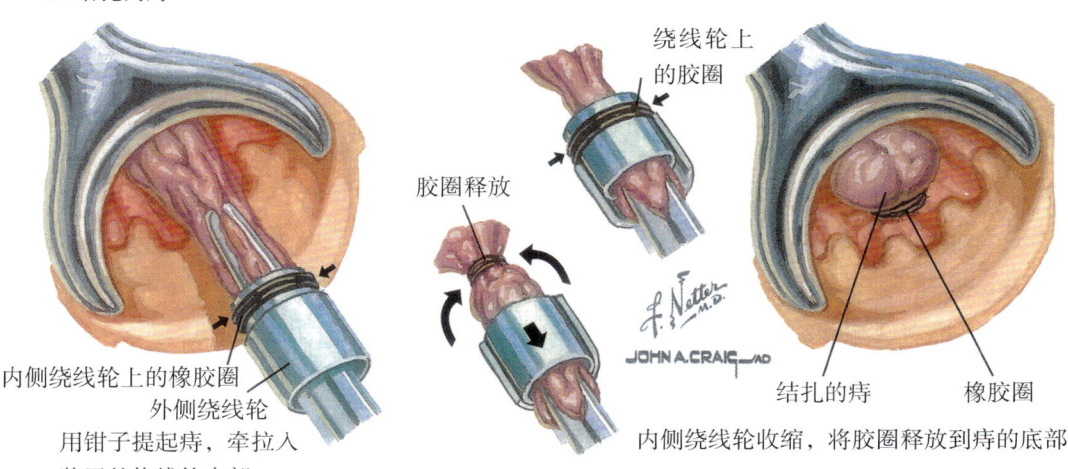

内侧绕线轮上的橡胶圈
外侧绕线轮
用钳子提起痔，牵拉入装置的绕线轮内部

绕线轮上的胶圈
胶圈释放
内侧绕线轮收缩，将胶圈释放到痔的底部
结扎的痔　橡胶圈

C. 内痔的外科治疗：胶圈套扎术

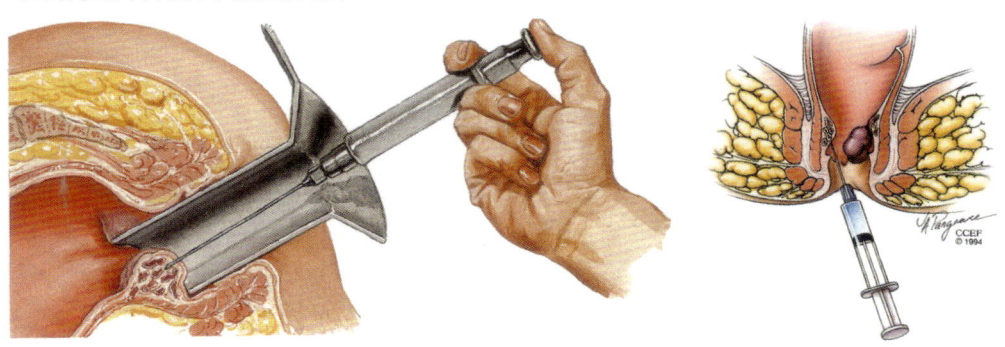

D. 硬化疗法：将硬化剂注入黏膜下，而不是痔内

图 32-2　痔的门诊治疗

（Parts A and D reprinted with permission, Cleveland Clinic Center for Medical Art & Photography ©1994–2019. All Rights Reserved.）

手术选择

药物或非手术治疗失败的患者可选择手术治疗，如多普勒引导下的痔动脉结扎和黏膜固定术、吻合器痔切除术和痔切除术。这些患者一般为 3 度或 4 度痔。

多普勒引导下痔动脉结扎及黏膜固定术

这种手术通常用于有脱垂症状的 3 度痔。在临床上，基本无皮赘、可在门诊治疗的痔，手术成功率最高。该手术在全身麻醉下进行，术中使用多普勒引导的痔动脉结扎系统，即一个带有多普勒探头的肛门镜。肛门镜润滑后置入肛管，根据多普勒信号，从患者痔右侧开始，在肛周一圈多处进行结扎。然后将肛门镜拉出 1 cm，重复以上过程。所有结扎均使用 2-0 聚乙醇酸缝合线。随后，术者对脱垂区域进行评估，并进行黏膜固定术（或直肠肛管修复术），这需要在刚才结扎的位置更高处缝合，将脱垂的部分缝合固定在齿状线以上。将缝线打结，线结将推动痔组织纳入肛管。约有 3 个区域要以这种方式结扎，都使用 2-0 聚乙醇酸缝合线（图 32-3A）。

吻合器痔固定术

该手术使用圆形吻合器切除齿状线近端约 1 cm 的黏膜。先将痔血管切断，导致痔大小减小，从而治疗痔症状，这种切除术可"固定"剩余的痔组织。

该手术需要全身麻醉。将特制的 U 形肛门镜插入肛管，在齿状线上方约 4 cm 处用 2-0 聚丙烯缝线环周缝合一圈。将吻合器置入肛管，将缝线绕着锥形头拉紧。关闭吻合器并击发，切除黏膜，将切缘钉合。若有出血，需用 2-0 聚乙醇酸缝线锁边缝合，或使用电凝止血（图 32-3B）。

这种手术使患者减少疼痛，因此减少镇痛药使用，但有较高的复发率，残留脱垂的概率也更高。吻合器痔切除术最常见的并发症是出血。其他罕见并发症包括直肠穿孔、盆腔感染和慢性疼痛综合征。

痔切除术（hemorrhoidectomy）

该手术通常用于 4 度痔，或脱出部分、皮赘过大的 3 度痔。该手术需要切除痔和痔蒂下方的皮肤和黏膜。最常见的术式是 Ferguson 手术（图 32-4A），其中包括缝扎、闭合伤口。还有 Milligan-Morgan 痔切除术，让创面开放，形成肉芽肿。

该手术通常在全身麻醉下进行，尽管清醒镇静联合肛门阻滞是有效的。在肛管中置入一个 Hill-Ferguson 牵开器或一个手术用肛门镜。提拉椭圆形的肛管皮肤并向肛管方向切割，随后将痔从肛门括约肌上提起来。在剥离过程中，需要把痔组织从肛门内括约肌上分离下来，但不可损伤肛门内括约肌。切除该处痔后，如有其他需要切除的痔，重复以上步骤。

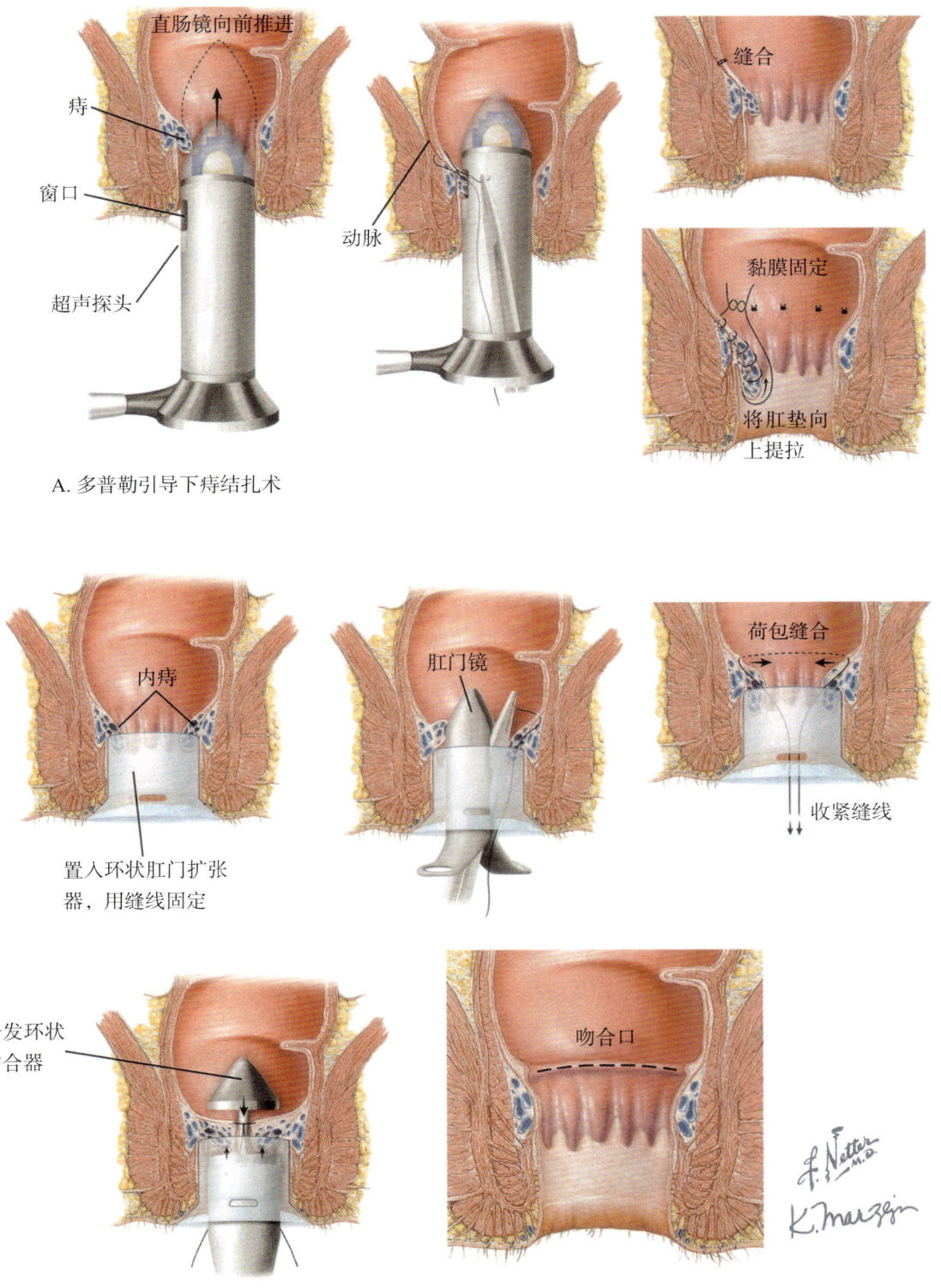

图 32-3　A. 多普勒引导下痔动脉结扎及黏膜固定术；B. 吻合器痔切除术

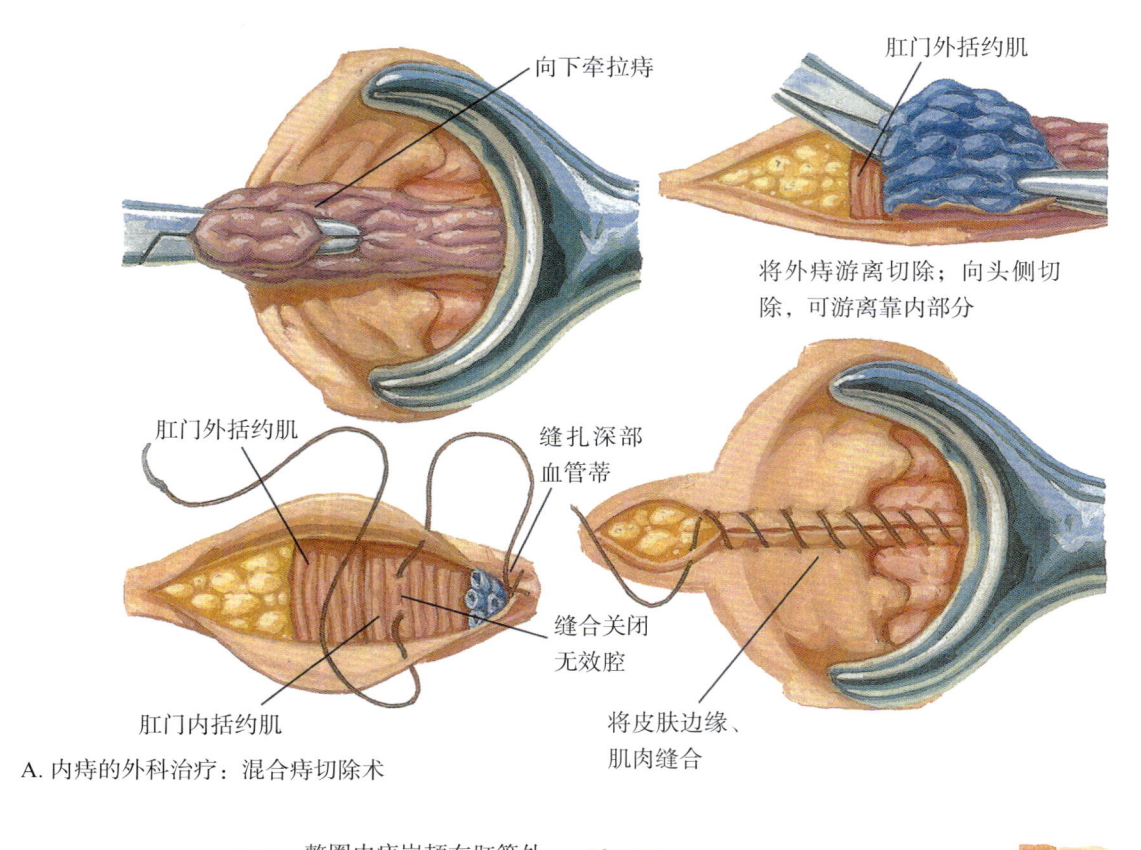

A. 内痔的外科治疗：混合痔切除术

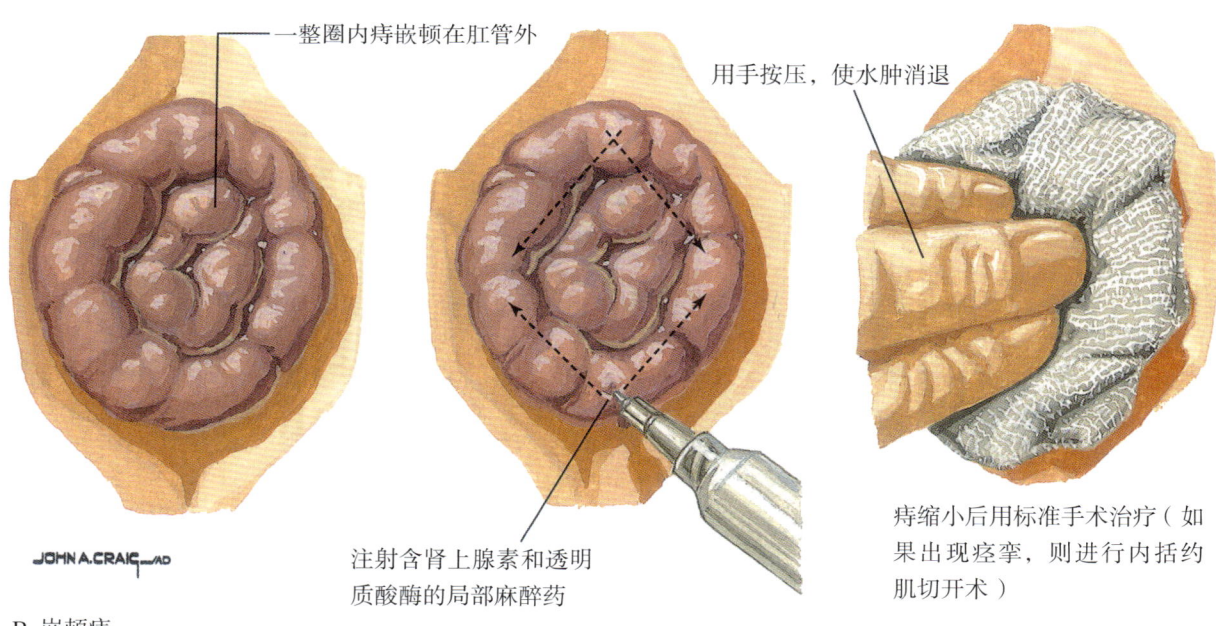

B. 嵌顿痔

图 32-4　痔切除术与嵌顿性（绞窄性）痔

在美国，医生常用 Ferguson 术式。切除痔组织后，痔基底部用缝线结扎，用可吸收缝线连续缝合肛周黏膜/皮肤。Milligan-Morgan 技术主要在英国使用。保持创面呈开放状态，使创面 4~8 周后向内长出肉芽组织。若切除多个肛柱，肛膜切除部位起码间隔 1 cm，以防止肛门狭窄。

绞窄痔

脱垂和绞窄（或嵌顿）的痔，是由于急性或慢性脱垂、继发肿胀而引起血栓的 3~4 度痔。患者通常有强烈肛门疼痛，有时发生尿潴留。体格检查通常显示内痔和外痔存在血栓，伴有或不伴有坏死（图 32-4B），及存在一定程度的水肿。

通常治疗方法为急诊痔切除手术。若存在组织坏死，应切除所有失活组织，并保持切口开放。若患者不适合进行手术，可在肛管皮肤进行局部浸润麻醉。麻醉可使肛门内括约肌松弛，通过轻轻按摩可减轻内痔。血栓性外痔切除和内痔多重胶圈套扎可作为痔切除术的替代方案。

血栓性外痔

痔的外凸部分可形成一个巨大血块，令人非常痛苦。患者通常在举重或做用力的动作时，肛门区会突出肿块，尽管患者不做任何活动时也会发作。发作 4~5 d 时，可通过摘除血栓性外痔的血凝块与覆盖层缓解疼痛（图 32-5）。建议切除痔，而不是仅仅"穿刺"痔上层皮肤，挤出血块，因为后者被证实有更高的复发率。上述操作可在门诊局部麻醉下进行。当痔基底部麻木后，采用椭圆切口去除痔的顶部，排出血块。血栓性外痔发作超过 5 d 的患者一般不会进行这个手术，因为那时候大多数患者症状消退，血块可自行吸收。采用温水坐浴和非阿片类镇痛药就足够了。保守治疗包括使用硝酸盐或钙通道阻滞剂，利多卡因凝胶，并保持患者的大便柔软。无论是否进行手术治疗，疼痛通常会在几周内消退。

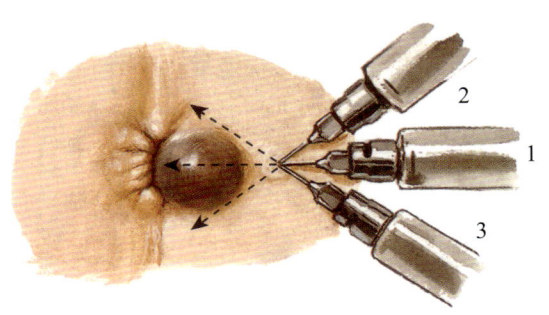

在血栓性痔周围皮下注射麻醉剂，1 在痔上方，2、3 在痔周围略深部

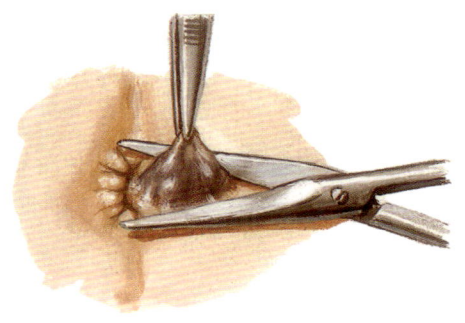

用镊子提拉痔上方皮肤，切除椭圆形皮肤

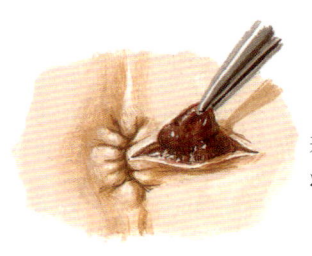

若血栓未自行突出，将它提拉出来

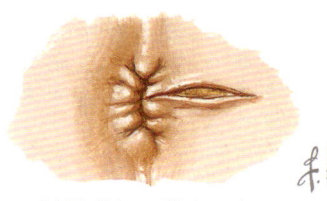

椭圆形切口并在一起，用棉敷料覆盖

图 32-5 血栓性痔

血栓性外痔开窗减压，切除内部血栓

第 33 章
肛周脓肿和肛瘘

编者 James M. Church
张正国 译，窦若虚 丁自海 审校

简介

肛周感染是一种常见的疾病，基于其解剖和病理生理学下的治疗是简单而成功的。肛门、骨盆和会阴周围区域的解剖结构很复杂，该区域的脓肿也很复杂。本章的目的是在解剖学的背景下解释肛周脓肿并阐述其治疗方式。

解剖和发病机制

大多数肛周脓肿始于肛腺。肛门周围有多达 10 个这样的腺体分布，每个主管道从肛门隐窝底部的腺体开口穿过内括约肌进入括约肌间隙。在这里，腺体的分支是分散的。肛门隐窝位于齿状线，位于肛管中段鳞状上皮的近端。这些陷窝形成了肛柱的最下端，从齿状线向头部垂直延伸，穿过肛门过渡上皮进入直肠（图 33-1）。排便过度用力和频繁排便时出现的肛门功能滥用会导致肛门皮肤水肿，并可能堵塞肛腺的开口。

肛管内的压力往往是前后最高，这使得前中线和后中线成为导致裂缝的深部黏膜裂开的常见部位，也是导致脓肿和瘘管的肛门腺体堵塞的常见部位。肛腺阻塞意味着腺体分泌物积聚，继而发生细菌过度生长、腺体破裂和脓肿。有时候导管的堵塞物清除了，脓肿就会消退；但如果没有清除，随着脓肿压力的增加，脓肿进一步扩大，继而沿着阻力最小的间隙穿过肛周组织。在这一演变过程中的某个时刻，患者会感到持续且不断增加的疼痛。随着脓肿的恶化，疼痛会变得越来越严重，如果脓肿变得更浅，则可以触摸到肿块。有时脓肿会通过腺体导管从肛门排出（这常常能通过仔细的肛门镜检查看到，脓液会从感染腺体的位置排出）；然而，最常见的还是通过破溃的皮肤自发引流。

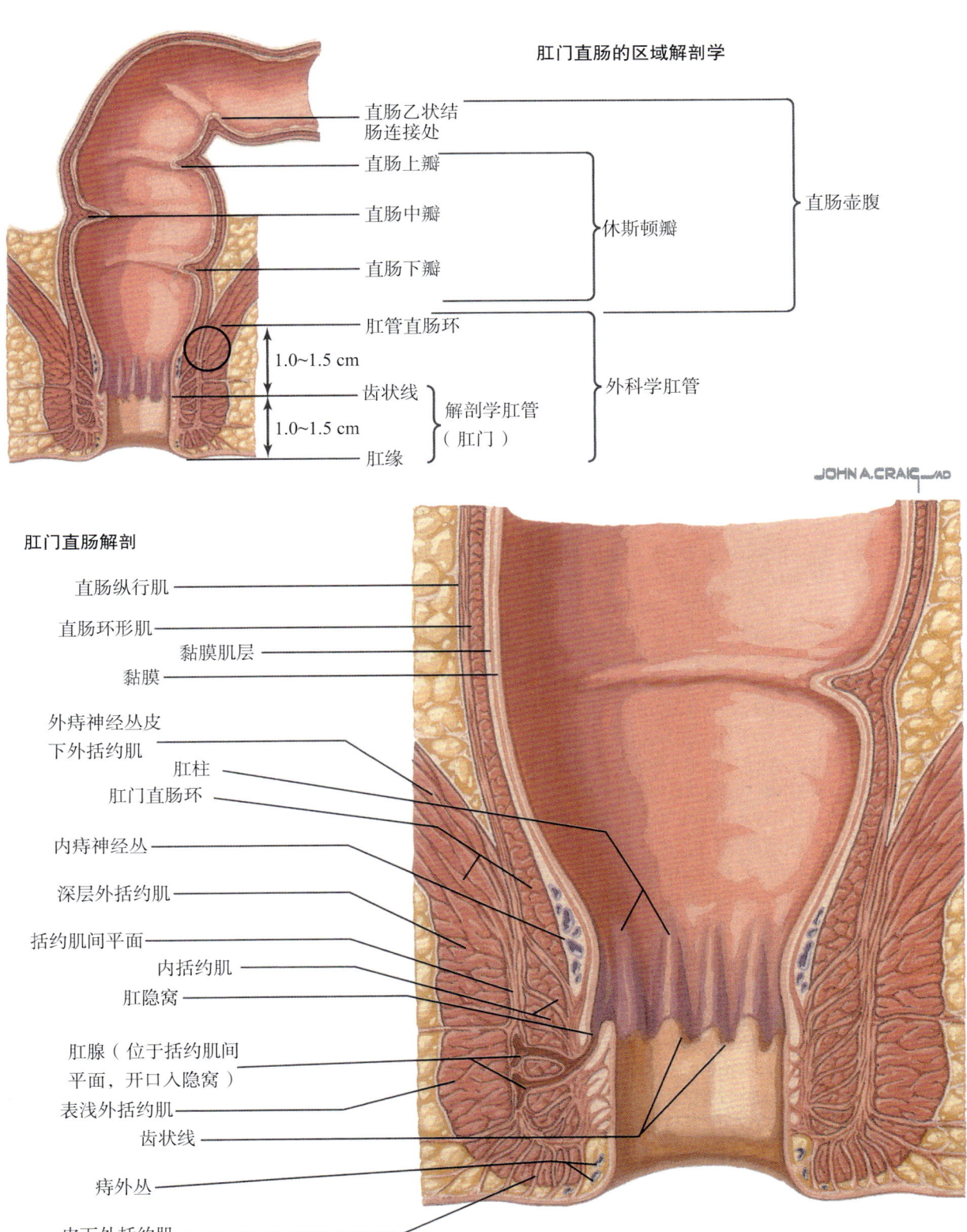

图 33-1 肛门解剖

肛周脓肿

根据脓肿的位置描述脓肿及其治疗

肛周脓肿的恶化可能会向多个方向发展，具体反映在其分类中，如图 33-2 所示。这些分类反映了肛门和腹膜外直肠周围的空间，脓肿压力的增加会导致脓肿扩大。脓肿形成过程中的路径决定了脓肿引起的瘘管的轨迹。因此，脓肿的位置可以决定瘘管的分类（表 33-1）。

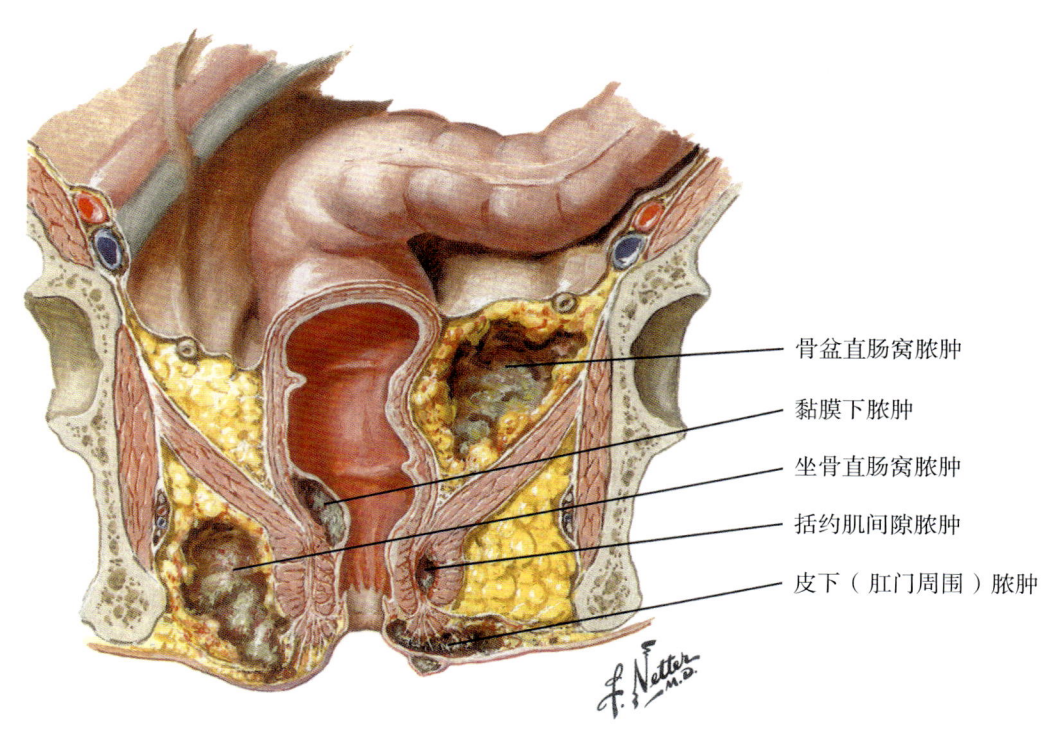

图 33-2　直肠周围脓肿的好发部位

表 33-1　脓肿位置与瘘管的对应类别

脓肿	肛瘘
肛周脓肿	括约肌间瘘 / 低位经括约肌瘘
坐骨直肠窝脓肿	经括约肌型瘘
黏膜下脓肿	皮下瘘
括约肌间隙脓肿	括约肌间瘘 / 经括约肌型瘘，取决于引流方式
肛提肌上型脓肿	括约肌上型瘘
括约肌外型脓肿	常为医源性瘘管

肛周区域

括约肌平面的底部是肛周间隙：包含外痔丛的皮下组织。其中，直肠纵肌的纤维穿过外括约肌的最下部，并将其附着在皮肤上（肛门皱襞）。如果脓肿在括约肌平面向下扩散，它将到达皮下肛周间隙，并在一定程度上被肌肉和纤维所遏制，将会形成易发现的脓肿。这是最常见的肛周脓肿类型，且在检查时很容易诊断为不连续的肿块，呈红斑、压痛，有时有波动感。波动是一个有用的信号，因为它显示了脓液试图通过皮肤排出的位置，也是切口引流的标志点。

根据脓腔的大小和深度，可以将脓肿去顶或用大小适宜的蘑菇引流管引流。如果使用引流管引流，需要在 7~10 d 拔除引流管。不鼓励填塞，因为填塞物需要每天更换，这就会很痛苦。约 30% 的患者会发生肛瘘，这种肛瘘可能是低位经括约肌型或皮下瘘。最近的研究数据表明，引流后用环丙沙星和甲硝唑治疗 1 周可以最大限度地减少瘘管的形成。此外，在脓肿引流时应小心仔细地寻找瘘管，可以酌情进行挂线引流或瘘管切开术，并预防后期并发症。

括约肌间区域

受感染的肛腺会在括约肌间平面形成脓肿，在向任何方向发展之前被发现即为括约肌间脓肿。体外检查通常不可见，但有时可以在触诊或在肛门镜检查中看到（通常在患者处于麻醉状态时）。单纯的括约肌间脓肿在临床上并不常见，因为它没有外部肿块。在这方面，它们和肛门后深部空间的脓肿很像。肛门持续剧烈疼痛的患者需要在麻醉下检查，检查时，脓液常通过肛腺流出。这时，术者就有机会通过打开腺体引流脓肿了。否则，就要通过肛周皮肤、肛管上皮或坐骨直肠窝，根据脓液的位置和最近的进入点进行引流。引流点和进入脓肿的路径决定了由此产生的瘘管的解剖结构。

坐骨直肠区

肛门外括约肌是坐骨直肠间隙的内侧边界（以及肛门后深间隙的前边界）（图 33-3A）。如果脓肿从括约肌间隙侧向通过内括约肌延伸，它将到达这个大而充满脂肪的空间，这对脓肿的发展几乎没有抵抗力。扩张性脓肿也可以在这个平面内围绕肛门周向扩散，呈马蹄形。这种情况发生的程度取决于导致感染的独特菌群以及患者先天的抵抗力。坐骨直肠窝脓肿可能非常大，并扭曲臀部。如果治疗延迟，可能会出现全身症状。在检查时，尽管可以看到全身肿胀，但通常没有明显的波动点。最红的区域是引流的最佳位置，用大口径针头抽吸可以确认是否存在脓液。在某些情况下，可以在换药室进行局部麻醉下引流，但更有效和舒适的选择是在手术室进行全身麻醉。坐骨直肠窝脓肿比肛周脓肿更深，所以去顶往往不是最明智的选择。当患者睡着时，可以用仪器或手指评估腔的大小，在腔的边缘做一个对冲切口，并放置一个引流管。如果没有发现瘘管，则插入尽可能大的蘑菇引流管，以确保脓液自由排出（图 33-3B）。根据脓肿的大小，引流管可在 10~14 d 移除，或在必要时更换成细一点的引流管。

马蹄形脓肿

深部马蹄形脓肿通常起源于感染的后中线肛隐窝。脓肿向后延伸到肛门后深部间隙，然后横向扩散到坐骨直肠间隙，常在会阴外侧发现压痛肿块。脓液从脓肿最明显的部位排出，形成一个深腔，该腔穿过肛管后深间隙的中线与会阴的另一侧相连。术者可以在肛门后方做中线切口，进入肛管后深间隙，瘘管的每个分支分别挂线（通常采用 Penrose 引流管），使引流通畅。通过中线切口进行探查通

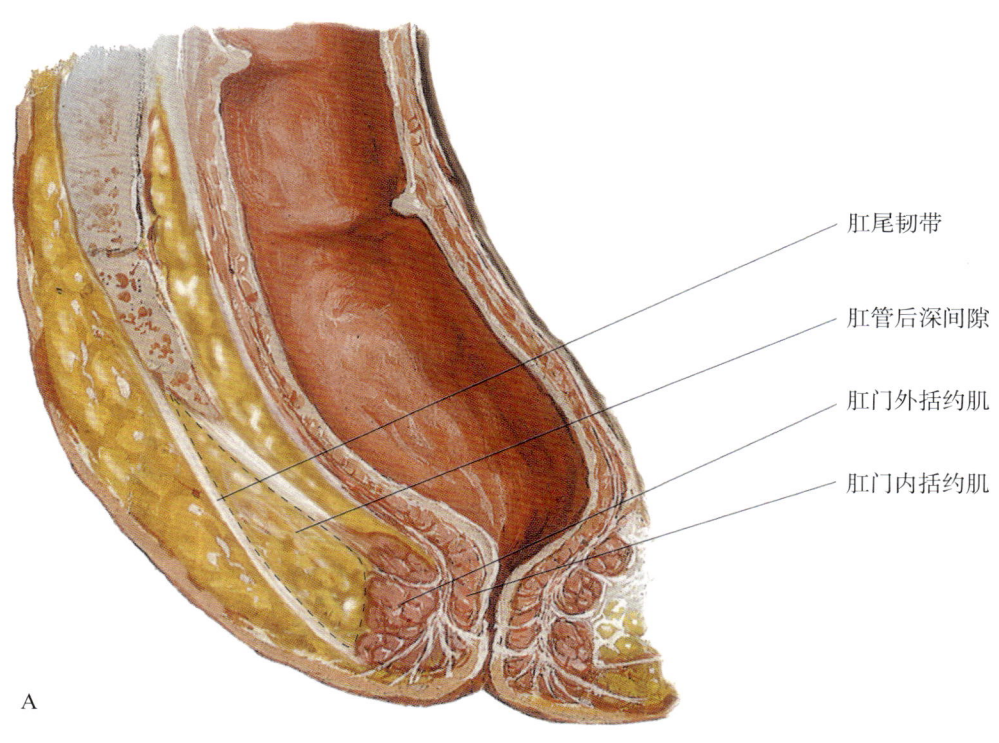

肛尾韧带
肛管后深间隙
肛门外括约肌
肛门内括约肌

A

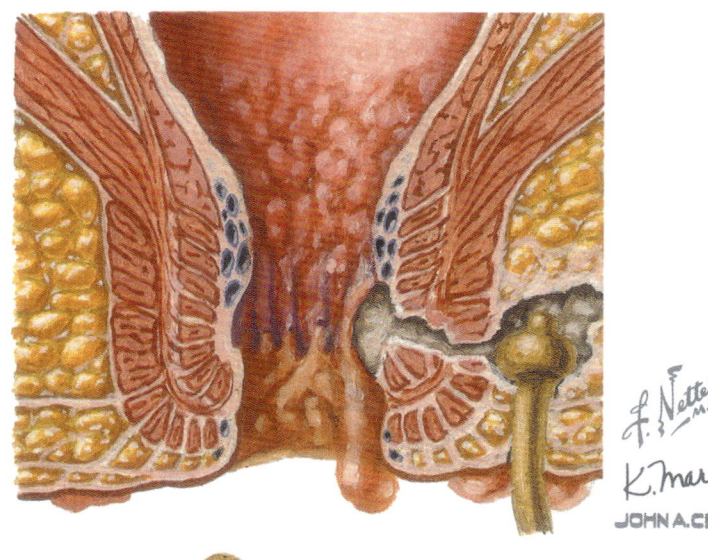

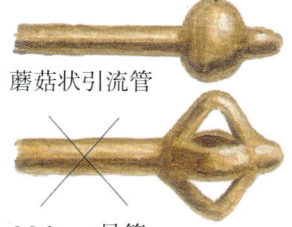

蘑菇状引流管

Malecot 导管
（纤维组织容易长入，造成拔除困难）

蘑菇状引流管和 flared-tip 引流管可以放置在深部坐骨直肠窝脓肿处进行引流

B

图 33-3　A. 肛管后深间隙；B. 直肠周围脓肿的导管引流

常会发现瘘管的内口，术者可以经括约肌路径从切口向受感染的隐窝进行挂线。目前推荐首选使用"改良Hanley手术"治疗马蹄形脓肿，包括广泛打开肛门后深间隙和广泛括约肌切开术。它是一种不太激进的手术方式，即在不分割肌肉的情况下将有效的挂线插入瘘管，并延迟推进皮瓣修复内口。

肛提肌上脓肿

　　肛提肌上脓肿是由括约肌间感染向上扩散至肛提肌上方，或盆腔脓肿向下扩散至盆底引起的。这种深度脓肿会引起盆腔疼痛和全身感染症状，并在影像学检查和（或）麻醉下检查时发现。根据脓肿的解剖结构，可以通过直肠或臀部进行引流。影像学或结肠镜检查可以诊断或排除相关的盆腔脓肿。

肛周脓肿的普遍治疗原则

　　1. 有效引流：开一个足够大的洞，让脓液自由流出，并确保引流切口的皮肤边缘在脓肿腔愈合之前不会愈合。这意味着切除皮肤边缘，彻底去除表面空洞。深腔可以用尽可能大的引流管处理。引流部位位于波动部位，如果波动不明显，则位于脓肿的最内侧边缘。

　　2. 易患败血症的患者（糖尿病患者或正在化疗的患者）需要使用抗生素，并且可以常规使用抗生素来预防肛瘘。

　　3. 不需要进行填塞，但应在7~10 d进行随访，以重新评估脓肿。

　　4. 复发或未愈合的脓肿提示可能存在瘘管。

　　5. 如果患者处于全身麻醉状态，可以在脓肿引流时小心仔细地寻找瘘管。可以轻柔探查明显的瘘管并放入挂线，如果管腔很浅，可以进行瘘管切开术。

肛瘘

发病机制及表现

　　肛瘘（anal fistula）是肛门内部与肛周/会阴皮肤或阴道黏膜之间的异常沟通。肛瘘最常见的病因是隐腺脓肿，瘘管由肛周脓肿演变而来。当肛周脓肿引流时，可能会有一条瘘管将感染的肛腺导管和脓肿的出口孔连接起来。有时瘘管会通过腺体开口向近端愈合。如果腺体开口不愈合，直肠内的细菌会进入腺体并使脓肿持续存在，脓肿会通过为引流而形成的开口减压。如果瘘管外部愈合或变窄，近端管腔内的压力增加会导致复发性脓肿或瘘管外脓肿的扩散。有时会形成新的外部洞口。肛瘘通常表现为复发性肛周脓肿，或永远不会愈合但持续引流的脓肿。

分类

肛瘘在感染的肛隐窝处有一个内口、一个瘘管和一个或多个外口。在隐腺脓肿中，内口通常位于后中线或前中线的隐窝处（参见 Goodsall 法则，图 33-4A），这是由脓肿从感染的腺体开口通过内括约肌进入括约肌间隙并从那里到皮肤或阴道的传播路径决定的。表 33-1 和图 33-4B 列出了瘘管的解剖类型。肛瘘的解剖学分类在临床上很重要，因为它定义了肛管与肛门内外括约肌的关系，并决定了最合适的治疗选择。

浅表或皮下瘘

该瘘管从肛门边缘附近的内口通过黏膜下或皮下到达外口。通过简单的瘘管切开术很容易治疗。将探针穿过管腔，确保探针表面没有肌肉，然后将探针之上的组织切开。不要去除瘘管基底的肉芽组织，但要修剪任何突出的组织边缘。

括约肌间肛瘘

该瘘管从内口穿过内括约肌到达括约肌间沟。然后沿括约肌间平面向下到达肛周皮肤的外部开口。因此，该瘘管包含可变数量的肛门内括约肌，治疗方式取决于有多少括约肌包含在内。可选择的方法有瘘管切开术（适用于小块肌肉或无肌肉）、挂紧线的延迟括约肌切开术（适用于<1 cm 的肌肉），对于超过 1 cm 的肌肉，插入引流管作为瘘管修复的第一步［推移瓣或瘘管内口结扎术（LIFT）］。推移瓣或 LIFT 手术比肛瘘塞或纤维蛋白胶在实现愈合方面更成功。

浅表经括约肌肛瘘

该瘘管穿过内括约肌的下 1/4，通常穿过部分外括约肌。外口靠近肛门，但离肛缘较远。根据括约肌的状态和瘘管的位置，这种瘘管可以通过瘘管切开术、挂紧线的延迟瘘管切开术或分阶段修复手术来治疗。对于肛管较短的患者、前部瘘的女性患者，不应该切开括约肌。

深部经括约肌肛瘘

该瘘管穿过括约肌的主体，因此瘘管切开术很有可能造成肛门渗漏或尿失禁。外口可以出现在会阴的任何地方。必须使用推进皮瓣或 LIFT 技术修复这些瘘管。

括约肌上型肛瘘

该瘘管在齿状线处离开受感染的瘘管开口后在括约肌间平面向上延伸，从上方绕过肛提肌，然后通过坐骨直肠间隙下降至外口。推移瓣可以治愈这些起源于隐腺的瘘管。挑战在于将探针绕到瘘管的内口处以便插入挂线。这时最好通过双入路会师来完成，即通过受感染的隐窝和外口进行探测。

括约肌外型肛瘘

该瘘管离开外口后直接进入肛提肌上方的直肠。这些通常是医源性瘘管。通过各种经直肠手术直接修复直肠开口通常是有效的，只要瘘管引流通畅。注意：在齿状线上可能有一个真正的内口，伴有一个括约肌上型瘘管。仔细观察，并根据真正瘘管的正确解剖结构进行治疗。

肛瘘的治疗原则

1. 控制内口是关键，识别正确的开口至关重要。作为脓肿的来源，必须将其关闭或消除。

2. 在用挂线进行最后引流前简化主要瘘管（图 33-5）。用挂线和蘑菇状导管引流相关脓腔或空腔以及相关的瘘管。

3. 待脓肿消退、纤维化后再进行修复。发炎、水肿的瘘管很脆弱，缝合后愈合不好。应进行至少 6 周的初步引流。

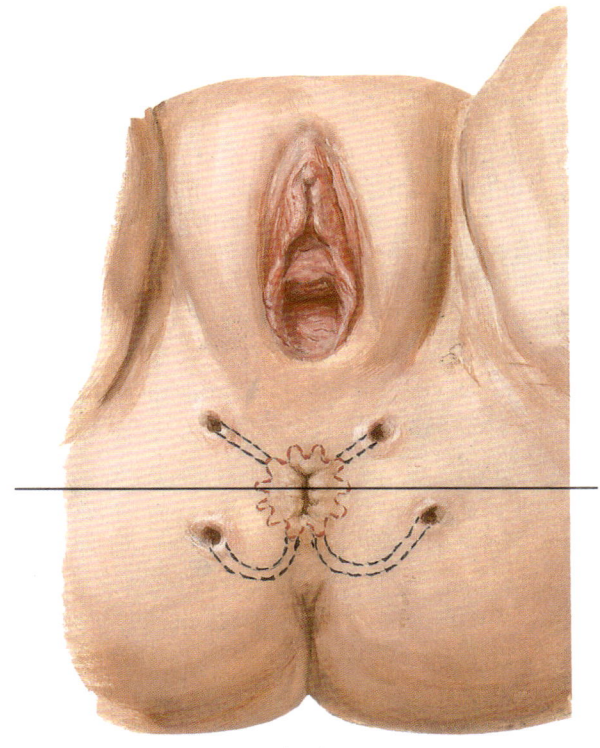
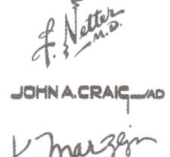

A. Goodsall–Salmon's 规则

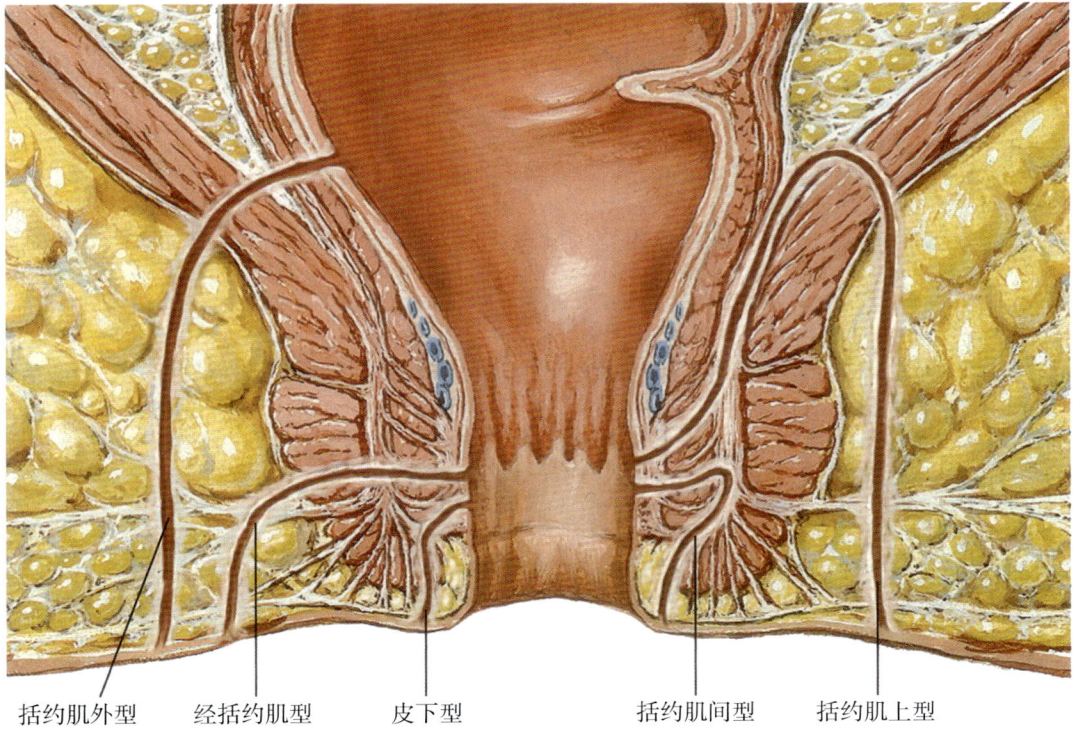

括约肌外型　　经括约肌型　　皮下型　　　　括约肌间型　　括约肌上型

B. 肛门直肠瘘的类型

图 33-4　肛瘘的解剖

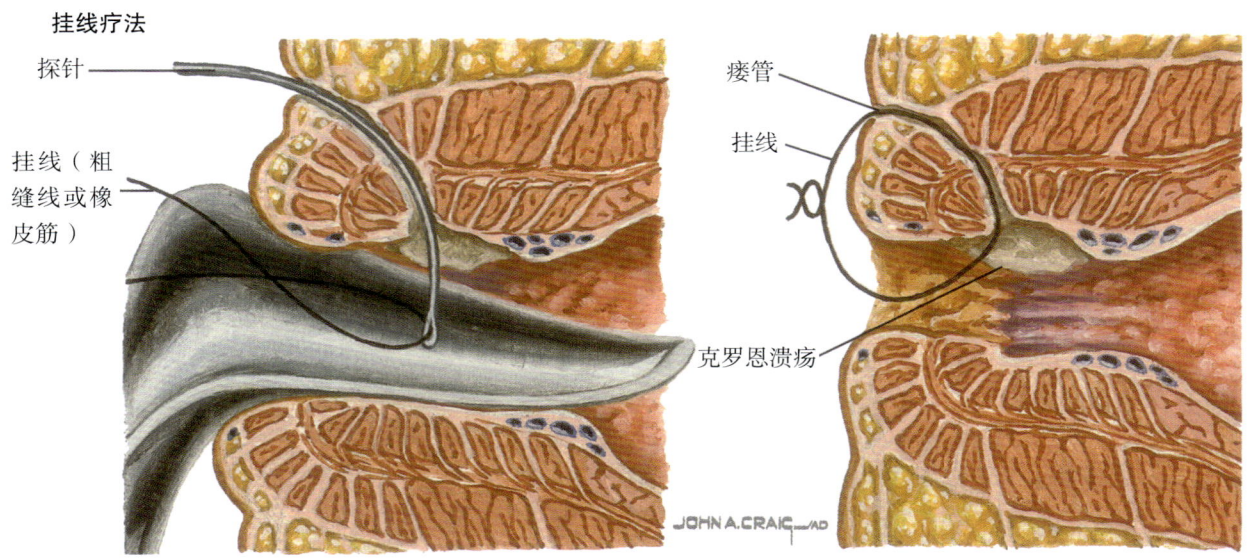

通过挂线控制瘘管的脓肿（避免了瘘管切开术，其伤口恢复缓慢且可能导致失禁）

挂线通过内外口留置于瘘管中，用以阻止脓肿形成，并减少对括约肌结构的损害

图 33-5　肛瘘挂线引流的放入

4. 治疗前评估肛管的强度和长度。对于括约肌短且弱的患者，应避免进行任何肌肉的分离。

5. 根据肛周手术的基础进行操作：a. 无效腔；b. 无张力；c. 大开口；d. 止血良好；e. 管理瘘管（肛瘘修复失败的最常见原因是瘘管脓肿）。在短瘘管中，广泛清除外开口；对于长瘘管，使用蘑菇引流管引流 120 天。

复杂性肛周脓毒症

克罗恩病

克罗恩病患者在两种情况下会出现肛周脓肿：正常肛周组织和受克罗恩病影响的肛周/会阴组织。如果在组织中发现肉芽肿，临床怀疑会阴克罗恩病。"正常"肛周脓肿的治疗方法与任何脓肿或瘘患者相同。会阴克罗恩病患者会阴部皮肤常有水肿并反光，切开后不愈合。脓肿可引流，但切口需小，可能需要进行粪便转流。该疾病可通过生物疗法控制，然后可以考虑手术修复。

阴道瘘

阴道是前部肛周脓肿最常见的引流通道之一，因为两个器官之间距离很短，并且可能会因产科意外而形成中隔瘢痕。由于脓肿很少见，因此不需要使用引流管。可用皮瓣进行修复。如果会阴厚度正常，简单的皮瓣就有效，但如果会阴很薄，可以使用会阴直肠切开术、括约肌成形术、Martius 皮瓣或股薄肌皮瓣来增加肛门和阴道之间的距离。

储袋瘘

肛瘘可能来自回肠储袋肛管吻合术本身，或来自吻合器回肠储袋肛管吻合术下方的齿状线。通过导管从瘘管到肛周皮肤进行引流，然后修复。出现脓肿的阴道瘘需要进行引流。与克罗恩病相关的瘘管先引流，用生物制剂治疗，再考虑修复。吻合储袋瘘可通过切除吻合口缺损并再缝合、经肛门储袋推进皮瓣或经腹重做储袋进行局部治疗。对于有回肠储袋的隐腺性瘘患者可选择同种治疗，但如果吻合口和齿状线之间有足够长度的肛管，可以考虑使用推进皮瓣。由于储袋和阴道之间缺乏组织，回肠储袋阴道瘘的修复是所有瘘管修复中最困难的。括约肌成形术、Martius 皮瓣或股薄肌皮瓣是可以选择的。

第 34 章
直肠缝合固定术和腹侧直肠补片固定术

编者 Sherief Shawki

鲜振宇 译，窦若虚 丁自海 审校

简介

直肠全层外脱垂是指直肠通过肛门口的疝出。直肠脱垂最常见于老年女性，但男女都有可能发生，甚至在年轻时也会发病。直肠脱垂的潜在发病机制尚不清楚。然而，中低位直肠肠套叠被认为是发病的起始步骤。长期用力排便也被认为是诱发因素之一。

手术修复的目标是通过持久的修复来固定脱垂的直肠，以减少复发，同时改善失禁和维持肠道功能。直肠脱垂的外科治疗已经有 100 多种手术方式，这表明最佳术式尚未确定。其中大多数都围绕着几个概念展开，可以通过经腹或经会阴入路进行。术式如何选择取决于外科医生的经验和培训，以及他/她对解剖缺陷、患者状况和手术适应证的理解。这些选项包括：
- 缩窄扩张的肛门
- 修复盆底
- 消除过深的直肠膀胱陷窝或直肠子宫陷凹（Douglas 窝）
- 经腹或经会阴入路切除肠管
- 将直肠固定或悬吊于骶骨上
- 以上方式的组合

本章主要聚焦直肠缝合固定术（suture rectopexy）和腹侧直肠补片固定术（ventral mesh rectopexy），因为它们是治疗直肠全层脱垂最常用的两种方法。

直肠固定术和盆腔游离的解剖学

在手术过程中，可以观察到一些值得注意的与直肠脱垂相关的盆腔解剖结构的改变。包括组织松弛度的增加；过深的直肠阴道或直肠膀胱陷凹（过深的 Douglas 窝）（图 34-1A~C）；直肠活动度的增加；与正常情况相比，直肠被增厚的腹膜覆盖的范围更广，也经常会遇到盆底肌薄弱和肛提肌复合体分离。这些是致病因素还是仅仅是相关的解剖变异仍有争议。

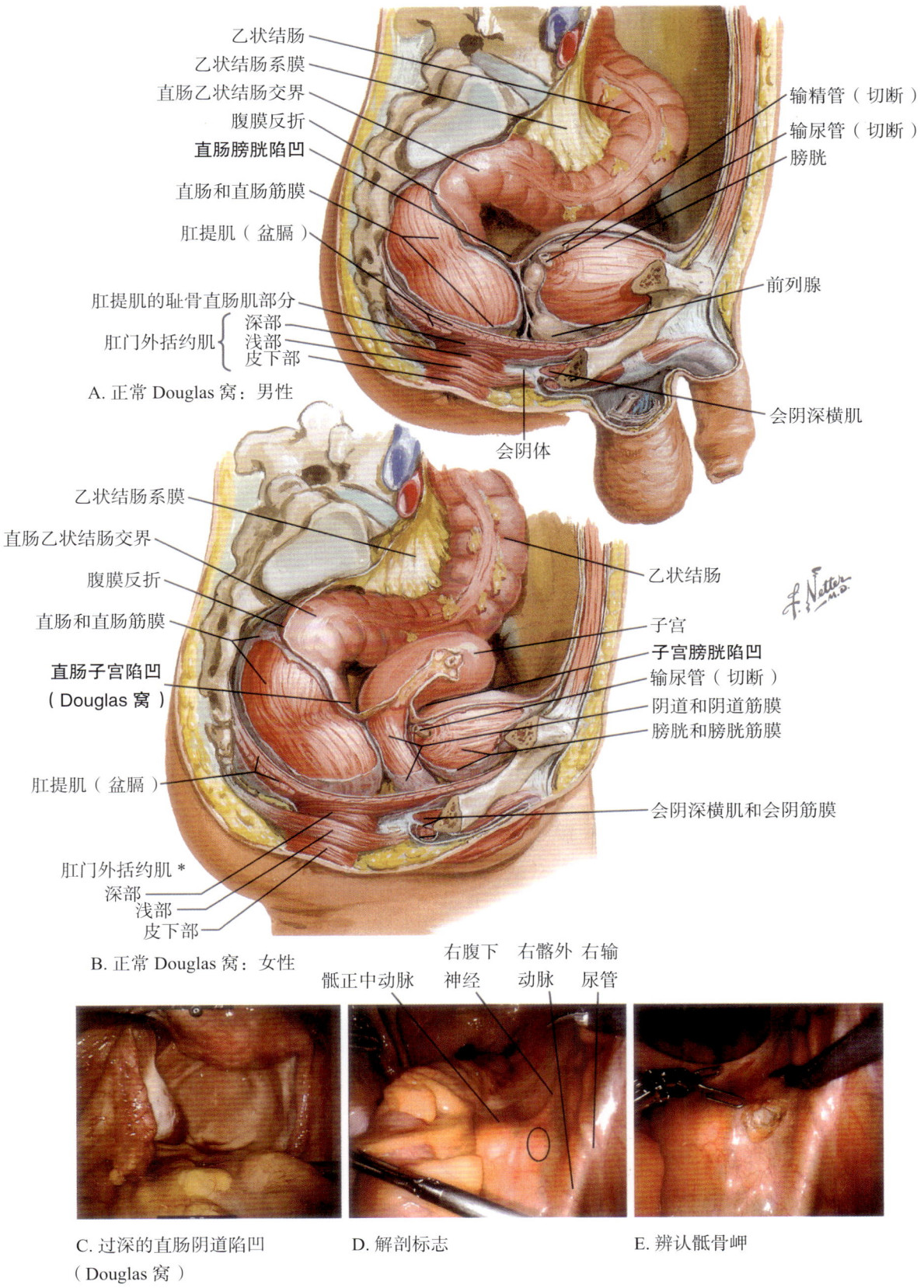

图 34-1 直肠固定术和盆腔游离的解剖学

组织松弛和腹膜增厚会使牵引和反牵引具有挑战性，并可能导致游离过程中漂移或偏离正确的轨迹，在手术过程中认识到这一点是比较重要的。

对于悬吊手术，必须用覆盖在骶岬上的骶前纵韧带来固定游离的直肠或补片/移植物。在这个过程中，对周围结构的认识确保了恰当的技术操作和避免损伤附近的结构。图 34-1D，E 和图 34-2A~C 显示了周围的解剖结构。

骶正中动脉位于躯体正中线处，也就是位于拟固定补片位置的左侧（图 34-1D）。在同一侧但从左向右斜行的是左髂总静脉。位于远端从左向右走行的是右腹下神经。右髂总动脉在近端，从左向右走向尾侧，右输尿管在右外侧（图 34-1D）。这些结构之间的骶岬是固定补片的合适区域（图 34-1E）。所有这些都是筋膜外或腹膜后的结构，因此在缝合到下方的骶前纵韧带时很容易遇到，因为骶前纵韧带就在这些结构的后方。

当做固定补片的缝合时，手术者必须注意避免在骶岬远端和右侧操作，因为这可能损伤第一骶神经（图 34-1D，E）。

有时，特别是肥胖的患者，骶岬被脂肪组织覆盖，会使得游离变得非常困难。

直肠缝合固定术

直肠缝合固定术中盆腔解剖标志与直肠癌手术相同，如图 34-2 所示。与骶岬区域相似，在进行任何类型的直肠手术之前，了解直肠周围的盆腔结构（包括大血管、神经和输尿管）是至关重要的。

在该手术中，直肠后壁游离的方式与直肠癌的游离方式非常相似。切开覆盖直肠乙状结肠交界处的腹膜（图 34-2A~C）。游离的目标是要进入直肠系膜和 Toldt 筋膜之间的平面，以使输尿管和自主神经免受损伤，因为它们在从腹腔走向盆腔的行程中位于 Toldt 筋膜下方。一旦进入正确的平面，就从直肠后方向尾侧游离，直到肛提肌（图 34-2A~C）。将直肠提起来后，用两根不可吸收的缝合线将其肠系膜固定在骶骨岬上（图 34-2D，E）。采用褥式缝合术通常有助于避免缝线穿过肠系膜。此外，有些外科医生喜欢在肠系膜的一侧缝合，而另一些外科医生则喜欢做双侧缝合固定；这似乎是由手术者自行决定的，没有好的数据支持以上哪一种方法更好。

重要的是，后方要游离充分以完全回纳脱垂直肠，这可以在游离结束时通过直肠指检来确认，以确保脱垂的肠管已完全回纳入肛门内。在一些患者中，可能还需要近端外侧的游离，以达到完全回纳。

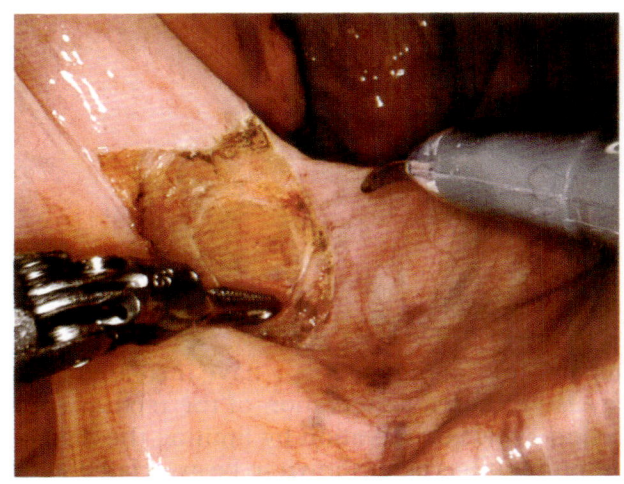

A. 在直肠后方的无血管平面里继续游离　　B. 继续后方游离

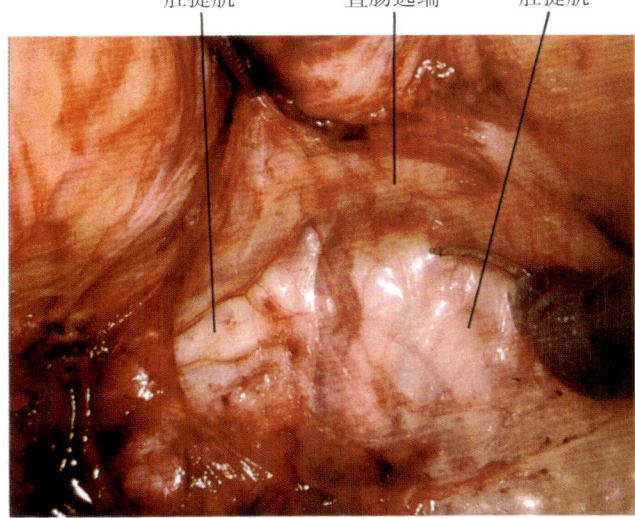

肛提肌　直肠远端　肛提肌

C. 向下游离直到盆底

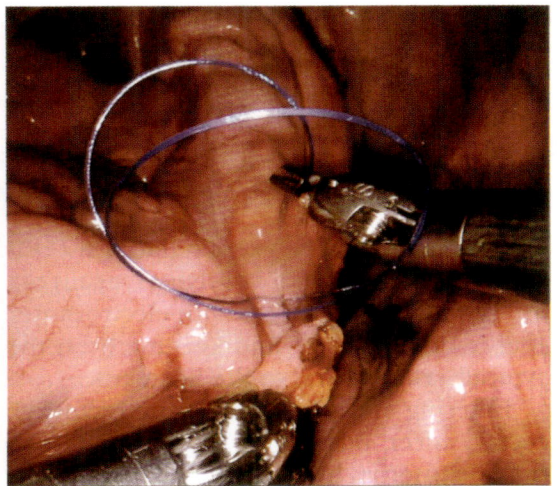

D. 选定缝合点

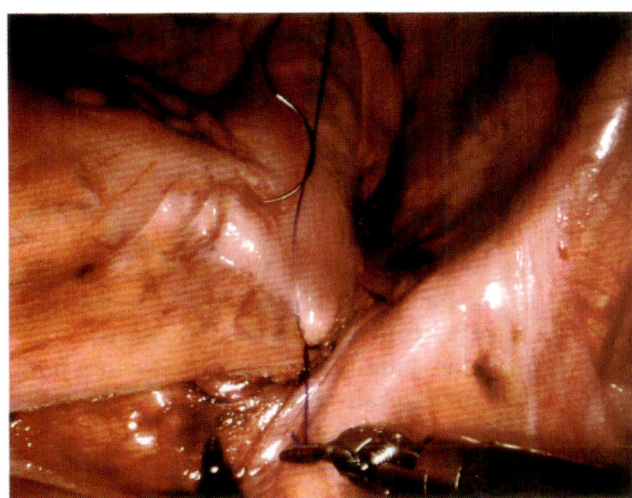

E. 打结固定直肠系膜

图 34-2　直肠缝合固定术

微创腹侧直肠补片固定术

在一些病例系列中，经腹修复的直肠脱垂患者可能会增加便秘发生率，而后方游离可能会导致直肠去神经化，从而导致排空障碍。腹侧游离通过将游离局限在直肠阴道隔里的直肠前方来避免去神经化。在超过80%的患者中，它已被证明能解决便秘问题。随着微创手术和外科技术的进步，腹侧直肠补片固定术通常采用腹腔镜或机器人平台进行。

切开直肠乙状结肠交界处右侧的腹膜，识别出骶前纵韧带。如前所述，应小心保护周围的结构。随后沿右直肠旁沟切开腹膜形成腹膜瓣。只切开直肠系膜右前方的腹膜（图34-3A，B）。直肠系膜应保持原样，不需要游离。然后向尾侧延伸切口，直到Douglas窝右侧。

在游离时应注意避免切开线太靠外侧。因为盆底组织松弛，很容易出现这种情况，也会使牵引和对抗牵引具有挑战性。用电刀预先勾勒出腹膜切开线可能有助于避免这种情况。在女性患者中，辨认出右侧子宫骶骨韧带并将其保持在右侧可避免右输尿管损伤，后者通常位于该韧带外侧。进入和游离直肠阴道隔的方式与直肠癌手术类似，在此过程中，将阴道顶端牵向前下方。在阴道内插入子宫托可能让这部分操作更容易。对直肠进行反向牵拉，将腹膜横行切开（图34-3C，D）。网状无血管组织开始显现并逐渐打开，进入直肠阴道隔。在这个网状组织平面里向尾侧游离，暴露直肠前壁直到盆底水平（图34-3C，D）。

可以使用合成补片或生物胶原移植物。可能需要进行适当剪裁以使其适合"口袋"的大小。补片/移植物可通过其中一支套管针导入腹腔，并放置于盆腔深部的直肠表面。然后用可吸收缝线做三排的间断缝合将其固定在直肠前壁（图34-3E，F）。

随后，将补片/移植物的另一端固定在最初清理出的骶岬区域（图34-3G，H）。这一步可以用诸如ProTack固定装置之类的固定器械来完成（Medtronic，St. Paul，MN），或者用传统方式使用不可吸收缝线缝合固定。多余的长度在盆底再腹膜化之前被修剪。

盆底腹膜切口关闭，形成一个新的Douglas窝。最后，关闭直肠右侧旁切口，覆盖补片/移植物（图34-3I）。

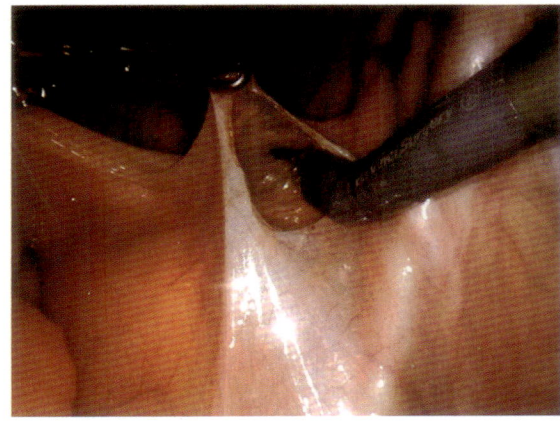

A. 打开右侧的腹膜

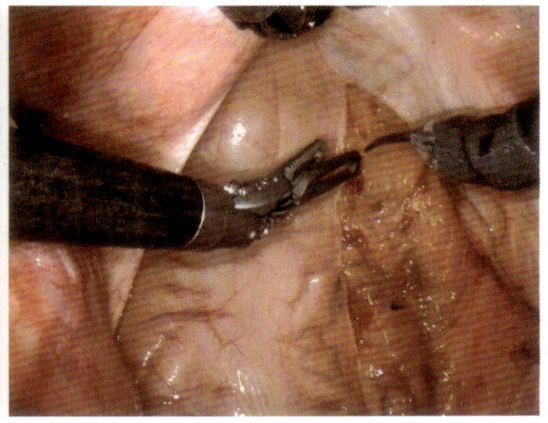

B. 切开线沿右前方延伸

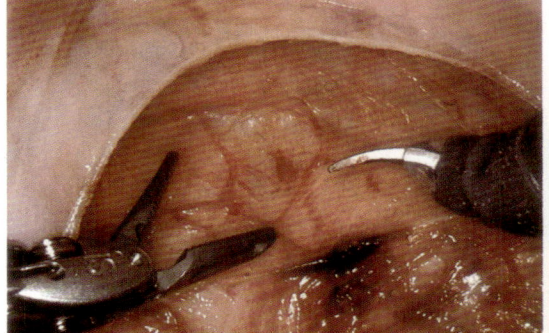

C. 注意到无血管平面

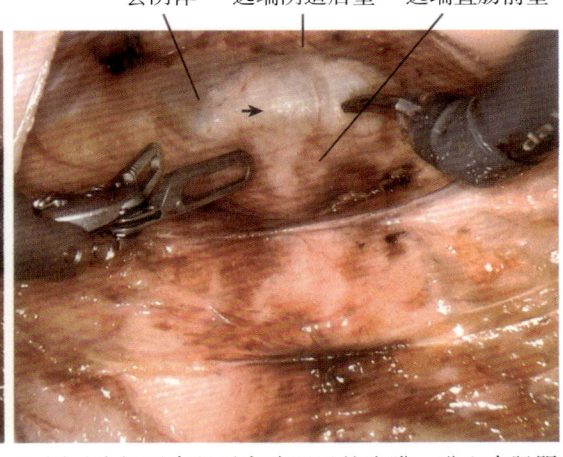

D. 图示为切开直肠子宫陷凹里的腹膜，进入直肠阴道隔，在直肠阴道隔内游离；如果需要，远端游离的终点要到会阴体

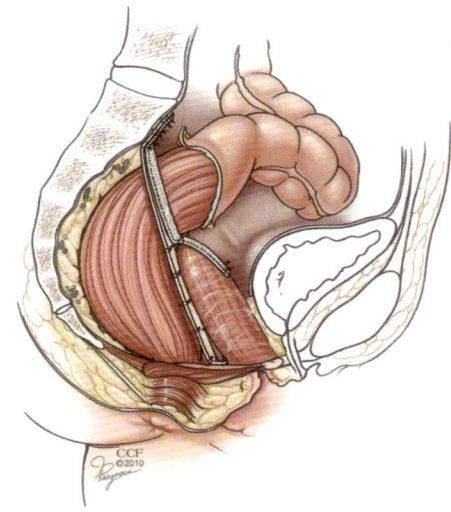

E. 侧面展示骶骨阴道固定术的补片固定

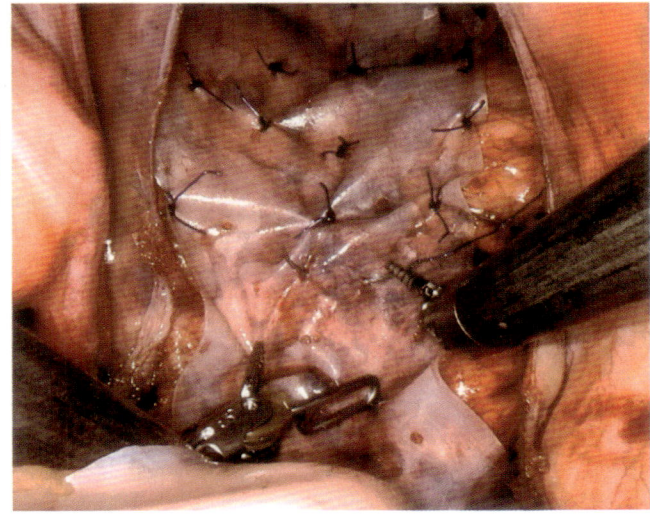

F. 植入物锚定在直肠前壁

图 34-3 腹腔镜/机器人腹侧直肠补片固定术

（Part E reprinted with permission, Cleveland Clinic Center for Medical Art & Photography ©1994−2019. All Rights Reserved.）

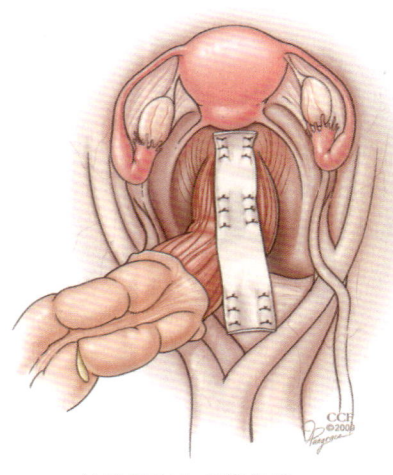
G. 补片固定在直肠前壁

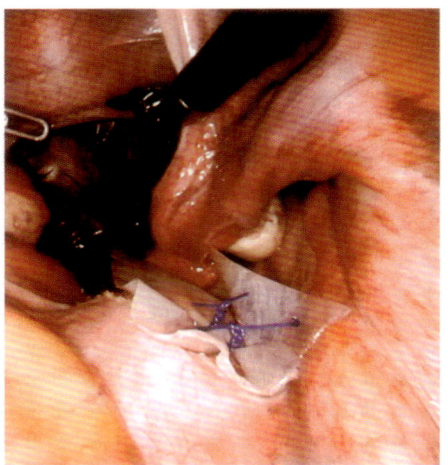
H. 图示为用不可吸收缝线将植入物固定在骶岬

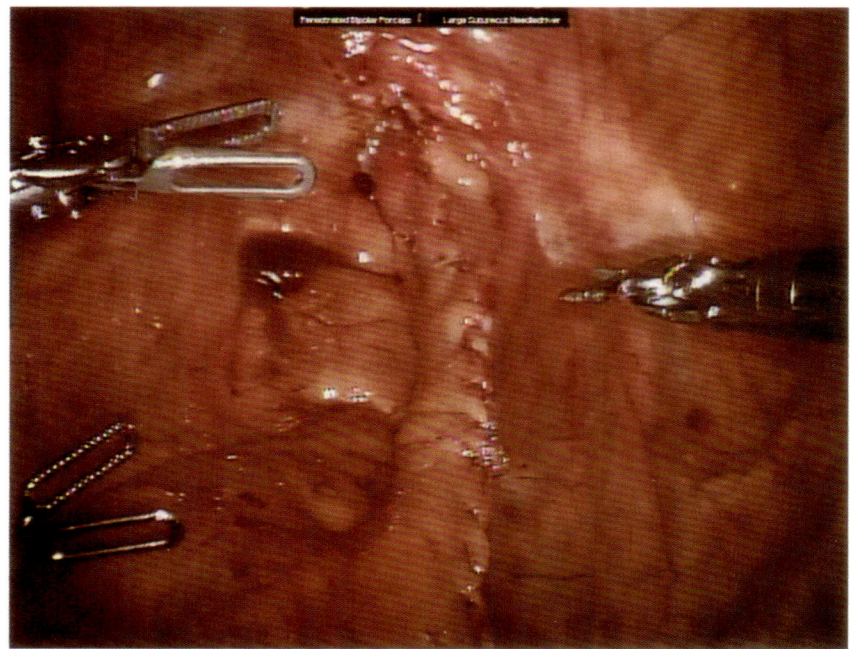
I. 图示为盆底再腹膜化

图 34-3（续）

（Part G reprinted with permission, Cleveland Clinic Center for Medical Art & Photography ©1994−2019. All Rights Reserved.）

第 35 章
回肠储袋肛管吻合术

编者 Emre Gorgun

黄胜辉 译，窦若虚 丁自海 审校

简介

回肠储袋肛管吻合术（ileal pouch anal anastomosis，IPAA）常用于全大肠切除术治疗多种疾病后重建肠道连续性。常见的适应证包括黏膜溃疡性结肠炎、家族性腺瘤性息肉病及林奇综合征。该术式能够重建消化道连续性、重建经肛排泄通道并可避免永久造口，尽管技术难度高，其死亡率较低，熟练掌握解剖知识及手术关键步骤对于避免术后近、远期并发症至关重要。

手术原则

全结直肠切除术及 IPAA 重建是目前针对难治性溃疡性结肠炎患者的标准治疗手段。使用器械吻合的 J 型回肠储袋因快速、安全且具有良好的功能结局而更受青睐。全结直肠及周围直肠系膜切除可分为几个阶段进行。通常在吻合前保留 2~3 cm 的短肛管袖对防止余下黏膜炎症复发至关重要。一般来说，还应结扎回结肠、中结肠及肠系膜上动静脉并游离结肠肝曲和脾曲（见第 27~29 章；图 35-1A）。此外，当分离至盆腔时，仔细保护自主神经十分重要。

对严重暴发性结肠炎或中毒性巨结肠患者来说，全结直肠切除术 + 回肠储袋肛管吻合术通常分 3 个阶段进行。第一阶段行完全或次全结肠切除术 + 末端回肠造口术。该术式可经单孔腹腔镜、多孔腹腔镜或开放手术方式完成。如果打开标本，就很容易了解难治性溃疡性结肠炎患者的黏膜病变程度（图 35-1B）。

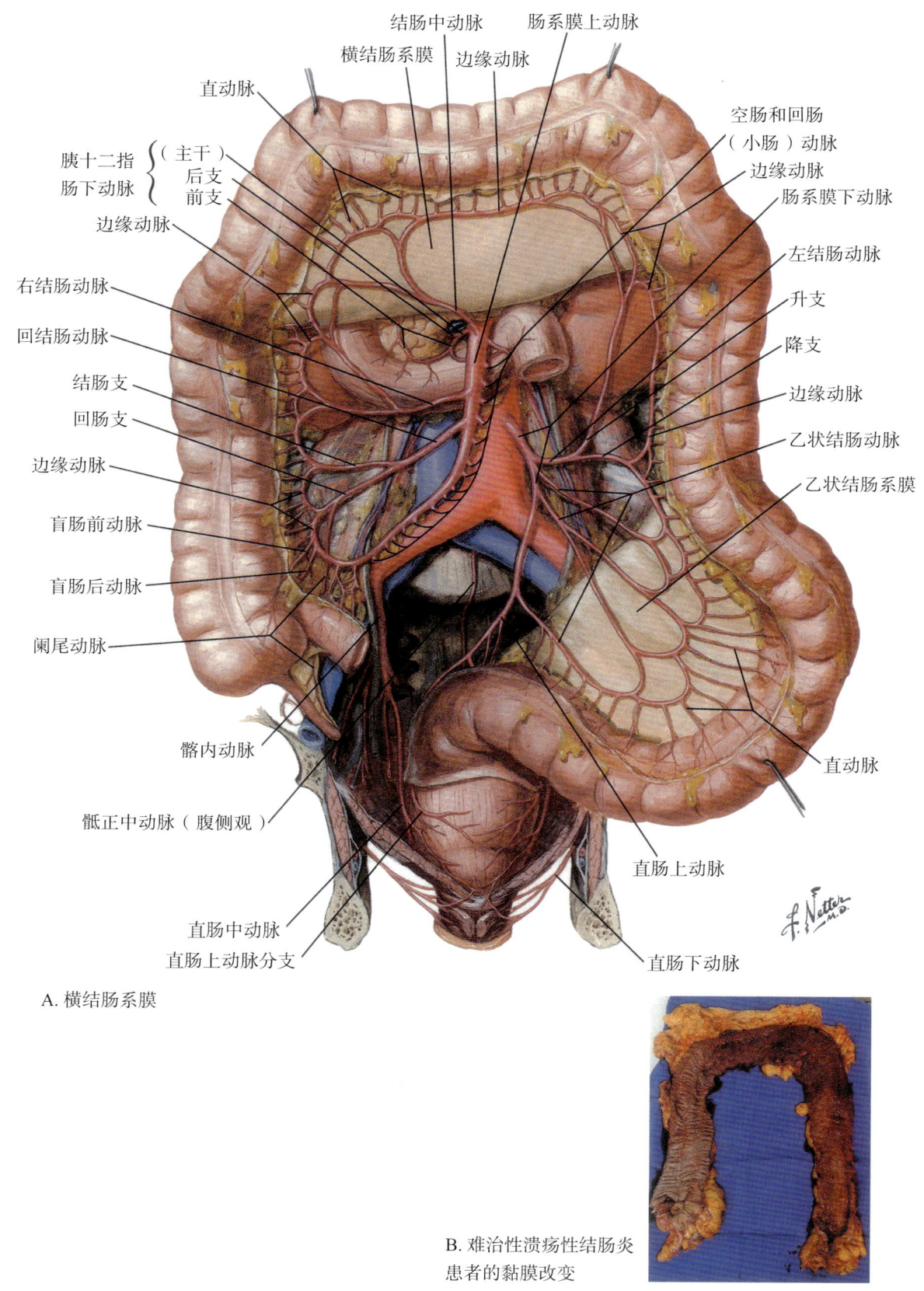

A. 横结肠系膜

B. 难治性溃疡性结肠炎患者的黏膜改变

图 35-1 结肠动脉和全结直肠切除术

通常在 6 个月后行第二阶段手术，完成直肠切除术 + 回肠储袋肛管吻合术（CP/IPAA）及回肠袢式造口术。第三阶段性行回肠造口还纳术。

腹腔镜辅助全结直肠切除术和回肠储袋肛管吻合术已经发展了很多年。

尽管一些外科医生更倾向于使用手助设备，但经单孔或多孔腹腔镜手术更受青睐。当患者存在不典型增生或癌时，需实施全直肠系膜切除术（TME）。在良性疾病实施类似于直肠癌手术时，在直肠深筋膜和骶前筋膜之间进入盆腔，行完整的后方 TME 手术。在良性病例的第二阶段直肠切除 +IPAA 手术时，为最大限度地保护骶前自主神经，分离应沿着比经典的直肠癌肿瘤根治术稍前方、直肠系膜后无血管平面（即"神圣平面"）进入（图 35-2A）。因此，盆腔边缘的腹下神经丛得以保留（图 35-2B）。随后在 Waldeyer 筋膜和直肠之间沿中线继续向下分离至肛提肌平面。前方和侧方的分离操作应紧贴直肠进行以避免神经损伤。

随后，在盆腔腹膜两侧切开并与腹膜返折处的直肠前壁相连。

直肠前方的分离操作在前列腺下缘或阴道下 1/3 处进行（图 35-3B）。

非癌患者应保留 Denonvilliers 筋膜以尽量减少前列腺旁神经丛的损伤风险。至此，直肠已充分游离。以食指指诊以确定直线切割闭合器的横断平面，该平面应位于齿状线上方 1.5~2 cm 处（图 35-3C，D；图 35-4）。

回肠储袋及吻合术

IPAA 成功的关键在于最大限度地"游离"并确保无张力吻合。为此，应充分游离小肠系膜（图 35-4）、肠系膜上血管及系膜后方附着，直至十二指肠水平部上缘。对于游离受限者，如过度肥胖或短肠系膜患者来说，这一点尤为重要。若仍有张力，则需行额外的操作，如在肠系膜上血管的前后方切开肠系膜（即减张切口）（图 35-5A）。

J 形储袋由末段小肠折叠成 15 cm 长的两段肠段构成。在储袋顶端做一个约 2 cm 的纵切口，经该切口两次激发 100 mm 直线切割吻合器以完成侧—侧吻合（图 35-5B）。

使用线型吻合器闭合 J 形储袋的盲端并常以连续缝合加固（图 35-5C）。对储袋顶端切口以 2-0 聚丙烯缝线荷包缝合后，注入生理盐水以确认储袋的完整性（图 35-6A），随后置入吻合器抵钉座完成回肠储袋肛管吻合术。

IPAA 吻合术完成后（图 35-6B），行术中储袋镜检（图 35-6C）及测漏试验。

通常在回肠储袋肛管吻合术完成后行回肠袢式造口术。

A. 上段直肠系膜后分离

通过腹膜前间隙分离来游离直肠系膜。通过分离这种疏松结缔组织，将骶前筋膜和直肠系膜筋膜分开，从而实现无血、肿瘤学上适当的分离

直肠乙状结肠交界处从前方向头侧牵拉，将疏松结缔组织置于张力下才得以分离

Toldt 筋膜切开图显示骶前自主神经

B. 直肠系膜后平面的腹腔镜下分离

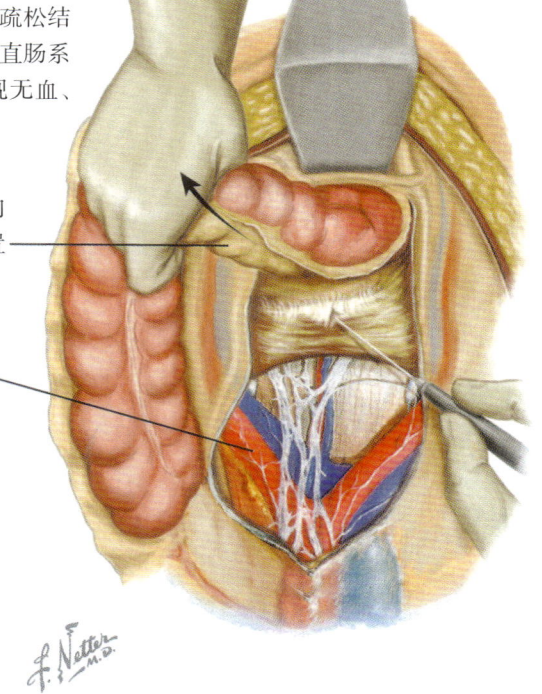

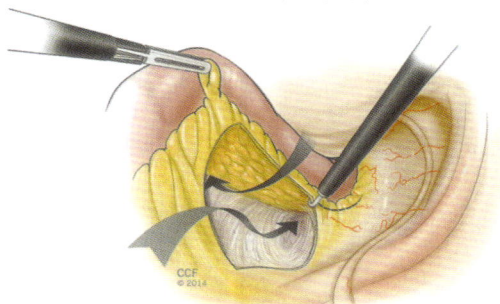

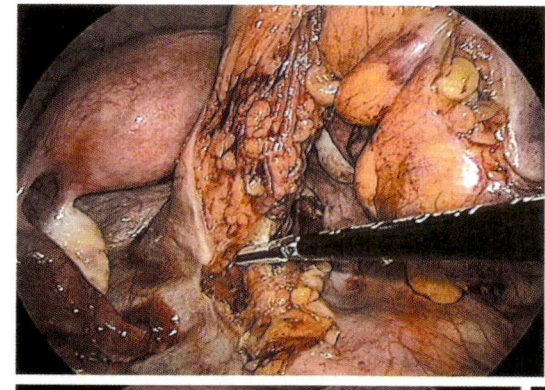
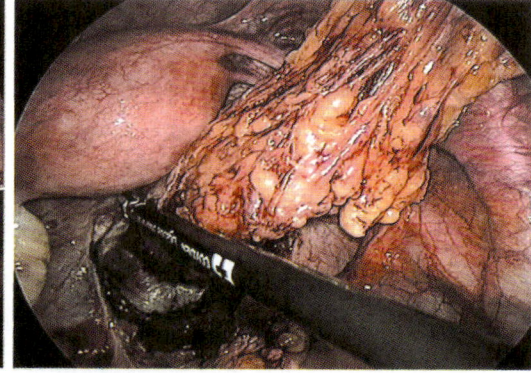
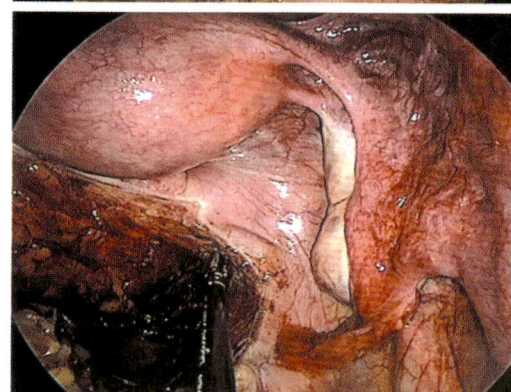
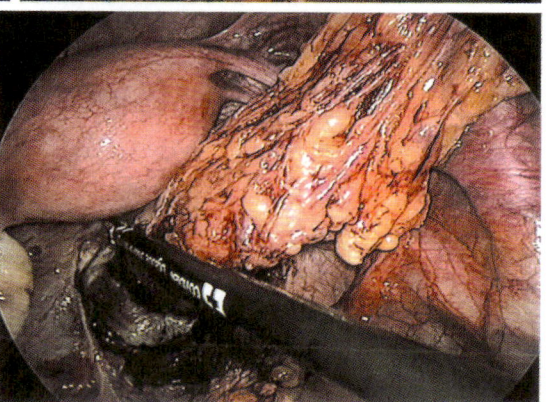

C. 腹腔镜下直肠系膜后的分离/TME 向下分离至肛提肌

TME. 全直肠系膜切除术。

图 35-2　直肠系膜后间隙的分离

（B, Reprinted with permission, Cleveland Clinic Center for Medical Art & Photography ©2014−2019. All Rights Reserved.）

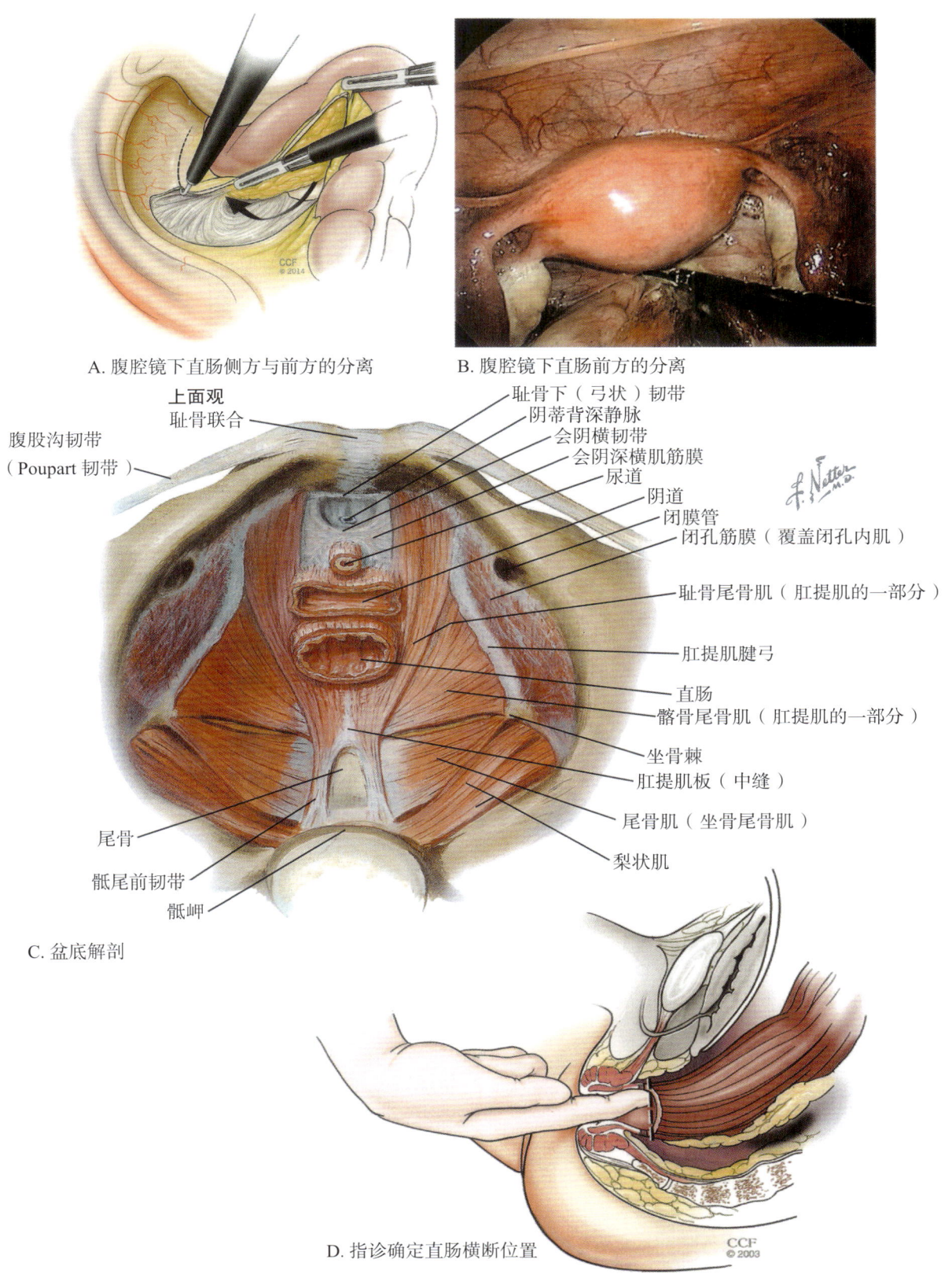

图 35-3 直肠的分离，盆底解剖以及直肠指诊

（A and D, Reprinted with permission, Cleveland Clinic Center for Medical Art & Photography ©2014－2019. All Rights Reserved.）

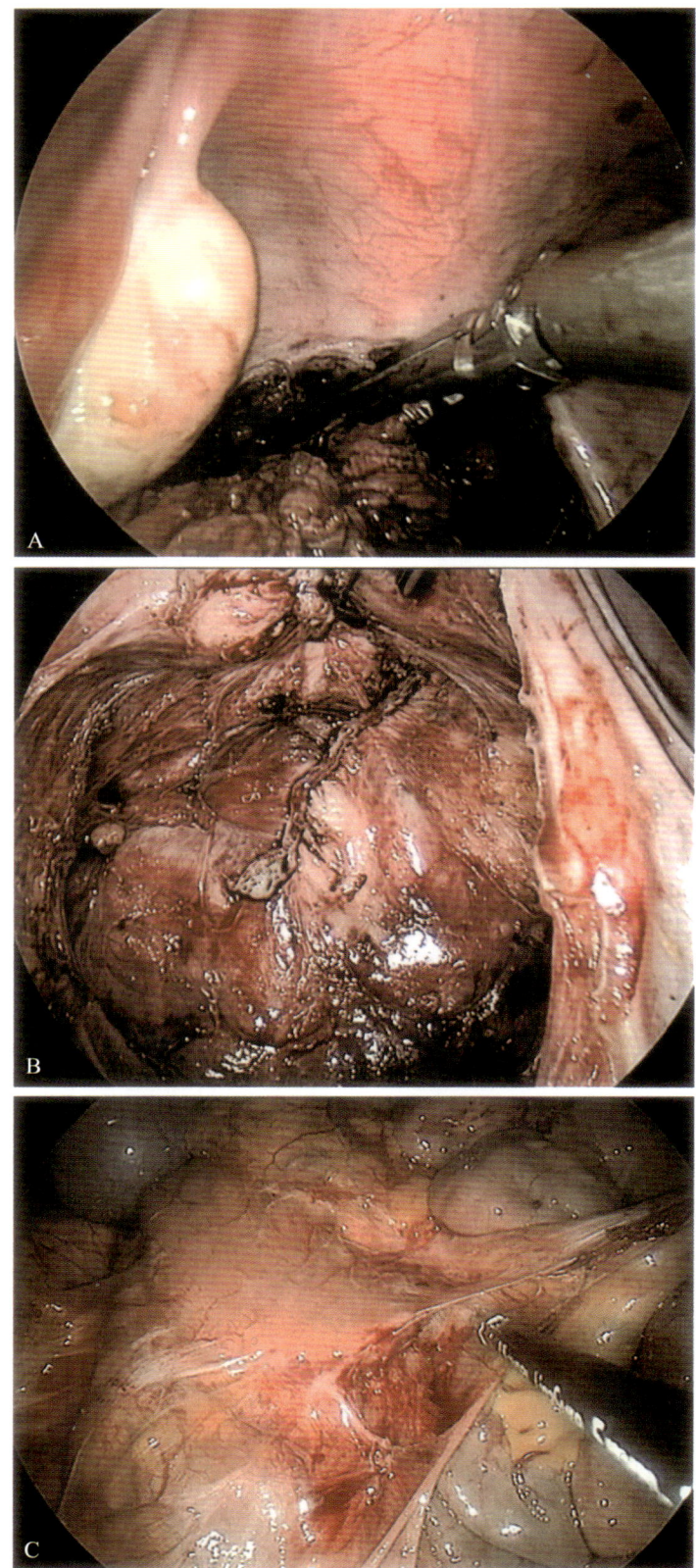

在肛管直肠交界处横断直肠（A 和 B）。向上将 SMA 游离至十二指肠水平部和胰腺（C）

图 35-4　在肛管直肠交界处横断直肠和游离肠系膜上动脉（SMA）

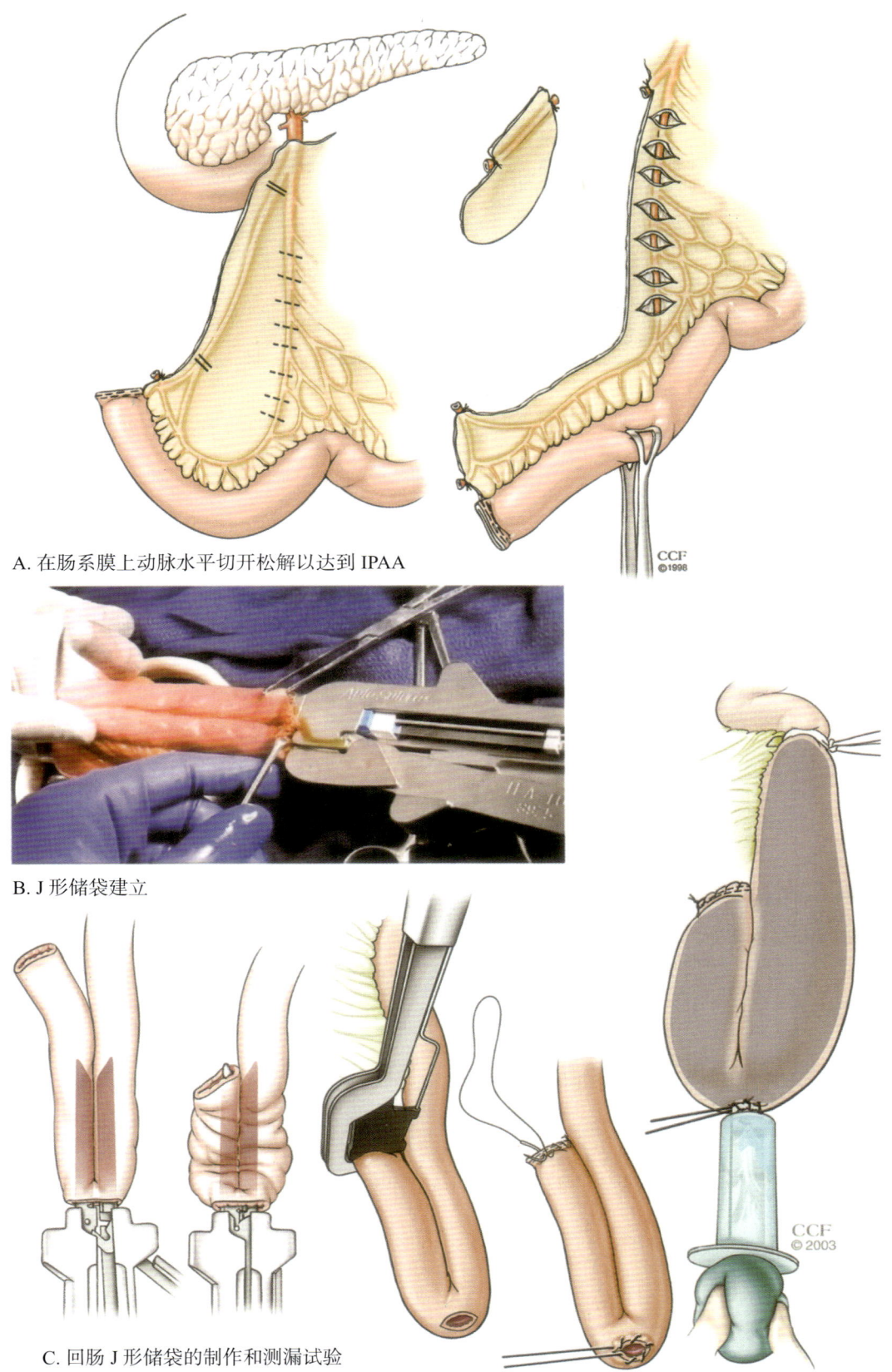

A. 在肠系膜上动脉水平切开松解以达到 IPAA

B. J 形储袋建立

C. 回肠 J 形储袋的制作和测漏试验

图 35-5 回肠肛管储袋的制作

（A and C, Reprinted with permission, Cleveland Clinic Center for Medical Art & Photography ©2014-2019. All Rights Reserved.）

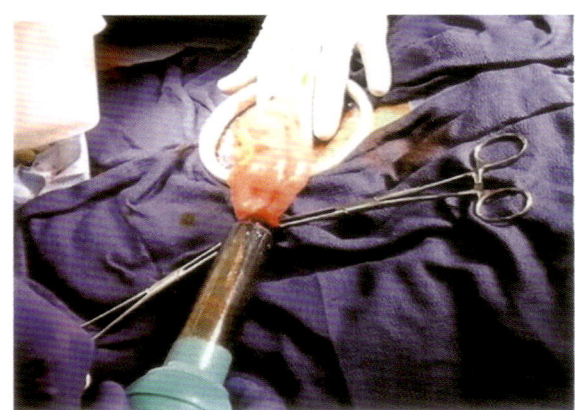

A. 测漏试验

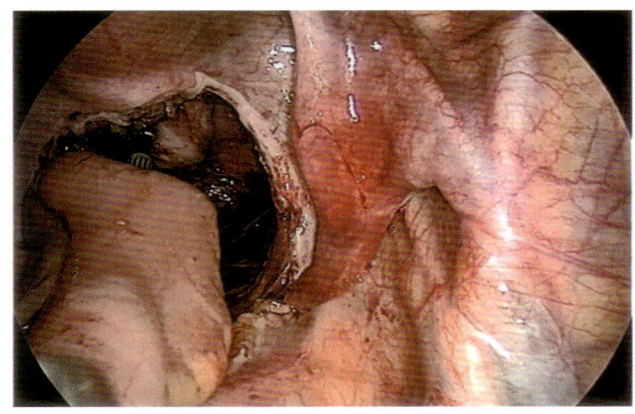

B. 腹腔镜视野下储袋肛管吻合术

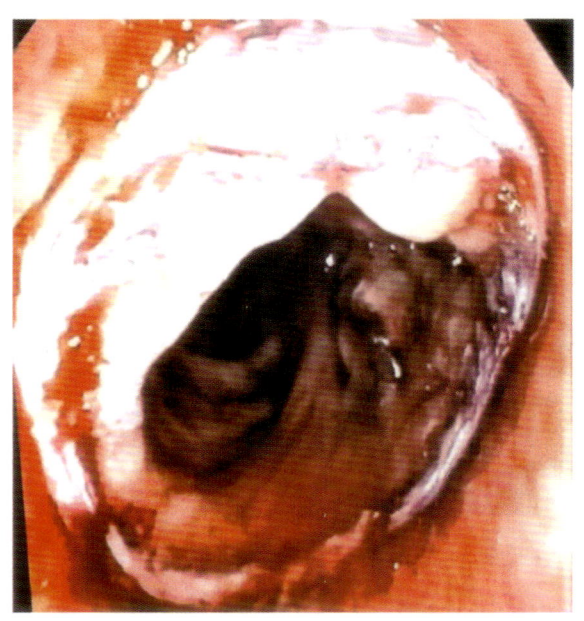

C. 储袋镜检和测漏试验

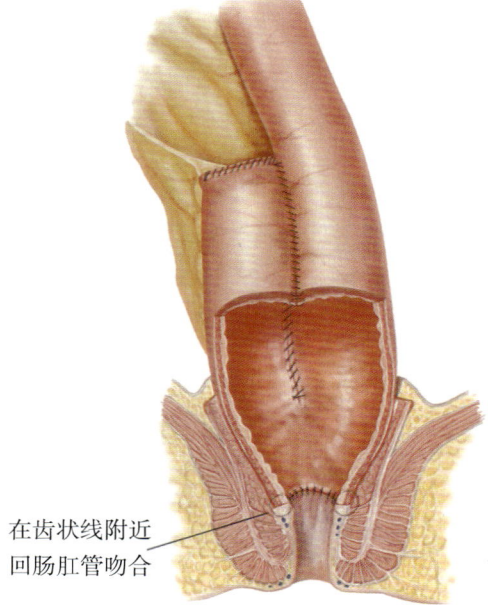

在齿状线附近回肠肛管吻合

D. 回肠 J 形储袋肛管吻合

图 35-6　吻合与测漏试验

第 36 章
括约肌修复与骶神经调节术

编者 Massarat Zutshi

周易明 译，窦若虚 丁自海 审校

简介

大便失禁（fecal incontinence）是一个严重的问题。研究报道其发生率为 1%~18%。然而，即使按照这个比例，这种症状似乎还是被低估了，真正的大便失禁（不包括气体失禁）发生率是 7%~8%。

大便失禁的初始治疗通常是包括饮食和肠道管理的保守疗法。可通过戒除可能导致腹泻或者过敏的食物来实现。增加膳食纤维也可能有助于减轻一些患者症状。凯格尔运动（Kegel exercises；译者注：一套增强盆底肌肉的体操）是初始治疗中的一个重要部分，可由患者单独进行或由物理治疗师指导括约肌收缩。其他可以控制症状的必须药品包括止泻药和益生菌。最后，对于那些正常排便，但在排便后会有漏便的患者可以选择直肠灌洗治疗。然而，尽管采取了这种多模式的方法，许多患者仍然会出现影响生活质量的症状。

当保守治疗失败时，后续将基于对患者症状和期望的评估进行治疗选择。非手术治疗包括使用肛门塞，如 Renew 插入物或 Procon 2 设备。其他非手术治疗方法包括 Eclipse 设备（译者注：一种插入阴道的泵型装置）和 SECCA 术（译者注：一种射频疗法）。手术治疗仍然是一种选择。对于括约肌缺损小于半圈的患者，可以选择括约肌成形术，而使用植入式装置的骶神经调节术，最近在改善大便失禁方面取得了显著的成功。在本章，我们将探讨后两种治疗大便失禁的方法。

括约肌成形术（括约肌重叠修补术）

对于产伤导致的括约肌损伤，通常在直肠和阴道之间的会阴部，旁开肛缘 1~1.5 cm 做一弧形切口。为了避免神经损伤，切口的弧度不应延伸至过于后外侧的位置。然后锐性分离前方和后方的皮瓣。使用电凝确保止血满意。保持术野干洁非常重要，以便精确地观察手术平面。在肌肉损伤处的两侧缘间通常有瘢痕组织，可在切口底部看到。若瘢痕可见，则在此处切开后向两侧游离肌肉。若瘢痕不可见，则在确定肌肉损伤缘后向两侧进行分离，注意不要太靠外侧以免损伤神经。需避免肛门黏膜或阴道的"扣眼（buttonhole）"状缺损。横向分离直至坐骨直肠窝脂肪。任何肛门黏膜的撕裂均用

4-0 铬制缝线进行修复。

如果肛门内括约肌未损伤（图 36-1），则无须为进行重叠修复而分离，可以在括约肌成形术前使用 2-0 薇乔缝线进行折叠。抓持已被充分游离的括约肌断端，使其能够重叠。如果长度不足以进行重叠修复，可以进行对端缝合修复。然而，如果可能的话，首选技术仍是重叠修复。使用 2-0 聚乳酸纤维缝线行褥式缝合，从被重叠的一块肌肉的外侧缘开始到断端缝合三针：分别在肌肉断端，中间和外侧缘，每针均采用重叠覆盖法修复。确保打结松弛以避免肌肉坏死。整个手术过程中使用抗生素溶液进行术野冲洗，并确切止血。然后分层缝合伤口，任何无效腔都可以用置入细小的引流管（如 1.3 cm 的 Penrose）消除，引流管可在第 5 天左右拔除。虽然通常没有必要，但外科医生可以自行决定是否使用转流造口。

骶神经调节术

该手术因对有解剖缺陷或神经系统问题的患者均有疗效而得到广泛应用。

该手术分两阶段进行。一期手术（测试体验阶段），在 X 线透视下将电极植入第 3 骶后孔（S3 孔），并连接到体外刺激器。接下来的 2 周内，患者对自己的症状进行评估，并返院复诊以决定是否行永久性调节器植入术，或因无任何改善而将电极移除。另外偶尔也会在医院进行周围神经评估（PNE，peripheral nerve evaluation）测试。在 S3 区域盲置一个薄电极，并在一周内评估患者的症状。如果症状与术前相比改善了 50% 以上，那么一期和二期手术可同时进行。

一期手术：植入电极

手术在镇静和局部麻醉下进行。患者取俯卧位，下方垫枕头充分支撑体表骨性结构和胸部。患者双脚悬在枕头外以便术中可触及。然后对植入电极的区域进行清洁和包扎。S3 根据尾骨尖等解剖标志来进行定位。向骶骨方向标出 9 cm 的距离，将不透射线的导丝或针水平放置以评估 S3 的水平，垂直放置以评估椎间孔的内侧缘（图 36-2A）。然后进行透视，并根据透视中 S3 的位置移动针头和导丝。在两边的预定进针部位进行局麻浸润后，将针置入并引导至 S3（图 36-2B）。于透视下评估进针深度，使针尖刚好抵达骶骨背侧的骶后孔外。

然后刺激针头，评估是否出现被称为"风箱"的肛门反射性收缩和蹈趾跖屈。刺激 S2 神经根会导致小腿肌肉收缩，而刺激 S4 神经根则不会导致脚趾跖屈。一旦确认刺激部位正确，用 11 号刀片扩大切口并取出针内的封闭器。然后在针槽内穿过导丝并将针取出。顺导丝推进套管，使其正好位于 S3 孔的背侧部（图 36-2C），再组装弧形针芯。拔出针，将针芯置入套管，使其弧度由内向外。操作均在 X 线透视引导下进行，以使 3 个电极位于骶孔外，1 个位于骶孔处。而后测试所有 4 个电极的运动反应。理想的位置是对所有的电极在低频刺激下都会有肛门"风箱"（反射性收缩）和蹈趾跖屈的反应。

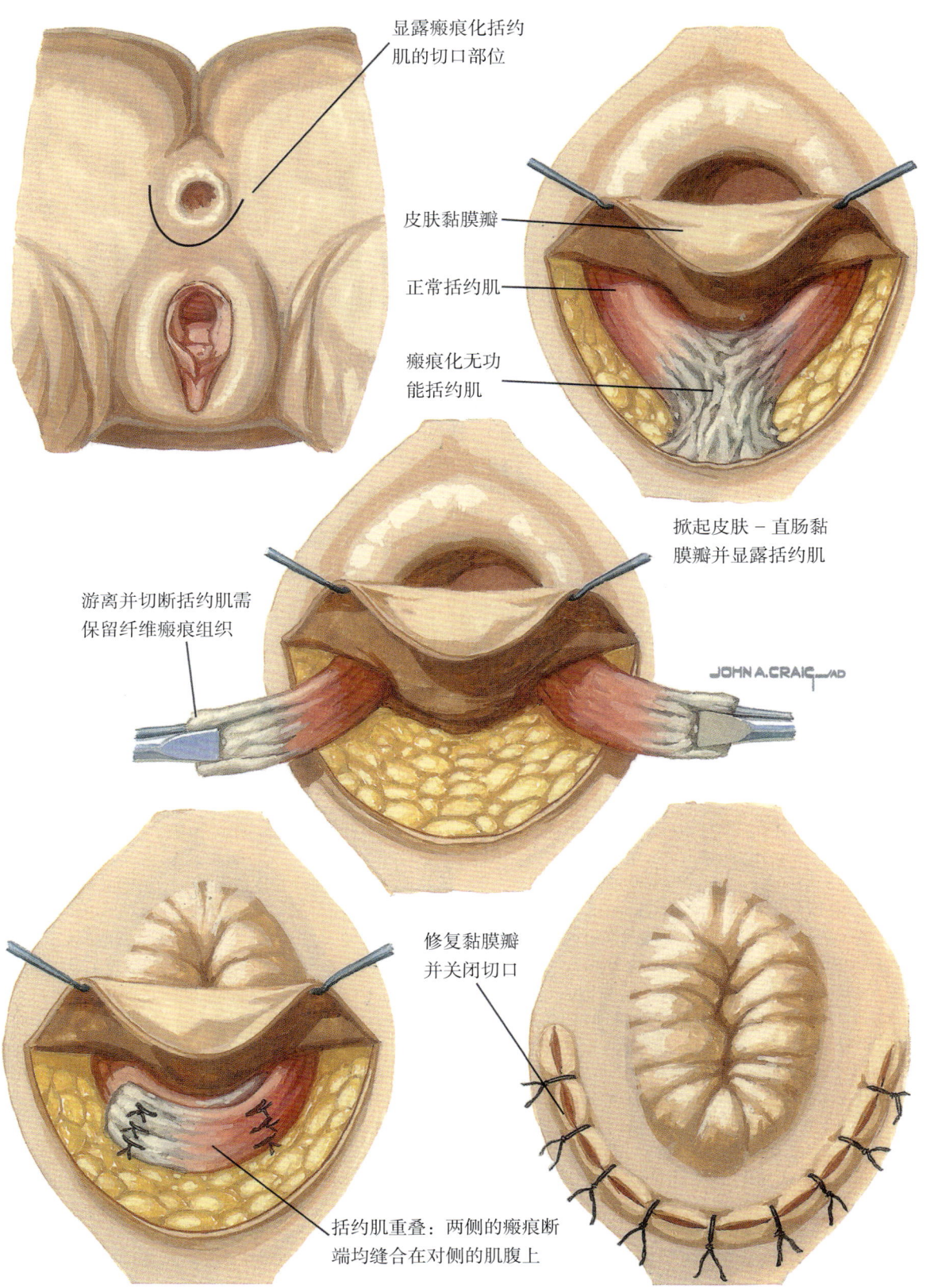

图 36-1 括约肌重叠修复术：通过解剖括约肌与重叠式缝合修复来进行

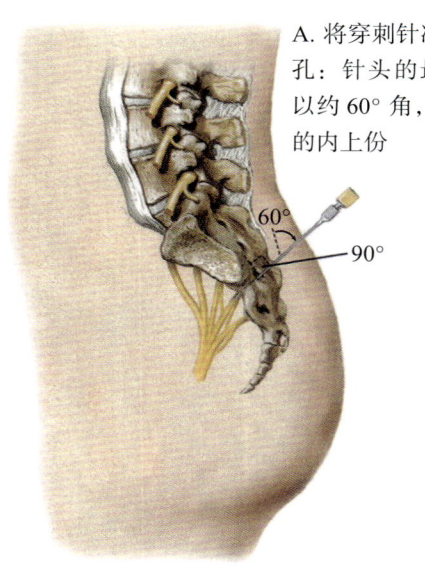

A. 将穿刺针准确置入 S3 孔：针头的最佳位置是以约 60° 角，进入 S3 孔的内上份

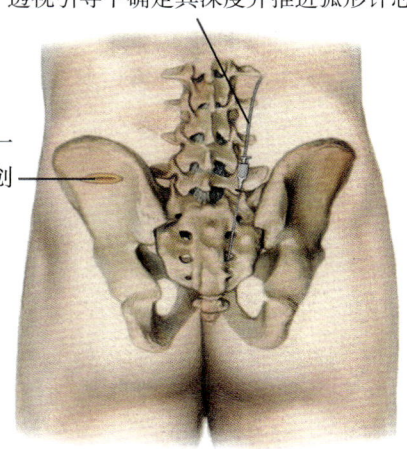

B. 插入导丝并测试来自 S3 神经的运动反应后拔出穿刺针。循导丝置入套管，X 线透视引导下确定其深度并推进弧形针芯

C. 在患者挑选的一侧的髂后嵴下方创建一个皮下腔

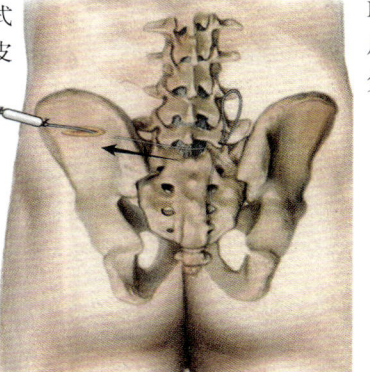

D. 使用隧穿器，通过隧道方式将电极植入皮下腔内

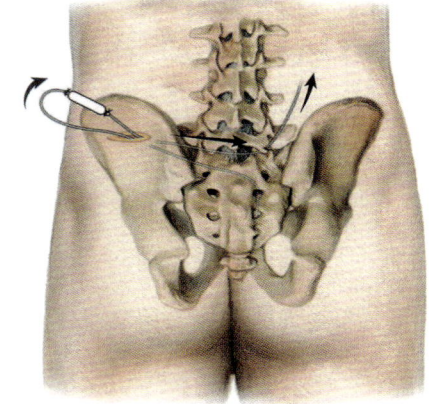

E. 电极通过隧道离开皮下腔进入对侧，启动器（boot）上的缝线是为了保护电极免受体液的影响

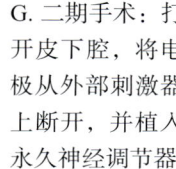

F. 一期手术：电极与体外刺激器相连

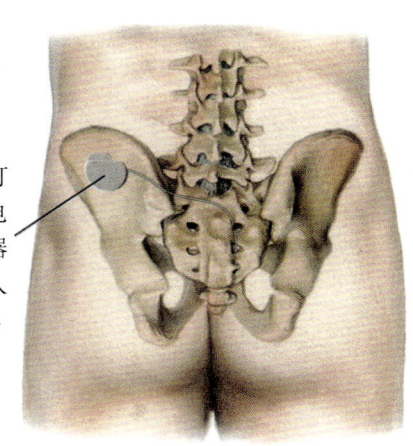

G. 二期手术：打开皮下腔，将电极从外部刺激器上断开，并植入永久神经调节器

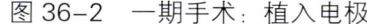

图 36-2　一期手术：植入电极

然后在髂后上棘下方的右侧或左侧创建一个皮下腔，该区域位于裤腰以下，不影响坐姿。通常由患者根据自己的睡眠习惯选择置于哪一侧。在 Scarpa 筋膜下做一个切口并扩大加深形成一腔室。使用隧道工具将电极自插入部位引导至皮下腔（图 36-2D）。将电极上的体液清洗干净，并在电极上套上一个塑料套。然后将电极插入体外刺激器中，用 4 个螺钉固定并拧紧（图 36-2E）。体外刺激电极通过隧道自皮下腔穿至对侧，以避免任何腔内感染，逐层关闭皮下腔（图 36-2F）。在 S3 区域的电极上一针缝合切口。最后将设备连接到体外刺激器上，敷料覆盖体外刺激器和切口。

二期手术：电极插入骶神经调节器

在二期手术中，打开皮下腔，将电极插入骶神经调节器的头部（图 36-2G）。然后扩大皮下腔以适配骶神经调节器大小。用抗生素溶液进行腔内冲洗并确切止血。然后将调节器插入腔内，其标记朝向皮肤。通过一个插入无菌口袋并置于切口上的装置检查阻抗。阻抗检查完成后，逐层关闭切口并进行包扎。

SECTION 7

第七篇
疝

第 37 章　腔镜腹股沟疝修补术
第 38 章　腹股沟疝修补术后慢性疼痛的外科治疗
第 39 章　开放侧腹壁疝修补术和腰疝修补术
第 40 章　开放肌后疝修补术

第 37 章
腔镜腹股沟疝修补术

编者 Aldo Fafaj，Steven Rosenblatt

张 策 李英儒 译，丁自海 窦若虚 审校

简介

自 1987 年成功实施首例腹腔镜胆囊切除术以来，微创技术已得到广泛的推广应用，极大地促进了普通外科领域发展的进程。腹股沟疝手术是普通外科最常见的手术，与外科创新的历史进程同步。与开放式无张力技术相比，已显示腹腔镜腹股沟疝修补术（laparoscopic inguinal hernia repair）术后疼痛更轻，恢复正常活动更快。此外，腹腔镜入路对双侧疝患者的手术更加有利，因为同一切口可用于修补双侧疝。同样，由于避开了前一手术部位瘢痕和之前放置的网片，这一微创修复技术对于之前开放修补术复发者也是最佳的选择。为掌握这两类术式，以实现持久的修复和最小的并发症风险，彻底了解腹股沟区的解剖至关重要。

腹腔镜入路

经腹腹膜前（transabdominal preperitoneal，TAPP）和完全腹膜外（totally extraperitoneal，TEP）修补术是最常用的微创技术。从广义上讲，这两种方法的主要区别在于腹膜前间隙的进入和扩展。除此之外，二者操作相关的原则基本相同。TAPP 法首先要进入腹部，然后创建腹膜前间隙。紧邻脐内侧韧带外缘切开腹膜，并向外延伸至髂前上棘水平。将腹膜自腹横筋膜上钝性分离下来形成腹膜瓣，显露并回纳疝囊。最后将网片放置于腹膜前间隙，完成网片放置后，关闭腹膜瓣，防止网片与腹腔内脏接触。相比之下，TEP 法不需要进入腹膜腔，而是用球囊解剖器或钝性伸缩式解剖器直接拓展腹膜前间隙，然后用类似于 TAPP 技术的方式放置和固定网片，不需要关闭腹膜。

腹腔镜修补术的关键解剖概念

肌耻骨孔

肌耻骨孔（myopectineal orifice）最初由 Henri Fruchaud 博士命名，是腹股沟区解剖的一个极其重

要的概念（图 37-1，虚线椭圆区）（注：过去称耻骨肌孔，是为强调这是一个肌性天然薄弱区，现常称为肌耻骨孔）。所有的腹股沟疝均起源于这一仅由腹横筋膜和壁腹膜覆盖的薄弱区域。肌耻骨孔的上方和内侧分别以联合腱和腹直肌为界，下方为耻骨上支和耻骨梳韧带（Cooper 韧带），外侧为股鞘外缘。肌耻骨孔被腹股沟韧带分为上、下两区。腹股沟上区包含腹股沟管及其内的精索或子宫圆韧带，腹股沟下区包含股神经、股动脉、股静脉和股管。在腹股沟疝修补术中，网片放置的目的就是要覆盖加固这个区域。

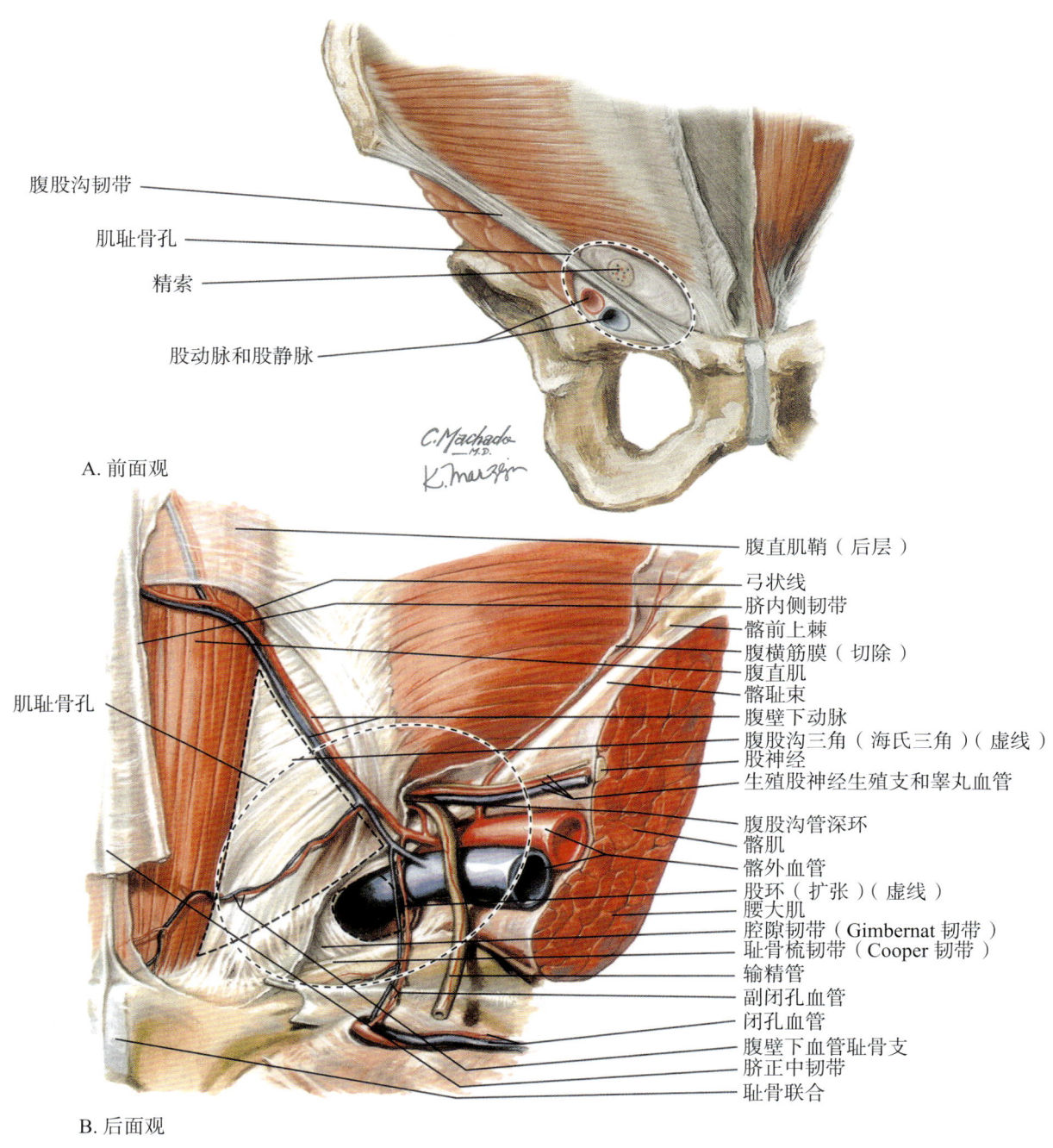

图 37-1　肌耻骨孔前、后面观

腹股沟韧带和髂耻束

腹股沟韧带是一条自髂前上棘延伸至耻骨结节的纤维带。腹外斜肌腱膜的下缘向后上折叠形成腹股沟管下缘（类似货架边缘），可用于在开放腹股沟疝修补术中固定网片的下缘。髂耻束（iliopubic tract）是腹横筋膜的增厚部，在腹股沟韧带后面平行走行，自髂前上棘开始，向内越过股血管，附于耻骨结节。由于腹股沟韧带在腹腔镜腹股沟疝修补术中无法看到，髂耻束则成为一个重要的标志，其位置可通过隔着腹壁触摸手术器械来验证（图 37-2A）。在内环外侧，手指可触及的髂耻束下方，不可使用固定钉，因为有损伤股外侧皮神经、生殖股神经或股神经的风险。

耻骨梳韧带

耻骨梳韧带（Cooper 韧带）由髂耻束后方，耻骨上支表面增厚的骨膜形成（图 37-2B）。耻骨梳韧带是腔隙韧带（Gimbernat 韧带）的延伸，后者在邻近耻骨结节止点的位置，将腹股沟韧带连接于耻骨梳韧带。耻骨梳韧带是腹腔镜疝修补术中的一个重要标志，常用于网片的内侧固定。

腹股沟区的几何形状

直疝三角（Hesselbach 三角）由腹壁下动脉（外界），腹直肌外缘（内界）和腹股沟韧带（下界）围成（图 37-1B）。直疝发生于腹壁下动脉的内侧并直接穿过三角，而斜疝发生于直疝三角或腹壁下动脉的外侧。

"死亡三角（triangle of doom）"的标志内侧为输精管或子宫圆韧带，外侧为性腺血管，下方为腹膜反折边缘。在这个范围内，可找到髂外动、静脉（图 37-3A）。由于可能发生严重出血，解剖操作必须非常小心。

"疼痛三角（triangle of pain）"由内侧的性腺血管、外侧的髂耻束和下方的腹膜反折边缘围成，股外侧皮神经、生殖股神经股支和股神经位于该三角内（图 37-3A）。解剖这些区域时必须格外小心，禁止在上述三角区域置钉，以免损伤血管或神经。

"死亡环（circle of death）"的拉丁文（corona mortis）意为死冠，是一种闭孔动、静脉的解剖变异：闭孔动、静脉与髂外或腹壁下动、静脉之间吻合形成的血管环（图 37-3B）。死亡冠距耻骨联合约 5 cm，呈拱形跨越耻骨梳韧带上方。如果该环受损，可能会发生难以控制的大出血，因此不应在该区域过度操作和置钉。

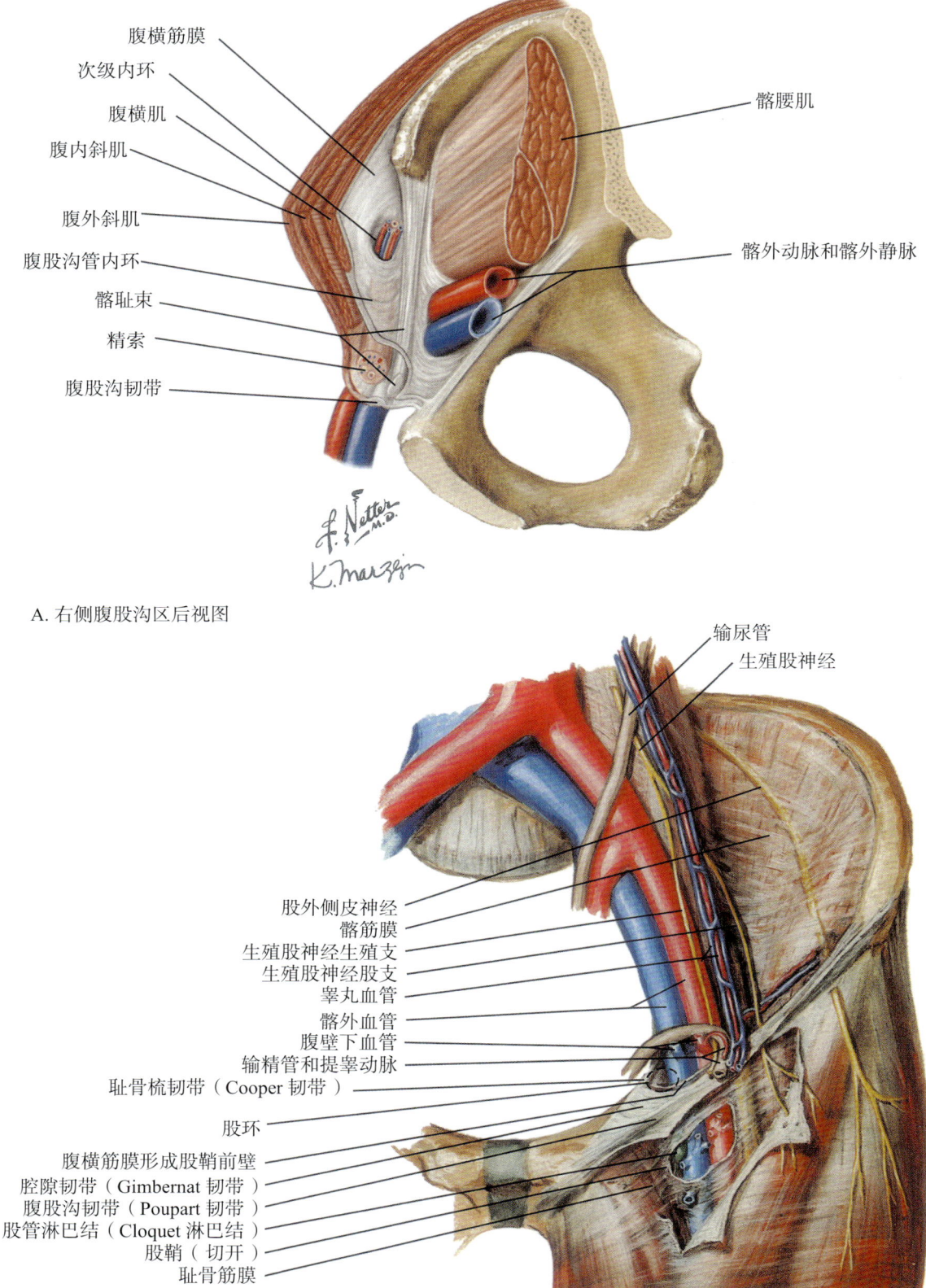

A. 右侧腹股沟区后视图

B. 左腹股沟区前视图

图 37-2　腹股沟区的后视图和前视图

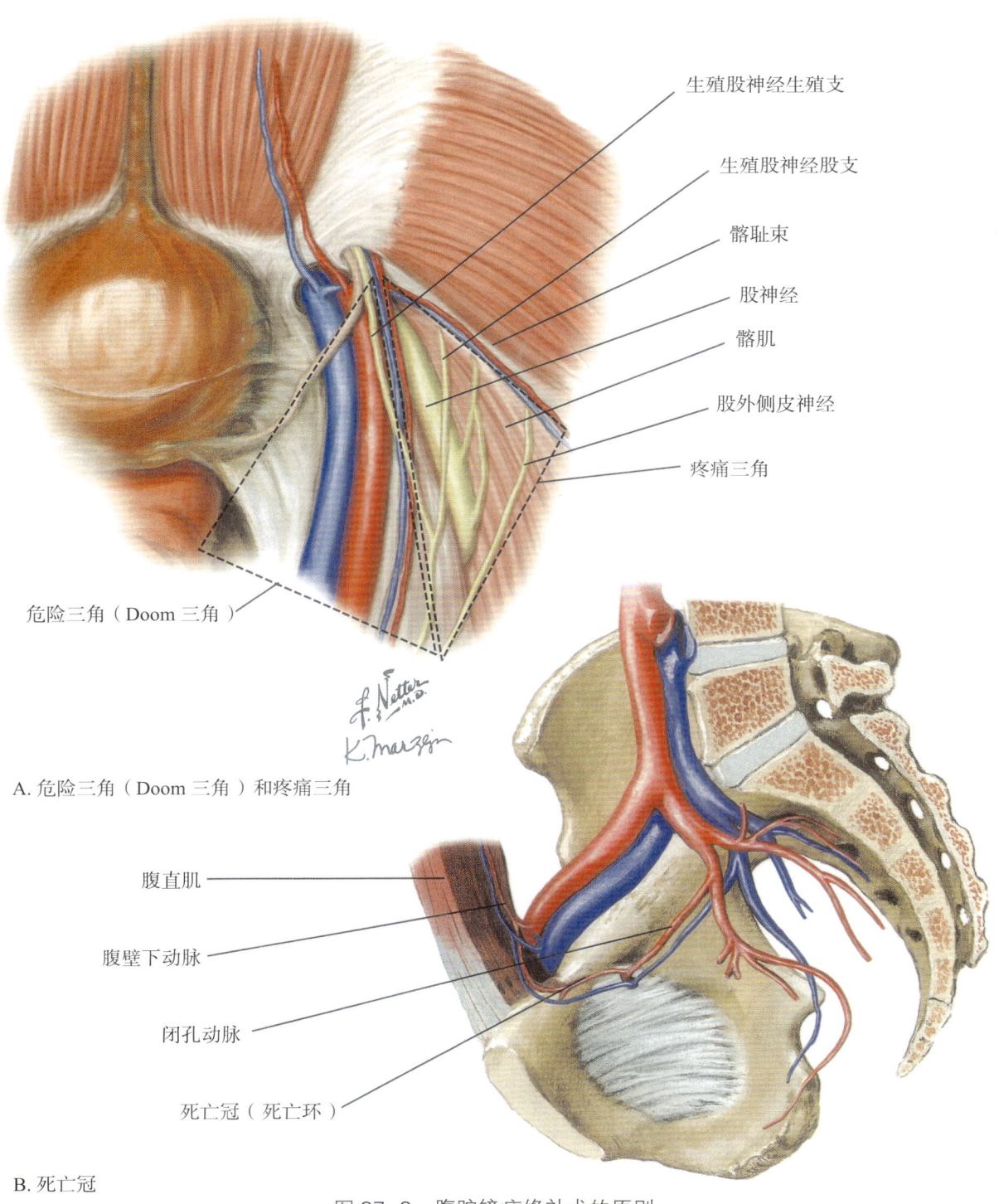

A. 危险三角（Doom 三角）和疼痛三角

B. 死亡冠

图 37-3　腹腔镜疝修补术的原则

腹腔镜修补术的原则

全身麻醉适用于 TEP 和 TAPP 修补术。术中常规使用 Foley 尿管导尿，也可要求患者进入手术室前排尿。识别和显露内侧的耻骨梳韧带、深面的腰大肌，以及疝囊、性腺血管、子宫圆韧带或输精管、髂血管和髂耻束等解剖学标志是手术安全和有效的关键。在回纳疝囊前将其与精索结构分离，有助于避免损伤性腺血管和输精管。疝囊的识别和完全回纳对预防疝复发至关重要；游离出一个宽大的腹膜瓣以放置网片，充分覆盖直疝、斜疝或股疝发生部位。如果要置钉固定网片，应谨慎操作。同样，如前所述，应避免在疼痛三角内固定网片，以免术后慢性疼痛。

经腹腹膜前入路

患者取仰卧位，两臂置于体侧。经典的做法是：首先经脐切开（Hasson 技术）放置 10 mm 套管。也可以在更偏上的位置使用 5 mm 套管（optical trocar）和 0° 镜。进行彻底的腹腔镜检查，仔细检查腹股沟区评估疝的情况。另外两个 5 mm 操作孔位于两侧腹壁下血管的外侧，脐的头侧。将一个 5 mm、30° 的腔镜放在与疝同侧的观察孔中。操作孔是脐孔和对侧的 5 mm 孔。识别下列标志对于开始解剖操作至关重要：脐内侧襞（包含闭锁的脐动脉）、睾丸血管、脐外侧襞（包含腹壁下血管）和髂外血管（图 37-4A）。

使用电剪在脐内侧襞外缘切开腹膜。为了放置足够尺寸网片必须把间隙最大化，该切口应从尽可能高的位置开始。抓住切开的腹膜边缘，将腹膜从腹横筋膜上钝性解剖下来，腹横筋膜应留在腹前壁上。这种解剖较为理想，能够在同一平面内拓展，并放置网片。如果是在这个正确的平面上操作，外科医生不应该看到腹直肌的肌腹，而是看到腹横筋膜。在某些患者，腹膜可能很薄，容易撕裂，此时可选择进入腹横筋膜前平面。这一平面可以通过观察腹直肌的肌腹来确认。尽管沿着该平面向外更容易拓展腹膜瓣，但外科医生最终必须进入腹膜前平面，因为腹横筋膜最终会融入髂耻束。此时可以安全地在腹壁下血管外侧进行解剖。一旦确定了正确的平面，就沿直线向外延长腹膜切口，直至髂前上棘附近。

在腹壁下血管内侧钝性解剖，以形成腹膜瓣，直到看到沿耻骨上支走行的白色发光的耻骨梳韧带为止。该韧带标志着解剖的内侧界。在制作腹膜瓣时，外科医生必须非常小心以避免损伤腹壁下血管，并将除薄层腹膜外的所有层次推向腹前壁（图 37-4B）。如果在该层次更浅层进行解剖，会遇到脂肪组织，通常会引起出血。向下解剖腹膜，直至髂耻束这一索状结构。至此，"危险三角"和"疼痛三角"就可以显露出来，完成侧向解剖。在下方，应继续解剖，直到看见腰大肌的边缘。

显而易见，评估两个潜在的间隙（斜疝和直疝）并排除意外的马鞍疝（pantaloon hernia）至关重要。对于直疝，应当施以适当的对抗牵引（反张力），从腹横筋膜上仔细地解剖内容物。从耻骨到髂血管显露耻骨梳韧带，确认解剖完成。显露髂静脉是必要的，以避免遗漏隐匿性股疝。对于斜疝，施以适当的牵引力，从外侧开始解剖。如果存在精索脂肪瘤，则必须在精索外侧解剖以识别和回纳。斜疝疝囊通常深埋在精索内，因此在回纳前将精索结构与疝囊分离开来非常重要。这将最大限度地减少精索血管和输精管的出血和意外损伤。

一旦疝囊完全回纳，整个肌耻骨孔显露，则放置网片的间隙就准备好了。任何腹膜缺损都可以根据大小，用缝线或夹子修复。将一块 15 cm×10 cm 的超重聚丙烯网片经脐孔置入腹腔并放入间隙。网片应覆盖整个肌耻骨孔（从而可覆盖 3 个潜在的疝好发部位），且要有相当面积的网片重叠，尤其是在下方，因为这是大多数疝复发的位置（图 37-4C）。使用带有不可吸收钉的腹腔镜钉枪固定网片。通常，在耻骨梳韧带上钉两下，在腹壁下血管的两侧上方各钉一下。对于上方和外侧，在置钉前，要触摸钉枪的尖端，以确保其位于髂耻束，即"疼痛三角"的上界上方，非常重要（图 37-3A）。

用钉枪将腹膜瓣抵近网片，再次触摸钉枪尖端无误后击发。当然，根据外科医生的偏好，也可以使用体内缝合来闭合该腹膜切口。在腹膜闭合处不应留有大的间隙，否则会使网片暴露于肠管，并可能导致网片自腹膜瓣口脱出。在关闭切口之前，医生应仔细检查修复情况，寻找任何明显的出血点。如果放置了尿管，则要求麻醉师评估导尿管内是否有血液或 CO_2 气体。然后移除套管，释放气体。关闭筋膜、皮下组织和皮肤，包扎伤口。移除尿管。

完全腹膜外入路

由于 TEP 修补术直接进入腹膜前间隙，因此初始戳孔位于中线之外。一般倾向于将此切口放在疝的对侧，或在双侧疝的情况下，放在最大疝的对侧。在脐的下方，于白线外做一横切口，越过腹直肌。关键是要暴露充分，以创建腹膜外间隙；因此，切口是否足够大很重要，而这取决于患者的体质。然后用电刀在皮下组织向深部解剖到腹直肌前鞘（前筋膜）水平。清理前鞘的表面，使用两把 Kocher 钳夹住，并在两钳之间垂直切开前鞘。显露并向外牵开腹直肌，从而显露后鞘。沿着后鞘与前方的平面插入解剖球囊，直至尖端到达耻骨联合（图 37-5）。气球应在直视下充气，直到形成足够的空间。解剖球囊放气，换上钝头套管。穿刺针定位后，直视下将两个 5 mm 套管置于中线。

使用 Kittner 腹腔镜解剖器，自内向外显露耻骨梳韧带。移动到腹壁下动脉外侧，一只手持续向上牵引腹壁，另一只手用 Kittner 解剖器显露腹膜边缘。从髂前上棘内侧到髂耻束下方，轻柔地将腹膜从腹横筋膜上游离下来。在精索周围轻轻地分离，形成一个窗口。与 TAPP 技术不同的是，在 TEP 中，必须始终仔细地检查斜疝的空间位置，因为此处的疝可能不明显。传统的做法是在输精管和生殖血管之间进行解剖，以回纳未来可能复发的任何粘连的腹膜。剩余的步骤同 TAPP（如前所述）。如果在解剖过程中腹膜破损，腹腔充气可能会阻挡操作空间。如有腹膜破孔可以用夹子闭合。

像 TAPP 一样，回纳疝囊以后，就可以放置网片了。是否使用钉子固定取决于外科医生的习惯。固定网片的钉子，两个钉在耻骨梳韧带上，一个钉在网片的外上角，各有一个钉在网片上缘腹壁下动脉的两侧，最后一个最好钉在内侧。一旦网片固定满意以后，使用抓钳将网片的下缘保持在原位，然后释放气体。这一动作确保了网片位于腹膜的下方。移除所有套管，关闭 10 mm 戳孔处的腹直肌前鞘。闭合皮肤，拔除尿管。

比较 TAPP 和 TEP 的结果，复发率、血清肿、神经损伤和慢性疼痛的发生率相似。虽然罕见，但两种技术的并发症有一些差异。TAPP 与内脏损伤有关，而 TEP 则更多的与血管损伤有关。最后，腹股沟疝的治疗方法，是用 TAPP、TEP 或开放修补术，这取决于外科医生和患者。

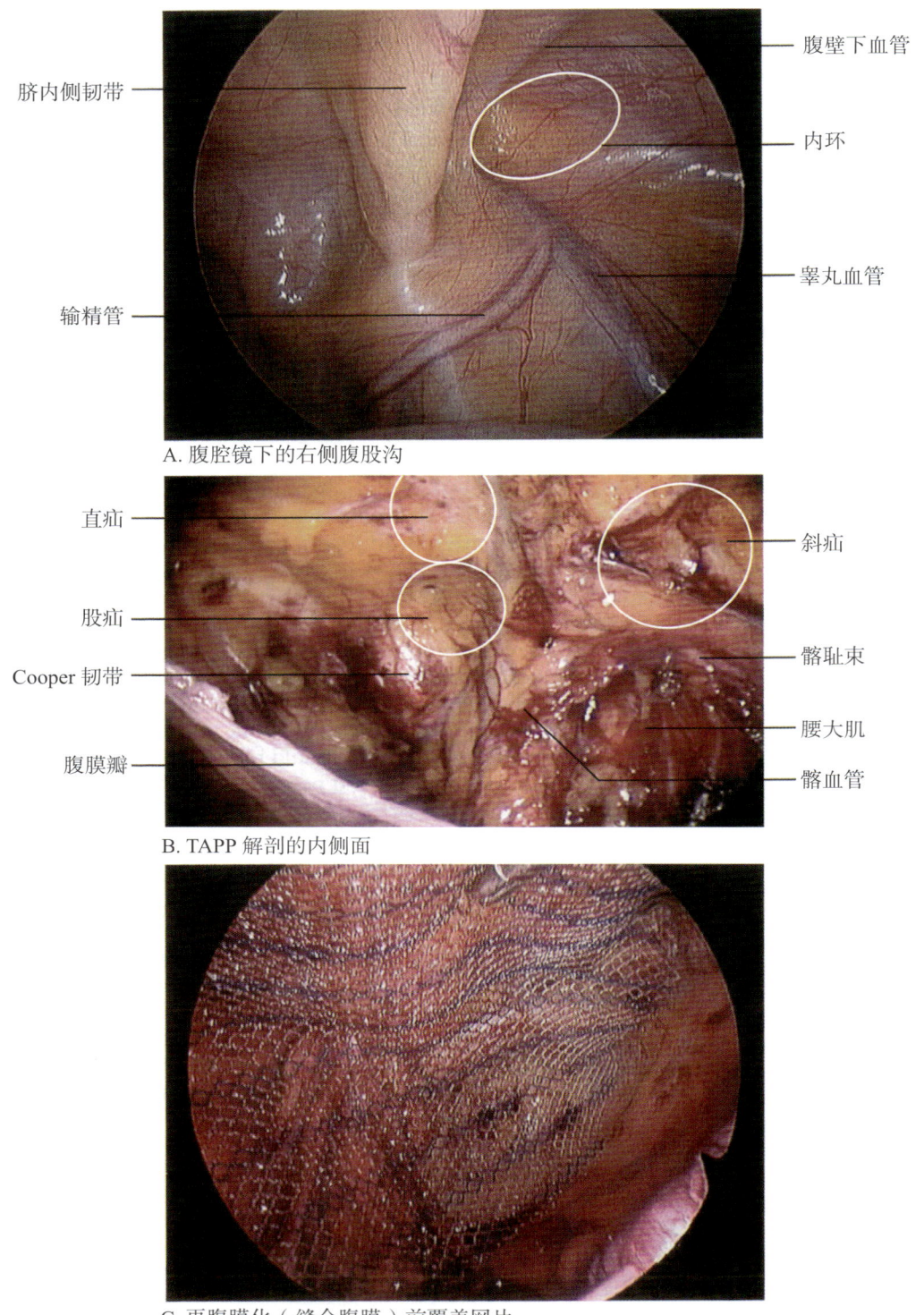

A. 腹腔镜下的右侧腹股沟

B. TAPP 解剖的内侧面

C. 再腹膜化（缝合腹膜）前覆盖网片

图 37-4　腹腔镜解剖：经腹腹膜前（TAPP）腹股沟疝修补术

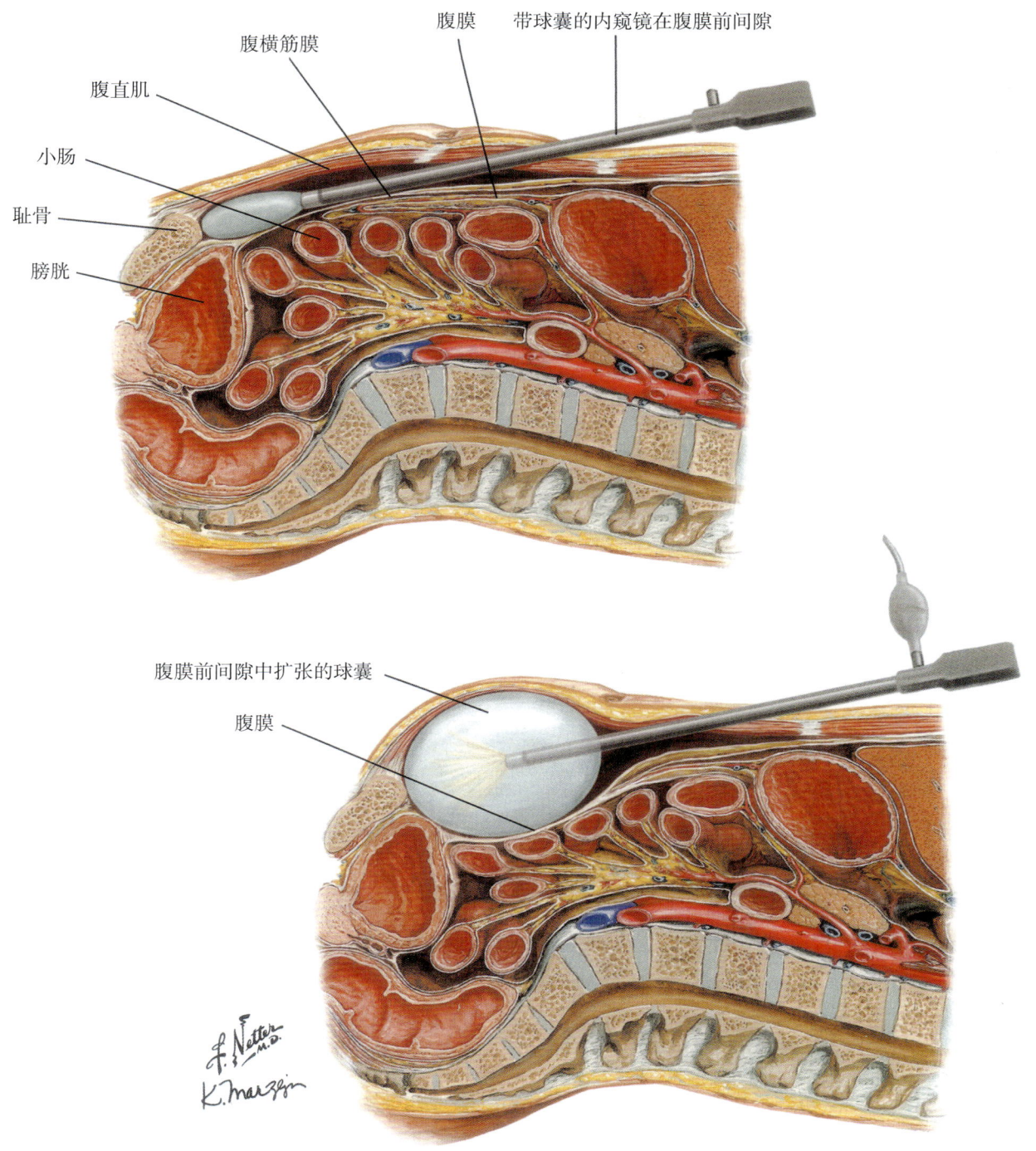

图 37-5 腹腔镜球囊解剖：全腹膜外（TEP）腹股沟疝修补术

第 38 章
腹股沟疝修补术后慢性疼痛的外科治疗

编者 David M. Krpata

张 策 李英儒 译，丁自海 窦若虚 审校

简介

术后慢性腹股沟区疼痛（chronic postoperative inguinal pain，CPIP）是腹股沟疝修补术后的一种并发症，日益受到重视。腹股沟疝修补术后 CPIP 的发生率高于腹股沟疝复发率。慢性腹股沟疼痛是指腹股沟疝修补术后持续 3 个月以上的疼痛；15% 接受腹股沟疝修补术的患者在术后 1 年存在疼痛，影响了他们的日常生活；1%~3% 的患者有严重疼痛，需要内科治疗或手术干预。

腹股沟疝修补术后发生 CPIP 的风险因素有多种，包括年龄较小、术前疼痛、3 年内的腹股沟手术史、术后严重疼痛、术后并发症以及女性患者。为了减少慢性腹股沟疼痛的发生率和对其实施治疗，使手术在 CPIP 治疗中发挥更好的作用，外科医生必须充分了解腹股沟区的神经解剖。

腹股沟区的神经解剖

所有腹股沟疝修补术都有发生 CPIP 的可能，包括网片的前路手术、单纯组织修补术（传统修补术）、微创完全腹膜外和经腹腹膜前修补术。由于可能直接接触腹股沟区的神经，前路手术或开放腹股沟疝修补术通常被认为有更大的发生 CPIP 的风险。该区 3 条最重要的神经是髂腹下神经、髂腹股沟神经和生殖股神经，均起源于腰丛（图 38-1A），其中髂腹下神经源于 T12~L1，髂腹股沟神经源于 L1，生殖股神经源于 L2（图 38-1B）。

对于前路修补术而言，重要的是，髂腹下神经和髂腹股沟神经穿过腹侧壁的腹横肌，在腹横肌与腹内斜肌之间走行，最后穿过腹内斜肌。髂腹下神经最常见位于内环水平以上 2~3 cm 处，而髂腹股沟神经则在更下方，沿着腹股沟管内精索前面或子宫圆韧带走行。生殖股神经的生殖支沿着腰大肌的前面走行，并随着与精索静脉相邻的精索下面穿过内环。在腹股沟疝的前路修补术中，生殖股神经生殖支也有可能被触及或直接受伤。

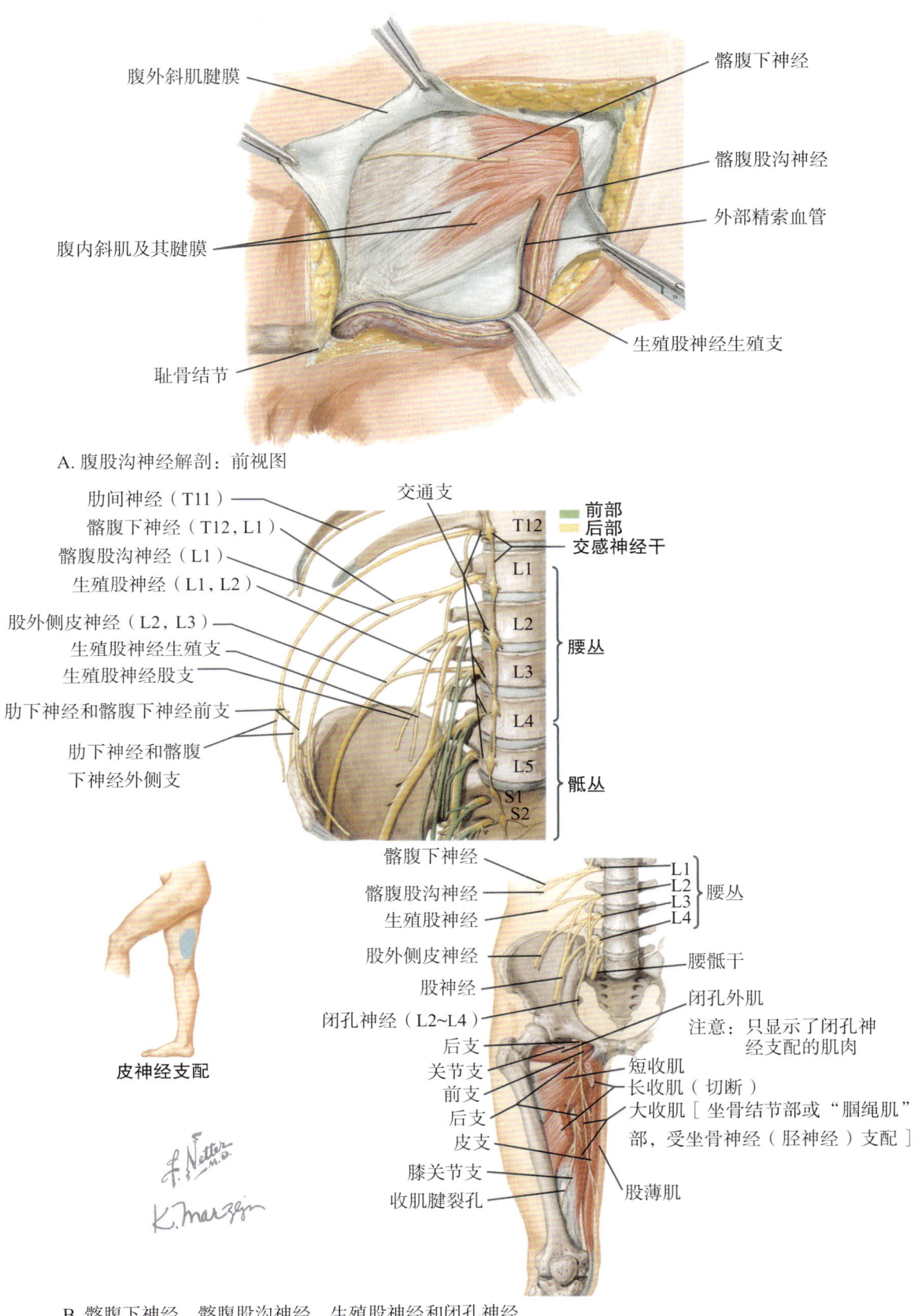

图 38-1 腹股沟神经解剖

术后慢性腹股沟疼痛的外科治疗

腹股沟疝修补术后 CPIP 患者的评估应逐步进行，这超出了本章的范围。手术前患者应考虑接受体检、既往手术报告回顾和影像学检查。还应考虑非手术治疗，如神经阻滞、神经消融、内科疼痛管理和理疗。如果所有上述方法都效果不佳或失败，并且认为手术是最合适的下一步，那么必须回答两个主要问题：第一，腹股沟网片切除术和神经切除术，患者会从哪个中获益，还是二者兼有？第二，开放（前路）手术和腹腔镜后路手术，哪种更好？对于网片切除，先前的前路方法最好通过前路方法解决，先前的腹腔镜网片最好通过微创入路移除。一个例外是那些有网塞（mesh plug）而无补片的患者。网塞可以经后路完全移除，同时有利于外科医生能够直接观察邻近网片的腹壁下血管（图 38-2A）。

当确定需要实施神经切除时，在体检时进行皮肤标记是很有用的。自脐至大腿中部，每 3~4 cm 做一个皮肤记号来标记患者的疼痛、麻木或正常感觉的范围。当患者的疼痛落在特定的皮节（图 38-2B），且有神经性疼痛主诉时，应考虑接受神经切除术。髂腹下神经为腹壁皮肤提供从髂前上棘到腹股沟韧带上方直至耻骨前方的皮肤提供神经支配。髂腹股沟神经为男性的大腿上部、内侧以及阴茎根部和部分阴囊的皮肤提供神经支配；为女性的耻骨和大阴唇皮肤提供神经支配。生殖股神经生殖支为男性的阴囊、女性的阴阜和大阴唇的皮肤提供神经支配。生殖股神经股支在腹股沟韧带深面下行，为股前上部皮肤提供神经支配（图 38-3）。对于先前接受过腹腔镜疝修补术的患者，沿大腿向下标记是很重要的，因为皮肤标记还可以识别股外侧皮神经损伤和大腿外侧的疼痛（图 38-4）。

开放腹股沟网片取出和三神经切除术

取出网片将面临特殊的挑战：先前放置的网片包裹在瘢痕组织中，并且靠近主要结构，如前路修补术中的精索或后路修补术中的髂外血管。对于开放网片取出，男性患者应意识到损害睾丸血液供应的可能性。开放网片取出术应取腹股沟大切口，通常自原始疝修补切口向内外侧延伸。与传统的腹股沟疝开放修补术一样，沿腹外斜肌腱膜纤维方向切开，内至腹股沟管外环，并向外侧延伸。取出网片之前，在先前手术区域的外侧识别髂腹股沟神经和髂腹下神经，并用一条 Penrose 引流管在网片内侧的耻骨上方环绕牵引精索（图 38-5A）。通过控制精索，可以将其与网片分离，并保留其他所有内容物。然后将网片的外缘从深面的腹内斜肌上游离出来，直到辨认出内环的外缘为止。接着，将网片从其外缘分离至内环，重新分出 Lichtenstein 修补术中的两个燕尾（侧尾）。然后，提起网片的上缘，将其从联合腱游离至耻骨。将网片的内侧部自耻骨上游离下来，此时网片应该仅连着腹股沟韧带后缘。将网片的上部向下穿过精索后方，并将其下缘从腹股沟韧带后缘游离下来（图 38-5B）。网片去除后出现的任何疝都可以通过传统组织修补术来解决。只要没有股疝，都可以使用将联合腱缝合于腹股沟韧带后缘的 Bassini 修补术。对于股疝患者，需要实施耻骨梳韧带修补术（McVay 修补术）。尽可能避免更换网片。然而，如果由于取出网片而导致的明显腹壁缺损，可能需要再进行网片修补。

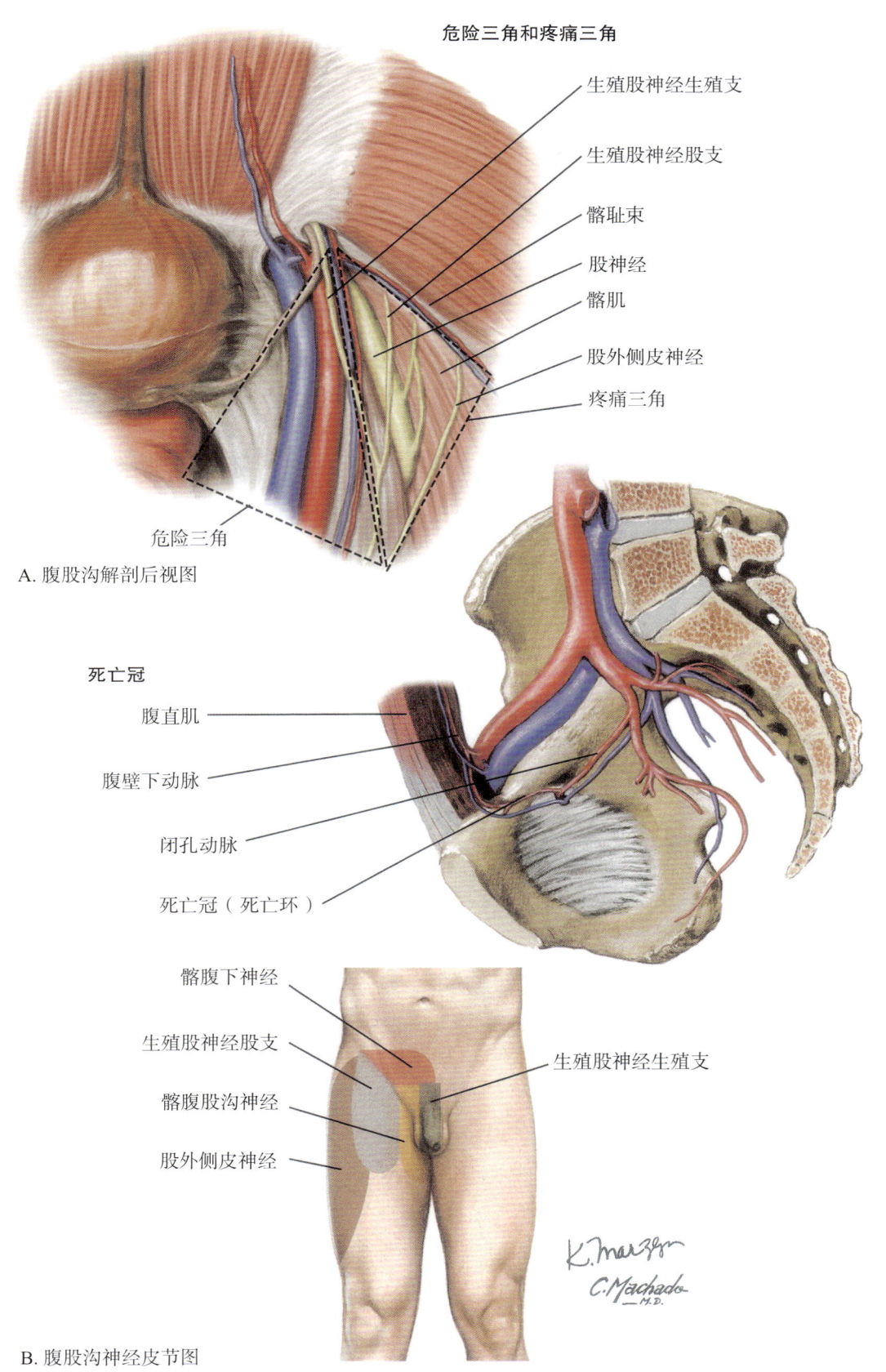

图 38-2 腹股沟的解剖和皮节图

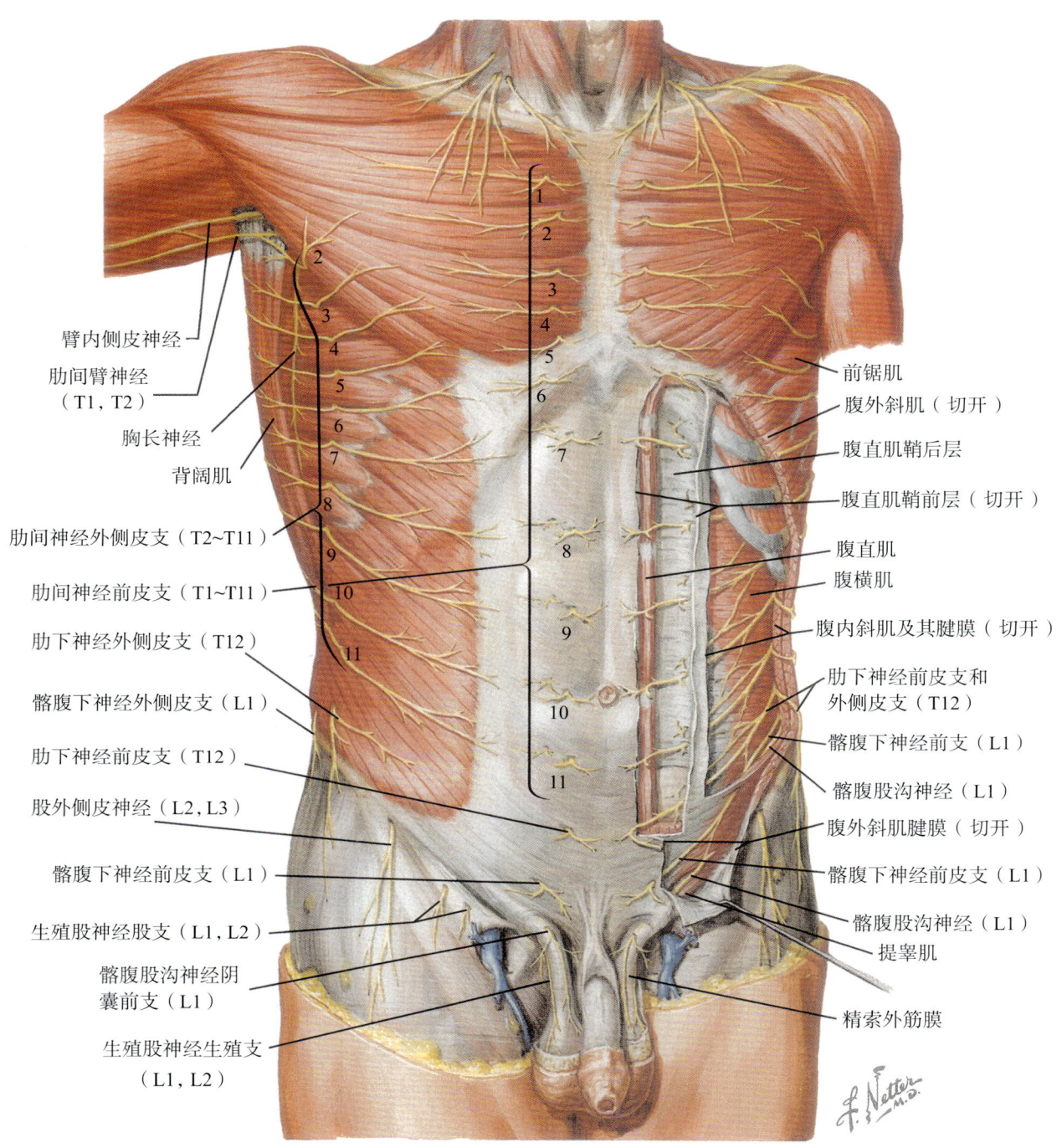

图 38-3 腹壁的神经支配

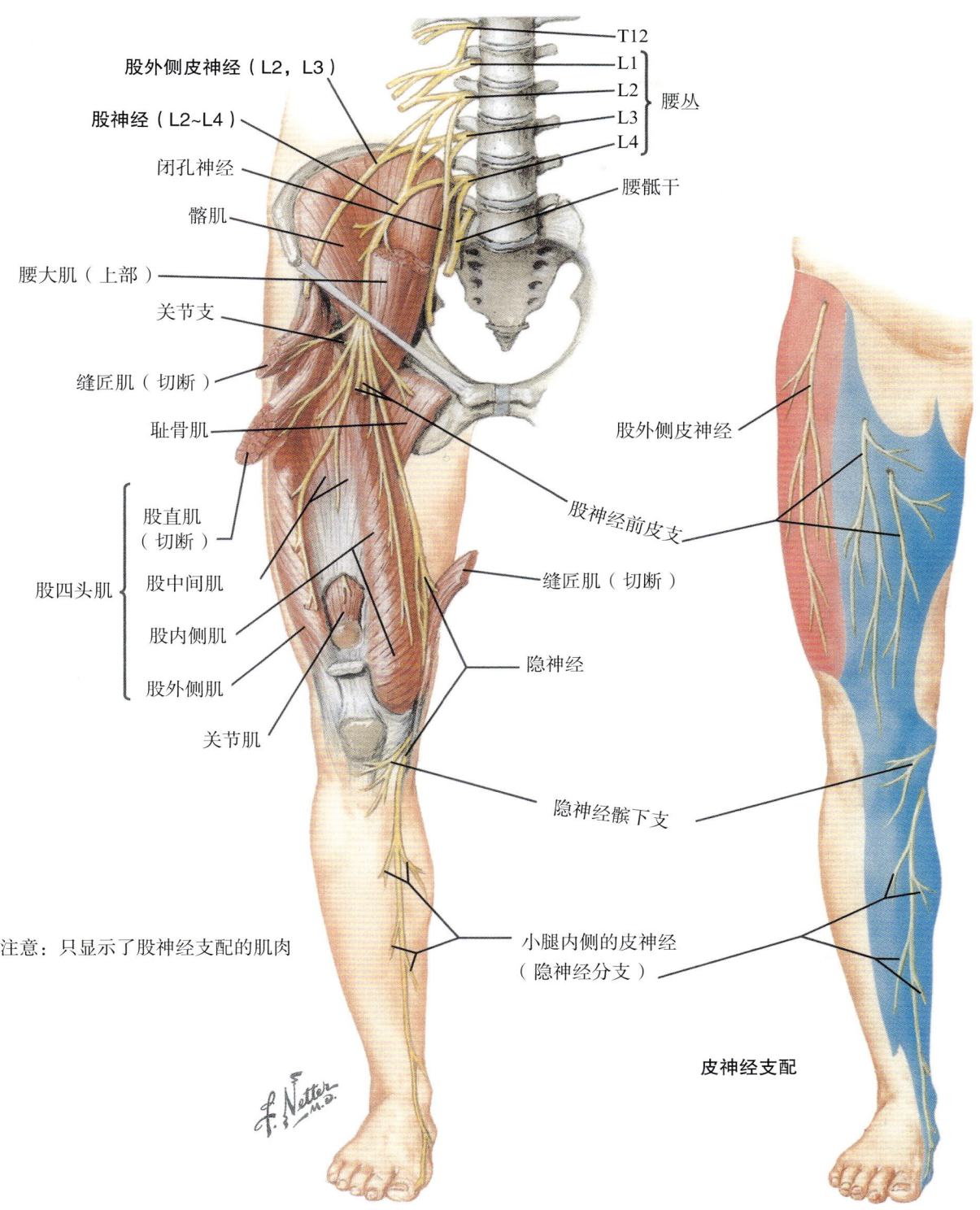

图 38-4 股外侧皮神经

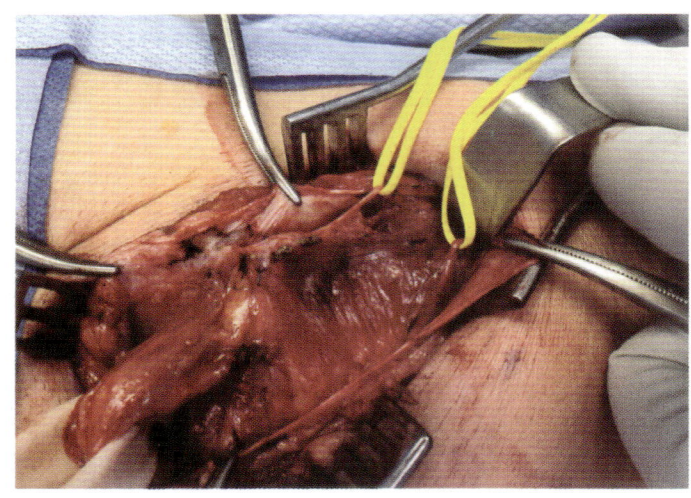
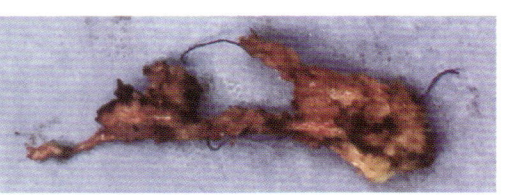

A. 开放腹股沟网片切除术（Penrose 管环绕并向内侧牵引精索，在外侧识别髂腹股沟神经和髂腹下神经）

B. 切下来的腹股沟网片，外缘附着髂腹股沟神经瘢痕

图 38-5　开放腹股沟网片切除术和三神经切除术

腹腔镜腹股沟网片取出术

取出放置在腹直肌后平面的腹股沟疝网片，比取出其前平面的网片更具有挑战性。由于靠近主要血管，如髂外血管和源自髂外血管的腹壁下血管，后网片存在不同于前网片的风险。取出时应从网片的最上缘开始，完全游离其边缘。使用电刀从外侧解剖腹壁网片。解剖网片的外下缘，可以识别腹膜后的性腺血管，通常可以保留。解剖网片的主要目标应该是获得一个朝向耻骨和耻骨梳韧带的内侧平面，并从外侧游离网片，以便清楚地辨认来自髂外血管的腹壁下血管（图 38-6）。小心地从网片上游离腹壁下血管并非总是能成功，往往需要结扎血管或留下少量网片以防损伤髂外血管。取出网片后出现的疝，可以通过传统开放修补术、开放网片修补术来修补。如果保留了腹膜瓣，则可以采取腹腔镜修补术。

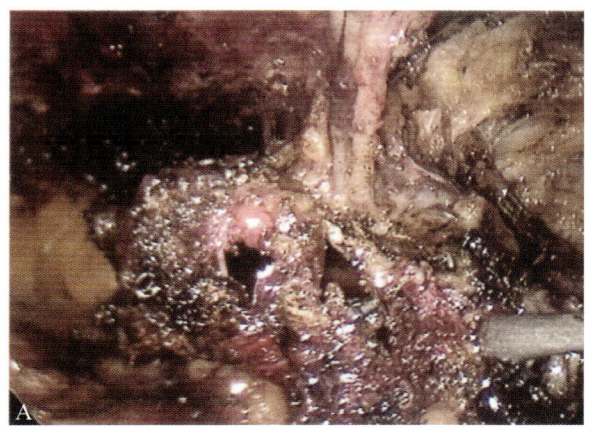
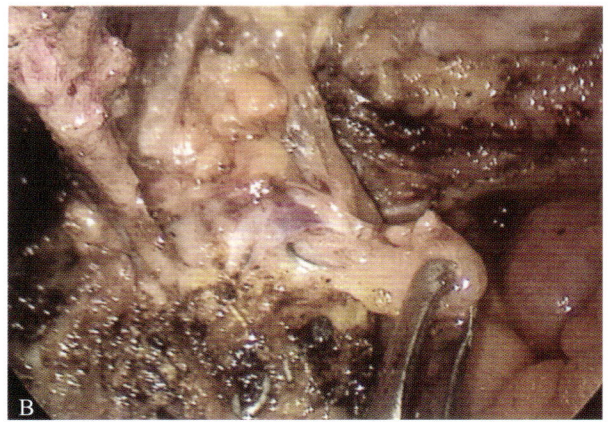

图 38-6　腹腔镜腹股沟网片切除术

腹腔镜三神经切除术

网片取出术或腹股沟神经切除术难以治愈的患者可能是腹膜后三神经切除术（triple neurectomy）的指征。在腹膜后三神经切除术中，将髂腹下神经、髂腹股沟神经和生殖股神经在腹膜后离断；那里没有先前的手术瘢痕，更容易识别神经解剖结构（图 38-7）。腹膜后三神经切除术比腹股沟神经切除术导致的麻木面积大得多，应告知患者这一点以及其他潜在的副作用，包括感觉过敏和神经切除侧的腹壁下象限可能凸出。

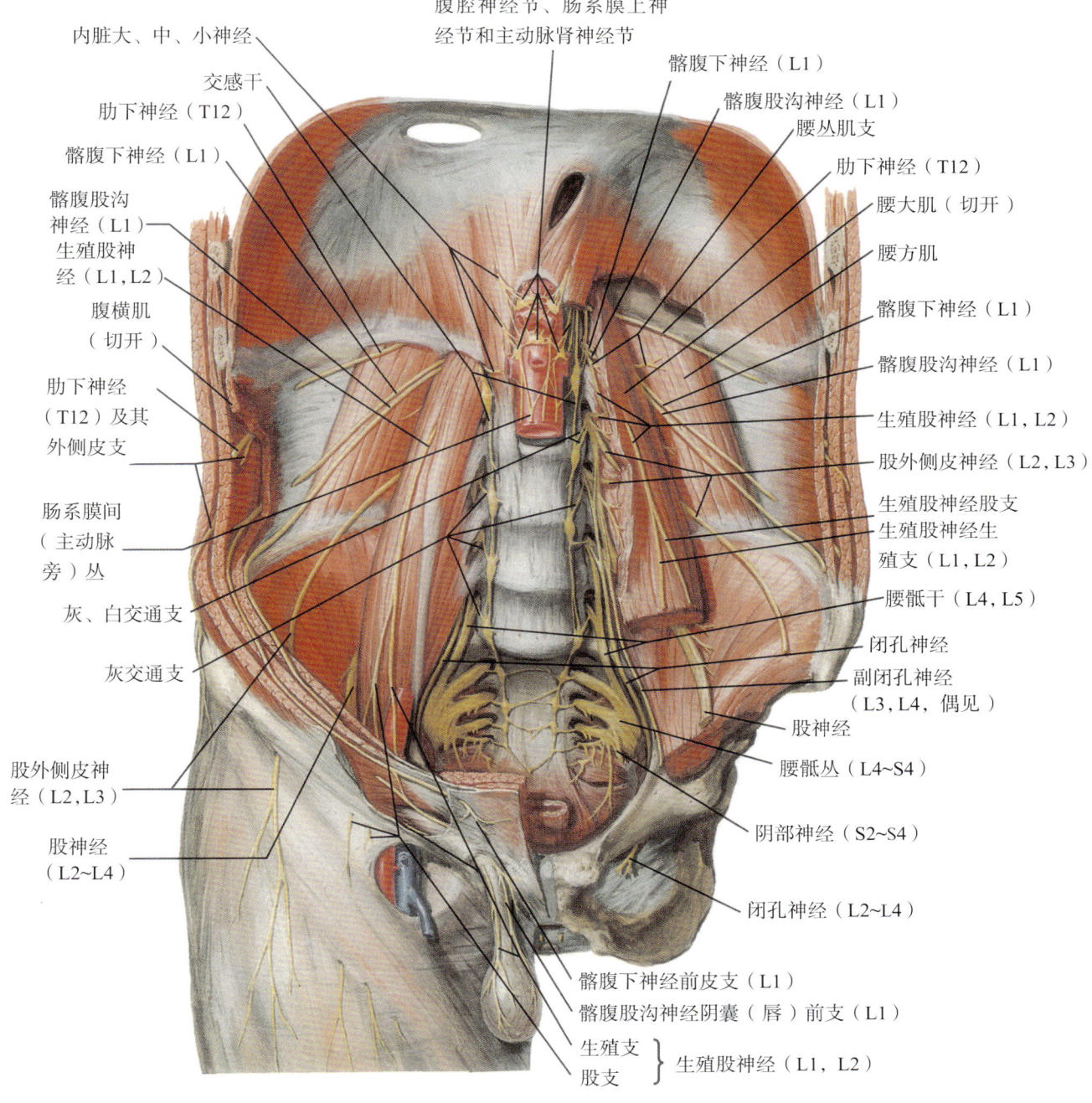

图 38-7　腹膜后腹股沟神经的解剖

患者侧卧位，患侧朝上。将床弯曲以扩大肋缘与髂嵴的间距，增加操作空间（图38-8A）。在腋中线髂嵴上方2横指宽处做一个10 mm切口，在该切口的内侧和下方各做一个5 mm切口。分离腹外斜肌、腹内斜肌和腹横肌进入腹膜外间隙。将球囊解剖器置入腹膜外间隙，在直视下充气，而后取出球囊。在离断任一神经之前，必须确定几个关键的解剖结构：在上方，识别第12肋骨；腰大肌位于内侧，腰方肌位于腰大肌外侧，第12肋下方。髂腹下神经和髂腹股沟神经来自腰大肌深面，走行于腰方肌前面（图38-8B）；在下方，理清腰大肌至其内缘，这将有助于识别输尿管、髂外血管和性腺血管（图38-8C）。在腰大肌前面可以识别生殖股神经，沿肌肉向下延伸并分出股支，走行至腹股沟韧带深面，分出生殖支进入内环（图38-8D）。一旦确定了所有上述解剖结构，就可将3条神经在近端和远端横断，并切除一长段。

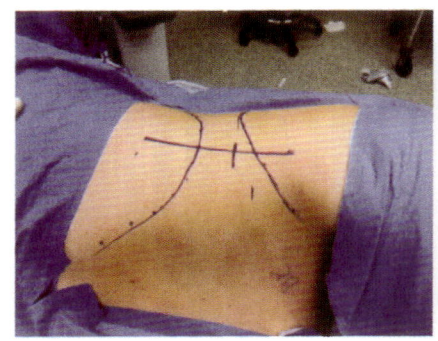

A. 腹腔镜腹膜后三神经切除术的体位

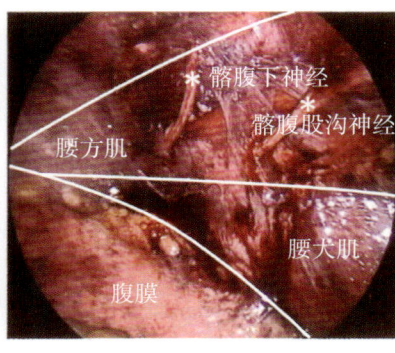

B. 腹腔镜腹膜后三神经切除术－髂腹下和髂腹股沟神经

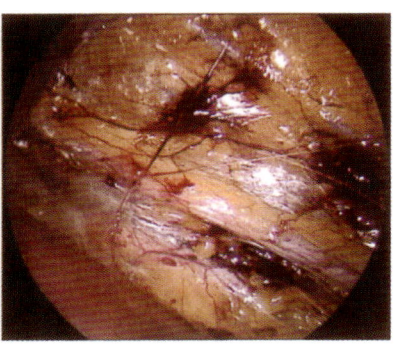

C. 腹腔镜腹膜后三神经切除术－髂骨、动脉、输尿管和性腺血管的识别

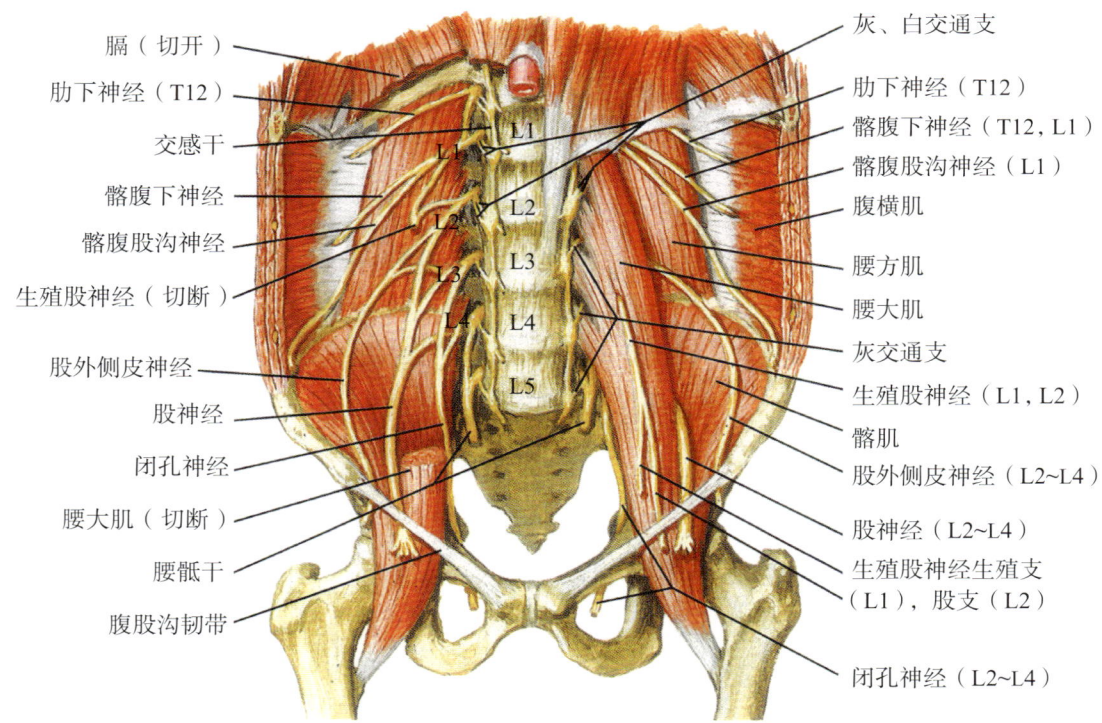

D. 生殖股神经的生殖支和股支

图38-8 腹腔镜三神经切除术

第 39 章
开放侧腹壁疝修补术和腰疝修补术

编者 Luciano Tastaldi，Ajita Prabhu
张　策 译，丁自海 审校

简介

侧腹壁疝（flank hernia）和腰疝（lumbar hernia）是由侧腹壁的缺陷引起的。这种缺陷可以是先天的，也可以是手术、创伤或自然组织逐渐弱化的结果。此类疝存在一些特定的挑战，需要实施疝修补术的外科医生对腹壁的解剖学有深刻的理解。首先，其解剖位置以骨突和神经血管结构为界，因此需要识别重要的解剖标志，以进行安全有效的操作。其次，靠近肋缘和髂嵴的位置限制了网片的贴附，而网片的贴附又是理想的疝修补术的关键原则。与此类似，由于邻近有骨结构、腹膜后血管、神经和输尿管，网片的边缘得到充分的固定又是一个挑战。因此，了解侧腹疝 / 腰疝所带来的独特解剖知识，对于为患者提供持久的疝修补是必要的。

解剖与分类

侧腹壁疝和腰疝的区别，及其网片贴附的命名和分类令人困惑，对外科医生来说尤其如此。然而，二者的手术治疗并无显著差异。欧洲疝学会制定了一个命名和分类的建议，得到了世界各地疝学会的认可，这使报告得以标准化并促进了外科医生之间的交流。侧腹壁疝是指发生在腹直肌鞘和半月线外侧并累及后外侧腹壁的疝。它们发生在肋缘（头侧界）、腹股沟韧带（尾侧界）、腹直肌鞘外缘或半月线（内侧界）和腰椎部（外侧界）的范围内。这一范围可进一步分为 4 个不同的区域，每个区域都有自己的解剖边界：肋下区（L1），位于肋缘和脐上 3 cm 的假想水平线之间；侧腹区（L2），位于腹直肌鞘外侧，脐上下 3 cm 以内；髂区（L3），位于脐下 3 cm 的假想水平线和腹股沟区之间；腰疝区（L4），位于腋前线后方（图 39-1A）。

获得性疝，尤其是手术或创伤后的疝，往往更大，并经常延伸到上述不止一个区域（图 39-1B）。先天性疝是真正的腰疝，通常局限于腰区（腋前线后方），第 12 肋骨下方，竖脊肌外侧，髂嵴上方，腹外斜肌后侧。Petit 疝发生于腰下三角。腰下三角由髂嵴上缘、背阔肌前下缘和腹外斜肌后下缘围成。Grynfett 疝发生于背阔肌深面的腰上三角。腰上三角的解剖边界为：上界为第 12 肋骨下缘、后界为竖脊肌外侧缘、外下为腹内斜肌后缘（图 39-1C）。图 39-1D 显示了 Petit 疝。

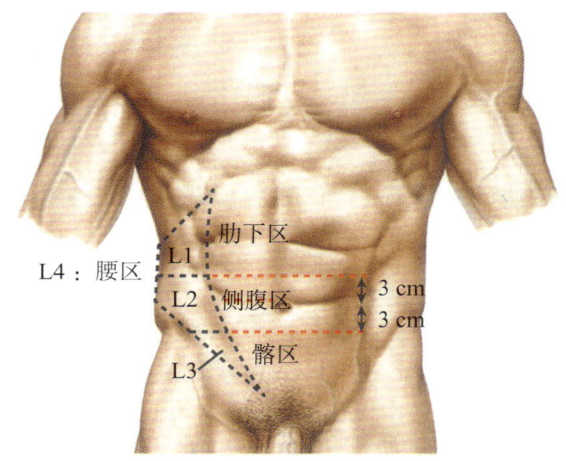

A. 欧洲疝协会：原发性腹壁疝和切口疝分类

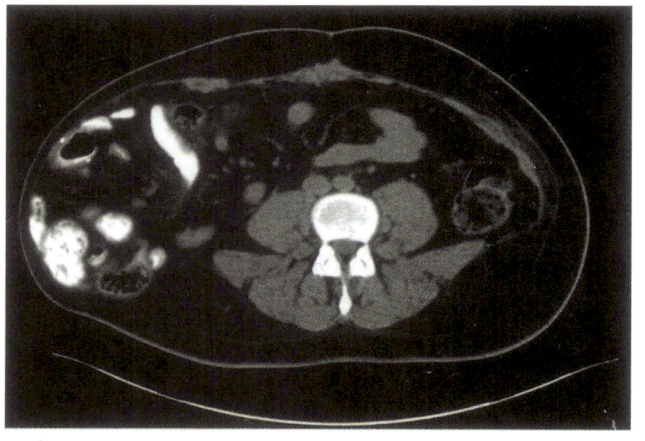

B. 根据欧洲疝协会建议的分类：涉及 L1~L4 节段的大切口疝

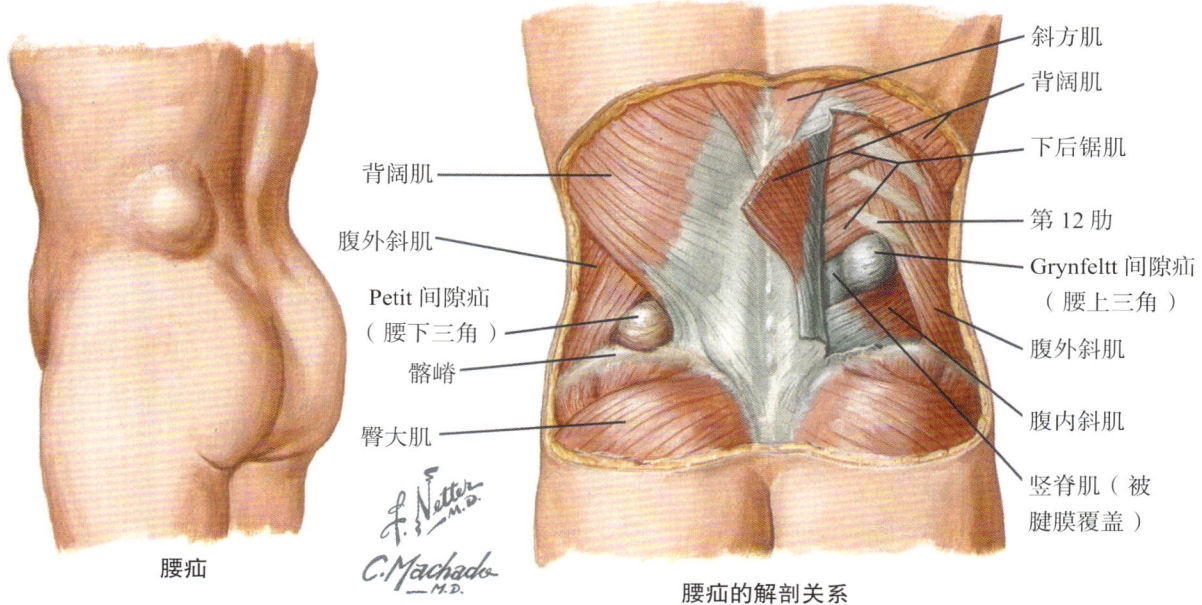

C. 腰疝和闭孔疝

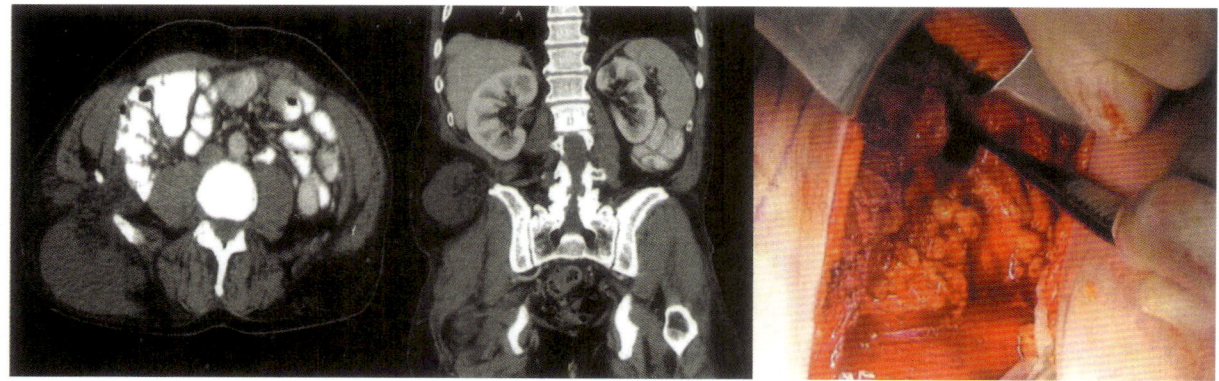

D. 原发性下腰三角疝（Petit 疝）解剖结构的术前影像学和术中图（Petit 疝）

图 39-1 侧腹壁疝和腰疝的解剖学和分类

临床表现

隆起或外凸（bulging）是与侧腹壁疝/腰疝相关的最常见的症状，也常伴有不适和疼痛。如果有症状且适合手术的患者应该进行择期修补术。关于侧腹壁疝/腰疝肠嵌顿和肠绞窄的风险争论较多。此外，无症状疝的修补术仍有争议。

影像学

腹盆部 CT 是诊断和治疗侧腹壁疝/腰疝的重要辅助手段。它能提供腹壁肌组织状况、疝的边界和疝内容物的有价值的信息。更重要的是，它可以帮助外科医生规划手术入路、预计的网片贴附面积和固定策略。比如，对于真正的侧腹壁疝（与腰疝相对），外科医生可能会选择中线入路，以治疗体形较小且较易处理的缺损，经此入路进行腹横肌松解，能允许充分的侧方和后方覆盖。中线入路腹横肌松解术不属于本章的范围，将在他处描述。相比之下，真正的腰疝或非常大的侧腹壁疝可能需要经侧面切口的侧方入路，将在下一节中描述。

外科解剖和手术步骤

患者取侧卧位，用沙袋稳定躯干。可用双臂板支撑上肢；或者单臂板，在单臂板和上肢之间放一个枕头。将患者固定在手术台上，所有固定处的表面都使用软垫做适当地缓冲。在开放手术，常规放置 Foley 尿管。重要的是确保脐部与手术台弯曲处对齐，以最大限度地增加肋缘和髂嵴之间的距离，否则影响手术空间。然后弯曲手术台，以增加肋缘和髂骨之间的距离，实现最大限度的显露。

标记肋缘、髂嵴和可触及的疝以供参考。在髂嵴上方 2~3 横指宽处做横切口（图 39-2A）。切开皮肤、皮下组织后，医生即可识别腹外斜肌。分开侧腹壁的肌肉（腹外斜肌、腹内斜肌和腹横肌），露出深面的腹膜前间隙（图 39-2B）。

在各个方向钝性解剖腹膜前间隙，形成一个大的空间以容纳网片。解剖的范围取决于缺损的大小和具体的网片覆盖面积。对于较大的疝，在腹膜前平面向头侧解剖，可将腹膜与膈肌分离，使网片贴附至肋缘上方。同样，在尾侧，解剖可延伸至盆部的腹膜前间隙，显露同侧的耻骨梳韧带。在某些情况下，尤其是大疝，可能需要将网片贴附至中线才能获得足够的覆盖面。此时，可在半月线内侧切开腹直肌后鞘以进入腹直肌后间隙。这被非正式地称为"反向 TAR"，即反向腹横肌松解术，因为它实施的操作与标准的腹横肌松解术相似，但方向相反（从外到内，而非从内到外）。

如果实施此操作，医生会在术野内侧识别半月线。沿垂直方向切开腹直肌后鞘，从而在解剖的"天花板"上看见腹直肌。医生必须小心地避免损伤腹壁下血管，应将其游离和保留。然后，在腹直肌后间隙继续解剖，一直到中线，为中线结构提供广泛的腹侧网片贴附。

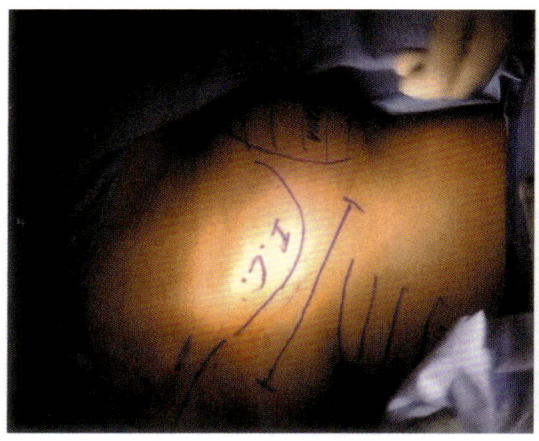

A. 髂嵴、肋缘、疝和横切口位置的表面解剖划界

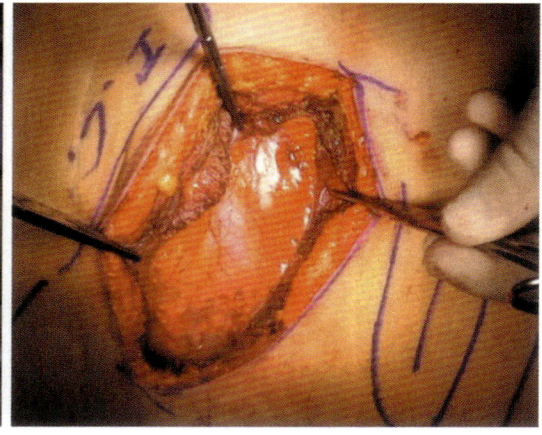

B. 切开皮肤、皮下组织和侧腹壁肌肉（腹外斜肌、腹内斜肌和横腹肌）后显露腹膜前间隙

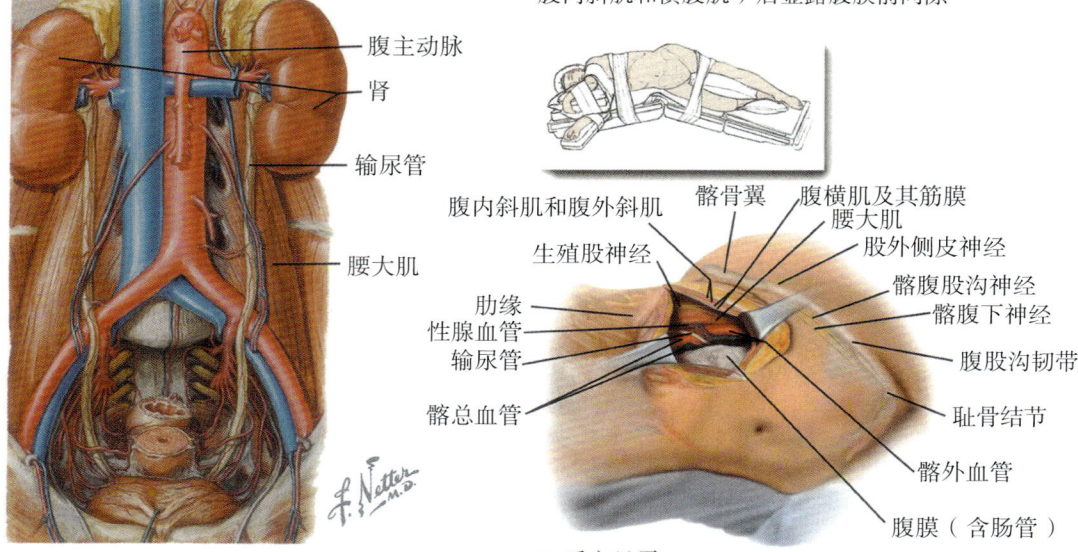

C. 输尿管和膀胱

D. 后方显露

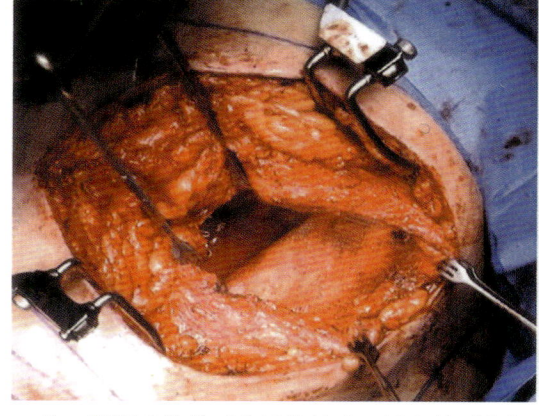

E. 将一张网片修剪至合适的尺寸，插入并覆盖位于腹膜后腰大肌外缘前方的袋子，然后向中线方向轻轻弯曲以覆盖侧腹壁的腹膜前间隙

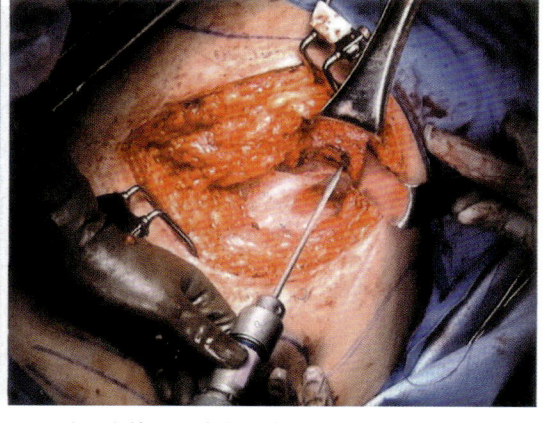

F. 网片也应伸展至肋缘和髂嵴下。通常使用一根 2-0 可吸收线进行少量的单纯缝合，将网片固定于腰大肌外缘。必要时，使用永久性骨钉将网片固定在髂骨上

图 39-2　外科解剖和手术步骤

(D, Reused with permission from LaPinska MP, Rosen MJ. Open flank hernia repair. In Rosen MJ, ed. Atlas of Abdominal Wall Reconstruction, 2nd ed. Philadelphia: Elsevier; 2016:110–123, Fig. 6–4.)

在后方，腰大肌是这一解剖过程中的主要解剖标志；在进行任何包绕和回纳疝囊的尝试之前，应在疝囊的下方和上方进行识别。神经血管结构位于腰大肌的内侧缘，应注意避免损伤性腺血管、输尿管和腹壁的神经（图 39-2C）。轻轻地将疝囊从筋膜和骨性结构上游离下来并回纳。腹膜上的任何破损都应使用简单的可吸收线修补。在回纳疝囊并完成腹膜前/腹膜后间隙的解剖后，可向内侧牵引腹膜表面，露出为放置网片而形成的空间（图 39-2D）。

将网片修剪至合适的尺寸，插入并贴附于腹膜后腰大肌外缘上方的空间，然后向中线方向轻轻弯曲以覆盖侧腹壁的腹膜前间隙（图 39-2E）。网片也应伸展至肋缘和髂嵴下。通常使用 2-0 的可吸收线进行单纯缝合，将网片固定于腰大肌外缘。必要时，使用永久骨钉将网片固定在髂骨上（图 39-2F）。同样，用慢吸收的单股缝线将网状物固定于肋缘。在缝合器的帮助下，使用慢吸收的单股全层筋膜缝线，将延伸到侧腹壁的网片最内侧缘固定妥当。完成固定后，在网片前面和侧腹壁肌后面放置一条闭式负压引流吸管。最后分层缝合皮下组织和皮肤。

第 40 章
开放肌后疝修补术

编者 Clayton C. Petro

张 策 李英儒 译，丁自海 窦若虚 审校

简介

在美国，每年有 30 万~40 万例腹壁疝修复术，包括原发性缺损、20%~25% 的中线剖腹术后的切口疝、24%~43% 的网片修补术后的复发疝。即使对于最小的原发性缺损，随机对照的长期随访数据也发现，网片增强修补优于单纯缝合修补，也有高水平证据支持使用网片。这些疝无处不在，且发生率似乎有增无减。

疝的治疗决策有三个考虑因素。

- 患者因素：包括人口统计数据、医学合并症（如吸烟状况、体重指数、糖尿病控制）以及疝对患者生活质量的影响。
- 疝的情况：包括疝的宽度、长度、位置（位于中线 vs. 靠近骨突）、污染程度和出现的背景（择期 vs. 急诊）。
- 修补术式：包括网片的选择（合成 vs. 生物 vs. 生物合成）、网片相对于腹壁的位置、技术（开放 vs. 腹腔镜 vs. 机器人）以及附属技术的使用，如组织成分分离技术或皮瓣。

这些因素密切相关，使技术的比较或对高风险患者/疝特征的识别具有挑战性。尽管对每个部分的详细讨论超出了本章的范围，但医生们应该始终对疝文献的回顾持怀疑态度，因为关于某型网片或技术优越性的声明，可能没有控制与利益（感兴趣的）结果相关的其他变量。

尽管这个领域越来越复杂，而且治疗方案似乎有无数种排列组合，但开放肌后疝修补术（open retromuscular hernia repair，ORHR）在初次描述几十年后，最近获得了极高的人气。1973 年，法国外科医生 Jean Rives 首次描述了针对巨大腹部疝的腹直肌后网片加强术，直到 1989 年，他的同事 Rene Stoppa 才用英文发表了这项技术。尽管腹腔镜腹壁疝修补术普及于 1990 年代，但对 Rives-Stoppa 腹直肌后解剖技术的几次改进则发表于 2006—2012 年，其精华和关键点是对腹横肌松解术（transversus abdominis release，TAR）的描述。这些改进将 Rives-Stoppa 修补术的优势扩展到更大的疝，因此，在过去 10 年里，TAR 在外科医生中得到了广泛传播。在这里，我们回顾了所有开放性肌后修补技术的优势，以及在对腹壁解剖全面理解的指导下，实施这些手术的步骤。

手术原理

与其他技术相比，肌后网片修补同时重建白线的手术提供了几个关键优势。

- 肌后网片植入（图40-1A）允许网片加固疝缺损的同时，无须像Underlay技术，即腹膜内Onlay网片覆盖（intraperitoneal onlay mesh，IPOM）那样，将网片暴露于内脏器官。
- 因为肌后间隙内的网片不暴露于内脏器官，所以可使用无涂层网片；与涂层或屏障网片比较，它对感染的抵抗力更强，成本也大大降低。
- 肌后间隙中的网片也与后方的筋膜、前方的肌肉直接接触，组织容易长入，且与浅表伤口隔开。当游离腹直肌鞘前皮瓣来放置补片时，网片置于Onlay位置（位于腹直肌鞘前面），会受到无血管的皮下组织的影响。
- 与开放和腹腔镜桥接修补术不同，ORHR还可以重建白线，这已被证实对腹部核心力量有好处，通过将腹直肌恢复到中线，也为腹外斜肌重建了牢固的插入点。

肌后修补术和辅助技术

Rives-Stoppa腹直肌后间隙解剖技术，通过在腹直肌后间隙放置网片，而实现上述所有好处（图40-1B，C）。

Rives-Stoppa腹直肌后解剖

- 紧贴白线切入点外侧切开腹直肌后鞘。看清腹直肌，证实进入腹直肌后间隙。
- 在弓状线以下，腹直肌后面毗邻腹膜和腹横筋膜，后者直接贴附着于腹直肌。同样，要将这些层次从腹直肌上解剖下来（图40-2A）。
- 游离腹直肌后鞘（弓状线上方）和腹膜/腹横筋膜（弓状线下方），腹直肌后的解剖可向外扩展至半月线（图40-2B）。
- 解剖腹直肌的全程，在其最头侧和最尾侧可以看到腹壁上血管和腹壁下血管。
- 在腹内斜肌和腹横肌之间横向穿行的神经血管束穿过腹内斜肌的后层，进入半月线内侧的腹直肌后间隙。当在腹直肌后解剖接近半月线时可以看到这些神经血管束，要注意保护腹直肌的神经支配。
- 在图40-2C~F中可以观察到腹横肌前面肋间神经的走行。同样，肋间血管和旋髂深动脉的分支沿着类似的路线向内走向腹直肌。

Rives-Stoppa腹直肌后解剖最显著的局限性是外侧解剖终止于半月线，这对较大的缺损是一个挑战。首先，后鞘闭合处可能承受相当大的张力；其次，网片的外侧贴附受腹直肌的宽度的限制；第三，没有松解腹外斜肌来帮助闭合前鞘。我们在后文会描述一些改进方法以解决这些局限性。

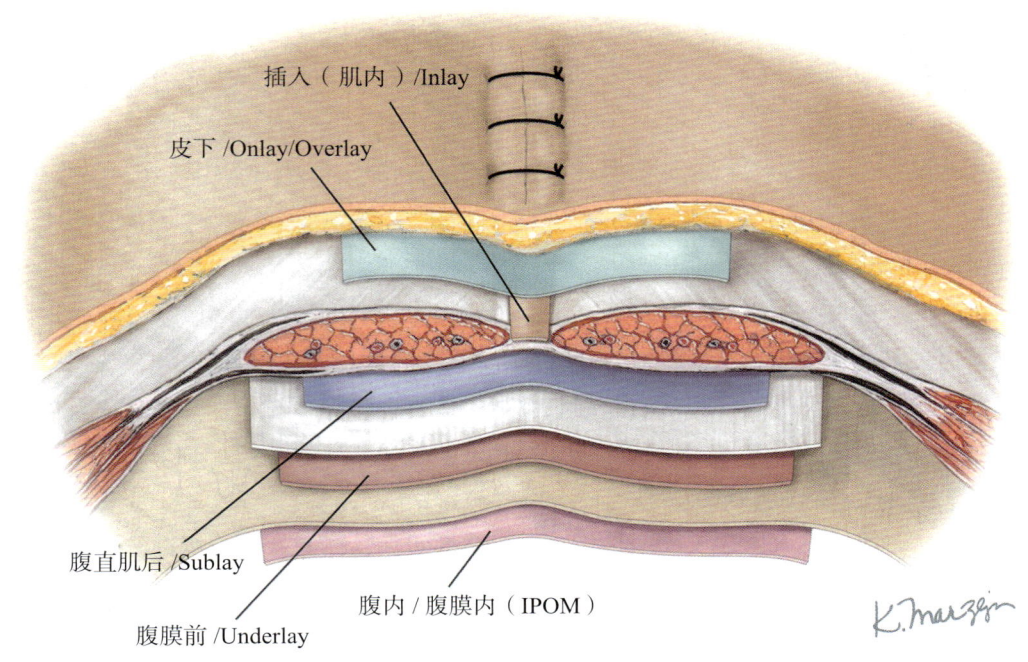

A. 关于补片位置的共识

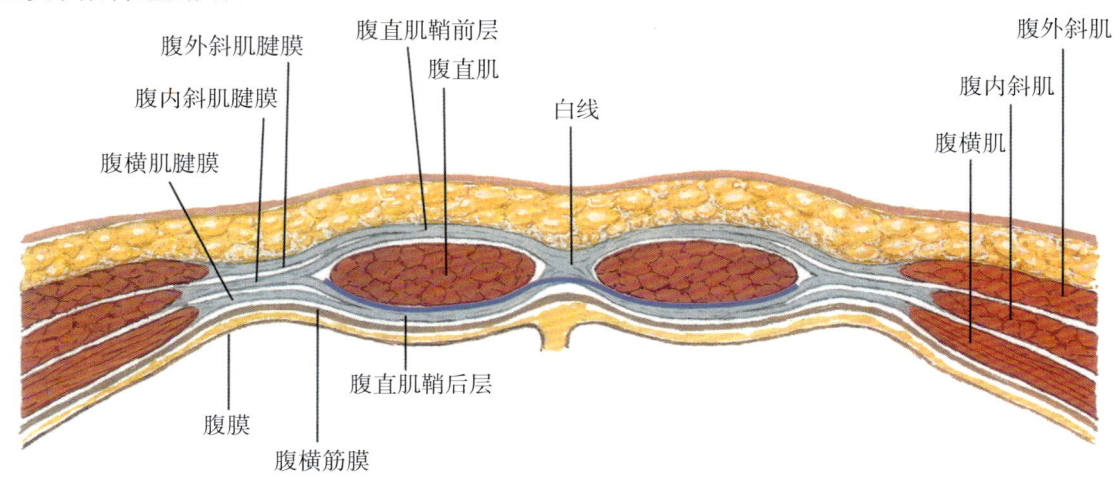

B. 弓状线头侧的 Rives-Stoppa 修补术

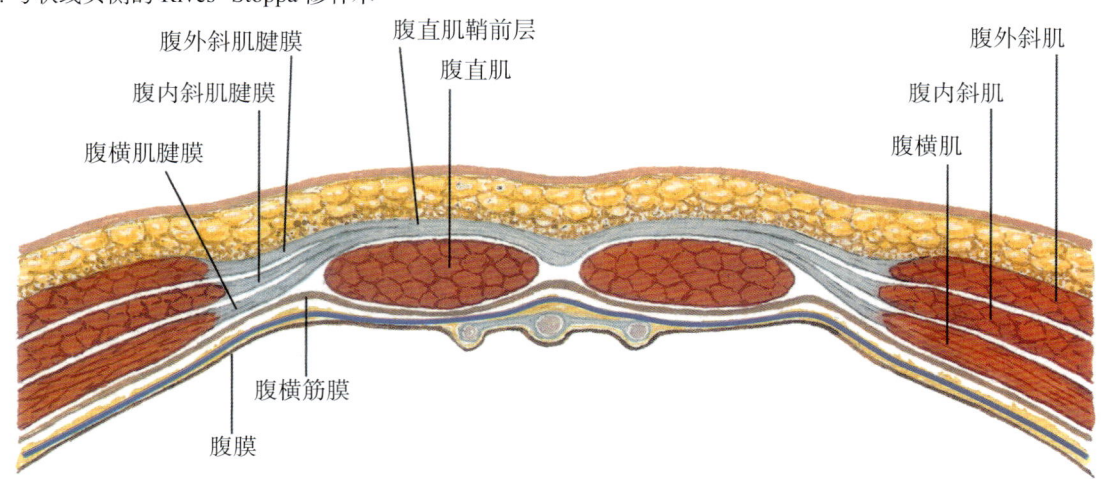

C. 弓状线尾侧的 Rives-Stoppa 修补术

图 40-1　弓状线头侧和尾侧的 Rives-Stoppa 修补术：肌后网片放置

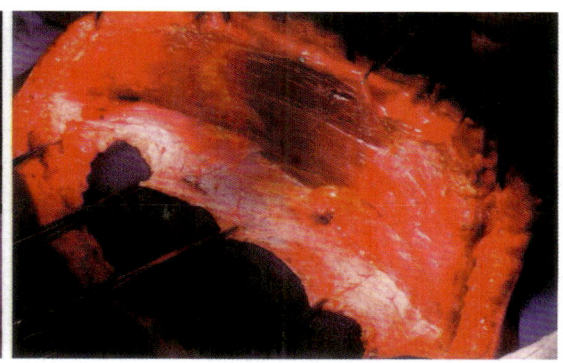

A. 腹直肌后解剖，内侧：分离腹直肌后鞘的内侧插入点

B. 腹直肌后解剖：外侧：游离腹直肌后间隙到半月线

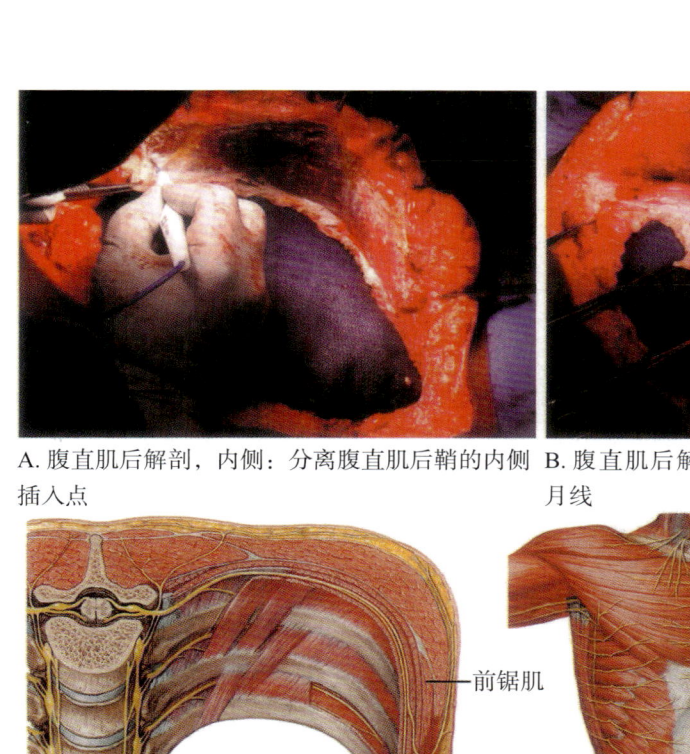

C. 腹部和会阴部的神经支配：典型胸神经的胸腹部走行

D. 腹部和会阴部的神经支配：腹前壁的神经

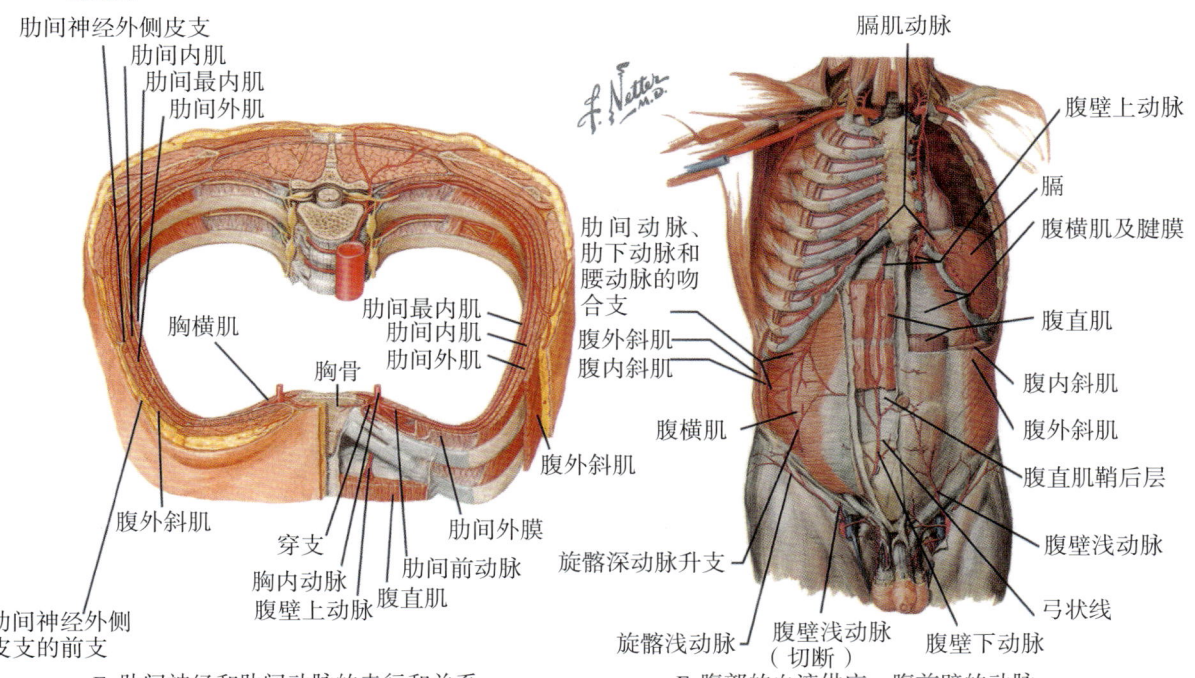

E. 肋间神经和肋间动脉的走行和关系

F. 腹部的血液供应：腹前壁的动脉

图 40-2 Rives-Stoppa 腹直肌后解剖术

腹膜前入路

Novitsky 等在 2006 年描述的腹膜前入路解决了上述腹侧面解剖的局限性。

- 一旦腹直肌后鞘解剖到达侧面的边界，就切开腹直肌后鞘的外缘，重新进入腹膜前平面，该平面可以横向扩展至腹膜后间隙。
- 或者，腹膜前平面可以自中线由内向外扩展，而不进入腹直肌后间隙，尽管这可能具有挑战性，因为腹膜和腹直肌后鞘通常在中腹部融合，特别是在曾接受腹部手术的病例（图 40-3A，B）。

腹膜前入路创建大的肌后间隙，用于大张的网片放置，将腹膜与前方肌肉游离并沿腹直肌后鞘顺利拓展。主要的障碍是，在不撕裂菲薄腹膜的情况下停留在腹膜前平面，可能在技术上具有挑战性——特别是当腹膜与腹直肌后鞘融合时。最后，该技术不分离任何腹外斜肌就能拓展腹膜前间隙。

肌间游离

Carbonell 在 2008 年描述了肌间游离，这是解决弓状线上方半月线侧向解剖受限的可供选择的另一种方法。

- 在腹直肌后间隙解剖完全扩展至半月线后，向外切开腹内斜肌腱膜的后层，进入腹内斜肌和腹横肌之间的间隙。
- 该平面的侧向扩展在肌肉之间形成了一个用于放置网片的大间隙（图 40-3C，D）。

这种方法的一个主要局限是，需要切断供应腹直肌的所有横向穿入的神经血管束，诚然如此，其临床意义尚不清楚。虽然切开腹内斜肌腱膜后层，分离了腹内斜肌、腹外斜肌与后方的腹横肌（即后组织成分分离，posterior component separation），但这可能对肌筋膜向中线靠拢帮助不大。同样，腹直肌后鞘没有从腹横肌中游离出来，因此不会从额外的游离（mobilization）中受益。

腹横肌松解术

腹横肌松解术借鉴了上述每一种技术。使其优点越来越受欢迎，因此我们将进行更详细的描述。

- 在腹直肌后鞘解剖的外侧部分，紧贴神经血管束的横向穿入点内侧，切开由腹内斜肌的后层纤维组成的腹直肌后鞘，以保留它们（图 40-4A~C）。
- 这一操作，在弓状线上方显露腹横肌。在腹部上 1/3 显露腹横肌肌腹（图 40-4D），在腹部中 1/3 显露腹横肌腱膜。
- 这时就可切开腹横肌或其腱膜，同时保留其深面的腹膜（图 40-4E）。
- 接下来，腹膜前平面可向外充分扩展至腹膜后间隙，后方远至腰大肌（图 40-4F~H）。
- 在弓状线以下，应注意保护腹壁下血管。通常必须切开腹横筋膜，将腹膜与这些血管分开。
- 当腹膜前平面向腰大肌充分扩展时，可在腹壁下血管的外侧，将精索结构或子宫圆韧带从腹膜上游离下来。

第七篇 疝

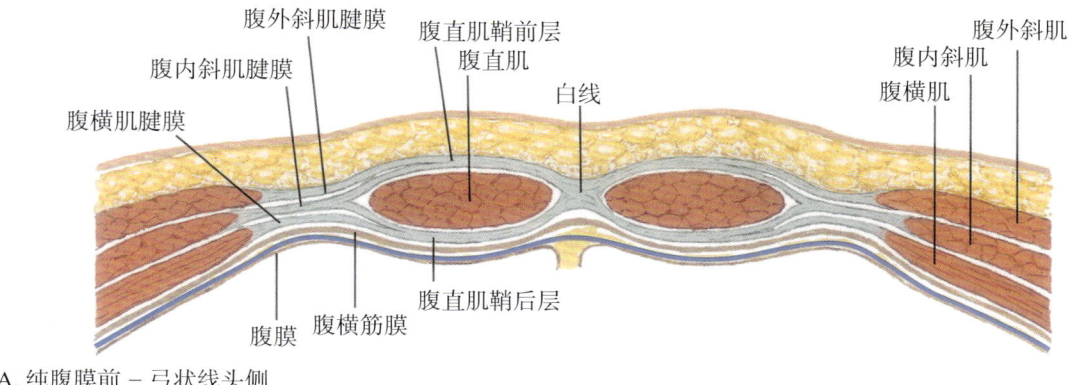

A. 纯腹膜前 – 弓状线头侧

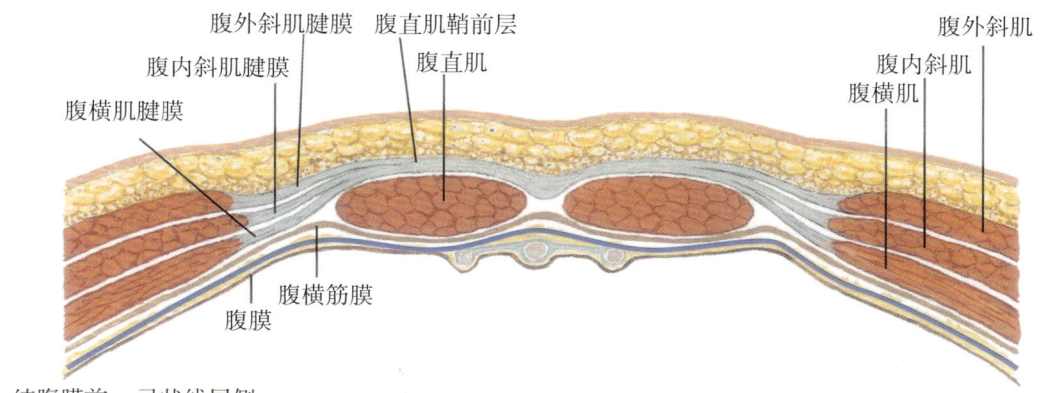

B. 纯腹膜前 – 弓状线尾侧

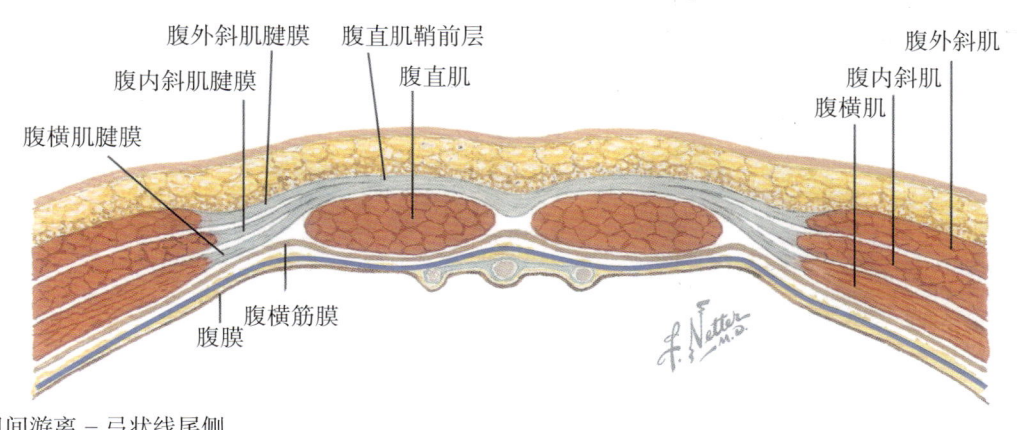

C. 肌间游离 – 弓状线头侧

D. 肌间游离 – 弓状线尾侧

图 40-3　腹膜前入路和肌间游离

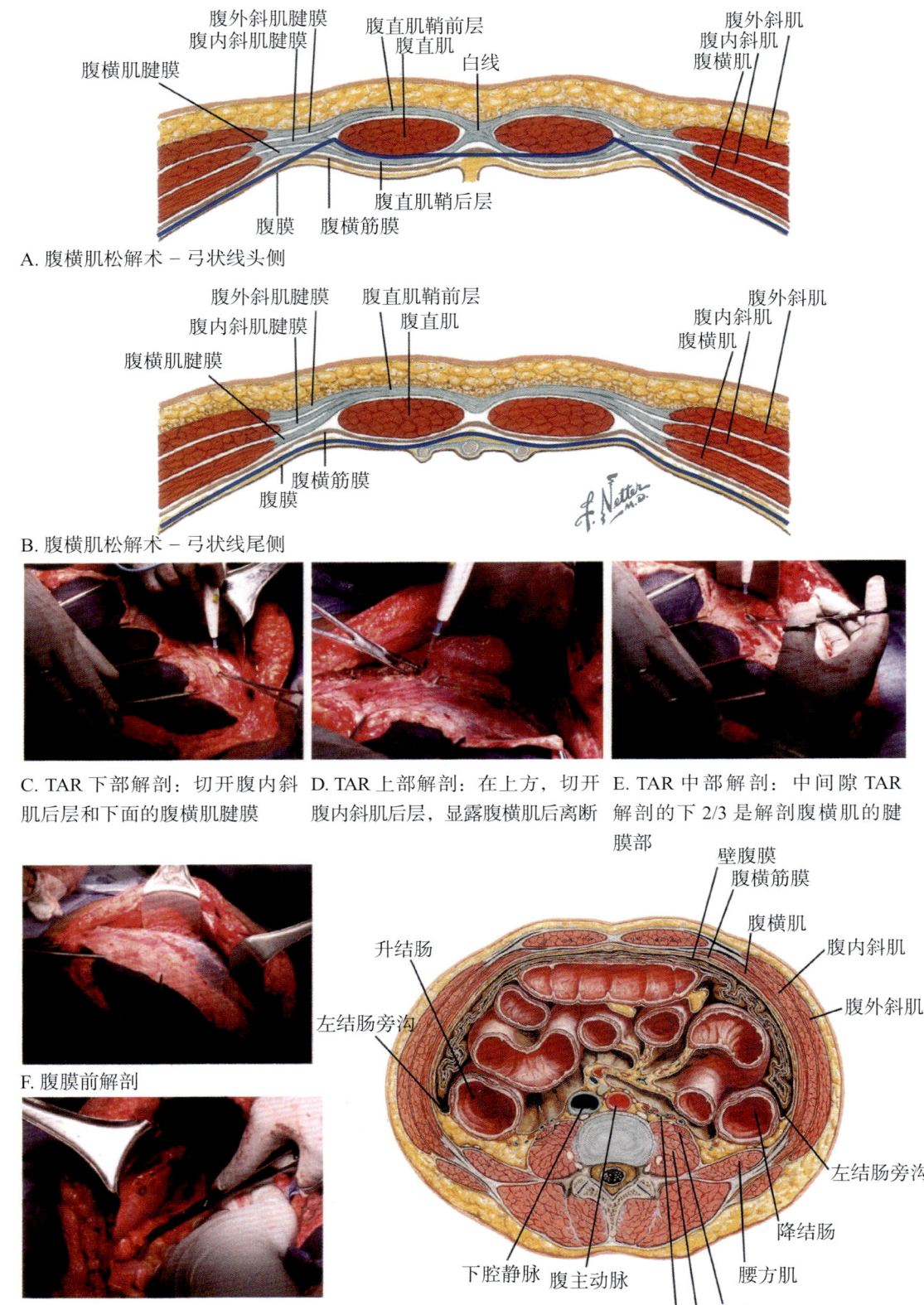

A. 腹横肌松解术－弓状线头侧

B. 腹横肌松解术－弓状线尾侧

C. TAR 下部解剖：切开腹内斜肌后层和下面的腹横肌腱膜

D. TAR 上部解剖：在上方，切开腹内斜肌后层，显露腹横肌后离断

E. TAR 中部解剖：中间隙 TAR 解剖的下 2/3 是解剖腹横肌的腱膜部

F. 腹膜前解剖

G. 显露腰大肌：在腹膜前解剖时，注意将一些腹膜后脂肪向外推开以显露腰大肌

H. 腹膜后间隙

图 40-4 腹横肌松解术（TAR）

这种侧向解剖能够为网片的放置提供广阔的空间，顺利推进腹直肌后鞘的解剖，并松解腹横肌以推进鞘前筋膜的解剖；所有这些都不会牺牲外侧的神经血管束，使得这种技术看起来是 Rives-Stoppa 解剖的理想辅助工具。

显露耻骨梳韧带和 Retzius 间隙

- 在腹壁血管内侧，腹直肌后间隙充分扩展后，可显露耻骨两侧的耻骨梳韧带。如果该间隙之前未进入过，则可以钝性解剖腹膜前平面以显露耻骨后方的耻骨后间隙（Retzius 间隙）（图 40-5A）。
- 再次手术的盆腔，应小心地进行腹膜前解剖，以免损伤膀胱。应在直视下进行锐性而非钝性解剖。

显露剑突下间隙和膈中心腱

- 在头侧，于接近剑突处切断腹直肌后鞘的内侧附着点，使腹膜前剑突下脂肪平面与腹直肌后间隙连接起来。
- 最终在肋缘处自外向内横断腹直肌后鞘。外侧和内侧的腹膜前平面在肋缘头侧会师，随后充分扩展至膈中心腱（图 40-5B）。

一旦完成外侧、上部和下部的解剖，即可沿中线闭合腹直肌后鞘，通常使用 2-0 可吸收线。后鞘和相邻腹膜上的所有孔洞（可能是之前手术的瘢痕）应予以关闭，以完全与深面的内脏隔绝（图 40-5C）。如果需要，可以用深面的网膜修补孔洞，或者如果绝对必要，使用一块薇乔（可吸收）网片桥接修补。

放置网片

- 将网片置于肌后袋中，使其与修补的筋膜有广泛的贴附（图 40-5D）。
- 尽管没有数据支持网片经筋膜缝合固定，但最好这样做，以保持网片的平坦并减轻中线筋膜闭合处的负荷。每侧使用上、下和 3 个外侧经筋膜固定缝合。
- 在肌后间隙的网片上放置双侧负压引流管。

重建腹白线

在中线处，使用 1 号慢吸收缝线连续缝合，使白线靠拢闭合。如果闭合处张力较大，也可以使用间断 8 字缝合法。

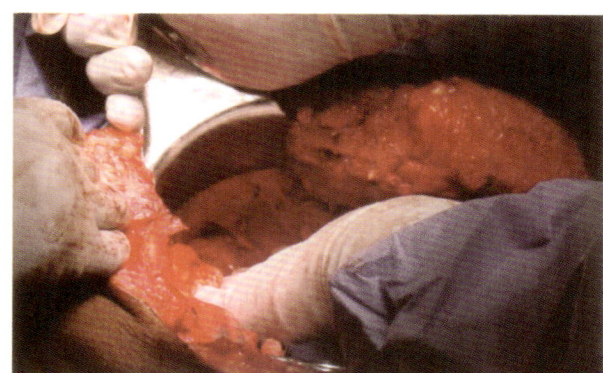

A. 扩展 Retzius 间隙：显露双侧 Cooper 韧带

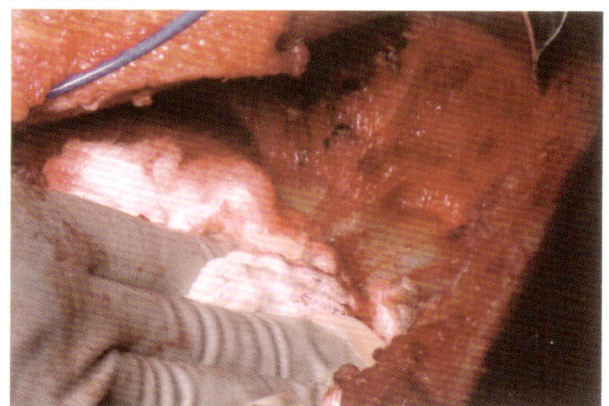

B. 剑突后解剖：显露膈中心腱

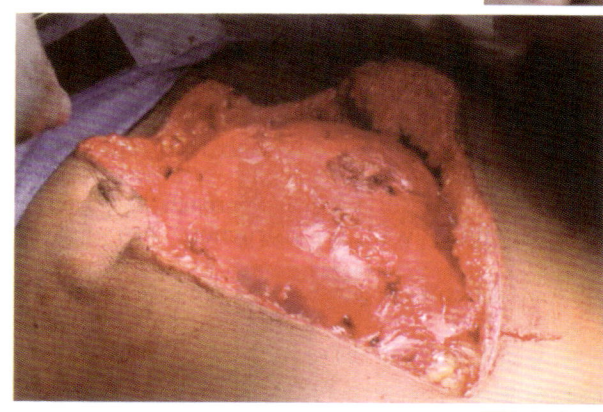

C. 关闭腹直肌后鞘

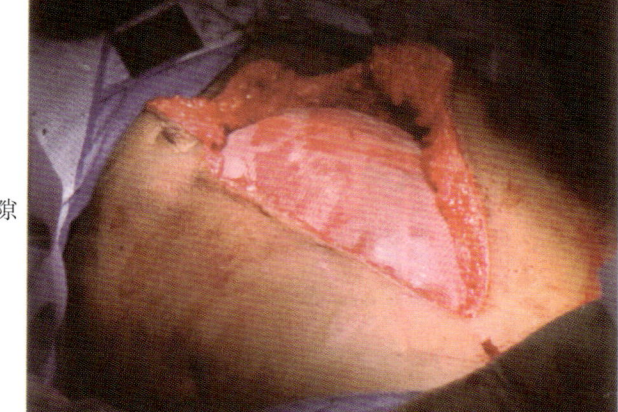

D. 将网片置于肌后间隙

图 40-5　显露 Cooper 韧带，显露剑突下间隙和放置网片

SECTION 8

第八篇
血 管

第41章 颈动脉内膜切除术
第42章 颈动脉–锁骨下动脉旁路/转位术和椎动脉转位术
第43章 主动脉瘤和胸腹腔动脉瘤修复
第44章 内脏动脉旁路术
第45章 桡–头动静脉瘘，头–肱动静脉瘘，肱–贵要动静脉瘘
第46章 股动脉内膜切除术和股动脉–腘动脉搭桥术
第47章 股动脉–胫动脉旁路搭桥术
第48章 膝上和膝下截肢术

第 41 章
颈动脉内膜切除术

编者 David M. Hardy，Will Perry
史本超 译，丁自海 审校

简介

颈动脉内膜切除术（carotid endarterectomy，CEA）是最常见的血管手术之一，其中大多数手术是用于颈总动脉分叉处动脉粥样硬化的治疗（图 41-1A）。两项具有里程碑意义的多中心随机试验，即北美症状性颈动脉内膜切除术试验和欧洲颈动脉手术试验，已证实在同侧症状性颈动脉狭窄患者中使用 CEA 可降低脑卒中风险。在三个随机临床试验中也证实了中至重度颈动脉狭窄使用 CEA 可降低无症状患者的脑卒中风险。

CEA 有许多潜在并发症，包括脑卒中、脑神经损伤、血肿或再狭窄。对于所有患者亚组，CEA 的围手术期脑卒中风险在 1%~4%。出院后持续性脑神经损伤约为 4%，大多数这些并发症在随后的随访中得到了解决。手术中精准的操作对减少这些并发症的发生至关重要。

手术解剖

患者的体位和切口：患者取仰卧位，患侧靠近手术台边缘，便于医生操作。为了提供足够的显露，应伸展颈部，头部转向对侧，置于凝胶头环上。可以放置一个肩卷来抬高肩部，进一步增加颈部伸展。根据医生的喜好，手术台可以放置在中立位，轻微反向头高足高位（Trendelenburg 卧位）或沙滩睡椅位置。上胸部、颈部、沿下颌骨的下面和耳郭下部都备好，以纳入视野区。关键的解剖边界是胸锁乳突肌、中线和下颌骨（图 41-1B）。沿锁骨下动脉前缘切开，从锁骨的胸骨端延伸至下颌后区，切口远端弯曲，使其延伸至耳垂下方（图 41-1B）。在下颌角以下 1 横指宽处，以向后的方式弯曲切口的远端，以避免损伤面神经下颌缘支。平行于胸锁乳突肌的切口能满足颈总动脉颈段的显露。也可以在切开之前使用双功能超声来标记和绘制颈总动脉分叉。但在切开之前用超声标记分叉可能会限制切口的大小。

血管造影（侧面观）显示左颈内动脉的起始处有中到重度狭窄，通过造影剂的突起显示溃疡（箭头）这种情形适用于动脉内膜切除术来解决

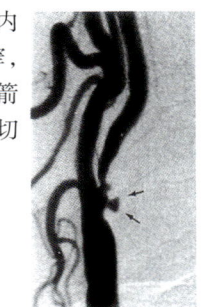

在颈内动脉分为大脑中动脉和大脑前动脉的分叉处伴或不伴有血栓形成的动脉粥样硬化

海绵窦内的虹吸管

位于颅底下面的颈内动脉夹层动脉瘤影像学检查呈"线样征"

在颈总动脉分为颈内动脉和颈外动脉处伴或不伴有血栓形成的动脉粥样硬化（最为常见）

起源于头臂干或主动脉弓（罕见）的颈总动脉起始处

A. 颈总动脉狭窄或闭塞

下颌骨
颈外静脉
斜方肌
锁骨
颈前三角
颈静脉切迹
胸锁乳突肌锁骨头
胸锁乳突肌胸骨头

Ⓐ沿着胸锁乳突肌前缘切口
Ⓑ横行或斜行切开覆盖颈总动脉叉表面的皮肤折皱切口

B. 切口线

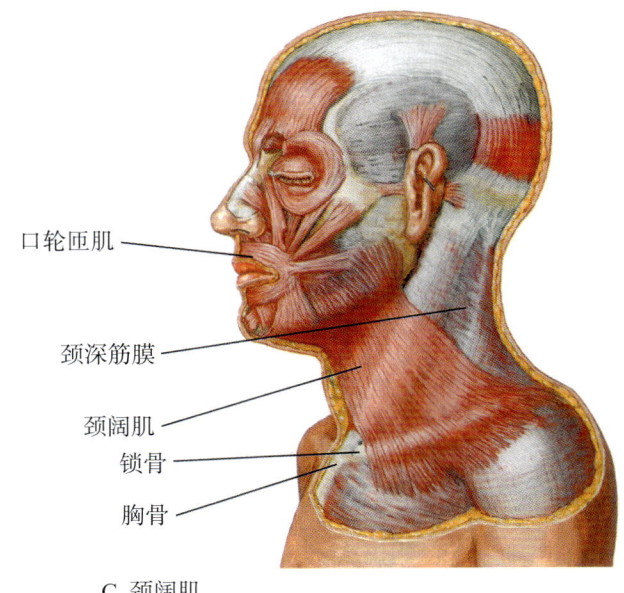

口轮匝肌
颈深筋膜
颈阔肌
锁骨
胸骨

C. 颈阔肌

图 41-1　颈总动脉狭窄、动脉内膜切除术的切口线及颈阔肌

显露颈总动脉分叉

切口经过颈阔肌（图 41-1C），在颈阔肌的前缘切开颈深筋膜的封套层。沿胸锁乳突肌内缘分离，并通过清晰的解剖与深面的血管鞘区分开来。如若你在手术的这一步选取了正确的平面，就能有效地减少出血。小分支和交通血管可以结扎，以便进一步分离胸锁乳突肌。因胸锁乳突肌从颈动脉鞘后外侧跨过，可以此识别颈动脉鞘。在肩胛舌骨肌上方打开颈动脉鞘，如果需要更多的近端显露，可以分离肩胛舌骨肌（图 41-2）。颈内静脉位于颈总动脉的外前方，沿其内侧缘分开，并以与胸锁乳突肌相似的方式牵开。牵开和操作之前需要结扎和分离面静脉。面静脉往往覆盖于颈总动脉分叉之上，是寻找其的重要标志。分离和牵拉颈内静脉可显露颈总动脉和迷走神经。迷走神经通常位于颈总动脉的后面，但偶尔也可能位于前面。

接下来以精细而准确的动作对颈总动脉及其分支进行解剖。识别和保护迷走神经。颈袢通常沿着颈总动脉的表面走行，可以将其分离而不会产生任何临床不良后果（图 41-2）。一旦颈总动脉显露，在围绕颈总动脉操作和放置硅橡胶管或脐带样胶带之前，应对患者进行肝素化处理。静脉注射 80~100 U/kg 的肝素，检查活化凝血时间（ACT），它应该是术前的 1.5~2 倍。在首次使用肝素后 3~5 min 检查初始 ACT，并每 30 min 重复 1 次，以确保充分的抗凝。对颈总动脉的游离和解剖应在游离颈总动脉分叉之前进行。在游离颈总动脉期间，尤其是沿颈总动脉球部和分叉处应实施"非接触"技术，以防止斑块或血栓脱落。首先锐性分离颈总动脉，尽可能地靠近肩胛舌骨肌分离动脉周围组织，然后使用弹性胶管环环绕。接下来解剖颈外动脉，它通常走行于颈内动脉的前外侧。应在分叉处松动颈外动脉，并用弹性胶管环环绕。紧贴动脉环绕可以避免损伤位于颈外动脉后方行走的喉上神经。因甲状腺上动脉为颈外动脉的分支，位于分叉内侧附近，所以可能需要隔离。下一步分离位于颈内静脉深处的颈内动脉。切开静脉上部内侧边界可从远离分叉处显露颈内动脉。识别面静脉水平以上的淋巴结和小血管并仔细结扎。舌下神经在远离分叉处的不同位置穿过颈内动脉，应予以识别（图 41-3A，B）。沿着颈袢寻找其与舌下神经分支的连接处可以很方便地识别出舌下神经。小心移动和向前牵拉舌下神经可以在二腹肌水平更远侧显露颈内动脉。移动舌下神经需要结扎由小静脉和淋巴管组成的"悬吊血管（sling vessel）"。一旦完成颈内动脉游离，立刻用弹性胶管环结扎，要远离动脉粥样硬化病灶的可见范围。

在颈总动脉分叉较高或颈内动脉广泛病变的情况下，可以通过几种不同的方法来显露颈内动脉的上颈段。分开二腹肌后腹可以进一步显露颅底 2 cm 以内的颈内动脉。操作中必须采取轻柔的头侧回缩以避免面神经的下颌缘支受压。经鼻气管插管和下颌半脱位的全身麻醉可以显露颈内动脉颈段的远端，但这必须在术前规划好。在分离茎突舌骨韧带和茎突咽肌以及茎突舌肌后，去除茎突可以获得更清晰地显露。

颈总动脉分叉处应以最精准的方法放在最后解剖，最为安全的措施是在夹住颈总动脉后进行操作。应小心分离周围组织以防止动脉远端粥样硬化斑块栓塞。颈总动脉分叉处的结构包括咽升动脉和压力感受器神经，该神经是舌咽神经到颈动脉窦的分支，与迷走神经和交感干有沟通。在这些组织周围过度操作和解剖可能会反射性地刺激舌咽神经和迷走神经，导致低血压和心动过缓。一些外科医生主张通过颈总动脉分叉处外膜下注射局部氯化钠通道阻滞剂（1% 利多卡因）来避免这种反射。有的患者可能存在一种罕见且几乎仅发生在右侧的变异——非喉返神经，从右迷走神经分出后不勾绕锁

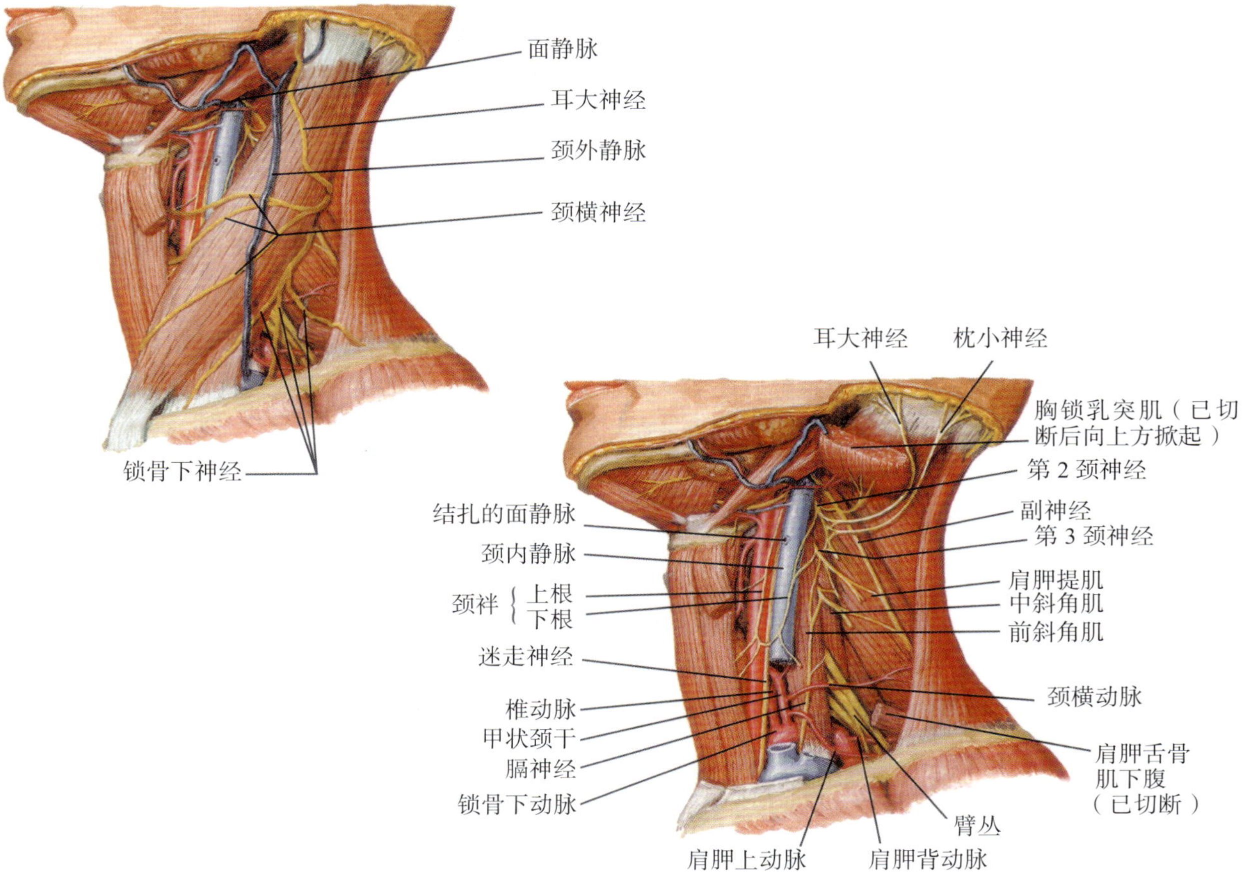

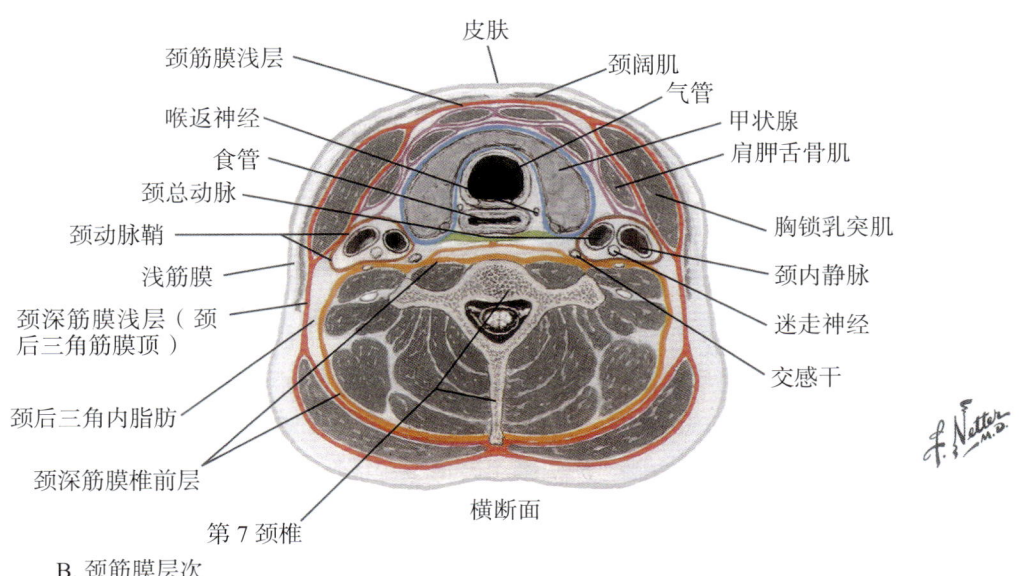

图 41-2 颈部筋膜层次和神经、血管

骨下动脉即上行，所以在此解剖过程中存在受伤的风险。操作完成后应该能将血管向切口表面轻轻提起。在完成颈总动脉及其分支的显露、松动和控制后，即可切开颈总动脉进行动脉内膜切除术。

颈总动脉内膜剥离术

在进行颈总动脉切开和夹闭之前，静脉注射肝素（80~100 U/kg）。如前所述，一旦显露颈总动脉，就应给予肝素。首先在离斑块较远的动脉柔软部分夹住颈内动脉。因为夹住颈内动脉，首先可以避免在夹住颈总动脉或颈外动脉时发生的远端栓塞。而且根据外科医生的偏好，可以在钳夹颈内动脉后进行脑监测或获取颈动脉残余压力（stump pressure），以用于选择性分流。应在颈内动脉远端测试性夹闭数分钟，并观察脑部监测指标以评估神经系统任何变化。在观察到指标变化的情况下，应松开动脉以允许脑再灌注，并且在动脉内膜剥离术期间可以使用分流管进行脑灌注。如果要获得颈动脉残余压力，在颈内动脉夹闭后，可以将一根连接到压力线的针头插入靠近颈总动脉远端分叉处。这确保动脉流动并且可以证实近端无明显狭窄。然后夹住颈总动脉和颈外动脉以确认该段无血流；而后松开颈内动脉并获得残余压力。通常当残余压力 <40 mmHg 收缩压时可进行选择分流操作。

一旦记录了残余压力，就使用 Potts 剪刀开始在颈总动脉的前外侧进行动脉切开，一直延伸到动脉粥样硬化斑块以外的颈内动脉（图 41-4A）。如果要使用分流管，则将其放入颈内动脉远段，并确认回流。在放置过程中，如果血液回流突然停止，则可能存在颈内动脉远段的医源性夹层，或者可能分流管碰到了动脉弯曲段的侧壁；因此，分流一定不要强制发生。然后用手指将其暂时封闭，并在直视下将分流管近端放置于颈总动脉的腔内，以防止意外栓塞。移除颈总动脉上倾斜的血管钳，将分流管推入颈总动脉中，并将分流管用硅橡胶膜或拉梅尔止血带绑紧。必须用多普勒流量探头对分流管中的流量进行评估，以确保畅通无阻的流量，不存在障碍性的"水锤（waterhammer）"信号。

在放置分流管后，或不使用分流管，开始剥离动脉内膜，在颈总动脉使用神经剥离子分离血管中膜和内膜之间的隔层。当从血管壁分离斑块时，要用镊子牵拉着血管壁。应从颈总动脉开始剥离，近端终点在颈总动脉远端，以斜面方式修剪该部位的斑块。然后动脉内膜剥离继续进行至颈动脉孔并通过外翻技术分离。可以进入颈内动脉解剖斑块。平稳地到达颈内动脉的终点对于预防术后脑卒中和复发狭窄至关重要。动脉内膜切除的终点应在血管逐渐变细过渡到正常内膜与正常颈内动脉交界处。小心避免拉下或拉出斑块，因为这可能导致斑块突然脱落，或者更糟的是斑块的远端剥离。如果远端终点松动或不黏附，则可以在远端终点处放置一条缝合线。图 41-4B 展示了从颈总动脉分叉处切下的内膜斑。肝素化盐水冲洗以清洗动脉壁，并露出那些可用镊子取出的松散碎片。人们认为，用补片血管成形术修复动脉代表了实践中的治疗标准，常规使用假体（如涤纶、牛心包膜或聚四氟乙烯）或静脉补片。在颈内动脉切开远端开始使用双臂 6-0 聚丙烯线缝合。将贴片缝到动脉的一侧，使动脉保持恒定温和的张力。然后将补片的对侧缝合到动脉，使用恒定的轻柔牵引向颈总动脉前方，直到缝合线在动脉一侧的中部相遇并接合完成，但要保持足够的开口以移除分流管。如果使用分流管，则重新夹紧颈总动脉和颈内动脉并拆除分流管。两个夹子都要短暂松开以释放动脉中的碎屑和空气。然后在内膜切除和修补部位的近端和远端更换夹子。其后用肝素盐水冲洗颈总动脉分叉，并在动脉切口关闭之前再次检查内膜或碎屑。再次松开颈内动脉夹，使血液再次充满分叉并重新夹紧，同时松开颈总动脉和颈外动脉上的夹子以将剩余的碎屑冲洗到颈外动脉。松开颈内动脉夹。此时缝合处的任何出血都要及时处理。

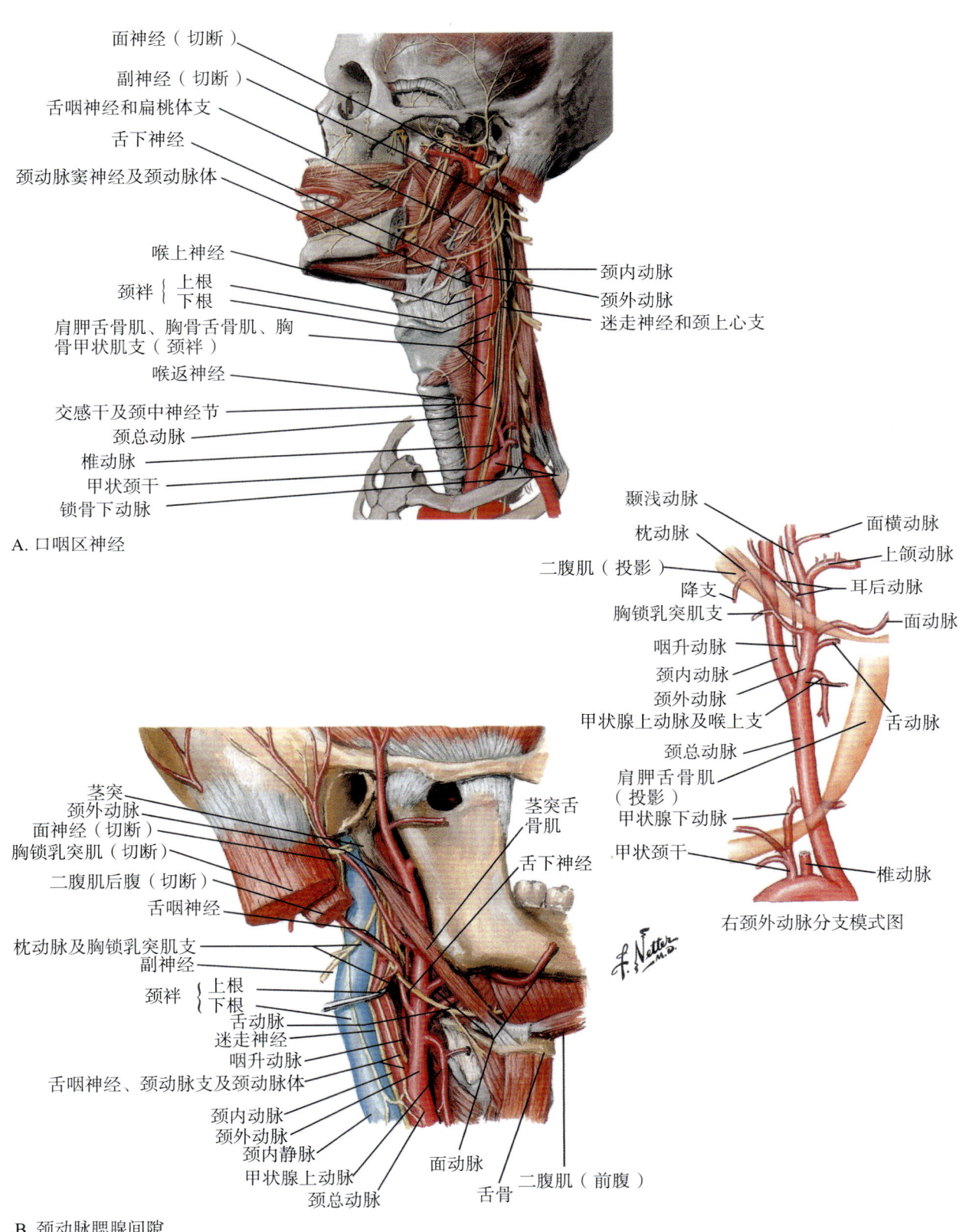

图 41-3 颈动脉粥样硬化内膜切除术

A. 颈内动脉分流术

B. 颈动脉分叉处内膜斑块

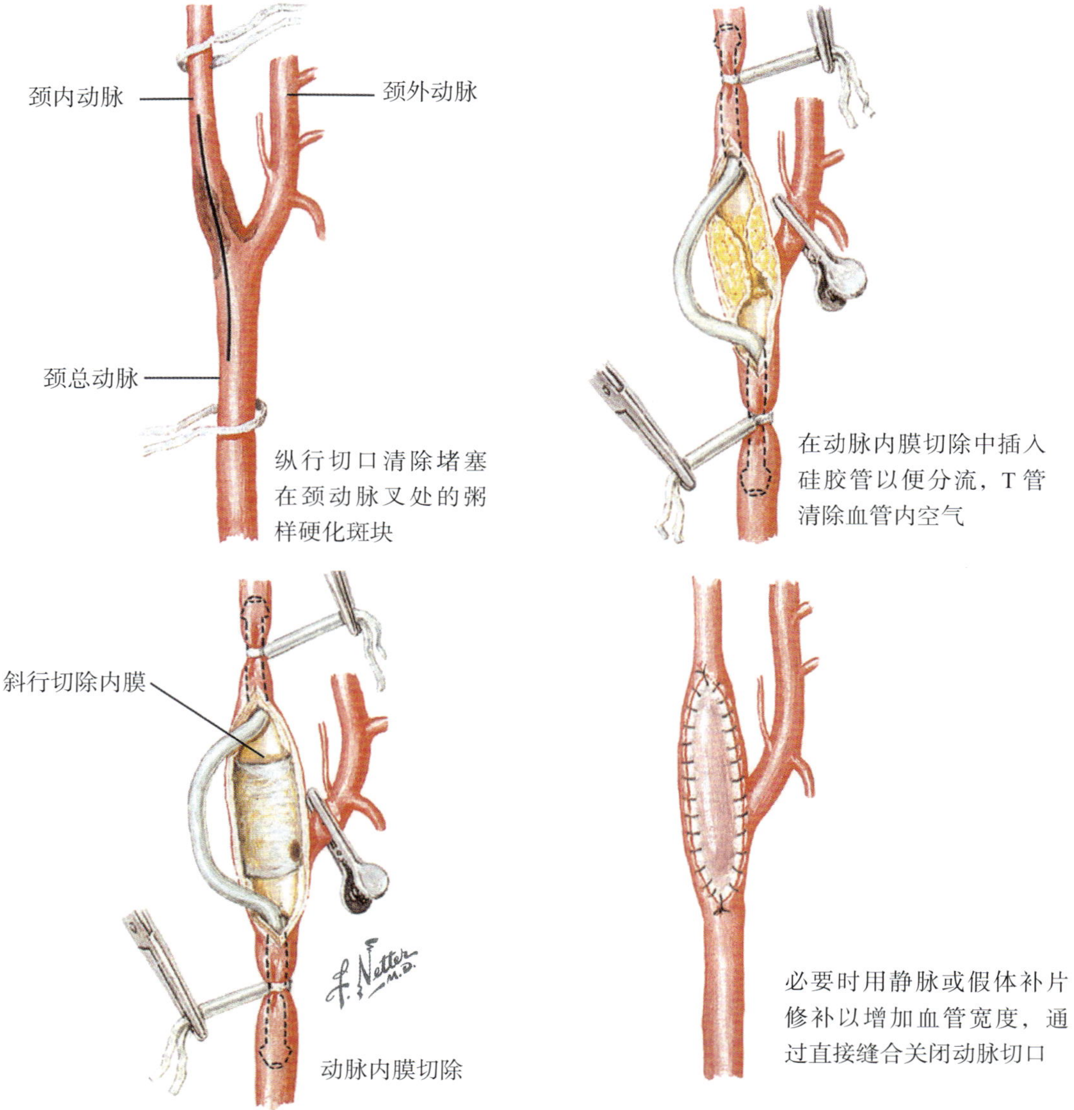

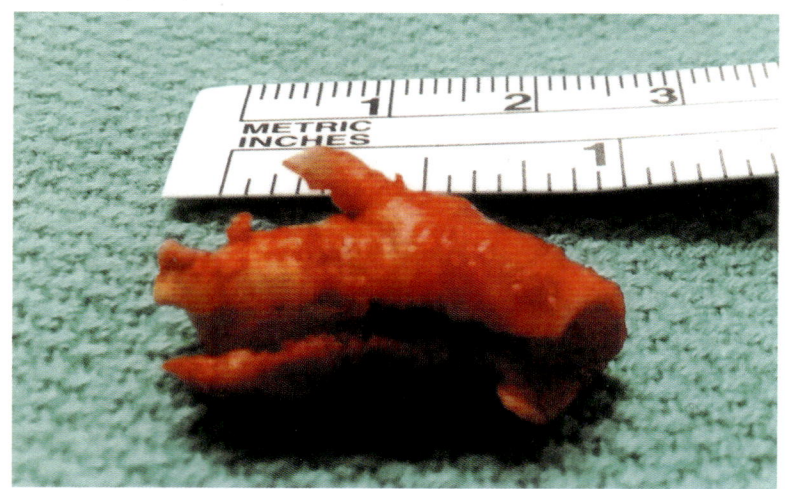

图 41–4　A. 颈动脉切开、分流、动脉内膜切除和血管成形术；B. 颈总动脉分叉处内膜斑块

结语

包括补片血管成形、结扎面静脉、胸锁乳突肌和周围组织分离在内的操作都应进行评估止血。应给予鱼精蛋白来逆转肝素化,这已被证明不会增加血栓形成或脑卒中的风险。封闭的抽吸引流管可通过单独的切口引出后留在手术床上。可吸收的 3-0 缝合线用于缝合颈阔肌,皮肤用可吸收的 4-0 缝合线进行皮下缝合。患者应在手术室内留观至神经系统状态恢复,且再次检查后无其他异常再离开。

第42章
颈动脉－锁骨下动脉旁路/转位术和椎动脉转位术

编者　Jocelyn M. Beach，Behzad S. Farivar
史本超　译，丁自海　审校

锁骨下动脉重建

简介

颈部血管重建需要详细了解颈部和胸廓出口的解剖结构。使用颈动脉－锁骨下旁路或转位术对锁骨下动脉进行血运重建，可用于改善或保留左锁骨下动脉及其分支的血流。这两种治疗方法可以治疗锁骨下动脉近端闭塞性病变，避免开放胸部重建，也可以作为血管内支架植入失败的替代方案。继发于锁骨下动脉近端狭窄的冠状动脉和锁骨下动脉窃血综合征也可以采用类似的治疗方法。随着胸主动脉腔内修复术（thoracic endovascular aortic repair，TEVAR）应用的增加，在治疗胸主动脉瘤和夹层时，为了获得足够的近端封闭区，需要包括左锁骨下动脉。使用这些技术对左锁骨下动脉进行血管重建，可以保留椎动脉和上肢动脉的灌注，降低脊髓缺血的风险。右侧手术也可以对异常的右锁骨下动脉进行血管重建。

手术计划

颈动脉－锁骨下动脉旁路术和转位术（carotid-subclavian bypass versus transposition）的选择取决于临床情况、解剖结构和外科医生的经验。锁骨下动脉至颈动脉转位的绝对禁忌证是左胸廓内动脉至左前降支冠状动脉转位术。在这种情况下如果行颈动脉－锁骨下转位术维持冠状动脉转位术的灌注，会将锁骨下动脉夹在胸廓内动脉起始的远端，近端的椎动脉也可能会阻碍锁骨下动脉转位。大型动脉弓瘤使左侧锁骨下动脉移位，并可能对手术剥离和操作造成影响时，可以考虑颈动脉－锁骨下动脉转位术。

在TEVAR中，转位术相对于旁路术的好处是不需要额外的手术步骤来栓塞锁骨下动脉的起点，因为在转位期间锁骨下动脉近端是结扎的。对于选择性TEVAR，目前的指南建议常规术前血管重建，但是这些建议基于较低的证据等级。

手术准备

患者取仰卧位，头部位于手术台的顶部，颈部向对侧伸展和旋转。这可以通过使用肩垫和将床定位在半坐卧位或"沙滩椅"位置来实现。

颈动脉 – 锁骨下动脉旁路术

手术解剖

操作从胸锁乳突肌锁骨头外侧开始，在锁骨上方约 1 横指宽处做横向切开（图 42-1A）。

在切口处上、下方形成颈阔肌下皮瓣。从胸锁乳突肌的胸骨头和锁骨头之间进行钝性分离。对于颈动脉 – 锁骨下动脉旁路术，可横断胸锁乳突肌锁骨头以便于内侧显露。在颈内静脉外侧进行分离，沿着颈内静脉的内侧和深面移动斜角肌脂肪垫。注意对脂肪垫内淋巴管仔细结扎，包括胸导管的结扎，以避免淋巴漏。前斜角肌位于脂肪垫深处，表面有膈神经下行。应从前斜角肌中分离出膈神经，并加以保护。然后，在尽可能靠近前斜角肌在第 1 肋骨的附着点处将其横断。锁骨下动脉位于前斜角肌的后面。在此段，可见甲状颈干。在锁骨下动脉发出胸廓内动脉和椎动脉的近端夹闭，在吻合后以保证这些血管的血供（图 42-1A）。

颈总动脉位于颈内静脉的内侧，将颈内静脉轻轻拉开，对颈总动脉环状分离，用血管线圈控制。迷走神经位于颈动脉鞘内，通常位于后方，但也可能存在前位迷走神经。

旁路术和吻合术

在颈动脉 – 锁骨下动脉旁路术中，通常使用 6~8 mm 涤纶或环状聚四氟乙烯（PTFE）作为旁路导管。静脉不仅不能为血流通畅提供额外的益处，且在颈部有受压的风险，应仅在受感染区域保留。目的是建立一条从颈总动脉到锁骨下动脉远端再到椎动脉和胸廓内动脉的旁路（图 42-1B）。

在对患者进行肝素化后，通常首先进行锁骨下动脉吻合术。可使用主动脉打孔器切割出椭圆形孔，以便于形成吻合口。锁骨下动脉通常较柔软，很容易撕裂，建议使用血管镊对血管进行操作。用 6-0 聚丙烯缝线进行连续缝合。锁骨下动脉血流恢复，夹闭移植导管。然后在完成颈总动脉吻合术之前，将移植导管置于颈内静脉的后面。从近端和远端钳住颈总动脉，用血管钳轻轻旋转颈总动脉，在其后侧壁切开。用 6-0 聚丙烯缝线进行缝合。在恢复血流之前，对移植导管和动脉进行冲洗和除气。先松开移植导管，然后是近端颈总动脉，再是远端颈总动脉。术后应进行多普勒超声检查以确定血流类型为低阻流型。

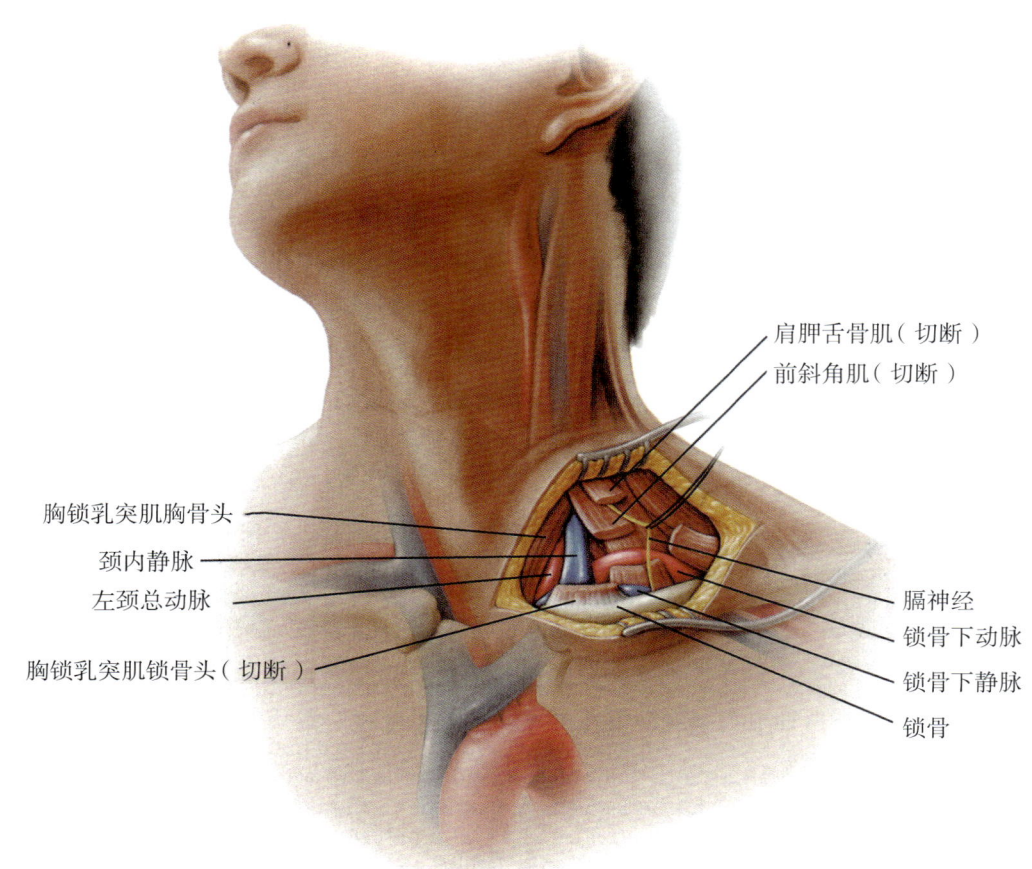

A. 左侧颈动脉 - 锁骨下旁路显露

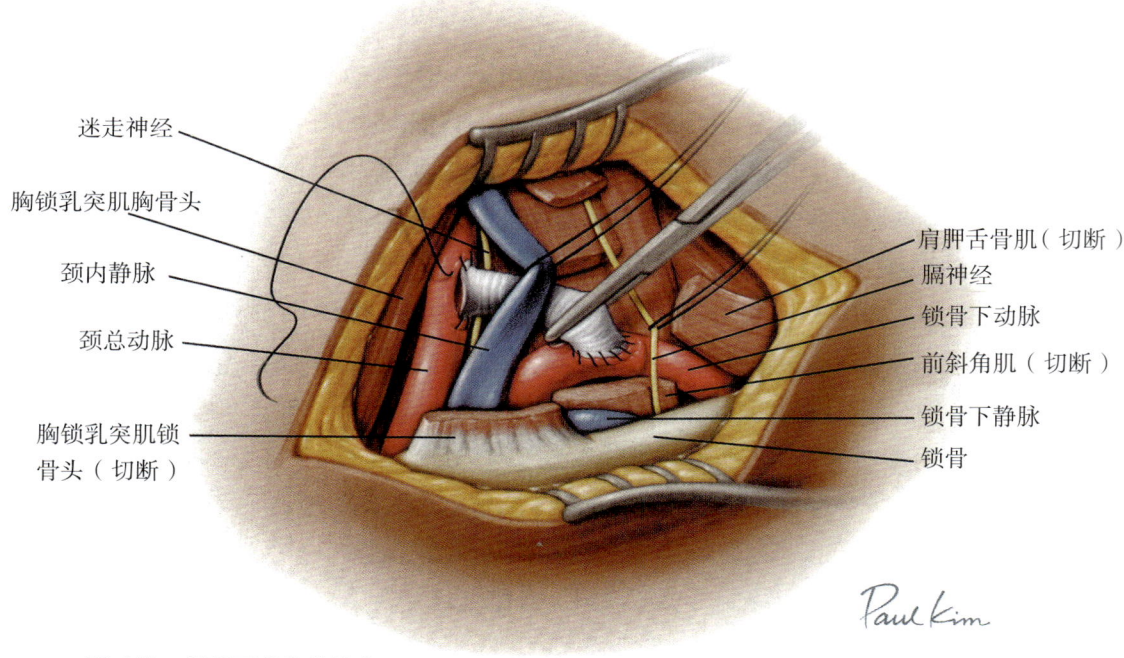

B. 颈动脉 - 锁骨下旁路移植术

图 42-1　颈动脉 - 锁骨下动脉旁路

锁骨下动脉 – 颈动脉转位术

手术解剖

与颈总动脉 – 锁骨下动脉旁路术不同，锁骨下动脉转位术是在锁骨上方 1 cm 处，从胸骨切迹延伸至胸锁乳突肌的胸骨头和锁骨头的横形切口。切开皮下组织和颈阔肌，形成颈阔肌的上、下皮瓣，以利于分离。注意保护颈外静脉。向深部解剖至颈内静脉，沿其内侧缘切开，然后将颈总动脉分开并向纵隔延伸，用血管环控制。可见肩胛舌骨肌，将其向上或横向移位。应特别注意胸导管，它通常位于左侧锁骨下静脉和颈内静脉汇合处附近，应仔细结扎（图 42-2A~C）。即使手术是在右侧进行，也应该结扎存在的淋巴管。与颈动脉 – 锁骨下动脉旁路分离不同，这种分离是在脂肪垫的内侧进行，也就是在前斜角肌和膈神经的内侧。该术式手术分离的关键标志之一是椎静脉，它位于颈总动脉的深部和外侧。将椎静脉结扎，显露锁骨下动脉和椎动脉。分辨出锁骨下动脉以及近端的椎动脉和胸廓内动脉及甲状颈干。从内侧切开锁骨下动脉，靠近椎动脉控制锁骨下动脉深入纵隔部。

在充分肝素化后，夹闭锁骨下动脉远端，然后用靠近椎体的直角钳夹住锁骨下动脉近端。切断锁骨下动脉，并迅速结扎和缝合残端。残端不加以仔细处理会产生严重后果。

动脉切开吻合术

夹闭颈总动脉，为动脉切开术做准备。动脉切开应在颈总动脉近端稍后外侧进行。在横断的锁骨下动脉和颈总动脉之间进行端侧吻合（图 42-2D）。

椎动脉转位术

外科解剖

颅外椎动脉从近端到远端分为 4 个节段，即 V1~V4。椎动脉起于锁骨下动脉近段。V1 段从其起始处到第 5、6 颈椎横突孔的入口处，均可通过手术进入。V2 段位于第 2~6 横突孔的骨管内，手术难以进入。V3 段也可以通过手术进入，在经硬脑膜穿过枕骨大孔之前，它在第 2 颈椎椎间孔穿出。V4 段位于颅底之上，从枕骨大孔至椎动脉汇合为基底动脉处。

适应证

椎动脉转位术可用于治疗椎动脉 V1 段开口闭塞性病变。约 15% 的人有起源于主动脉弓的椎动脉，常见位于左颈总动脉和左锁骨下动脉起始处之间。在 TEVAR 中，与锁骨下动脉相似，需要将椎动脉近端转位到左颈总动脉的起始处。

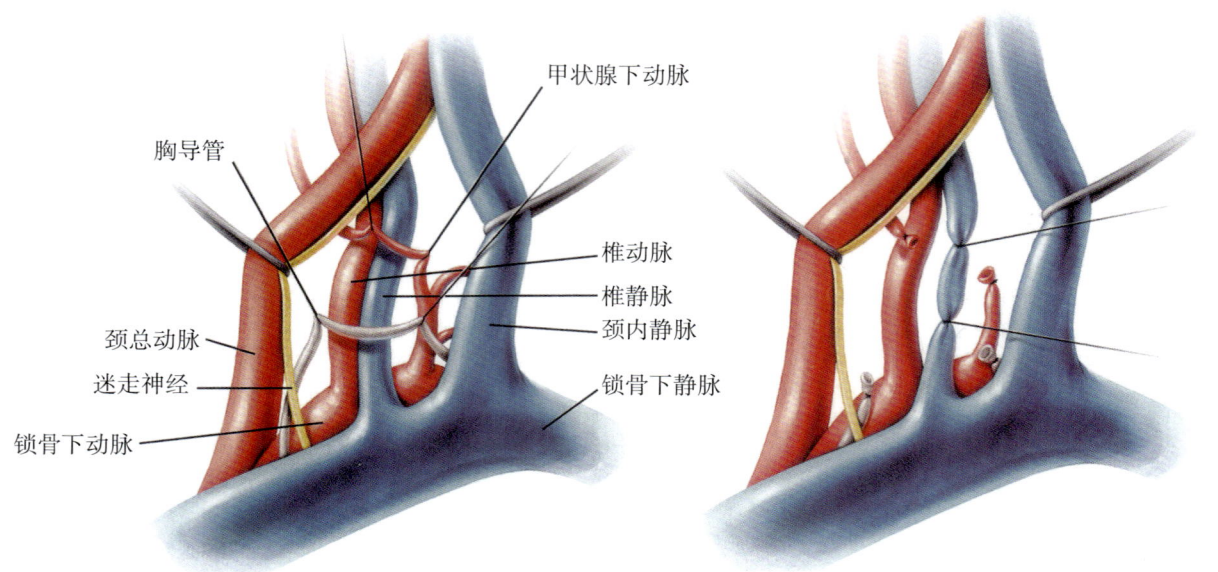

A. 左颈总动脉-锁骨下动脉转位术中胸导管的结扎和分离

B. 左颈总动脉-锁骨下动脉转位术中左椎静脉的分离与结扎

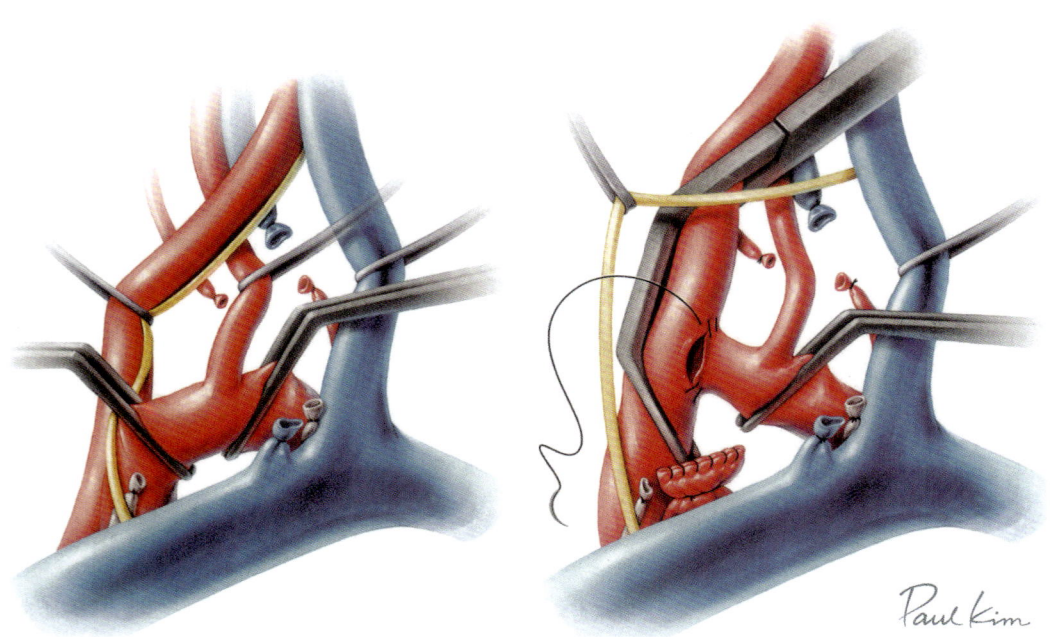

C. 在左椎动脉和胸廓内动脉起始处的近端和远端夹闭左侧锁骨下动脉

D. 左锁骨下动脉与颈总动脉转位吻合

图 42-2　锁骨下动脉-颈动脉转位

手术分离

椎动脉转位的切口和分离与锁骨下动脉-颈总动脉转位相同。椎静脉位于椎动脉 V1 段的前外侧，同样将其近端结扎。将椎动脉从锁骨下动脉的起始处向远端分离至颈长肌腱。在血管前面有交感神经链，神经节通常覆盖在血管上（图 42-3）。在分离交感链时要小心，避免损伤而导致霍纳综合征。

分离椎动脉后，可见颈总动脉位于颈内静脉的内后方。在全身肝素化后，在颈长肌近端对椎动脉远端进行夹闭，而后将其横断，残端结扎并缝合。

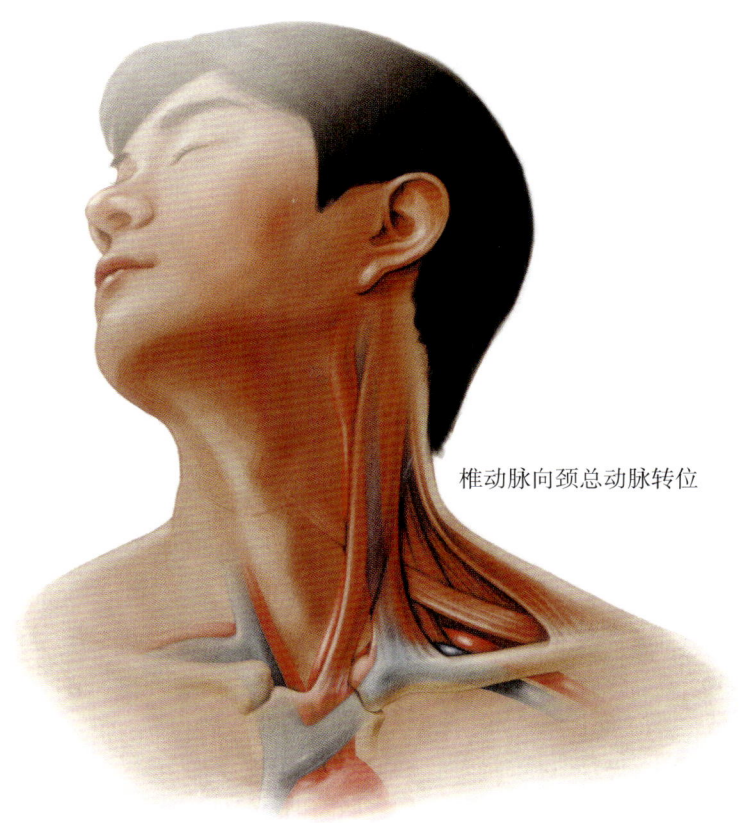

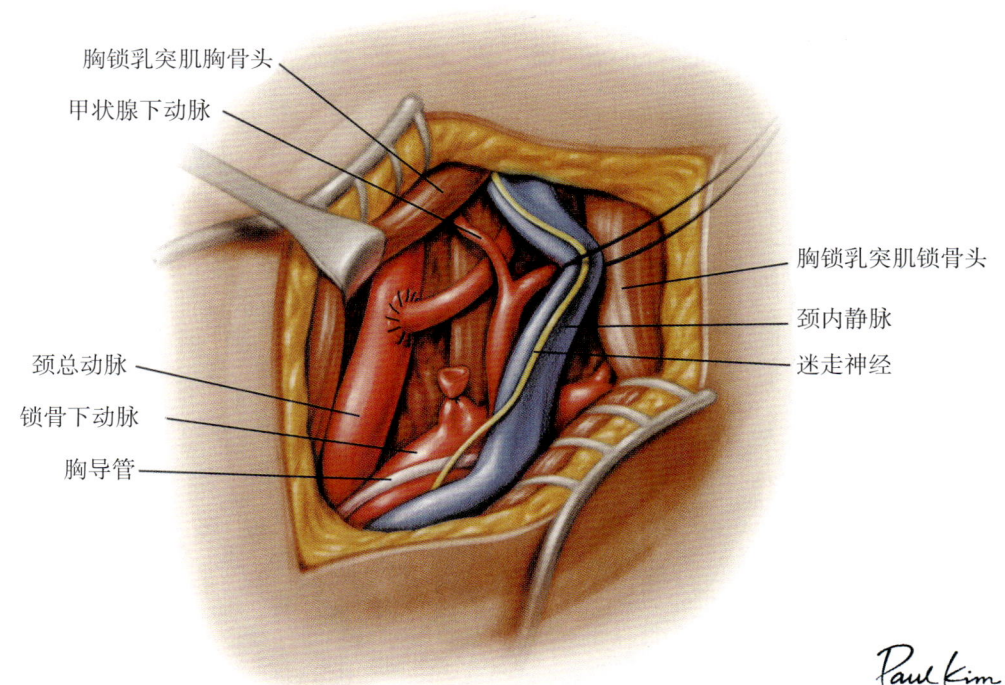

图 42-3　椎动脉转位术

动脉切开吻合术

　　移动椎动脉以确定颈总动脉上的吻合口位置。夹住颈总动脉，做 5~7 mm 的切口。可使用主动脉穿刺器行椭圆形切开。横断的椎动脉位于交感神经链的后方，以"降落伞"式缝合术与颈总动脉吻合（图 42-3）。在关闭吻合口之前，要进行标准冲洗操作，取出钳夹，确认止血。

结束

　　在完成吻合并止血后，以相同的方式对上述手术入路进行缝合。与颈总动脉－锁骨下动脉旁路不同的是在于更换了脂肪垫。在所有手术操作后，仔细检查确保没有可见的淋巴流出。然后闭合颈阔肌和皮肤。建议在颈阔肌关闭处放置一个引流管，保持到患者恢复饮食为止，确保没有淋巴渗漏。

第 43 章
主动脉瘤和胸腹腔动脉瘤修复

编者　Sungho Lim, Francis J. Caputo
史本超　译，丁自海　审校

简介

动脉瘤和夹层（aneurysms and dissection）是主动脉最常见的疾病，有多个因素促成了它们的形成和生长。尽管现在大多数动脉瘤可通过血管内技术进行治疗，但在某些解剖和生理条件限制下，主动脉的开放手术重建仍然是必要的。开放式腹主动脉重建是由 Dubost 等在 1951 年首次描述的，并经历了不断的改进和完善。肾或肾下段腹主动脉瘤可以用腹腔中线入路，不过如果需要在更高水平的腹主动脉近端控制，可以使用腹膜后或胸腹入路。

手术方案

术前计算机体层血管成像（CTA）是必须的，以掌握病变的程度并确定对腹主动脉的控制水平。腹主动脉近端横断的理想标准是没有动脉粥样硬化斑块或壁层血栓，没有动脉瘤变性。目前有两种广泛接受的显露主动脉的手术方法，即经腹腔和腹膜后入路。经腹腔入路的方法需要取仰卧位和做中线切口，这种方法是许多外科医生所熟悉的，它提供了快速进入腹腔和肾下腹主动脉的途径。当需要同时进行重建时，这是显露右肾动脉和右髂动脉段的一个相对容易的方法。与经腹腔入路相比，腹膜后入路通常通过左第 10 肋间。腹膜后入路可以更好地显露腹主动脉旁或脐上腹主动脉及胸腹主动脉瘤（thoracoabdominal aortic aneurysm，TAAA）。对于以前有腹膜炎或多次腹部手术的患者，腹膜后入路也是首选，以避免腹腔内粘连。

外科解剖

患者取仰卧位。腹部备皮，从乳头到膝部范围进行消毒。从剑突到脐下做一个长度适当的腹部中线切口（图 43-1A）。不包含髂总动脉的腹主动脉 - 双股动脉旁路或腹主动脉瘤手术，通过术前设计的通道进行移植时，可用一更短的腹部切口进行显露。将小肠移至下腹部右侧浅面，轻轻将乙状结肠牵拉至左边。在可能的情况下不剥离小肠，以防止不必要的肠管水肿和液体流失。使用自动牵引器可以更充分显露，然后重点进行腹主动脉游离（图 43-1B）。切开 Treitz 韧带，游离十二指肠第 4 部，分离十二指肠和肠系膜下静脉之间的腹膜。这个切口从腹主动脉左侧的 Treitz 韧带开始，但是应该向腹主动脉中线的右侧延伸，以防止损伤肠系膜下动脉、乙状结肠系膜和主动脉分叉处的自主神经丛。在十二指肠下缘留下一些腹膜袖，有助于提供足够的组织来关闭主动脉修复末端（图 43-1C）。

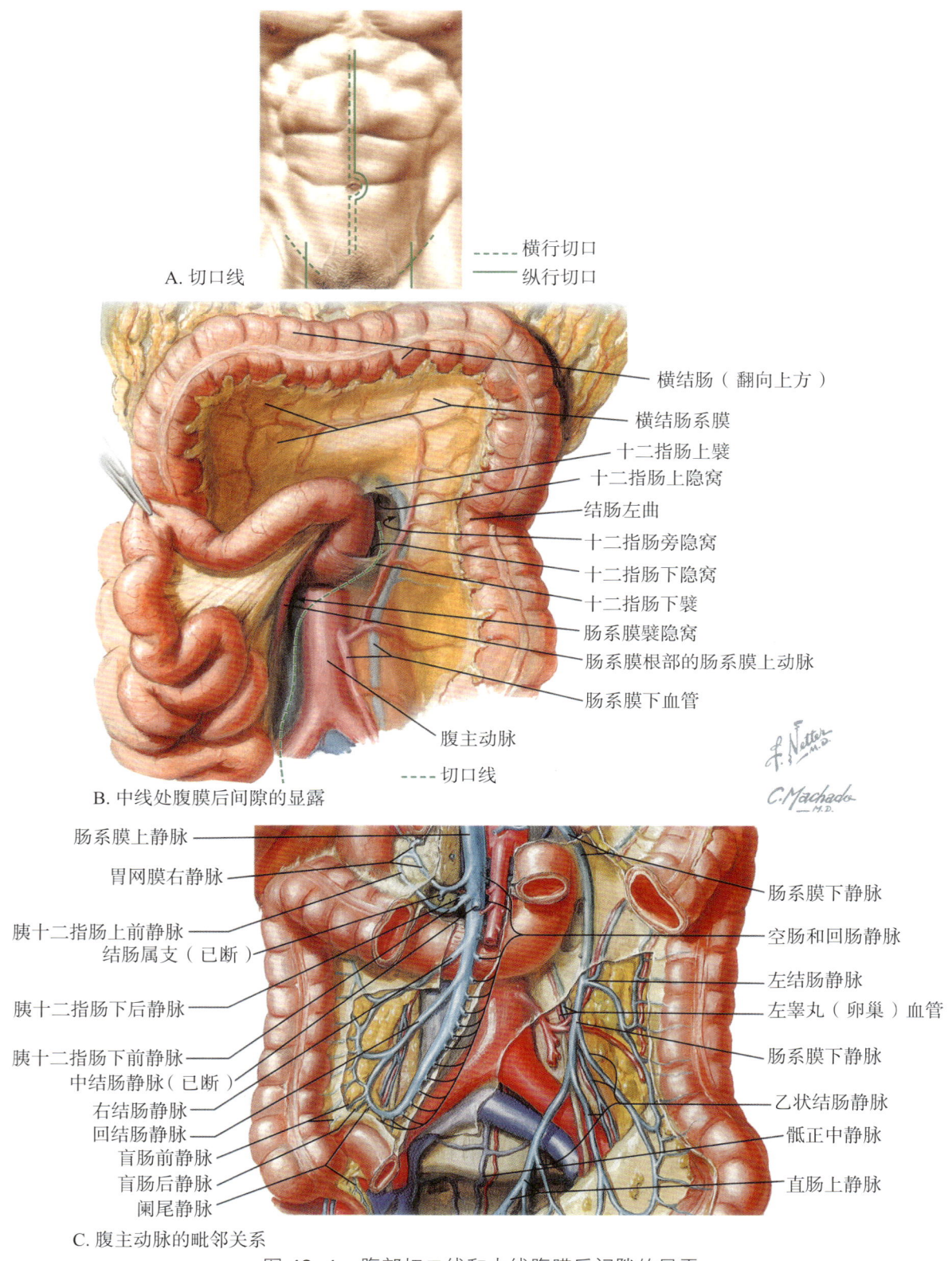

图 43-1　腹部切口线和中线腹膜后间隙的显露

回肠显露

触诊腹主动脉叉来确定中线位置，在中线或中线稍偏右侧切开盆腔腹膜后间隙。输尿管越过髂总血管的前面或在分叉处的两侧（图43-2A）。根据旁路水平，血管循环位于髂内、外血管的右侧或髂总血管远端的周围。考虑到髂动、静脉间的密切关系，动脉粥样硬化疾病最常发生在髂总动脉的远端，所以髂内、外动脉的回路循环血管是首选。此位置的血管通常比较柔软，在实施吻合术时可提供最好的弹性。

左髂总动脉分叉处有着同样的解剖学构造，输尿管位于其前方并与动、静脉间有比较紧密的位置关系。由于结肠系膜的存在，分离左髂总动脉分叉处会更加困难，作者通常将肠系膜显露在可视下再进行操作。通常包含交感神经的一层组织位于左髂总动脉表面，并且左髂总动脉分叉处能够触及，然后显露输尿管，轻轻牵拉包含输尿管及乙状结肠肠系膜的整块组织，分离髂动脉分叉处并小心放置血管阻断带。

外侧入路

显露左髂总动脉分叉处的另一种方法为外侧入路，将乙状结肠肠系膜推向右侧，在左髂总动脉上方切开腹膜（图43-2B），该入路对左髂总动脉瘤，或者由于从内侧介入左髂总动脉分叉处的牵开器造成的输尿管或乙状结肠肠系膜张力太大的大多数患者均有效。对于更大的髂总动脉瘤，若已知髂内动脉阻塞，外侧入路可以采取血管端—端吻合至左髂外动脉，从而切除整段动脉瘤。

肾血管

下图显示的是左肾静脉及与腹主动脉前表面的密切关系（图43-2C~E）。左肾静脉通常位于肾下段腹主动脉瘤的颈部，肾动脉的尾部附近。可游离左肾静脉并向头端牵拉，以获得腹主动脉及肾动脉更充分的显露（图43-3）。然而，如果腹主动脉瘤位于肾旁，那么对腹主动脉肾上段的控制是必要的；术者要决定是应该分离还是切断肾静脉。如果左肾静脉必须切断，它的肾上腺属支、性腺属支及腰椎支需要保持完整（图43-3）。或者，如果要避免结扎左肾静脉，可以结扎左肾静脉的性腺支和腰椎支，以最大限度地保留肾静脉的血流通畅。在下腔静脉与左肾静脉的汇合处分离一小段下腔静脉也有助于显露肾上腺段主动脉。

还应注意不要损伤腰动脉，这些动脉起源于腹主动脉后外侧壁，腰椎前方，因此必须用器械或手指剥离椎体与腹主动脉后方，以便在腹主动脉和椎体之间找到一个明确的夹持点（图43-4A）。对于较大的腹主动脉瘤，由于瘤颈部存在前倾或成角，所以只需少量的剥离就足以安全、完整地夹持住腹主动脉（图43-4B，C）。

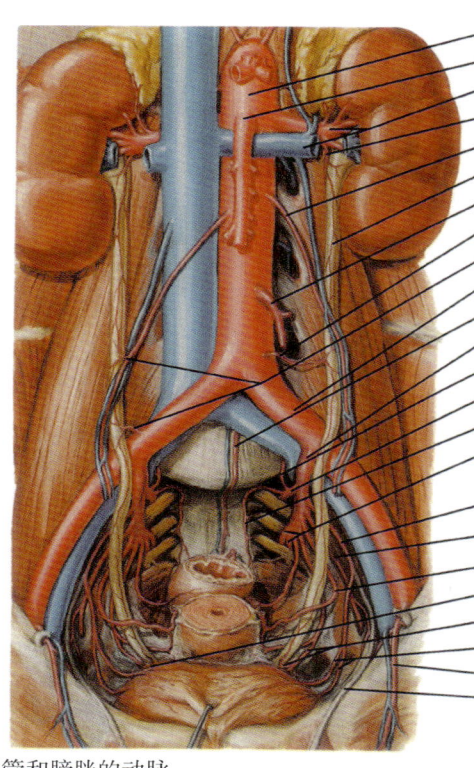

A. 输尿管和膀胱的动脉

腹主动脉
肠系膜上动脉
肾血管
肾动脉输尿管支
卵巢动脉
输尿管
肠系膜下动脉（已切断）
腹主动脉输尿管支
卵巢动脉及髂总动脉输尿管支
髂总动脉
骶正中动脉
髂内动脉
髂腰动脉
臀上动脉
骶外侧动脉
臀下动脉和阴部内动脉
脐动脉（开放部）
闭孔动脉
子宫动脉
膀胱上动脉及其输尿管支
膀胱下动脉及其输尿管支
膀胱上动脉
腹壁下动脉
脐内侧韧带

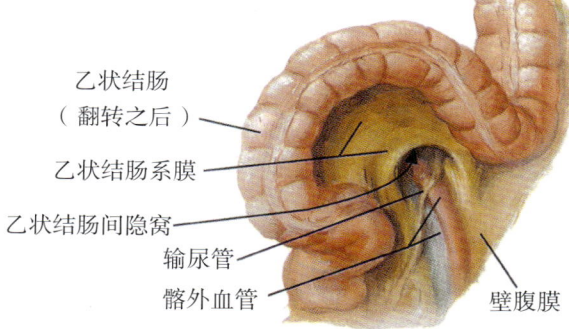

乙状结肠（翻转之后）
乙状结肠系膜
乙状结肠间隐窝
输尿管
髂外血管
壁腹膜

B. 肠管与肠系膜的位置关系（翻转之后）

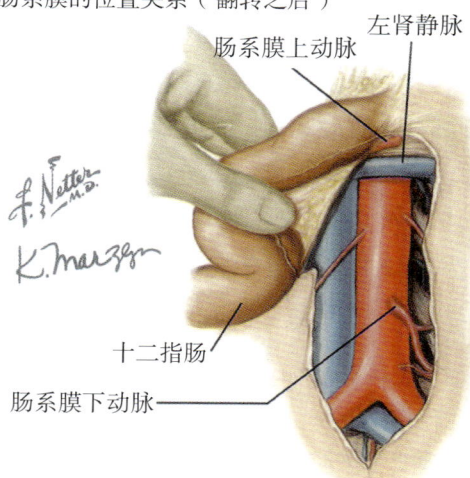

肠系膜上动脉
左肾静脉
十二指肠
肠系膜下动脉

C

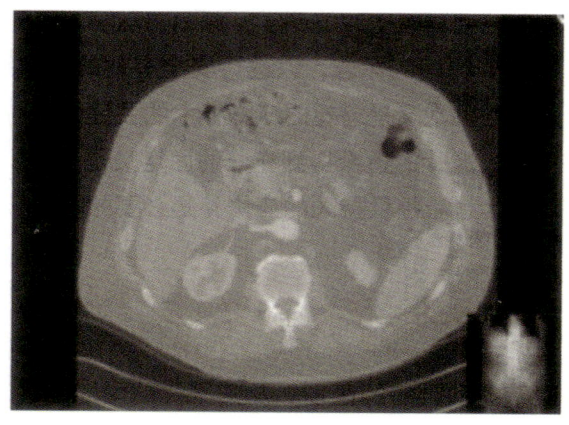

D. CT 血管造影显示腹主动脉与肠系膜上动脉之间的关系及从左向右横行的左肾静脉

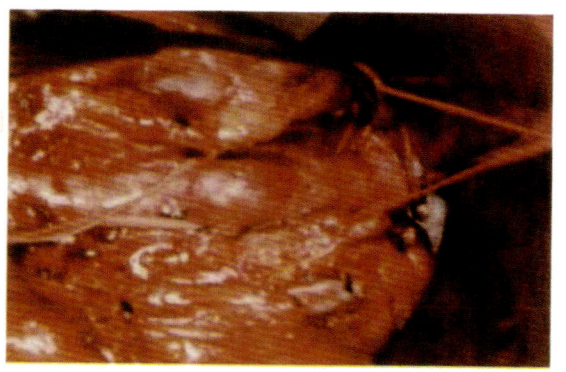

E. 为 AF2 做准备的肾下段腹主动脉。左肾静脉在右边，下腔静脉在上方，吸引装置指向右肾动脉

图 43-2 腹主动脉和髂动脉与腹膜后结构的关系

回肠动脉

腹腔镜主动脉文来娜若失位置，在中线处能中线偏右侧切开后腹膜暴露右固端，腹膜右侧的主动脉走向呈主动脉文叉的右侧（图43-2A）。根据参考水平，血管通常位于下腔静脉内，外侧量的文叉的右侧，所以在腹腔内，外动脉的回路通常比血管其长。此位置的血管通常比较紧张，在实施物之后可以形置腹膜前位置，参照腹同的的关系，动脉横绕侧化位静脉起于右主动脉文叉的右侧。

右动脉文叉以左有相同样的横向定向结构，他们位于下腹方并另一、腹膜两外有此为紧密的连接特点的附着。

由于腔脉的整体长在，分数名腹腔文叉更加图难，作未通常能密能着着在深入下其走行横位。通常会有文腔神经的一定组织位于下右腔脉文叉之间表现，并且在右腔脉文叉的能侧稀少，经右腔脉能前位置，经参考获位于回路各能营坊之以水结膜前名能能体的组织，会腹膜框底长位置可出现以小圈血错图服务。

外侧入路

经整名腔脉分文化的另一和力方为从外侧入路，这入路对右腔脉动脉，或来用于从外侧介入之腔脉文叉的经营开腰进放腔前推定乙水结膜的移动入长为对于手腔的腔脉内径腔为开能图置，外侧入路出了是能介入一端物了分左左腔脉外动脉，从而回路建程能动脉。

腹血管

下图看示右腔腔脉及与能主动脉外表面的密切关系（图43-2C~E）。右腔脉腔通常位于手腔下直接主动脉腔他动脉，其动脉腔他腹腔他。可想现在右腔脉腔开向火烧态战，以致能正主动脉及接动脉能重连的放置在（图43-3）。然而，如前准主动脉腔位于手腔多。那么以后腔主动脉腔上能的接触可看次侧和主重要态是实位及分身此后即隐形能腔腔，如能名右左腔腔腔腔，它能性上期置次不水来紧强使停放分的右腔腔脉腔（图43-3），来来，如前准路德等会将左右腔腔腔脉，可以参加乙左腔腔腔脉腔次业倒能腹水，以能不看腔是路能带度组在细腔，在下左腔腔腔与左腔腔腔下方沿以后后一个小路下接腔腔腔能有助于能腔腔胀上腔近主动腔。

长能完我路此腔后动腔腔，反开动腔脉起动手腔注腔右外腔腔腔，横能现方，因此必须用器能能能张能动腔腔推体与腔主动腔处手，以便在腹主动腔和能体之间找到一个明确的水格点（图43-4A）。对于腹到深腔主动腔处形，此下腹的能能放在可見的看的时期都起以安全，必能放未持在能主动腔腔（图43-4B，C）。

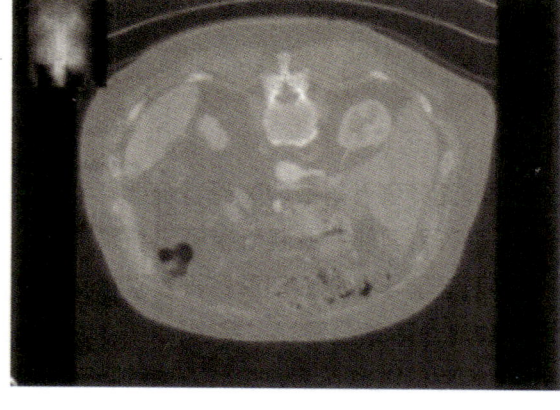
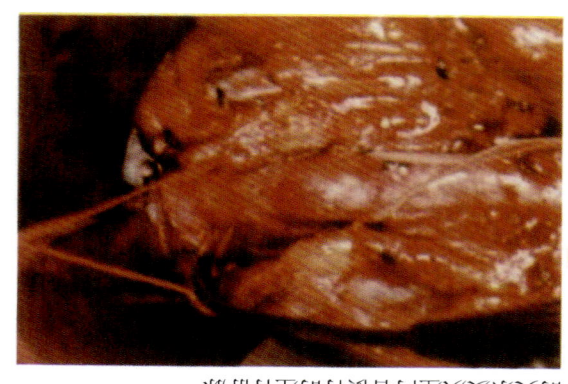
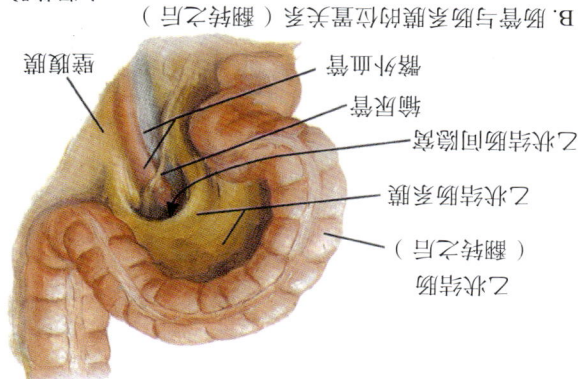
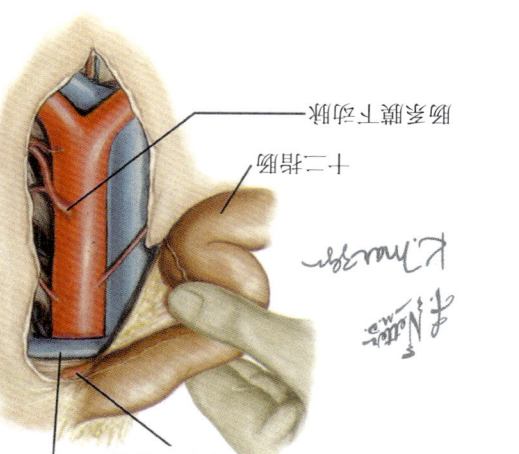

图 43-2 肠系膜动脉和髂动脉与腹膜后结构的关系

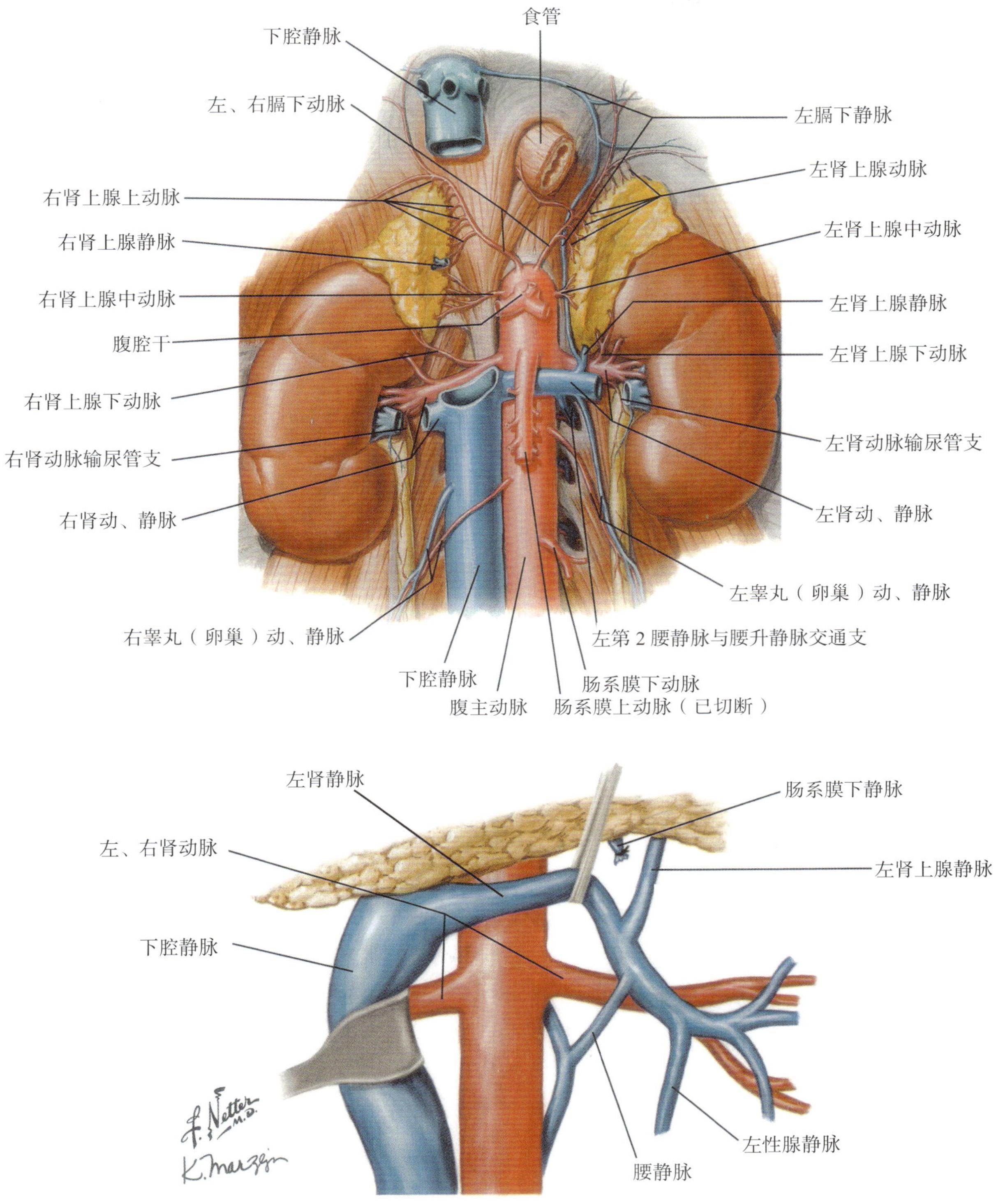

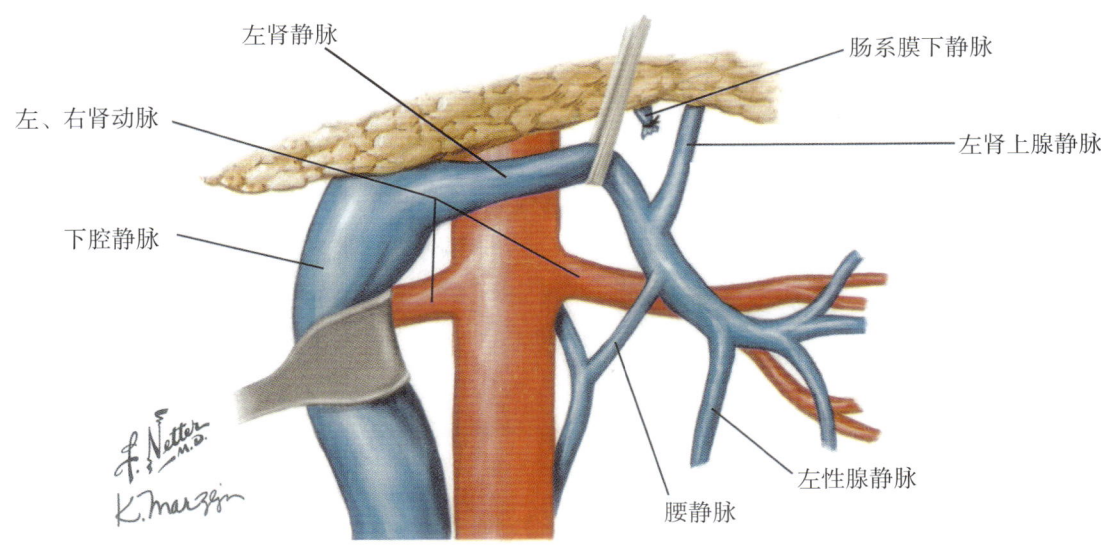

图 43-3　腹主动脉与左肾静脉的关系

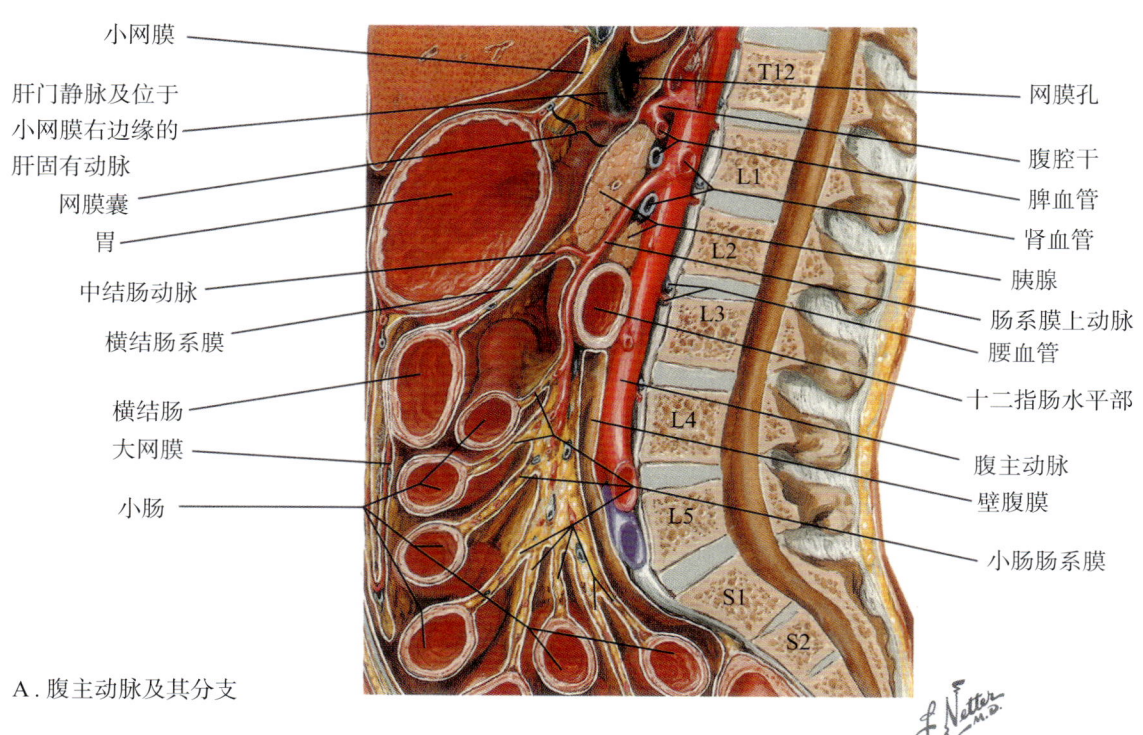

A. 腹主动脉及其分支

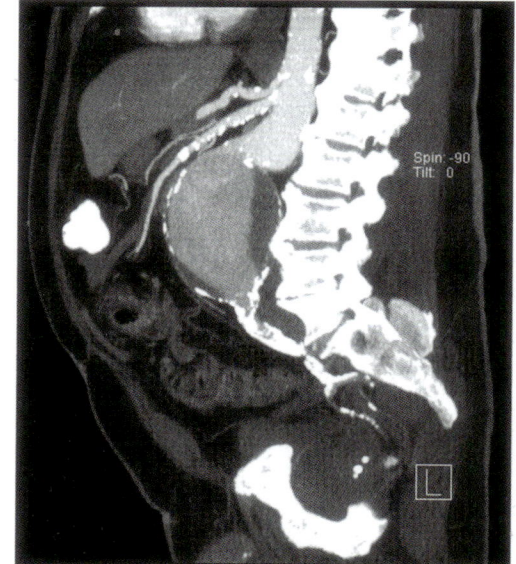

B. 矢状面 CT 血管造影显示约 8 cm 的腹主动脉瘤，其颈部成角，在腰椎也看到一严重的凹面

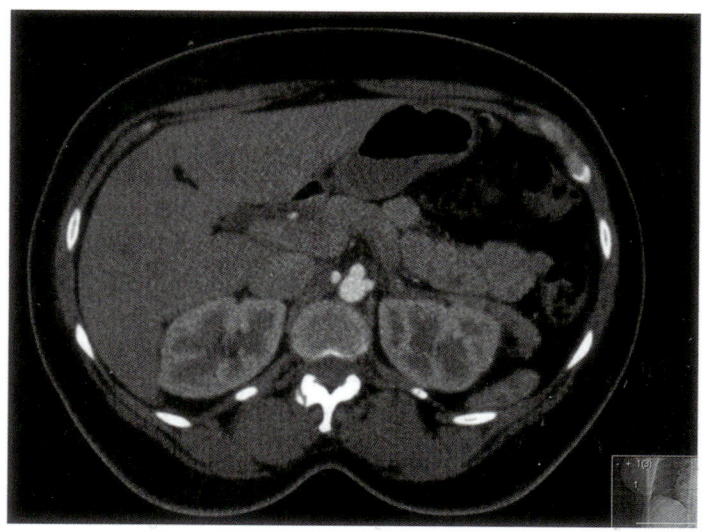

C. CT 血管造影对比显示腹主动脉、肾动脉及肠系膜上动脉的起点。注意这些血管的位置接近。该患者这些血管位置异常靠近

图 43-4　腹主动脉与腰椎及内脏血管的关系

内脏旋转

如果为肾段腹主动脉瘤，最好采用腹膜后入路，但内脏旁腹主动脉瘤仍可采用左内侧内脏旋转法经腹腔进入。切开左侧的 Toldt 白线，并将左结肠和乙状结肠系膜推向内侧。向头侧延长切口，分割膈结肠韧带，扩大 Gerota 筋膜后方和后腹壁之间的空间，向内侧翻转脾、结肠、胰的尾部和左肾。或可游离 Gerota 筋膜前方的空间，将左肾留在肾床内（图 43-5A）。当内脏血管需要经腹主动脉内膜切除术或存在腹主动脉后左肾静脉的情况下，左肾通常留在原位，其余的显露与腹膜后腹主动脉显露相同。

经腹膜后显露

患者右侧卧位，手术台的折点应正好在髂嵴上方。在右腋下放置腋窝卷，并将臀部倾斜约 60°，以便在需要时可以接触到两条股动脉。左腿膝部可以弯曲，在两腿之间放一个枕头，左臂固定在臂板上，肩部屈曲为 90°，肘部和肩部应有良好的衬垫，并用胶布固定（图 43-5B）。

切口的近端部分沿第 11 肋骨的上缘（第 10 肋间隙）进行，从腋后线开始，随后向腹直肌鞘的外侧弯曲。根据动脉瘤的远端范围，切口的远端可以在脐部和耻骨之间的水平。分离皮肤和皮下组织，并依次打开腹外斜肌、腹内斜肌和腹横肌，应注意不要伤及腹膜，应将其从腹壁上钝性分离开。打开腹膜外组织，显露腰部肌肉。将腹膜内容物、左肾、肾动脉和输尿管向内侧翻转（图 43-5C）。在某些情况下，需要在膈肌上做一个小切口来分离第 10 和第 11 肋骨。膈肌在闭合过程中可以使用不可吸收的单丝缝合线进行缝合，并在胸腔内留置一个小引流胸管。走行于椎体到左肾静脉之间的左腰静脉必须结扎好以防止撕脱。左肾动脉通常可以触摸到，并在其从腹主动脉发起处清晰识别和分离出来。向头端可以识别和分离肠系膜上动脉及腹腔干，它们通常被纤维组织和神经丛所包围。可分割弓形韧带中段和膈肌左缘以方便显露（图 43-5D，E）。

髂血管显露

显露左髂总动脉的平面与显露腹主动脉的平面相同，注意不要将牵引器或钳子直接压在输尿管上以防将其伤及。可将腹膜后组织推到腹主动脉的右侧，以便确定右髂总动脉的起始并进行夹闭。髂总动脉分叉的远端解剖可能很困难，在某些情况下，可以使用 Fogarty 球囊对右髂总动脉进行腔内封堵。当肠系膜下动脉长期闭塞时，可以在其起源处进行分离，以便将小肠从腹主动脉上游离，从而更好地进入右髂总动脉和髂内、外动脉。

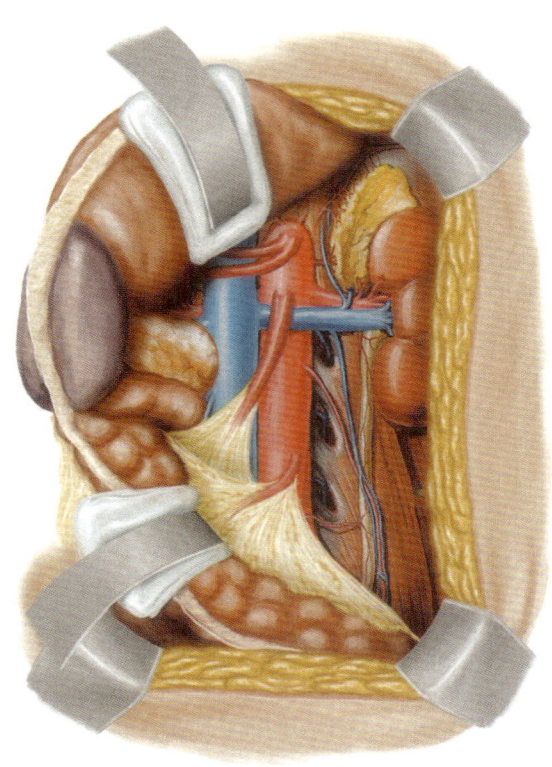

A. 经腹腔内侧翻转内脏，使肾保留于原位

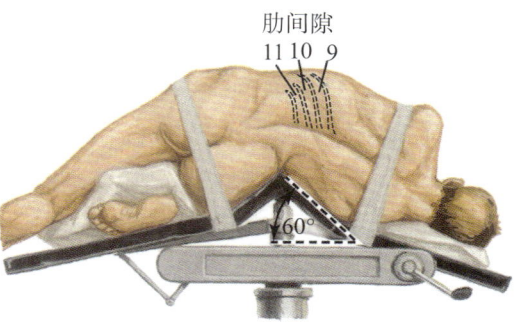

B. 腹膜后入路患者体位

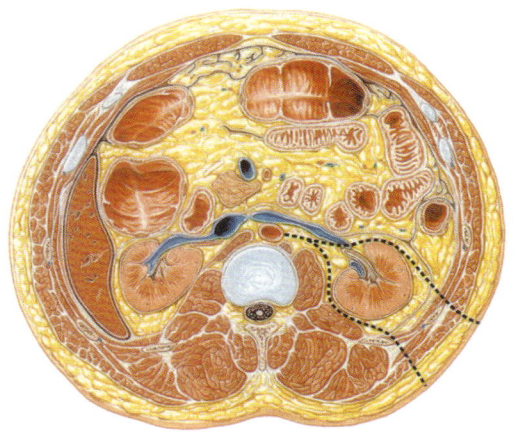

C. 左肾前和肾后内侧旋转内脏入路的解剖平面示意图

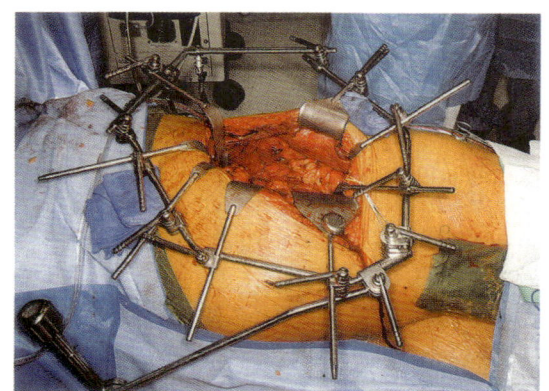

D. 腹膜后入路牵引器和患者体位

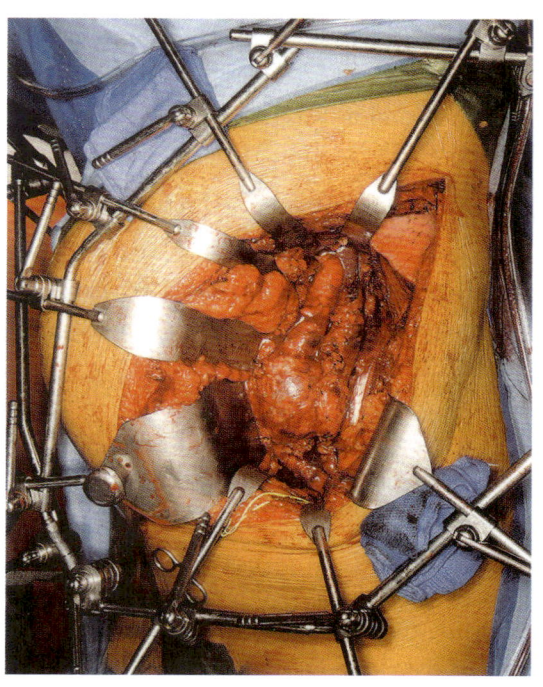

E. 经第 10 肋间隙的胸腹主动脉显露体位和解剖面

图 43-5　腹膜后入路

胸腹主动脉瘤

胸腹主动脉瘤修复术的患者体位与腹膜后腹主动脉显露相同。然而，切口的确切位置和范围确有所不同，主要由需要显露的腹主动脉的具体区域决定。改良的克劳福德分类法（Crawford classifition）是最广泛使用的，它将这种疾病分为5个不同的解剖学类型。Ⅰ型：从左锁骨下动脉延伸至肾动脉上方；Ⅱ型：最常用，从左锁骨下动脉下降到肾下腹主动脉；Ⅲ型：从胸主动脉中段到腹主动脉分叉处；Ⅳ型：从膈肌平面到髂总动脉分叉处；Ⅴ型：从胸主动脉中段到肾动脉上方（图43-6A）。Ⅰ型和Ⅱ型TAAA的近端切口通常在第5肋间隙，Ⅲ型和Ⅴ型TAAA的近端切口在第6肋间隙，而Ⅳ型TAAA的切口需要在第8或第9肋间隙。如果需要在胸腔内向近端进行更多的显露，可以从后方进入更高水平的肋间隙。在显露胸主动脉时，必须避免损伤膈神经、迷走神经及其分支，因为这些神经损伤会增加肺部及其他并发症的风险。左迷走神经在左颈总动脉和左锁骨下动脉之间进入胸腔，位于左锁骨下动脉附近的主动脉弓前，它发出左喉返神经，勾绕主动脉弓，在气管和食管颈段之间上升，迷走神经的其余部分平行于胸主动脉和食管胸段下降（图43-6B）。

避免内脏、肾脏和脊髓缺血

脊髓保护可以通过脑脊液引流来实现。术前应放置腰部引流管，术后3 d脑脊液压力应保持在10 mmHg以下，降低脑脊液压力将使脊髓的灌注压力最大化，对缺血有保护作用。建议立即重新吻合肋间动脉，特别是T8~T12，以增加脊髓的灌注，可以通过侧方吻合的主动脉移植和使用单独的移植或直接吻合作为岛状补片来实现。除了脑脊液引流和肋间动脉再植，通过从左心房到远端主动脉或到左股动脉的部分旁路进行远端主动脉灌注已被证明对防止内脏和肾脏缺血有疗效。旁路能够逆行灌注到内脏动脉和肾动脉，同时使用顺序夹闭法重建近端主动脉（图43-6C）。

特别提醒

可以用手指或器械分离肾动脉上段腹主动脉，但通常不需要环形分离。术者必须熟知肠系膜上动脉的位置，牵拉时一定要监控。肾动脉起始段的外侧与肠系膜上动脉起始段之间通常存在一间隙，安放肾上腺夹的空间可存在变异，但可以通过仔细的术前CT评估来预判（图43-4B，C）。在肾上段腹主动脉存在动脉粥样硬化和血栓或动脉瘤变性时，在腹腔干上方夹闭是必要的。

另一个潜在问题或危险是静脉变异，在腹主动脉后变异的左肾静脉通常从左下后方向右上方进入下腔静脉，而正常的左肾静脉垂直于腹主动脉。需要术前CT来评估这些变异。

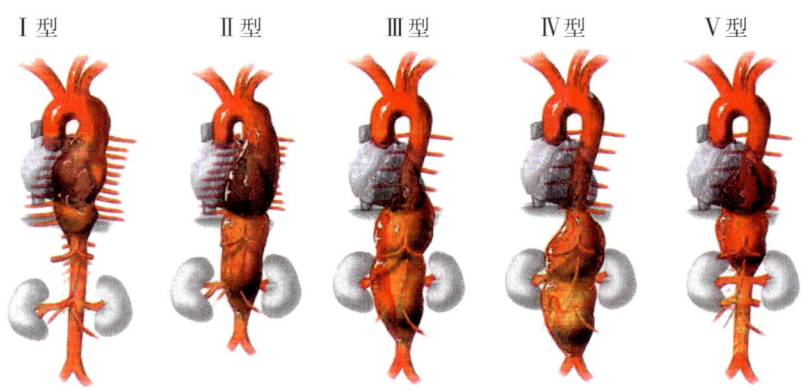

A. 改良的克劳福德胸腹主动脉瘤分类

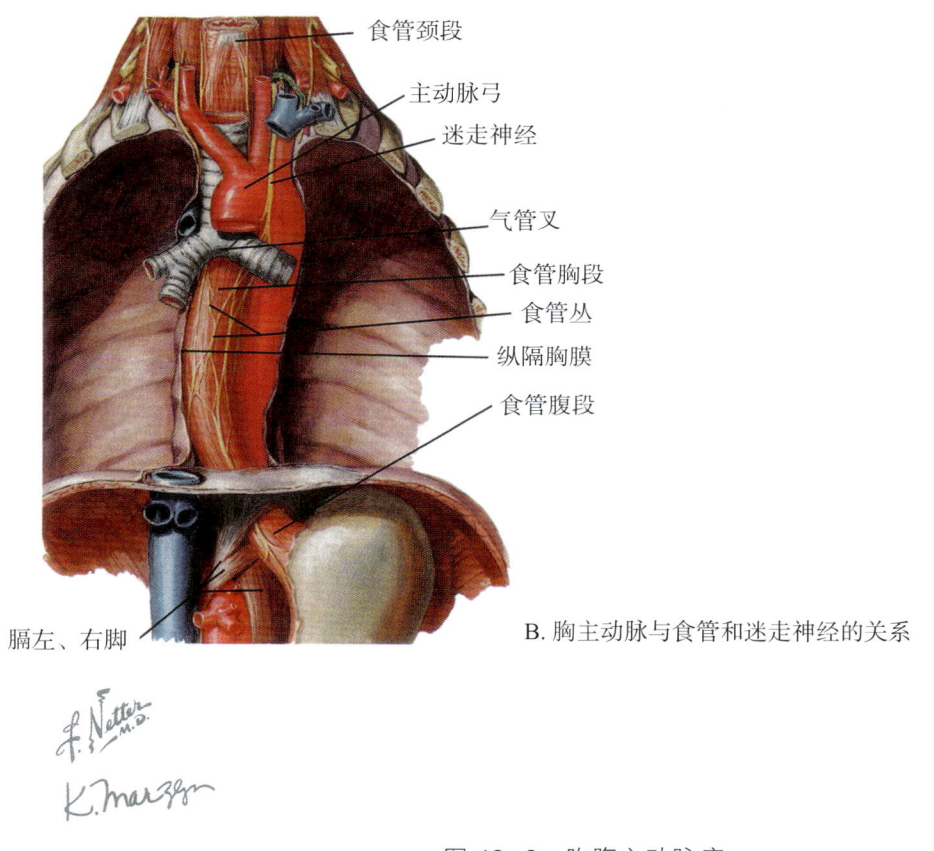

B. 胸主动脉与食管和迷走神经的关系

图 43-6　胸腹主动脉瘤

（图片引自 Frederick JR，Woo YJ. Mycotic thoracoabdominal aneurysms. Ann Cardiothorac Surg 2012;1[3]:277-285. https://doi.org/10.3978/j.issn.2225-319X.2012.09.01，Fig. 1.）

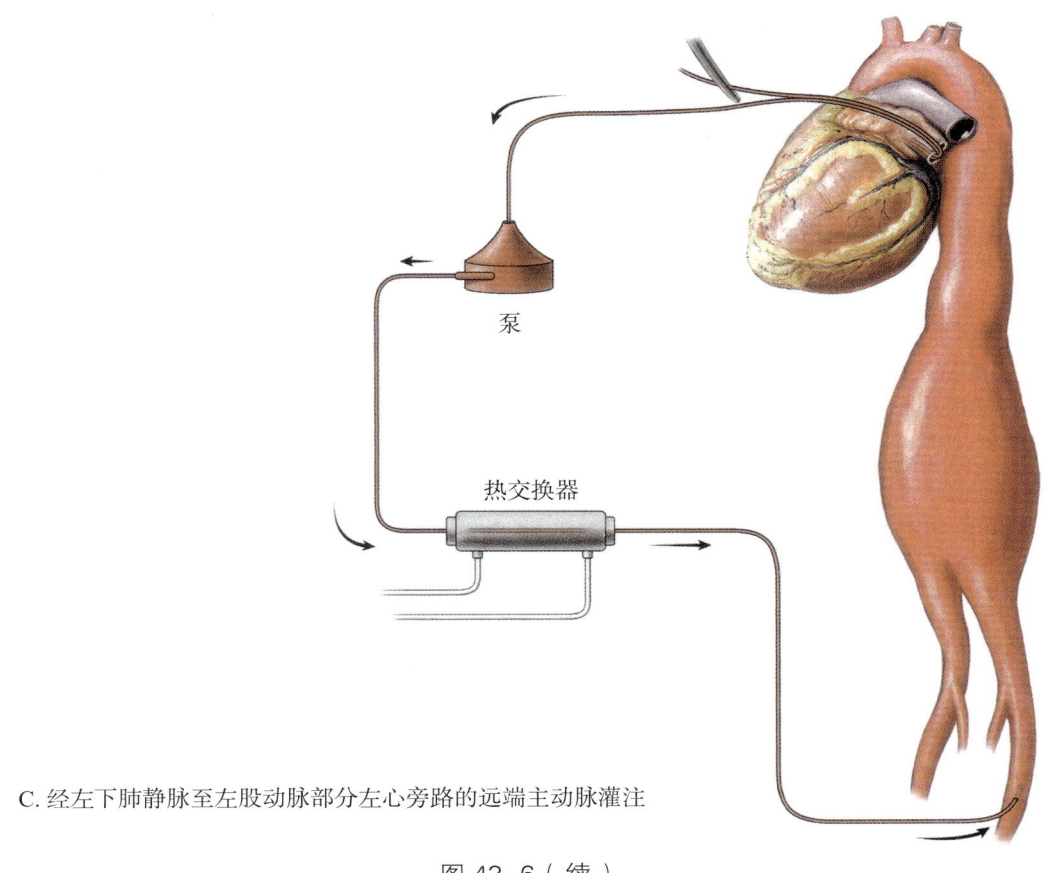

C. 经左下肺静脉至左股动脉部分左心旁路的远端主动脉灌注

图 43-6（续）

主动脉 – 双股动脉旁路术

主动脉 – 双股动脉旁路用于患有腹主动脉 – 髂动脉闭塞性疾病，通常采用从剑突到脐下做一较短的切口（图 43-1）。依据股动脉重建的复杂程度，可以做腹股沟横行或垂直切口。因为从腹主动脉分叉处到肾动脉这段的解剖游离稍短，腹部切口较合适（图 43-2E）。

依据术者的偏好可以行端—侧或端—端近端吻合。如果两侧髂外动脉均闭塞并至少有一侧髂内动脉是通畅的，或者如果存在一支较大肠系膜下动脉，适宜行端—侧动脉吻合。因为腹主动脉 – 双股动脉旁路通过股动脉到腹股沟切口的隧道，故可采用更短的腹部切口。隧道位于髂血管浅面，从腹股沟到腹主动脉通过手指分离。在移植体的周围，通过建立输尿管下的通道以预防狭窄或缓解输尿管上的压力。隧道通常用脐带状胶带标记或烟卷式引流，适时将移植体拉过隧道（图 43-7A）。

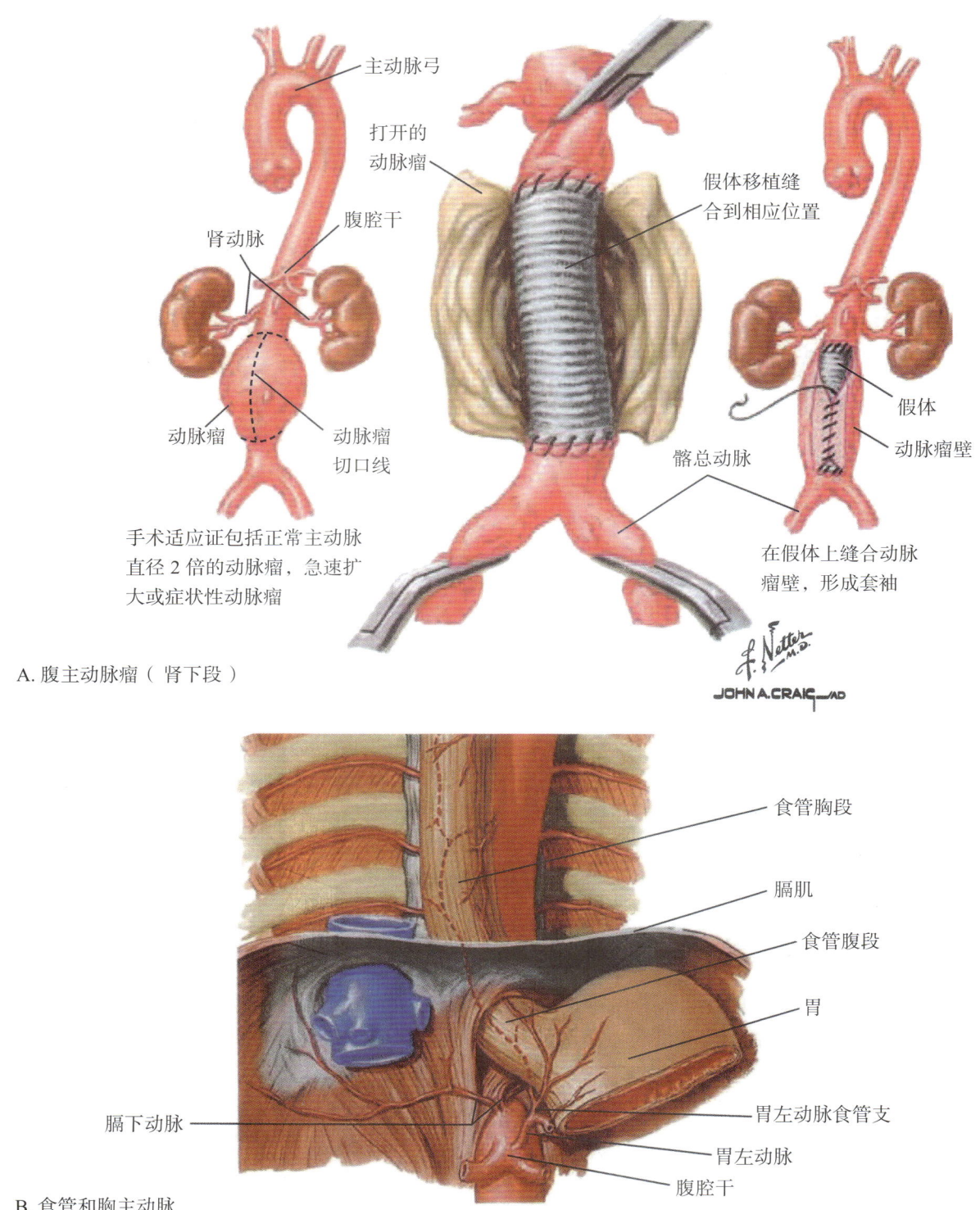

A. 腹主动脉瘤（肾下段）

B. 食管和胸主动脉

图43-7 腹主动脉瘤及其解剖；假体移植修复腹主动脉；腹主动脉、胃及膈肌脚的关系

腹主动脉瘤破裂

开放破裂腹主动脉的方法通常与前述相同，做中线切口，剥离到腹膜后间隙中线的右侧，然后沿着十二指肠分离，并将其推到右侧。要持续注意避免伤害到十二指肠或切开腹膜后间隙时过度向左，使乙状结肠或肠系膜下动脉移动度太大。因为血肿和组织染色，使整个腹膜后间隙呈弥漫性的深茶色或紫色，很难找到肾静脉。

为了更好地控制腹主动脉近端，有时夹紧膈肌主动脉裂孔段是必需的。这种技术对创伤中央血肿的患者是特别有用的（图43-7B）。在胃内放置鼻胃管有利于保证剥离的顺利进行。通常这种操作是在不完善的条件下进行的。牵开肝左叶，将部分膈脚的前部切开。将肝脏向右、胃向左牵拉，用手指在腹主动脉两侧进行钝性分离，并用海绵棒或闭塞腹主动脉夹施压。

第 44 章
内脏动脉旁路术

编者 Nathan Droz, F. Ezequiel Parodi
史本超 译，丁自海 审校

简介

肠系膜缺血是一种急性或慢性过程。急性肠系膜缺血是由一条或多条肠系膜血管栓塞或血栓形成引起的。栓塞通常是由近期的心脏病变或心律失常所致。急性肠系膜缺血的患者容易出现乳酸升高，并经常出现与体格检查的"疼痛不对应（pain out of proportion）"的现象。紧急血管造影成像可显示一条或多条肠系膜血管充盈缺损。横断面成像的一些结果可能提示肠缺血的征象（例如肠壁增厚、肠系膜水肿或积气）。患有血栓性或闭塞性疾病的患者在急性症状出现前往往会有前驱症状，例如餐后腹痛。

慢性肠系膜缺血是肠系膜血管动脉粥样硬化晚期的结果。患者的合并症与外周动脉疾病一致。典型症状包括餐后腹痛、体重减轻和对食物的恐惧。在大多数情况下，必须累及 3 条肠系膜血管中的 2 条才能出现症状。多普勒超声和动脉造影发现的严重血管狭窄可以证实这一判断观点。3 支内脏血管（腹腔干、肠系膜上动脉和肠系膜下动脉）中至少有 2 支肠系膜血管有闭塞性疾病症状的患者通常会考虑进行血供重建。

手术解剖

腹主动脉的内脏动脉主要分支包括腹腔干、肠系膜上动脉和肠系膜下动脉。腹腔干是起源于腹主动脉近段前壁的短动脉干，在第 12 胸椎水平腹主动脉穿过膈脚后发出。在通常情况下，在腹腔干起始 2 cm 后分出胃左动脉、脾动脉和肝总动脉（图 44-1）。这些动脉及其分支为胃、十二指肠近段、肝、脾和部分胰提供血液供应。肝总动脉对于肠系膜血管重建具有重要意义。肝总动脉穿过肝胃韧带，构成门静脉三合体，可作为血供重建中的靶血管。

肠系膜上动脉（superior mesenteric artery，SMA）起始于第 1 腰椎水平，距离腹腔干起始处下方 1 cm 处的腹主动脉前壁（图 44-1）。SMA 为十二指肠远段、空回肠以及升结肠和横结肠提供主要的血液供应。SMA 与腹腔干和肠系膜下动脉（inferior mesenteric artery，IMA）之间均建立了强大的侧支循环。腹腔干通过胰十二指肠吻合弓与 SMA 相通，通过边缘动脉与 IMA 相通。SMA 与胰腺的亲密关系也值得注意。SMA 在胰颈后、肠系膜上静脉内侧下行，其后在前方穿过钩突和十二指肠第 3

部。最后，在手术显露期间识别SMA的一个重要标志是结肠中动脉，这是胰腺下SMA的第一个主要分支，可以追溯到其起源来识别SMA。

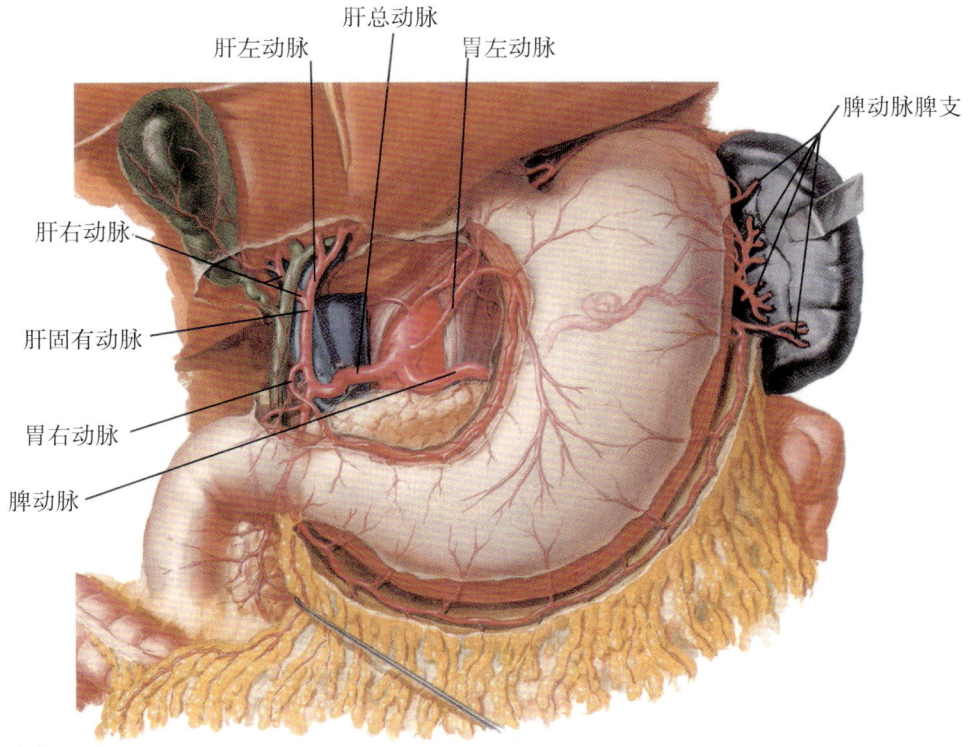

A. 腹腔干及其分支

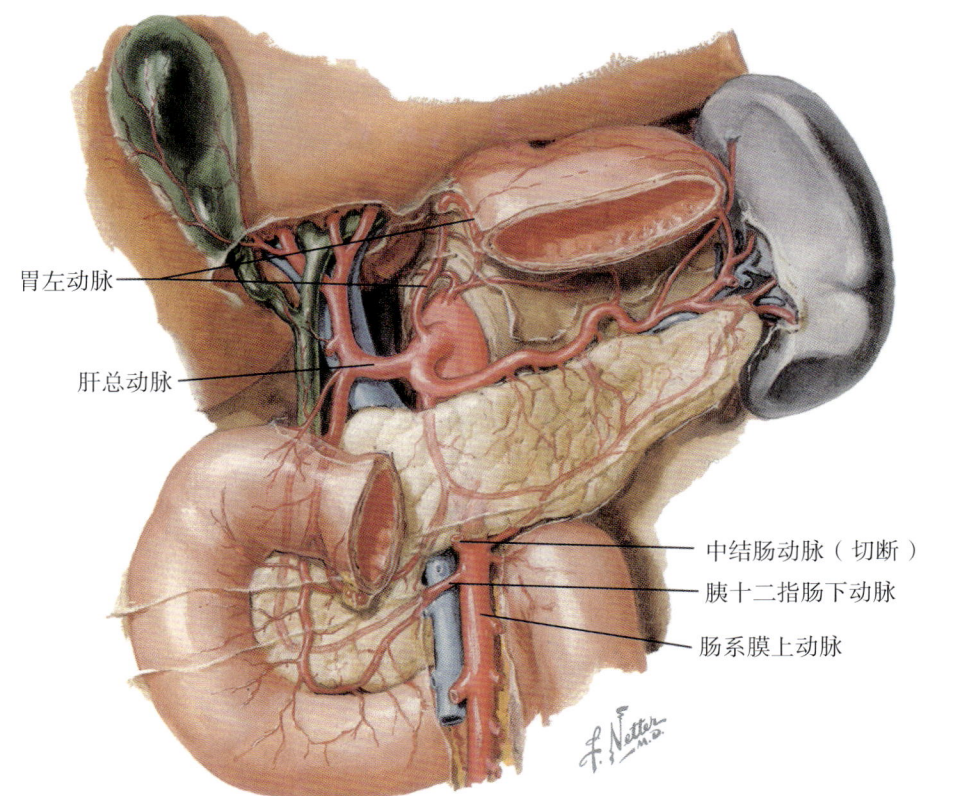

B. 肠系膜上动脉及其与胰的毗邻关系

图44-1　腹腔干和肠系膜上动脉

手术计划和血管重建

慢性肠系膜缺血经腹膜血管重建的方式主要有两种，即顺行性肠系膜旁路移植术和逆行性肠系膜旁路移植术。顺行性可使旁路移植物有更好的解剖学定向，通常会提供一个对腹主动脉损伤最小的入路。它需要显露腹主动脉、夹闭腹主动脉和建立胰后通道。尽管通常可在不夹闭腹主动脉的情况下完成逆行旁路移植术，但髂动脉轻度病变且通畅的慢性肠系膜缺血的患者并不常见。

腹膜后切口也可以进入肠系膜动脉，而且是一种目前来看最好的进入肠系膜动脉近端的途径。在造口术后或有腹部不适的患者中，腹膜后入路不失为一种理想的方法。简言之，患者体位取左侧朝上，手术台弯曲，做左侧胸－腹膜后或胸腹联合切口。确认腹膜并向内侧反折。左肾保持在其正常解剖位置，左结肠系膜和 Gerota 筋膜之间的间隙发达，左肾静脉跨过腹主动脉，在左肾静脉下方可见左肾动脉。将肾脏留在原位的好处是可以显露整个 SMA 的侧壁。当从前入路显露时，SMA 可以通过辨认结肠中动脉与腹主动脉分离出来，从而在同一区域进行搭桥手术。

顺行性肠系膜动脉旁路术

患者取仰卧位。通过宽大的中线切口进入腹腔。在顺行旁路术中，腹主动脉是第一个显露的结构。镰状韧带几乎被拉至下腔静脉处。然后切开肝三角韧带左侧，游离肝左叶（图 44-2A）。在此操作过程中，必须小心注意肝左静脉。然后将肝脏缩回至患者右侧。打开肝胃韧带，食管和胃小弯向患者左侧牵开，显露膈肌右脚（图 44-2B）。然后切开正中弓状韧带几毫米，显露腹主动脉。在该水平横跨的所有膈动脉都应受到控制。沿腹主动脉前面向尾侧分离以显露腹腔干的起始部。必须结扎腹腔神经丛，以充分显露潜在的腹腔干（图 44-2C）。根据吻合方式的不同，可能需要控制腹主动脉或腹腔干的分支。

然后在胰腺下缘显露 SMA。横结肠向头侧牵拉，小肠向患者右侧反折。确认结肠中动脉，并追踪至肠系膜基底部。触认结肠中动脉有助于识别 SMA，如果无法识别，肠系膜上静脉可作为一个标志，因为 SMA 位于肠系膜上静脉的内侧。打开覆盖动脉前面的腹膜（图 44-2D），在该水平没有 SMA 的前分支，但在左侧有多个空肠分支，如果可能应予以保留。用血管环包围 SMA，用手指从 SMA 吻合口远端向腹主动脉方向钝性分离，形成胰后通道。然后用血管环或脐带样线固定通道，将分叉型移植物引入手术视野并建立通道。

最后对患者进行全身肝素化，并通过活化凝血时间进行监测。夹闭腹主动脉，用分叉移植物进行端—侧吻合，检查吻合情况。如果将腹腔干作为流出通道，则可进行端—侧吻合术。通常肝总动脉柔软，是以端—侧方式缝合的理想靶血管。分叉型移植物的一个分支通过胰后通道到达 SMA。最后以端—侧方式进行 SMA 吻合（图 44-3）。多普勒超声确认远端血流，关闭 SMA 上方的腹膜，以保护移植物免受覆盖的肠道的影响。然后将肠恢复到其解剖位置，并关闭腹部切口。

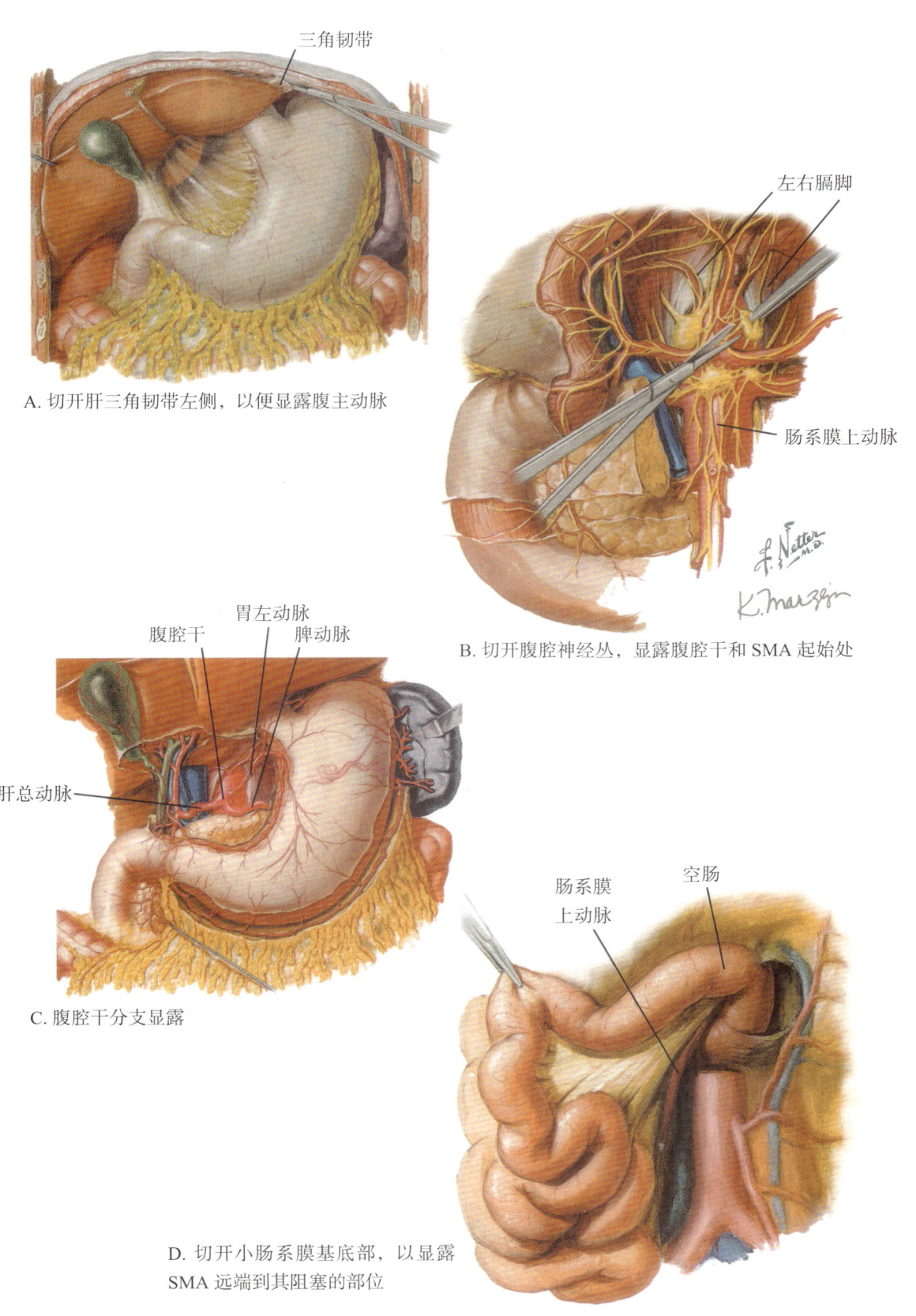

图 44-2 腹主动脉、肠系膜上动脉的手术显露和重建

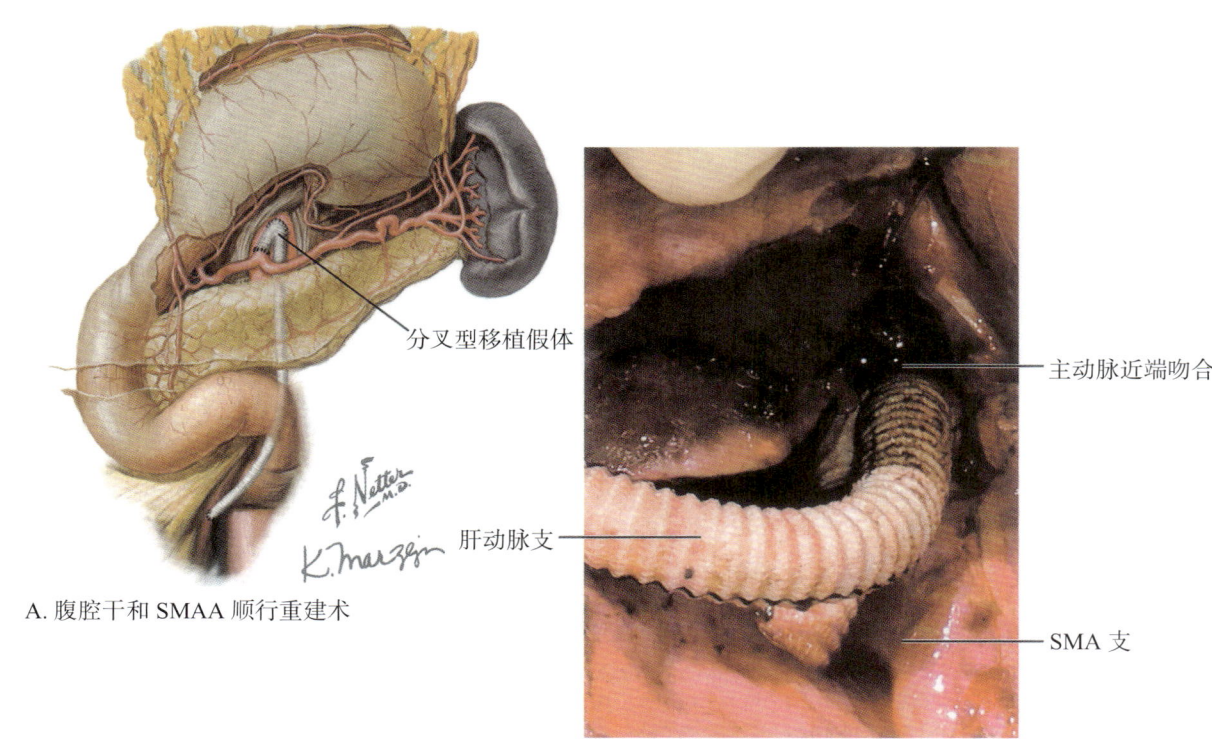

A. 腹腔干和 SMAA 顺行重建术

主动脉近端吻合

肝动脉支

SMA 支

B. 采用分叉移植物行腹腔干吻合

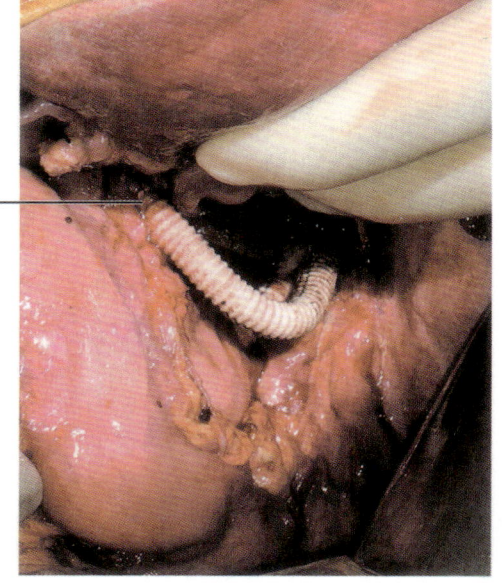

肝总动脉吻合

C. 肝总动脉吻合术

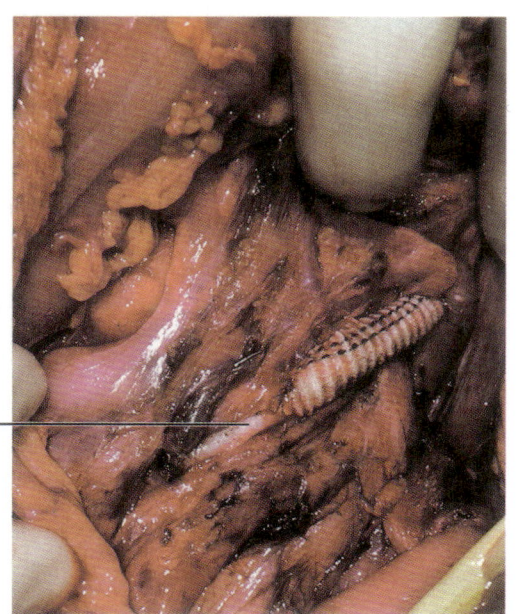

SMA 吻合

D. 逆行胰腺后路的 SMA 吻合术

图 44-3　顺行肠系膜动脉旁路的建立和重建

逆行性肠系膜动脉旁路术

以标准方式进入腹腔，牵开结肠和小肠，显露容纳肾下腹主动脉的腹膜后腔。通常，右侧髂总动脉会被用作逆行肠系膜动脉搭桥的入口，病变最小的髂总动脉是首选血管。如果解剖结构允许，肾下腹主动脉可用作短型腹主动脉至 SMA 搭桥的流入口。打开选定髂总动脉的腹膜后腔，打开时要注意下方的髂总静脉。游离 Treitz 韧带以促进 SMA 的分离。游离十二指肠，抓住小肠系膜根部，触及 SMA（图 44-4A）。打开 SMA 上的腹膜，显露和分离 SMA。然后以上述方式显露腹主动脉或肝总动脉。

逆行旁路最关键的是通道建立。移植物放置后必须呈现为一个曲度平缓的 C 环结构，以避免在吻合口上扭结和张力过度。移植物沿着位于胰腺和脾后面的左膈脚，以平缓的曲线通向腹腔（图 44-4B）。通道用血管环或脐带样线固定，移植物穿过通道。然后对患者进行肝素化，使用分叉移植物进行髂总动脉吻合。进行 SMA 和腹腔干吻合时应注意方向，避免移植物扭结。在关闭腹膜后腔来覆盖移植物之前，应使用多普勒超声确认通畅。

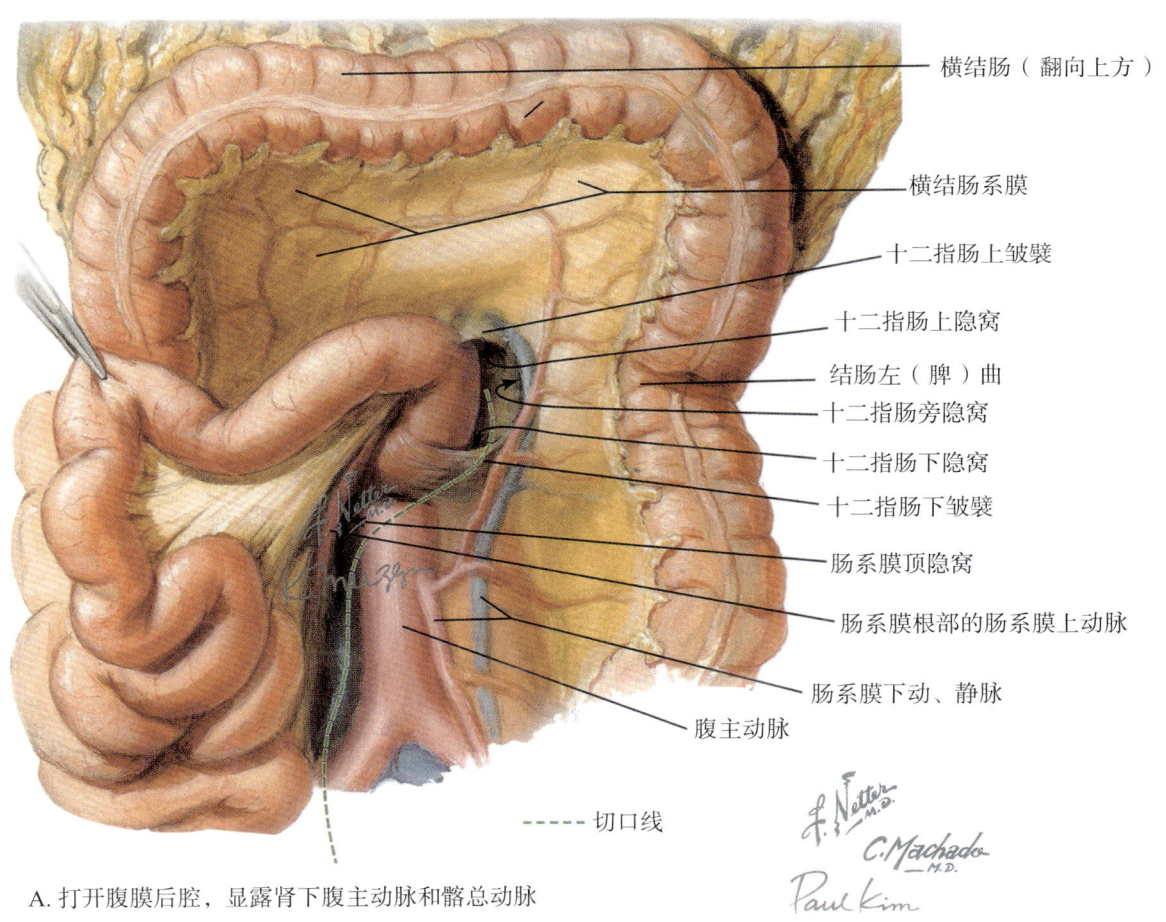

A. 打开腹膜后腔，显露肾下腹主动脉和髂总动脉

图 44-4　逆行肠系膜动脉旁路术

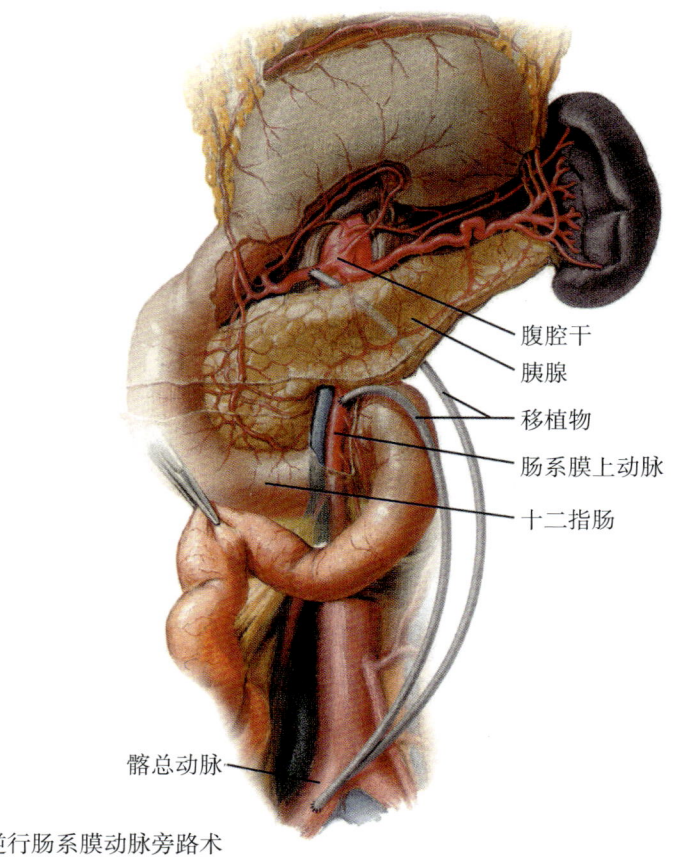

B. 逆行肠系膜动脉旁路术

图 44-4（续）

第 45 章
桡－头动静脉瘘，头－肱动静脉瘘，肱－贵要动静脉瘘

编者　Abdul Q. Alarhayem，Lee Kirksey

赵庆豪　译，丁自海　审校

简介

长久以来，血液透析（hemodialysis，HD）是最主要的肾脏功能替代方式，而动静脉瘘（arteriovenous fistula，AVF）则是 HD 首选的血管通路。与动静脉移植（arteriovenous grafts，AVG）和中心静脉导管（central venous catheter，CVC）相比，AVF 的并发症和感染率更低，减少了血管通路中血栓形成的风险和与通路相关的住院率，降低了总体医疗费用。

2006 年肾病预后质量倡议（KDOQI）和 2008 年血管外科学会（SVS）指南都建议将上肢自体血管通路作为 HD 的首选。尽管"瘘管优先"的倡议使自体透析通路的数量大幅增加，但让人意外的是有高达 50% 的动静脉瘘未能成熟，使得 CVC 的使用反而增加了。这一结果使得人们将最初的倡议更改为"瘘管优先，导管随后"。

术前评估

透析通路的术前评估应当以患者为中心，联合患者、肾内科医师、外科医师和透析提供者，进行多学科联合规划。

及时转诊对于透析通路的充分成熟和对未成熟的通路进行一定的翻修非常重要。当肾小球滤过率低于 25 mL/min 的患者选择接受 HD 治疗时，就应当进行手术前准备，提醒患者避免进行血压测量、静脉穿刺或外周静脉放置，以保护非优势手的静脉完整性。但不管是否是优势手，保护静脉结构最理想的那条手臂是首选。

要建立具有功能的透析通路，进行系统全面的术前计划是必不可少的。

首要的是详细询问病史和体格检查，应当确定哪只手是优势手，明确是否留置过中心导管或心脏起搏器，以及是否有充血性心力衰竭的病史，并且也应当了解胸部或手臂有无外伤史和血栓发生史。由于糖尿病导致大血管和微血管的硬化和钙化而常与通道不成熟和内瘘窃血综合征相关。

当患者存在心力衰竭，特别是心脏舒张功能障碍时，通道的建立有可能出现术后高输出量性心力衰竭的风险。虽然目前还没有得到影像学的证实，但经静脉的心脏起搏器可能会造成中心静脉狭窄

（central stenosis）。

体格检查应注重评估上肢功能、既往失败的手术、皮肤情况，以及肱动脉、桡动脉和尺动脉搏动的力量和对称性。应测量双上肢血压，双侧血压差异较大可能提示灌注不足。如果患者有胸壁静脉扩张和上肢水肿时应警惕中心静脉狭窄或闭塞的可能。

术前应常规进行静脉彩超检查，以指导手术入路。患者动脉直径应 >2.0 mm，静脉直径应 >2.5 mm，需对患者静脉的直径、通畅情况、皮下深度、属支及有无狭窄或血栓进行综合评估。

不论静脉的管径多大，静脉壁纤维化都会增加血管通路不成熟的风险。

技术评估

SVS 和 KDOQI 都建议，第一次建立血管通路时应尽量选择在肢体远端进行，为以后可能的手术预留近端部位。可以优先选择桡-头动静脉瘘，其次是头-肱动静脉瘘，最后是肱-贵要动静脉转位瘘。在需要进行静脉浅表化的患者中，通常选择贵要静脉而不是头静脉，因为我们发现选择贵要静脉引起的瘘不成熟率较低。

AVF 是通过将静脉与动脉吻合而形成的。在终末期肾病患者人群中，建立动静脉瘘可能有困难。因为终末期肾病患者的组织常常较脆弱，动脉可能有钙化或其他病变，手术造成的伤口可能愈合困难或不佳。细致的技术、使用精密仪器和轻柔的组织处理对避免并发症是必不可少的。必须注意避免影响切口附近的神经。最小化血管操作可以减少动脉或静脉的血管痉挛。

端—侧或侧—侧动静脉吻合均可选择，但前者的静脉高压和动脉窃血综合征发生率较低。首选端—侧吻合可以促进单支血管的成熟。吻合口的直径必须依据流入动脉和流出静脉的大小进行设计，确保有足够的动脉血流入，促进瘘管成熟，同时可以最大限度地降低动脉窃血的机会。浅静脉解剖变异较大，尤其是在肘窝附近；调整皮肤切口的位置或使用引流静脉侧支可能是必要的。因此，术中超声的使用有利于切口的选择，可以根据血管大小和质量进行调整，使吻合口不包含病变的血管。

桡-头动静脉瘘

桡-头动静脉瘘的手术入路是在前臂远段前外侧做纵向皮肤切口，暴露屈肌支持带近端的头静脉和桡动脉。如果解剖允许，可以使用解剖学上的"鼻烟窝"。术中应充分游离和分离头静脉，并结扎小的属支。当离断头静脉远端时，应使静脉可以在没有张力和扭曲的情况下靠近桡动脉并尝试使二者平行，然后从近端和远端控制动脉，使用 11 号手术刀切开动脉，用 POTTS 手术剪进行延伸。最后用 7-0 聚丙烯连续缝合建立动静脉吻合口。完成后应出现瘘管颤动和桡动脉强烈搏动（图 45-1）。

桡神经的浅支为一小感觉支，在术中容易发现，过度地牵拉或切断可能引起拇指或手背外侧出现麻木。

第八篇　血管

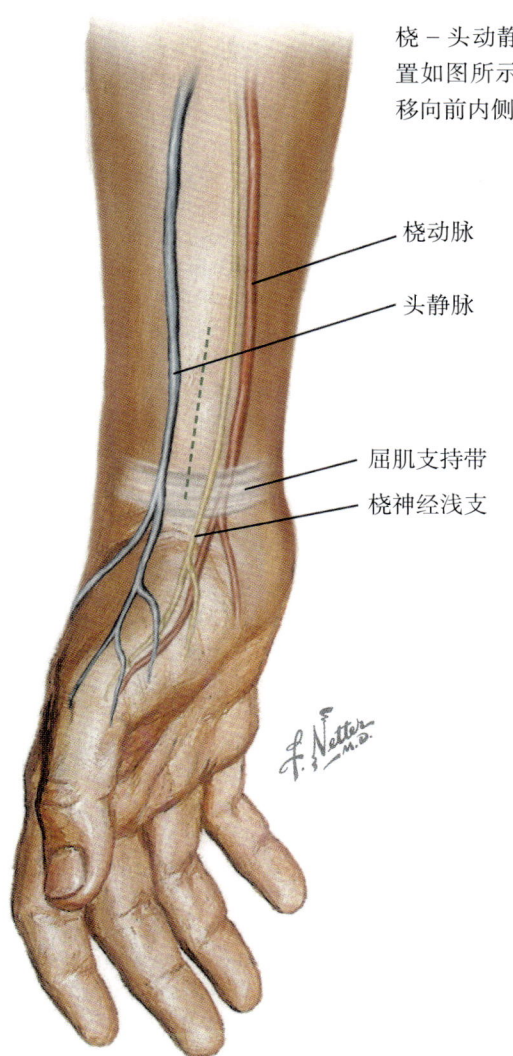

桡-头动静脉瘘。通常手术切口的位置如图所示。通过移动头静脉，使其移向前内侧桡动脉的位置

—— 桡动脉
—— 头静脉

—— 屈肌支持带
—— 桡神经浅支

图 45-1　桡-头动静脉瘘

头-肱动静脉瘘

头-肱动静脉瘘的手术入路是在肘前皱褶或肘前远端皱褶做横向或曲线切口。在标准解剖中，头静脉在肘前皱褶深面最接近肱动脉。必须将头静脉向内侧和深部充分移动，使其能够到达肱动脉所在的层面。肘前正中静脉是头静脉在肘窝向远端的分支，可以将它的分支结合在一起，为吻合创造一个较大的保护罩。然后在显露肱动脉时，需要切开肱二头肌腱膜。必须注意不要把桡动脉的高位起始与肱动脉相混淆。如果动脉直径较小，位于较浅的位置，应警惕这种变异。

一旦肱动脉显露后，则进行全身肝素化，并夹闭该段动脉的近端和远端。吻合口使用 6-0 聚丙烯线缝合。在吻合术完成前对肱动脉进行后出血和前冲洗（back-bled and forward-flushed）。在瘘管处应该有明显的颤动和强烈的肱动脉、桡动脉搏动（图 45-2A）。

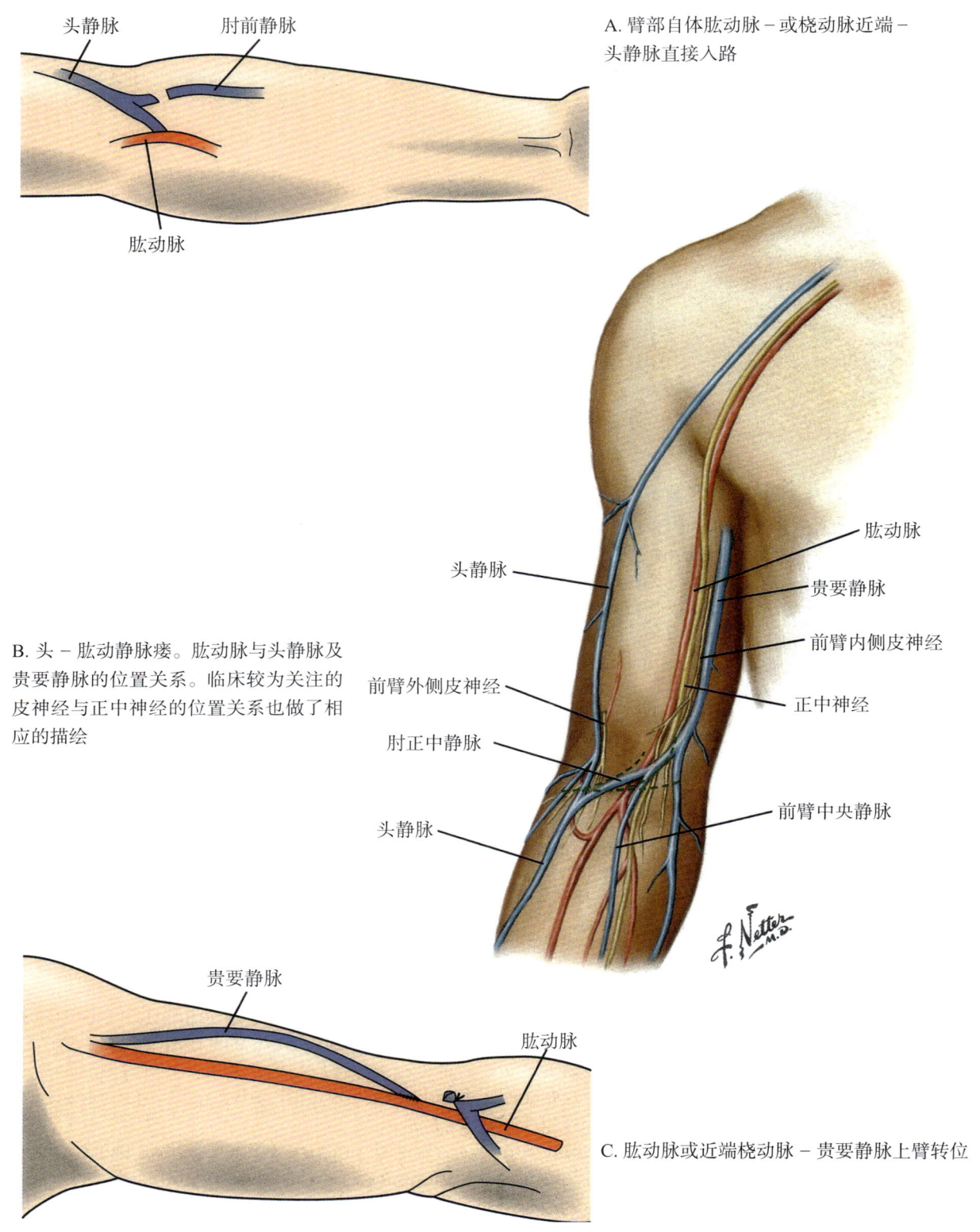

图 45-2 头－肱动静脉瘘、上肢血管和神经解剖及贵要静脉转位

（Hemodialysis Access: General Considerations and Strategies to Optimize Access Placement. In idaway AN, Perler BA, eds. Rutherford's Vascular Surgery and Endovascular Therapy. Elsevier; 2018; Chapter 175, pp 2288–2299, Figures 175–9 and 175–10.）

正中神经粗大，通常毗邻肱动脉，应注意避免意外损伤。感觉神经如前臂外侧皮神经分支或前臂内侧皮神经分支被切断可分别导致前臂外侧或内侧皮肤麻木（图 45-2B）。

肱 – 贵要动静脉瘘

贵要静脉通常无法通过静脉穿刺到达，在桡 – 头动静脉或头 – 肱动静脉瘘失败的患者，或者没有合适的头静脉或肘正中静脉的患者建立肱 – 贵要动静脉瘘的一个很好选择。贵要静脉位于臂内侧和深部使其难以穿刺，所以需要将其位置转移到更表浅和更靠前的位置，方便在插管时找到舒适的手臂位置，并减少在瘦弱患者肱动脉被意外损伤的发生。

可以选择一期或二期进行贵要静脉转位。有证据表明，二期手术可获得较高的成功率，特别是当贵要静脉较细小时。

一期是在肘部构建肱 – 贵要动静脉瘘。通常在术后 6 周左右静脉充分成熟，然后进行静脉转位或表浅化。皮肤切口的位置是基于动脉和贵要静脉/肘前浅静脉的解剖位置而确定。

无论是一期还是二期手术，都是从肘窝内侧找到贵要静脉，向上直至进入腋窝，沿臂内侧行连续或分段切口。结扎侧支并分离。前臂内侧皮神经及其分支常缠绕在贵要静脉周围。为了避免损伤该神经，通常要将贵要静脉与神经分支分离出来。

然后使用弯曲隧道器沿着臂部前外侧从肘前区到腋窝建立一个隧道。对位于隧道内的静脉要非常小心操作，以免将其扭曲。全身肝素化后，将静脉匙状末端与肱动脉建立端侧吻合（图 45-2C）。

或者，可通过静脉深面的皮下组织合拢技术将贵要静脉表面化处理，而不建立隧道。与转位术相比，该方法的优势在于避免静脉在弯曲处扭曲和隧道出血。

然而，静脉可能正好位于皮肤切口深面，因此如果切开皮肤，静脉可能容易受伤。这可以通过抬高皮瓣和创建皮下囊袋来避免。

术后检查

成熟的功能性瘘管需具备足够的血流以支持透析，并且有足够大的管径和处于表浅位置以方便重复插管。常使用"6s"标准（Rule of 6s）来评估瘘管：在造瘘 6 周后，瘘管直径应至少为 6 mm，长度为 6 cm，深度不超过 6 mm，血流速率应至少为 600 mL/min。AVF 无法成熟的原因包括动脉吻合口狭窄、静脉流出道狭窄或侧支较大。积极处理这些情况可能有助于瘘管的成熟。

KDOQI 和 SVS 临床实践指南建议通过定期体格检查和监测瘘管血流量或静脉压，来发现是否有通路功能障碍。及时发现功能障碍对于预防并发症和通路丢失至关重要。手臂水肿和静脉扩张提示中心静脉狭窄。在收缩期和舒张期，整个通路的强烈震颤或杂音说明血流良好，而震颤弱或仅在收缩期感觉到震颤表明血流不良。当手臂抬高时瘘管不能塌陷和脉搏增强不足也提示存在潜在狭窄。当出现瘘管插管困难、无法达到目标透析血流或输送透析剂量以及穿刺部位出血时间延长时提示应进一步检查。

第 46 章
股动脉内膜切除术和股动脉 – 腘动脉搭桥术

编者 Christopher J. Smolock，Keith Glover
赵庆豪 译，丁自海 审校

简介

下肢外周动脉疾病（peripheral arterial disease，PAD）的症状多样，从无症状到影响日常生活的跛行，再到慢性肢体缺血，还包括静息痛和（或）组织缺损。通常跛行影响日常生活时应当接受治疗，然而，由于此阶段的 PAD 不威胁肢体，所以是否治疗需要根据具体情况决定。当发生慢性肢体威胁性缺血时，则强烈建议进行治疗。尽管越来越多的 PAD 患者可以通过血管介入达到治疗目的，但仍有一部分患者需要进行开放手术以获得更优的疗效。本章介绍了三种常见的 PAD 治疗术式：开放式腹股沟下入路手术（股动脉内膜切除术）、股动脉 – 膝上腘动脉搭桥术和股动脉 – 膝下腘动脉搭桥术。股动脉往往是动脉内膜切除术的焦点和搭桥术的起点，行股动脉内膜切除术有时会同时行股动脉 – 腘动脉搭桥术。

解剖学及相关标志

股动脉与髂外动脉相延续，从腹股沟韧带深面开始，在大腿前上部下行，分出股深动脉（图 46-1）。股三角由外侧的缝匠肌、内侧的长收肌和上方的腹股沟韧带构成，股动脉位于股三角内。 帮助记忆的 NAVEL 是指腹股沟韧带深处的这些结构，从外向内依次是股神经（femoral nerve）、股动脉（femoral artery）、股静脉（femoral vein）、包含淋巴管和淋巴结的间隙（empty space）（注：为股管）和腔隙韧带（lacunar ligament）（图 46-1）。

腘动脉始于收肌腱裂孔，是内收肌管（hunter 管）终止的位置，位于大收肌和股骨之间，股动脉从大腿前上部到后下部通过该管。腘动脉在膝关节后方继续下行，穿过腘窝（四个边界是：上内，外界为半膜肌和股二头肌；下内，外界为腓肠肌内、外侧头），终止于腘肌下缘，分为胫前动脉和胫后动脉（图 46-1）。

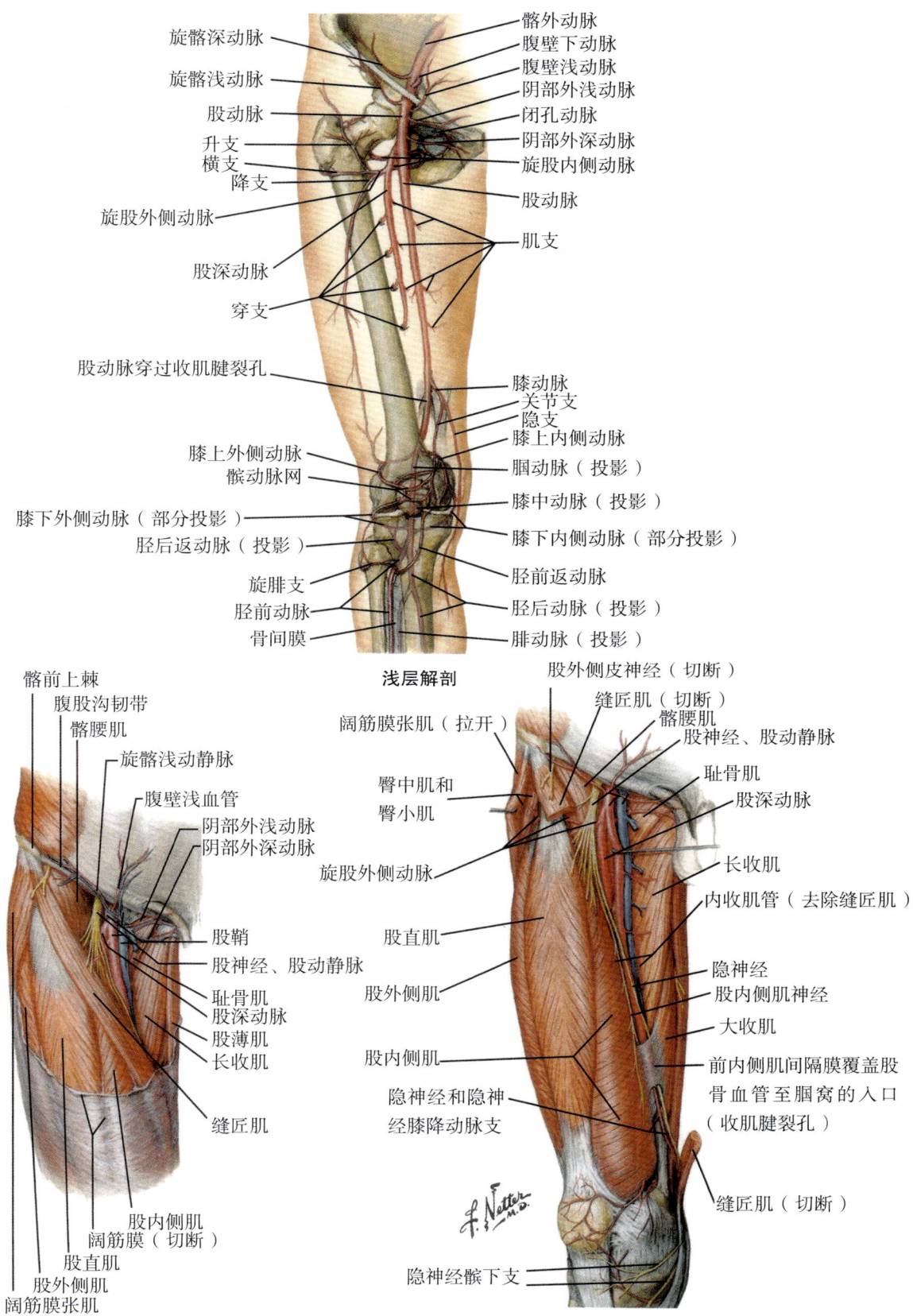

图 46-1 大腿、膝的神经和动脉

股动脉的显露

腹股沟韧带起于髂前上棘，向内下跨越止于耻骨结节。仰卧位时，股动脉位于腹股沟韧带的内侧 1/3 处深面（图 46-1）。在该区域采取垂直或斜切口，从腹股沟韧带的下方开始，通过 Camper 筋膜和 Scarpa 筋膜继续往深部，显露出腹股沟浅淋巴管，再到阔筋膜，仔细分离和结扎淋巴管可以降低术后淋巴囊肿形成的风险。在缝匠肌内侧缘垂直切开阔筋膜，向外拉开缝匠肌，切口近端向头侧延伸至腹股沟韧带。至此，在切口底部可看到股鞘，从股动脉顶部纵向打开股鞘，将股动脉从周围结构中分离出来。股动脉（注：在有的解剖学名词中，股动脉发出股深动脉之前称股总动脉，之后称股浅动脉，中国解剖学名词通称为股动脉）近端位于腹股沟韧带深面，上方为髂外动脉及发出的腹壁下动脉和旋髂深动脉，显露股动脉近端时，医生必须小心识别并结扎旋髂深静脉（俗称"悲伤静脉"或"疼痛静脉"）。股动脉显露后可使用血管缝线对其进行控制。远端的显露范围应超出血管病变的远端，可能位于股动脉近段或向下 10 cm 之多，也有可能位于股深动脉近段或二、三级分支。通过股动脉管径减小可以确定股深动脉的起点，股深动脉通常位于股动脉的后外侧。解剖股深动脉时，注意识别并结扎穿过该动脉近端的旋股外侧静脉。显露股深动脉的二、三级分支时，一些深部的小静脉需要结扎，但应避开股深静脉。当股动脉和股深动脉显露满意后，用血管束带进行管理。

内膜切除术和补片血管成形术

术中股动脉操作的范围在腹股沟韧带下方、髂外动脉远端到股动脉和股深动脉远端超过病变水平处，即股（浅）动脉下 10 cm，股深动脉二、三级分支或二者兼而有之。沿着股动脉前壁纵向切开，向下延伸至股（浅）动脉或股深动脉，某些情况下，二者均应超过病变的远端范围。切除内膜与中膜之间的动脉粥样硬化斑块。所有残余内膜瓣用单丝缝合线缝合，然后用补片血管成型，关闭动脉切口（图 46-2A）。常见的补片包括自体静脉，例如大隐静脉，或人造材料，例如涤纶、PTFE（聚四氟乙烯）或牛心包。

膝上腘动脉的显露

患者取仰卧位，髋关节外旋，膝关节微屈。可在膝关节下方垫毛巾或其他物品以方便显露。沿大腿内侧远端和缝匠肌前方做一切口（图 46-2B），将缝匠肌向后拉开，股内侧肌向前拉开，显露出连接大收肌和半膜肌的筋膜，在膝关节上方打开此筋膜进入腘窝（图 46-2C）。然后小心地解剖腘动脉并用血管束带管理，静脉解剖变异较多，在该位置时常会有 2 条腘静脉。

第八篇 血管

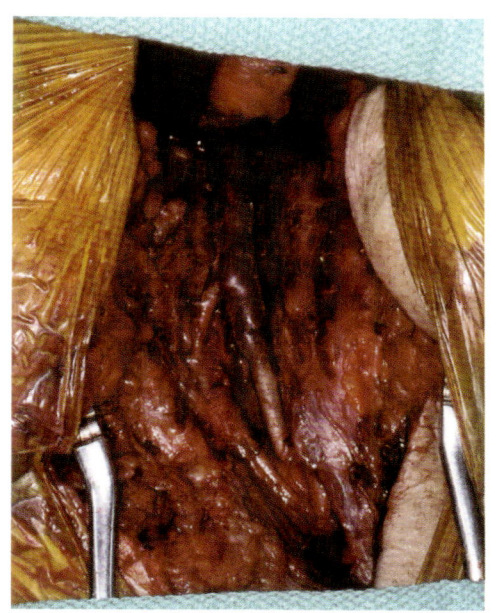

A. 大隐静脉补片血管成形的股动脉内膜切除术

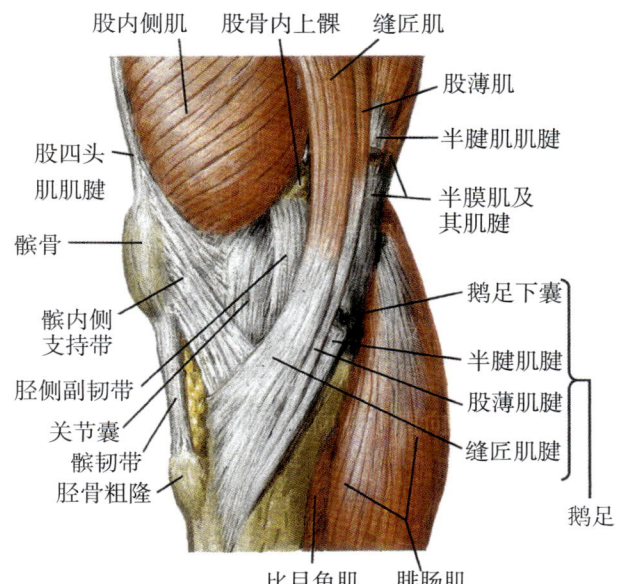

B. 膝关节：内面观

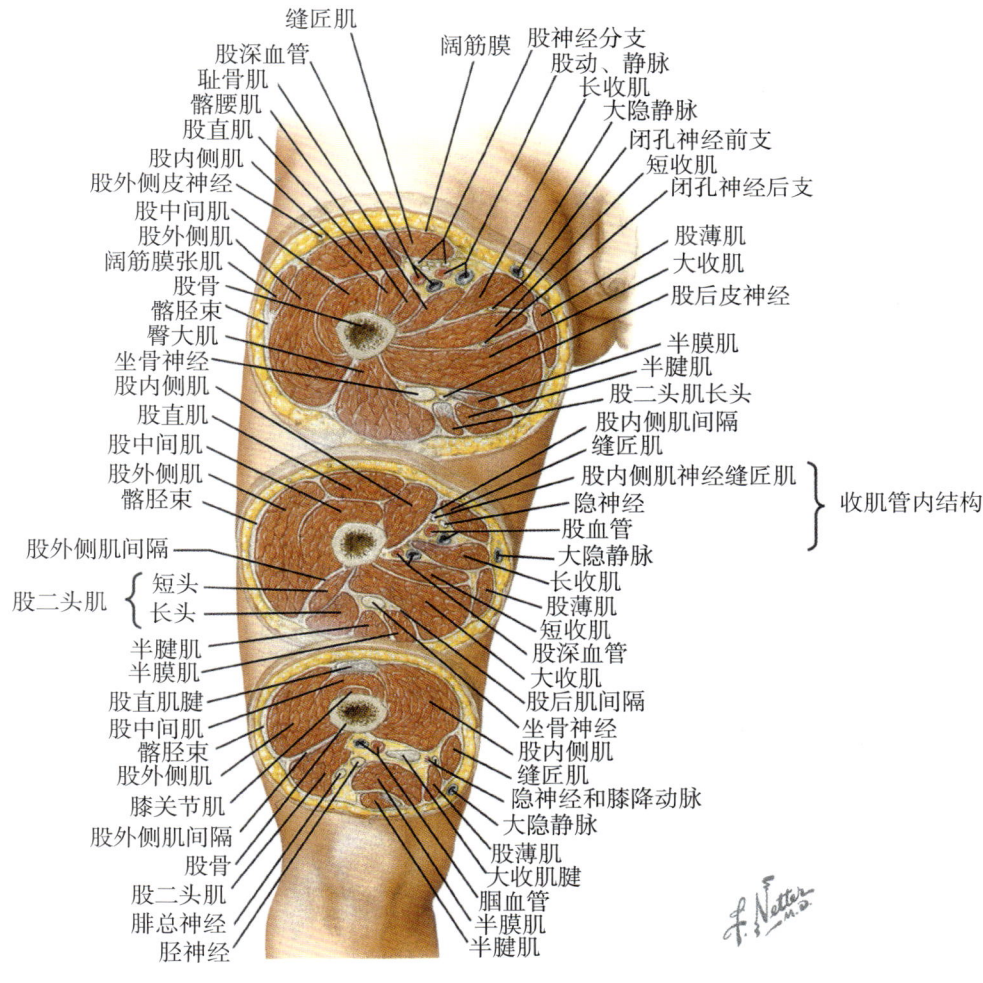

C. 大腿的横断面解剖

图 46-2 膝和大腿的解剖

膝后腘动脉的显露

患者取仰卧位，髋关节外旋，膝关节微屈。可在膝关节下方垫毛巾或其他物品以方便显露。在小腿内侧、胫骨后 1 横指宽处切开，切口从胫骨平台延伸到小腿长度约 1/3 处（图 46-3A），大隐静脉大致位于此，切开过程中务必小心保护。切开腓肠肌上覆盖的筋膜并向后拉开肌肉即可进入腘窝。操作过程需从比目鱼肌的头侧开始，通过分离鹅足（缝匠肌、股薄肌和半腱肌腱膜构成）（图 46-2B）可以向近端扩展显露，将比目鱼肌从胫骨上分离可以向远端扩展显露。在此期间，首先需要将腘动脉从腘静脉旁分离出来，并用血管束带进行管理。

搭桥术血管选择

常见的搭桥术血管有自体大隐静脉或手臂静脉、同种移植物（如遗体静脉）和假体材料（如 PTFE 和涤纶）。每种移植物都有其优点和缺点。一般来说，首选同侧大隐静脉，其次是对侧大隐静脉。

隧道

一旦识别并准备好近端和远端的目标动脉，将搭桥术所用移植血管置于上述切口之间，隧道可以在解剖腔隙或皮下平面进行。由于经解剖腔隙只需更短的血管并且其周围有肌肉覆盖，因此大多数情况下首选解剖腔隙。在股动脉 - 膝上腘动脉搭桥术中，移植血管从股动脉切口穿过缝匠肌下方的收肌管到达膝上腘动脉切口（图 46-1，46-3B）。股动脉 - 膝下腘动脉搭桥术的解剖可以通过一步法或两步法完成，在一步法中，手术移植血管通过收肌管和腓肠肌两个头之间从股动脉切口连接到膝下腘动脉切口（图 46-3B）。在两步法中，首先将移植血管从股动脉切口穿过膝上腘动脉，然后再连接到膝下腘动脉切口。

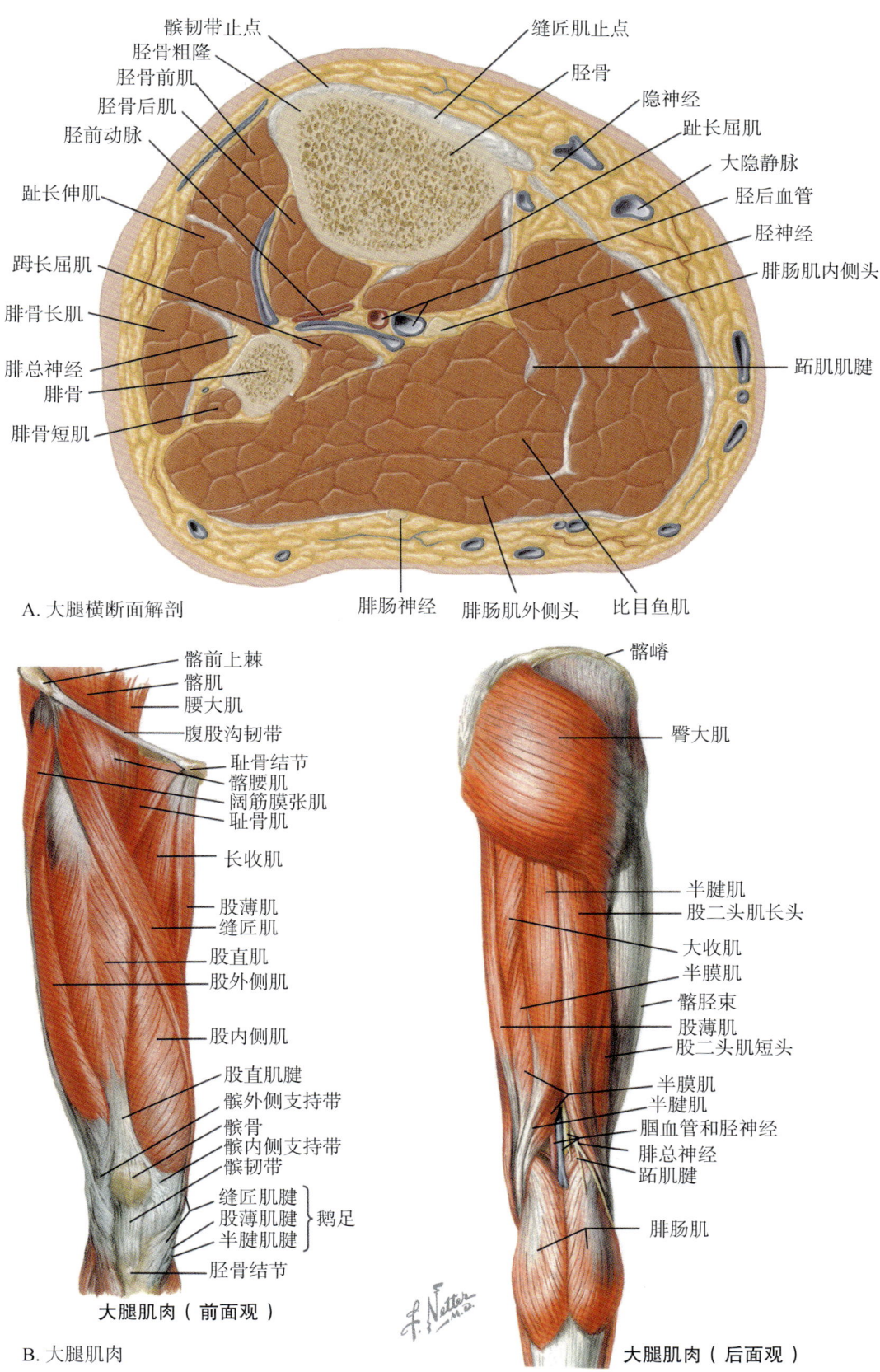

图 46-3 大腿肌肉解剖

第 47 章
股动脉 – 胫动脉旁路搭桥术

编者　Sean P. Steenberge，Francis J. Caputo
赵庆豪　译，丁自海　审校

简介

　　本章讨论的是股动脉和胫后、前动脉的解剖显露对于股动脉 – 胫后、前动脉吻合术的重要性。在腹股沟韧带下方进行的动脉旁路吻合术是常见的主要动脉近端吻合重建术，常用于治疗以静息痛和组织缺损为主要表现的慢性肢体缺血。这些旁路吻合术的目的是重建在主干动脉明显狭窄或闭塞水平以下肢体提供侧支循环血液供应。在确认行旁路吻合术时，必须评估动脉流入、旁路血管和动脉流出，以确定如何在手术中优化远端动脉灌注和旁路移植动脉通畅。这些旁路血管的来源可以是自体、假体或尸体血管，但这些血管具有不同的长期通畅率，具体取决于动脉灌注量、远端旁路的吻合部位和动脉流出量。

股动脉 – 胫后动脉

　　充分显露近端吻合部位对于确保成功进行腹股沟下动脉旁路吻合术至关重要。这通常涉及显露股动脉，但由于感染而试图避开股动脉或避免再次手术时，也可以使用股深动脉。股（浅）动脉通常病变严重，无法成为股动脉 – 胫后动脉旁路近端吻合部位的合适候选者，但如有必要，可在某些情况下使用。在本章中，我们重点介绍股动脉和股深动脉的显露。

　　使股动脉及其分支充分显露的最常见的方法是垂直切口。其切口约在腹股沟韧带下缘的中点。患者取仰卧位，在股动脉搏动处确定切口位置。直接在搏动处作为切口起始处，切口的 2/3 在腹股沟韧带上方，1/3 在其下方，继而向股三角的尖端方向切开 4~8 cm 的切口。在某些情况下，患者的股动脉搏动因为广泛的钙化并不明显。如果没有摸到搏动，可根据解剖标志：在耻骨结节和髂前上棘连线的中点确定切口，股动脉通常距耻骨结节约 2 横指宽。当没有触及股动脉搏动时，可以使用多普勒彩超来帮助识别股动脉的位置。如果没有多普勒彩超，垂直切口应选在腹股沟韧带中点的内侧。通常情况下，通过在该位置上滑动手指来触诊病变血管，可以感受到硬化的动脉壁。当然，也可以使用斜切口以减少伤口并发症，但这种切口通常会对旁路移植所需术野的显露有一定限制。如果要采用斜切口，那么斜切口最好平行于腹股沟韧带皱褶上方。切开后，可经过腹壁浅筋膜和腹壁深筋膜来加深切口。在此处有腹股沟浅淋巴结、淋巴管、腹壁浅动脉和旋髂浅动脉走行。仔细分离和结扎淋巴管，以降低术后出现淋巴囊肿的概率。当向股动脉方向加深切口时，可将腹壁浅动脉和旋髂浅动脉分开。一旦分开淋巴管，就会显露出阔筋膜。

向深部继续解剖，通过阔筋膜，显露缝匠肌的内缘，将缝匠肌横向拉开，切口的近端向头侧延伸，直到识别出腹股沟韧带。将腹股沟韧带从结缔组织中分离出来，在切口底部确认股鞘，并在股动脉顶部纵向切开。将股鞘打开，把股动脉从鞘中分离出来，在分离股动脉近端时，要注意有旋髂深静脉穿过股动脉的近端或髂外动脉的远端，识别并结扎旋髂深静脉避免在初始或随后的股动脉显露期间发生难以控制的静脉出血。可以使用直角钳将硅胶管环绕股动脉的近端两圈，以确保对股动脉近端的控制。股静脉位于股动脉的内侧，在解剖显露股动脉时，应小心谨慎，以免意外将其损伤（图47-1）。在显露出股动脉近端后，沿股动脉的前表面解剖，直到发现股动脉口径的变化。根据股动脉口径的变化可以确定股动脉在何处发出股深动脉和股浅动脉。这种方法有助于避免损伤股深动脉和股动脉的其他分支。

股深动脉通常发自股动脉的后外侧壁，走行于股骨干的内侧，在起始部发出旋股内、外侧动脉，走行于长收肌的后部，并发出穿支。旋股外侧静脉跨过股深动脉的起始部，当需要进入和充分掌握控制股动脉时，应该用丝束进行分隔。股深动脉的解剖应向远端延伸至动脉疾病的范围，以便对病变动脉行动脉内膜切除术。这可能需要将股深动脉解剖到第二级或第三级，以确保医生对无病的血管进行吻合。当需要解剖延伸到股深动脉的第二级或第三级时，必须识别并避免结扎股深静脉，因为在该水平会有许多小的交通静脉，可能需要结扎才能充分显露股深动脉的远端。有关股动脉内膜切除术的详细信息请参阅第46章的股动脉内膜切除术和股-腘动脉搭桥术。在用硅胶血管环控制股深动脉后，可以解剖股（浅）动脉并用硅胶血管环控制其近端部分（图47-2A）。在打开股动脉之前，应注意控制股动脉的所有分支，因为不受控制的分支可能会出现明显的出血（图47-2B）。一旦完成对股动脉的充分控制，就可以将一块湿润的海绵放入切口中，接着对胫后动脉进行解剖。

胫后动脉位于胫后深筋膜间室中，通常在小腿中下部经内侧入路可以将其显露（图47-3A）。使用布卷作为后方的横向支撑（凸起），膝关节屈曲（45°~60°）和外旋以辅助显露。确定胫骨后缘之后，在胫骨上端下方1横指宽（约2cm）处做一个约10cm的切口。切口不断深入，直至小腿筋膜。这时，沿切口相同的方向切开小腿筋膜。接下来触摸到比目鱼肌的胫骨附着处，随后用钝性和锐性剥离法将比目鱼肌从其胫骨附着处分离。此时比目鱼肌会向后回缩，在比目鱼肌和趾长屈肌之间钝性分离形成一个平面。在这个平面上，可以看到胫后动脉与周围的结缔组织和跨越动脉的静脉属支。这些静脉可以根据需要结扎和分离，为搭桥术创造足够的显露长度。这时可以用硅树脂管包绕阻断胫后动脉的近端和远端，以获得对血管的充分控制（图47-3B）。在大腿上使用止血带是另一种控制胫后动脉远端的技术。使用止血带的优点之一是不需要对胫后动脉进行广泛的解剖就可以获得对血管的充分控制。在解剖跨越动脉的众多静脉属支时，减少解剖范围可降低静脉损伤和出血风险。

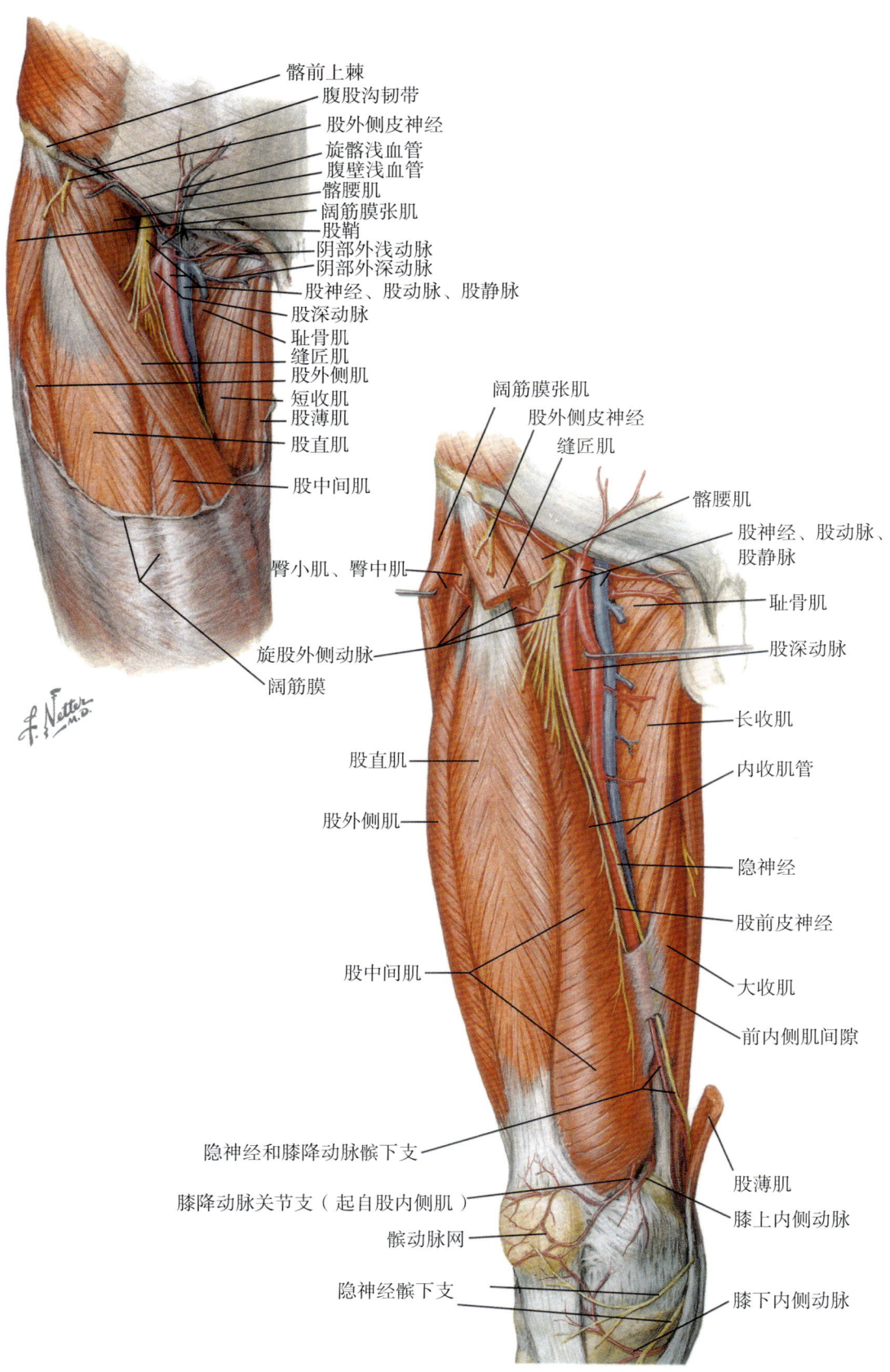

图 47-1 大腿肌肉（前面观）

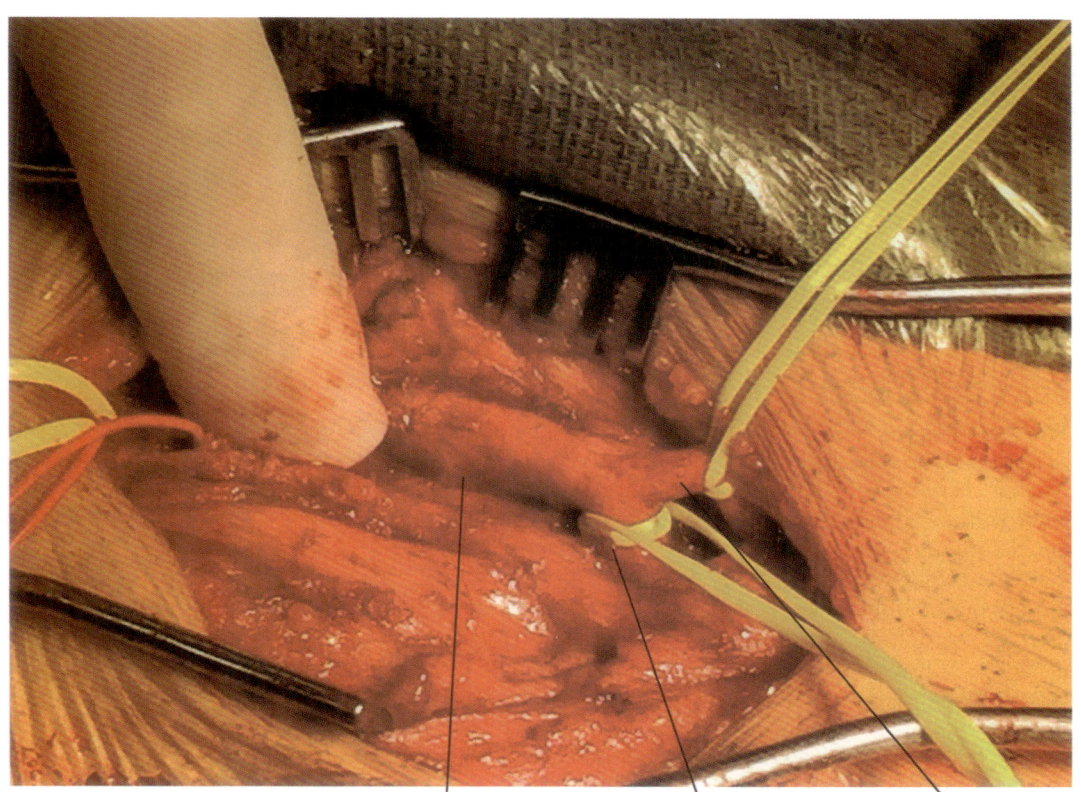

A. 股动脉的控制　　　股动脉　　股深动脉　　股浅动脉

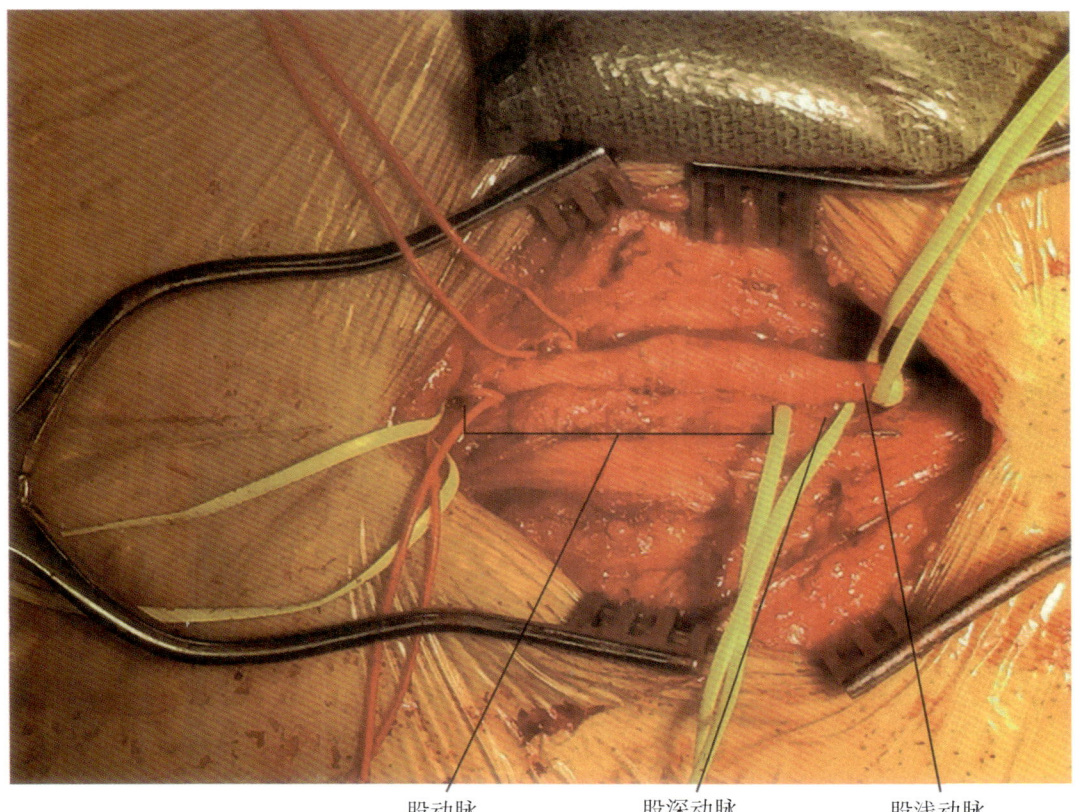

B. 股深动脉控制

股动脉　　股深动脉　　股浅动脉

图 47-2　股深动脉和股动脉的控制

在胫后动脉的近端处进行手术时，准备搭桥的导管长度要求从股动脉到胫后动脉。虽然对胫后动脉中部的解剖比较容易，但也可通过类似于胫后动脉中部解剖方式显露胫后动脉的近端。在解剖过程中，必须注意避免损伤穿过这个区域的大隐静脉。随后切开小腿筋膜，腓肠肌的内侧可辨识并向后缩回，显露出腘动脉的远端和比目鱼肌。这时，仔细地分离比目鱼肌在胫骨的附着处，显露出胫前动脉的近端和胫腓动脉干。随着更多的比目鱼肌附着处的分离，通常在离胫前动脉 2~3 cm 处可发现胫后动脉近端，分离出无病变区域。此时，可以用硅树管阻断环包绕胫后动脉的近端和远端，或者使用止血带控制动脉，如上所述。同样，医生在解剖过程中必须小心，避免损伤过多的交通静脉尤其是动脉的伴行静脉。

一旦控制了搭桥目标的近端和远端，可通过解剖或经皮使用刚性隧道装置穿刺置入搭桥导管。必须确保导管在穿隧道过程中没有任何打结或盘绕，因为这可能导致术后早期搭桥术的失败。导管到位后，可以用血管夹夹住股动脉，检查动脉以确保脉搏停止。如果在夹钳放置后触诊没有脉搏，则进行动脉纵向切开术，并将搭桥导管的近端缝合到动脉上，通常使用 6-0 不可吸收的单股缝线行端—侧（heel and toe）吻合或降落伞式（parachute）缝合。应用肝素化生理盐水冲洗近端吻合口，充分通风，然后进行止血试验。根据需要选择是否应用修复缝线。同样，在做动脉纵向切开术之前，可用血管夹夹闭胫后动脉。然而，有时可收紧硅树脂血管阻断环或使用止血带来止血，同时避免潜在的破坏性钳夹。一旦行动脉纵向切开术后，使用端—侧吻合或降落伞式缝合技术进行远端血管吻合。在松开血管夹之前，应使用肝素化盐水冲洗移植物和远端吻合口。然后对移植物和吻合口进行除气和止血试验。一旦止血成功，应多层缝合腹股沟切口和小腿切口。

股动脉 – 胫前动脉

患者取仰卧位，随后从脐到足部进行备皮。暴露股动脉，并按股动脉 – 胫后动脉搭桥部分所述进行控制血管。一般通过小腿前外侧切口显露位于小腿前筋膜间室的胫前动脉（图 47-3A）。考虑到胫前动脉位于小腿前筋膜间室内，必须让小腿内旋，膝关节弯曲 30°，并用布卷作为后方"凸起"支撑。在小腿的前外侧找到胫骨和腓骨，然后在这两个骨之间做一个约 10 cm 的纵向切口。切口深至小腿筋膜，沿胫骨前肌外侧缘切开。此时，可在趾长伸肌和胫骨前肌之间用钝性分离形成一个平面，看到胫前动脉正对着骨间膜。在含有胫前动脉的神经血管束中，触及的第一个结构应该是胫前静脉。可使用硅树脂血管阻断环小心地分离胫前静脉，使其移开。胫前动脉周围也有许多静脉属支，可能需要结扎。腓深神经通常位于胫前动脉的后方，在控制胫前动脉时，应确定腓深神经的位置，以确保不被损伤。应使用硅树脂管阻断环控制胫前动脉的近端和远端。

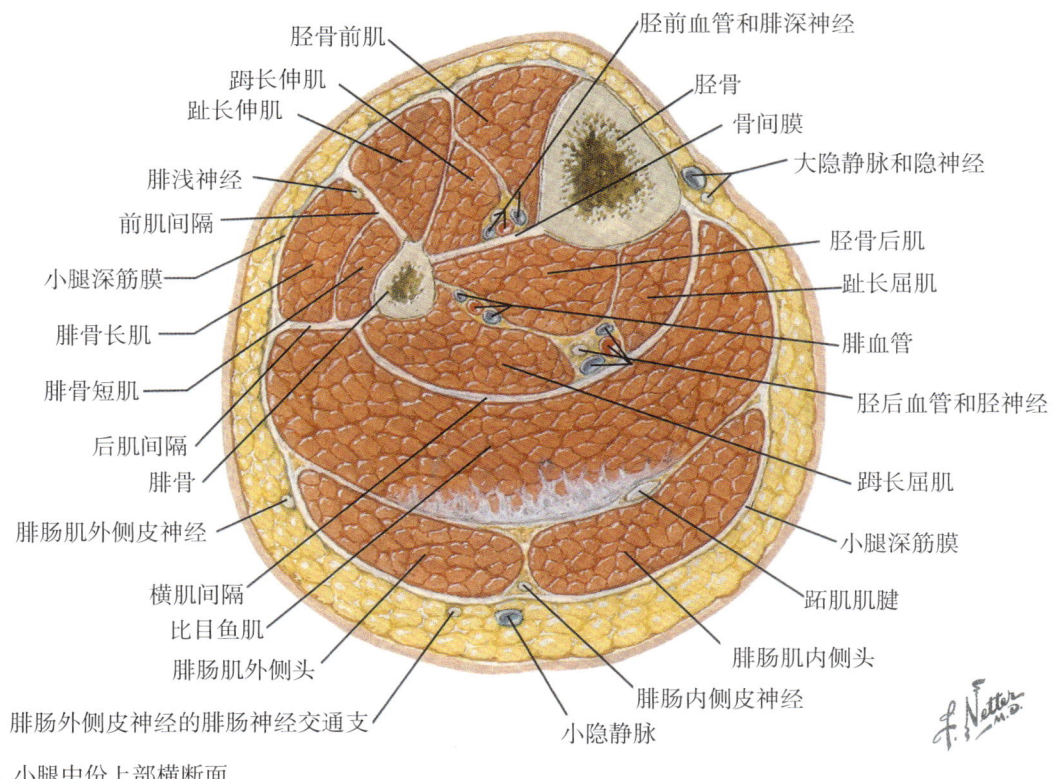

A. 小腿中份上部横断面

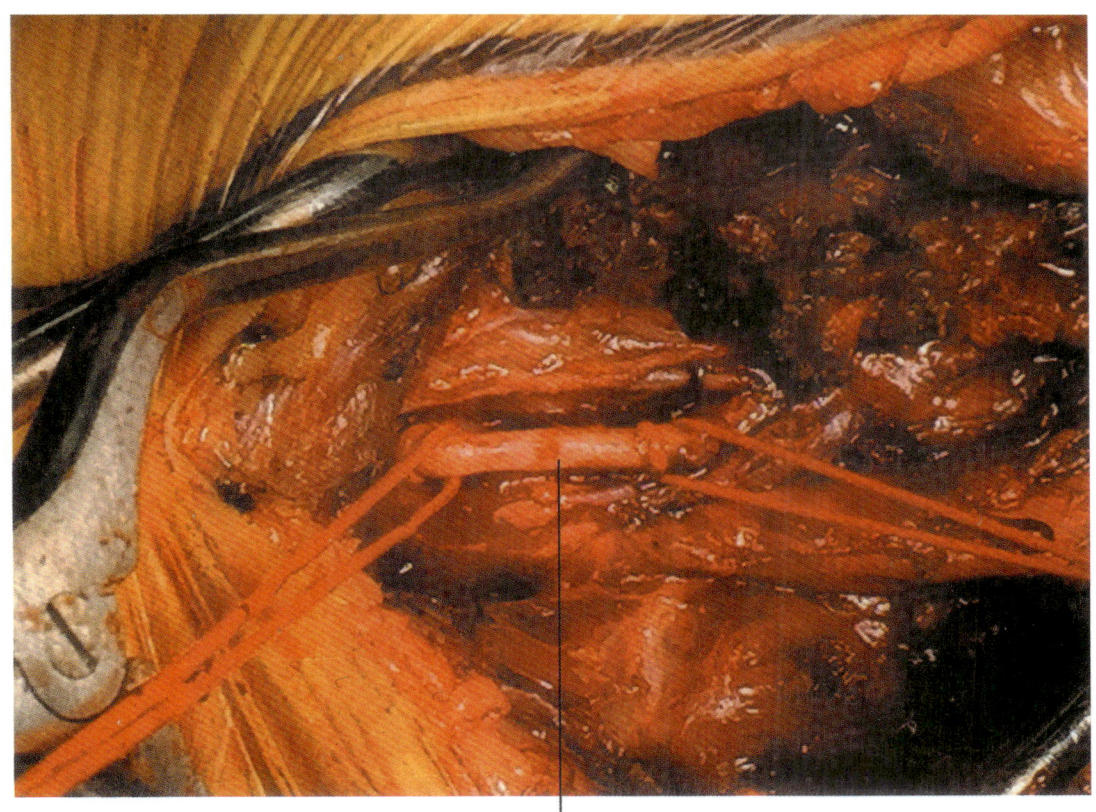

B. 胫后动脉控制

图 47-3　小腿解剖和胫后动脉的控制

一旦控制了胫前动脉，就可以沿着大腿外侧经皮或者解剖进行隧道植入移植物。当经皮穿隧时，穿隧器应穿过股骨外侧髁后方。可以在缝匠肌平面解剖进行穿隧搭桥，但必须在大腿内侧做一个单独的切口，类似于暴露胫后动脉的切口，以保护这些血管，并将穿隧器带离该区域。一旦搭桥导管进入腿部，就可以切开骨间膜，然后使用穿隧器以45°角从小腿内侧穿出到外侧。重要的是要确保膜间缺口足够大，以便两根手指能穿过骨间膜。这能防止导管在穿过骨间膜时发生潜在打结。此时，可以夹住血管或用硅树脂管阻断环控制血管，并可按照股-胫后搭桥手术部分所述进行吻合。

股动脉 - 腓动脉

　　患者取仰卧位，从脐到足部进行备皮。显露股动脉，按股动脉-胫后动脉搭桥手术部分所述进行控制。一般通过小腿中下段内侧的纵向切口，可显露位于后深筋膜间室内的腓动脉（图47-3A）。因此，需外旋小腿，膝关节屈曲30°，用布卷作为后方"凸起"支撑。在小腿中1/3段辨认出胫骨，在胫骨后缘下2 cm处纵向切开约10 cm的切口。切口不断深入直至小腿筋膜。此时，沿切口相同的方向切开小腿筋膜。然后，用钝性和锐性剥离法将比目鱼肌从它的胫骨附着处分离。然后比目鱼肌向后回缩，并在比目鱼肌和趾长屈肌之间用钝性分离形成一个平面。当切口进一步深入后，应辨认和保护胫骨后方的血管。此时，沿着𧿹长屈肌的前表面可辨识出腓血管，游离解剖该血管，使用硅树脂管阻断环充分控制血管的近端和远端，获得足够长度以便于搭桥。然后，可通过解剖或经皮使用刚性隧道装置穿刺置入搭桥导管。必须确保导管在穿隧过程中没有任何打结或盘绕，因为这可能导致术后早期搭桥失败。此时，可以夹住血管或用血管阻断环控制血管，并可以按照股动脉-胫后动脉搭桥手术部分所述进行吻合。

　　也可通过外侧入路显露腓动脉。当进行外侧入路操作时，患者需按照与内侧入路相同的方式进行准备，但处于仰卧位的患者需将膝关节屈曲至45°~60°，然后在布卷作为后方"凸起"的支撑下内旋小腿。确定最终吻合的区域，以该区域为中心，在腓骨上直接切开一个10 cm的纵向切口。切口不断深入，直至小腿筋膜，沿切口相同方向切开小腿筋膜。此时，将腓骨上的肌肉附着部分从腓骨上分离，同时要注意辨认和保护腓总神经，以免其在腓骨近侧绕行时受损。当从腓骨外侧向内侧分离肌肉附件时，必须小心避免损伤位于腓骨内侧的腓血管。一旦切口内的腓骨脱离了所有的肌肉附件，就用锯或骨切割器切除腓骨的那部分，显露出切口深处的腓血管。腓骨部分切除术完成后，游离腓血管，以获得足够长度去搭桥。除非使用止血带控制动脉，否则动脉的近端和远端都用硅树胶管阻断环包绕。然后，经皮使用刚性隧道装置穿刺置入搭桥导管，确保在穿隧过程中导管没有打结或盘绕。这时，可以夹住腓动脉，用血管阻断环控制，或者止血带充气。最后按照股动脉-胫后动脉搭桥手术部分所述进行吻合。

股动脉 - 足背动脉

　　患者取仰卧位，随后从脐到足部备皮。显露股动脉，按股动脉-胫后动脉搭桥部分所述进行控制。足背动脉位于足背侧，用纵向切口将其显露。纵向切口位于第一、二跖骨之间，足部中1/3处。切开皮下组织，可见腓浅神经的背支，向外侧撑开它并进一步分离保护。切口继续深入，沿切口方向切开深筋膜。此时辨识和分离踇长伸肌和踇短伸肌，显露出位于腓深神经外侧的足背动脉。小心地将足背动脉切开，并用血管阻断环控制。接下来通过解剖或经皮使用刚性隧道装置穿刺置入搭桥导管。必须确保导管在穿隧道过程中没有任何打结或盘绕，因为这可能导致术后早期搭桥失败。此时用血管夹夹住血管或用血管阻断环控制血管，并按照股动脉－胫后动脉段搭桥部分所述进行吻合。

股动脉－胫后动脉远端

患者取仰卧位，从脐到足部备皮。显露股动脉，并按股动脉－胫后动脉搭桥部分所述进行控制。使用布卷作为后方的横向支撑，膝关节屈曲（45°~60°）和外旋以辅助显露。确定胫骨远端后缘之后，在胫骨下方1横指宽（约2 cm）处做一个约10 cm的切口。切口继续深入，直至小腿筋膜并切开。然后，触碰到比目鱼肌的胫骨附着处，用钝性和锐性剥离法将比目鱼肌从它的胫骨附着处分离。比目鱼肌向后回缩，在比目鱼肌和趾长屈肌之间用钝性分离形成一个平面。在这个平面内，可以看到胫后动脉与周围的结缔组织和跨越动脉的静脉交通支。这些静脉可以根据需要结扎或分开，以便为搭桥术创造足够的显露长度。此时，可以用硅树脂管阻断带环绕胫后动脉的近端和远端，以获得对血管的充分控制。

搭桥的非自体移植物

自体静脉是腹股沟下搭桥的最佳导管，但以前的手术缺乏适宜的自体静脉的情况并不少见。在不能使用自体静脉的情况下，可使用假体移植物或尸体移植物作为搭桥导管。当使用非自体导管时，有以下几个因素可提高搭桥成功的可能性。首先是在远端搭桥位置使用静脉袖套。虽然还没有随机对照试验评估静脉袖套对于搭桥通畅的有效性，但一些研究表明静脉袖套的使用改善了静脉通畅。其他几种类型的静脉袖口可以根据医生的偏好使用，包括米勒袖口（Miller cuff）、泰勒补丁（Taylor patch）、圣玛丽靴（St.Mary's boot）和林顿补丁（Linton patch）。此外，任何非自体移植物的致命要害（Achilles heel）是感染。因此，建议常规使用碘浸渍胶布，并避免导管与皮肤接触，以降低感染风险。同样，当旁路搭桥手术不延伸到足部时，可以将足部置于不透水的隔离袋中，如果需要，再用无菌膜包裹，以防止手术区受到来自足部的污染。

y
第 48 章
膝上和膝下截肢术

编者　David M. Hardy，David J. Laczynski
郑雪峰　译，丁自海　审校

简介

膝上和膝下截肢术（above-knee and below-knee amputation）是血管外科和骨科常见的手术方式。这些手术的适应证包括感染、急性缺血、慢性进展性缺血、肿瘤、顽固性疼痛、神经系统疾病和难治性创面。在发达国家，下肢截肢术的主要适应证是周围血管疾病和糖尿病。

术前评估

对患者和医疗团队应该强调，截肢患者的功能恢复作为康复第一步的重要性。成功的康复依赖于积极的术后锻炼和专业治疗。截肢团队针对有心理问题的患者的解释对治疗会有帮助。

对患者应进行术前评估和优化准备，尽量减少围手术期的并发症。术前应对血糖控制和潜在的营养状况进行评估和优化。有时截肢手术一期治疗的目的主要是控制深层感染，二期再进行关闭。

判断截肢的水平取决于手术部位的愈合能力和患者潜在的运动功能。膝下截肢术后运动会更省力，患者术后借助假体成功康复的可能性更大。膝上截肢术虽然降低了行走的潜力，但更有助于伤口愈合，减少了截肢翻修的概率，并减少因软组织挛缩引起的并发症。体格检查和非侵入性血管检查有助于确认最佳的截肢水平。

手术原则

手术技术强调对皮肤边缘应轻柔处理、皮瓣大小适当，以最大限度地减少残端闭合时的张力、严格止血、使用活组织闭合残端、在张力下结扎神经使其从手术切口区域缩回。当进行骨的横断时，应考虑正常愈合和瘢痕形成相关的组织萎缩，以避免瘢痕愈合产生张力，使骨刺穿残端软组织。应明确辨认用于闭合的筋膜层和精心处理组织（图 48-1）。熟悉下肢的骨性标志、血液供应、神经和筋膜室对于安全有效的手术操作至关重要（图 48-2，48-3）。

第八篇　血管

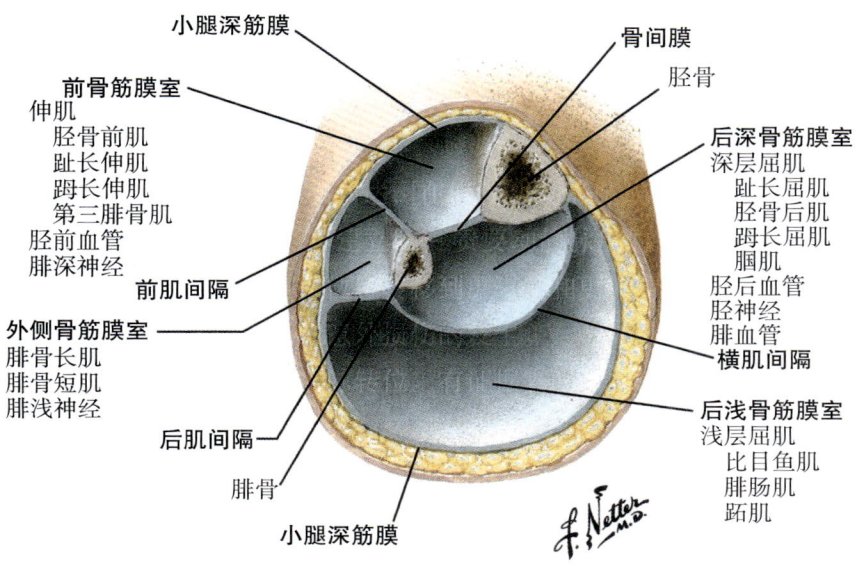

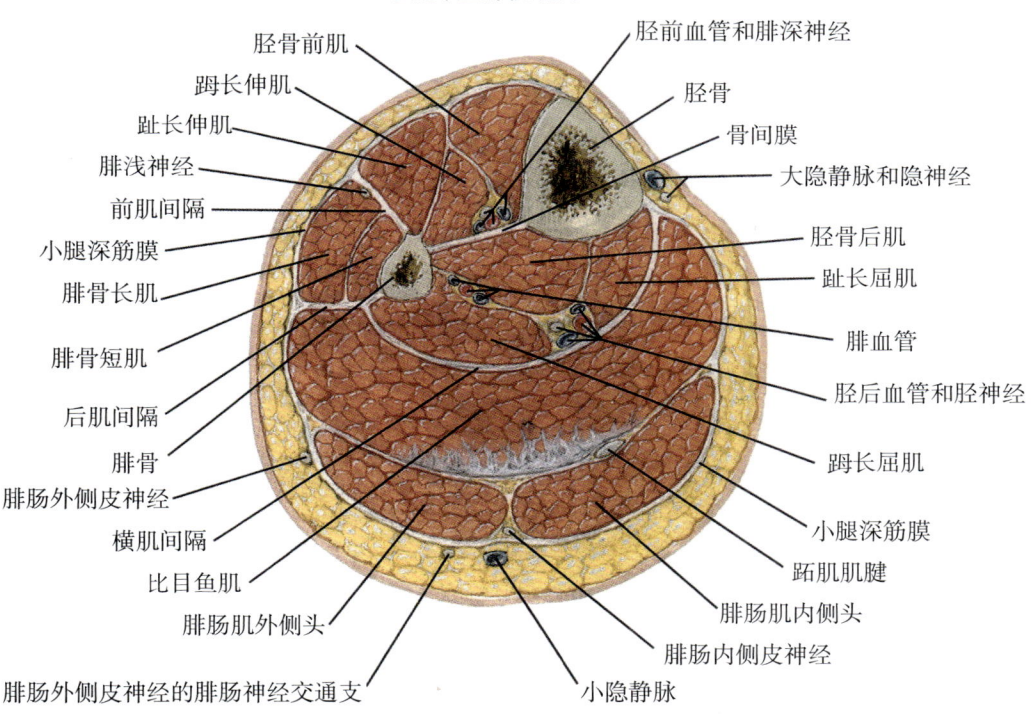

图 48-1　小腿的筋膜室

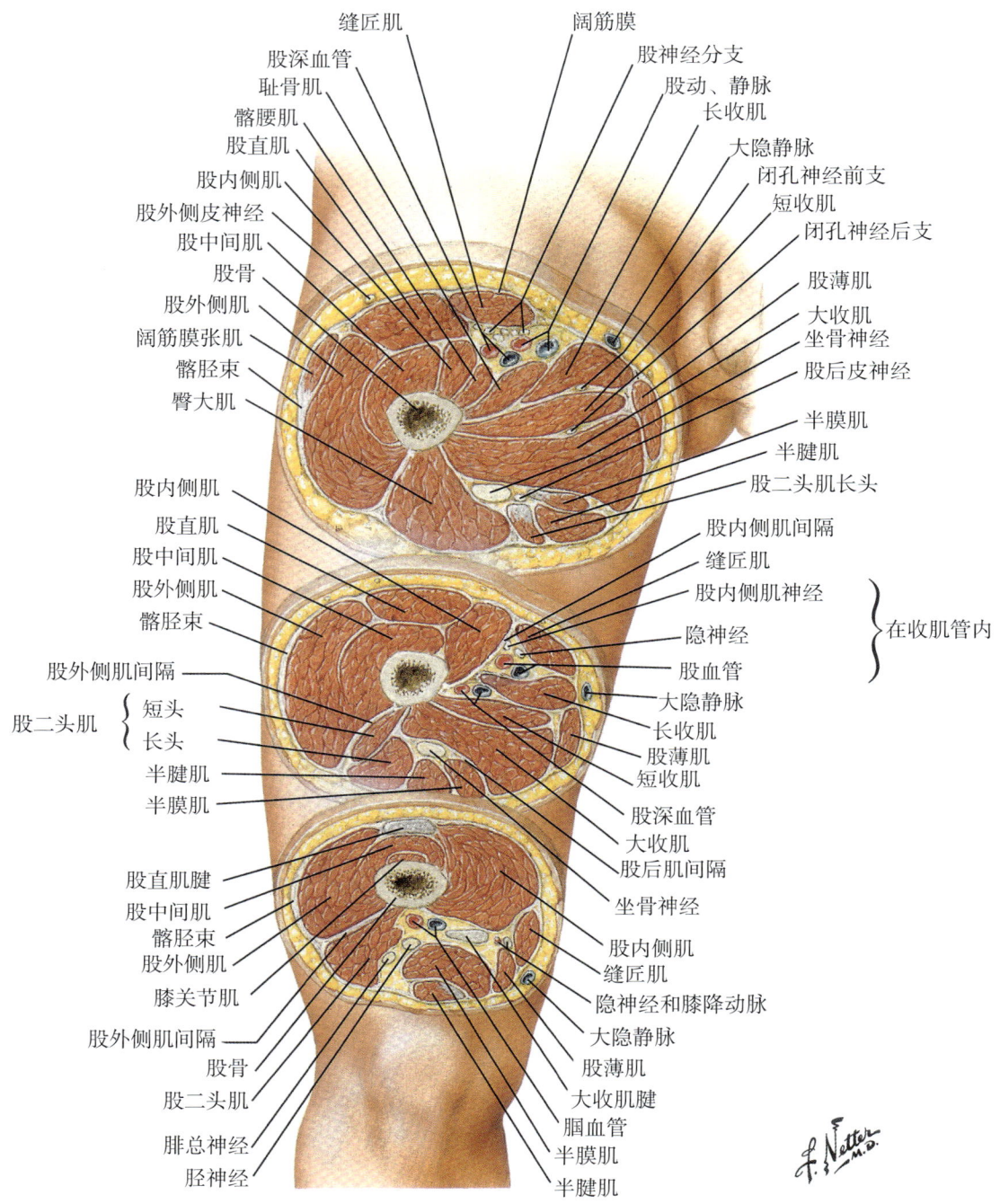

图 48-2 大腿的横断面解剖

第八篇 血管

浅神经和静脉（前面观）

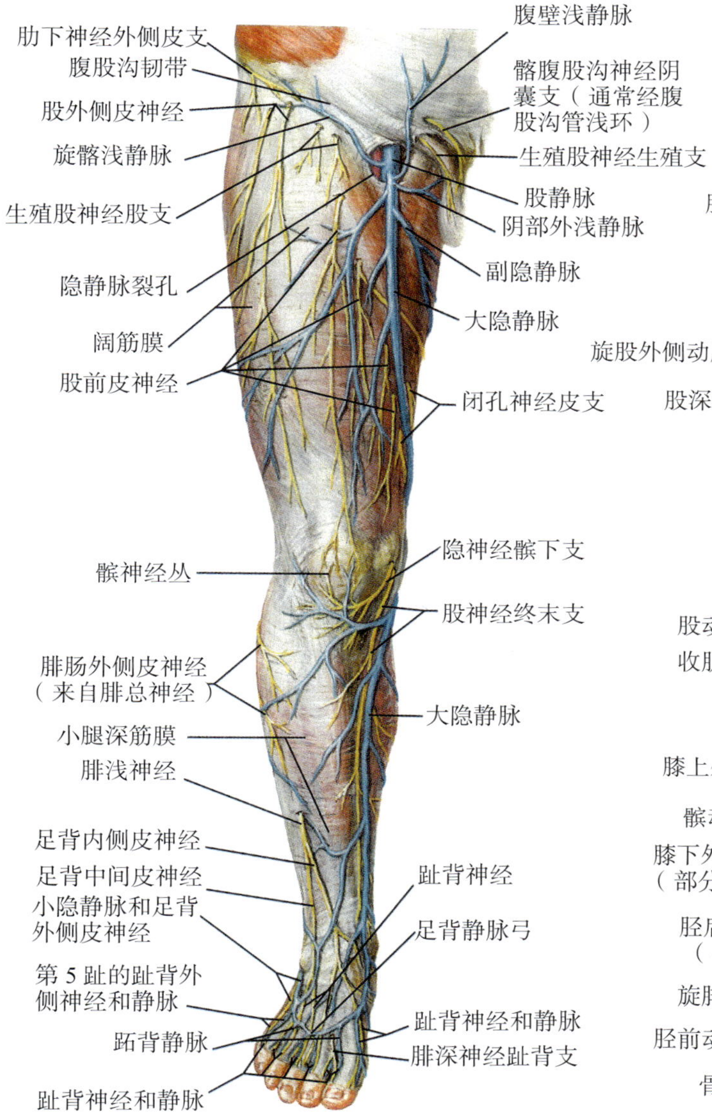

- 肋下神经外侧皮支
- 腹股沟韧带
- 股外侧皮神经
- 旋髂浅静脉
- 生殖股神经股支
- 隐静脉裂孔
- 阔筋膜
- 股前皮神经
- 髌神经丛
- 腓肠外侧皮神经（来自腓总神经）
- 小腿深筋膜
- 腓浅神经
- 足背内侧皮神经
- 足背中间皮神经
- 小隐静脉和足背外侧皮神经
- 第5趾的趾背外侧神经和静脉
- 跖背静脉
- 趾背神经和静脉

- 腹壁浅静脉
- 髂腹股沟神经阴囊支（通常经腹股沟管浅环）
- 生殖股神经生殖支
- 股静脉
- 阴部外浅静脉
- 副隐静脉
- 大隐静脉
- 闭孔神经皮支
- 隐神经髌下支
- 股神经终末支
- 大隐静脉
- 趾背神经
- 足背静脉弓
- 趾背神经和静脉
- 腓深神经趾背支

下肢的动脉

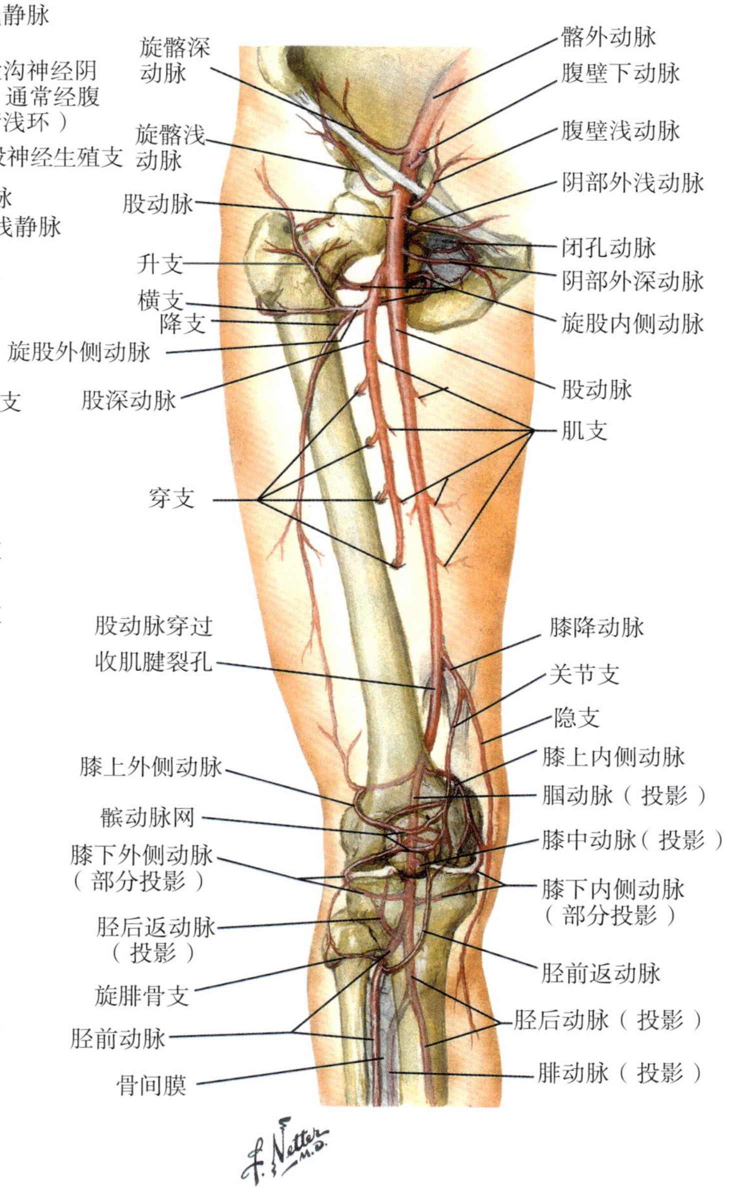

- 旋髂深动脉
- 旋髂浅动脉
- 股动脉
- 升支
- 横支
- 降支
- 旋股外侧动脉
- 股深动脉
- 穿支
- 股动脉穿过收肌腱裂孔
- 膝上外侧动脉
- 髌动脉网
- 膝下外侧动脉（部分投影）
- 胫后返动脉（投影）
- 旋腓骨支
- 胫前动脉
- 骨间膜

- 髂外动脉
- 腹壁下动脉
- 腹壁浅动脉
- 阴部外浅动脉
- 闭孔动脉
- 阴部外深动脉
- 旋股内侧动脉
- 股动脉
- 肌支
- 膝降动脉
- 关节支
- 隐支
- 膝上内侧动脉
- 腘动脉（投影）
- 膝中动脉（投影）
- 膝下内侧动脉（部分投影）
- 胫前返动脉
- 胫后动脉（投影）
- 腓动脉（投影）

图 48-3 下肢的动脉和静脉

膝下（经胫骨）截肢

肌皮瓣可以使用"2/3~1/3 腿周长规则"进行测量，也可以徒手测量，但应在切开前进行标记。对于典型的后部皮瓣，前方应在胫骨结节下 10~12 cm 处做横向皮肤切口，向两侧延伸切至腿部周长的 2/3。皮瓣长度约为腿部周长的 1/3；但是皮瓣长度可以再稍微留长，因为这些组织在术后常发生挛缩。对于一些小腿较细的患者，2/3 的周长可能会使后皮瓣太薄，因此前切口可以适当缩短。

小心地在同一垂直平面横切开皮肤和浅筋膜。将后部皮肤和肌瓣横切至浅筋膜，确保充分止血之后，再仔细处理前部。用电刀横行切断前筋膜室内的肌肉。在这些肌肉的深面可看到胫前动、静脉与腓总神经走行于该筋膜室内，应分别单独结扎。横行切断内侧的肌肉。解剖清楚胫骨周围的组织，然后用骨膜剥离器将骨膜向近端剥离 2~3 cm。解剖清楚腓骨周围的结构。

在皮肤切口的近端使用动力锯或线锯横断胫骨（图 48-4A，B）。胫骨前面倾斜 60°，边缘用锉刀磨平。然后在胫骨近端 1~2 cm 处横断腓骨。此操作可显露胫后血管神经束，并分别结扎。

用截肢刀在胫骨和腓骨深面分离后部组织，并修整后部皮瓣。严格止血，并选择好引流管的位置。首先，用可吸收线缝合筋膜。通常选用 0 或 2-0 可吸收缝线缝合筋膜。应特别注意皮肤缝合，使用皮下缝合、皮肤钉或不可吸收垂直褥式缝合，尽量减少缝合口的张力（图 48-4C，D）。用无菌辅料包扎。膝关节应该用夹板或石膏固定，以尽量减少挛缩。

膝上（经股骨）截肢

膝上截肢中最常用的缝合口是前后鱼口切口，但为了获得足够的组织覆盖，也可以改为膝下截肢类似的切口（图 48-5A）。通常在股骨的中、远 1/3 处之间形成截肢；必要时，截肢位置也可更靠近端。短鱼口切口的前肌皮瓣和后肌皮瓣大小相等，可以最大限度地减少膝上截肢的切口长度。把切口向下切至要横断的筋膜水平。用电刀横行切断股四头肌。向内侧解剖分离缝匠肌，进入腘窝，在此处结扎并切断股血管。向外侧解剖分离髂胫束、外侧肌间隔及外侧肌肉。

解剖分离股骨周围组织的肌肉，向上剥离骨膜至皮肤切口近端至少 2 cm（图 48-5B）。用动力锯或线锯横断股骨。股骨断端应位于皮肤切口近端，以防止愈合过程中的皮肤回缩，避免残留的股骨使远端切口产生张力。随后用电刀修整后方的组织瓣。在股骨后方找到坐骨神经，应尽可能靠近端将其结扎，然后使其回缩进横断面内。这种手法有助于防止神经瘤的形成。

利用电凝或丝线结扎严格止血，用可吸收缝线缝合筋膜，通常使用 0 或 2-0 可吸收线间断 8 字缝合来闭合筋膜。用皮下可吸收缝线、皮肤钉或不可吸收线缝合皮肤（图 48-5C，D）。垫无菌敷料，覆盖防渗敷料。

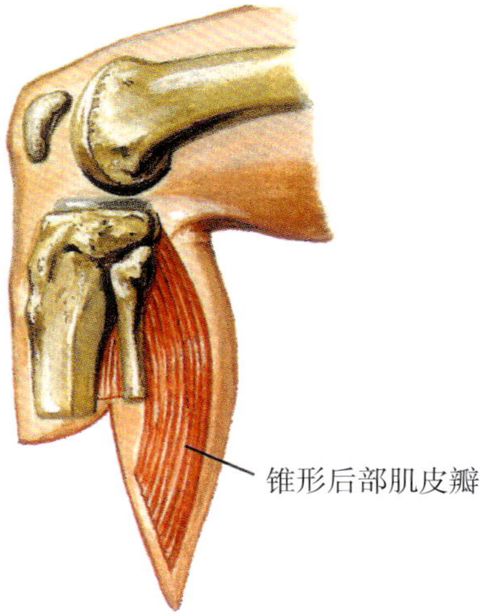

锥形后部肌皮瓣

1. 保留前部短后部长的皮瓣，切断胫骨和腓骨

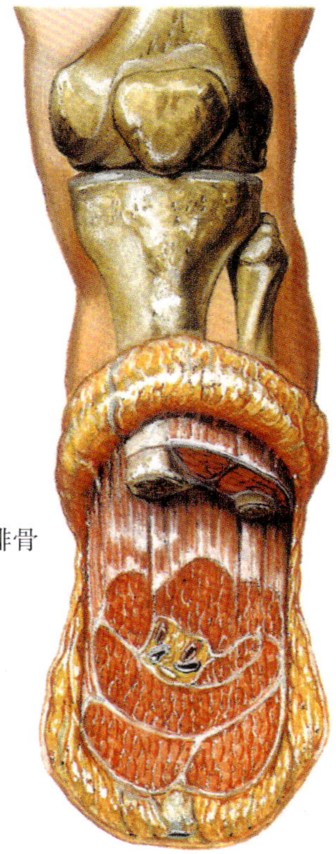

2. 完整的后部肌皮瓣

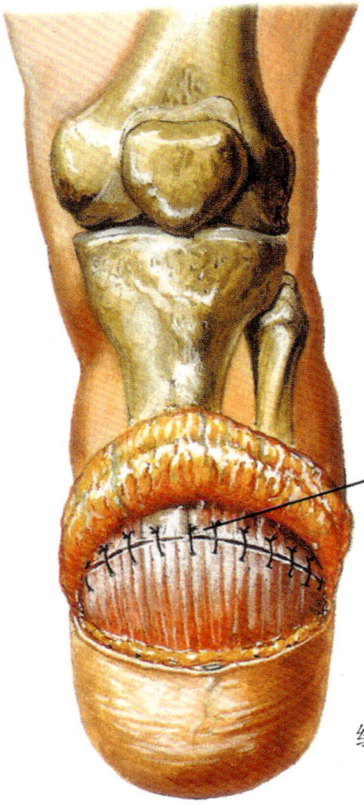

缝合肌筋膜

3. 后部的肌皮瓣与前面的筋膜和骨膜缝合

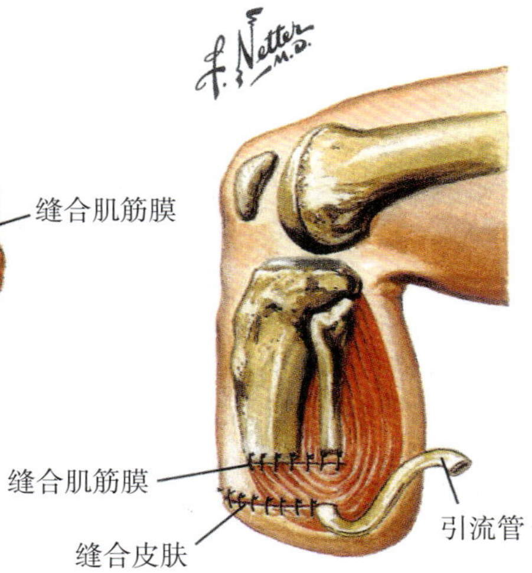

A. 膝下截肢

缝合肌筋膜
缝合皮肤
引流管

4. 完成缝合

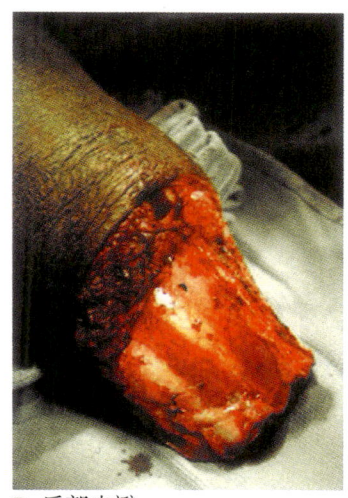

B. 后部皮瓣

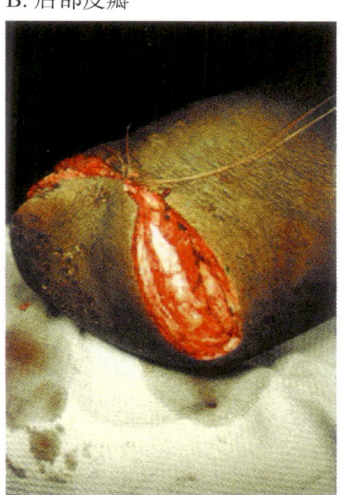

C. 关闭筋膜

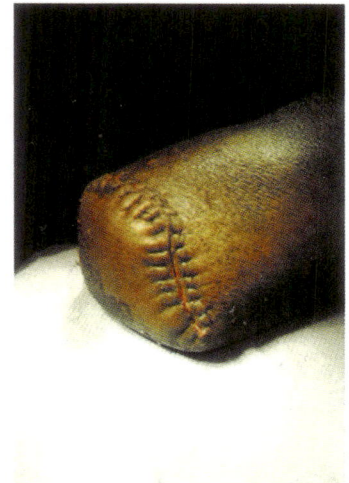

D. 完成截肢手术

图 48-4 膝下截肢和缝合

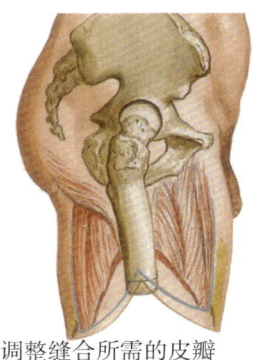
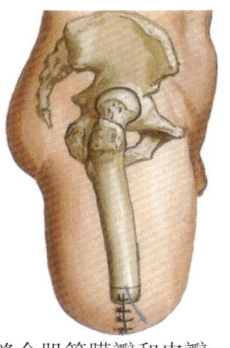

调整缝合所需的皮瓣和肌筋膜瓣

缝合肌筋膜瓣和皮瓣，并引流

A. 膝上截肢

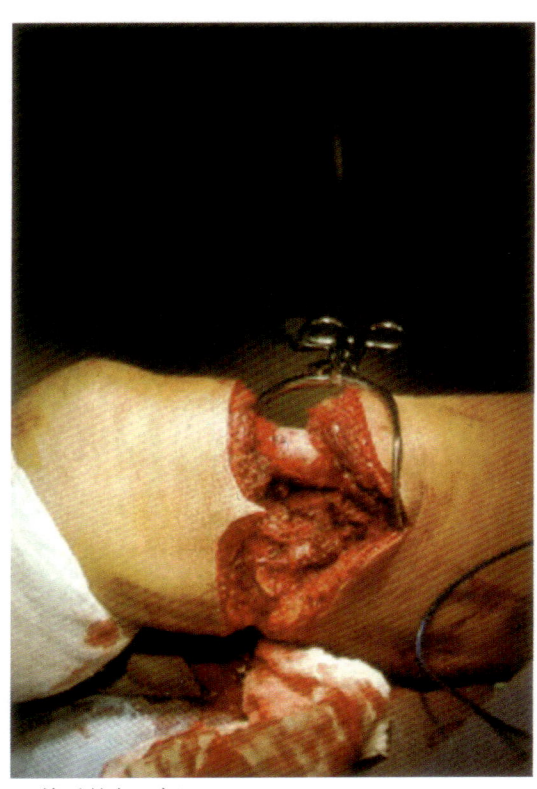

B. 前后的鱼口切口

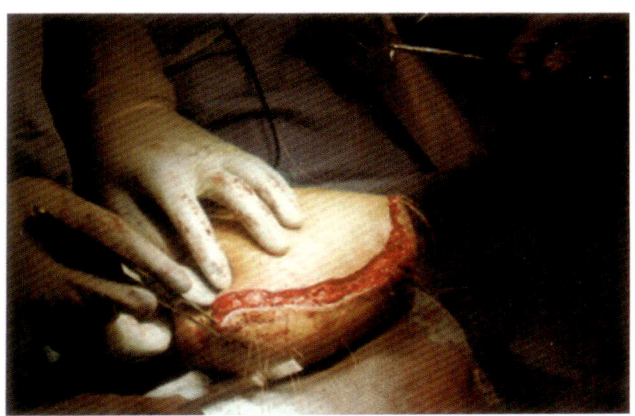

C. 缝合筋膜

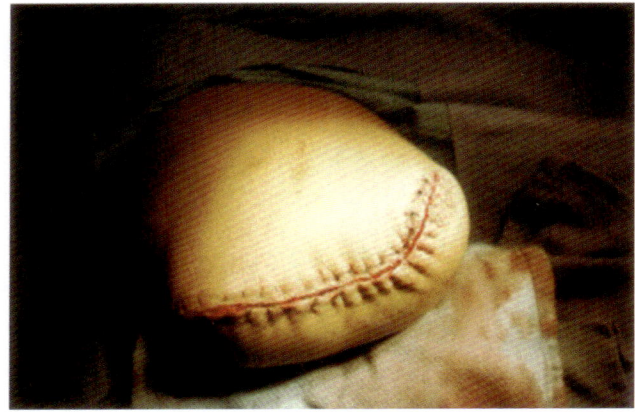

D. 完成截肢

图 48-5　膝上截肢和缝合

术后护理

建议使用屏障封闭敷料,以避免术后污染,尤其是老年失禁患者。利用手术敷料轻度施压也有助于控制水肿,避免伤口边缘的缺血和坏死。评估截肢部位的早期指征包括明显的疼痛、血肿和不明原因的发热。如果没有出现上述情况则最初的手术敷料要保持 3 d。而且适当的残肢固定和使用膝关节固定器有利于防止挛缩。在第 3 天去除敷料后,用"弹力套"压迫残肢对减少水肿也很重要。下肢截肢患者早期转移到康复医院可以减少功能丧失和提高恢复效果。

SECTION 9

第 9 篇
血管通路及创伤急救程序

第 49 章　气管插管和内镜解剖
第 50 章　胸腔导管置入
第 51 章　创伤紧急开胸术
第 52 章　中心静脉通路解剖
第 53 章　动脉通路解剖
第 54 章　上肢和下肢筋膜切开术

第 49 章
气管插管和内镜解剖

编者 Kristen Holler，Tony R. Capizzani
刘振国 译，丁自海 审校

简介

一位训练有素的气道专家对呼吸道解剖和气管插管（tracheal intubation）过程中可能引起并发症的各种考验都有深刻的印象。气管插管过程中有一些关键步骤。插管人员必须充分了解插管的指征，并且对相关解剖要求有标准的评估方法。当遇到非常复杂的气管插管情况时，插管人员需要熟悉各种困难气道的解剖特点、神经分布、插管辅助设备以及选择各种工具时可能出现的困难。即使遇到极度充满挑战的气管插管情况，熟悉相关的基础解剖仍然是完成精准气管插管的基石。

呼吸道解剖

呼吸系统包括呼吸道和肺，呼吸道又分成上呼吸道和下呼吸道。

上呼吸道

上呼吸道包括鼻、咽和喉。咽分成 3 个区域，即以软腭游离缘和会厌上缘平面为界自上而下分为鼻咽、口咽和喉咽。鼻咽上界为颅底，向前通过鼻后孔与鼻腔相通。口咽向前通过咽峡与口腔相通。喉咽的下界为第 6 颈椎下缘平面，向前通过喉口与喉腔相通（图 49-1）。咽部依靠腭帆张肌、颏舌肌和舌骨肌群的收缩维持呼吸道的畅通。在全身麻醉和镇静状态时，肌张力降低使软腭至会厌平面的咽部前后径缩小，可能会导致咽部塌陷，呼吸道堵塞。

喉

喉与下呼吸道连通。成人的喉位于第 3~6 颈椎的前面，由 9 块喉软骨构成，其中 3 块单一软骨包括甲状软骨、环状软骨和会厌软骨。6 块成对软骨包括杓状软骨、小角软骨和楔状软骨。声襞位于前后方向，向前起于甲状软骨，向后止于杓状软骨，两声襞之间的裂隙称声门裂（图 49-2）。喉的活

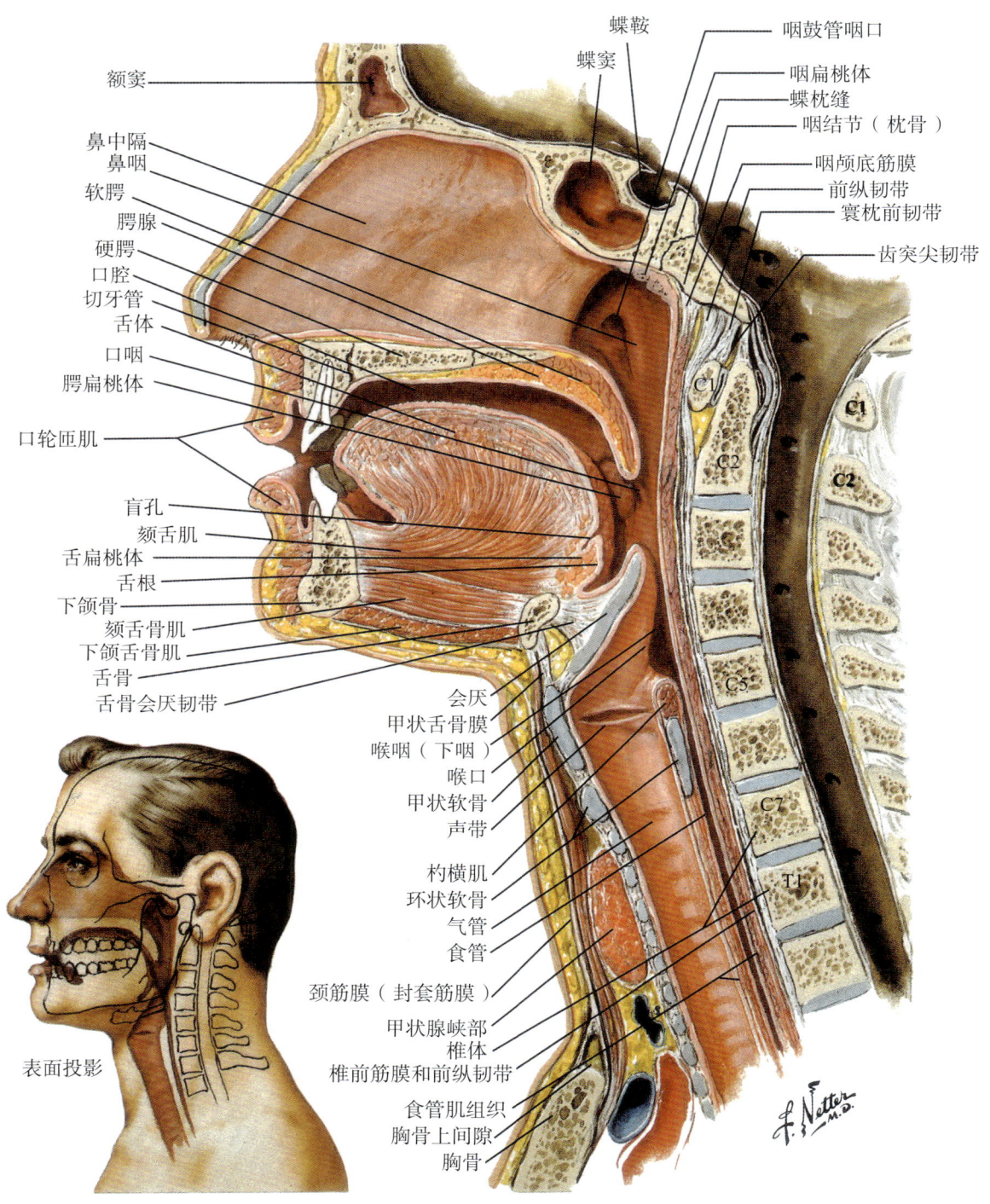

图 49-1 咽（矢状面观）

动由喉外肌和喉内肌管控，具有紧张或松弛声襞、缩小或开大声门裂的作用。喉受两侧迷走神经发出的喉上神经和喉返神经支配。喉返神经支配除环甲肌以外的所有喉内肌，喉返神经损伤会导致声带功能异常。一般来说，单侧喉返神经损伤时，气道仍然能保持通畅，但是喉防止误吸的重要功能可能会丧失。喉上神经有感觉支分布于会厌至声襞之间的区域，是清醒插管时重要的麻醉靶点。

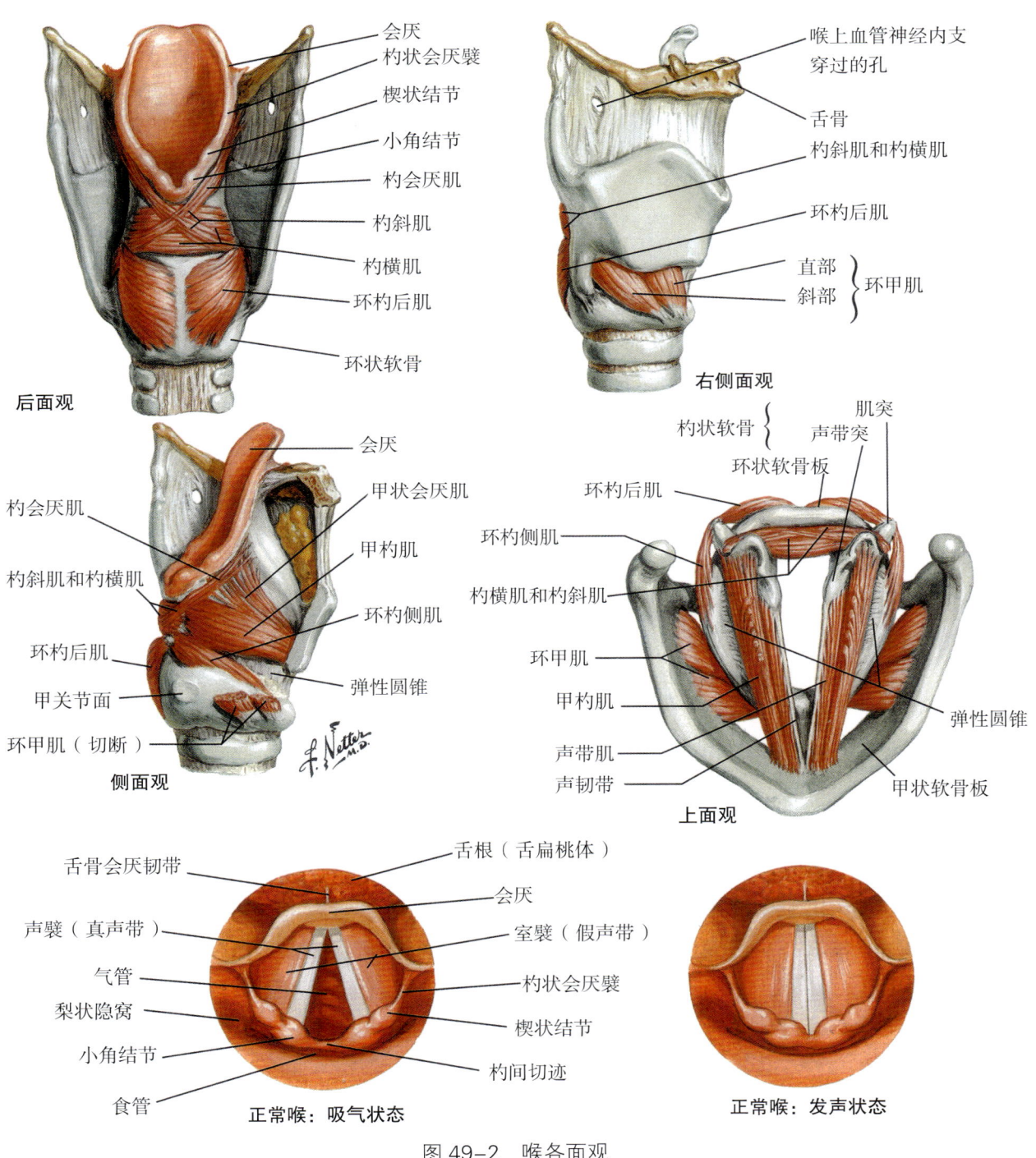

图 49-2　喉各面观

鼻和鼻咽

经鼻气管插管（nasotracheal intubation，NTI）是经口气管插管的替代选项，在本章的后面会讲到。两个鼻前孔向后经鼻前庭、鼻道、鼻后孔延伸至鼻咽（图49-3）。鼻前庭为鼻腔前部的膨大空间，内覆盖皮肤。覆盖中鼻甲的黏膜血供丰富，接受筛前动脉的血供并含有大量的静脉丛。受创伤时中鼻甲很容易被撕裂，引发严重的鼻出血。

下呼吸道

下呼吸道包括气管、支气管、细支气管、呼吸性细支气管和肺泡。成人的气管始于第6颈椎平面的环状软骨下缘，有16~20个不完整的软骨环。气管后壁为膜壁，缺少软骨。环甲膜位于甲状软骨和环状软骨之间，稍凹陷，从外形上就可以辨认出来。这个解剖标志对评估患者有已知的或可疑的困难气道非常重要，因为在紧急外科气管插管时，常将它作为穿刺位点。环状软骨不同于气管环，是完整的软骨环。在环状软骨上施加压力手法（Sellick手法）常用于快速顺序诱导和气管插管（rapid-sequence induction and intubation，RSI），以降低已知的或怀疑饱食患者发生误吸的风险。但是压迫环状软骨也可能使气道解剖结构发生变形，使气管插管更加困难，并且现在也没有有力的证据证实这样操作可以减少误吸风险。

气管在第4胸椎下缘平面的隆嵴处分成左、右主支气管。右主支气管的直径比左主支气管稍大，分叉的角度比左主支气管稍小，这使得吸入性异物和气管内导管（endotracheal tube，ETT）的误插更容易进入右主支气管。

肺内各级支气管逐级分支，直至细小的呼吸性细支气管。肺泡是呼吸系统的呼吸部，气体交换的部位，在此 O_2 进入血液循环而 CO_2 经呼吸道排出。

气管插管的适应证

当通气或氧合受阻时，可能最后需要气管插管以防止缺氧造成脑损伤。气管插管的适应证包括：①呼吸衰竭；②因误吸风险或意识障碍需要进行气道保护；③高流量吸氧需求；④心搏骤停；⑤面罩或无创通气措施不能满足供氧需求的患者。

初始的呼吸支持通常是通过吸痰、双手托颌法、经口或经鼻气管插管来减轻上呼吸道梗阻。当病情进展到需要氧气面罩通气（bag mask ventilation，BMV）时，系统的方法应包括评估气道、预期的药物和设备，以支持气道抢救成功。

第九篇　血管通路及创伤急救程序

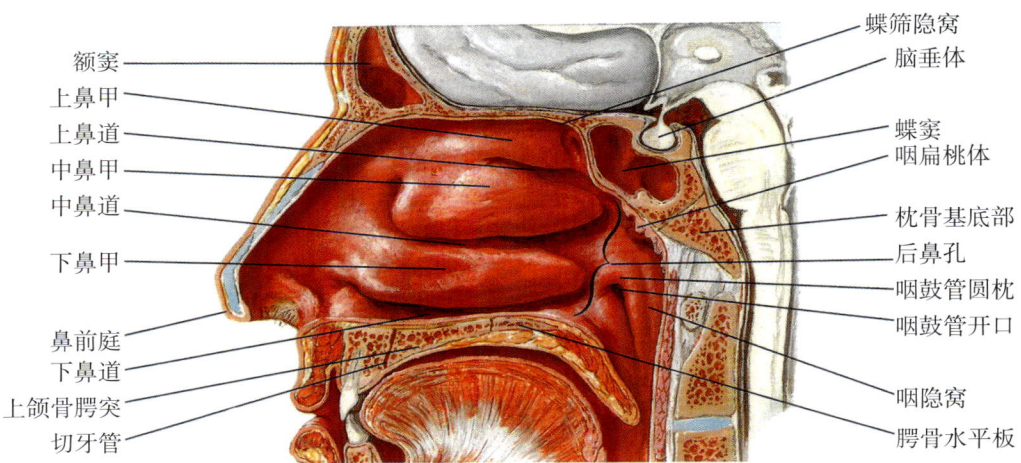

A. 鼻侧面观

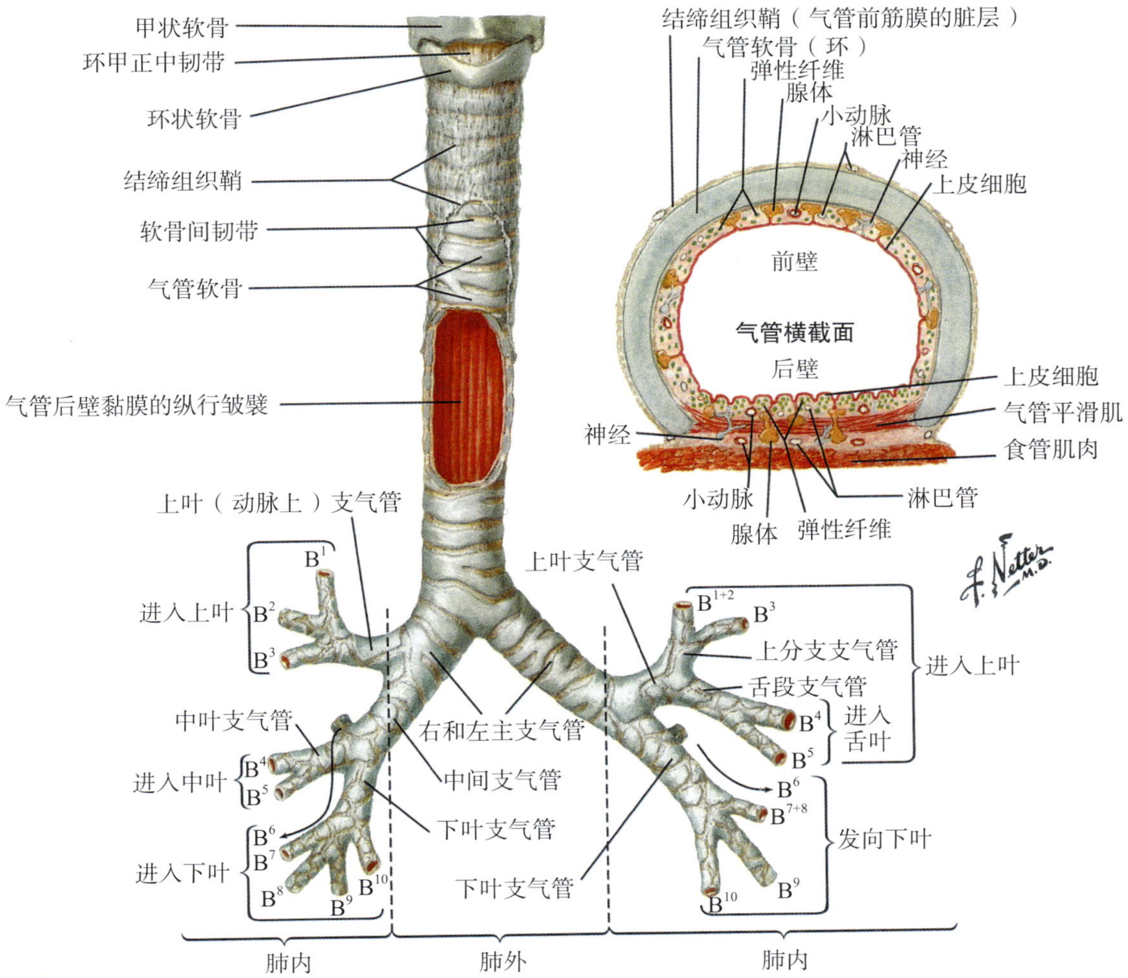

B. 气管和主支气管

图 49-3　呼吸道

气管插管前评估

气道评估需要关注困难面罩通气和困难插管的风险因素。氧气面罩通气的潜在难点有胡须、肥胖、牙齿缺少、打鼾病史，而插管的难点有口腔张开程度小（<3 cm），甲颏距离短（<6 cm），气道情况（Mallampati）评分（>3 分）。没有哪一个单独的危险因素被证明在预测插管困难方面高度敏感，但是在综合评估时，随着风险因素的增加，困难插管的发生率也会增加。Mallampati 评分对口腔的评估取决于插管人员检查患者悬雍垂、咽腭弓、软腭等不同程度显露的能力，评分为 1~4 分。虽然这个评估方法作为气道评估的主流方法并有一段时间，但是它需要清醒且合作的患者。

解剖学因素也需要考虑到。先天性两侧面瘫综合征累及气道、气道感染或肿瘤侵犯、气道创伤等都会增加气管插管的难度。

对患者的初步评估，LEMON 系统是一个简单有效的评估气道的方法：外观观察（look externally）、评估（evaluate）、气道情况（mallampati）评分、梗阻（obsrtuction）、颈部活动度（neck mobility）。

麻醉和呼吸道的神经支配

当气管插管被认为是迫在眉睫时，合理的麻醉对于气管内导管置入是非常重要的。麻醉的选择包括伴或不伴肌肉神经阻滞的麻醉和表面麻醉。当选择使用表面麻醉时，通常需要提供镇静。

当计划进行不伴全身麻醉的气管内导管置入时，掌握呼吸道神经支配至关重要。3 个重要的支配呼吸道的脑神经是三叉神经、舌咽神经和迷走神经。三叉神经的分支有眼神经、上颌神经和下颌神经（图 49-4）。如果计划进行鼻气管插管，上颌神经可以通过雾化吸入利多卡因或涂抹在鼻咽气道表面的局部黏性利多卡因来成功阻滞。为了减少出血风险，常会在气管插管之前收缩黏膜血管。舌咽神经发出感觉支支配舌后 1/3 和会厌以上的咽部黏膜。喉上神经和喉返神经都是迷走神经的分支，分别支配会厌至声带水平的黏膜和声带下方的黏膜。喉返神经支配除了环甲肌以外的所有喉内肌，环甲肌则受到喉上神经外支的支配。

舌咽神经、喉上神经和喉返神经可以通过一系列方法做到完全阻滞，从而进行清醒插管。最常使用的是雾化利多卡因和抗唾液剂预处理后的黏性利多卡因口腔冲洗液。一些呼吸道神经阻断，例如经气管利多卡因注射可以用来减少局部麻醉剂的使用总量。

在麻醉气道神经之前，应该了解气道的关键解剖关系以及它们所影响的反射，因为神经阻滞和局部麻醉注射后，这些反射将会消失。当患者因为神经性或者生理性损伤而不能够通过神经反射来保护自己的呼吸道时，这可能是非常危险的，如缺乏气道反射可能导致误吸。

第九篇 血管通路及创伤急救程序

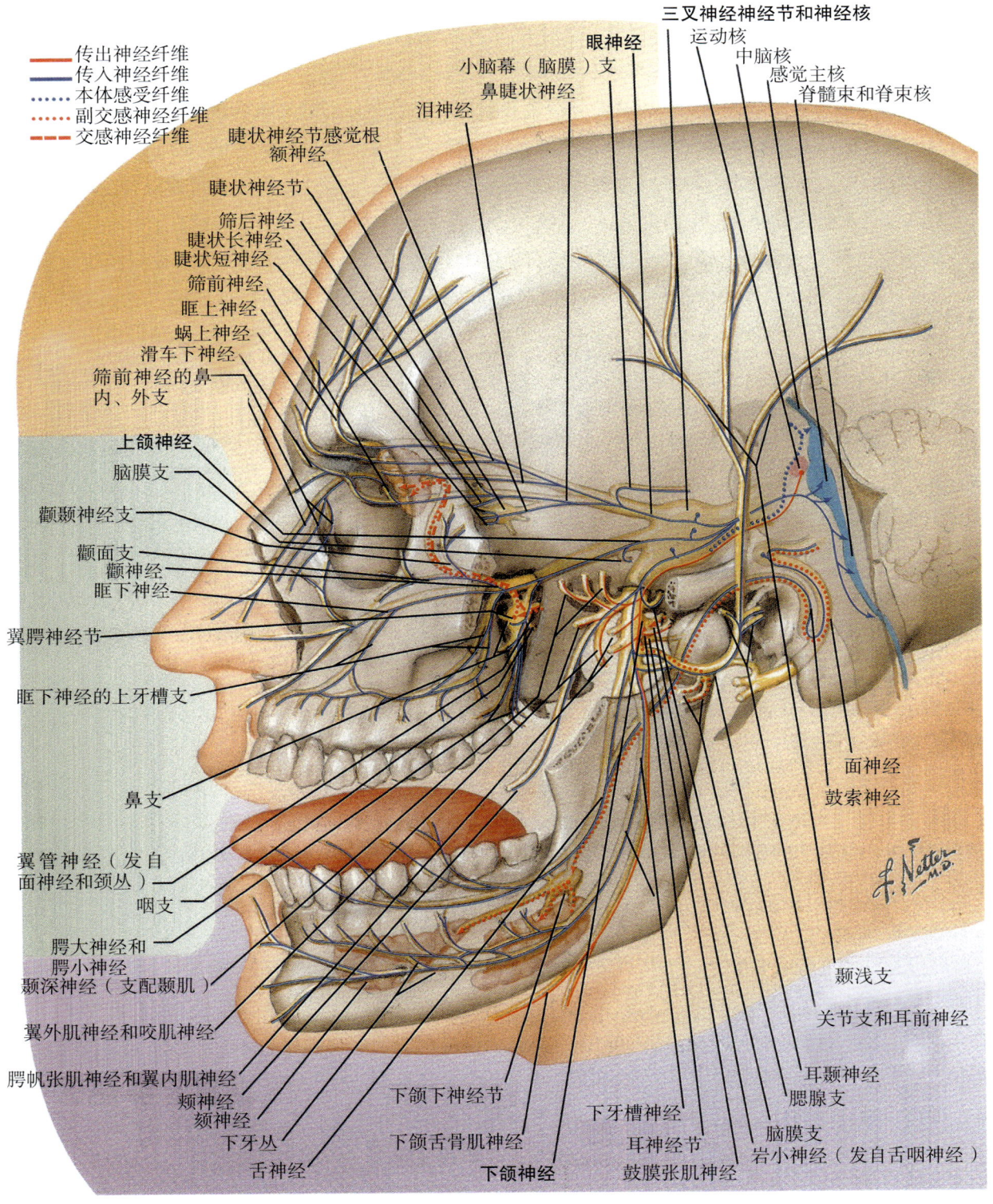

图 49-4 三叉神经

喉镜检查

在气管插管的麻醉诱导之前，患者应该使用非再呼吸氧气面罩（nonrebreather oxygen mask）或氧气面罩进行预吸氧。嗅物位（sniffing position）、外耳道与胸骨切迹的高度对齐，双手托颌或提颏便于直接喉镜检查所需的球囊通气以及对齐口轴和咽轴。建立充分的氧气面罩通气可以在不危及患者氧合状态的前提下，通过喉镜仔细评估气道。颈部略微伸展，左手握住喉镜手柄，喉镜片轻轻放入患者舌右侧的喉咽。提升前部，喉镜片准确地放置在喉咽的后部，喉镜片尖端靠近舌骨位置，从而让声门区域和声带充分显露（图49-5）。

在插管过程中，依据患者的解剖结构和操作者的技巧，可以得到不同的声带显露情况。使用Cormack-Lehane分级，与Mallampati分级相似，声带情况基于其声门孔径和会厌的可见程度被分为1~4级。使用BURP（back，upward，rightward，posterior，向后、向上、向右、向后）手法向环状软骨施加压力，可以提高显露程度。

气管导管置入口腔右侧，继续深入至喉腔，在直视下穿过声门向下，直至导管的气囊也通过声门。导管的球囊在隆嵴以上水平时充气，确保双侧主支气管通气。在成人，这个位置通常是从唇部开始向下测量20~24 cm处。气道插管位置的确认应该包括目视检查、双侧呼吸音、通过波形或pH敏感的比色二氧化碳图检测呼气末CO_2。

对于电子喉镜，摄像头嵌入喉镜片的远端并朝向声门的前方。这种视图可以无须显露声门，因此在对于难以通过嗅物位和颈部伸展来对齐口轴和咽轴的情况下，这会非常有用。与直接喉镜检查略有不同的是，电子喉镜的喉镜片会在直视下插入口腔中线的位置，继续深入至喉咽，将摄像头靠近声门。为了将气管导管送到声门口，必须使用与电子喉镜片相匹配的前弯型导管管芯。

纤维支气管镜

软纤维支气管镜（fiberoptic bronchoscopy，FOB）插管通常用于清醒自主呼吸患者、已知或怀疑有困难气道的患者，饱食不太可能耐受快速顺序插管所需的短时间的呼吸暂停的患者，以及自主呼吸麻痹或消除可能有害影响的患者（例如压迫性纵隔肿块），应为首先考虑的插管方法。但是清醒插管需要患者的配合。

经过充分的准备和麻醉之后，可以将带有预装气管导管的纤维支气管镜通过鼻咽或口咽入路插入气管。在支气管镜上使用硅油喷雾或者其他润滑剂可以确保气管内导管的顺利推进。

对于接受过颌面或牙科手术、开口严重受限或有经口气管插管禁忌的患者，经鼻咽入路的气管插管方法可能是首选。了解解剖结构关系对于避免经鼻气管插管期间的并发症至关重要。首先，从任一鼻孔进镜。解剖边界包括上方的颅骨、内侧的鼻中隔、外侧的3个鼻甲、下方的硬腭和软腭。继续推进镜子，会见到上下两个相通的通道，更安全和更容易通过的入口是在下方的通道。上方的通道与下鼻甲、中鼻甲相邻，因此很少用于气管插管。下方的通道沿着鼻腔的底部延伸，是优质的气道入口。轻微旋转导管并轻柔地用力推进可以引导导管通过鼻腔的后部。一旦气管导管到达口咽部，可能需要双手托下颌使舌向前移动，以便更好地显露声门。在某些情况下，可能还需要结合纤维支气管镜、

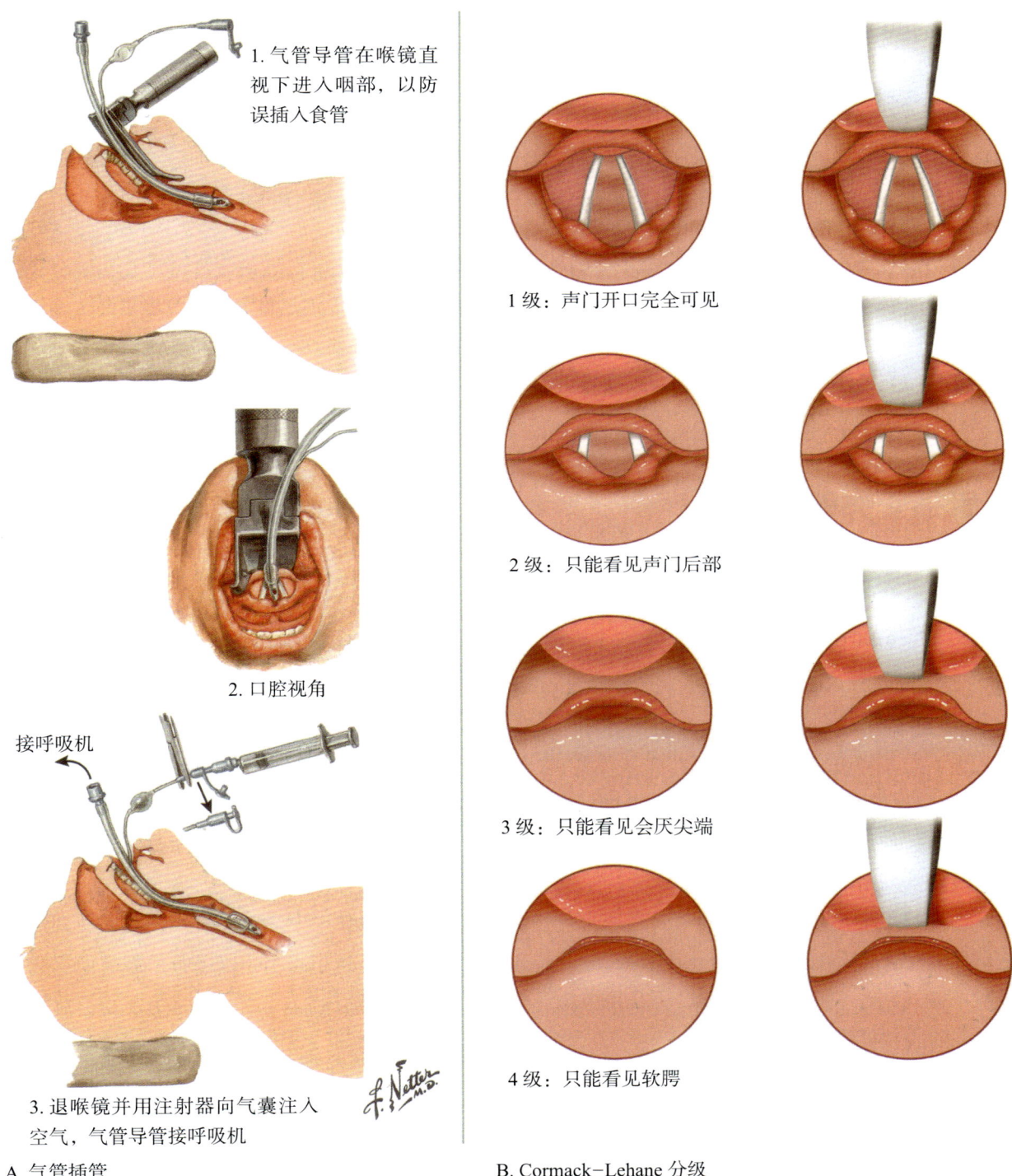

图 49-5 喉镜

（B, Illustration courtesy of Mike Mustar, medical illustrator, MetroHealth Medical Center, Cleveland, OH）

直接或电子喉镜来完成充分的声带显露。一旦看到了声带，就需要通过支气管镜局部滴注4%利多卡因，从而对声带及其下方黏膜进行麻醉，将会消除由迷走神经介导的咳嗽反射。接着纤维支气管镜继续深入穿过声门，至少推进至隆嵴水平，气管内导管沿着镜子推进。一旦穿过声门就可以看到气管环。导管的置入应如前所描述的那样放置，也可通过支气管镜检查确认。

经鼻气管插管的缺陷或挑战包括具有挑战性的解剖结构、不良的喉部显露或不当的导管选择。通常来说，患者可以适应和经口导管一样直径的经鼻气管内导管，但其实在经鼻导管置入时选择小1号或小1/2号的气管内导管可以减少在导管置入过程中的鼻黏膜损伤。经鼻气管插管的绝对禁忌证包括已知的颅底骨折、凝血功能障碍和明显的鼻出血。

经口咽置管的方法可通过设计用于容纳气管内导管的口腔气道进行辅助，这可以充当咬合块并使舌向前，从而得到更好的显露。如前所述，使用吸入或黏性利多卡因的口咽麻醉可以阻断舌咽神经介导的呕吐反射。纤维支气管镜通过口腔经舌根进入口咽后部，在此处的远端可以见到会厌和声门开口，然后以与经鼻气管插管类似的方式通过声门推进纤维支气管镜，并将气管内导管推进至纤维支气管镜的上方位置完成插管。

气管插管失败

美国麻醉医师协会（ASA）将接受过常规培训的麻醉医生在进行氧气面罩通气、插管或二者皆进展困难定义为困难气道（difficult airway）。在多次尝试常规喉镜检查仍无法看到声带任何部位时定义为困难直接喉镜检查（difficult direct laryngoscopy）。当插管需要多次尝试时定义为出现困难气管插管（difficult tracheal intubation），当多次尝试后气管内导管仍放置失败时定义为气管插管失败（failed intubation）。

通常对于呼吸窘迫的患者，在危急情况下，只有几秒钟的时间做出对其进行插管的决定。因此，如果第一次尝试插管不成功，制订应急计划就至关重要。ASA困难气道工作组于1993年首次发布了供临床医生使用的算法。最近的更新发布于2013年，不仅是麻醉医生，也是所有参与气管插管操作人员所接受的困难气道方法模型。

当遇到困难气管插管时，救援计划通常包括带有辅助装置（如口腔或鼻咽气道），或者放置声门上的装置［如喉罩通气（laryngeal mask airway，LMA）］的氧气面罩通气。如果使用氧气面罩通气或喉罩通气，通气仍然不够充足，则必须快速安全地实施外科气道手术，如环甲膜切开术或气管切开术，以防止缺氧致脑损伤。

总结

气道解剖结构复杂且具有挑战性。对于气道结构毗邻关系、各种评估工具、复杂精细的神经支配的充分了解可以极大地确保正确的气道管理。熟悉正常气道解剖结构还可以帮助气道专家更有信心地处理困难气道，即使在更加紧急的救生情况中也是如此。

第 50 章
胸腔导管置入

编者 Sofya H. Asfaw

刘振国 译，丁自海 审校

简介

胸腔导管置入（chest tube placement）也许是一种救命手段。气胸、血胸、血气胸、脓胸、乳糜胸、支气管胸膜瘘、胸腔积液是胸腔导管置入最常见的适应证。尽管胸腔导管的置入没有绝对禁忌证，但是在为患有凝血病的患者、为正在服用抗血小板药物或其他抗凝剂的患者置入导管时仍需要小心谨慎。在紧急或非紧急的临床状况中都可以置入胸腔导管，同时导管置入的技巧也随着临床指征和紧迫程度的不同而异。理解胸腔解剖和主要解剖标志有助于安全且有效的胸腔导管置入。

胸腔解剖和主要解剖标志

胸壁有多层结构，包括皮肤、皮下组织、肋间肌及壁胸膜（图 50-1，50-2）。放置胸腔导管需要穿过这些胸壁结构。

主要的解剖标志有锁骨胸骨端、锁骨中线、腋前线、腋中线和腋后线、肋间隙及对应的肋骨。在胸腔导管置入中，以背阔肌的前缘、胸大肌的外侧缘和乳头水平线以上构成的区域称为"安全三角（triangle of safety）"。大多数情况下，最理想的置入位点是第 4 或第 5 肋间隙。辨别出准确的肋间隙对于正确的胸腔导管置入尤为重要。对于男性患者，乳头可以作为定位第 4 或第 5 肋间隙的体表标志。而对于女性患者，乳头并不可以作为体表标志。相反，用于定位第 5 肋骨的体表标志应该是腋前线上的乳房下皱襞。没有正确辨识出这些体表标志可能会导致一些并发症，例如将导管置入膈肌中或膈肌下从而引起出血和腹腔内结构及大血管损伤（图 50-1A）。

肋间血管神经束位于肋骨下缘的肋沟内（图 50-2B）。为了避免损伤到肋间血管神经束，胸腔导管一定要贴近肋骨上缘的位置置入。准确定位这些重要结构对于胸腔导管的置入安全非常关键。

理解左、右胸腔之间的区别也可以避免导管置入时可能出现的一些错误。右肺有三叶而左肺有两叶，右肺水平裂和左肺斜裂都大致在腋前线与第 4 肋骨相交。保持导管置入的位置始终在第 4 肋骨以下可以避免无意中将胸腔导管插入肺叶间裂之中。

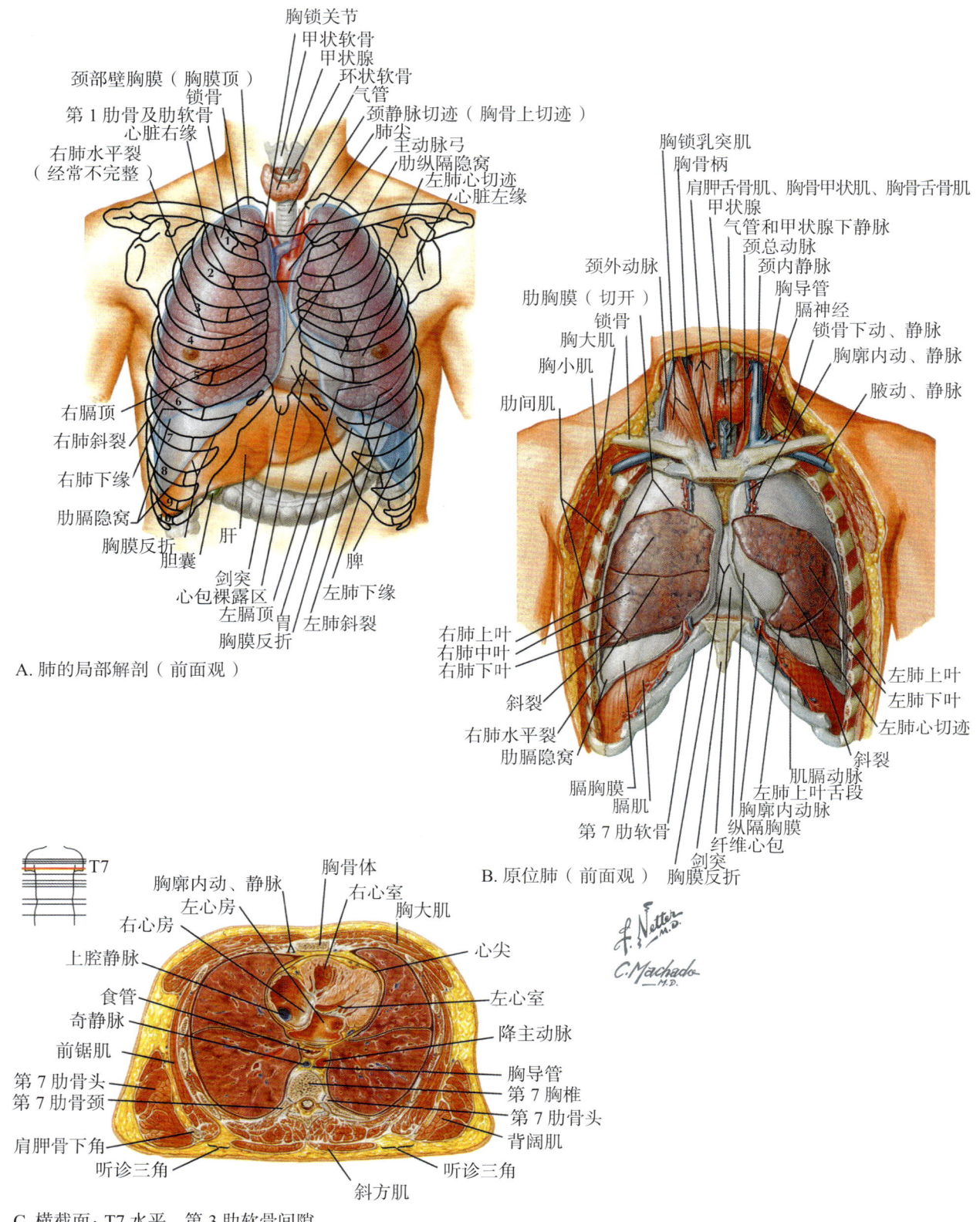

A. 肺的局部解剖（前面观）

B. 原位肺（前面观）

C. 横截面：T7 水平，第 3 肋软骨间隙

图 50-1　肺局部解剖图、原位肺和胸壁横截面

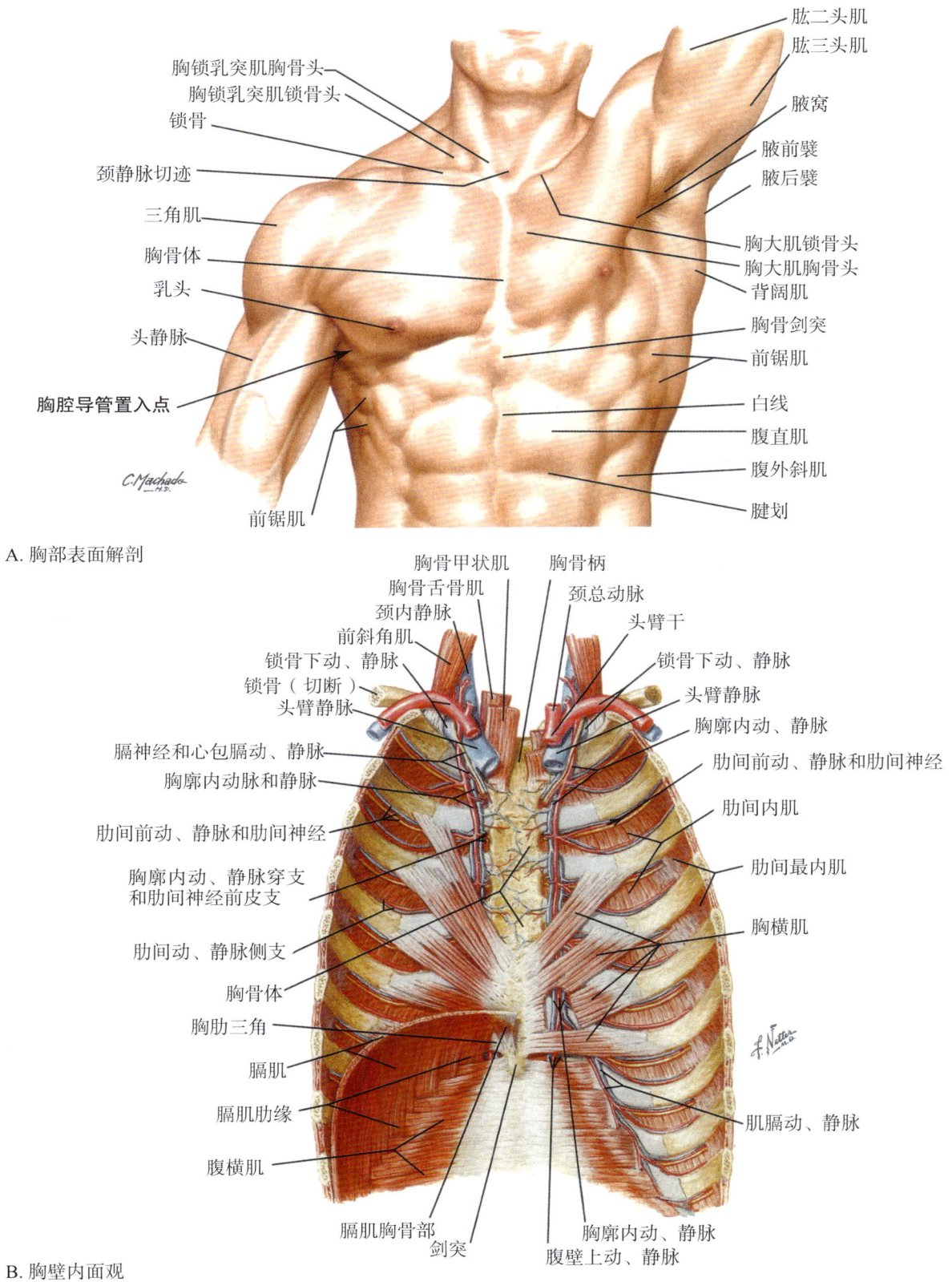

A. 胸部表面解剖

B. 胸壁内面观

图 50-2 胸部解剖

导管置入技巧和步骤

经验和实践有助于安全地置入导管，尤其在紧急情况下。患者合适的体位也有助于安全置管。

选择合适尺寸的胸腔导管。对于很黏稠的积液最好使用更大尺寸的管子，比如 36-French 或者更大的。对于简单的气胸来说，适宜用较小的管子。

患者置于仰卧位或半卧位，操作侧上肢外展至其头顶或头后。接下来对目标区域用氯己定（洗必泰）或聚维酮碘消毒，并放置无菌屏障将该区域围住，即使是在紧急情况下也强烈建议执行这一步。当划定好无菌区域时，应当能看见乳头，从而可以帮助辨认恰当的体表标志。

如上一节所述，辨认体表标志至关重要。辨认出腋前线和乳房下皱褶或胸下皱襞，以便于在此处触诊肋骨。

将局部麻醉药注入目标穿刺位点。首先是麻醉切口处的皮肤和软组织，然后穿过肋间层注入更深处的壁胸膜。吸气时缓慢推进针头直至进入胸膜腔，判断是否已进入胸膜腔可以通过抽吸空气（如果是气胸）或液体来确认，然后就可以麻醉胸膜了。在紧急情况下或许做不到局部麻醉。

接下来在肋骨中部做一个约 2 cm 的皮肤切口，向深部切开至肋骨骨膜。使用凯利钳（Kelly clamp）穿过切口形成通道，沿着肋骨上缘进入肋间肌和壁胸膜。轻轻施压，注意控制钳的尖端，进入胸膜腔。一旦进入胸膜腔，就可以插入一根手指并轻柔地沿着通道圆周触摸，确保肺组织远离穿刺点，然后在凯利钳的帮助下将胸腔导管穿过这个通道。为了方便穿刺，胸腔导管可以提前夹在凯利钳的末端，这样就可以直接送入胸腔（图 50-3）。当胸腔导管插入胸膜腔后，确保胸腔导管的侧边孔位于胸膜腔内，如果没有在胸膜腔内，胸腔导管会引流不畅。在这一步完成之后，将胸腔导管外侧端连接到引流装置，并用缝线固定到皮肤上。确保皮肤在导管周围紧密缝合对胸腔导管的正常引流非常重要。缝线的尾端通常缠绕在胸腔导管上使其固定。此外，当进行穿刺时，在胸腔导管周围使用荷包缝合可以使拔除导管变得更加简单，因为这种缝合可以在拔管时关闭穿刺孔。接着将非封闭石油基敷料覆盖在穿刺点。在导管装好固定后，为了确保导管放置准确，应该进行胸片检查。

另一个可供选择的置管位置是锁骨中线第 2/ 第 3 肋间隙。这个位置通常用于使用小口径导管气胸排气（图 50-3）。

特别关注

妊娠

妊娠可能是胸腔导管置入的罕见情况。在妊娠后半期，膈肌因为子宫扩大和其他腹腔内器官的移位而向上移位。因此重新考量胸腔导管置入的常用解剖位置是非常重要的。相比典型的第 4/ 第 5 肋间隙置入，一些作者更提倡从第 3 肋间隙的位置置入胸腔导管，以避免在置入时穿透膈肌。此外，患者的体位也尤其重要。随着妊娠进展，妊娠扩大的子宫可能会对下腔静脉施压并阻碍静脉回流，特别是在患者长时间处于仰卧位时。对于这一特定人群，如果胸腔导管置入需要患者处于仰卧位，则建议进行安全、快速的置入，以避免下腔静脉受压产生生理功能紊乱。

推荐穿刺点：
1. 对于气胸（锁骨中线第 2 或第 3 肋间）
2. 对于血胸（腋中线第 5 肋间）

止血钳使用技巧

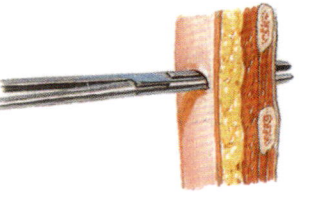

A. 切开皮肤并钝性分离进入胸膜

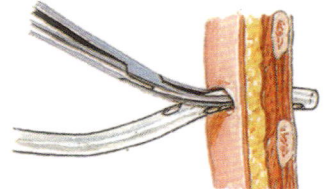

B. 导管插入胸膜腔

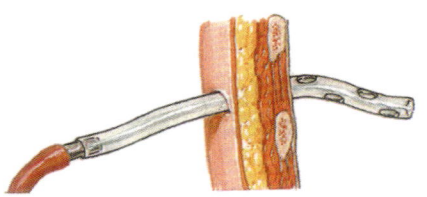

C. 导管接到水面下密封（如果有指征可进行负压吸引）

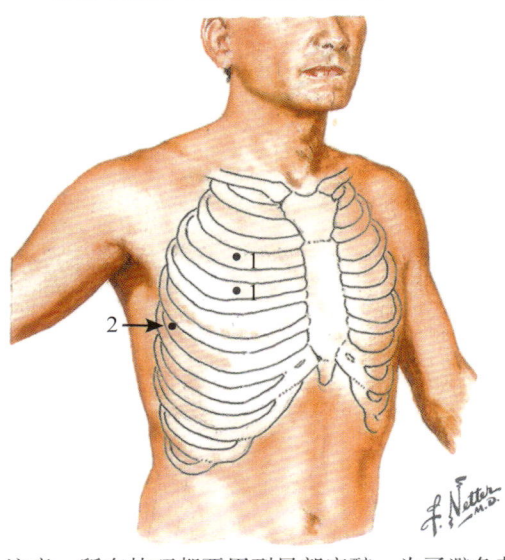

注意：所有技巧都要用到局部麻醉，为了避免刺破肋间血管，贴近下方肋骨的上缘刺入。先吸气以分离血液或气体（黏着肺）

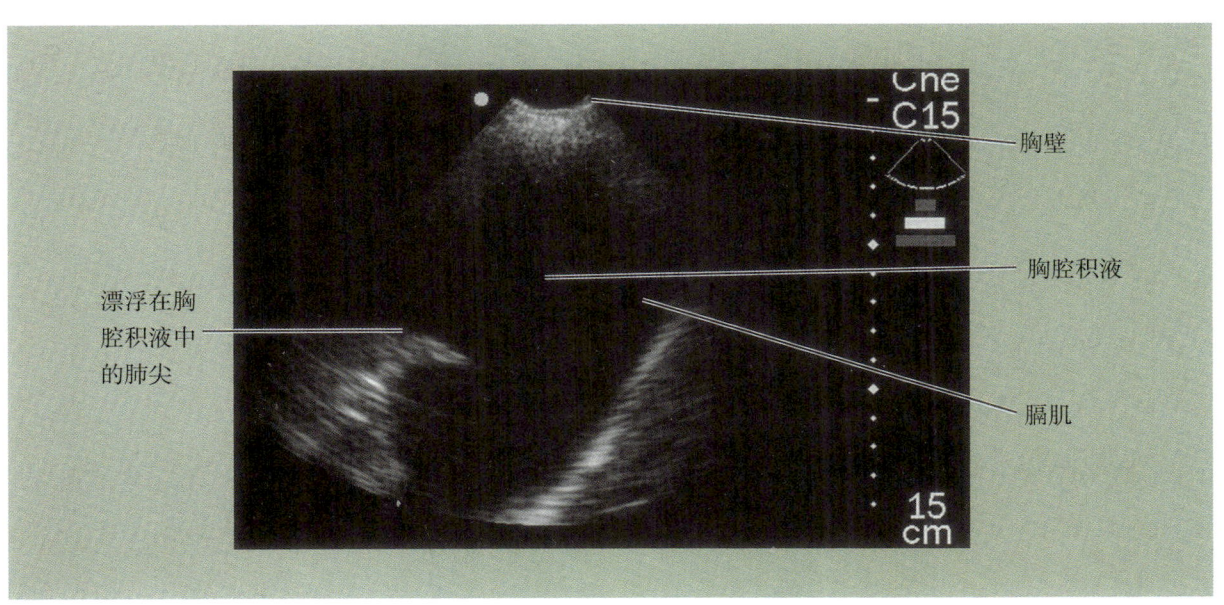

图 50-3　胸腔导管置入的体表标志和超声图像

超声

超声可以对胸腔积液、肺组织和胸部结构提供出色的可视化信息（图 50-3）。超声作为诊断和治疗手段使用时，可以使胸腔导管的置入相较于传统的盲穿更加安全、精确。已证明它不仅能降低医疗成本，而且可以降低手术相关风险。虽然它可能无法在紧急情况下使用，但超声引导可能是对择期或非紧急病例行胸腔导管置入的理想辅助手段。

第 51 章
创伤紧急开胸术

编者 Molly Flannagan

刘振国 译，丁自海 审校

简介

复苏紧急开胸术（resuscitative emergency thoracotomy）可以挽救创伤性心搏骤停患者的生命。作为一种抢救技术，其相关死亡率很高，从它被提出以来，其适应证的争议就一直不断。穿透性胸部外伤后没有脉搏但有生命体征的患者在进行紧急开胸术后的生存机会最高（图 51-1A）。其他指征包括穿透性胸外创伤和钝挫伤后仍有生命迹象的患者。了解手术适应证和相关解剖对于患者的良好预后至关重要。

手术原则

根据检查结果，可以实施 5 种主要操作。
1. 开胸术。
2. 打开心包。
3. 心脏按压。
4. 损害控制。
5. 主动脉阻断。

胸廓切开技术

通过位于第 4 或第 5 肋间隙的左前外侧开胸切口可以快速进入胸腔（图 51-1B）。第 4 和第 5 肋间的体表标志就在男性的乳头下方及女性的乳房下皱褶（乳房向上牵拉可见）。切开皮肤和皮下组织，经过肌组织进入胸膜腔，用梅奥剪刀（Mayo scissors）延长切口，如图所示（图 51-1C）。

对于疑似或已知的右胸损伤，切口可以向内侧延伸穿过胸骨形成蚌壳开胸（clamshell thoracotomy）（图 51-1D）。延伸至蚌壳切口时，应该注意结扎胸廓内动、静脉以避免医源性失血。

放置一个用于显露的肋骨牵开器，手柄置于左腋窝，保证手柄不会在必要时影响到右胸的打开。

如果有必要，气管内导管（endotracheal tube，ETT）可以推进到右主支气管从而让左肺缩小，提高胸腔结构的显露程度。

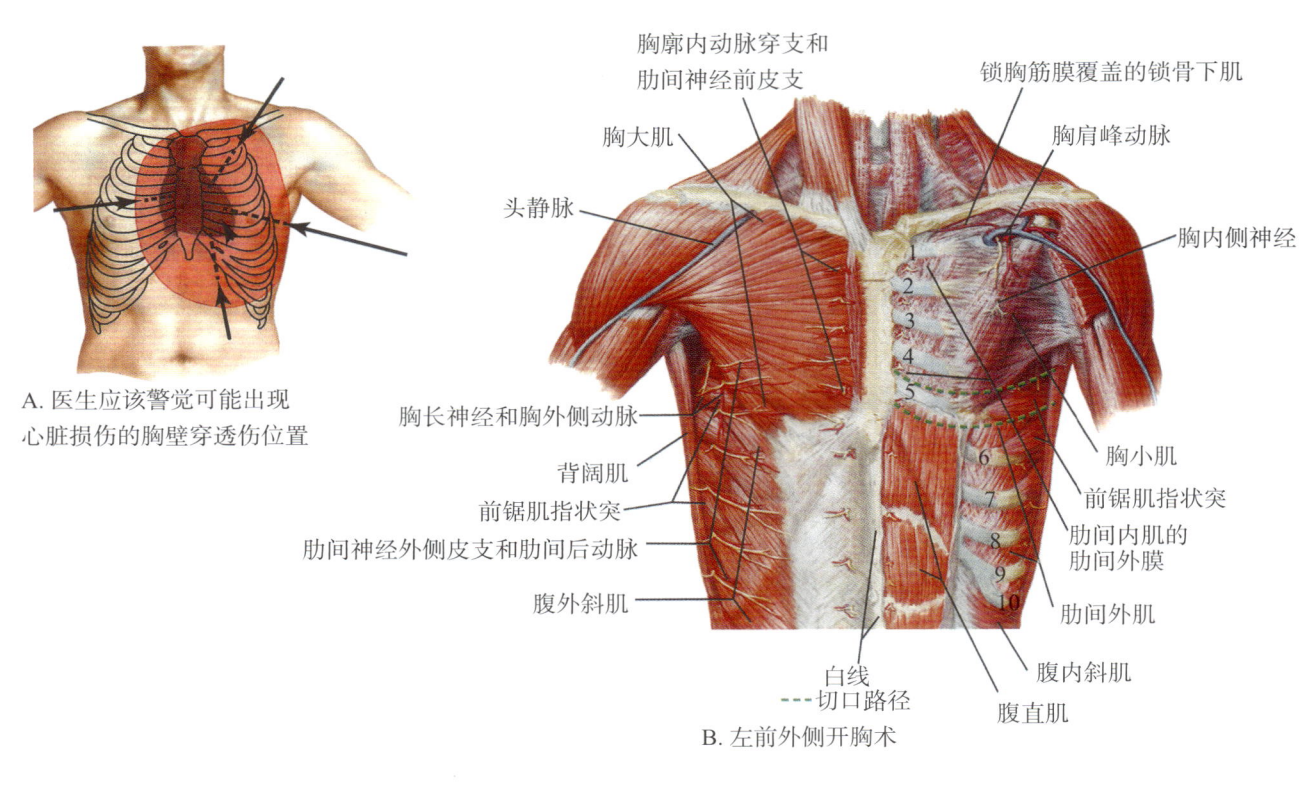
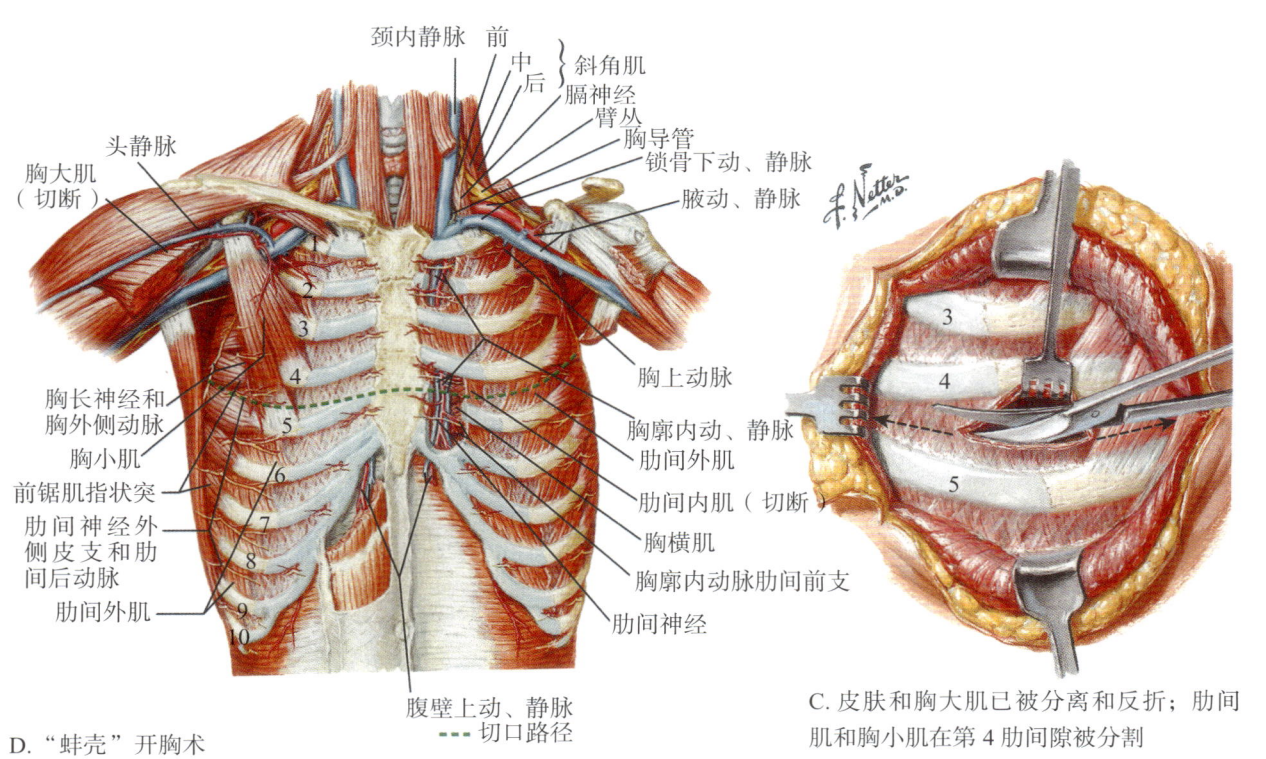

图 51-1 进入胸腔："蚌壳"切口和左前外侧开胸术

开放心包

将左肺向后外推开，以显露心脏。有心包膨出或可见的心包出血时应立即进行心包切开。如果可能的话，用带齿的镊子夹住心包，用手术刀在膈神经前方将其平行切开（图 51-2A）。用 Metzenbaum 剪扩大切口（图 51-2B），至心脏可以整体直接暴露于左侧胸腔。将患者转移到手术室之前，临时控制心脏伤口的最好方法是直接手按压（图 51-2C）。

治疗心脏损伤的最理想方法是在手术室进行。心房和静脉的损伤可用 3-0 或 4-0 聚丙烯缝线修复（图 51-2D）。心室的损伤可通过脱脂棉垫片进行修补。邻近冠状动脉的伤口修复如图 51-2E 所示。

心脏按压

开放式心脏按压是用双手通过心包切口抵达心脏，手掌平放，手指并拢，进行铰链拍手动作。拇指应保持平坦以避免心脏意外穿孔，将心脏从心尖向心底部挤压（图 51-3）。

损害控制

为了识别并及时处理危及生命的损害，需要对胸腔进行系统性评估。如上所述，心脏的损伤得到了有效控制，血管和肺的损伤可以通过直接加压、剖腹手术垫和海绵棒暂时解决。一旦进入手术室，肺部的损伤最好通过非解剖性切除、直接缝合修复或肺束切除术进行治疗（图 51-4A，B）。

肺部大出血可以在肺门处用大血管夹（如 Satinsky）夹闭或扭转肺门来控制。进行肺门扭转，首先游离下肺韧带（图 51-4C），注意不要损伤下肺静脉。然后将左下叶向左上叶上方旋转 180°，压迫主要肺血管。肺门闭塞通常难以很好地承受，可能导致不可逆的肺损伤、全肺切除、右心衰竭或心律失常等，应仅作为最后的控制出血手段。

胸主动脉阻断

在伴有腹部损伤的患者中，可钳夹胸主动脉以保留大脑和冠状动脉血流，并阻止膈下出血（图 51-5A）。因为可能会突然增大心脏后负荷并增加胸部近端损伤的失血量，从而导致内脏缺血，所以应该小心谨慎地进行这一步。

为了完成这一操作，向前拉起左肺并游离肺韧带。胸椎椎体前方的第一个纵向管状结构就是胸主动脉（图 51-5B）。放置鼻胃管或口胃管有利于区分食管和位置靠前的、较松软的胸主动脉。

迅速打开覆盖在胸主动脉上的壁胸膜，钝性分离胸主动脉和食管之间的椎前间隙平面，避免肋间血管损伤。然后放置十字钳横跨钳闭（aortic cross-clamp）。在手术室中应尽早松解十字钳，以免引起内脏缺血。

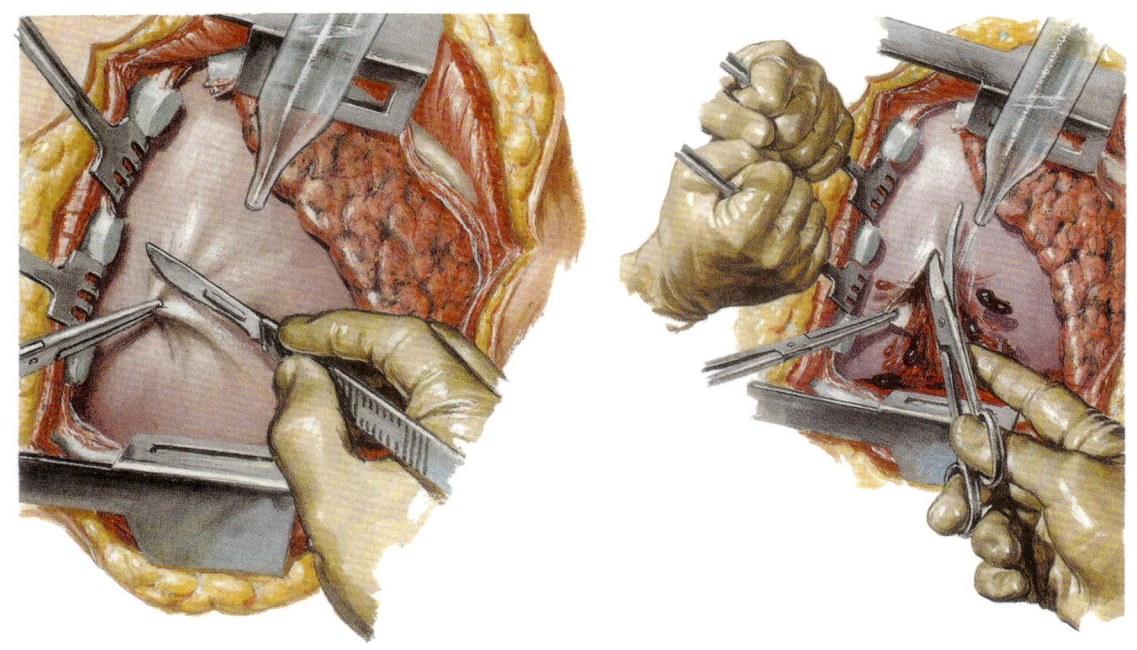

A. 切开前先用有齿血管钳抓住心包；准备好冲洗用注射器

B. 稳定牵开胸骨和心包切开术

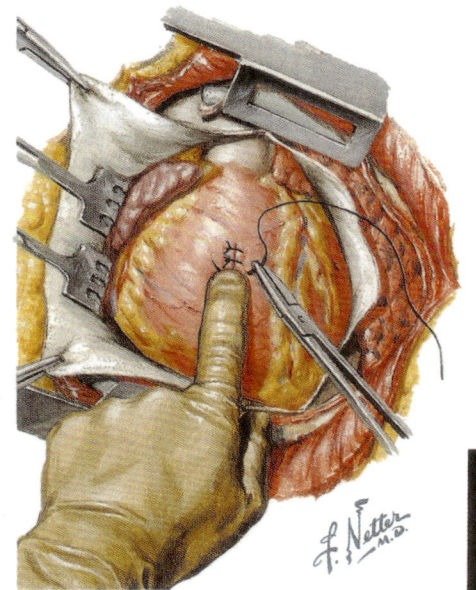

C. 手指控制出血和心脏修补

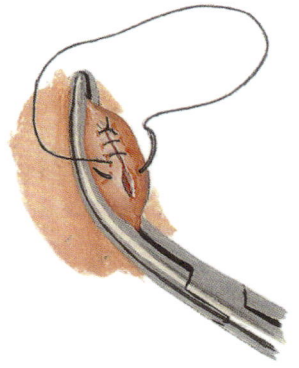

D. 修复心房或大血管伤口

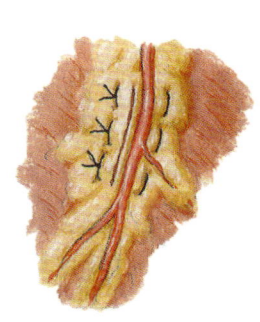

E. 邻近冠状动脉的心脏修补

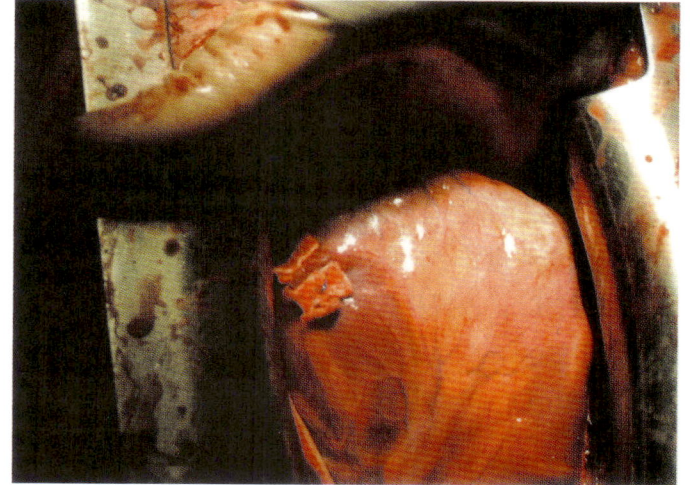

脱脂棉修补左心室

图 51-2　心包切开术和心脏修补术

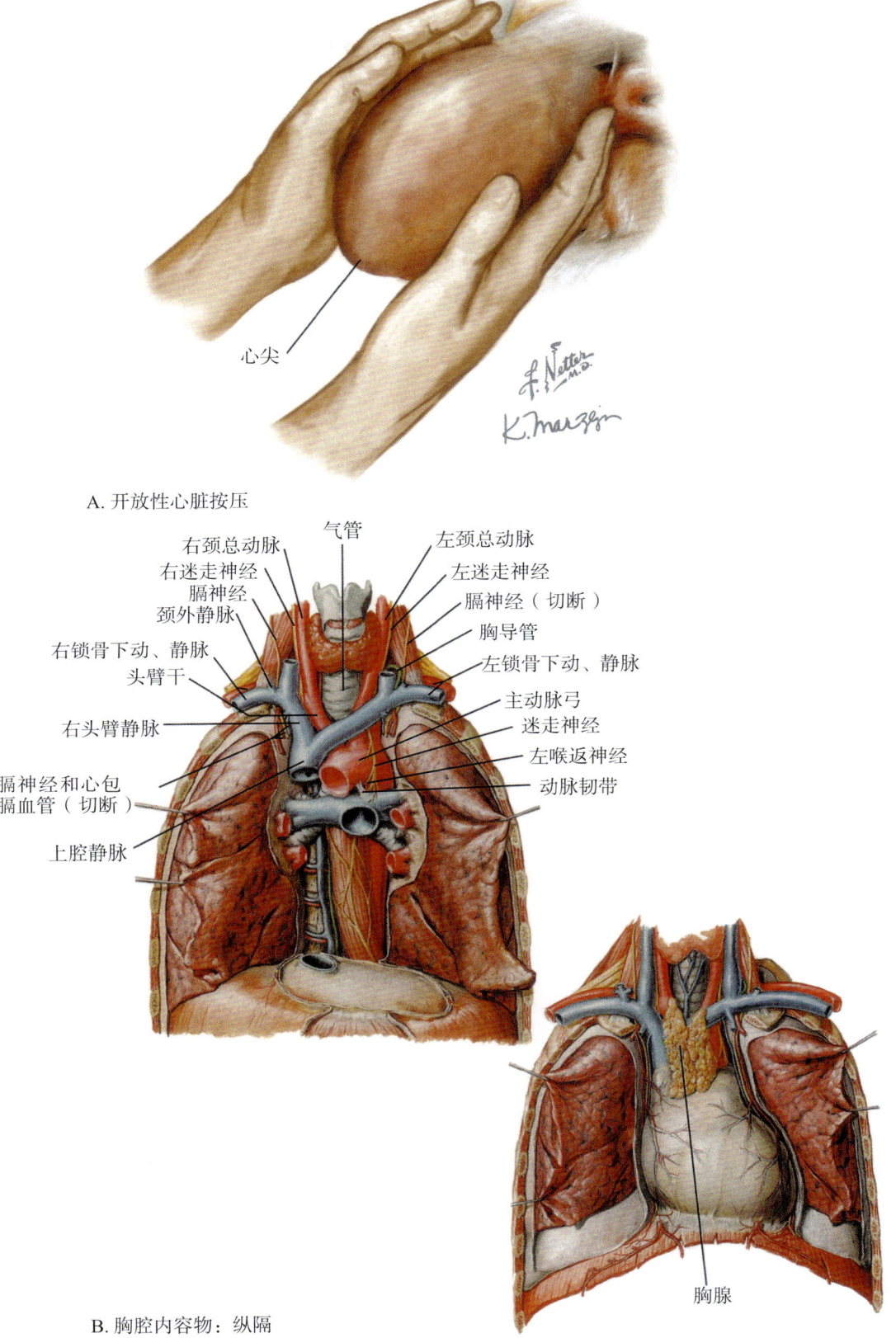

A. 开放性心脏按压

B. 胸腔内容物：纵隔

图 51-3　心脏按摩、左侧开胸术

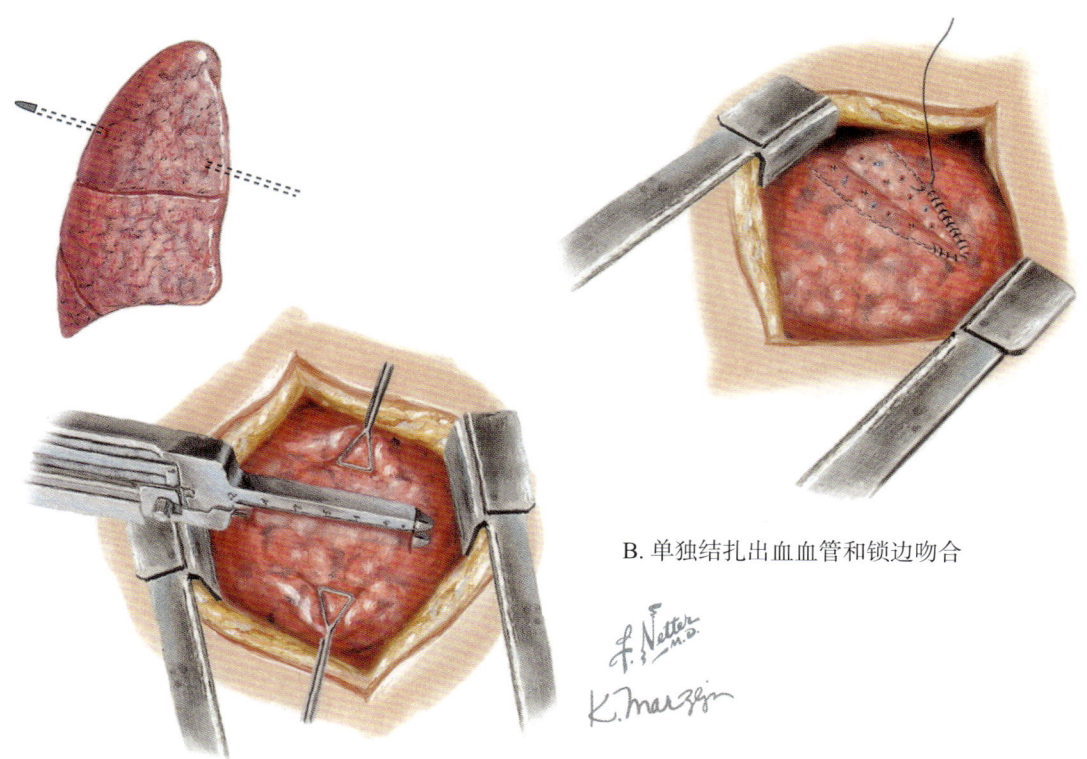

B. 单独结扎出血血管和锁边吻合

A. 肺束切断术和直线切割吻合器

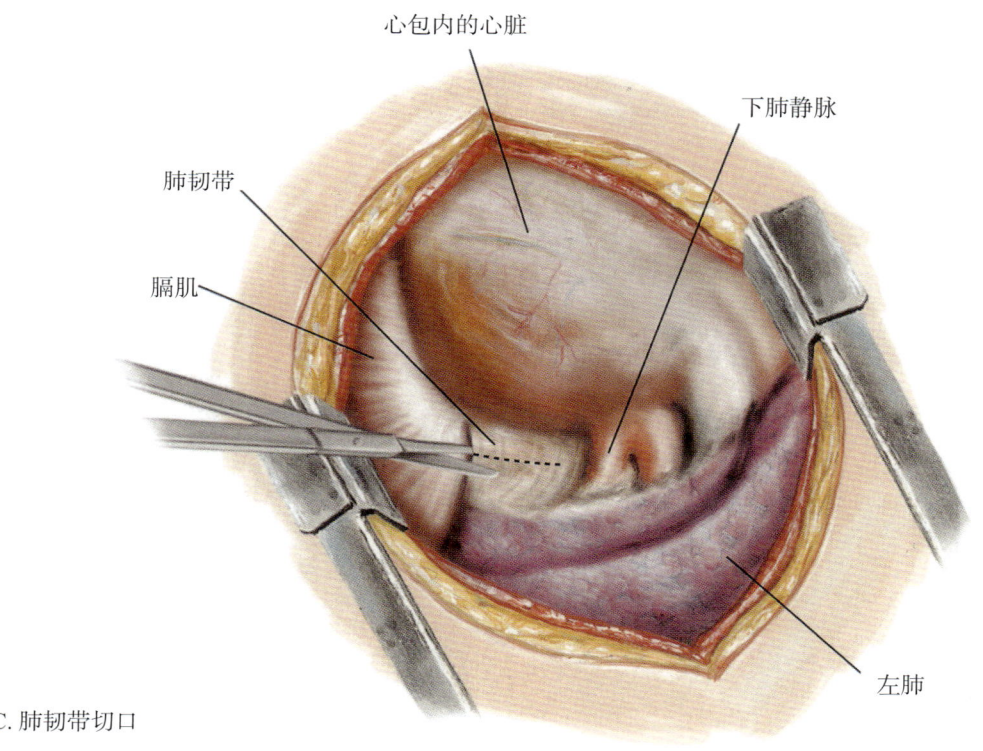

C. 肺韧带切口

图 51-4　肺损伤

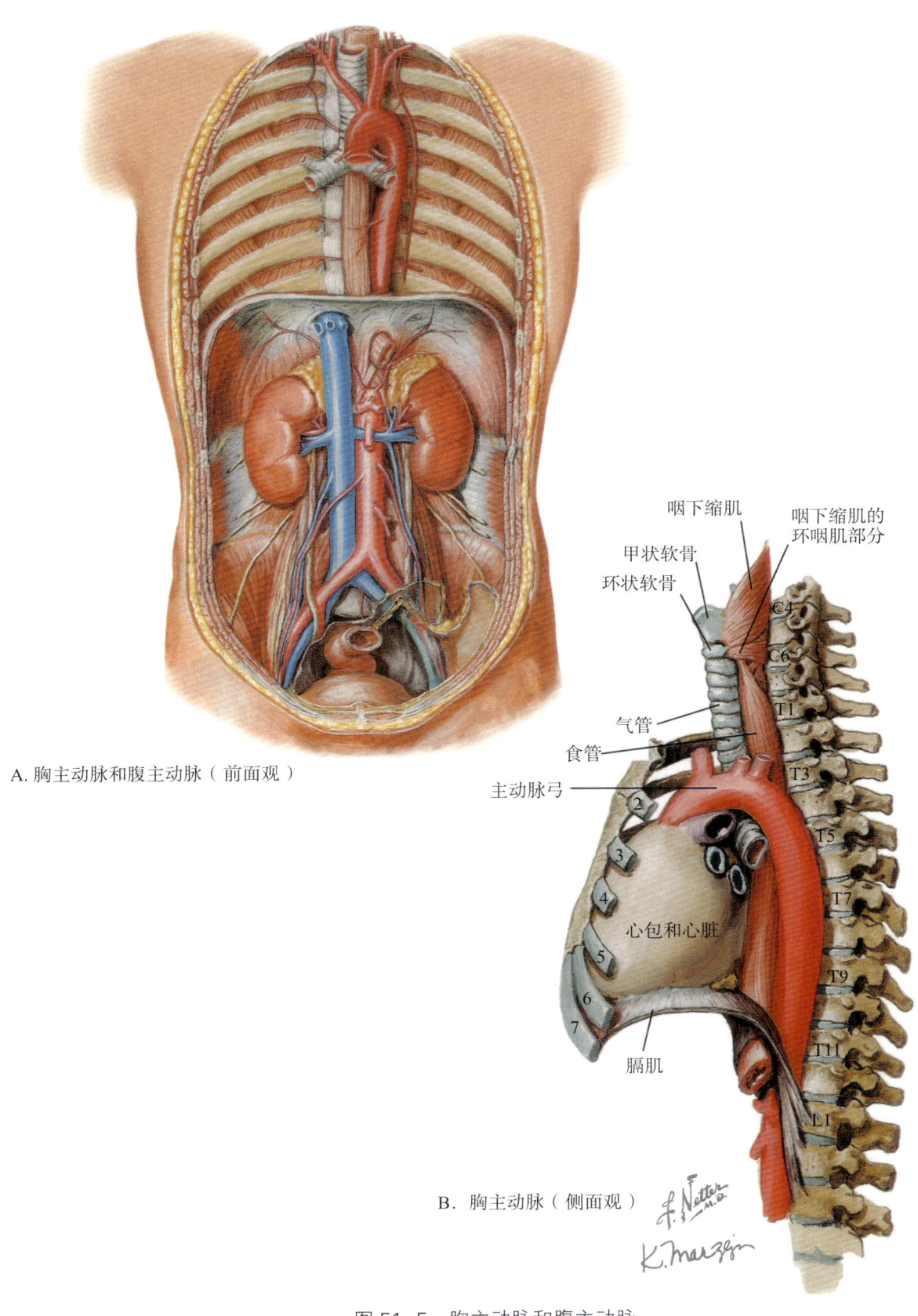

图 51-5 胸主动脉和腹主动脉

总结

对于外伤性心搏骤停患者，紧急开胸手术可以挽救其生命，其中对于孤立性穿透性心脏损伤患者的存活机会最大。了解急诊开胸的指征，并透彻掌握胸部解剖知识对于安全进行手术操作至关重要。

第52章
中心静脉通路解剖

编者 Tony R. Capizzani

刘振国 译，丁自海 审校

简介

成功并安全地置入中心静脉导管前需要了解与身体大静脉有关的解剖学知识。这些导管可以用于液体复苏、抽血、血流动力学检测、肠外营养及输送血液制品。在进行静脉导管置入过程中使用床旁超声检查可以更好地观察这些关键的解剖学关系。超声检查可以用于患者协助评估，确认导管安全置入并减少并发症。

中心静脉通路准备

中心静脉通路（central venous access）成功置管有很多关键性因素。任何机构认可的安全核对表和患者同意书都应填写完整。重新熟悉本章图片提供的相关解剖结构有助于中心静脉导管的成功置入。每种特定的中心静脉通路方法都有其关键点。对于颈内静脉和锁骨下静脉手术，头低足高位有助于对中心静脉系统的解剖操作和识别。对于所有静脉通路手术均需无菌操作，包括用氯己定（洗必泰）擦洗、无菌铺巾等，这对于减少相关感染等并发症很有必要。

手术准备应该包括对术前图像资料的充分评估（如胸部平片或静脉超声检查）。此外，床旁超声可以用来评估血管的通畅性、解剖结构状况及与周围结构的毗邻关系。在电子病历时代，对中心静脉的病历审核也可以通过保存成功置入静脉通路的超声解剖图像来完成。

有多种方法可以用于中心静脉系统置管，本章重点介绍最常用技术的解剖和操作细节。

颈内静脉导管置入术

患者取头低足高位。用超声确认胸锁乳突肌锁骨头和胸骨头之间的颈内静脉的解剖位置。患者头部向进行置管一侧的对侧旋转45°。在操作期间可以通过旋转肩部从而轻柔地伸展颈部。

通过超声可以在颈内静脉内侧看到胸锁乳突肌三角内的颈总动脉（图52-1）。在横截面超声视图中，穿刺针可以垂直、倾斜和纵向插入探头。最常见的方法是保持垂直进针，这可以使针轴与颈内静脉平行。皮肤穿刺部位应高于同侧锁骨 2 cm。当针尖刺入静脉时，应轻轻抽出深色的静脉血，以确认插入了正确的血管。

此时，导丝被引导穿过针头进入静脉。超声探头可以纵向定位，观察导丝的正确轨迹和在血管内的位置。使用标准微插管鞘技术（Seldinger 技术），取出针头，在导管上操纵无菌盐水冲洗过的导丝。导丝就可以安全地移除，中心静脉导管被固定到位，覆盖无菌敷料。在成人中，根据进入的是哪条静脉，插入静脉系统的导管长度从皮肤穿刺部位 12~15 cm。X 线胸片可用于确认导管插入长度以及导管尖端应位于上腔静脉和右心房的交界处。

锁骨下的锁骨下静脉导管置入术

头低足高位（Trendelenburg 体位）有助于导管的成功置入。通常成人的胸骨外侧有足够的解剖空间以便于使用超声分辨出锁骨下动脉和锁骨下静脉。在可触及的锁骨角（angle of the clavicle）（注：锁骨内、中 1/3 段交界处微向前突形成的钝角）处，锁骨下静脉位于锁骨下动脉的前下方、锁骨内侧 1/3 段处（图 52-2）。

穿刺针在锁骨角外侧 2 cm 和下 2 cm 处的皮肤插入，朝着胸骨切迹的轨迹方向。应注意在针头推进过程中保持在第一肋骨的前方和锁骨的下方。抽出暗红色无搏动的血液即是进入了锁骨下静脉。无菌测压技术可以用于显示预期的中心静脉压力，剩下的中央静脉置入操作同前文所述的颈内静脉导管置入方法。

股静脉导管置入术

通常在临床紧急情况下才会用到股静脉通路，以协助观察心肺骤停或需要接受复苏的外伤手术患者。在标准无菌铺巾准备前，应识别局部解剖结构，如腹股沟韧带、搏动的股动脉。股部的主要血管位于股三角内。股三角的上界为腹股沟韧带，下内侧界为长收肌，下外侧界为缝匠肌。通过触及股动脉的搏动以帮助确定其内侧股静脉的位置（图 52-3）。这种内外解剖关系也可以通过床旁超声观察到。穿刺针进针时应与患者的皮肤呈较小的角度，通常为 30°~45°，并至少低于腹股沟韧带 2 cm。抽出暗红色静脉血后，按照之前的描述完成中心静脉导管的置入。

并发症

通过适当的准备，借助超声解剖学知识、无菌技术和解决问题的技能组合可以在很大程度上避免并发症。中心静脉置管可伴有即时和远期并发症。对于颈内静脉和锁骨下静脉的置管，一些即时的、更常见的并发症包括中心静脉定位有误、刺入动脉、气胸、血胸和浅表血肿。立即进行胸部 X 线检查和床旁超声可以帮助减少或至少提供这些并发症的早期诊断。

对于所有解剖性中心静脉置管方法，远期并发症可能包括导管脱出、导管部位感染、中心静脉置管相关菌血症甚至脓毒症。

除非其他血管有血栓形成或者其他复杂情况，股静脉很少用于门诊患者，因为可能的走动将增加导管移位或断裂的风险。另外，股静脉靠近会阴，有较高的感染风险。

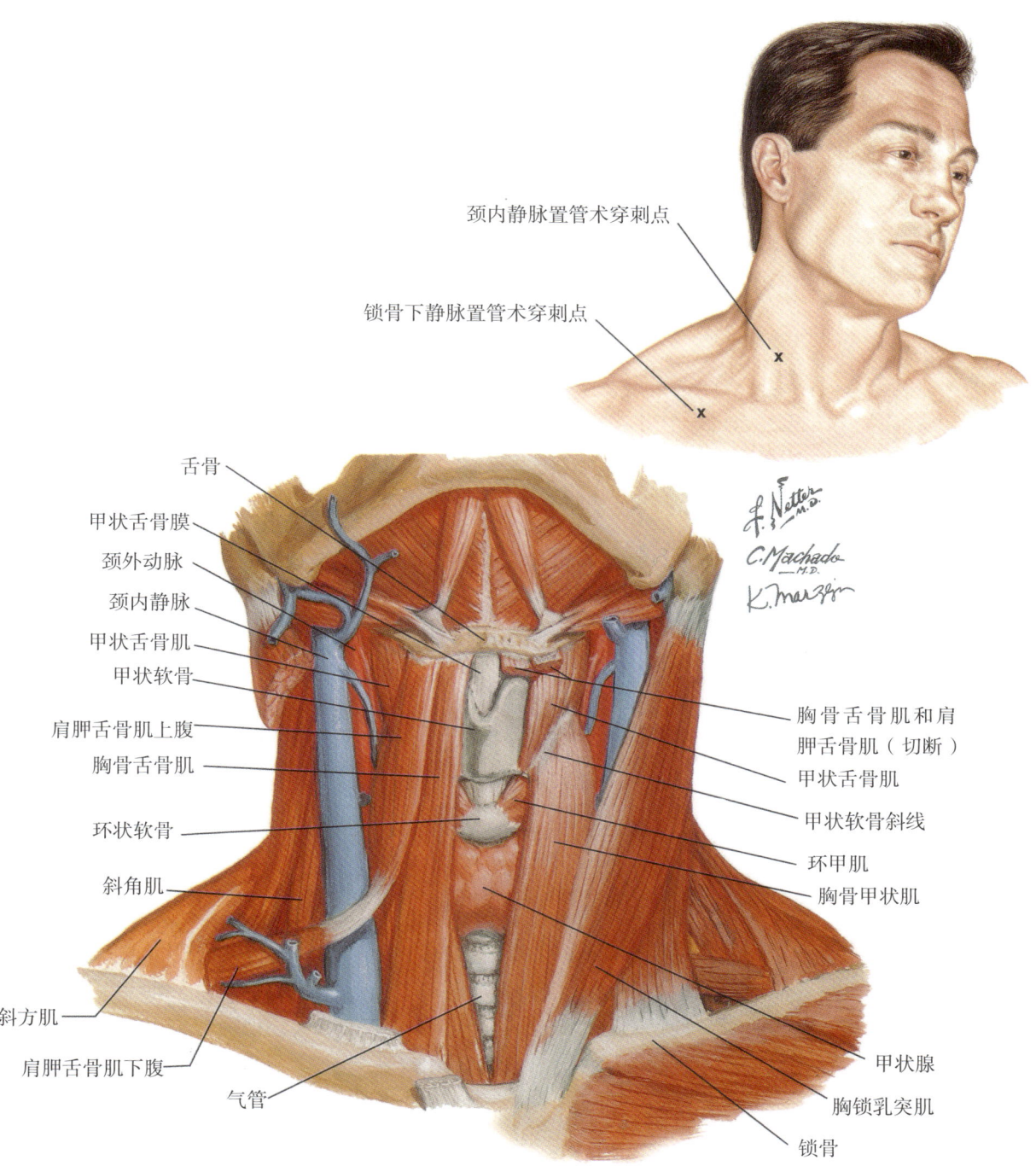

图 52-1　颈内静脉解剖和导管置入术穿刺点

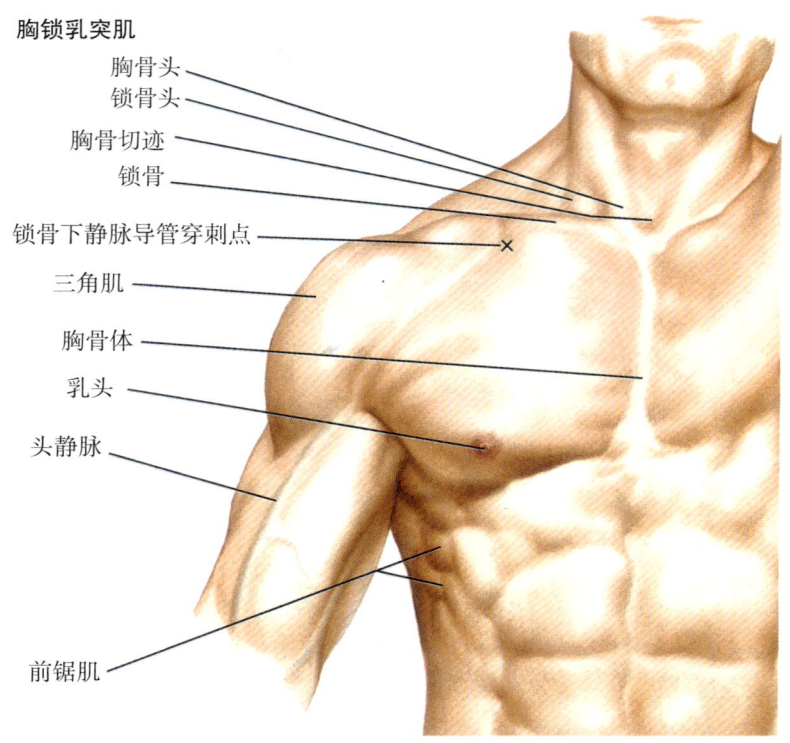
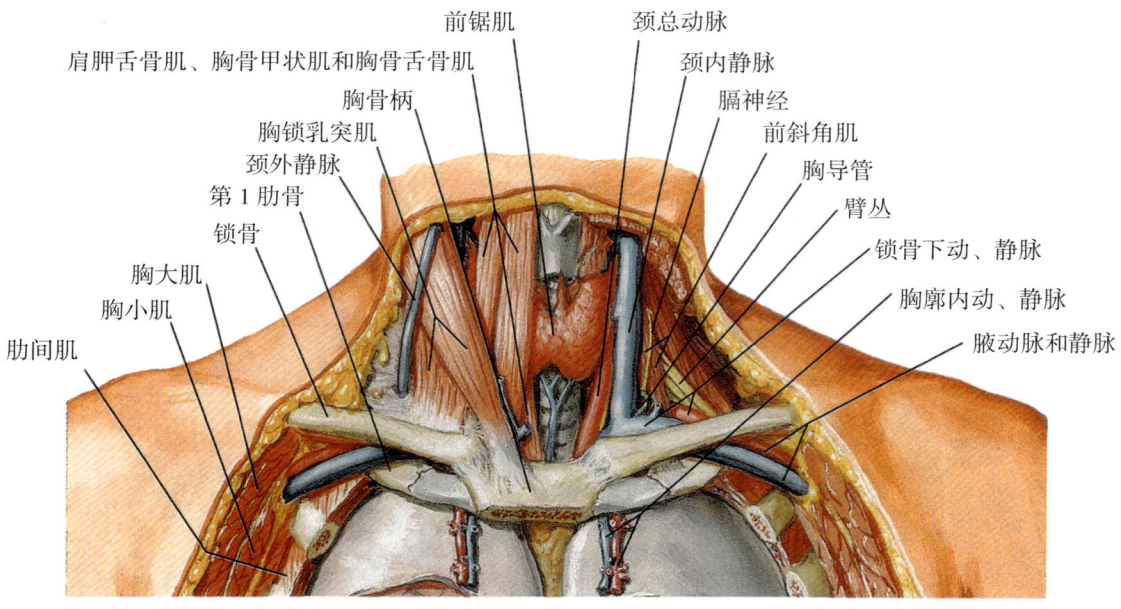

图 52-2 锁骨下静脉解剖和导管置入术穿刺点

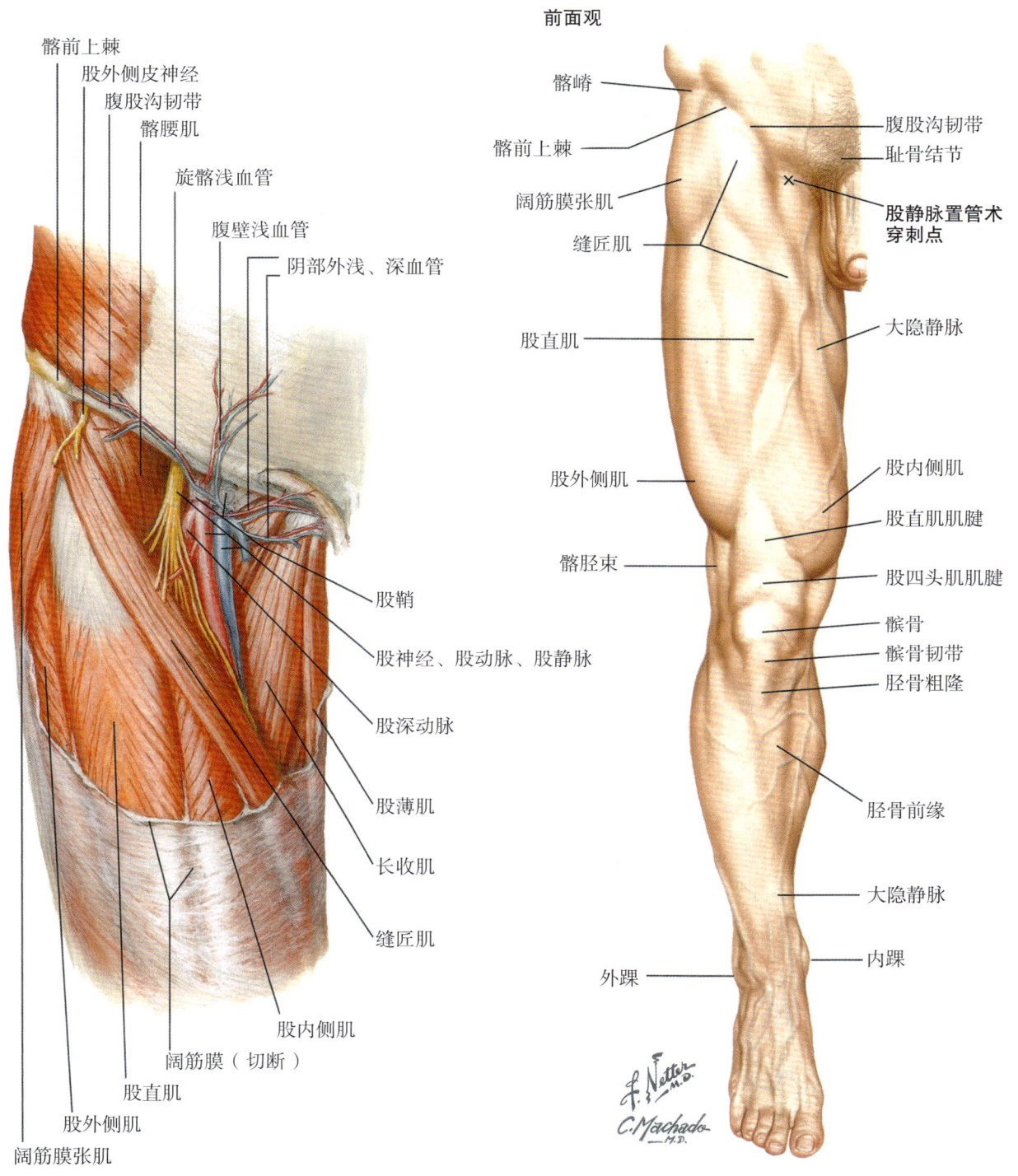

图 52-3 股静脉和腹股沟解剖以及导管置入术穿刺点

第 53 章
动脉通路解剖

编者 Jeannine L. Marong

刘振国 译，丁自海 审校

简介

动脉通路（arterial line）置管是在急诊、重症监护和手术环境中，在无菌技术下进行的有创操作，用于密切监测血压。最常置入的是桡动脉，也可以置入腋动脉、肱动脉、股动脉或足背动脉。当需要频繁抽血和血气分析时，动脉通路置管也非常有用。

桡动脉

因为桡动脉比较容易进入，因此它常常作为动脉置管的首选血管。在手腕桡侧桡骨远端伸肌腱和桡侧腕屈肌腱之间很容易触到桡动脉（图 53-1）。如果血压低或血管系统状态较差，也可以通过超声找到桡动脉。如果不能成功置管桡动脉，也可以用腋动脉、肱动脉、股动脉或足背动脉替代，后文会有更详细的叙述。

桡动脉插管前应进行一项有用但未经证实的检查——艾伦（Allen）试验。艾伦试验常用来测试手部尺动脉的侧支循环。这项床旁检查是通过在患者握拳时用手按压闭塞桡动脉和尺动脉，直至患者的手呈现出血流减少的特征，这时松开尺动脉而继续闭塞桡动脉；如果几秒内手部的血液灌注恢复，则表明尺动脉提供的侧支循环是完整的。

确保侧支循环正常后就可以在无菌技术下进行操作。对于这个手术，需要动脉通路的套件，或者更倾向于使用 20 号血管导管，这取决于操作者的偏好。桡动脉的置管应将导管以 30°~45° 的角度穿过手腕腹侧的皮肤、皮下组织、深筋膜后插入桡动脉。一旦出现搏动性血流，可将导管固定到位，并连接到静脉导管和加压冲洗袋，以开始转导或获取实验室和血气样本。

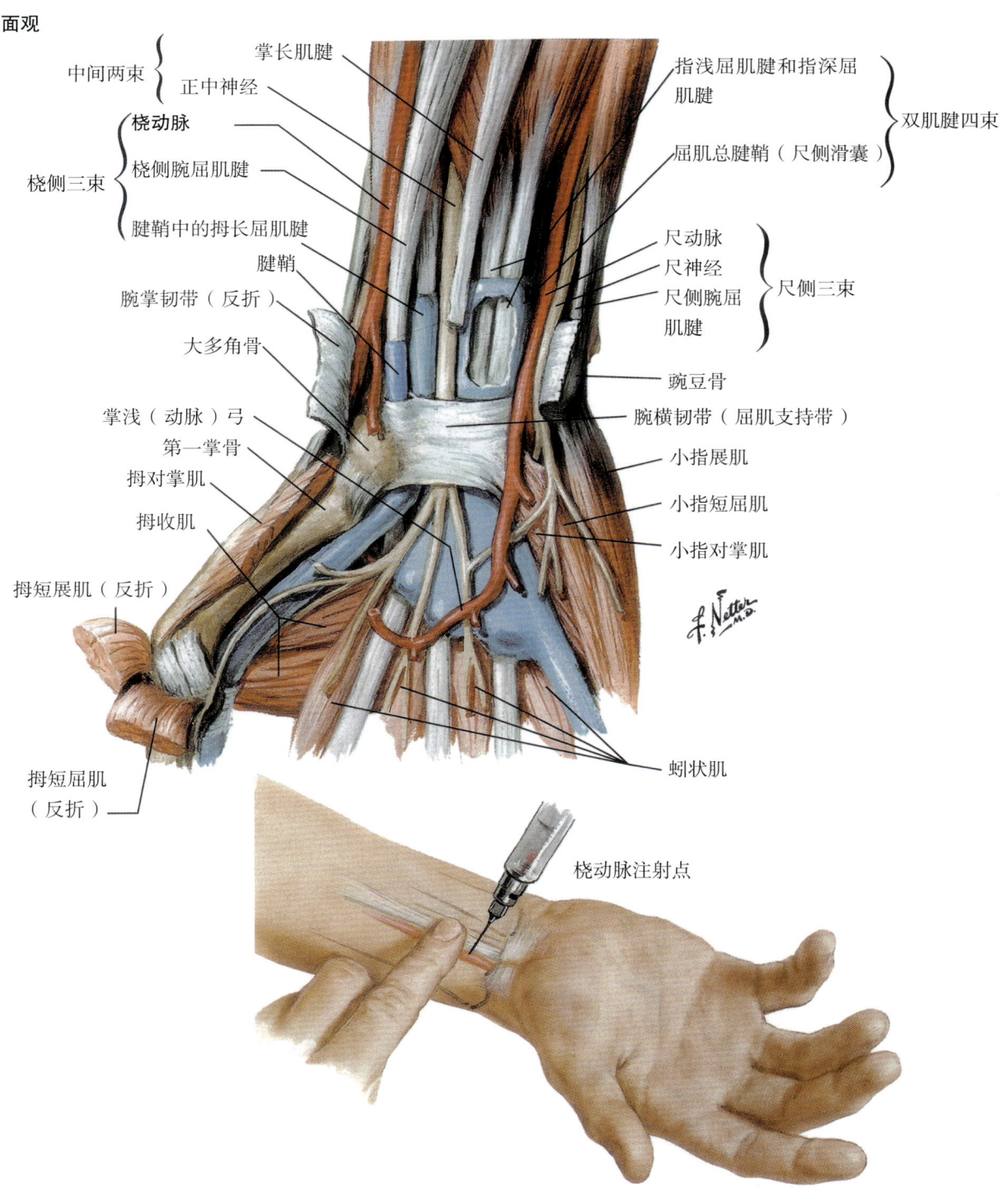

图 53-1 腕部肌腱、血管和神经的排列

腋动脉

上肢动脉的另一个置入点是腋动脉。插入此动脉时必须小心谨慎，因为它靠近臂丛，可能会出现神经损伤。体格检查时，指导患者将手臂举过头顶以便触到腋动脉。可以在腋静脉的外侧找到腋动脉。在腋动脉的3段中，最能用于动脉置管的部分是位于胸小肌外下侧的第3段，也是最远的那一段（图53-2A）。其余操作和桡动脉置管一致。

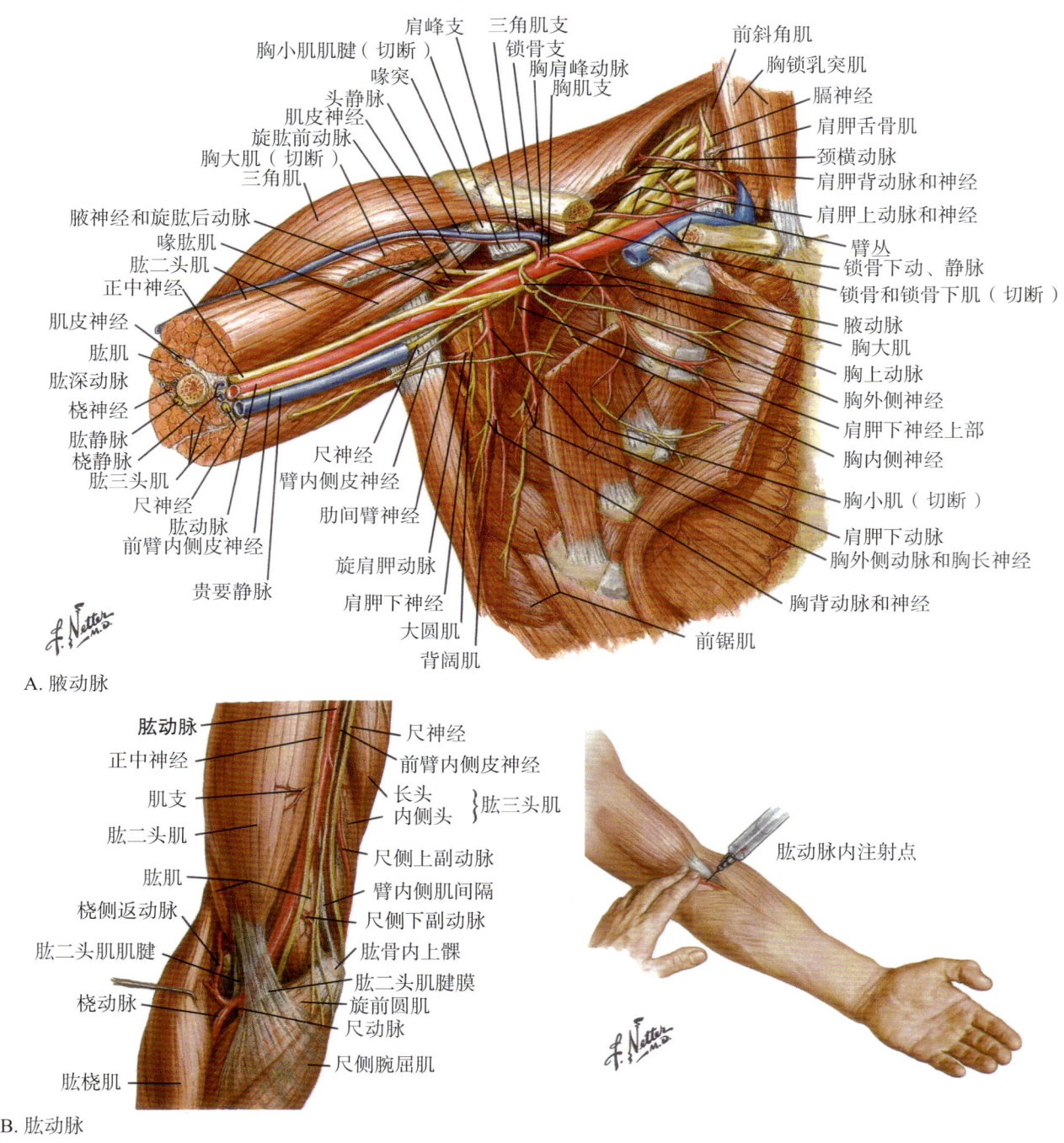

图 53-2 腋动脉和肱动脉（前面观）

肱动脉

肱动脉为肱骨和臂肌提供了大部分的血供，也是一个潜在的上肢动脉通路置管部位。虽然可能导致肢体缺血是一个潜在的问题，但几乎没有证据支持这一令人担忧的并发症。在大圆肌下方腋动脉移行为肱动脉，然后，在肘窝穿经前臂的屈肌近端时分为桡动脉和尺动脉（图53-2B）。体格检查时可以在肘窝近端的肱二头肌与肱三头肌之间触及肱动脉搏动。肱动脉仅仅被皮肤、皮下组织和深筋膜覆盖，因此可以通过检查或超声引导轻松触及。

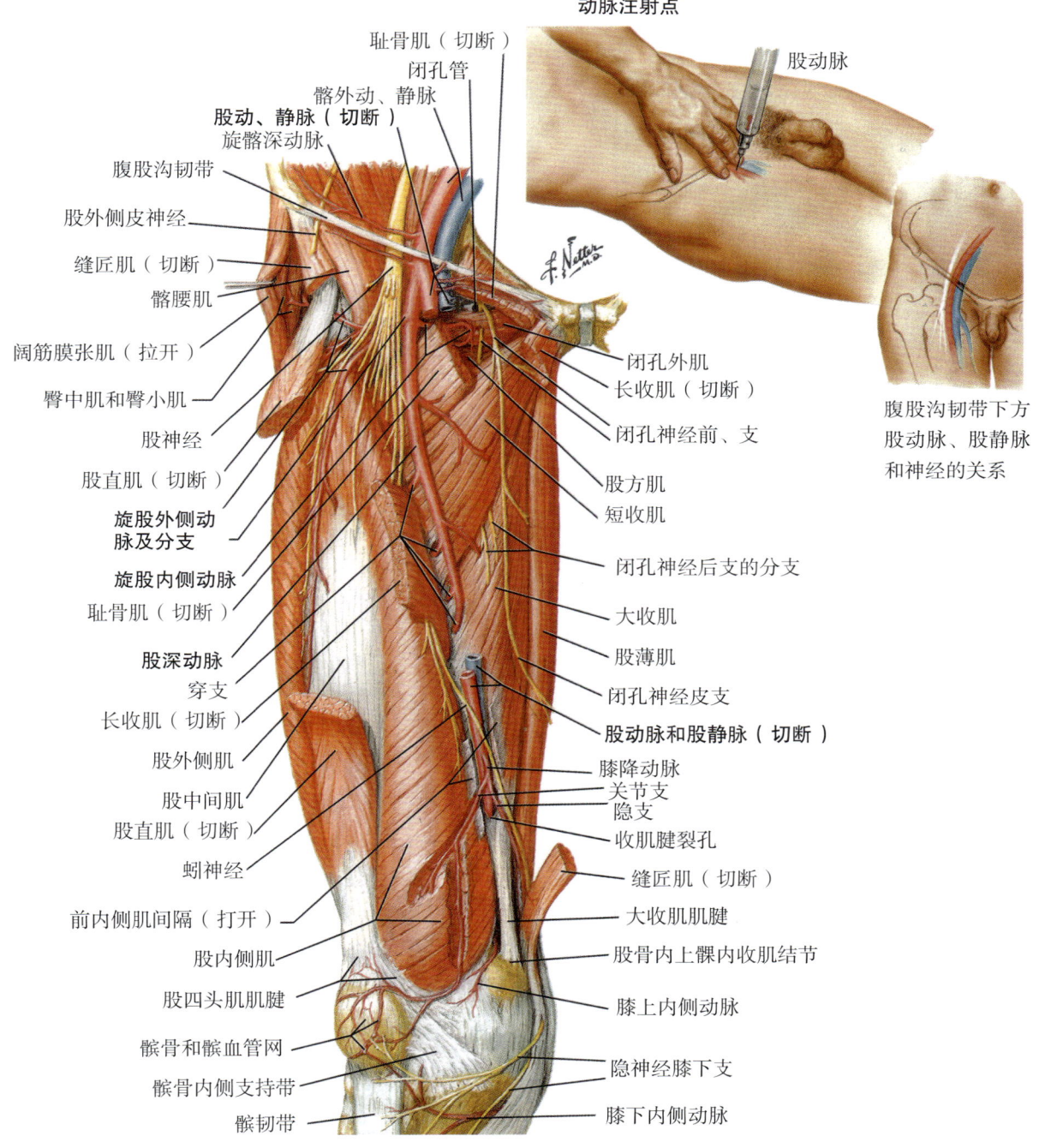

图 53-3　大腿动脉和神经：深部解剖（前面观）

股动脉和足背动脉

动脉置管也可用下肢的股动脉或足背动脉。股动脉是髂外动脉的延续，位于股神经的内侧、股静脉的外侧（图53-3）。在髂前上棘与耻骨结节连线，腹股沟韧带中点下方可触及股动脉。股动脉与肱动脉不同的是，股动脉置管应该选用更长的导管（12 cm）。

如选用足背动脉，可在足背上方第1、2跖骨之间触及足背动脉。足背动脉是胫前动脉的延续，下行穿过第1跖间隙与足底弓相接（图53-4）。

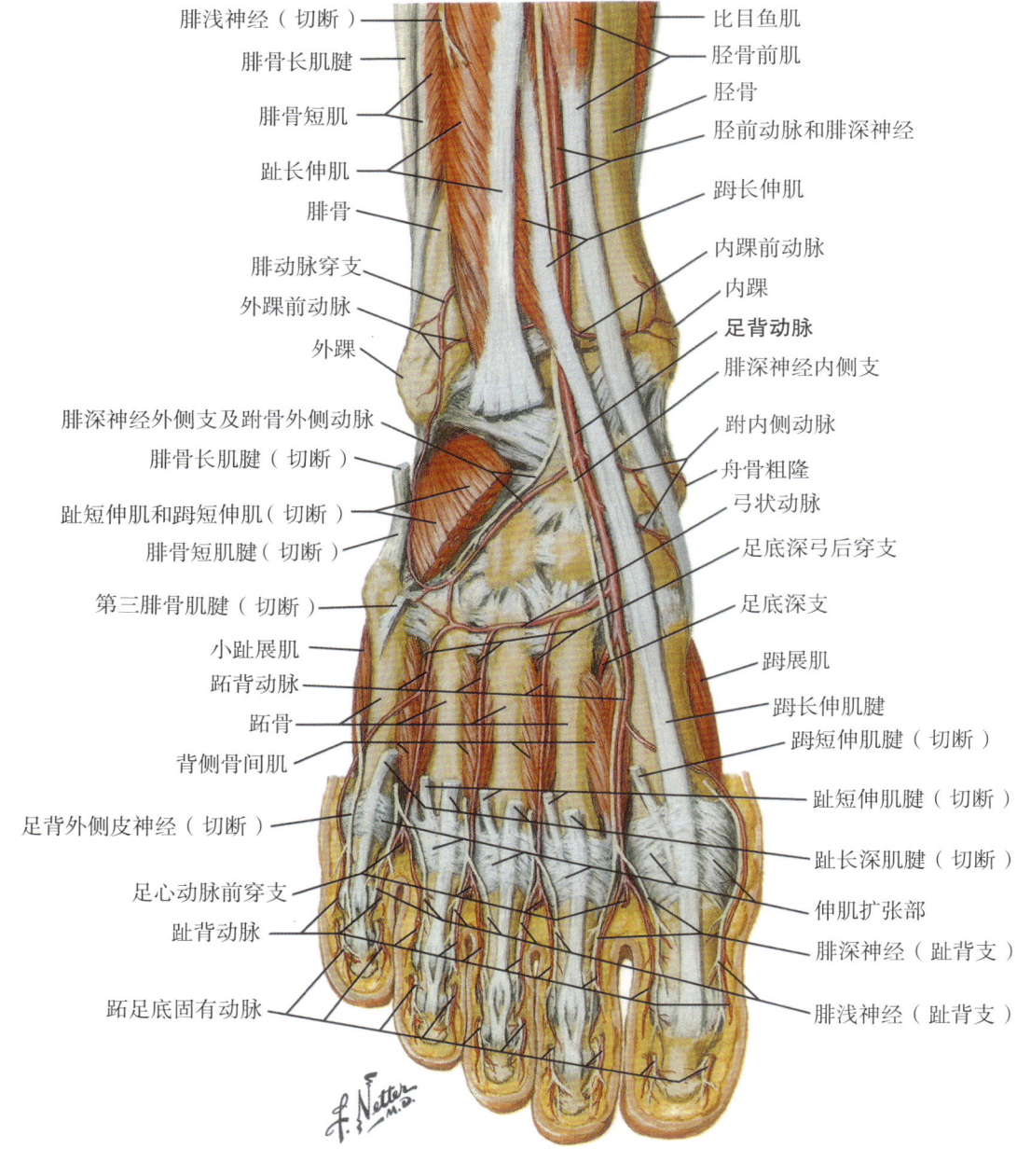

图53-4　踝前和足背肌、动脉和神经：深部解剖

第 54 章
上肢和下肢筋膜切开术

编者 Rachael C. Sullivan

郑雪峰 译，丁自海 审校

简介

骨筋膜室综合征（osteofascial compartment syndrome）是一种严重威胁肢体生存的危症，必须及时发现和治疗。如果不及时治疗，不仅会导致肢体缺失或肢体功能受损，还可能导致肾衰竭、酸中毒加重甚至死亡等严重后果。

上肢和下肢都可能发生骨筋膜室综合征，其病因相似。钝性创伤导致的骨折和直接肌肉损伤、不断扩大的血肿、外部压迫、液体外渗、感染、再灌注和严重烧伤是骨筋膜室综合征的一些较常见原因。受累筋膜室的筋膜切开术是骨筋膜室综合征的最佳治疗方法，必须及时进行，以防止组织损伤持续加重。

骨筋膜室综合征的病因

当骨筋膜室内的压力足够大以致影响组织灌注时，就会发生骨筋膜室综合征。在筋膜室腔内，当压力大于 30 mmHg 时，毛细血管灌注和静脉回流均受阻。如果不及时干预，将导致组织坏死。

筋膜室压力增加可能是由于筋膜室收缩，如筋膜闭合或瘢痕导致其被覆皮肤挛缩（图 54-1），或外力压迫，如石膏或敷料包扎过紧。代谢性昏迷或创伤性跌倒导致肢体长时间受压也可导致筋膜室内压力升高（图 54-1）。骨筋膜室综合征的另一常见病因是筋膜室内液体量增加，这可由多种原因引起，包括出血、外源性液体渗漏，如从静脉内外渗（上肢的静脉导管或下肢的骨内导管从预定位置滑落）、再灌注损伤导致的毛细血管渗漏、严重烧伤、创伤（特别是挤压伤）、静脉或淋巴阻塞或过度劳累导致的肌肉肿胀（图 54-1）。再灌注损伤常见于血管重建手术和创伤后，如果肢体缺血超过 4~6 h，则需要更加注意。对于这些患者应考虑预防性筋膜切开术。

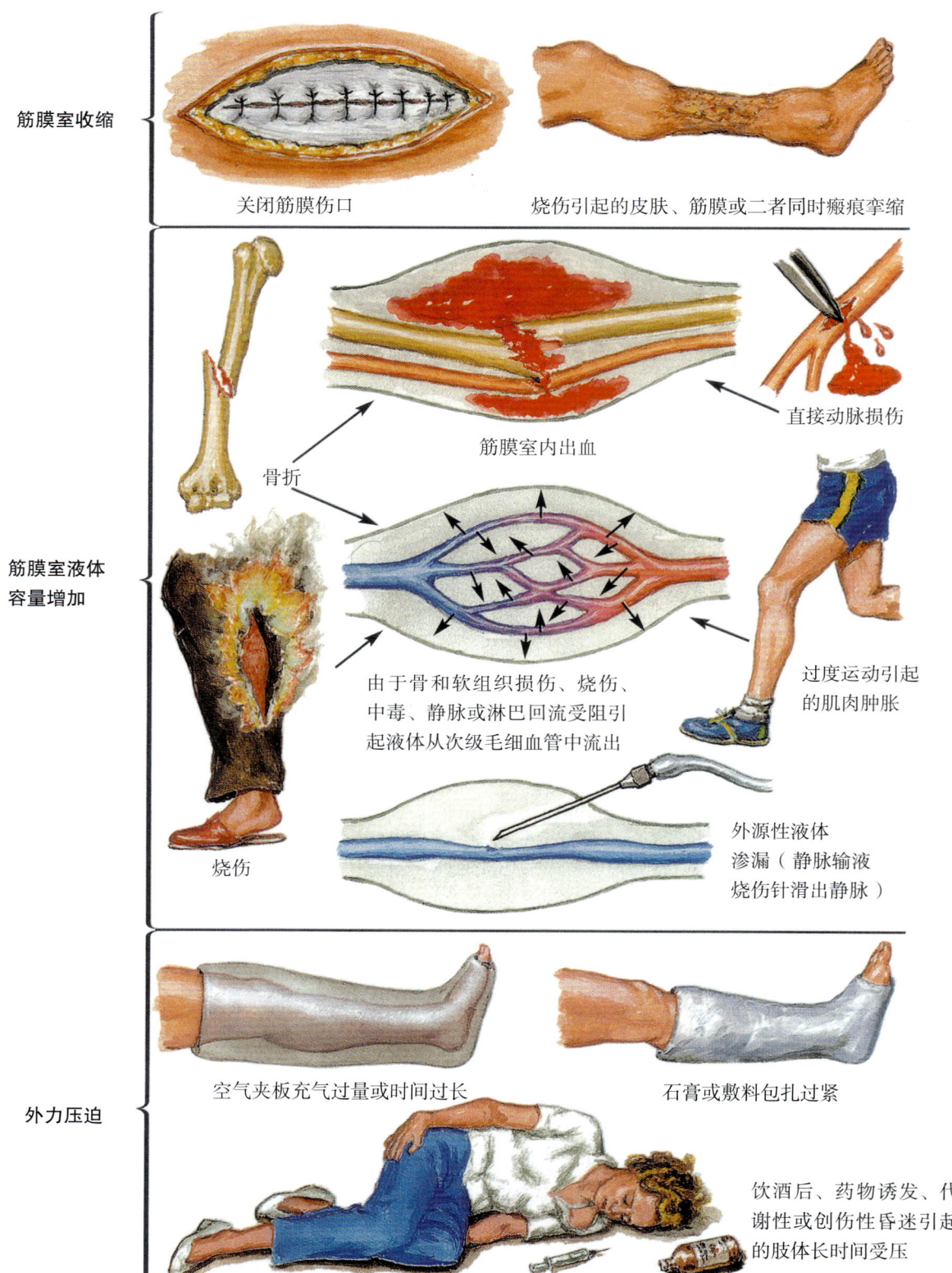

图 54-1 骨筋膜室综合征的病因

临床诊断和方案制订

在上肢或下肢筋膜室综合征的相关病例中，必须保持高度的怀疑，结合提示性临床检查结果，大多数病例能得到及时正确的诊断。

疼痛程度与临床检查不相称是骨筋膜室综合征最常见的症状，被动牵拉肢体可加重疼痛（图54-2）。由于神经对缺血敏感，引起感觉异常和轻触觉丧失是常见的其他早期症状。这些症状通常发生在运动功能受损和瘫痪之前。在上肢，前臂骨筋膜室综合征最常累及屈肌（或掌侧）筋膜室。因此，被动牵拉手指和腕伸肌时最常发生疼痛。由于正中神经、尺神经和桡神经受累，手部可出现感觉异常（图54-3A）。背侧筋膜室受累相对少见。

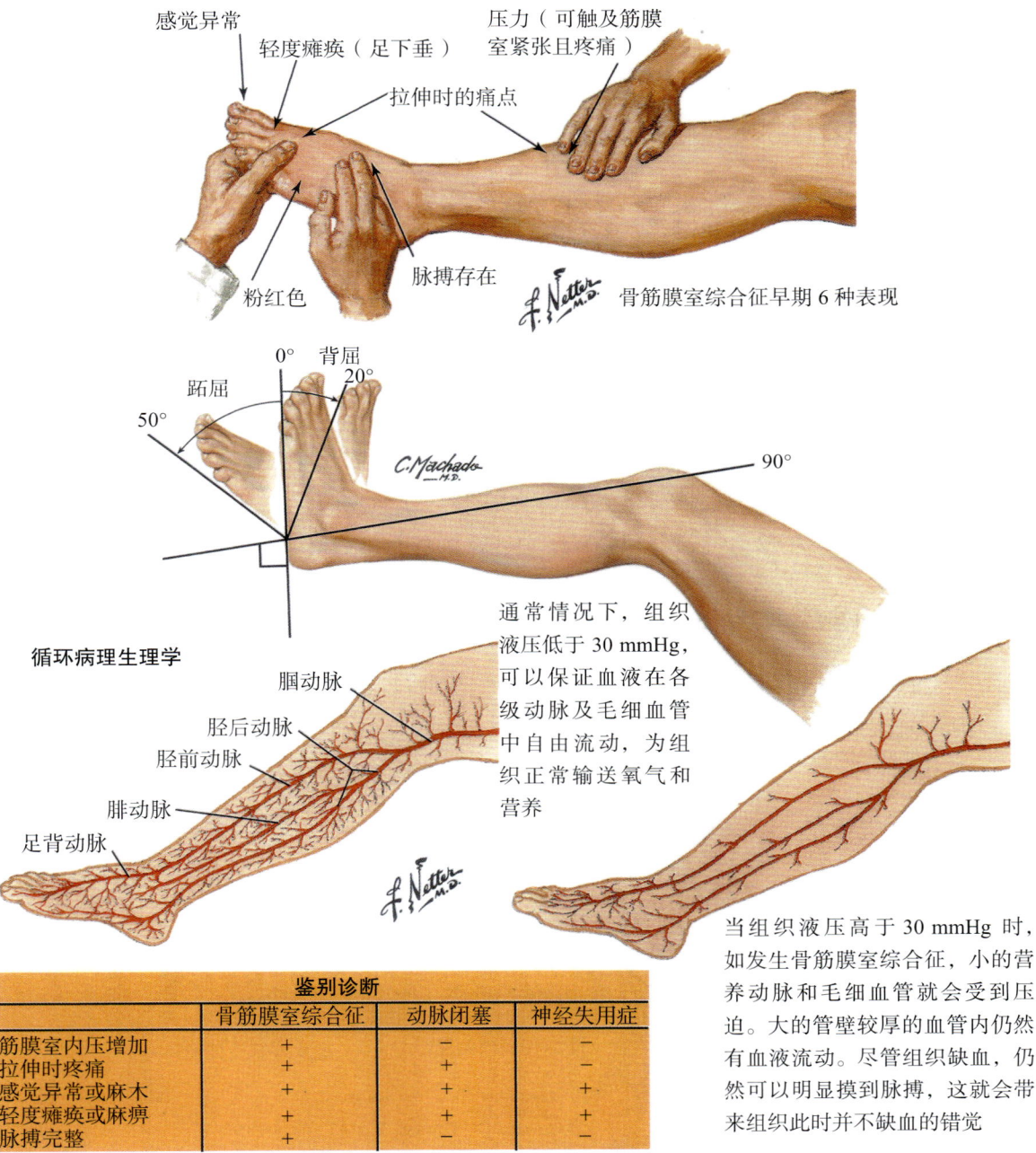

图 54-2　骨筋膜室综合征临床诊断

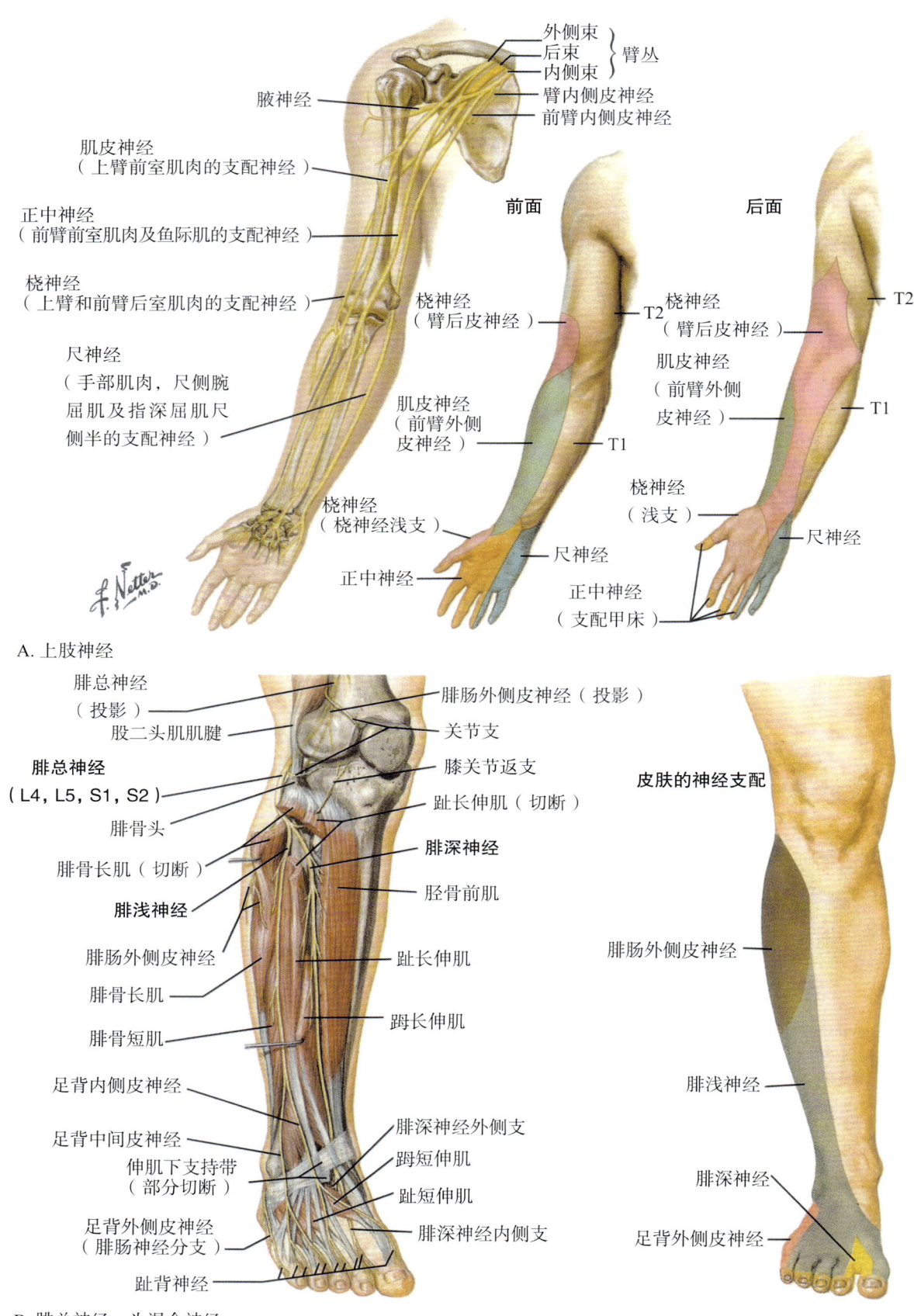

图 54-3 上肢和下肢神经支配

下肢的轻触觉可通过检查由腓深神经支配的第1、2足趾间趾蹼的皮肤来早期评估（图54-3B）。下肢主要肌群的运动功能可通过检查踝关节和足趾的背屈和跖屈来评估。晚期可出现脉搏细弱。毛细血管血流在较低的压力下就可能被阻断，大血管血流在较高的压力下才会被阻断。因此，直到病程后期，才会出现桡动脉、尺动脉、足背动脉或胫后动脉的搏动消失。必须注意，除骨筋膜室综合征外，严重外周血管疾病也可能导致脉搏消失。

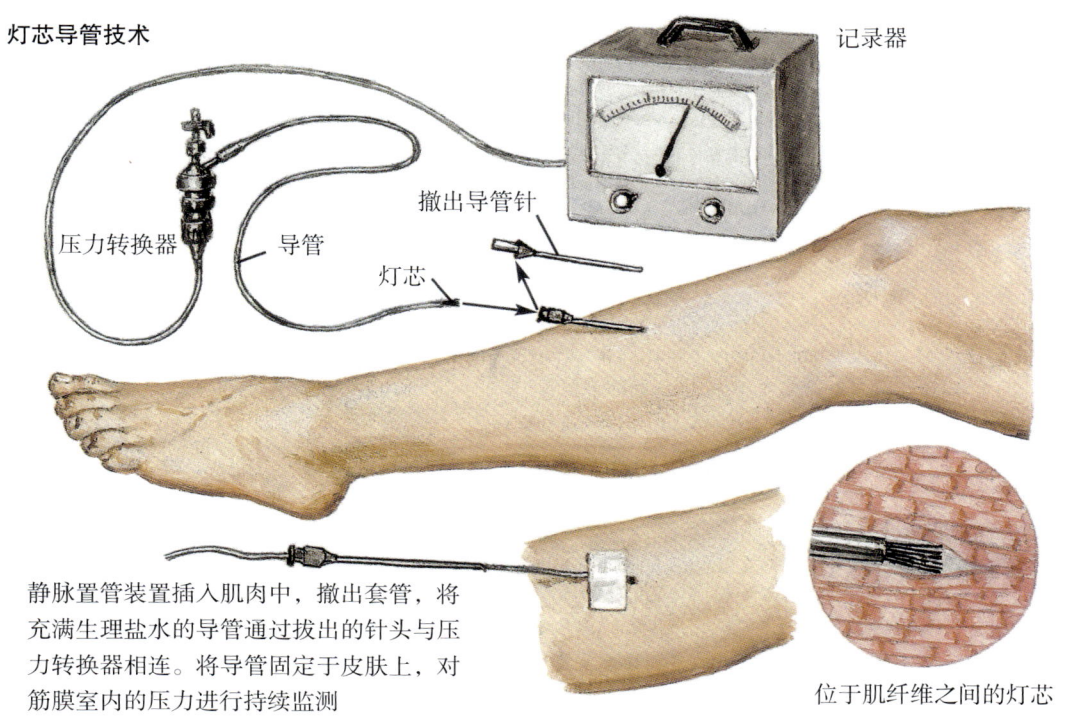

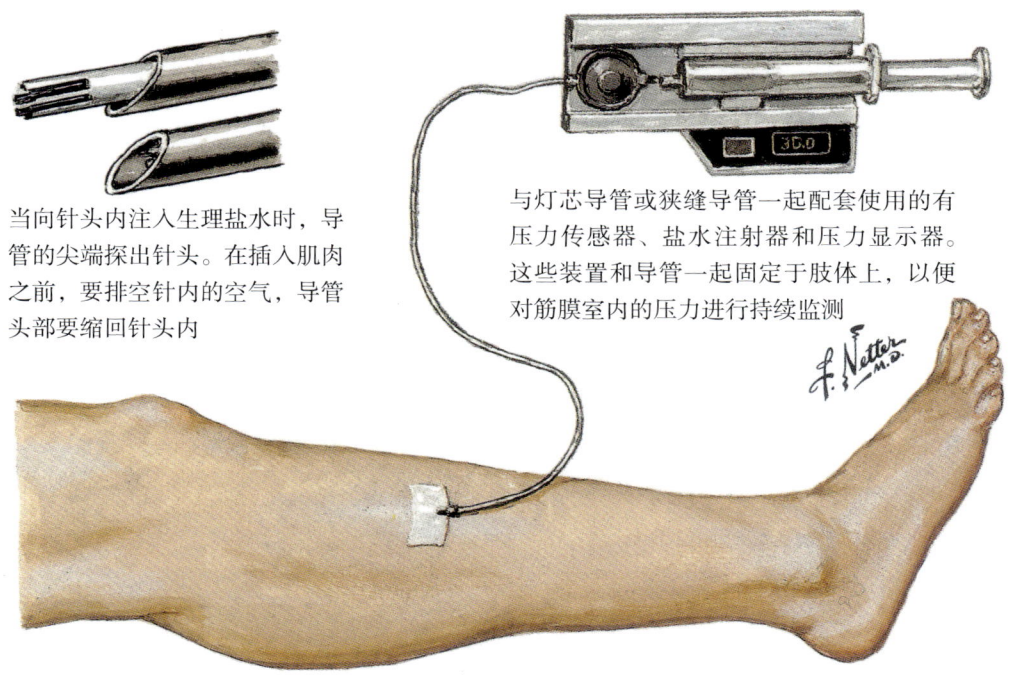

图 54-4　筋膜室内压力监测

对于上肢或下肢筋膜室综合征，必须考虑到临床表现。如果有创伤病史，通过 X 线检查明确骨折将有助于诊断。在不确定的情况下，应监测筋膜室压力（图 54-4）。压力 >30 mmHg 可视为异常，应紧急行筋膜切开术。

上肢骨筋膜室综合征

上肢骨筋膜室综合征常发生在前臂，前臂有 1 个掌侧筋膜室和 2 个背侧筋膜室。其中，掌侧筋膜室是最常见的受累部位，该室被肌间隔分成多个二级筋膜室（图 54-5）。掌侧筋膜室内包含腕和手的屈肌以及前臂旋前的肌肉。这种解剖学特点使前臂骨筋膜室综合征患者手和腕在休息位时表现为腕和手指屈曲增加，前臂旋前过大。浅层的二级筋膜室内包含尺侧腕屈肌、掌长肌和桡侧腕屈肌，以及旋前圆肌的浅部（图 54-6）。深层的二级筋膜室内包含指浅屈肌、指深屈肌和拇长屈肌。

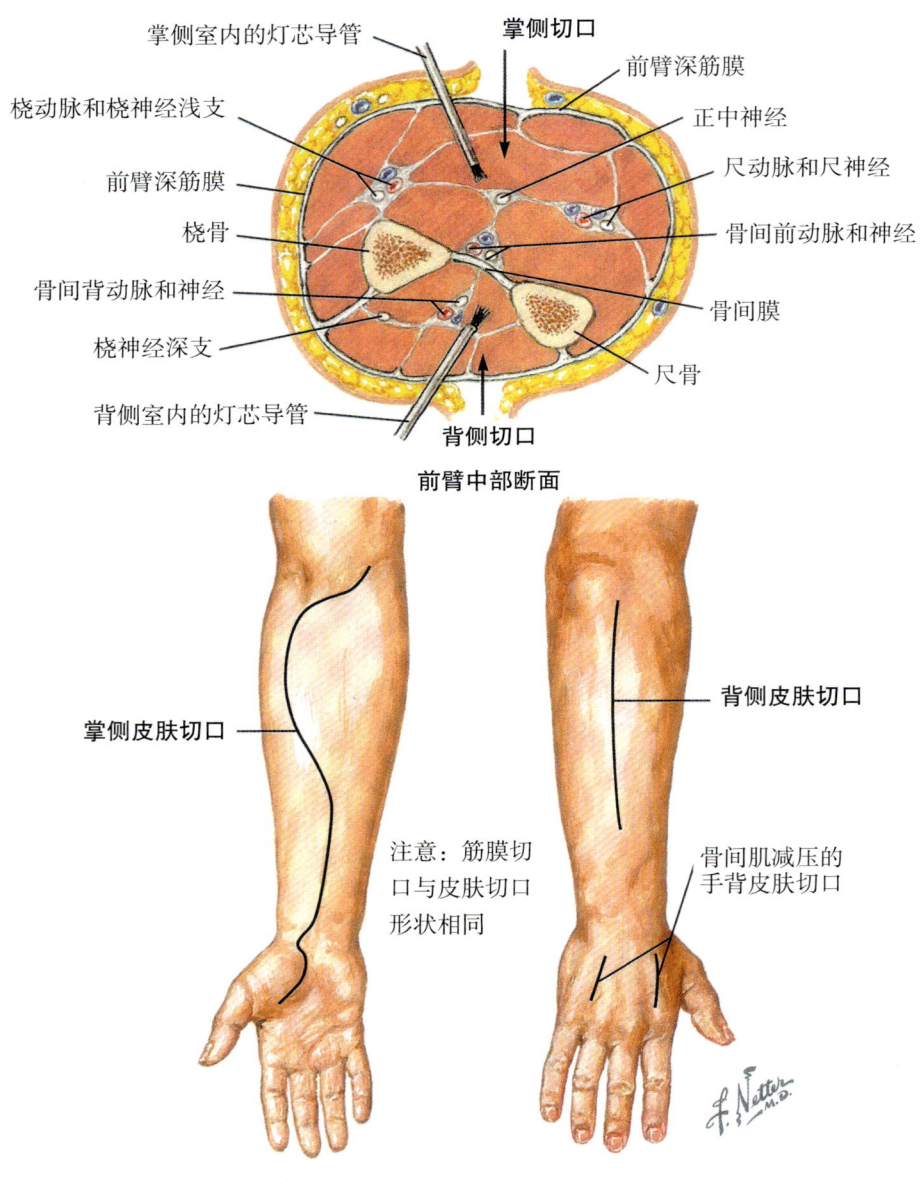

图 54-5 横断面解剖及前臂和手部切口

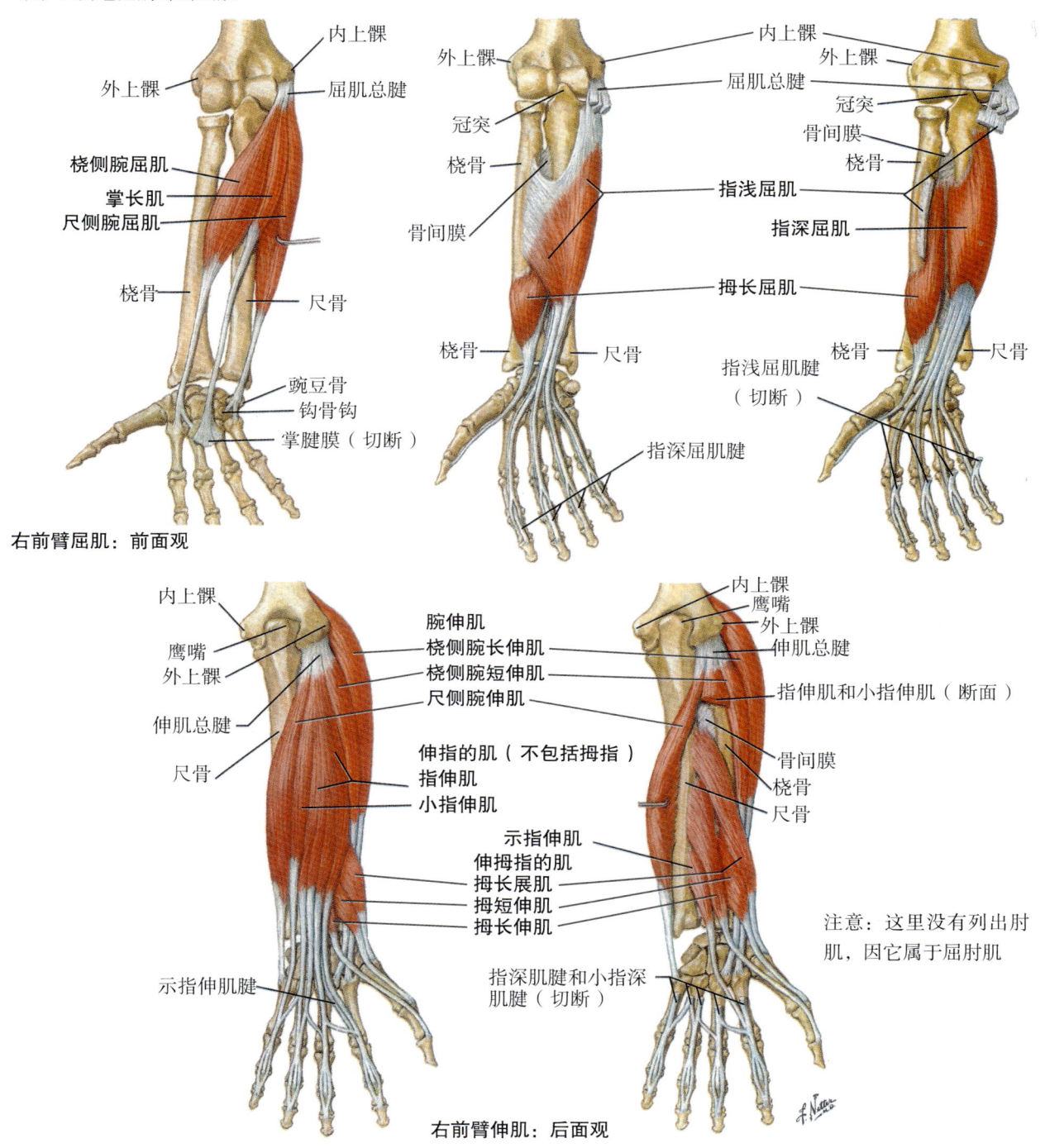

图 54-6 前臂的屈肌和伸肌

背侧有两个筋膜室，其内包含手和腕的伸肌。两个背侧筋膜室分为外侧的指伸肌筋膜室和内侧的腕伸肌筋膜室。

外科原则，手术解剖和操作技术

骨筋膜室综合征的治疗方法是筋膜切开完全减压。因为掌侧的筋膜室最容易受累且最为严重，应首先切开该筋膜室。前臂掌侧做 S（lazy S）形切口，即从肘关节近侧向下穿过腕，并向远端延伸至手掌（图 54-5）。如果远端和（或）手部有明显的水肿，应怀疑远端受累，需松解腕管支持带。

筋膜切口与皮肤切口一致。必须完全切开覆盖掌侧筋膜室的筋膜，筋膜室内的肌间隔也必须完全打开以进行完全减压（图 54-5，54-7）。同下肢前筋膜室一样，上肢掌侧筋膜室的深部二级筋膜室常在早期受累，从而加重组织损伤。因此，向深部解剖，切开深层的二级筋膜室进行减压，在手术治疗中至关重要。

在前臂，尺神经与指深屈肌相邻。正中神经在前臂中段通常位于指浅屈肌和指深屈肌之间（图 54-3，54-7）。手术操作中必须注意避免损伤这些结构。术中必须确定受累范围，如有必要，应进一步对前臂背侧进行手术处理。

如果需要进行背侧筋膜切开减压，从外上髁外侧、远端 2 cm 处纵行向下切开至前臂中部伸肌汇合处（图 54-5）。通过这一皮肤切口可以切开两个背侧筋膜室的筋膜。如果手部受累，则需在手背做两个切口打开骨间肌和拇收肌筋膜室（图 54-5）。

创面用盐水"湿－干"敷料包扎，每天更换。若水肿减轻，如条件允许可以闭合筋膜。如果无法安全地闭合筋膜，可以采用负压辅助治疗或二期采用皮肤移植使创面愈合。筋膜室切开最常见的并发症包括出血、神经损伤、感染和伤口愈合不良。

下肢筋膜室综合征

骨筋膜室综合征可发生在下肢的任何骨筋膜室内，包括臀部、大腿、小腿和足，最常见于小腿。小腿分为 4 个筋膜室：前筋膜室、侧筋膜室和后方的浅、深筋膜室（图 54-8），所有这些筋膜室必须打开以确保完全释放压力。在这些筋膜室中，前室更容易受到筋膜室压力增加的影响，且最为严重，主要原因是前室内的侧支血管相对较少。与前臂筋膜室综合征一样，治疗方案主要为筋膜切开减压术。

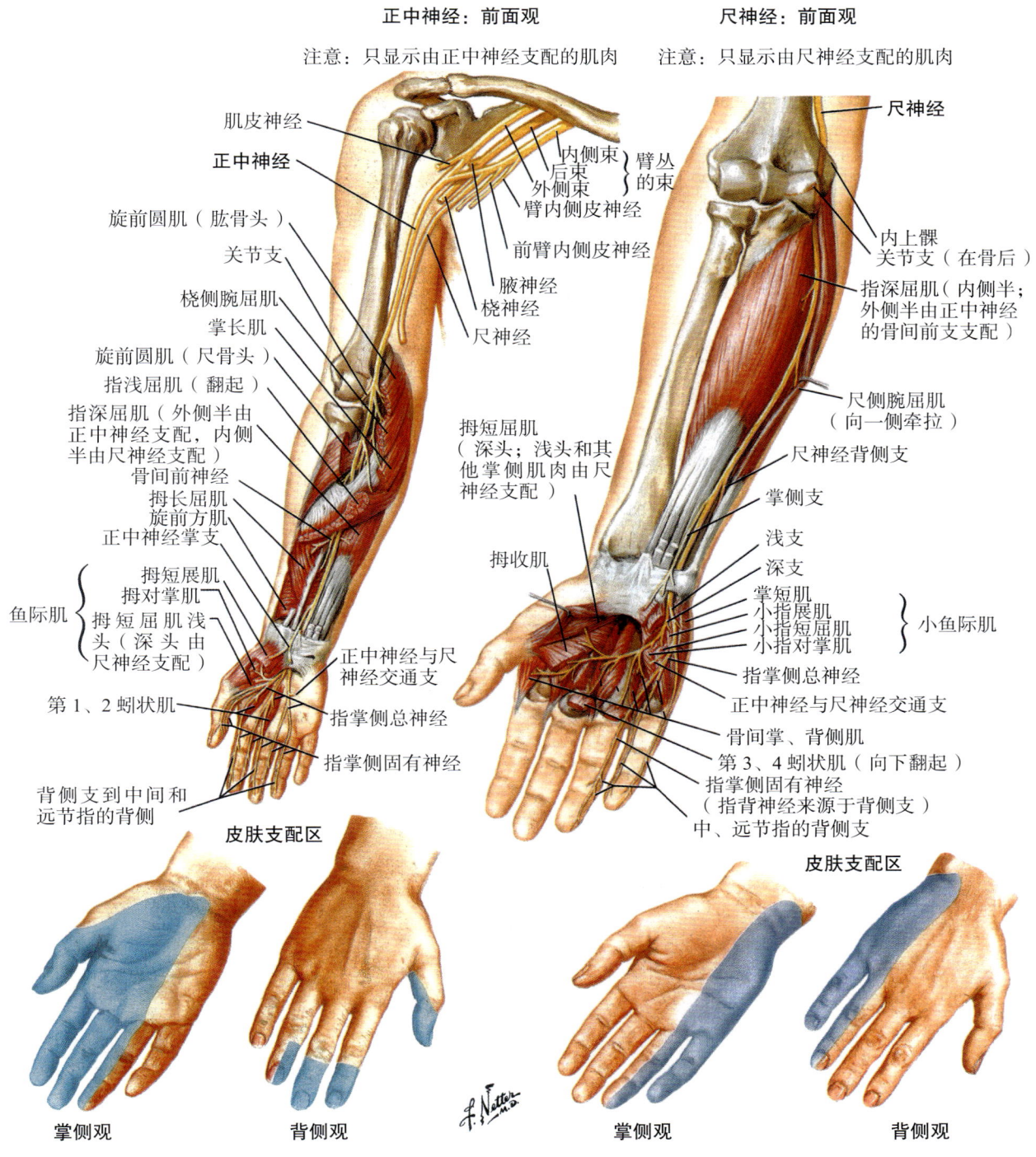

图 54-7 前臂正中神经和尺神经

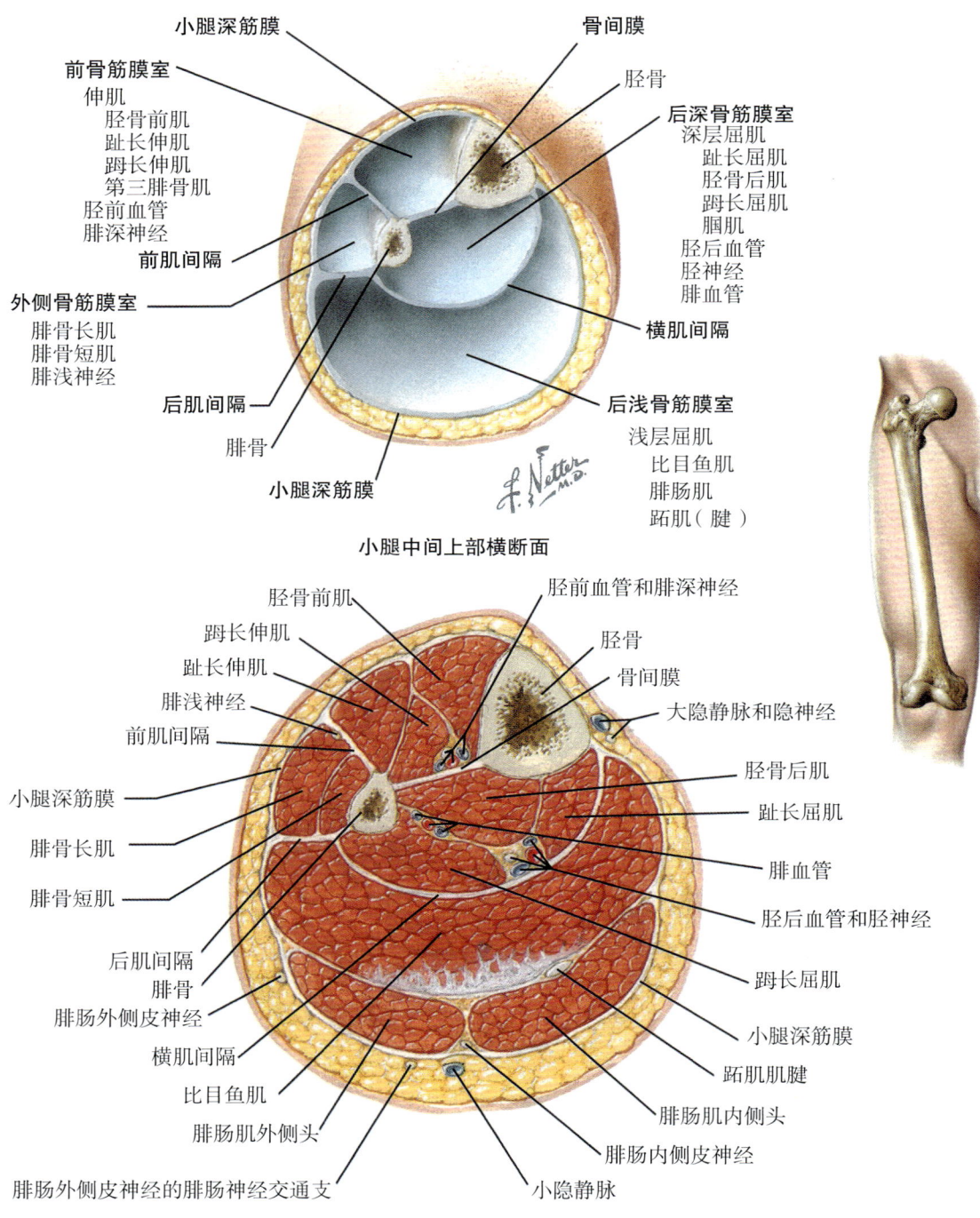

图 54-8 小腿骨筋膜室横断面

外科原则，手术解剖和操作技术

筋膜切开术的根本目的是对受累的筋膜室进行减压。必须切开受累筋膜室的全长，以确保组织充分释放压力。筋膜切开不充分会降低治疗效果，并可能发生进一步的组织损伤。在筋膜室内，动脉、静脉和神经从近端到远端的走行在发生变化，故在进行深层和浅层筋膜切开术时必须小心（图 54-9，54-10）。

一个外侧切口可以达到 4 个筋膜室减压的目的，但更常用的是内侧和外侧两个切口进行减压（图 54-11）。内侧切口用于后浅和后深筋膜室减压，切口位于胫骨内侧缘后 2 cm 处，长约 10 cm。暴露后室浅层的筋膜，切开从胫骨近端到内踝的筋膜全长。要进入深后筋膜室，必须从近端的胫骨附着处剥离腓肠肌－比目鱼肌复合体（图 54-12）。在此解剖过程中会遇到大隐静脉及其属支，必要时可以结扎属支以利于充分切开减压（图 54-11）。此外，隐神经与大隐静脉并行，在筋膜切开术中应避免意外损伤。

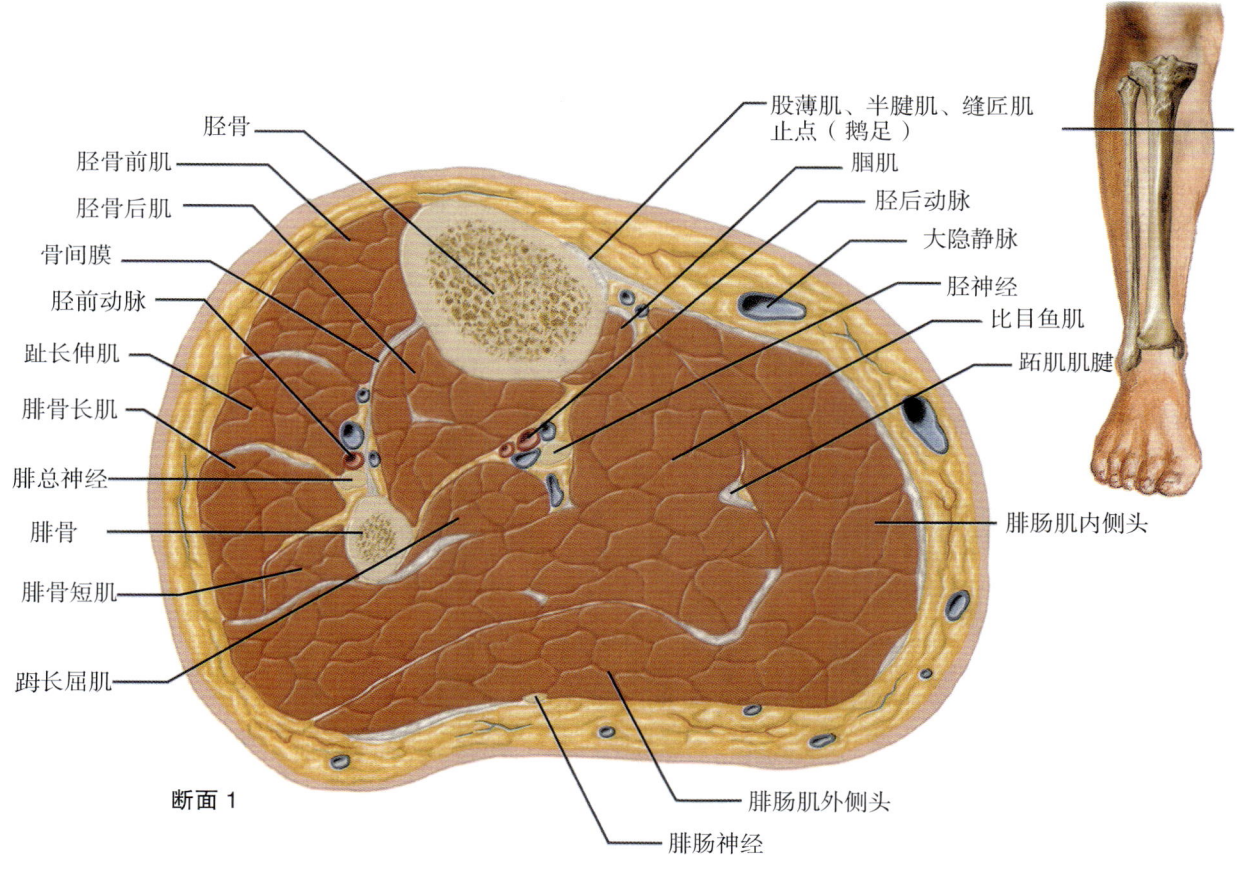

图 54-9　小腿横断面解剖，膝下段

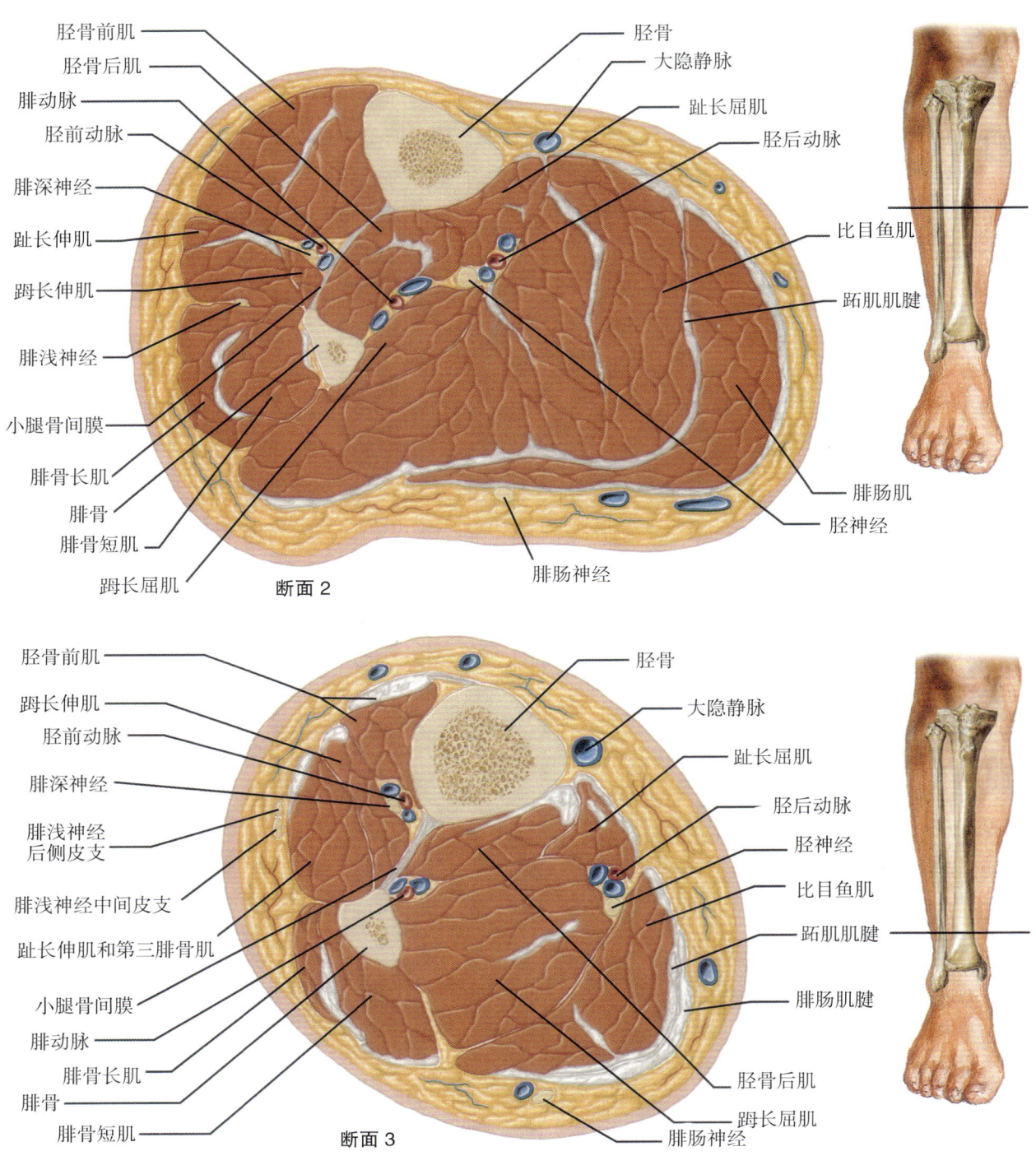

图 54-10 小腿中下段横断面解剖

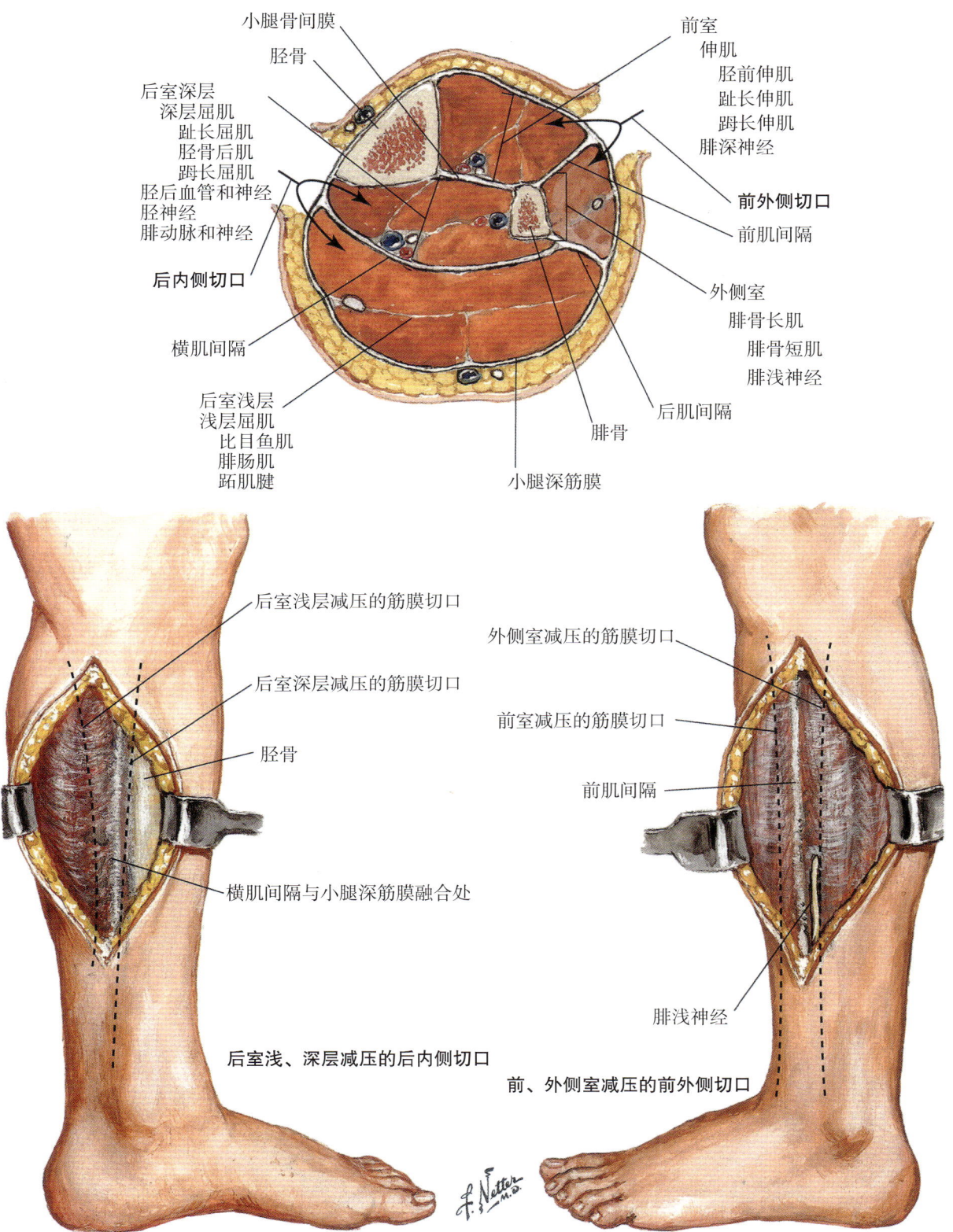

图 54-11 小腿骨筋膜室综合征筋膜切口

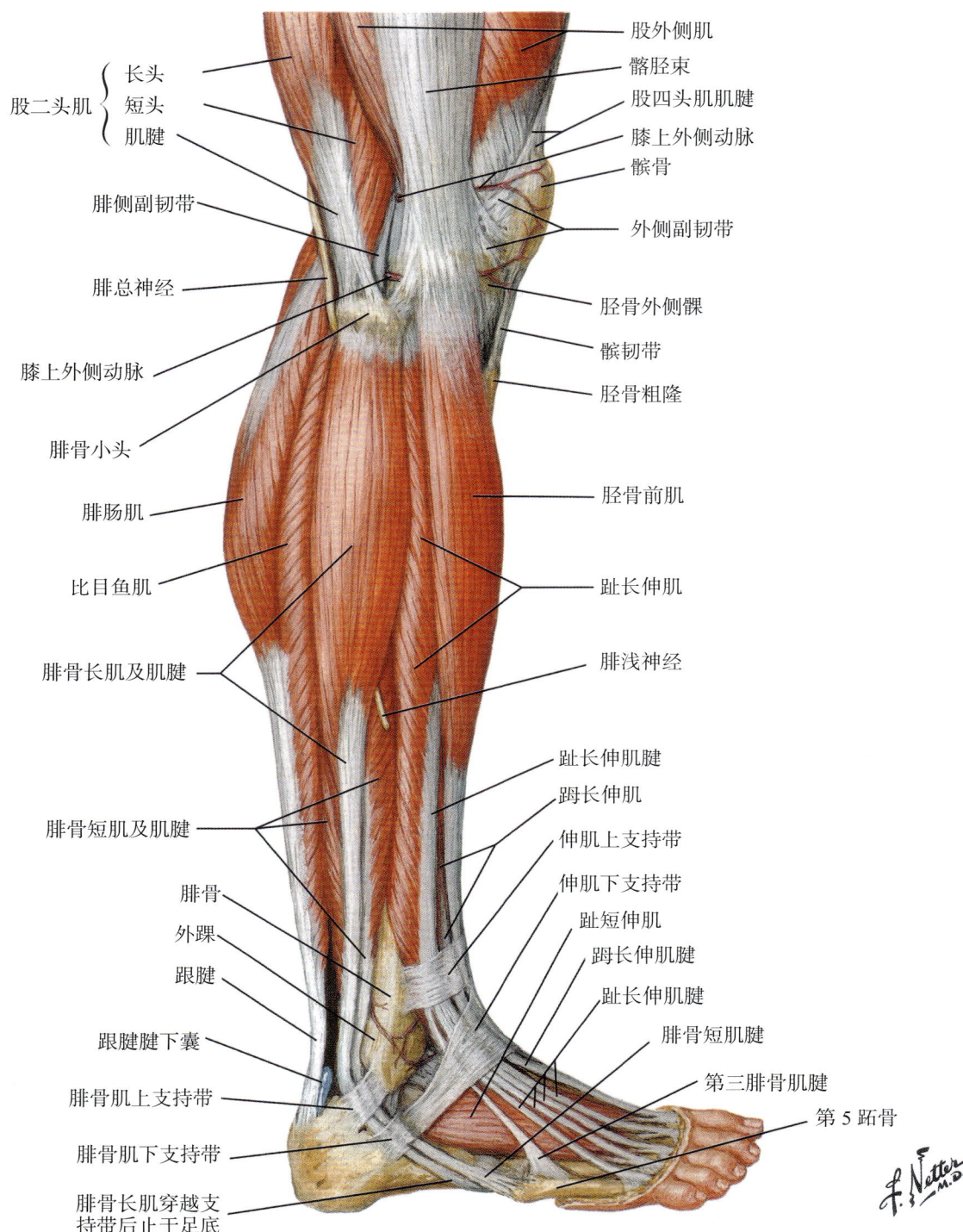

图 54-12　小腿肌肉：侧面观

外侧切口用于对前筋膜室和外侧筋膜室进行减压，切口位于腓骨头前方 1 cm 处，长约 10 cm。辨认外侧筋膜室的小腿深筋膜并切开与皮肤切口相同的长度，然后用剪刀在皮肤深面向近端和远端将筋膜切口延长。在同一切口内用相同的方式切开外侧筋膜室。腓浅神经沿前筋膜室和外侧筋膜室之间的肌间隔走行，术中应注意避免损伤。

创面用盐水"湿－干"敷料包扎，每天更换。若水肿减轻，在条件允许时可以闭合筋膜。如果无法安全地闭合筋膜，可以采用负压辅助治疗或二期采用皮肤移植使创面愈合。筋膜室切开最常见的并发症包括出血、神经损伤、感染和伤口愈合不良。

SECTION 10

第十篇
乳房及肿瘤学

第 55 章　乳房切除术
第 56 章　乳房重建术
第 57 章　乳头溢液和乳腺导管切除术
第 58 章　前哨淋巴结活检
第 59 章　腋淋巴结清扫术和淋巴管静脉转流术
第 60 章　腹股沟和盆腔淋巴结清扫术
第 61 章　腹膜后肉瘤

第 55 章
乳房切除术

编者　Stephen R. Grobmyer

莫嘉辉　译，丁自海　审校

简介

乳腺癌是女性最常见的癌症，也是女性癌症死亡的第二大原因。近年来乳腺癌治疗研究有了重要进展，包括内分泌治疗和单克隆抗体治疗，极大地改善了乳腺癌患者的预后。传统观点认为乳腺癌主要是一种通过外科手术治疗的疾病。1894 年，Halsted（根据 Dorland's 医学词典）和 Myers 描述了具有里程碑意义的乳腺癌根治术（Halsted 根治术）。该术式不仅切除了乳房组织、乳头－乳晕复合体、覆盖的皮肤以及深面的胸大肌和胸小肌，同时还切除了所有的腋淋巴结。尽管乳腺癌根治术有效地提高了乳腺癌患者的生存率，但不可否认该术式的手术并发症发生率很高。

从那时起，外科医师就开始努力探讨能最大限度提高患者存活率和减少手术并发症的手术技巧。这些手术术式包括乳房部分切除术、单纯性乳房切除术或乳房全切除术、乳腺癌改良根治术、保留皮肤的乳房切除术和保留乳头的乳房切除术。这些术式在特定患者中保障了生存率的同时也大大降低了 Halsted 根治术并发症的发生率。乳腺癌外科治疗的方式是基于肿瘤大小与乳腺大小的相对关系、多灶性疾病、双侧病灶、特定的肿瘤病理类型、患者的基因遗传状态和患者个人偏好等情况综合考虑。本章主要介绍乳房切除术（mastectomy）中最常见的术式：乳房部分切除术（partial mastectomy）和乳房全切除术（total mastectomy）。

乳房部分切除术

早期乳腺癌患者（即 0、Ⅰ、Ⅱ期）可考虑行保乳手术（即乳房部分切除、乳房肿块切除、乳房切除、乳房广泛切除、乳房节段切除）。对于适当选择的部分患者，保乳手术结合放疗的治疗生存率与乳腺癌改良根治术相同。目前临床上逐渐推广使用乳房部分切除术，因为其肿瘤学治疗效果是相同的，同时也改善了患者术后乳房外形、生活质量及心理影响问题。

当患者诊断为浸润性乳腺癌时，通常要同时进行乳房部分切除术与腋窝前哨淋巴结活检。对于非浸润性乳腺癌或导管原位癌患者，则无须行前哨淋巴结活检，可单独行乳房部分切除术。

乳房部分切除术注重保留乳房和外形美观，因此需要慎重选择手术切口（图 55-1A）。环绕乳晕的切口通常可以提供良好的外形美观效果。在乳房上半部采用平行于 Langer 氏张力线的曲线切口也很有效。而在乳房的下半部分，放射状切口则可提供良好的外形美观效果。对于可触及的病灶，可直接于肿块对应的体表皮肤做手术切口。对于需要使用有线或其他无线定位技术（例如放射性标记）定位的不可触及的肿瘤，应谨慎地在肿瘤的预期手术部位的体表皮肤进行切开。

术中可掀起小皮瓣，然后通过锐性分离或电切进行逐层解剖。可以使用 Adair 钳夹住乳腺组织以便解剖分离，但应注意避免撕裂或夹碎组织（图 55-1B）。

目前临床指南均建议在切除浸润性肿瘤时应保障清晰安全的手术切缘（切缘无肿瘤累及，即墨汁染色区无肿瘤）。一旦切除肿瘤，标本需送检病理以明确切缘情况，若切缘阳性则需进一步划分精准的手术切缘并重新切除（图 55-1C）。

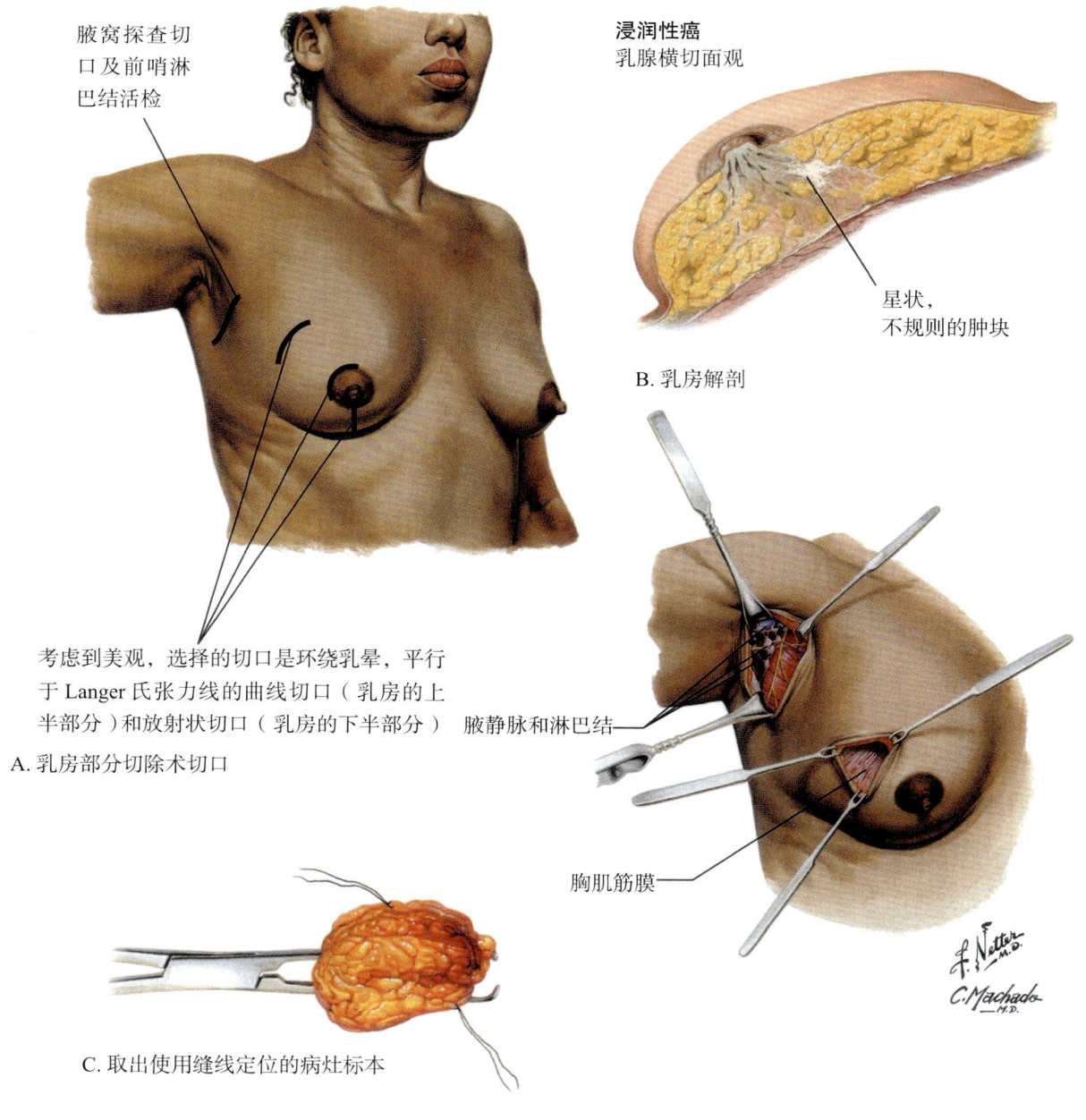

图 55-1　乳房部分切除术

根据乳房的大小及切除病灶标本的大小，可使用肿瘤相关整形技术以保证术后外观。对可能导致术后皮肤凹陷或切除大块病灶标本所致明显畸形者，将部分乳腺组织还原切除后的空腔可改善术后外观。此外，对于乳房较大且切除病灶标本较大的患者，行乳房部分切除术并结合乳房缩小术可以保持两侧外观对称和（或）达到预期的外形美观效果。

乳房全切除术

当患有乳腺大小的大块肿瘤或临床未见淋巴结累及的多灶性病变时，乳房全切除术加前哨淋巴结活检可能是最适合患者的治疗选择。乳房全切除术的另一种表述是单纯性乳房切除术。患者的偏好和基因突变状态等其他因素也影响手术治疗方式的选择。目前越来越多地使用种系基因检测（germline genetic testing）来筛查存在乳腺癌罹患高危风险的女性。这些伴有较高遗传性风险的乳腺癌女性患者通常选择双侧乳房切除术来治疗肿瘤，并可降低继发乳腺癌进展的风险。为降低乳腺癌风险而行乳房切除术时，通常推荐乳房全切除术。

乳腺癌改良根治术

对于接受乳房切除术的患者，若临床发现淋巴结受累或在乳房切除术时发现前哨淋巴结转移，可选择的手术方式为乳腺癌改良根治术。这种方法结合了乳房全切除术（稍后讨论）和腋淋巴结清扫术（见第 59 章）。

对于择期再行乳房重建术的患者，在一期行乳房全切除术时通常以乳晕为中心做椭圆形手术切口（图 55-2A）。手术切口范围应包括既往穿刺活检的针道与切除手术的瘢痕。然后掀起皮瓣，通常使用皮肤钩或拉钩以提高张力（图 55-2B）。皮瓣厚度 7~10 mm，厚度应保证能够避免皮肤缺血坏死或皮肤内陷，同时又足以显露切除所有的乳房组织。通常皮瓣的厚度会随着患者的体重指数（BMI）而改变，对 BMI 较高的患者通常需要更厚的皮瓣。切开的皮瓣应向上牵拉至锁骨水平，向下牵拉至乳房下方褶皱，向内牵拉至胸骨外侧缘，向外牵拉至背阔肌。乳房切除术的解剖平面需深至胸肌筋膜（图 55-2C）。

然后从上方（锁骨水平）开始逐渐将乳房组织从胸壁上解剖分离（图 55-2D，E）。继续向下方解剖分离时需注意深入至乳房后筋膜和胸大肌筋膜层面。向下方牵拉乳房组织并使用电刀将乳房组织和胸肌筋膜从深处肌肉表面剥离。术中应注意识别从胸大肌到乳房组织的穿支血管予以离断。注意这些血管出血较快，如果离断血管的位置距离胸肌太近，它们可能会回缩至肌肉中影响止血效果。对于乳房全切除术，一旦解剖至乳房下褶皱，即可完整切除乳房，留置引流管后用皮肤覆盖术野（图 55-2F）。如果进行乳腺癌改良根治术，则应保留与腋窝相连的乳房外侧缘，并在完成腋淋巴结清扫后一并切除。这种方法可获得相对完整的包含乳房和腋窝内容物的病理标本。

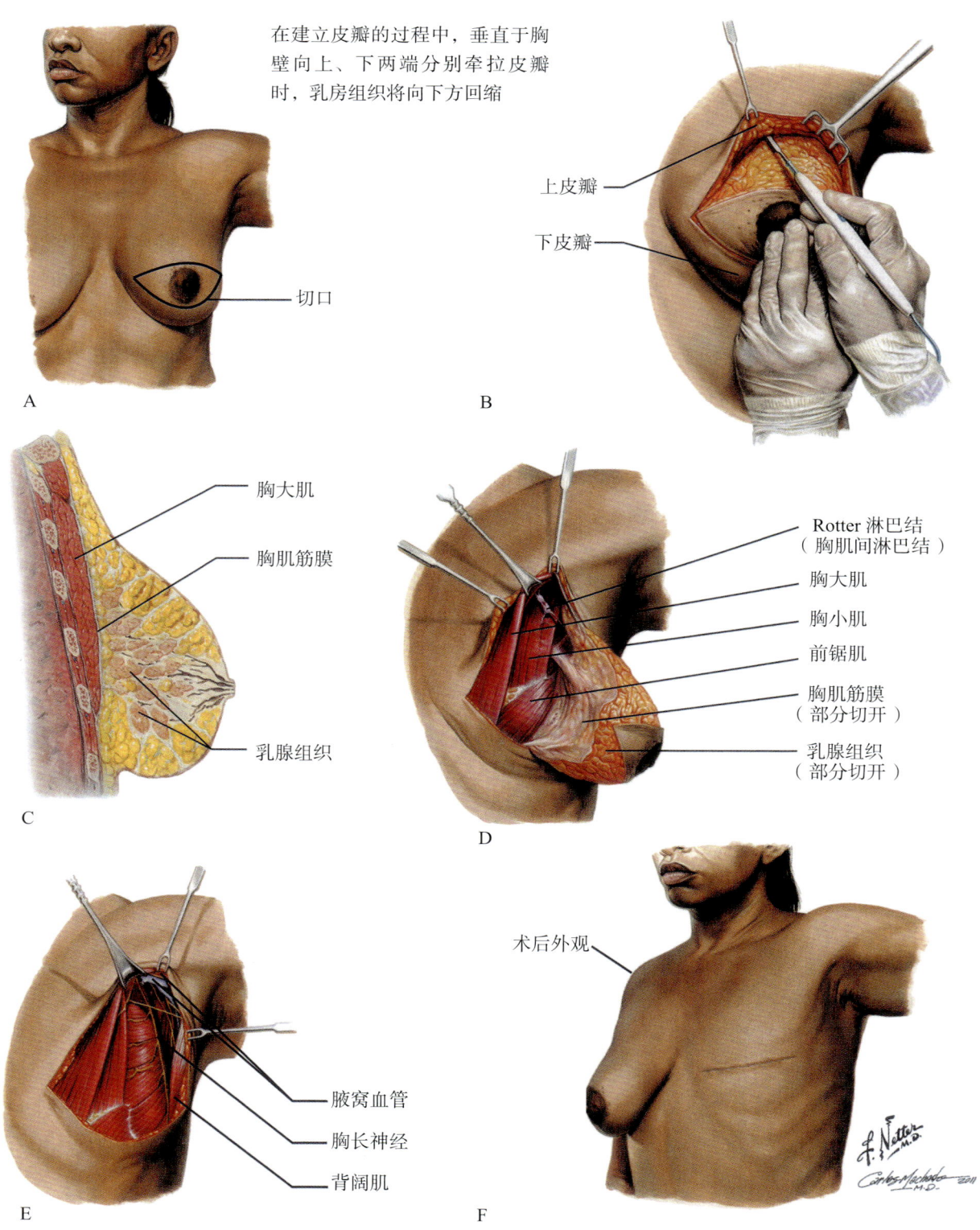

图 55-2 乳房全切除术及改良根治术技巧

乳房切除和重建术

乳房切除手术的另一个重要的考虑因素是如何选择乳房重建。在任何术式干预之前，与患者进行坦诚的沟通非常重要。此外，建议咨询整形外科医生，为每位患者量身定制一个最佳的治疗计划。部分患者可能适合在同一手术中进行乳房切除和重建，有的患者则需要延迟行择期重建，而对部分患者可行保留皮肤和乳头的乳房切除术以便即刻行重建手术。

小结

多学科团队共同参与讨论乳腺癌手术对于确定最合适的术式至关重要。合适的皮瓣厚度对手术成功非常重要，保留的皮瓣太薄会有缺血坏死的可能，保留的皮瓣太厚则存在肿瘤复发的风险。从胸大肌表面剥离胸肌筋膜时，血管穿支可能导致术后出血，故术中应将其提前结扎或凝闭。乳房重建的方案将影响手术切除的各个方面，故术前应当详细制订重建方案。

第56章
乳房重建术

编者　Tripp Leavitt，Risal Djohan
莫嘉辉　译，丁自海　审校

简介

简而言之，现代乳腺癌治疗的目标是在不降低患者生活质量的情况下治愈乳腺癌。对许多患者来说，其生活质量严重依赖于乳房重建（breast reconstruction）。在美国，尽管一些患者可能会拒绝接受乳房重建手术，但根据国家乳腺治疗中心认证计划设定的标准，所有接受乳房切除的患者都应该转至委员会认证的整形外科医生，并进一步评估重建手术的可行性。与几十年前相比，今天的患者更多的是在早期被诊断出乳腺癌，早期发现肿瘤并及时接受治疗可能无须进行如此广泛的肿瘤切除，从而为乳房重建术的广泛开展提供了可能性。整形外科医生与乳腺外科医生的密切合作是实现重建手术最佳治疗效果的基础，而这更取决于双方对于相关解剖结构及彼此专业技术的熟悉程度。

乳房切除术后接受重建手术的患者通常面临两个主要抉择：其一，是接受自体组织重建还是基于假体植入的重建；其二，是否需要择期进行重建手术。部分现实条件约束（比如可供利用的软组织、肿瘤的部位与分期、是否需要进行放疗）可能会限制重建手术的选择空间。然而通过与多学科团队积极仔细的讨论，患者往往可以做出与其个人目标和期望最一致的明智决定。

乳房重建术的解剖学考量

最早由 Phillip Blondeel 提出乳房的基底面、圆锥度、表面皮肤是实现乳房理想美学的必要条件。乳房基底面的边界为锁骨水平、胸骨外侧缘、腋前线和乳房皱褶（下襞）。无论是肿瘤累及还是手术治疗中过度切除导致的乳房皱褶消失都会对乳房重建产生负面影响，因为支撑乳房或植入假体的筋膜附着物丢失会导致乳房或假体随着时间的推移而逐渐下降。圆锥度代表了乳房的三维形状、体积、投影和轮廓。现代植入假体的尺寸、形状和材料成分种类繁多，可以更好地模拟患者乳房的自然圆锥度。乳房切除术后乳房重建中最重要的因素通常是剩余表面皮肤的质量和数量。如果剩余的皮肤不足以覆盖术区，则无法立即使用永久性植入假体进行乳房重建。此外，乳房皮肤的大部分血液供应来自肋间动脉、胸廓内动脉和胸肩峰动脉的分支，这些动脉分支在乳房切除术中常常被结扎离断。早期癌症检测，加上预防性乳房切除术的日益普及，以及对美观效果的更大关注，推动了保留乳头和保留皮肤的乳房切除术的普及实施。虽然这些保乳手术操作提供了更美观的结果，但乳房皮肤区域实际上依赖于皮下血管丛的灌注，手术操作可能增加了组织缺血和随后伤口愈合并发症的发生风险。如前一章所述，皮瓣厚度是乳房切除手术成败的关键因素；必须在尽量减少疾病复发与软组织坏死的风险之间取得一个平衡点。乳房切除术时皮瓣的灌注状态与皮瓣厚度密切相关，在乳房重建过程中应在手术室仔细评估这一状态（图56-1）。

通常情况下，术者可以使用组织扩张器维持或恢复自然的乳房外观。在较大范围的乳房重建术中可能需要使用组织扩张器在不影响血流灌注的情况下逐渐延展乳房表面皮肤以达到最佳效果。对于可能接受放疗的患者来说，使用组织扩张器也是一种选择，因为它可以在放气的同时仍然保持胸袋不受放疗影响而严重改变甚至消失。最后，在将假体置入肌肉前平面时（见下文所述）可能需要使用组织扩张器将适当大小的假体放入较小的胸肌前袋中。

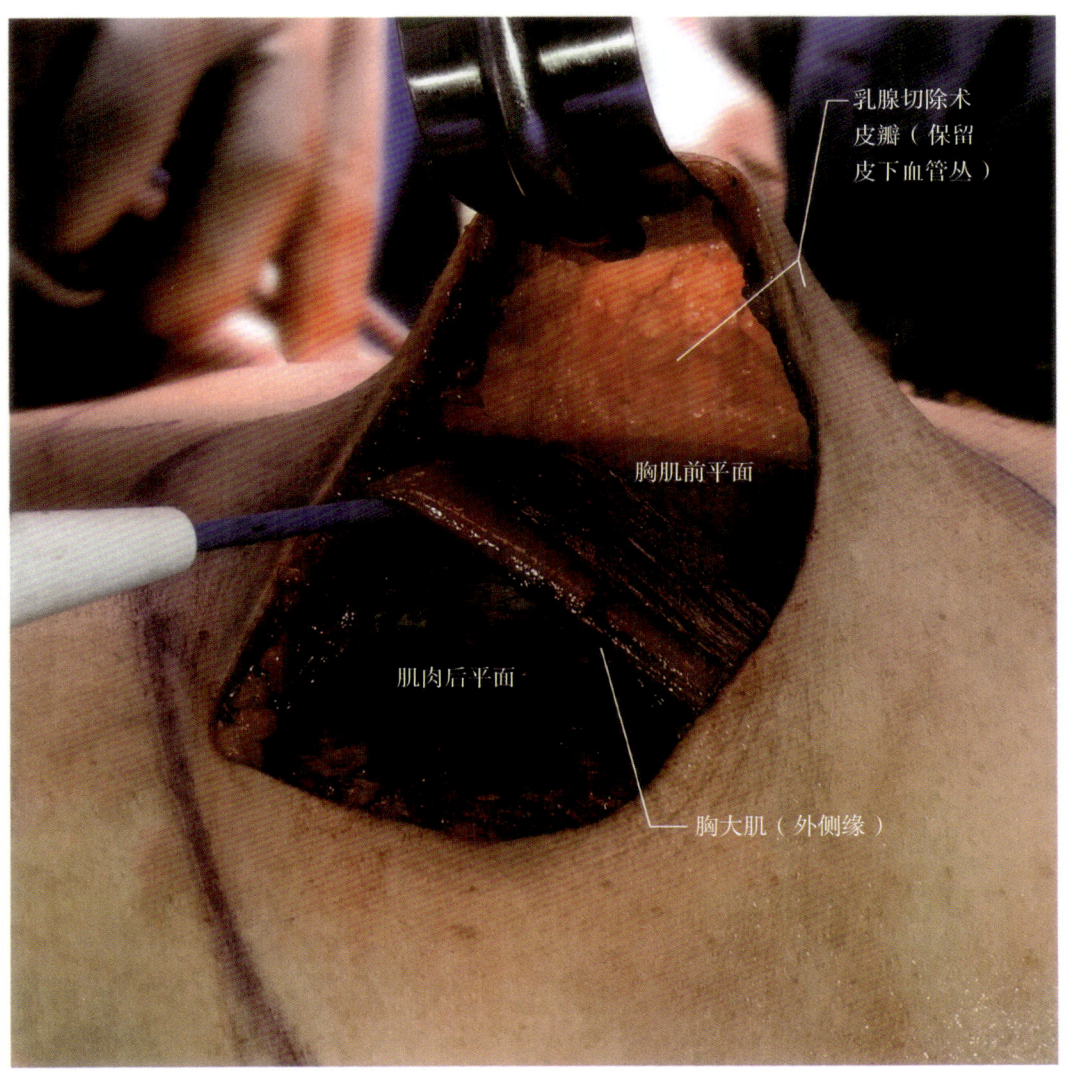

图56-1 乳腺切除术后的胸袋

胸大肌已经从外侧和后方附着物中游离，从而显露出可供假体植入的手术平面。值得注意的是，在重建过程中可见乳房切除术中保留了良好的皮瓣厚度，未见组织缺血或半透明化的征象

基于假体植入的乳房重建术

使用假体植入（prosthetic implant）进行乳房重建仍然是乳房切除术后最常见的重建手段。乳房假体可以在切除乳房时放置，也可以在单独手术过程中放置，分别称为即刻重建（一期重建）和延期重建（二期重建）。更有甚者，可以先在乳房切除术中放置组织扩张器，然后再用永久性植入物替代扩张器，作为"延期-即刻"重建或称分阶段重建术。术者可将假体放置在胸大肌前方平面或后方平面。通常选择预先存在的乳房切除术切口（详见第55章）作为重建手术的手术入路。

近年来，由于保留乳头的乳房切除术需求增加，以及乳房重建术中脱细胞异体真皮基质（acellular dermal matrices，ADM）的推广应用，使用胸肌前假体植入进行即刻重建已经越来越普遍。将ADM放置在假体表面并锚定在乳房边界处的胸壁上，可以提供支撑假体的结构和额外的软组织覆盖，并且可以被相邻的自然组织逐渐吸收与结合（图56-2A）。在保留乳头的乳房切除术中使用ADM与保留的大面积表面皮肤相结合，可增加植入假体的可选尺寸范围，还可逐渐弃用耗时且常引起患者疼痛的组织扩张器，以达到预期的乳房美观效果，且不会增加组织坏死的风险。

尽管胸大肌后方平面的解剖关系相对更复杂，但在乳房重建术中，这一平面仍然是最常用的假体植入部位。术中将胸大肌从胸壁前方沿着外侧下缘（偶尔沿着内侧下缘）掀起，从而进入该肌后方平面，注意保留胸大肌内侧与胸骨的附着。胸大肌与胸壁（胸小肌前方部分）之间的平面通常是相对无血管的，例外的情况见于解剖游离至该平面最内侧时，可见胸骨边缘外侧散在分布有胸廓内动脉的穿支。胸肌后方平面假体植入重建术可进一步细分为胸肌后假体部分植入和假体完全植入。在部分植入术中，假体下方从胸大肌下缘的下方突出。在这种植入术中常常使用由ADM构成的生物补片，通过将补片固定在胸大肌下缘和乳房皱褶水平的前胸壁处可形成支撑假体的提吊组织，并且提供软组织覆盖假体下方突出的部分（图56-2B）。另一方面，在完全植入术中可将前锯肌（包括或不含筋膜组织）从侧胸壁掀起并逐渐向内侧游离推进，再将前锯肌与胸大肌外侧缘缝合以提供假体下方外侧的表面肌肉覆盖（图56-2C~G）。目前临床证据表明在乳房切除术中发生皮瓣缺血时，通常首选在胸肌后方平面植入假体，因为假体前方覆盖的肌肉可以防止皮瓣全层坏死时假体脱出体外。在乳房切除时可植入的假体体积通常有限，因此组织扩张器也常用于胸肌后方平面假体植入重建，但使用扩张器的过程往往更加痛苦，并且受到胸大肌收缩的动态变化影响，假体植入的最终效果通常不如预期，因此这些等候重建手术的患者往往会选择在胸肌前方平面植入假体。

自体组织移植的乳房重建术

目前使用患者自体组织移植进行乳房重建的手术方式种类繁多，这些术式通常无须使用假体植入即可获得相对更自然、更持久的结果。自体组织移植可以采用带蒂皮瓣移植（基于指定的血管），也可以采用游离皮瓣移植（将带血管的皮瓣游离，皮瓣血管与受区血管吻合以恢复皮瓣的血供）。

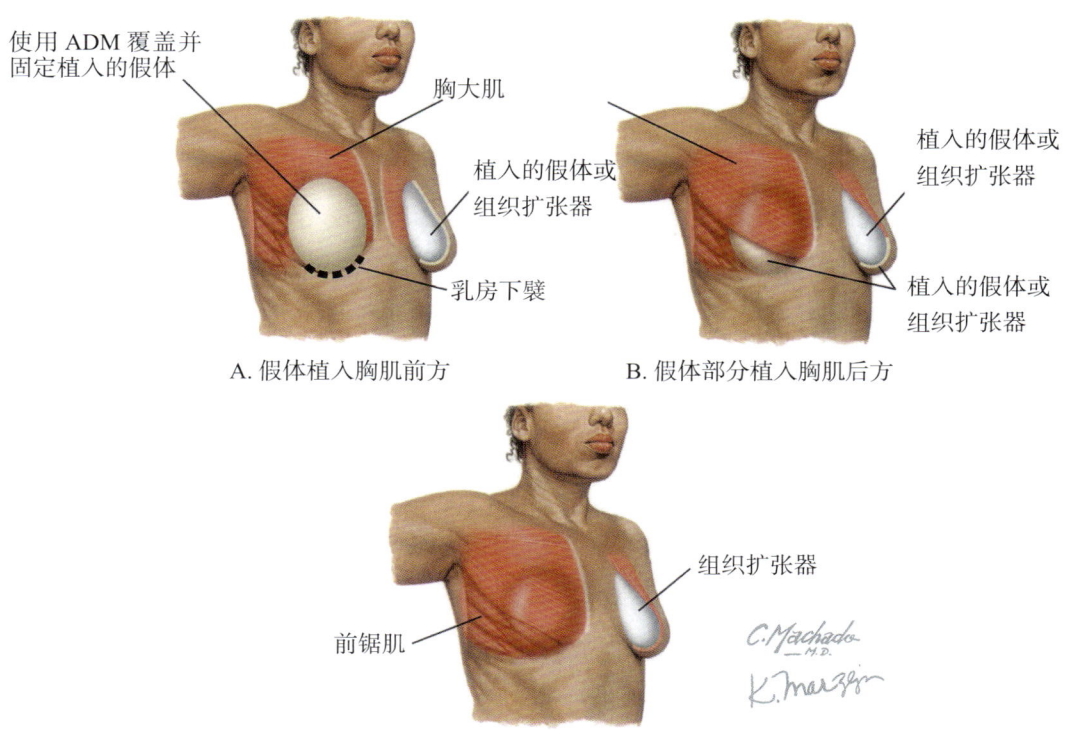

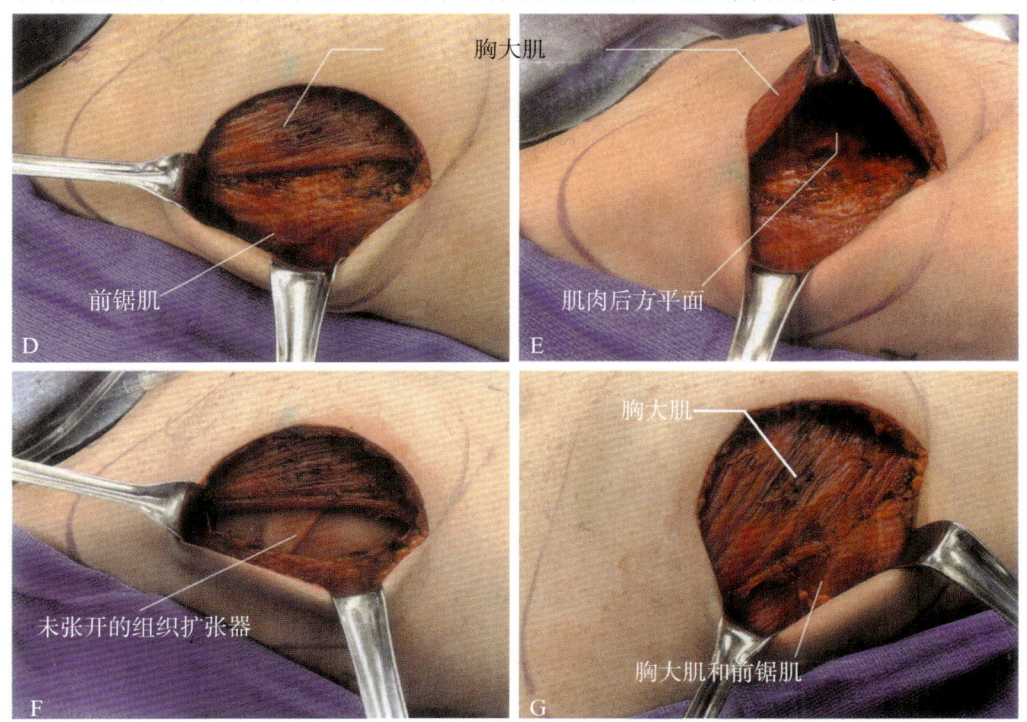

图 56-2 基于假体植入的乳房重建术

A~C. 基于假体植入的乳房重建术相关解剖平面。D~G. 延期 - 即刻乳房重建术的一期手术为乳房切除术，并将组织扩张器完全置入肌肉后方平面。D. 在乳房切除缺损处可见前锯肌和胸大肌。E. 掀起胸大肌后可显露肌肉后方平面。F. 沿着侧胸壁掀起前锯肌可进一步扩张肌肉后方平面的"口袋"，并置入未张开的组织扩张器，从而提供额外的软组织覆盖。G. 将前锯肌拉近至胸大肌外侧缘（并缝合）以完全覆盖组织扩张器，如果肌肉贴合处没有提供一定张力，组织扩张器可能会轻微膨胀

使用腹部皮瓣的乳房重建术

腹部皮肤是自体皮瓣移植的理想供区，因为腹部能提供大量柔软、可延展的皮瓣组织，且质量与正常乳房组织相近。用于乳房重建的主要腹部皮瓣类型包括腹壁下动脉穿支皮瓣、游离横行腹直肌（transverse rectus abdominis，TRAM）肌皮瓣或带蒂横行腹直肌肌皮瓣。尽管腹部皮瓣类型繁多，但每种皮瓣的皮肤-皮下组织的构成都是相近的，通常选择耻骨上缘到脐上方水平、两侧髂前上棘之间的梭形皮瓣。无论是DIEP皮瓣还是TRAM肌皮瓣，皮肤-皮下组织均由来自皮肤深面的血管进行血供灌注，这些血管穿过皮瓣深部的肌组织或游走在深部组织之间，也常称为肌皮穿支。

腹壁下动脉穿支皮瓣

腹壁下动脉穿支皮瓣（deep inferior epigastric perforator，DIEP）保留了腹直肌的全部功能，并最大限度减少皮瓣供区并发症的同时优化了重建手术的外观效果。腹壁下动脉发自腹股沟韧带上方的髂外动脉，在穿出腹横筋膜前向上走行于腹膜外脂肪中（图56-3A）。该动脉继续向上方走行并在弓状线下方穿出腹横筋膜表面进入腹直肌鞘，继续沿腹直肌后方平面上行。在腹直肌与腹直肌鞘后层之间，该动脉分支呈现出不同类型的分支模式，直至其分支末梢与来自腹壁上动脉的分支相互吻合。通常情况下，腹壁下动脉分为两主支在肌内走行，各主支各自发出内侧和外侧两排横行穿支以供应浅层的皮肤和皮下组织（图56-3B）。少数情况下，为单支血管走行于肌肉中央，或可能出现两支以上的主支（图56-3C）。术中至少需要明确一主支对其进行解剖，沿着一主支的肌内走行，最终到达腹股沟韧带上方的腹壁下动脉起始处。任何获取游离皮瓣的术式最后阶段都是在贴近腹壁下血管起始处横断血管蒂以获得较长的血管蒂，有利于后续进行血管显微吻合。腹壁下静脉也在此处进行解剖分离。

从腹部供区切取DIEP或者其他游离皮瓣的操作本身会离断支配对应皮肤区域的感觉神经。在乳房切除术中也同样会离断支配乳房和乳头乳晕复合体的大多数感觉神经，这些操作都会导致乳房感觉减退。一般而言感觉功能的恢复是一个缓慢且相对不明确的过程，但在自体组织重建术中可通过供区皮瓣的神经与受区的感觉神经吻合，以促进感觉功能的恢复。在解剖肌肉动脉穿支时可能会发现数支神经，通常是来自腹直肌外侧相关神经的节段性分支，在肌内走行或直接走行于肌的后方。这些混合性神经的节段性分支通常在肌内分成相应的运动支和感觉支。运动支会跨过腹壁下动脉支配腹直肌运动，而感觉支则向前方走行至腹壁浅层支配皮肤感觉（图56-4A）。术中需注意仔细解剖这些感觉支以保留皮瓣潜在的神经支配，从而提高乳房重建皮瓣感觉恢复的可能性。理想情况下，在获取皮瓣过程中应注意保护术中发现的神经以最大限度地减少手术操作对腹壁的损害。

术中切开下腹部剥离皮瓣时通常可以同时发现腹壁浅静脉。该静脉通常见于髂前上棘和耻骨联合之间，走行于Scarpa筋膜前方层面（图56-3B）。对于少数患者，术中要仔细解剖游离腹壁浅静脉，当皮瓣与受区的动、静脉吻合后发生皮瓣充血，即腹壁下静脉不能充分回流血液时，可利用该静脉为皮瓣提供额外的静脉回流通路。

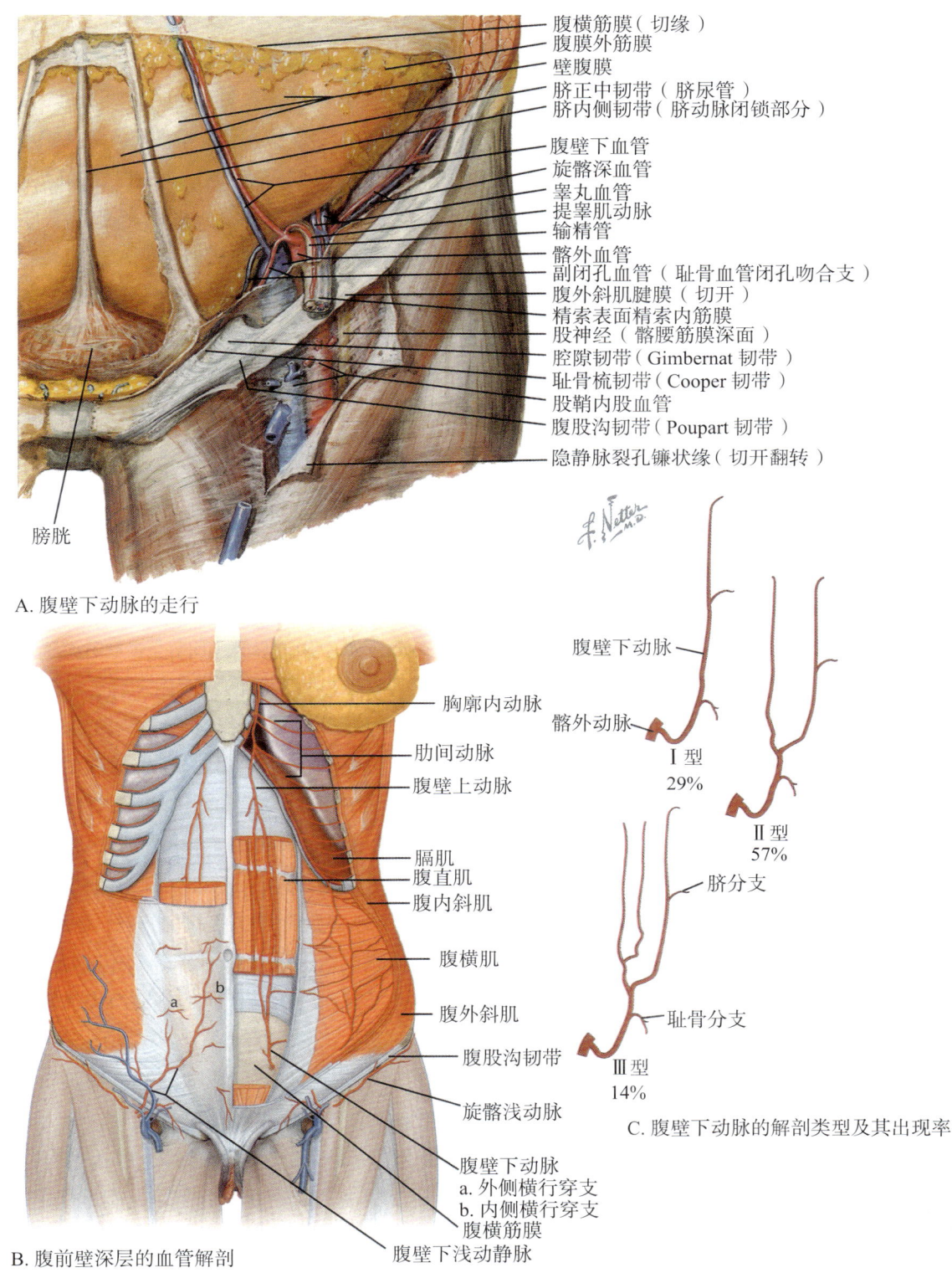

图 56-3 腹壁下动脉解剖

(图源:B.Reused with permission from Howard MA, Dickie SR. Comprehensive trunk anatomy.In: Song DH, Neligan PC, eds. Plastic Surgery: Lower Extremity, Trunk, and Burns. 4th ed. vol 4. Elsevier; 2018.Fig. 9-10, p 227. C, Phillips T J, Stella D L, Rozen W M, et al. Abdominal wall CT angiography: A detailed account of a newly established preoperative imaging technique. Radiology 2008; 249:32-44.)

游离横行腹直肌皮瓣

重建手术中切取游离 TRAM 皮瓣的解剖操作与切取 DIEP 皮瓣相似，二者的区别在于保留腹直肌的程度。在游离 DIEP 皮瓣的穿支血管时会保留供区腹直肌的完整性，而在切取游离 TRAM 皮瓣时可能会破坏供区腹直肌一段的宽度完整性，或者仅在一定程度上保留供区肌肉，故又被称为保留肌肉（muscle-sparing）的 TRAM 皮瓣（MS-TRAM 皮瓣）。根据腹直肌保留的程度，MS-TRAM 皮瓣可分为 4 种类型：MS-0 型（不保留供区段的肌肉，获取的皮瓣包括供区段完整宽度的腹直肌）；MS-1 型（保留供区段外侧的部分腹直肌，偶尔保留内侧部分）；MS-2 型（同时保留供区段外侧和内侧的部分腹直肌）；MS-3 型或 DIEP 皮瓣（完整保留供区段的腹直肌）（图 56-5）。切取皮瓣时是否切取部分腹直肌需要综合考虑穿支的尺寸和分布、移植皮瓣中腹部组织的含量以及患者的合并症等因素。切取的部分肌肉是作为皮瓣的肌皮穿支血管通过的载体，而不参与构成乳房重建所需组织的体积。在 DIEP 皮瓣出现前，TRAM 皮瓣一直作为乳房重建术中使用游离自体组织移植的主要方式，然而随着对腹壁解剖的深入了解和手术经验的不断累积，发现 TRAM 皮瓣存在导致腹壁薄弱或形态异常的风险，因而目前重建手术中逐渐减少了使用 TRAM 皮瓣。

游离自体组织移植的受体血管

乳房重建术中游离组织的移植依赖于胸廓内动脉及其分支与胸背动脉的血管吻合。胸廓内动脉在第 3 肋软骨水平较易解剖，而在第 4 肋软骨的远端，胸廓内静脉逐渐变细并出现较多分叉，伴有复杂的血管吻合交通支。胸廓内动、静脉走行于肋软骨深面，术中沿着胸大肌肌纤维方向游离肌肉后，可在肋软骨骨膜下平面切除肋软骨，然后进一步切除软骨膜以显露深部的胸廓内动脉，通常可见成对的胸廓内静脉伴行（图 56-4B）。术中还可切除邻近的肋间肌以充分显露术野，并增加血管活动度以便术中吻合。肋间神经肌支在肋缘下方深入至肋间内肌，前皮支在这一区域的内侧较浅的位置走行，术中可以游离该处感觉神经，用于与腹部皮瓣的节段性感觉神经吻合（通常为 T11 或 T12 感觉神经）。术中还可以采用保留肋骨的手术技巧（如只切除肋间肌）实现胸廓内血管的显露。胸廓内动脉发出多条穿支，这些穿支多见于胸骨边缘附近，也可在重建术中作为受体血管使用，从而无须完全游离胸廓内动、静脉。然而这些穿支相对较细小，因此无法作为微血管吻合的固定选择（注：现在的微血管吻合技术可以做到）。如果在乳腺癌切除加腋淋巴结清扫术中进行即刻重建（一期乳房重建），术中通常已经充分显露出胸背血管，故几乎不需要为准备受体血管进行额外的解剖游离处理。

带蒂横行腹直肌皮瓣

带蒂横行腹直肌皮瓣与游离 TRAM 皮瓣大致相似，都依靠皮瓣附属的部分腹直肌作为供应皮瓣的穿支血管通过的载体，然而，供应带蒂 TRAM 皮瓣的血管主要来自腹壁上动脉。因为蒂中包含供应皮瓣的血管，故术中需要保留血管蒂并通过腹部皮下平面将带蒂皮瓣转移至乳房重建的部位（乳房的囊袋如胸袋、肌下袋等），这与游离皮瓣完全离断供应血管再吻合的操作有所不同（图 56-6）。尽管带蒂 TRAM 皮瓣也可以通过保留肌肉的方式获取，但在弓状线水平进行肌肉的离断时会破坏整段肌肉长度的完整性。此外，腹壁下血管也在弓状线水平离断。术中更加需要注意的是在建立通往乳房重建部位的皮下隧道过程中应通过精细解剖操作防止乳房下皱襞变形，防止乳房下皱襞通道过小导致皮瓣的血管蒂张力过大或扭曲。第 8 肋间神经通常在深部进入肋缘附近的肌肉，故在解剖时应注意辨认神经并谨慎离断。术中离断第 8 肋间神经有助于实现必要的肌组织萎缩以减少上腹部区域皮瓣血管蒂的体积，这也是与游离组织移植相比的固有劣势。

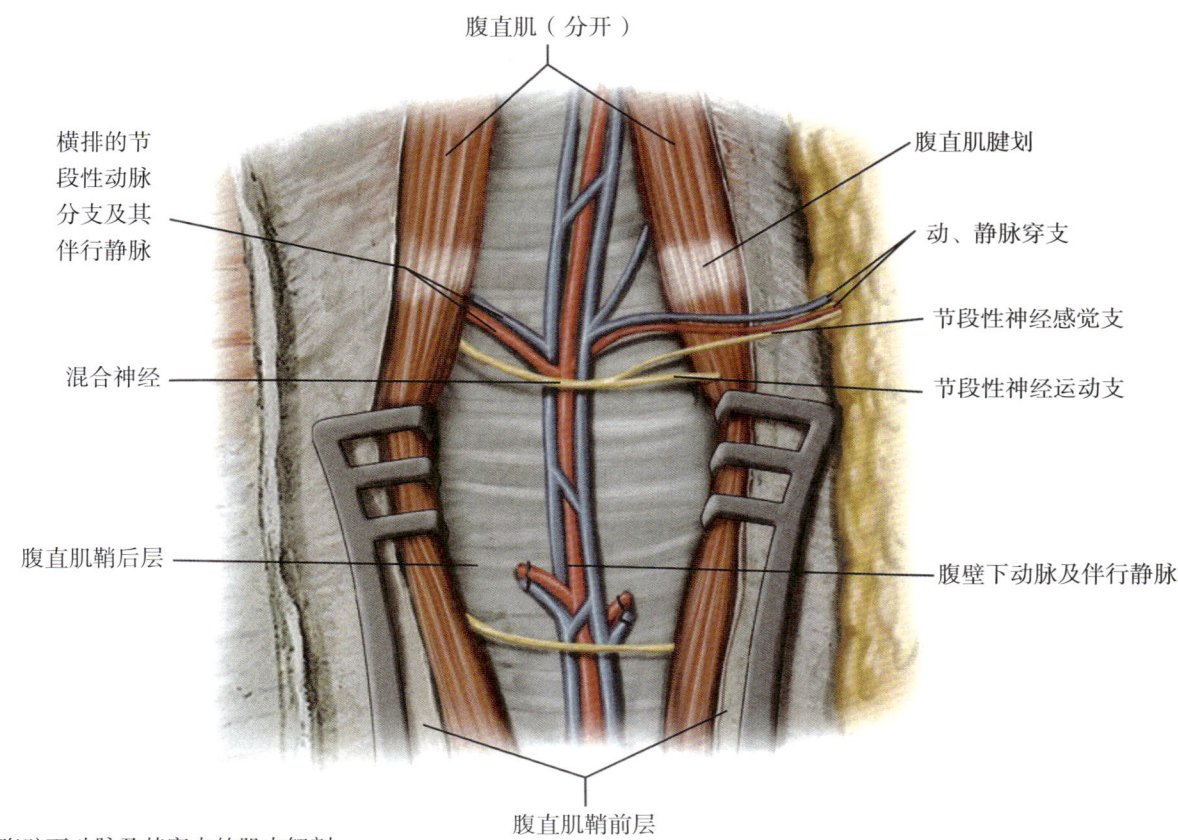

A. 腹壁下动脉及其穿支的肌内解剖

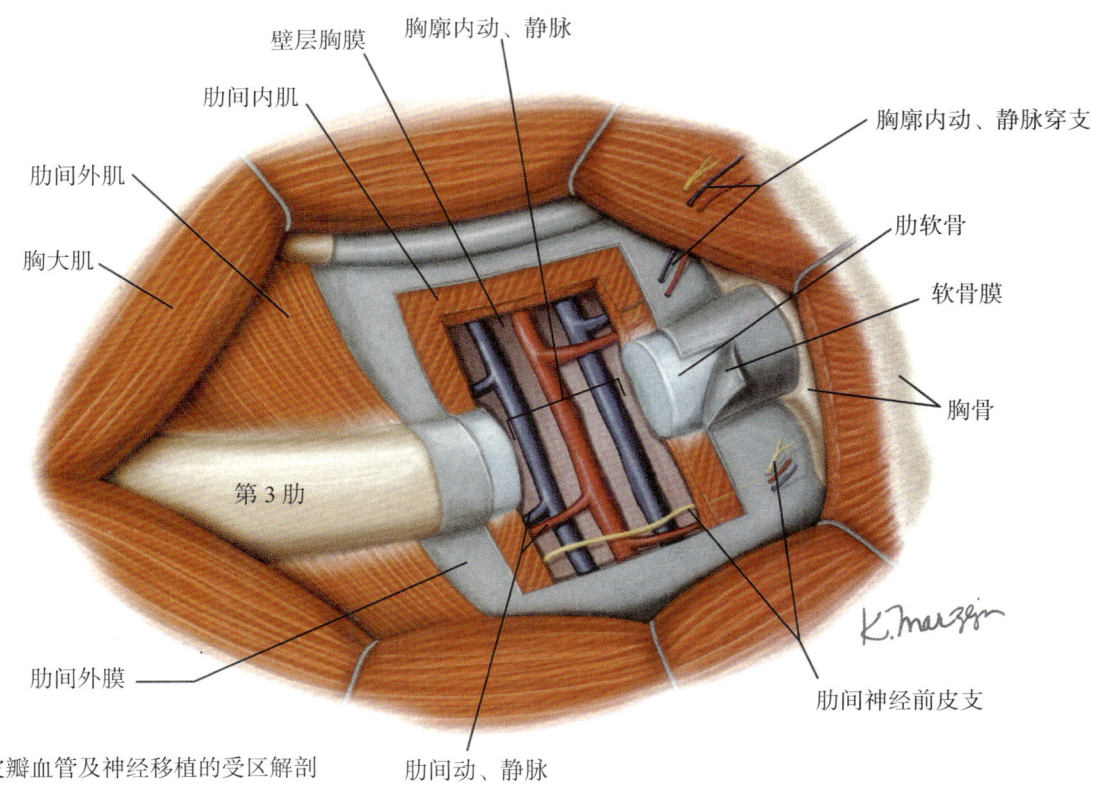

B. 游离皮瓣血管及神经移植的受区解剖

图 56-4　DIEP 皮瓣血管蒂和受区血管解剖

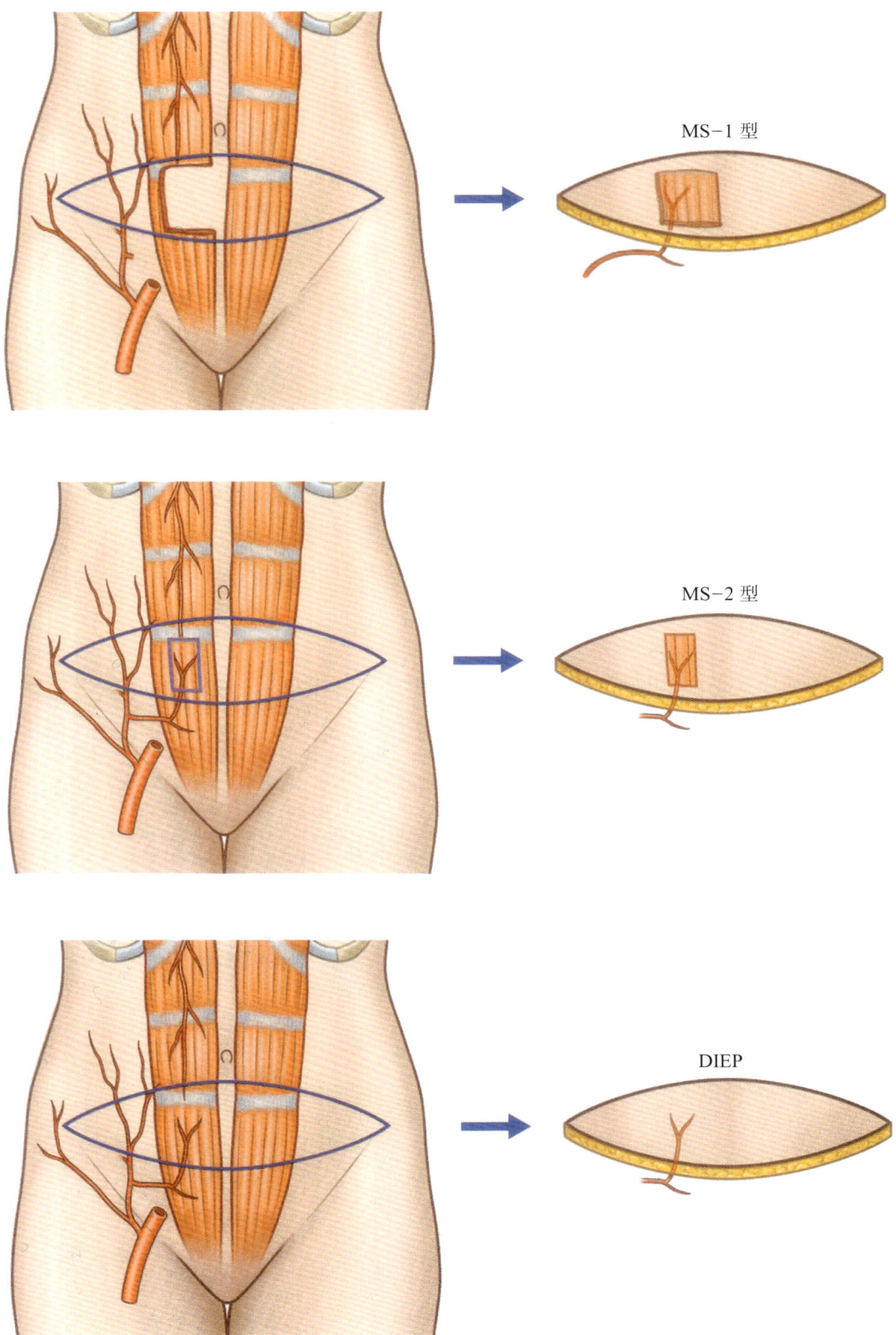

图 56-5　保留肌肉的横行腹直肌皮瓣的分型

（图源许可：Nahabedian MY. The free TRAM flap. In: Song DH，Neligan PC，eds. Plastic Surgery: The Breast. 4th ed，vol 5. Elsevier; 2018. Fig.20-204:352.）

第十篇 乳房及肿瘤学

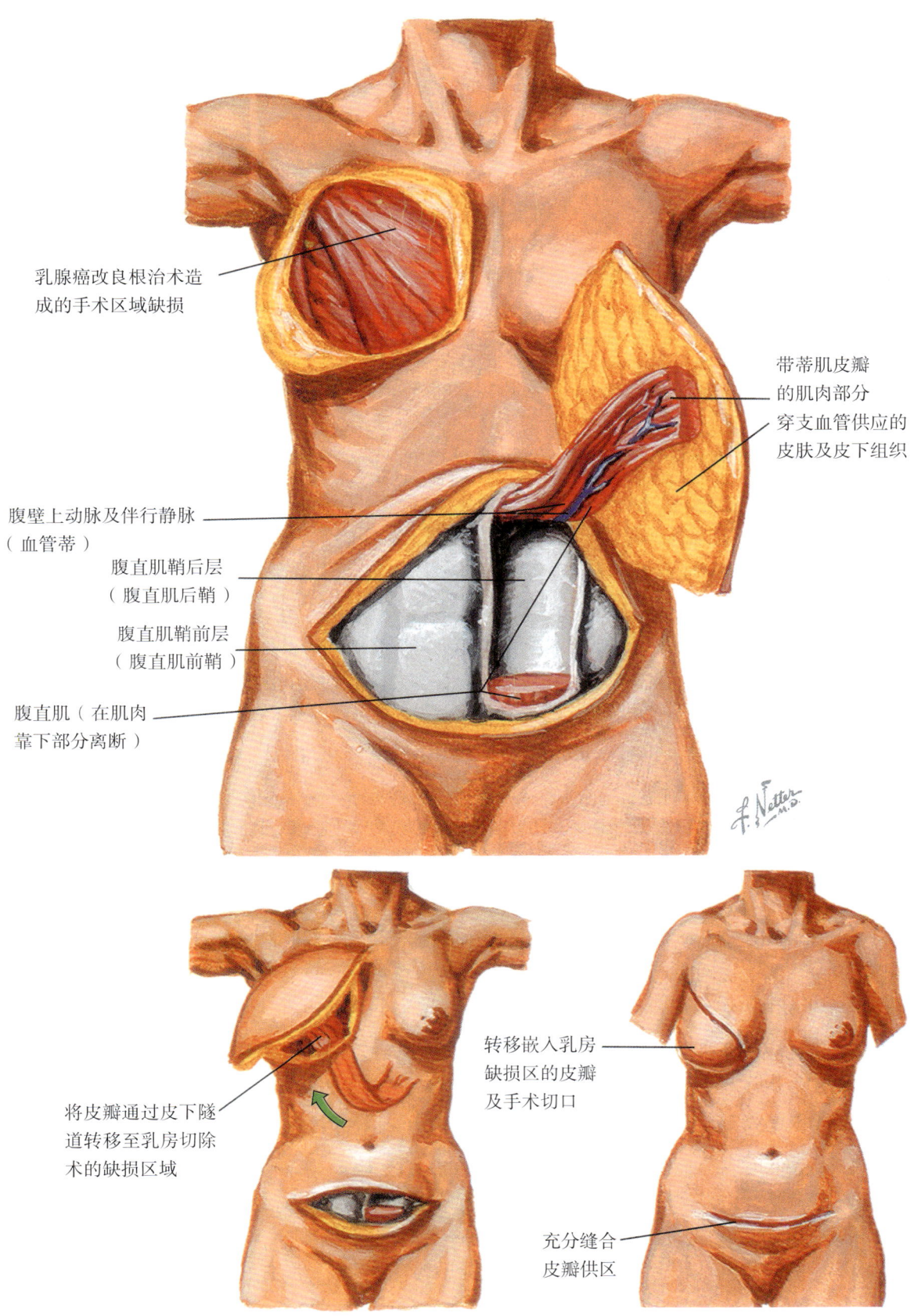

图 56-6 乳房重建术中的带蒂横行腹直肌皮瓣

腹部皮瓣的替代方案

背阔肌肌皮瓣

背阔肌是乳房重建手术常用自体组织的另一来源，通常以带蒂肌皮瓣的方式用于重建，因此这一操作与游离腹部组织移植不同，无须依赖显微外科技术，故患者能够更快地恢复。背阔肌肌皮瓣通常作为其他方法重建失败后的最适宜的补救手段，或者用于处理放疗相关并发症、病态肥胖患者、既往腹部手术史及目前吸烟的患者，这是因为背阔肌肌皮瓣具有强大的轴型血供，可预防术后相关并发症的发生。

背阔肌是位于躯干后方浅层的宽大肌肉，起自下6个胸椎棘突、髂嵴后方和胸腰筋膜（图56-7A），止于肱骨的结节间沟，参与肩关节的内收内旋。尽管重建术中获取背阔肌肌皮瓣可能会导致肩部无力或僵硬，但术后功能缺陷相对较小，往往可以忽略不计，并且对术后康复训练物理治疗的反应良好。

肩胛下角、髂嵴后缘和背部中线是术中识别背阔肌上方、下方和内侧边界的重要体表标志。在背阔肌内侧有数支较大的腰动脉和肋间动脉穿支在肌肉中通过，因此术中在背部中线附着处游离肌肉时需要结扎这些穿支。由于斜方肌下部肌纤维覆盖在背阔肌上缘内侧，术中游离时应注意保护斜方肌。在游离背阔肌外侧缘的过程中必须注意分离背阔肌深层的前锯肌，若术中进入了错误的解剖平面，获取的背阔肌肌皮瓣可能会包含预期外的前锯肌成分。在游离背阔肌下缘时应注意贴近其尾侧起始处进行离断，注意避免损伤深层的脊旁筋膜或腹外斜肌腱膜，以减少腰疝的发生风险。最后，因为在背阔肌上缘外侧肌纤维与其密切相关的小圆肌都朝着肱骨上各自的附着点方向走行，故术中游离肌肉时必须仔细区分背阔肌和小圆肌部分。

背阔肌主要由胸背动脉供血。胸背动脉是肩胛下动脉的分支，其在向下方走行进入背阔肌深面前会发出供应前锯肌的分支，胸背动脉在肌内分为横支和降支，从而构成了稳固供应表面皮肤的肌皮穿支血管网，因此重建术中可根据需要获取不同尺寸及方向的皮岛（图56-7B）。

在解剖血管蒂获取肌皮瓣或在腋窝解剖的过程中，术者需要从周围组织结构中辨认出胸背动脉。胸背动脉通常在胸背神经和静脉的伴行下作为血管神经束下行。术中沿着肌肉浅层和深层筋膜表面游离肌束后，需要谨慎操作离断肌腱附着点，以免损伤神经血管蒂和小圆肌的附着点。理想情况下为了防止术后活动畸形，需要离断胸背神经，然而即使保留完整的神经，只要完全离断肌肉附着处，这种术后并发症对患者而言也很少发生。然后，将肌皮瓣通过腋窝高位的皮下隧道转移到乳房口袋中即可进行移植。此外，还可以在自身的胸大肌与覆盖的背阔肌肌皮瓣之间置入组织扩张器或永久性植入假体来增加重建后的乳房体积。

乳房重建术中其他类型的游离皮瓣

大腿内侧区域逐渐成为乳房重建术中常用的皮瓣供区，其中横行股薄肌肌皮瓣（transverse upper gracilis flap，TUG flap）取自大腿内侧。这种肌皮瓣设计为与腹股沟皱褶相邻的横向椭圆形皮岛，术中将皮瓣连同底下一段股薄肌一并切取。TUG肌皮瓣由旋股内侧动脉供应。旋股内侧动脉通常会穿过长收肌和股薄肌之间的肌间隔。术中从动脉蒂的近端，即自股深动脉的起始处离断，然后以类似前文所述腹部供区游离皮瓣移植术的方式将TUG肌皮瓣转移并嵌入乳房切除术后缺损的位置。

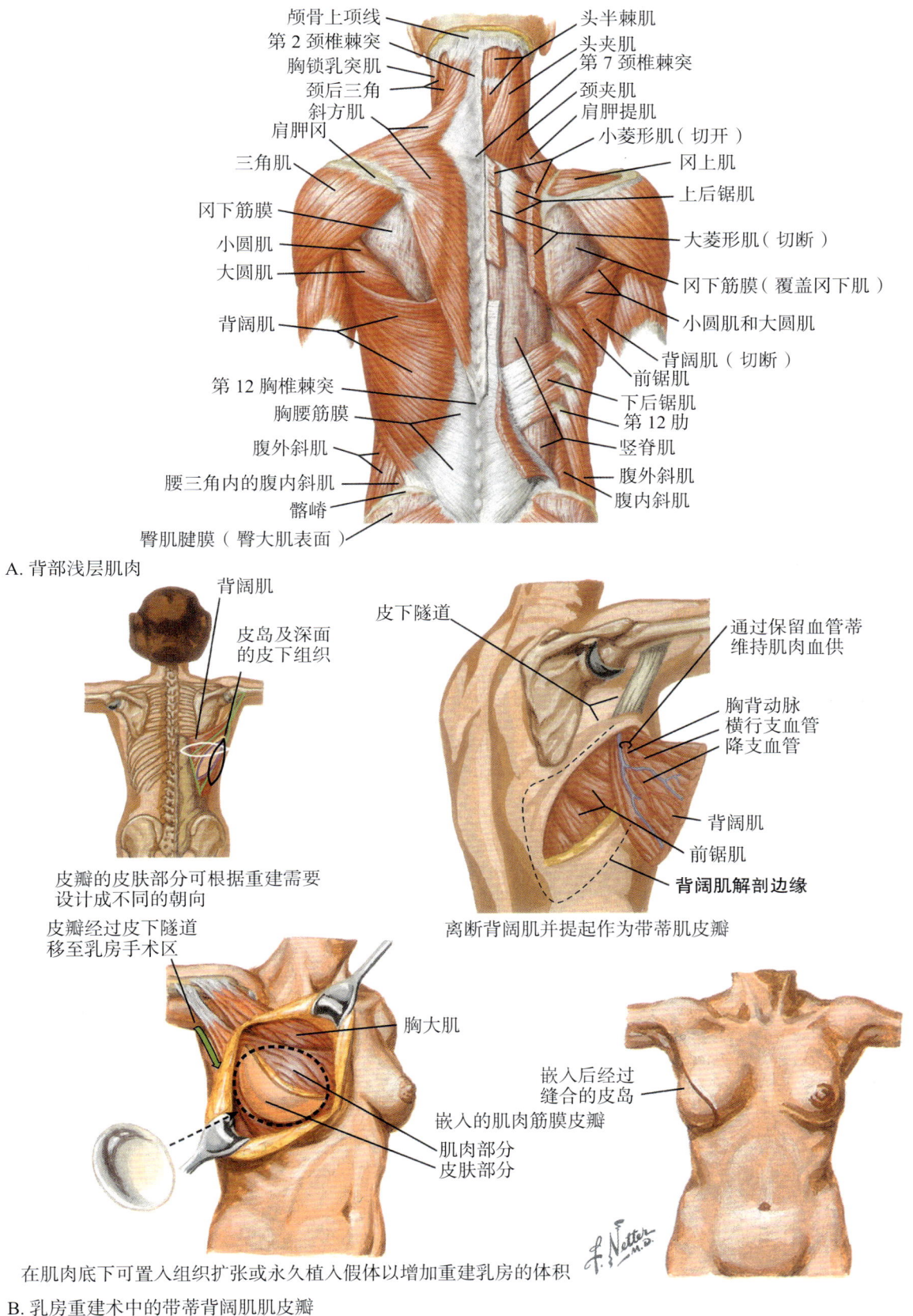

图 56-7　带蒂背阔肌肌皮瓣的乳房重建术

臀部区域也是乳房重建术中自体组织移植的备选皮瓣供区，通常包括臀上动脉穿支皮瓣和臀下动脉穿支皮瓣。术中可通过多普勒超声探查识别臀上动脉或臀下动脉的穿支，离断后获取游离皮肤-筋膜皮瓣。在臀部筋膜深处沿着血管的肌内走行逐步游离以获取足够长度的血管蒂，从而与胸廓内血管或胸背血管无张力缝合。因为这些穿支血管常分出较多的侧支，故术中游离血管时应仔细解剖相应组织。这类皮瓣目前存在较多的变式，不在本章讨论范围内，读者可通过参考文献进一步了解。

第 57 章
乳头溢液和乳腺导管切除术

编者 Debra Pratt

莫嘉辉 译，丁自海 审校

简介

乳头溢液（nipple discharge）是女性就医的第三大常见乳房症状，通常为良性疾病所致。乳头溢液可分为生理性和病理性两种情况：生理性乳头溢液通常为双侧的、多导管挤压后溢液，液体颜色从绿色到乳白色不等；病理性乳头溢液为自发性的、单侧的、单一导管的血性或浆液性液体溢出（图57-1），其原因包括良性乳头状瘤、导管扩张症和恶性肿瘤（5%~15%的病例）。乳头溢液评估的目标是明确哪一些患者需要手术以排除恶性肿瘤的可能性。

术前评估

对乳头溢液患者的评估始于病史采集和体格检查。通过采集病史可回顾乳腺癌发病的风险因素，排查感染或创伤因素，有利于明确是生理性还是病理性乳头溢液。体格检查可明确患者是否存在乳腺肿块，并有助于确认乳头溢液的特征（挤压后溢液/自发性溢液、单侧/双侧、单一导管/多导管、颜色特点等）。

病理性乳头溢液可通过诊断性乳房X线检查和乳晕后区超声检查进一步评估。乳房X线检查可排查乳房中不可触及的病灶；而乳晕后区超声检查有助于识别X线检查中未能发现的导管内肿块。

乳腺导管造影、MRI、MRI乳腺导管造影术（MRI galactography）及乳管镜检查（图57-1A）等其他检查方式可进一步评估导致乳头溢液的潜在病因。其检查敏感性区间为52%~67%，而特异性区间为92%~25%（MRI）。这些检查方法都不能替代组织病理学诊断，病理检查需要切除乳头溢液来源的导管（图57-1C）。

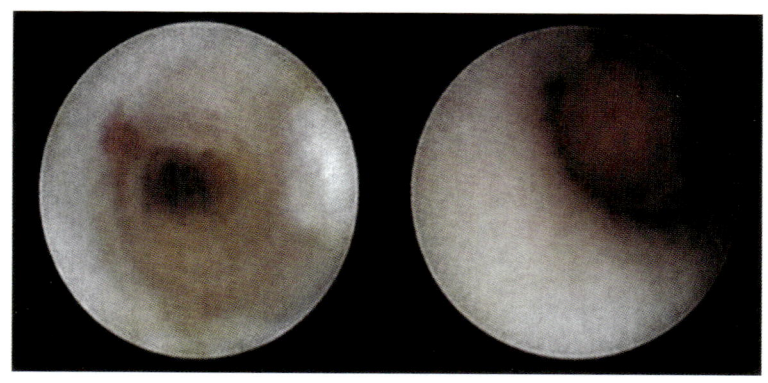

乳管镜检查可以区分正常乳腺导管（左）和导管内乳头状瘤（右），并提供治疗选择

A. 乳管镜检查

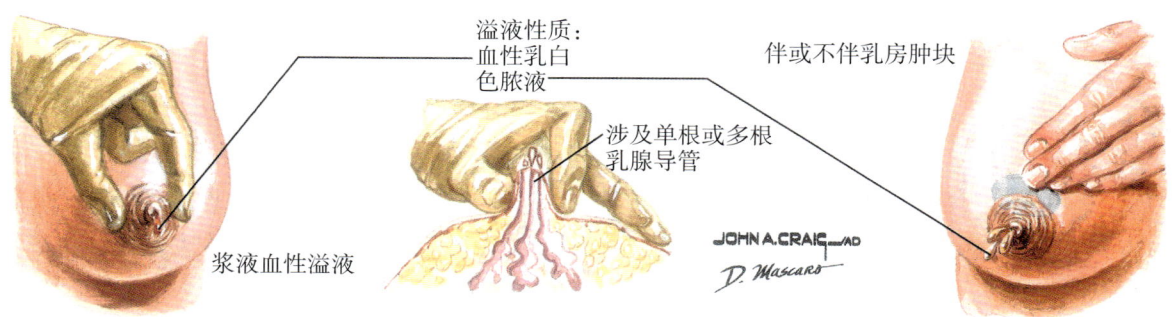

B. 乳头溢液的临床考虑

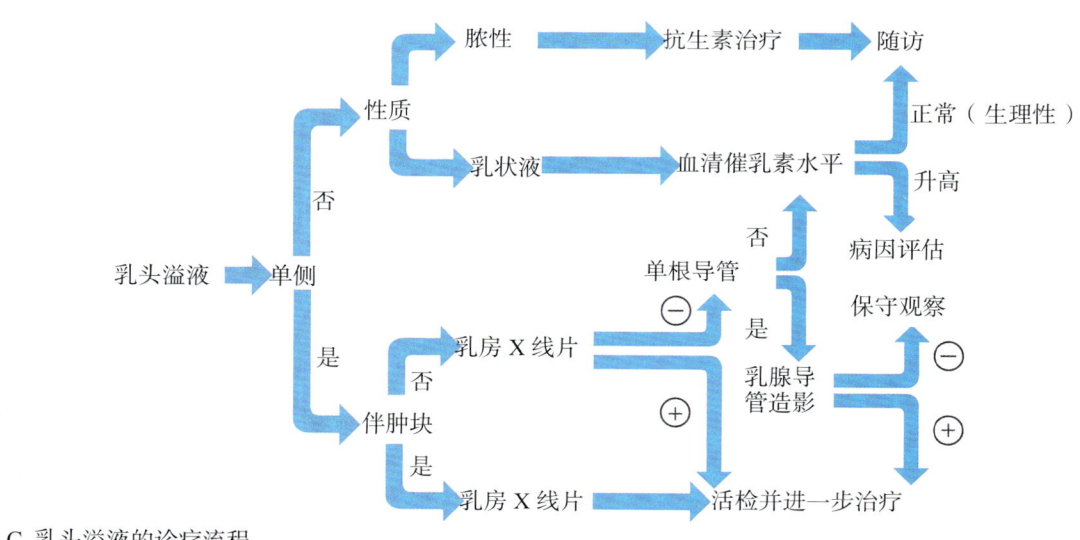

C. 乳头溢液的诊疗流程

图 57-1　乳头溢液的诊疗

手术原则和技巧

手术当日需要通过乳头溢液的情况识别受累的乳腺导管，故建议患者在术前1周不要挤压乳头。手术可在局部麻醉（乳头神经阻滞）和镇静的情况下完成。

术中通过挤压乳头分泌液体以识别乳腺导管，然后进行乳腺导管插管。手术插管的方式包括使用泪道探头、注射亚甲蓝示踪、使用不可吸收性缝针或乳管镜（图57-2）。手术切口选在靠近乳腺导管的乳头乳晕边缘，将乳晕皮肤游离为皮瓣（注意保护皮肤的血供，避免皮瓣过薄导致缺血坏死）。在靠近乳头的位置确认乳腺导管后进行解剖以充分显露导管，然后自乳头水平向乳腺导管的近端组织游离，直至距离乳头长度至少5 cm处离断乳腺导管（如果使用乳管镜，则可在术中看到确切的位置并精准地设计导管周围的手术范围）。大多数乳头溢液的病灶位于乳头向内5 cm的范围内，通常靠近乳腺组织处。如果担心乳头内翻，可在乳头底部组织处利用可吸收缝线行星形针迹缝合以保持乳头外翻，然后用可吸收缝线将手术切口分两层缝合。

注意告知患者手术操作可能对感觉功能、潜在护理需求及乳房外观产生影响。

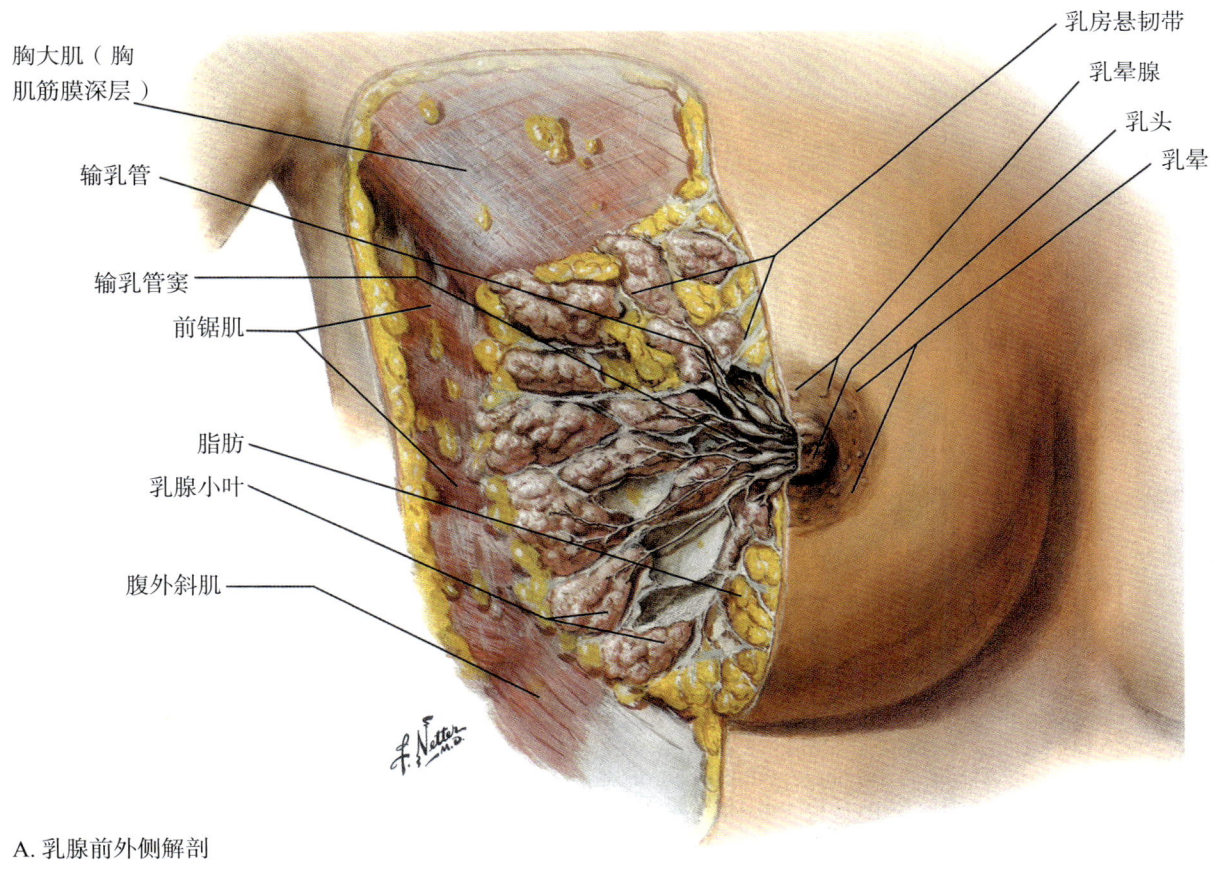

A. 乳腺前外侧解剖

图57-2 乳腺导管切除及导管内乳头状瘤

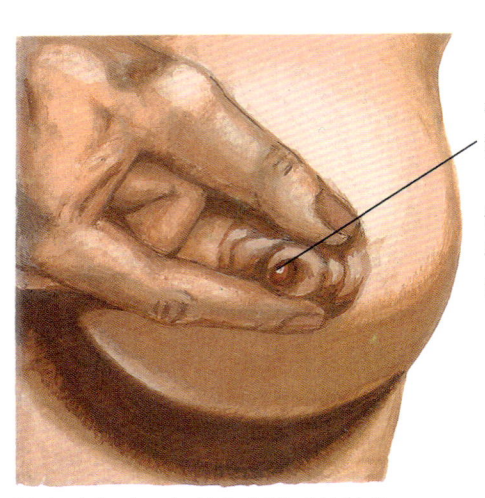

带血或棕褐色的乳头溢液提示导管内乳头状瘤

位于扩张的乳腺导管内的单个大型乳头状瘤

触诊通常可以发现乳头附近的肿块。利用细小探针探查进入乳腺导管开口，只需切除病灶累及的导管即可

B. 孤立性导管内乳头状瘤

图 57-2（续）

第 58 章
前哨淋巴结活检

编者 Kelsey E. Larson

莫嘉辉 译，丁自海 审校

简介

部分肿瘤，特别是乳腺癌和黑色素瘤，在某些方面非常相似：这些肿瘤的区域淋巴结转移将极大地影响治疗、预后、复发率、辅助治疗的推荐强度和生存率。因此，对于区域淋巴结转移灶的准确评估和处理是这部分患者极其关注的问题。在历史上，对浸润性乳腺癌和黑色素瘤患者的标准治疗方案是淋巴彻底清扫。尽管这种清扫方式伴随较高的术后并发症发生率，包括发生率达 40% 的淋巴水肿，但淋巴结清扫的操作是必要的，这有助于治疗区域淋巴结转移灶且对患者进行正确的分期，还可以提供合适的辅助放疗与全身治疗建议。

前哨淋巴结活检（sentinel lymph node biopsy, SLNB）极大地改变了乳腺癌和黑色素瘤的治疗方式。尽管早在 1977 年就提出了前哨淋巴结活检的手术方法，但仍经过多年的研究才能验证这一术式的准确性和适用性。在 21 世纪初的 Z11 研究后，SLNB 成为临床评估淋巴结阴性的 T1~T3 期乳腺癌患者的标准处理模式。在相近时间内，多中心选择性淋巴结清扫术试验帮助确立了 SLNB 作为临床评估淋巴结阴性黑色素瘤患者的标准处理模式。

染料 / 放射性示踪剂和注射部位的选择

对于乳腺癌，选择单剂法（单用蓝色染料或放射性胶体）还是双剂法（合用蓝色染料和放射性胶体）示踪一直是多项研究的主题。尽管部分研究表明这两种方法之间具有等效性，但双剂法示踪具有更高的灵敏度和特异度，因此双剂法示踪通常作为首选方案。然而，目前还没有关于 SLNB 示踪剂使用的国家指南，因此最终选择蓝色染料还是放射性标记胶体进行示踪往往取决于外科医生的偏好和患者的个体特征。注意在患者妊娠期间进行活检切勿使用蓝色染料。此外，更重要的是医生在选择淋巴结示踪剂时需谨记亚甲蓝（美兰致皮肤坏死）和异硫氰蓝（过敏反应）的潜在副作用。

对于乳腺癌，蓝色染料或放射性示踪剂的注射部位可以是肿瘤周围或乳晕周围（图 58-1）。由于示踪剂会使皮肤变色，术中严禁在皮内注射示踪剂，所以大部分示踪剂的注射部位为乳腺实质或真皮下层。示踪剂的注射可以在术前由核医学科进行操作，也可以在术中由乳腺外科医生进行操作。

在黑色素瘤，建议皮内注射示踪染料，通常在肿瘤部位周围进行注射（如果原发灶已被切除，则在活检部位周围进行注射）。对于黑色素瘤，因为皮肤是作为局部广泛切除术区的一部分被切除的，所以染料造成皮肤任何变色的情况相对而言无关紧要。大多数情况下在黑色素瘤中采用双剂法示踪。由于乳腺癌的淋巴引流通常优先引流至腋淋巴结，而不同部位的黑色素瘤通常具有不同的淋巴引流，因此对黑色素瘤患者通常在术前由核医学科进行放射性核素注射以便通过淋巴核素扫描识别淋巴结引流区域。此外，如果在术中进行示踪剂注射，仅使用伽马探头去识别正确的淋巴引流区域可能会更加困难，故不予推荐。

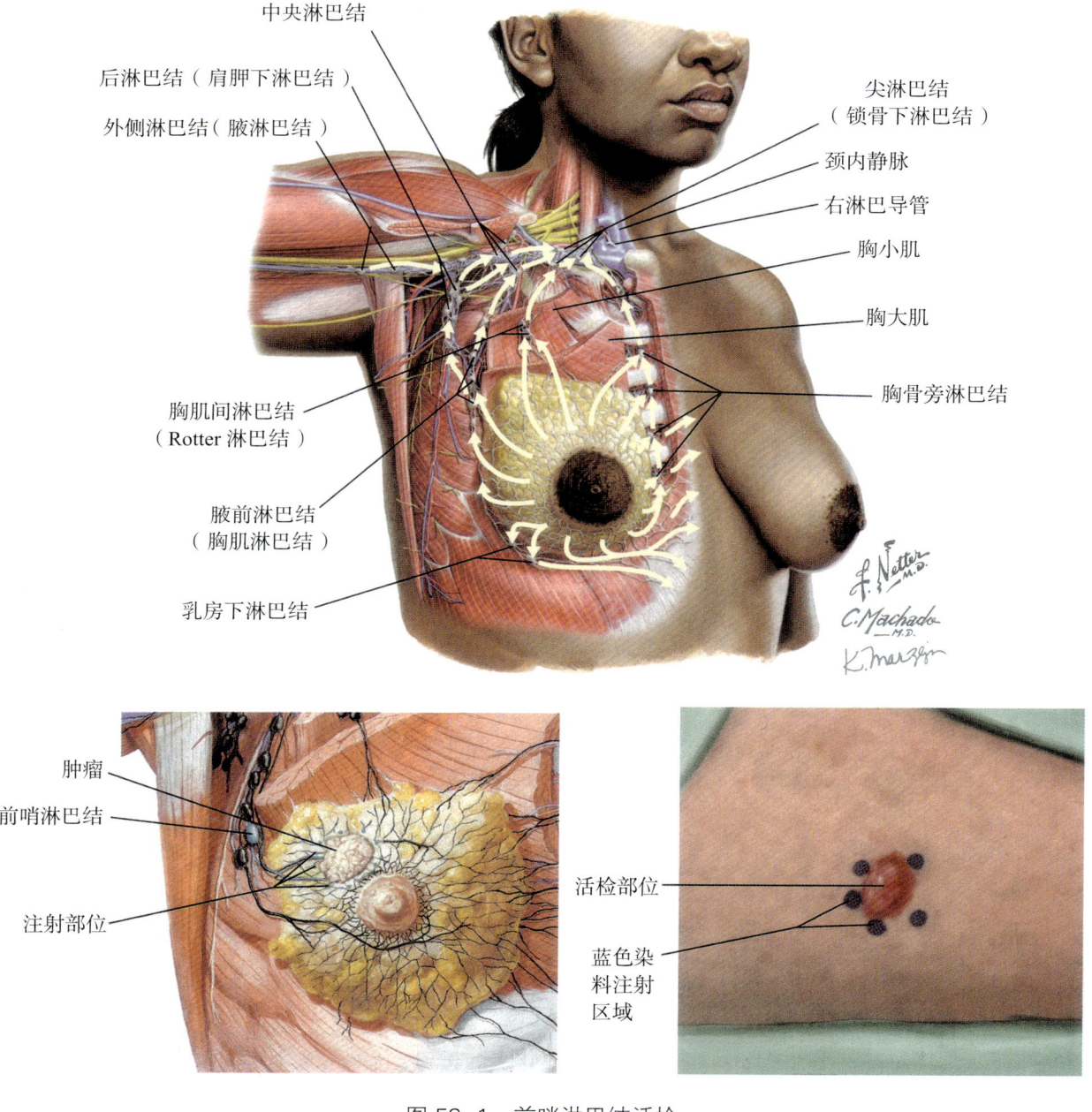

图 58-1　前哨淋巴结活检

淋巴引流模式

乳腺及其皮肤的淋巴引流是相同的,即均引流至腋淋巴结。由于在肿瘤周围和乳晕周围注射示踪剂对于乳腺癌前哨淋巴结活检的定位是等效的,部分外科医生对每例患者均使用相同的注射部位,而另一部位外科医生则因人而异使用不同的注射部位,例如在乳晕周围注射可能无法很好地示踪乳房外上象限较大的瘤体淋巴引流,或者在保留乳头的乳房切除术中,在乳头乳晕复合体后方注射染料可能会使手术区域的可视化和解剖游离变得更加困难。

与乳腺癌不同,皮肤黑色素瘤发病部位不同导致 SLNB 需在不同的解剖区域进行。上肢黑色素瘤淋巴引流通常引流到腋淋巴结,尽管在上肢远端的肿瘤淋巴引流中,滑车上淋巴结群中可能也包含前哨淋巴结(图 58-2A)。头皮的病灶通常引流至颈后淋巴结,而口腔和面部的病灶通常引流至颈前淋巴结(图 58-2B)。下肢肿瘤则可引流至腘窝或腹股沟淋巴结群(图 58-2C,D)。因此,淋巴核素扫描对于黑色素瘤 SLNB 的正确定位至关重要。

手术入路

前哨淋巴结活检的手术切口方案取决于前哨淋巴结的预期位置。

对于乳腺癌或黑色素瘤患者的淋巴引流预期定位到腋窝,因此几乎一致使用腋毛边界以下 1~2 横指宽度的曲线切口。这一入路可以较好地进入腋窝进行淋巴结活检,若后续需要进行腋淋巴结清扫,还可在原切口基础上延长切口。SLNB 术中解剖游离首先要通过皮下组织,然后经过胸锁筋膜进入腋窝。SLNB(以及必要时进行腋淋巴结清扫)的目标淋巴结通常位于胸锁筋膜深处,一般为第一组或第二组腋淋巴结。

黑色素瘤患者的术前淋巴核素扫描可显示四肢远端肿瘤有无转移至滑车上或腘窝处前哨淋巴结。若在这些区域发现可疑淋巴结,则在该区域皮肤上做一细小轴向切口即可进行活检。若前哨淋巴结位于腹股沟区域,则可在腹股沟韧带下方 2~3 cm 处做一轴向切口以提供必要的手术显露。然而,实际操作中可根据术前淋巴核素扫描发现的前哨淋巴结位置并在术中利用伽马探头确认从而量身定制手术切口。

前哨淋巴结的术中识别

进入前哨淋巴结的解剖区域后,术者开始局部解剖。如果使用蓝色染料示踪,则需要谨慎游离组织直至发现蓝染的淋巴结,并切除所有染成蓝色的淋巴结。如果使用放射性标记胶体示踪,可使用伽马探头引导组织游离(图 58-3A)。其中很重要的操作是找到放射水平最高的淋巴结,并切除该淋巴结以及放射水平超过其 10% 以上的所有淋巴结以进行病理评估。因此,正确的 SLNB 操作将切除所有"热"结节(伽马探头检测放射性阳性,且在最高数值的 10% 以上)以及蓝染淋巴结。

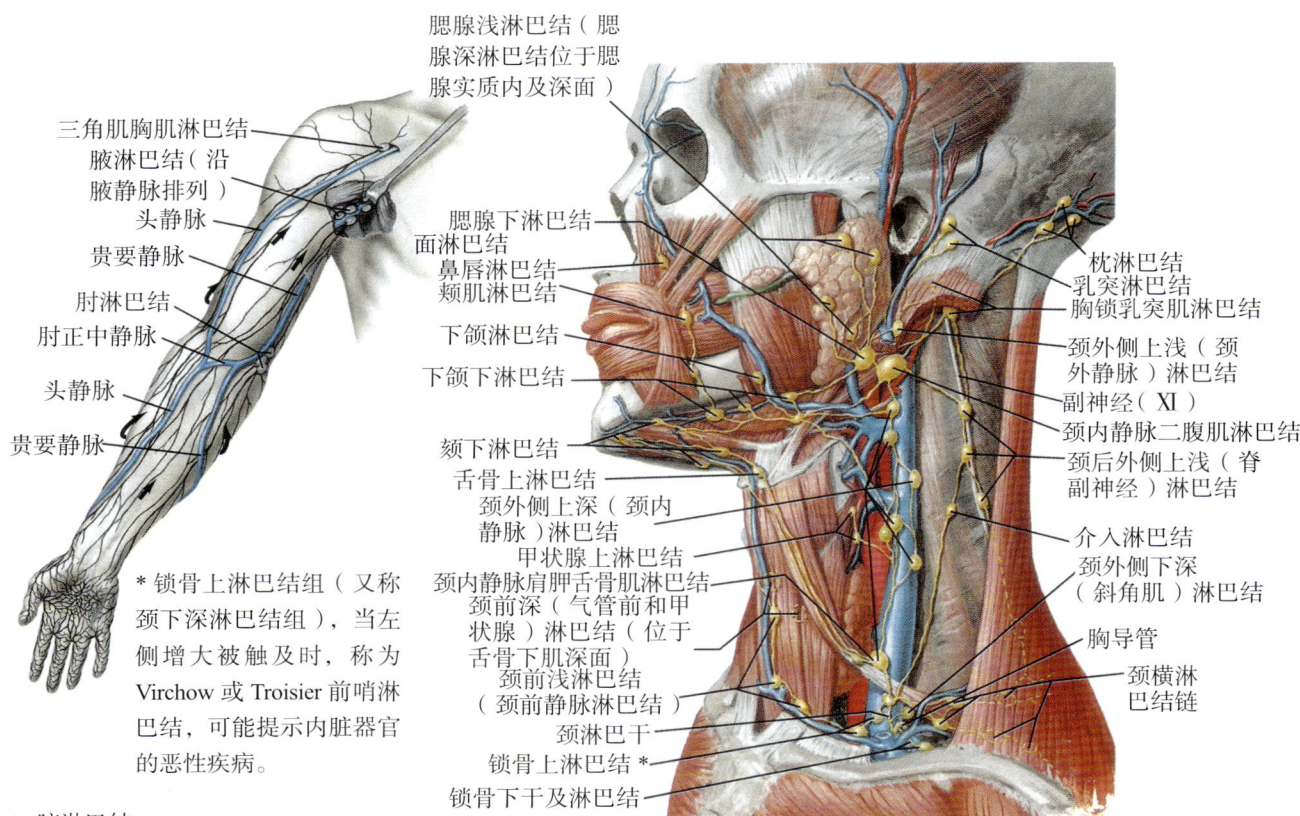
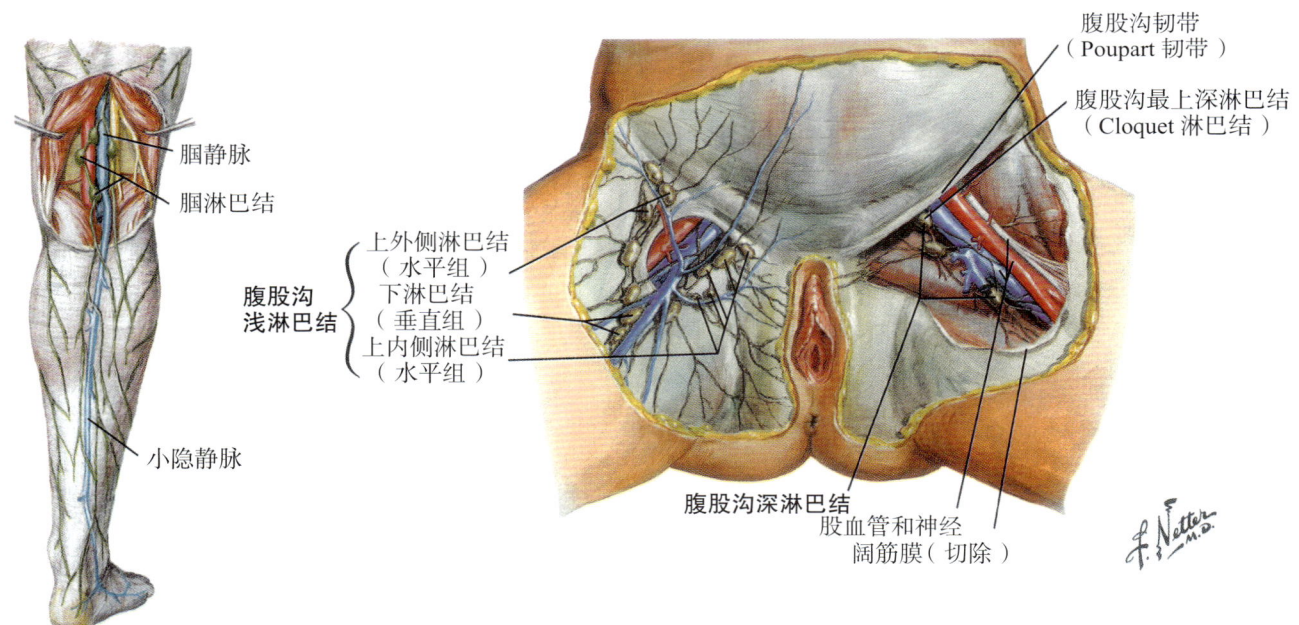

图 58-2　腋窝、颈部、腘窝和腹股沟区淋巴结

术中操作更为重要的是了解示踪剂注射部位与探头指示方向之间的关系。术中探测时可能发生"穿透"现象,即将伽马探头指向注射部位的方向可能导致放射计数水平假性升高,并误导解剖游离组织的方向。例如,若将示踪剂注射至乳房外上象限,将伽马探头指向该区域可能会从乳房注射部位(乳腺实质)而非真正的前哨淋巴结处获得放射信号。在应用放射示踪淋巴结时需要深刻理解"穿透"现象的原理。术中探查发现"热"结节后(图58-3B),术者应当检查结节后方的组织,以确保"热"结节为真正的前哨淋巴结,确保探头发现的信号并非来自另一个更深处淋巴结的放射性信号(图58-3C)。

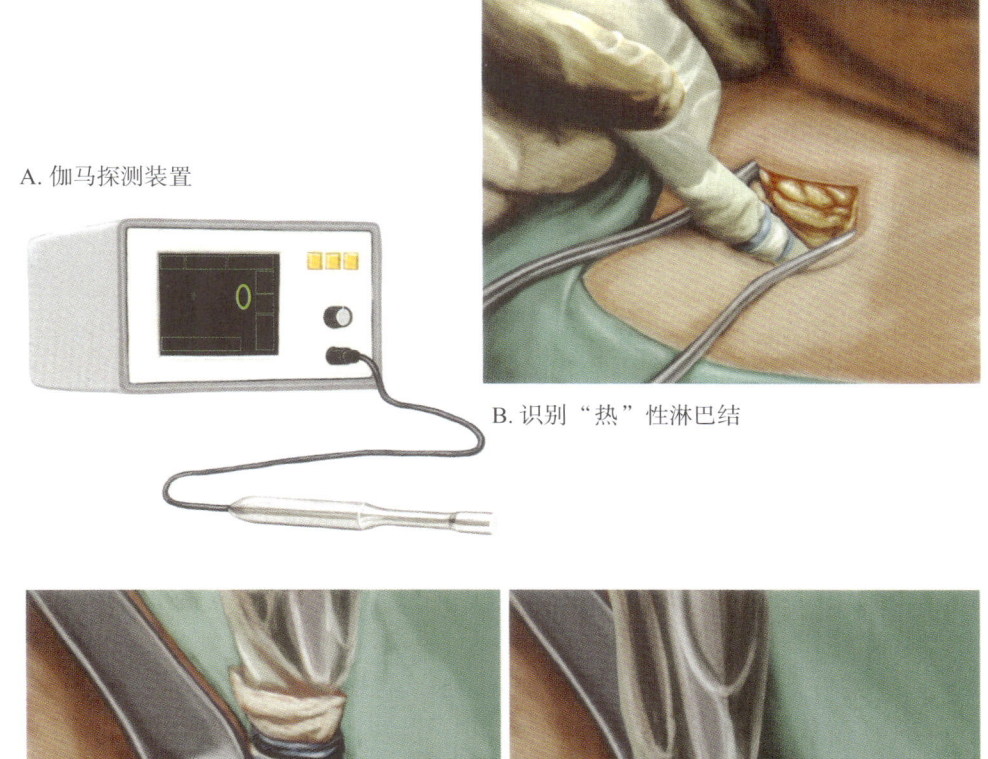

A. 伽马探测装置

B. 识别"热"性淋巴结

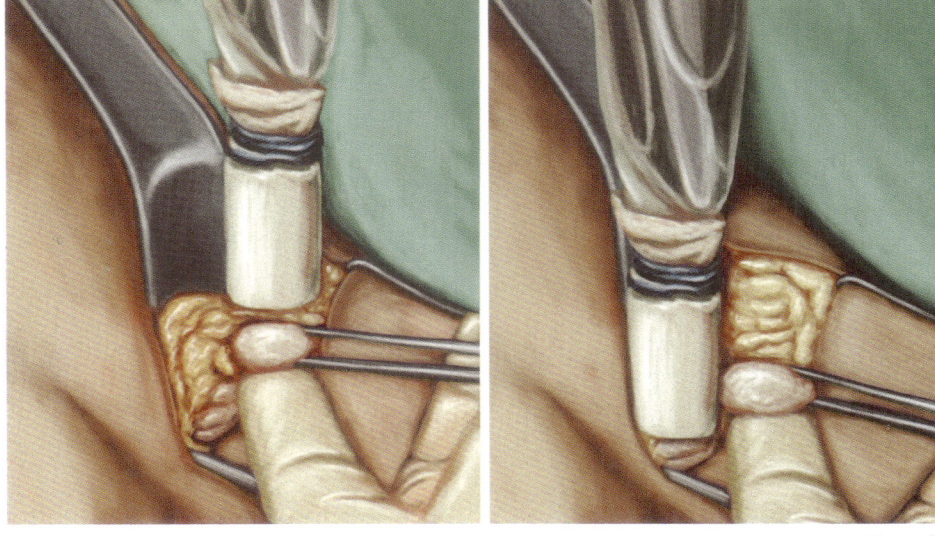

C. 术中探查发现"热"结节后(左图),术者应当检查结节后方的组织,以确保"热"结节为真正的前哨淋巴结,确保探头发现的信号并非来自另一个更深处淋巴结的背景放射性信号(右图)

图 58-3 术中识别"热"性淋巴结

乳腺癌新辅助化疗后的导丝定位或放射性种子定位

前哨淋巴结活检适用于肿瘤分期中 N1 或 N2 淋巴结阳性的患者、接受新辅助化疗的患者或对全身治疗反应良好的患者，因为经过治疗后这些患者可能转为临床淋巴结阴性。外科医生或放射科医生在治疗最初时进行影像学引导下的淋巴结活检过程中，应放置一个夹子标记阳性淋巴结的部位。化疗后可以使用导丝或放射性种子定位夹子，定位方式与肿瘤切除术的定位方式相似。

淋巴水肿风险

与完全性腋窝解剖游离和（或）完全性淋巴结清扫相比，SLNB 的一个好处是发生淋巴水肿的风险较低，为 5%~7%。术中切除过多的淋巴结会增加 SLNB 术后淋巴水肿的风险，因此术中需要强调只切除真正的前哨淋巴结［热结节和（或）蓝染淋巴结］。切除额外的相邻非前哨淋巴结并不能提高前哨淋巴结活检对于诊断分期的准确性，因此术中不应切除非前哨淋巴结。

第 59 章
腋淋巴结清扫术和淋巴管静脉转流术

编者 Stephanie A. Valente，Graham Schwarz

莫嘉辉 译，丁自海 审校

简介

英国外科医师 Berkeley Moynihan 爵士说过："肿瘤外科手术不是针对器官的手术，而是关于淋巴系统的手术。"这一说法在乳腺癌和黑色素瘤中尤其适用，在这些疾病中需要通过特殊的术式来清除区域淋巴结转移灶。腋淋巴结清扫术（axillary lymphadenectomy）传统上是对这些患者进行临床分期与治疗的标准处理模式。然而在 20 世纪 90 年代，前哨淋巴结活检术的出现改变了外科医生对乳腺癌及黑色素瘤的临床分期和治疗方式（详见第 58 章）。

接受腋淋巴结清扫术的患者通常分为两类，一类是既往已经接受 SLNB 并发现淋巴结转移灶；另一类是在就诊时已经发现为局部进展期肿瘤，伴随淋巴结转移灶。已经扩散到淋巴结的肿瘤通常处于较晚期，有可能进一步发生远处转移，并且局部/区域复发的风险较高。

腋淋巴结清扫术

彻底的腋淋巴结清扫术需要对重要的血管神经结构进行广泛深入的解剖。

腋窝的边界：上方由腋静脉形成，内侧由前锯肌和胸壁形成，后方由肩胛下肌和小圆肌形成，后外侧由背阔肌形成，前方由胸小肌和胸大肌形成（图 59-1A）。这些解剖结构共同构成顶端朝上的金字塔结构。

临床上通常根据腋淋巴结相对于胸小肌的解剖位置将其分为 3 组（图 59-1B）。第 1 组淋巴结位于胸小肌外侧缘以外，第 2 组淋巴结位于胸小肌后方，第 3 组淋巴结位于胸小肌内侧缘以内。淋巴结还可位于胸大肌与胸小肌之间（Rotter 胸肌间淋巴结）。腋淋巴结通常被包裹于腋窝脂肪组织之中，这些脂肪组织内还包含重要的血管和神经，在手术游离解剖过程中必须保留，详见后文描述。

腋淋巴结清扫术的体位准备：患者上肢外展 90°。如果患者正在接受乳腺癌改良根治术，则可将乳腺切除的手术切口向外侧延长以进入腋窝（详见第 55 章），否则通常采用腋毛边界下缘自胸大肌外侧缘到背阔肌内侧缘的斜向切口进入腋窝（图 59-2A）。如果既往有活检操作，则可使用既往 SLNB 留下的手术瘢痕作为切口。

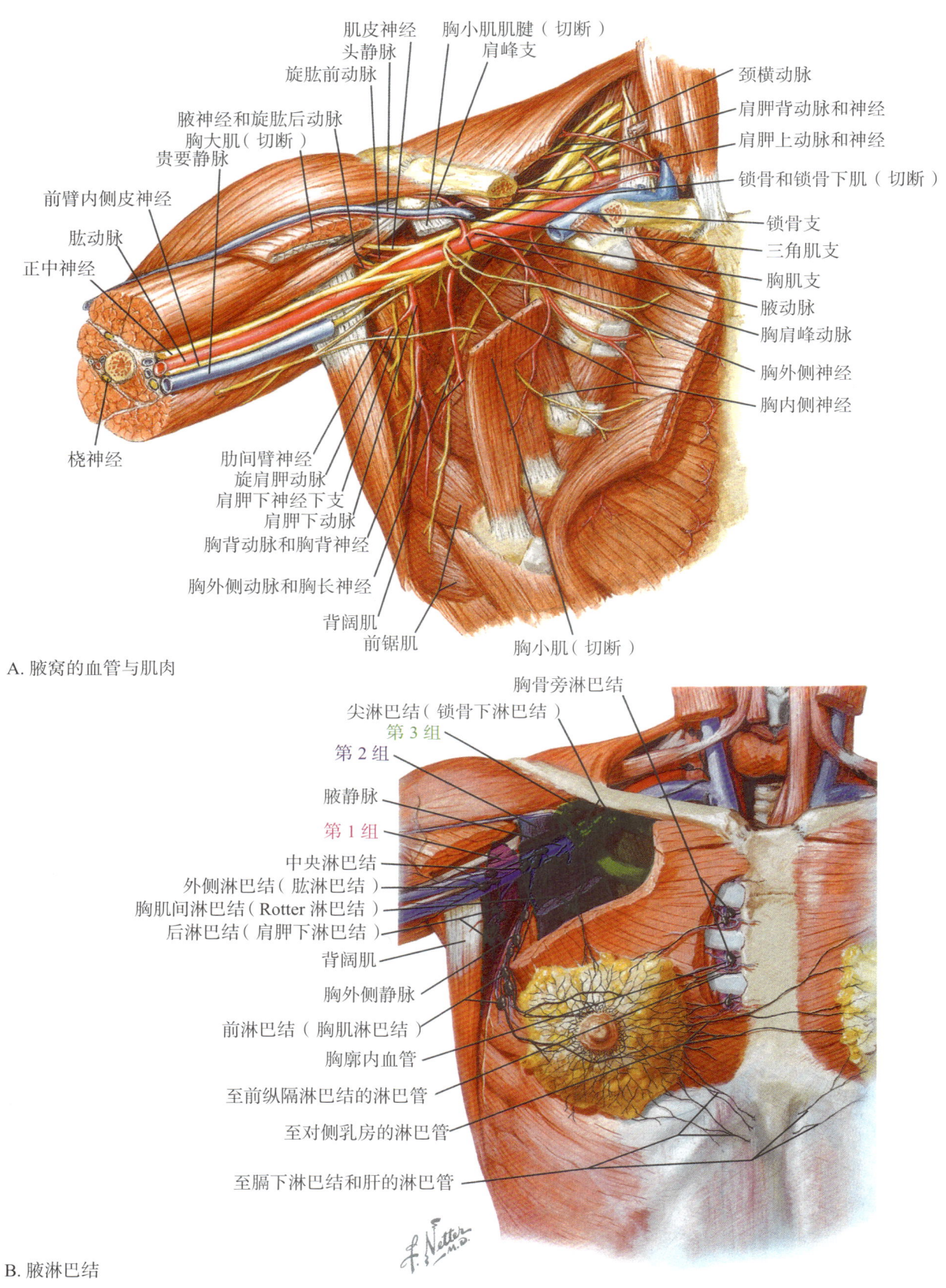

图 59-1 腋窝和乳腺的淋巴管/淋巴结

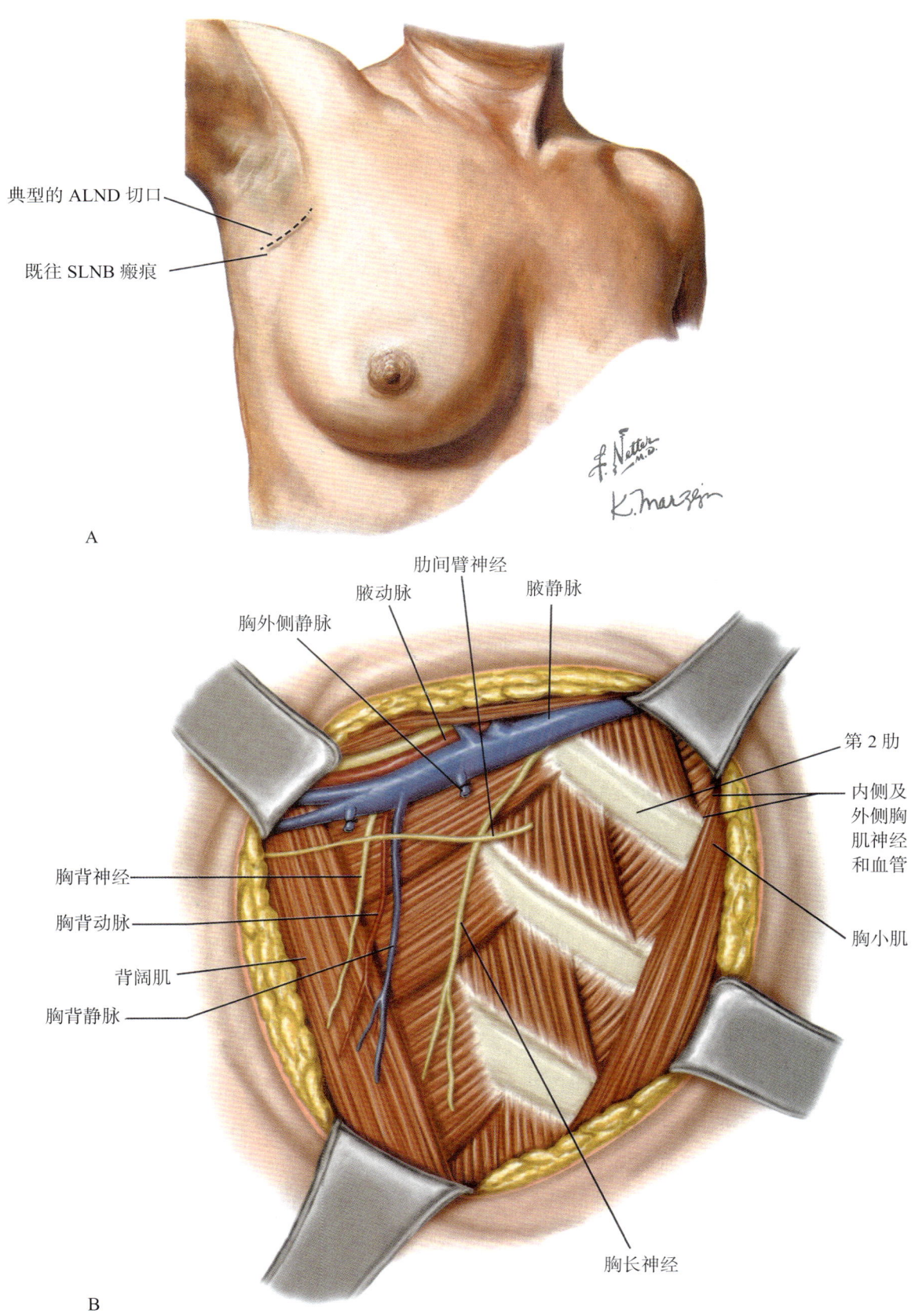

图 59-2 腋淋巴结清扫术

腋淋巴结清扫术的第一步是制作皮瓣。术中需将皮瓣向上提至腋静脉水平，向下游离至第 4 肋或第 5 肋水平，向外侧游离延伸至背阔肌，向内侧游离至胸大肌。如果腋淋巴结清扫术作为乳腺癌改良根治术的一部分，术中可能在乳腺切除前的操作中已经将这些皮瓣充分游离。

掀起皮瓣后，应切开胸锁筋膜并钝性分离腋窝脂肪垫，仔细辨认腋静脉，在游离术野的上方可见腋静脉在腋动脉的前下方上行（图 59-2B）。确认腋静脉后，从胸肌外侧缘开始向外侧即朝臂部方向进一步游离，在游离过程中可见距离侧胸壁 2~3 cm 处的胸外侧静脉（lateral thoracic vein，LTV），该静脉通常汇入腋静脉的下内侧。LTV 引流乳房外侧部静脉血，术中如果需要显露腋窝区域，在确认胸背束（thoracodorsal bundle，TDB）后可结扎并离断 LTV。TDB 通常位于 LTV 的深面并略靠外侧，由通向背阔肌的神经、动脉和静脉组成，其中神经位于外侧，静脉位于内侧，动脉处于中间。在沿着 TDB 走行直至其进入背阔肌内侧缘处的游离过程中应注意辨认并保护周围组织以免损伤神经和血管。胸背神经支配背阔肌的运动，离断胸背神经会导致背阔肌功能受损。胸长神经在前锯肌深面平行于 TDB 走行，支配前锯肌的运动，术中离断胸长神经会导致肩胛骨不能与后胸壁保持平齐贴合，产生"翼状肩胛"现象。因此术中游离神经时应注意沿着神经走行方向辨认并保护相应组织。

在腋静脉下方约 2 cm 处可见肋间臂神经，该神经从第 2 肋间穿出并横跨腋窝支配上臂内侧皮肤感觉。肋间臂神经的走行通常位于 LTV 后方及 TDB 前方。尽管在合并明显乳腺病变时可以牺牲肋间臂神经，但在条件允许情况下仍应尽量将其保留。

胸肌深面走行的通常为重要的血管神经，术中应加以辨识和保护。其中胸内侧神经支配胸大肌，胸外侧神经支配胸小肌。这些神经与胸肩峰动、静脉的分支一同走行，自外侧进入对应肌肉的深面。向内侧牵引胸大肌和胸小肌可显露第 2 组淋巴结以便进行清扫。

术中一旦确认了腋窝所有的解剖结构，即可安全切除第 1 组和第 2 组淋巴结。目前几乎没有证据支持切除第 3 组淋巴结的手术获益，因此通常不进行第 3 组淋巴结的解剖游离，除非发现严重的淋巴结受累情况时，可进一步清扫相应淋巴结。

腋窝上部淋巴结清扫一般从胸小肌深面开始，切除第 2 组淋巴结相应结构。利用钳夹结扎相应淋巴管和血管，然后再离断相应管道。在完成上部清扫后，可向下方牵引离断组织，随后清扫剩余的淋巴结（第 1 组淋巴结）。术中应在前锯肌内侧、肩胛下肌前方、背阔肌前缘外侧、第 4 肋骨水平下方进行解剖，注意切除区域内所有淋巴结，同时保留先前讨论过的血管和神经（图 59-2B）。

腋淋巴逆行示踪和淋巴管静脉转流术

腋淋巴结是乳房、躯干、背部和上肢淋巴引流的交汇区。腋淋巴结清扫术可能会导致淋巴阻断及随后发展为淋巴水肿，这种并发症的特点是富含蛋白质的淋巴积聚在肢端并伴随肢体进行性增粗。在腋淋巴结清扫术或 SLNB 术中可通过基于示踪剂的标识方法以识别和区分淋巴引流路径，从而在术中保护流经腋窝的上肢淋巴管，可能会减轻淋巴水肿的风险（图 59-3A）。通常采用蓝色染料（异硫丹、亚甲基蓝）、放射性示踪剂（锝 99）和荧光素（吲哚氰绿或荧光素）的组合（即腋淋巴活检常用示踪剂）注射到上肢以显示上肢淋巴管道，以便术中需要时保护相应淋巴管。在腋淋巴结清扫术中切除第 1、2 组淋巴结时，往往不可避免地离断数支流向胸导管的上肢输出淋巴管。采用腋淋巴逆行示踪技术可识别离断的淋巴管，然后可进行淋巴管静脉转流术（lymphaticovenous bypass），以即刻重建新的淋巴回流路径。淋巴管静脉转流术是在离断的淋巴管与适合接受淋巴回流的静脉属支之间建立单一或多个吻合口的显微外科技术，可恢复淋巴的顺行流动及生理性回流汇入静脉系统的过程（图59-3B）。

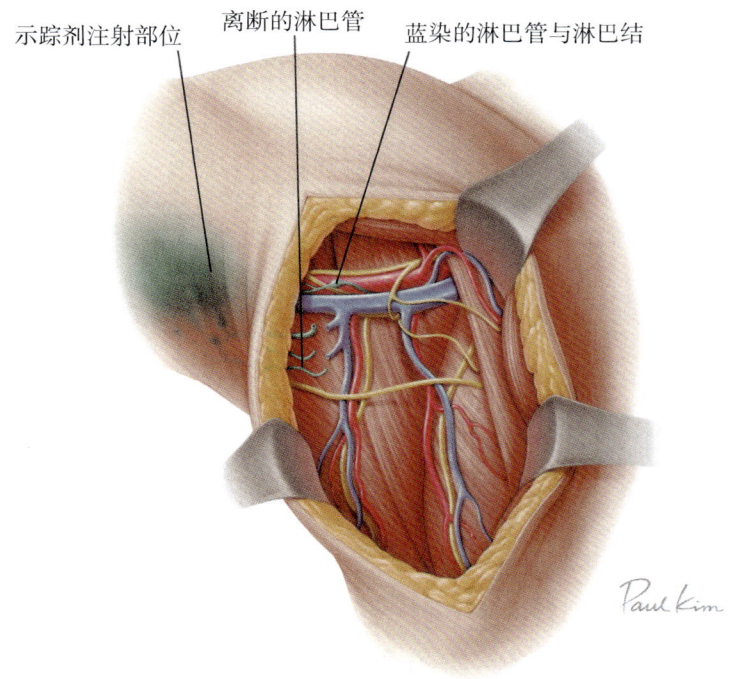

A. 腋淋巴逆行示踪

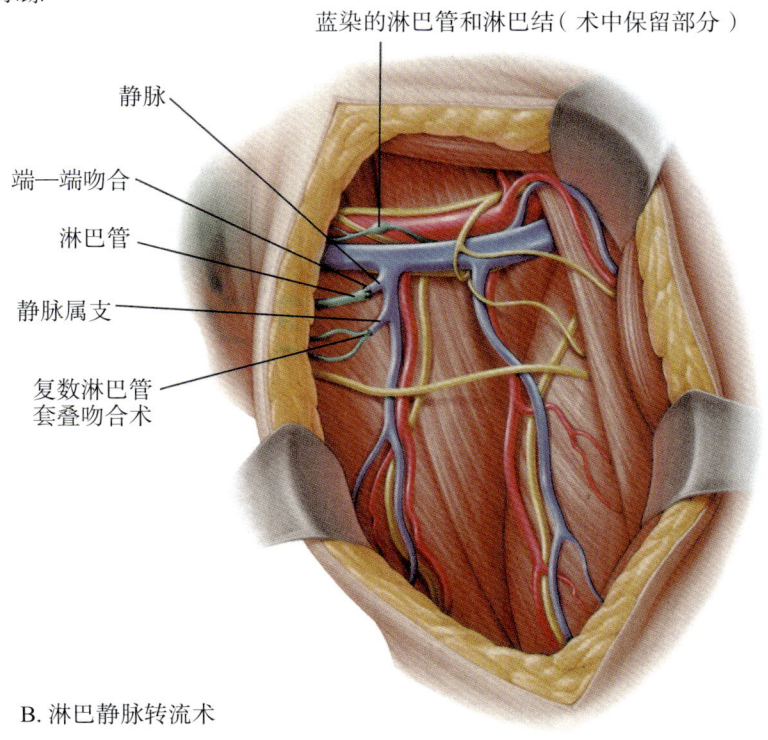

B. 淋巴静脉转流术

图 59-3　腋淋巴逆行示踪和淋巴管静脉转流术

小结

通过仔细辨认并注意保护经过腋淋巴结之间的血管和神经，可避免腋淋巴清扫术的损伤。更重要的是，术中只切除腋静脉下方的组织结构。通过淋巴示踪及淋巴管静脉转流术等辅助手段，可保留或恢复淋巴结清扫过程中淋巴回流的连续性。

第 60 章
腹股沟和盆腔淋巴结清扫术

编者 Eileen A. O'Halloran，Jeffrey M. Farma
莫嘉辉 译，丁自海 审校

简介

腹股沟淋巴结清扫术（inguinal lymph node dissection，ILND）适用于黑色素瘤、阴茎癌、Merkel细胞癌等肿瘤的治疗和诊断分期，通常较少应用于肉瘤、鳞状细胞癌以及外阴癌、肛管癌和直肠癌。对于 T1b 分期或较大的阴茎癌也可选择采用 ILND。在大多数肿瘤中，临床检查腹股沟淋巴结发现阳性征象是 ILND 的手术适应证。在临床未见阳性淋巴结的情况下，通常采用前哨淋巴结检测以进行淋巴结分期。传统上 ILND 是针对前哨淋巴结阳性的黑色素瘤患者使用的。然而最近的前瞻性随机对照试验数据显示，与接受超声监测的患者相比，接受 ILND 的前哨淋巴结阳性的黑色素瘤患者肿瘤特异性生存率或总体生存率没有改善。目前，临床上认为应当更有选择性地使用 ILND，通常是针对那些具有显著前哨淋巴结肿瘤负荷和高危型原发性肿瘤的患者。

腹股沟淋巴结清扫术也会伴随一定的手术风险，目前相关并发症发生率超过 50%。临床常见的并发症包括但不限于伤口浅层或深层感染、伤口开裂、血清肿、淋巴囊肿、血肿和淋巴水肿。深入了解腹股沟区域的解剖结构对于减少该手术的并发症至关重要。在腹股沟区域，浅淋巴结是指近端阔筋膜浅层的淋巴结，而深淋巴结是指位于筋膜深面并与股血管相邻的淋巴结（图 60-1A）。在肿瘤手术中腹股沟淋巴结清扫术是指切除浅、深淋巴结这两组淋巴结。

患者取仰卧位，术侧大腿轻轻弯曲、外展和外旋。围手术期应合理使用抗生素。因为术后淋巴水肿发生率接近 20%，故应提倡由专门从事淋巴水肿预防和治疗的理疗师进行术前和术后评估以防治相关并发症。

腹股沟淋巴结清扫术

腹股沟淋巴结清扫的边界由外侧的缝匠肌、内侧的长收肌和上方的腹股沟韧带构成。缝匠肌自外上向内下走行，跨越大腿的过程形成了包含淋巴结的三角形区域（图 60-1B）。淋巴结分布于大隐静脉内侧，向外上方逐渐延伸至髂前上棘。这些淋巴结都是 ILND 术中主要清扫对象。

腹股沟淋巴结清扫开始时通常沿着肢体长轴方向做一手术切口，切口通常始于腹股沟韧带跨越股血管处，沿着股三角底边的中线方向朝脚侧延长（图 60-1C）。由于浅筋膜的浅层较少有淋巴管走行，故术中可解剖游离至浅筋膜层，即 Camper 筋膜。然后在 Camper 筋膜深层建立皮瓣。术中将皮瓣向外侧牵引至髂前上棘内侧的区域可清扫腹股沟韧带上方 2~3 cm 处的浅淋巴结。随后向内侧解剖可显露腹外斜肌腱膜、腹股沟浅环以及包裹股动、静脉的股鞘及股管。术中注意辨认位于大腿内侧浅筋膜中的大隐静脉。脚侧方向的解剖始于腹股沟韧带内下方的长收肌，通过切开内收肌与缝匠肌之间的筋膜，并沿着缝匠肌内侧缘和长收肌外侧缘向脚侧逐渐游离即可到达股三角的顶端（图 60-1D）。随后显露股动脉并游离其周围组织使其骨骼化从而显露股静脉。在靠近大腿远端时，股静脉位于股动脉后内侧，而朝向股三角的近端则逐渐走向浅层，位置更靠近股动脉的内侧（图 60-1E）。术中自股动脉朝头侧方向掀起包裹淋巴结的疏松结缔组织和脂肪组织后，还应实现血管的骨骼化。注意辨认股神经及其分支并谨慎操作以将其保护。在大隐静脉汇入股静脉的交界处，根据淋巴结受累情况可选择结扎离断大隐静脉或骨骼化静脉后予以保留。通常情况下可能会发现较小的独立静脉属支收集淋巴结组织区域的静脉回流，术中可单独结扎。然后将剩下的周围淋巴结游离后取出标本。腹股沟淋巴结清扫后通常需要覆盖裸露的股血管，术中可通过缝匠肌转位术实现。缝匠肌转位术首先分离缝匠肌于髂前上棘处的肌腱附着点，然后将肌肉向内侧旋转至股血管表面，沿着腹股沟韧带将皮瓣缝合到位，并注意确保皮瓣内侧血供完好。

术中放置引流管有助于预防术后淋巴囊肿和血清肿。术后早期下床活动和适当的药物预防是降低深静脉血栓形成的关键措施。

腹股沟淋巴结清扫的微创手术方式

在腹股沟淋巴结清扫中应用腹腔镜及机器人等微创手术方式日益常见。这些微创手术通常是在前文所述的股三角远端顶点处利用钝性与锐性分离相结合的方式建立皮下组织操作空间，以便放置操作孔。3 个操作孔分别位于股三角顶端（缝匠肌和长收肌交汇处）的内侧、脚侧和外侧约 3 cm 处（图 60-2）。随后开始通气建立皮下气腔：利用气体将皮瓣组织与 Camper 筋膜分离，然后逐渐向近端进行游离，在皮下组织与深层淋巴结之间创造空间，即从 Scarpa 筋膜前方向上直至腹外斜肌腱膜。随后向外侧游离以辨认和切开缝匠肌筋膜。然后向内侧进行游离解剖以辨认长收肌，同时应注意跨过肌肉汇入股静脉的大隐静脉。下一步钳夹抓住目标淋巴结，向浅表处及头侧方向牵拉，并解剖股三角的底部。注意保持向头侧持续牵拉组织以及解剖游离组织附着，不断显露和骨骼化股血管直至大隐静脉汇入股静脉的交界处。术中通常在隐静脉-股静脉交界处的卵圆窝对大隐静脉的近端进行结扎，因此切除的淋巴结标本通常伴随大隐静脉的一段。将淋巴结从剩余的组织附着中分离并置入无菌标本袋或利用切口保护器将其取出。随后在外侧的操作孔中放入引流管以充分释放注入的气体。

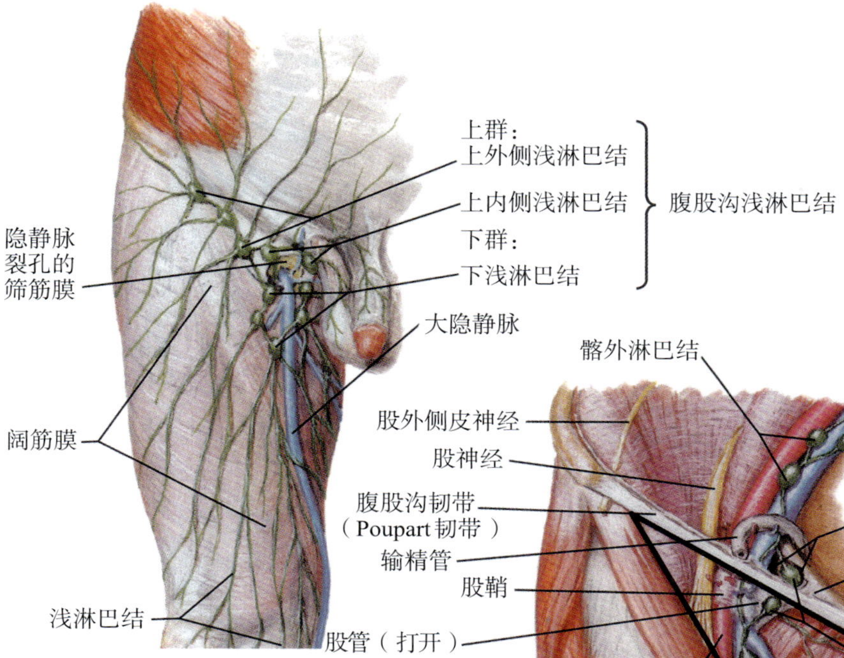

A. 腹股沟区浅表淋巴结

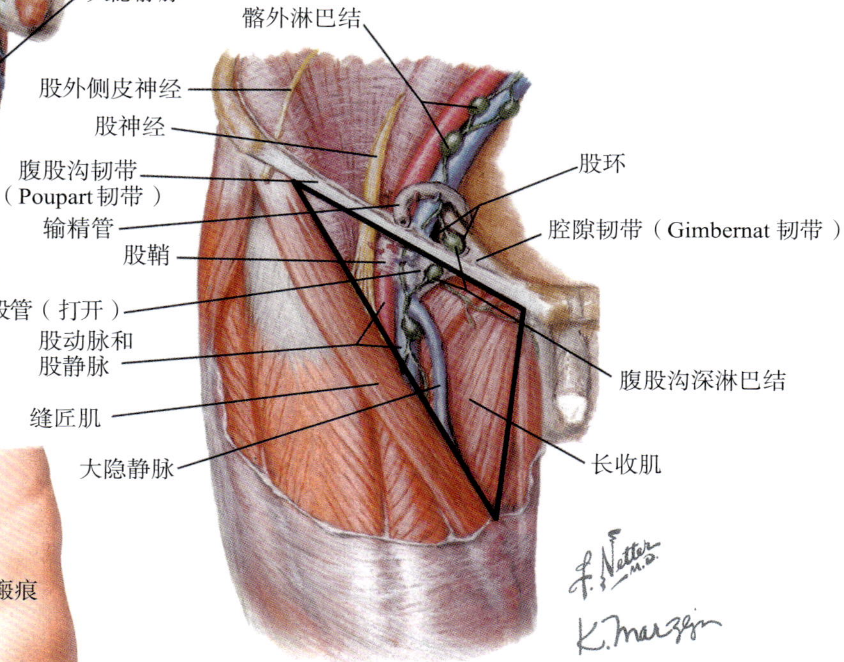

B. 黑色三角形为腹股沟淋巴结清扫区域的边界：外侧为缝匠肌内侧缘，内侧为长收肌外侧缘，上方为腹股沟韧带

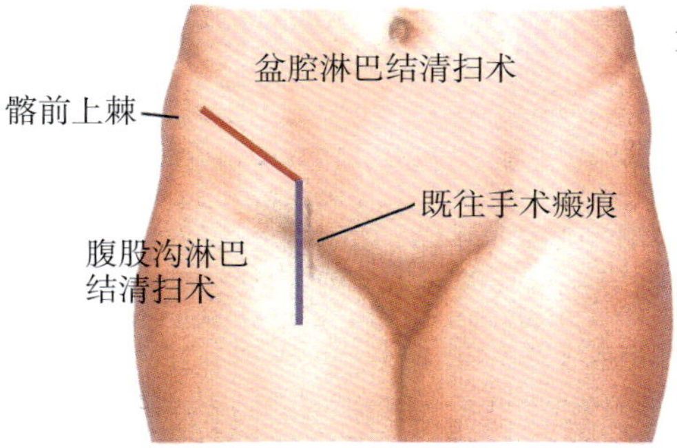

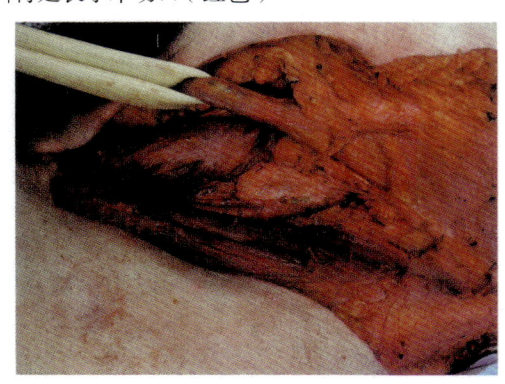

C. 蓝线展示开放式腹股沟淋巴结清扫的手术切口。如果术中涉及盆腔淋巴结清扫术，可在靠近髂前上棘处斜行延长手术切口（红色）

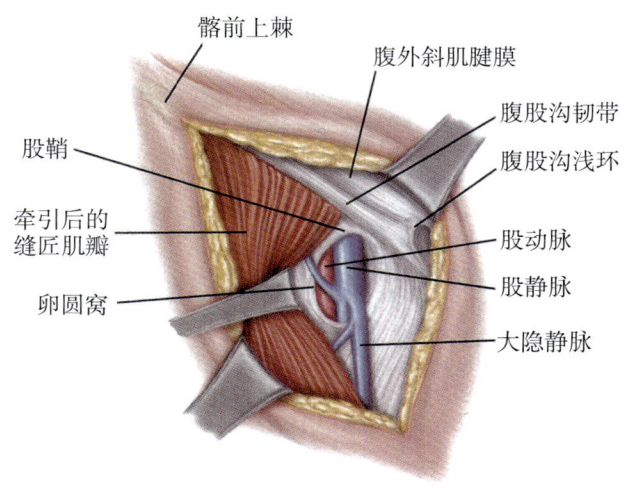

D. 在切开长收肌和缝匠肌筋膜后的腹股沟区解剖，可见股鞘内容物

E. 术中显露股三角。三角形顶端（图示左侧）由缝匠肌（图示下方）和长收肌（图示上方）交汇形成。在两块肌肉之间可见股动脉。精索由 Penrose 引流管牵引以单独显露

图 60-1　腹股沟淋巴结清扫术

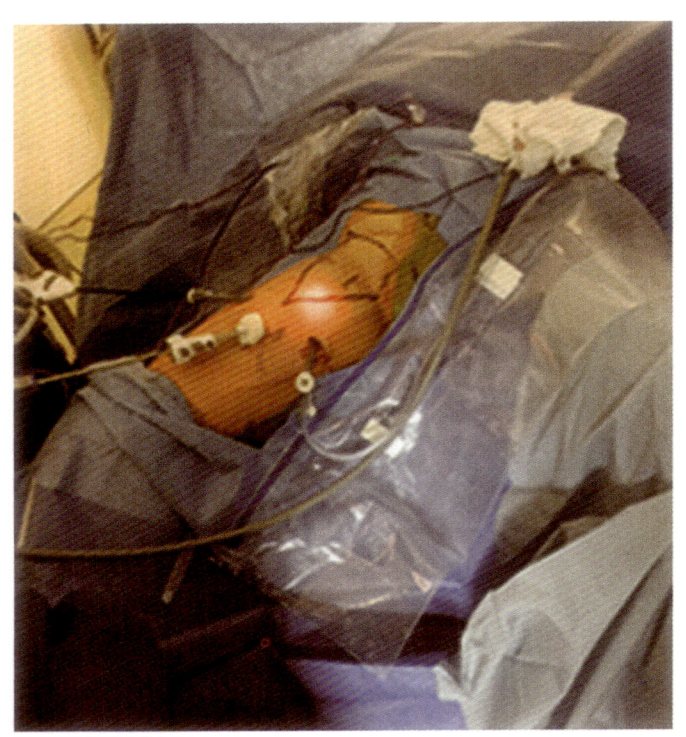

图 60-2　腹腔镜腹股沟淋巴结清扫术的外侧观

盆腔淋巴结清扫术

临床上进行盆腔侧方淋巴结清扫术的决策取决于断层成像检查发现的阳性淋巴结部位。如果发现髂血管淋巴结或闭孔淋巴结病灶，则应进行盆腔淋巴结清扫术。部分术者根据术中检查 Cloquet 淋巴结的阳性情况以决定是否进行盆腔淋巴结清扫术，Cloquet 淋巴结是髂外淋巴结中最低位的一组，通常位于腹股沟韧带深处，但多数术者逐渐放弃这一做法。如果发现 3 个或 3 个以上的腹股沟 - 股淋巴结阳性，也可以考虑采用盆腔淋巴结清扫术。

如果腹股沟淋巴结清扫术后需进一步行盆腔淋巴结清扫术，可在原切口基础上向头侧及外侧髂前上棘方向斜行延长手术切口。另一种方式是直接在髂前上棘内侧朝内下方向做一斜行切口（图 60-1C）。术中为了显露盆腔外侧淋巴结，首先需要将腹股沟韧带从髂前上棘处分离。随后向内侧翻折腹股沟韧带或者逐层分离腹外斜肌腱膜、腹内斜肌以及腹横肌，从而显露腹股沟深部的淋巴结。通常在此部位可采用腹膜后入路沿着腹膜后方层面进入以充分显露血管和淋巴结。随后可谨慎地将淋巴结从髂血管表面清除，清扫范围包括髂总血管、髂外血管、髂内血管及闭孔间隙的淋巴结。在游离过程中必须注意辨认和保护输尿管及闭孔神经。在淋巴结清扫完成后，需复位缝合腹股沟韧带或缝合前述切开的筋膜层次。

盆腔淋巴结清扫的微创手术方式

腹腔镜与机器人盆腔淋巴结清扫术是通过腹腔内入路进行的。操作孔通常放置在脐周与双侧下腹区。术中首先切开腹膜，进入位于脐血管韧带外侧与髂外静脉内侧之间的膀胱旁间隙。由于输尿管通常跨过髂内血管的前方，术中可辨认输尿管后将其自血管前方提吊起来。随后向内侧牵引输尿管及腹膜反折，同时沿着髂血管向头侧探查至髂总血管，其中腹主动脉发出左、右髂总动脉的分叉处即为淋巴结清扫范围的头端边界。生殖股神经通常位于髂总动脉外侧，术中应注意保护。生殖股神经为淋巴结清扫范围的外侧边界，而远端边界则为旋髂深静脉。在淋巴结清扫延伸至远端边界时可见耻骨支。术中可按照头端向尾端或尾端至头端的顺序进行淋巴结清扫，通常需要将血管骨骼化并将切除的淋巴结以及血管周围所有脂肪组织作为同一标本送检。腰大肌位于髂外动脉的内侧，因此可自外侧向内侧清扫腰大肌前方的淋巴结。从腰大肌内侧游离脂肪组织后可进入闭孔窝，从而显露盆腔侧壁结构。继续从髂外血管的内侧游离淋巴结团块可显露术中需保留的闭孔神经，谨慎地分离淋巴结与闭孔神经即可完成淋巴结清扫，最后用无菌标本袋或切口保护器取出淋巴结及相邻组织团块。

小结

腹股沟和盆腔淋巴结清扫术的适应证是不断演变的，且因原发肿瘤而异。熟悉腹股沟和盆腔的解剖结构，仔细关注走行于淋巴结周围的血管、神经有助于预防清扫术中损伤及术后相关并发症的发生。

第 61 章
腹膜后肉瘤

编者 Daniel J. Kagedan, Gary N. Mann
莫嘉辉 译，丁自海 审校

简介

腹膜后肉瘤（retroperitoneal sarcomas，RPS）是一种罕见的间叶性肿瘤，占所有恶性肿瘤的 0.15%，约占成人软组织肉瘤的 15%。RPS 的复发很常见，5 年内复发率约为 50%（累计所有的级别和亚型）。目前针对原发性和复发性 RPS 的治疗方案类型多样，因此需要针对不同患者设计高度个体化的治疗决策。

彻底的手术切除目前仍是根治 RPS 的基石。准确的病理诊断对于临床诊疗决策非常重要，理想的做法是术前在影像学引导下对肿块进行粗针穿刺活检。临床上对于发现腹膜后肿块的患者还应排查淋巴瘤、睾丸肿瘤转移灶及原发性肾上腺肿瘤等疾病。最佳治疗方案由患者因素（身体状况、治疗目标等）、肿瘤生物学特征（分级、组织学亚型、大小及与重要解剖结构的关系）和肿瘤的位置来决定。多学科参与临床决策有助于明确新辅助治疗与辅助治疗的效果，并可进一步确定化疗、放疗和手术切除的最佳治疗顺序。特殊类型的肿瘤可能对特定治疗方案较为敏感，比起容易远期复发的类型（如平滑肌肉瘤）及更倾向于局部复发的肿瘤（如脂肪肉瘤），在临床决策上应优先采用放疗而不是化疗，反之亦然。

术前辅助检查应通过胸部、腹部和盆部的 CT 增强扫描以明确肿瘤的范围及其与周围组织结构的毗邻关系，并明确是否伴随远处转移。完善术前检查预测可能受累的结构有助于外科医生和患者为手术切除治疗做好充分准备。

切缘完全阴性的手术切除是 RPS 的标准治疗方式。这类肿瘤可与周围组织产生较强的反应，因此很难评估肿瘤是正在侵犯周围结构还是仅压缩周围结构。在技术和专业知识条件允许的情况下，如果重要结构或内脏器官受累或者肿瘤接近重要结构或内脏，可采用术中放疗，从而在治疗肿瘤的同时减少对周围组织的毒副反应。

对解剖学的理解和手术准备

RPS 可累及任何腹膜内和（或）腹膜后间隙结构（图 61-1）。在术前影像学检查和术中评估发现，体积巨大的肿瘤组织通常会扭曲正常的解剖结构关系并模糊关键的解剖结构、解剖标志和平面（图 61-2）。术前获得的横断面影像应该仔细评估并用以设计手术计划，从而预测术中可能面临的挑战以及决定肿瘤可切除的因素。如果术前发现可能需要进行血管切除/重建、重建整形手术、泌尿系或神经切除/重建，则需要组建多学科参与的外科团队。其他可能的术前干预措施包括评估分肾功能（split-kidney function）与是否需要置入输尿管支架、神经功能检测、肠道准备或吻合口标记，这取决于对肿瘤的术前评估。

这类手术的切口各不相同。在大多数情况下，标准的腹正中切口的效果良好。腹股沟肉瘤可以从腹股沟切口中获益。在其他情况下，可将患者置于侧卧位，并采用侧腰部曲线切口或胸腹联合切口可能会获得最佳显露效果。

手术步骤

一旦建立手术切口，第一步应该彻底探查腹部，评估是否有意外的转移灶或其他发现，例如术前影像学检查中可能有不明显的内脏受累。充分显露前文所述的其中一个切口并布置多象限的腹壁牵引器（如 Omni 或 Thompson 牵引器）（图 61-3）。术中应识别所有可能与肿瘤相关的重要（不可切除的）结构，一旦明确评估这些结构，其余剩下的组织结构均可在术中切除。其中部分结构在手术最初无法评估其可切除性，可能需要在大量解剖游离和松解操作后才能确定是否可以切除。术中应环绕肿瘤周围进行游离松解，并从多个角度接近肿瘤以避免在单一区域中进行操作。有效的初始操作手法包括沿着腹膜侧方 Toldt 白线游离以松解右半结肠或左半结肠，以及 Kocher 手法。术中早期决定进行结肠切除以及伴随内侧肠系膜处理与分离的肠管松解操作可在更大程度上方便手术的推进，特别是在中央靠近大血管附近处的操作。松解组织结构的关键是利用牵引与反牵引相互作用的原理，这也是外科医生进行手术显露时最重要的原则。

一旦完成肿瘤显露，即可对周围结构受累进行更详细的评估。切缘状态对生存率有重要影响，应尽量行切缘阴性的整块切除术，这通常意味着切除肾脏、部分结肠、血管和（或）胰腺尾部和脾脏（图 61-3）。对于右侧肿瘤目前很少需要进行胰十二指肠切除或肝脏切除，因为这些操作极大地增加了手术的复杂性。RPS 不同方式的切除范围已描述，包括局限性边缘切除（仅切除肿瘤或摘除瘤体）、宽缘切除（wide margin resection，切除肿瘤及受累器官整体）及间隔切除（系统性切除未受累的毗邻器官/结构）。

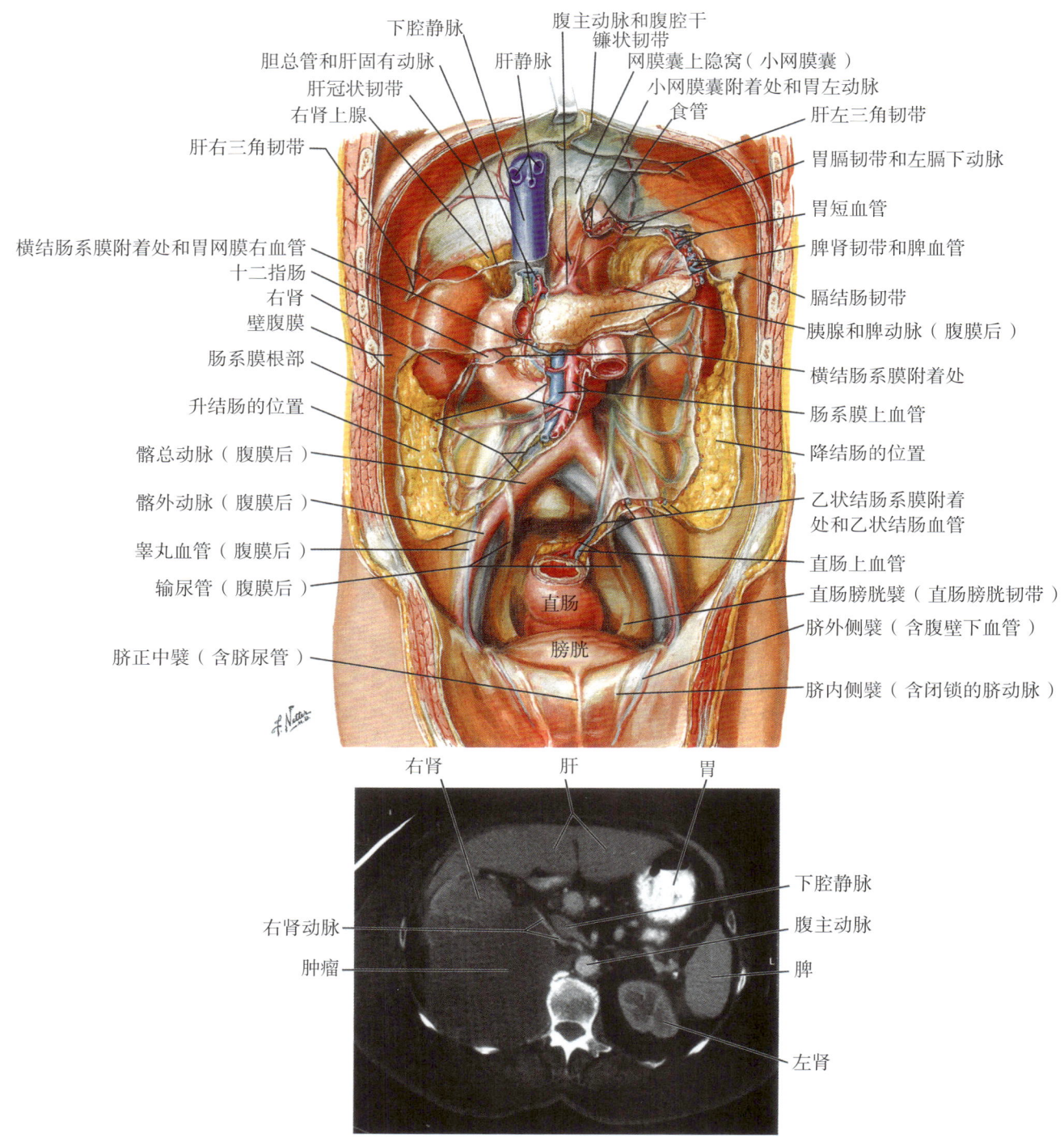

图 61-1 腹腔后脏器解剖及腹膜后巨大肿物的 CT 图像

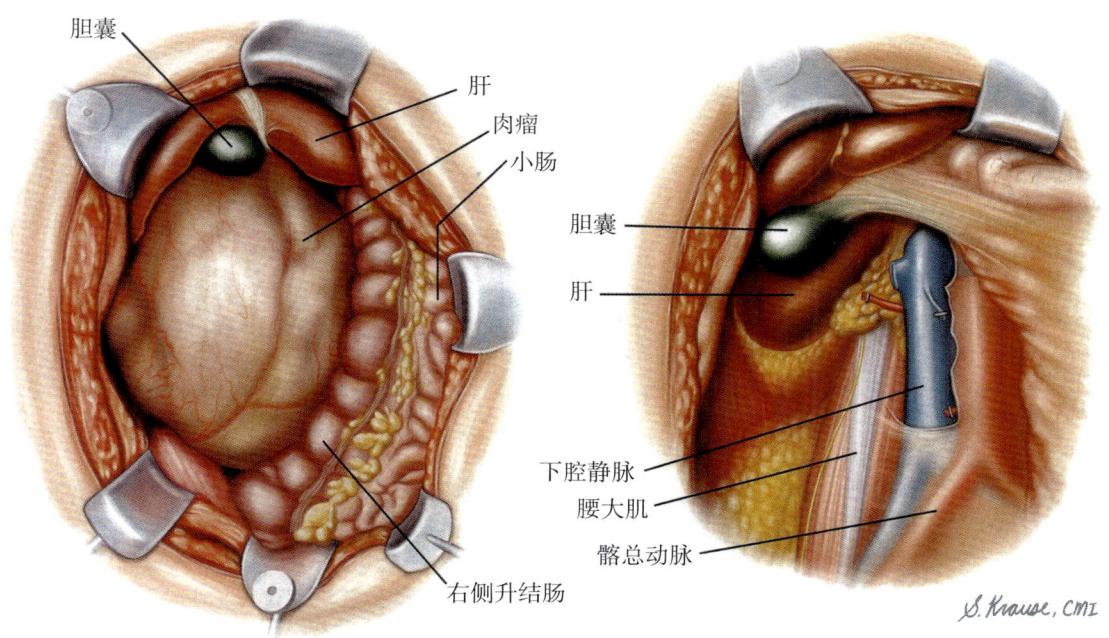

图 61-2　右侧腹膜后肉瘤的经腹腔显露

表 61-1　RPS 切除术的关键步骤

1. 建立适合的手术切口
2. 探查腹腔并评估是否有意外的病灶或转移灶
3. 通过腹部多象限牵引进行显露
4. 利用牵引与反牵引的相互作用环绕肿瘤进行游离
5. 辨认重要的解剖结构（此外剩余结构均可切除）
6. 切除肿瘤（边缘性切除或间隔性切除）
7. 重建

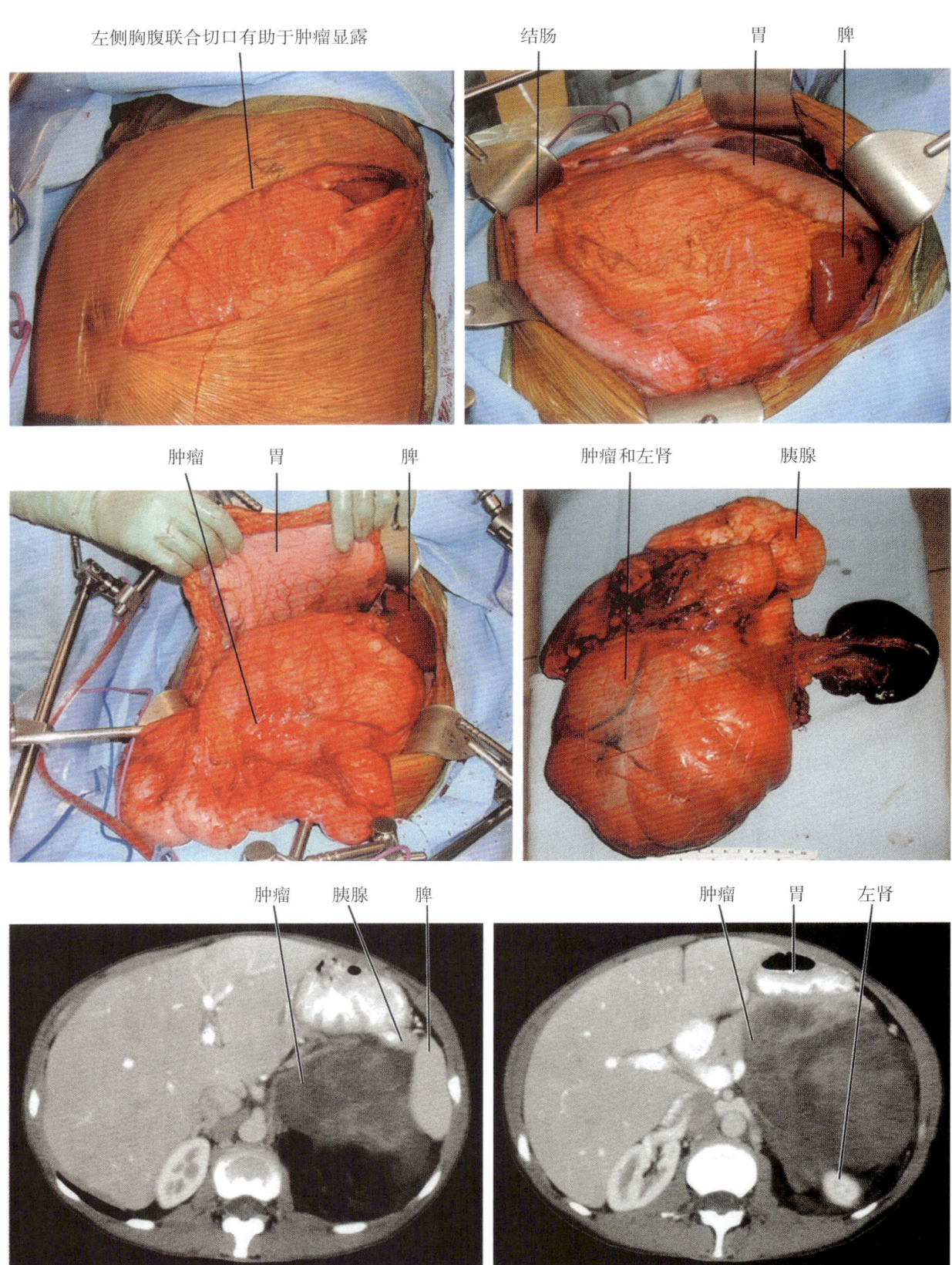

图 61-3 腹膜后肉瘤累及左肾、胰腺远段和脾的手术切除及 CT 图像

小结

彻底的手术切除为根治性治疗 RPS 提供了唯一的机会。准确的术前组织学诊断，结合患者个体因素差异及疾病生物学特征有助于对术前和术后治疗方案进行适当的选择和排序。术前影像学检查和术中显露探查是明确病灶解剖结构改变的关键措施，术中切除病灶应遵循既定的外科手术原则。建立多学科团队（包括肿瘤累及器官的相关专科）有助于最终成功切除肿瘤。

SECTION 11

第十一篇
泌尿学及妇科学

第 62 章　子宫切除术

第 63 章　卵巢切除术

第 64 章　盆底疾病重建手术

第 65 章　经腹腹腔镜根治性肾切除术

第 66 章　根治性前列腺切除术

第 67 章　根治性膀胱切除术

第 68 章　腹膜后淋巴结清扫术

第 62 章
子宫切除术

编者 Chad M. Michener

孟凡良，宋昕洋，刘兴平，李润荣 译，丁自海 审校

简介

子宫切除术是女性良性及恶性疾病最常见的外科术式之一。手术方式因病理、疾病与患者本身的解剖变异以及外科医生的手术技巧而异。手术方式因病变病理和患者本身的解剖变异以及外科医生的手术技巧而异。过去的 20 年间，美国的子宫切除术比例逐年下降。经腹子宫切除术仍然是最常见的术式。然而，腹腔镜手术及机器人辅助手术的开展使得经腹子宫切除术的比例逐渐降低。本章着重介绍与经腹筋膜外子宫切除术、腹腔镜或机器人子宫切除术（即微创子宫切除术，minimally invasive hysterectomy，MIH）等手术相关的解剖学，这些术式的相关解剖和手术步骤是相似的。

外科解剖学

对子宫的韧带以及血供与周围结构解剖关系的充分理解，是安全有效进行子宫切除术的先决条件。虽然病理因素可能会改变盆腔内器官的解剖结构和毗邻关系，但是，了解正常的解剖结构可以使术者从经腹子宫切除术轻松过渡到 MIH，因为这些不同的子宫切除术式中的关键步骤是相似的。在处理因既往炎症、子宫内膜异位症或肿瘤种植引起的腹腔粘连，或因较大子宫平滑肌瘤所致的盆腔结构扭曲变形的疑难病例时，熟练掌握腹膜后各结构的解剖关系可使外科医生获益更大。

子宫圆韧带和子宫阔韧带

子宫圆韧带和子宫阔韧带通常是子宫切除术的切入点，因为切断子宫圆韧带后可进入腹膜后间隙，从而松解子宫和宫颈的韧带附着。子宫圆韧带起源于子宫底部的外侧，向前外侧延伸，穿过腹股沟管深环离开盆腔（表 62-1，图 62-4A），出浅环后以分散的纤维束附着于阴阜和大阴唇的皮下组织。

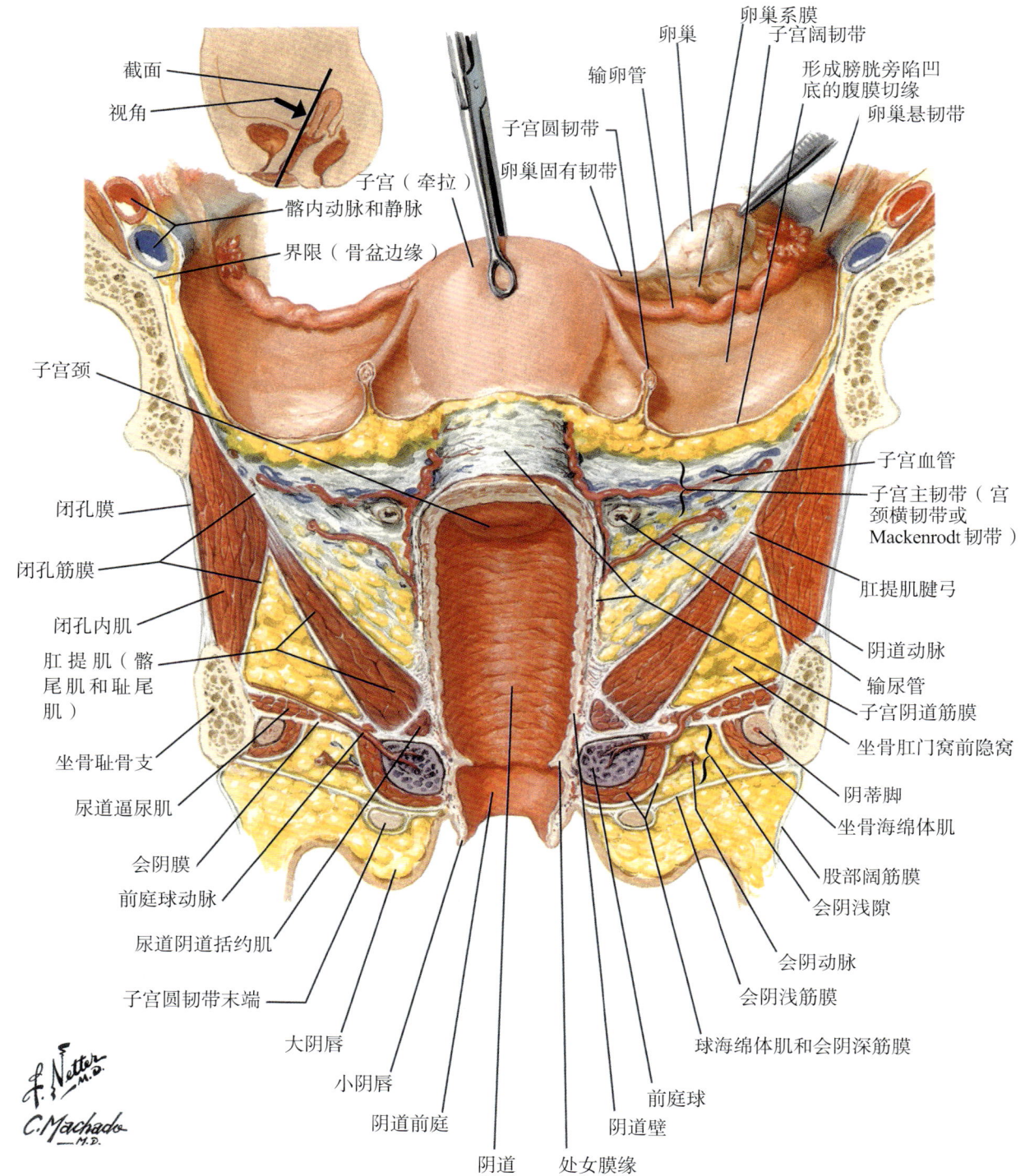

图 62-1 盆腔脏器的韧带和筋膜组织
注意圆韧带在输卵管前方,子宫角与阔韧带交汇区域进入子宫

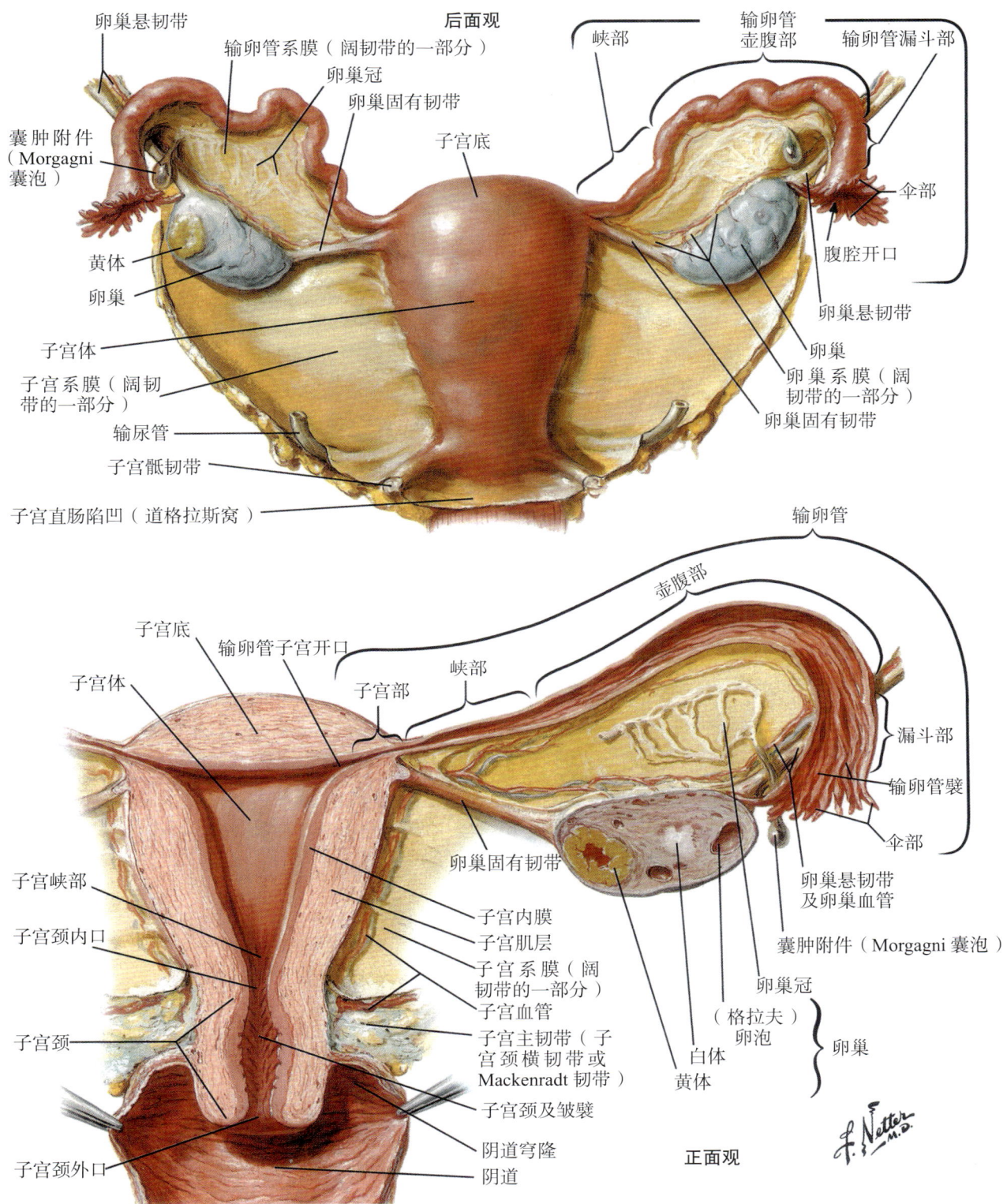

图 62-2　子宫、卵巢和输卵管

阔韧带形成输卵管系膜，在卵巢下方包裹主韧带及子宫血管，并在外侧覆盖卵巢悬韧带

子宫阔韧带是由覆盖于子宫、子宫圆韧带和卵巢韧带上的腹膜前后层所构成，它在子宫前后陷凹、骨盆侧壁与壁腹膜相延续，同时在外上侧覆盖卵巢悬韧带（图 62-1，62-2）。子宫阔韧带也称骨盆漏斗韧带。在盆底，这两层腹膜在子宫两侧形成信封样结构，覆盖腹膜后结构及与子宫附着的结缔组织，进而形成宫旁组织。

子宫主韧带和子宫骶韧带及其潜在间隙

子宫主韧带也称子宫颈横韧带或 Mackenrodt 韧带，自子宫颈向两侧延伸，将盆腔分为两个潜在间隙（图 62-3）。在子宫主韧带的前面是膀胱侧间隙，其前界是膀胱，两侧界是肛提肌和闭孔内肌。子宫主韧带后方是直肠旁间隙，该间隙后界为骶骨，两侧界为髂内血管。外科医生熟练掌握这些潜在间隙，对完成根治性子宫切除术至关重要，并且有助于避免损伤腹腔内器官。子宫骶韧带起源于骶骨中部宽阔的基底面，以曲线方式向前内侧延伸，直至融入子宫颈下段外侧面。

盆腔血管及其与输尿管的关系

子宫血供来源于卵巢动脉和子宫动脉。前者直接起于腹主动脉，后者是髂内动脉前干的分支。在盆腔外科解剖中其他重要动脉分别有闭孔动脉、脐动脉、阴道动脉和膀胱下动脉（图 62-4）。子宫动脉向内走行于输尿管正前方的主韧带内，在颈体交界处进入子宫。需要注意的是，该部位输尿管通常距子宫颈 1.5~2.5 cm，是子宫切除术中发生医源性输尿管损伤的最常见部位（图 62-4B）。熟练掌握子宫、子宫颈、盆腔血管和输尿管之间的关系对避免损伤输尿管或盆腔血管至关重要。

子宫切除术中另一个容易发生输尿管损伤的情况，是靠近盆壁进行卵巢悬韧带结扎及切断时，这是因为输尿管在此处跨过髂总血管，并走行于卵巢血管的后方（图 62-4A）。在此处辨别子宫阔韧带内侧的输尿管将最大限度地降低这种损伤的发生风险。随后，输尿管在阔韧带内侧继续向下进入盆腔，穿过子宫动脉下方，向前内侧走行，于宫颈阴道交界处进入膀胱底部。在离断阴道或缝合阴道残端时，可能会损伤输尿管。

如果将腹膜后间隙向头侧解剖至髂总动脉分叉处，通常更易识别输尿管。在开腹手术情况下，可用两根手指沿着髂总血管向腹主动脉方向"游走"，再轻微的上提即可显露出子宫阔韧带内侧的输尿管。

子宫切除术指征

根据手术适应证以及患者年龄和意愿，在切除子宫的同时可以切除或保留输卵管和卵巢。良性病变的子宫切除术指征包括异常子宫出血、子宫平滑肌瘤、子宫内膜异位症及盆腔器官脱垂。恶性病变手术指征包括子宫内膜增生和癌变、子宫肉瘤、卵巢癌或输卵管癌、早期宫颈癌，偶尔见于妊娠滋养细胞病变。手术方式因情况而异；改良根治性和根治性子宫切除术主要用于治疗宫颈癌及晚期子宫内膜癌和卵巢癌。本章重点介绍单纯性子宫切除术。

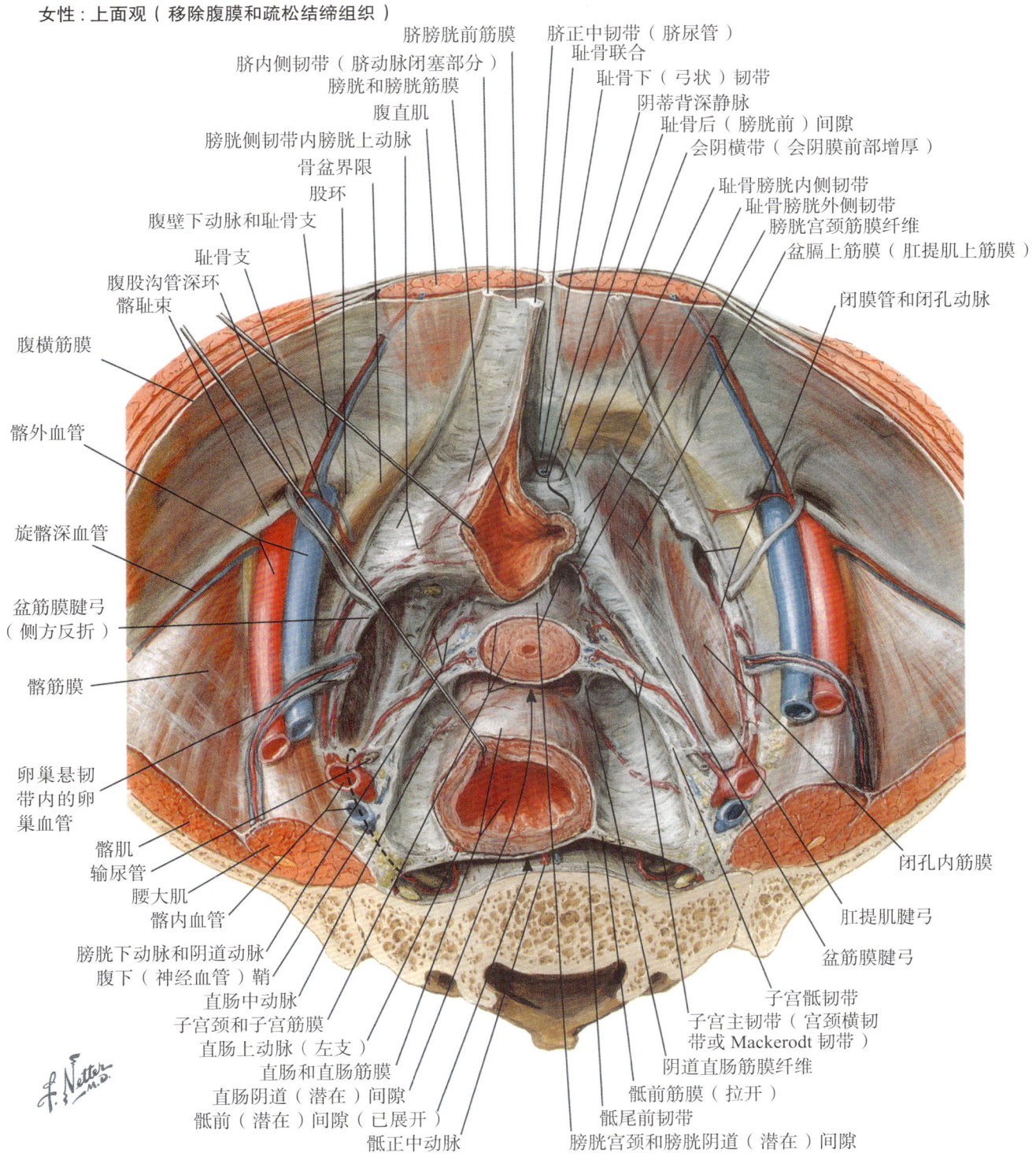

图 62-3 腹膜移除后的盆腔横截面

主韧带包含子宫血管,并将盆腔分为前、后两部分。膀胱旁和直肠旁间隙是位于两侧主韧带前后的潜在间隙

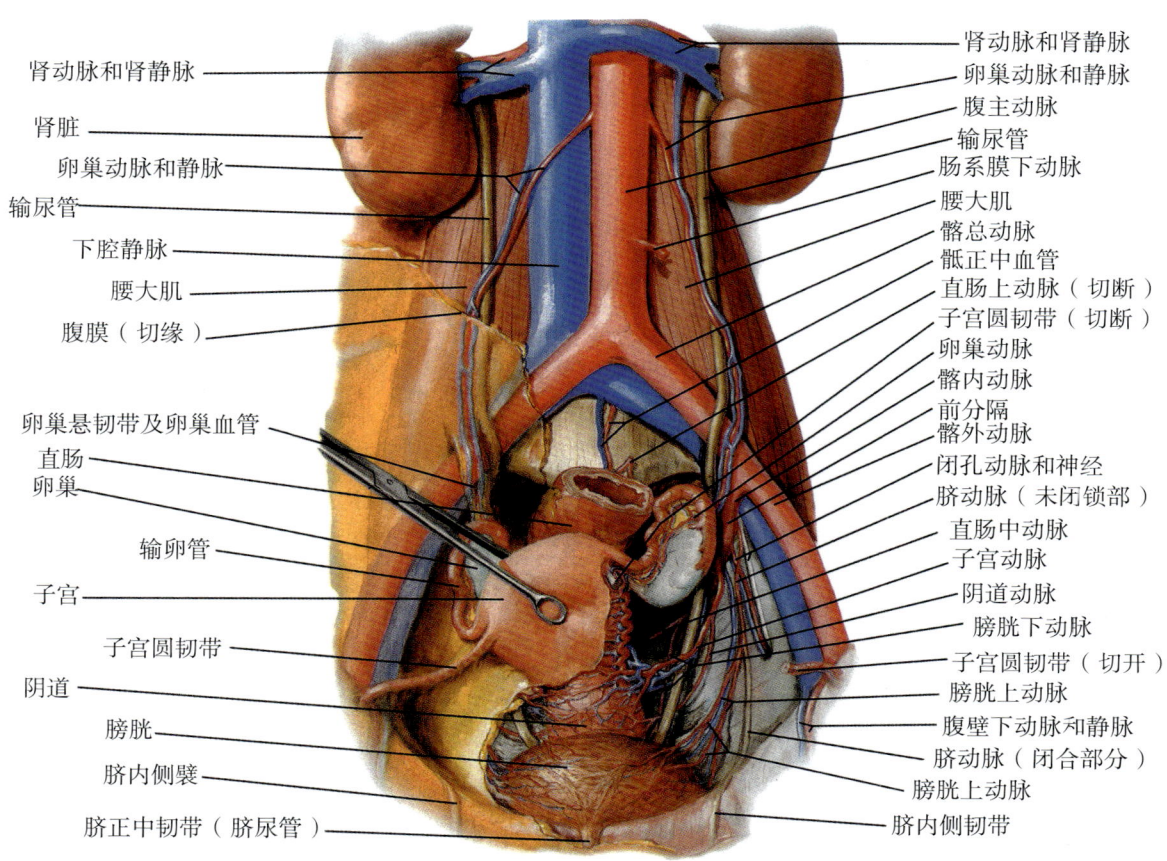

A. 盆腔脏器的动脉和静脉：前面观

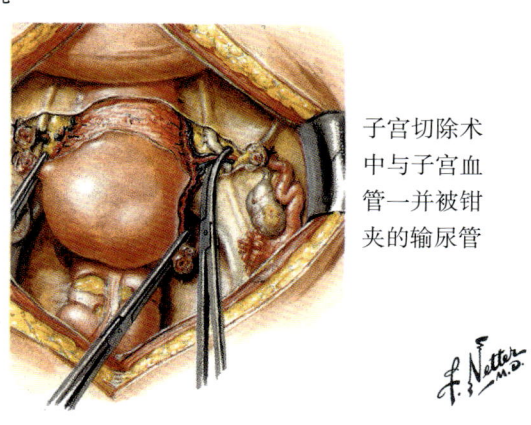

B. 输尿管损伤

图 62-4 盆腔器官动静脉和输尿管损伤

注意输尿管与子宫和卵巢血管之间的解剖关系，尤其是在最常见的损伤部位：盆腔边缘、输尿管与子宫动脉交界处和膀胱－阴道交界处外侧

手术入路

子宫切除术的入路选择取决于下列几个因素：疾病的治疗情况、对解剖结构细节的评估、既往腹盆腔手术史以及患者和医生的意愿与偏好。经阴道子宫切除术通常用于盆腔器官脱垂和较小及中等大小子宫的切除，但目前应用较少。微创子宫切除术（腹腔镜或机器人手术）在众多医学中心应用越来越多，并且有取代经腹子宫切除术的趋势。微创子宫切除术可用于良性和恶性病变，也可用于单纯筋膜外、改良根治性和根治性子宫切除术。当子宫较大、存在广泛的腹膜转移（转移性卵巢癌），或患者自身因素（如既往有较大腹部手术史或粘连）的情况，强烈推荐行经腹部手术。

经腹子宫切除术的切口选择取决于手术适应证、患者因素、子宫大小及解剖特征。腹部正中竖切口更常用于较大子宫，或存在腹腔广泛转移需经上腹部进入的病例。对于子宫大小低于脐水平的良性疾病，通常使用低位横切口。无论是何种切口，一旦进入腹腔，则应通过视诊（开腹或腹腔镜病例）和触诊（开腹手术病例）对盆腹腔进行探查，并在必要时留取盆腔冲洗液。对于开腹手术病例，应放置自动切口牵引器，并使用湿海绵或纱布将肠管推向上腹部。对于行腹腔镜手术的患者，应使其呈头低足高体位，并采用重力和无创肠钳将肠管从盆腔向上移开。

进入腹膜后间隙

一旦进入盆腹膜后间隙，可清楚地显露其结构，应确认相应的盆腔器官（图 62-5A），并尽可能恢复其正常解剖位置。在开腹子宫切除术时，可在双侧子宫角放置两把大号 Kelly 钳以便牵引。而在腹腔镜手术时，放置带有阴道杯的举宫器，有助于在术中保持子宫向上托举，便于实施阴道切开。由此可见，无论采用何种手术入路，手术步骤都是相似的，表 62-1 中列出了相应步骤以供对比。将子宫圆韧带电凝后，用单极电刀或血管闭合器离断。或者钳夹、切断并用可吸收线结扎子宫圆韧带（图 62-5B、C）。可通过单极或血管闭合装置连续切开的方法打开腹膜后间隙，向下内侧延伸，打开膀胱子宫腹膜，下推该侧膀胱，并开始沿着膀胱外腹膜游离膀胱，以形成活瓣结构，进而游离卵巢悬韧带。在对侧盆腔进行类似的游离操作，或者是向后侧游离卵巢悬韧带。同法操作，打开对侧膀胱子宫腹膜，并下推膀胱。一旦打开膀胱子宫腹膜，在确保子宫有向上的牵引力后，向下游离子宫颈和阴道上部。轻柔地牵拉和单极电刀电凝利于组织分离，而持续向上牵引子宫有助于输尿管远离宫颈阴道交界部。

如果患者既往有剖宫产手术史，膀胱和子宫下段之间会存在较厚的瘢痕，从外向内逐层分离将有助于显露瘢痕下方的无血管区，从而游离膀胱。现已下推膀胱并显露两侧盆壁，钝性分离腹膜后间隙，以便于识别输尿管和腹膜后血管（图 62-5D）。对子宫持续向上牵引有助于分离膀胱，并使输尿管向下向外侧移动，最大限度地增加输尿管与血管钳/电凝器间的距离。

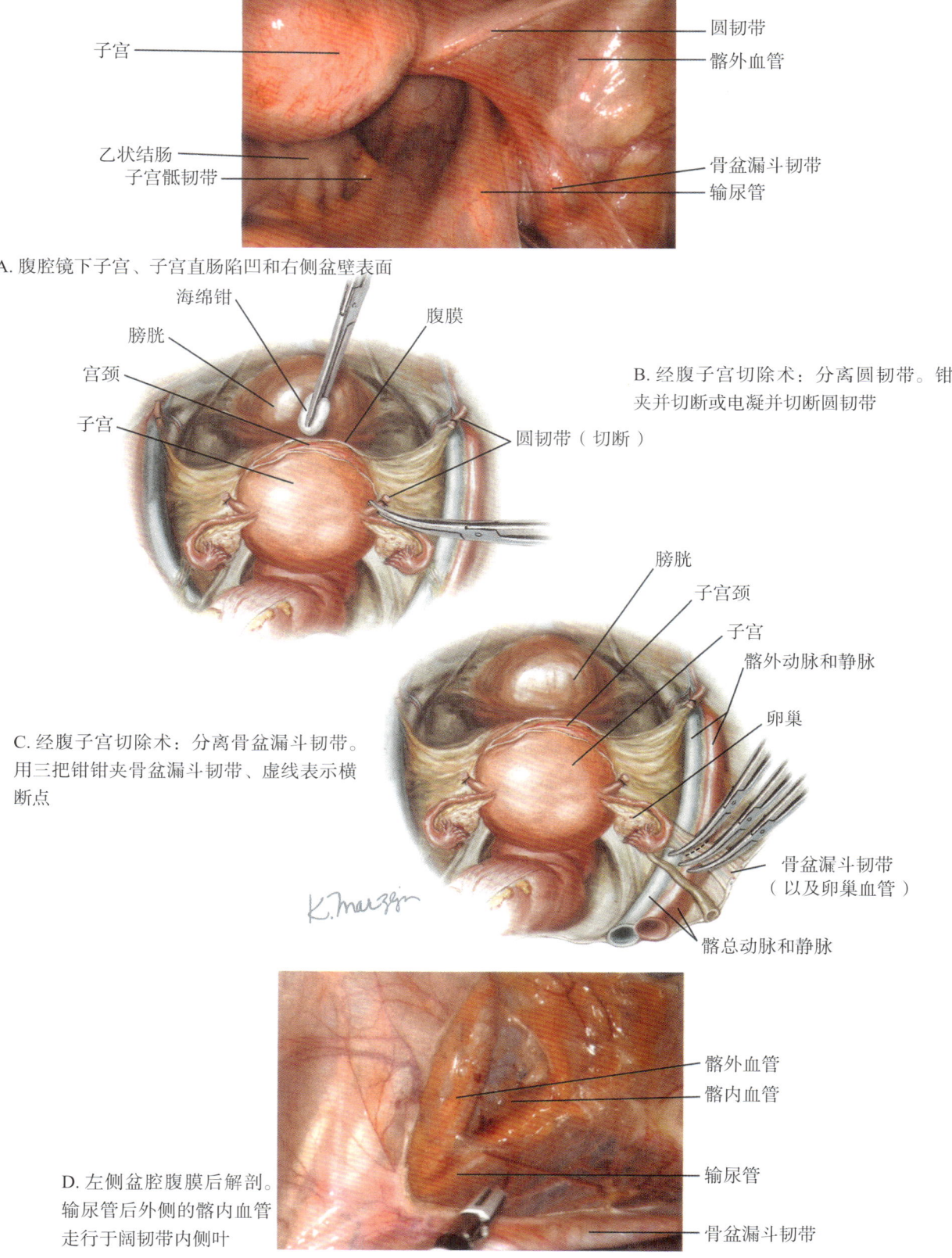

图 62-5 腹膜后情况

表 62-1　经腹和微创子宫切除术的步骤

经腹（开放）	微创
大号 Kelly 钳钳夹子宫角	放置举宫器
电凝并切断子宫圆韧带	血管闭合器电凝并切断子宫圆韧带
电凝并打开盆腔侧壁	电凝并打开盆腔侧壁
电凝并游离膀胱	电凝或血管闭合器游离膀胱
识别腹膜后间隙的输尿管	识别腹膜后间隙的输尿管
在子宫阔韧带上裁切一个开口（开窗）	在子宫阔韧带上裁切一个开口（开窗）
用 Heaney 钳钳夹、切断并结扎卵巢悬韧带或卵巢固有韧带	血管闭合器电凝并切断卵巢悬韧带或卵巢固有韧带
保证向上牵拉子宫时用电刀电凝使子宫血管骨骼化处理	保证向上牵拉子宫时用电刀电凝使子宫血管骨骼化处理
在子宫颈体交界用 Heaney 钳钳夹、切断并缝扎子宫血管	在子宫颈体交界处用血管闭合器电凝并切断子宫血管
在上述断端内侧钳夹、切断并缝扎宫旁组织，使输尿管向外侧移动	在上述断端内侧电凝并切断一小部分宫旁组织，使输尿管向外侧移动
用直 Ballentine 钳继续钳夹、切断并缝扎宫旁组织，直至子宫颈阴道交界处	沿上述断端继续电凝并切断宫旁组织，直至子宫颈阴道交界处
确保膀胱游离至阴道切除部位下方 1.5~2 cm（可及子宫颈）	确保膀胱游离至阴道切除部位下方 1.5~2 cm（可及子宫颈）
用直角 Zeppelin 钳钳夹阴道上端和子宫骶韧带并缝扎	用单极电钩或电刀环形切断阴道
使用连续（0-PGA 或倒刺可吸收线）或 0-PGA 线 8 字缝合法闭合阴道残端及子宫骶韧带断端	使用倒刺可吸收缝线连续缝合，或用 0-PGA 线连续或 8 字缝合，闭合阴道残端及子宫骶韧带断端
仔细冲洗盆腔，检查是否存在出血点	仔细冲洗盆腔，检查是否存在出血点
关闭腹腔	关闭各操作孔

卵巢的处理

如需切除卵巢，外科医生应该在输尿管与卵巢血管之间，平行于卵巢悬韧带的腹膜上打开一个窗口。在开腹子宫切除术中，使用 Kelly 或 Heaney 钳双重钳夹血管，离断并用可吸收缝线结扎（图 62-5B、C），或在微创手术中使用血管闭合器电凝并离断（有关卵巢切除术的更多信息，请参见第 63 章）。如果保留卵巢，要仔细确认输尿管的位置，并在输尿管和卵巢下方卵巢固有韧带间的腹膜中打开一个窗口，双重钳夹、切断并结扎，或者电凝并切断卵巢固有韧带。

子宫的血供及相应血管的游离

使用单极电凝将子宫血管骨骼化，用电刀沿着子宫血管向下打开子宫阔韧带。用弯 Heaney 钳钳夹子宫颈体交界处的子宫血管之前，应注意输尿管的走行。钳夹血管时应使注意弧形的钳身朝向内侧，即钳尖刚好背离子宫，而不是使弧形钳身朝向输尿管（图 62-4B），以避免误伤输尿管。同样，在腹腔镜子宫切除术中，血管闭合器应该保持小角度靠近子宫，并在闭合时其尖端远离子宫（图 62-6），以避免误伤输尿管。

对于经腹子宫切除术，将 0 号可吸收线置于钳尖外侧正下方打结，以避免在该位置结扎输尿管。然后沿着宫颈两侧连续小口"咬"断并缝扎子宫主韧带，直至到达宫颈 - 阴道交界处。对于经腹子宫切除术，这可以通过使用直 Heaney 钳进行连续钳夹、使用手术刀切断并结扎来完成。每一小口都应"咬"在上一口切缘内侧，且缝线恰好在钳尖外侧穿过。可以通过拇指和示指之间的阴道壁触碰子宫颈，以确保达到合适的子宫离断平面。对于腹腔镜子宫切除术，可用血管闭合器电凝并切断子宫主韧带，直至凝闭的子宫血管断端包绕于阴道杯（如果采用）或子宫颈阴道交界处下方。

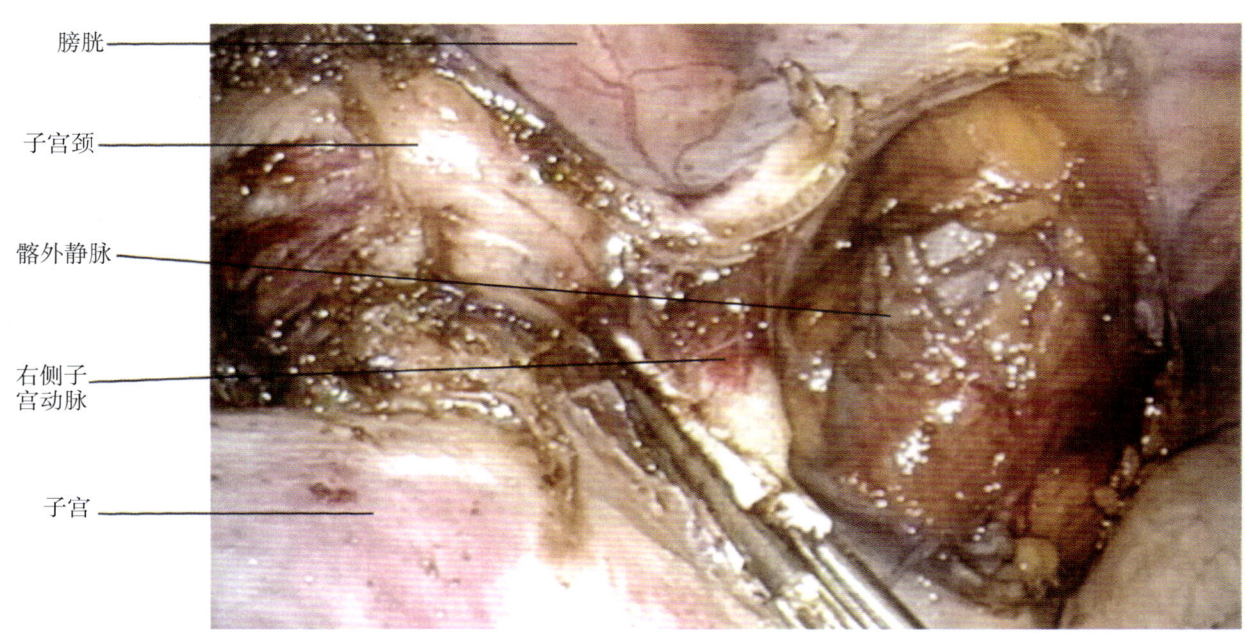

图 62-6　腹腔镜下右侧子宫动脉和静脉的切断
注意颈体交界处的位置和手术斜角

阴道切开和断端闭合

在分离子宫颈和阴道之前，应确保子宫有向上的牵引力，并且膀胱已游离至子宫颈下方约 2 cm 处，便于闭合阴道的同时，避免将膀胱和（或）输尿管连带缝合。对于开腹子宫切除术，通常使用较为弯曲的钳（Heaney 或 Zeppelin）于宫颈水平以下将阴道上段和子宫骶韧带一并钳夹，用弯组织剪离断阴道，将标本从盆腔中取出。使用 0 号可吸收线将阴道角与子宫骶韧带远端贯穿缝合。阴道残端的其余部分可用连续缝合或 8 字缝合。对于腹腔镜子宫切除术，使用单极电刀或电钩在阴道杯上切断阴道。一旦离断阴道，即可通过阴道取出子宫标本，也可以将标本放入腹腔镜标本回收袋中并粉碎，然后通过一个扩大的腹腔镜穿刺孔取出。阴道残端可以用 0 号可吸收线或合成倒刺可吸收线连续缝合。在腹腔镜手术中，切断阴道时，两侧的子宫骶韧带断端会从阴道切缘滑落，应注意将子宫骶韧带断端与阴道残端一起缝合。

阴道残端闭合后，应冲洗盆腔并仔细检查各部位是否存在出血点以及其余盆腔器官是否完整。如果需要，可用膀胱镜来评估输尿管是否通畅，而有些外科医生现在正探索经静脉注射荧光素来评估输尿管情况。一旦确认无出血和输尿管完好无损，则应移除所有器械、牵开器和填塞材料。恢复肠管解剖位置并按标志方式关腹。

改良根治性和根治性子宫切除术

改良根治性和根治性子宫切除术是宫颈癌手术治疗的经典术式。然而，累及子宫颈的子宫内膜癌、卵巢癌以及少数偶发良性病变可能也需要根治性子宫切除术。在该术式的初始步骤都是相同的，直至需要切断卵巢血管或子宫韧带时，与单纯性子宫切除术才有所区别。通常根治性子宫切除术还包括盆腔淋巴结清扫术（图 62-7）。盆腔淋巴结的上界为髂总动脉远端一半，下界为旋髂深静脉；外侧界为生殖股神经；内侧为膀胱上动脉。应该切除髂外静脉后方至闭孔神经以上的闭孔区淋巴结。在闭孔区钳夹或电凝时，应小心识别闭孔神经及其他结构，以避免损伤闭孔神经。

完成盆腔淋巴结清扫后，沿髂内动脉向下，直至看到向内侧发出子宫动脉分支（图 62-4）。然后使用直角钳或腹腔镜血管闭合器进行子宫动脉钝性分离。对于改良根治性子宫切除术，则应从输尿管外侧将子宫动脉离断，而对于根治性子宫切除术则需要将子宫动脉从髂内动脉起始端离断，可采用钳夹并切断或电凝并切断的方式。然后在输尿管上方游离子宫动脉，识别并切断子宫静脉。对于开腹手术，要用血管拉钩牵拉输尿管。使用直角钳或腹腔镜血管闭合器在输尿管隧道正前方进行分离，直至达到膀胱子宫韧带前方。膀胱角处的静脉回流（膀胱柱）容易出血，应小心地钳夹、切断并结扎或电凝并切断膀胱子宫韧带。应向前牵拉子宫，显露出后方的子宫直肠陷凹（道格拉斯窝）。使用电凝打开覆盖在子宫直肠陷凹的腹膜，以显露直肠阴道间隙（图 62-2）。用钝性和锐性相结合的方法分离该间隙，显露子宫骶韧带后，用电凝切断或钳夹切断。在开腹手术中，应使用 0 号可吸收线结扎子宫骶韧带断端，同时要避免损伤直肠前壁。当子宫游离后，可将输尿管牵拉至外侧，两侧的宫旁组织用带弧度的 Heaney 钳或血管闭合器依次离断。处理这些组织时应从髂内动脉的外侧开始向下方游离输尿管，直至阴道上段。确认宫颈阴道交界处，将膀胱沿阴道上半部游离。使用 Wertheim 钳在肿瘤下方钳夹阴道，然后将带弧度的 Heaney 钳钳夹于 Wertheim 钳下方 3~4 cm 处。用弯组织剪横断阴道，将标本取出。阴道闭合的方式与经腹单纯子宫切除术相同，然后冲洗、检查并关腹。

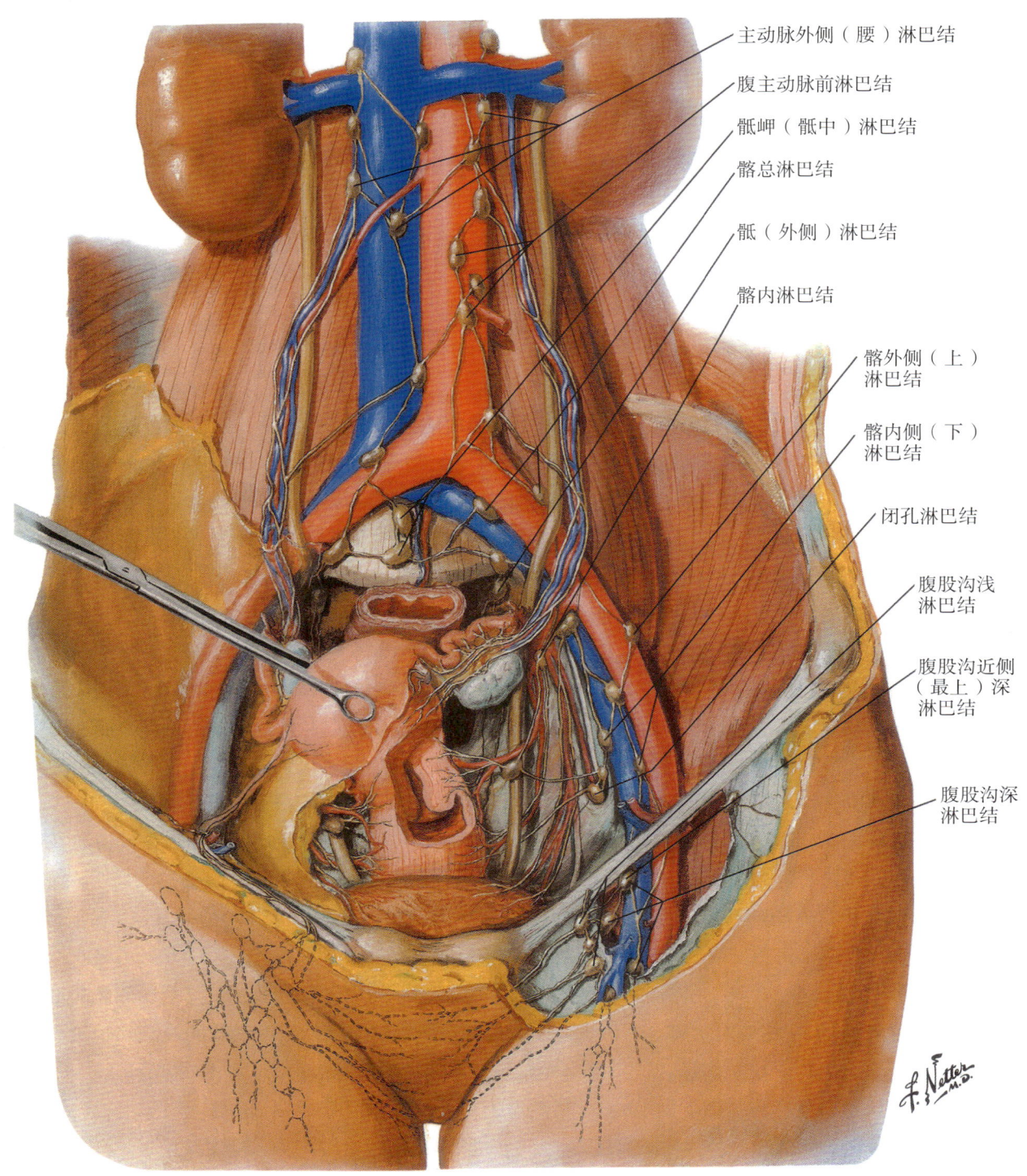

图 62-7　骨盆和生殖器的淋巴管和淋巴结
注意子宫、子宫颈和附件的腹主动脉和盆腔淋巴结的解剖关系

第 63 章
卵巢切除术

编者 Morgan Gruner，Robert DeBernardo
孟凡良，刘兴平，宋昕洋，李润荣 译，丁自海 审校

简介

卵巢是一个组织学和功能学复杂的器官。因此，附件区的良性和恶性肿瘤都来源于此，且种类繁多。手术方式的选择需要依据病理以及患者保留卵巢功能和生殖能力的需求来决定。

尽管大多数发生在卵巢的肿瘤是良性的，尤其是年轻女性，但卵巢或输卵管恶性肿瘤选择合适的手术治疗方案的临床决策颇为复杂。卵巢上皮性和输卵管恶性肿瘤通常容易早期转移，可沿着腹膜表面扩散至整个腹腔。这些手术的目的是为了尽可能使残留肿瘤病灶达到最小化，通常需要通过盆腔腹膜切除术和整块直肠乙状结肠切除术以清除盆腔病灶。完全的肿瘤细胞减灭术通常包括根治性上腹部病灶切除术。多项研究表明，对于发生转移的卵巢上皮恶性肿瘤，全面的肿瘤细胞减灭术会改善患者的总生存率和无进展生存率。即使对于癌症晚期患者，也可以达到66~120个月的总生存期。

术前影像学

附件区包块的术前影像学检查不仅有助于判断肿瘤的特征，还有助于评估腹水、肾盂积水、淋巴结肿大及大网膜种植情况，这些都有可能影响术前评估和手术方式的选择。超声检查是一种最常用于评估盆腔包块的检查方式，具有便捷性和无创性，并能较好地提供卵巢肿瘤的信息。超声医生应该对病灶大小、囊/实性、混合性、多普勒血流以及是否伴有肾盂积水、腹水进行充分评估。尽管MRI检查可以提供更多关于卵巢肿瘤的信息，但在临床实际运用中，对附件包块分诊的帮助有限。先进的成像技术有助于确定病变的范围及为制订复杂的外科手术方案提供有用的信息。大多数情况下，任何年龄组的复杂病变，都应手术切除。对于怀疑恶性卵巢肿瘤的患者，CT扫描对评估腹膜后间隙和上腹腔情况至关重要。

手术方式

对于诊断有附件包块的患者，手术方式选择需基于患者的年龄、未来生育的需求、卵巢的保留意

愿及影像学特征。对于儿童、绝经前女性和绝经后妇女发现的所有盆腔包块都应该进行评估。并且基于患者的影像学特征、症状和对肿瘤恶变的担忧程度进行术前评估。发生在绝经前女性的低风险囊性病变，通常可以随访至自发消退。任何年龄组的实性或混合性包块都要怀疑恶性的可能，通常需要对其手术切除予以评估。肿瘤标志物（如CA125）检测虽然只有90%的阳性率，但术前仍应检测。手术方式的选择，无论是采用腹腔镜手术、机器人手术还是传统的开腹手术，都取决于病灶的性质和恶变的可能性。

附件的解剖和分离

附件包括卵巢、输卵管及性腺血管，通过血管与子宫相通，所有上述结构均被腹膜覆盖。术前应熟知附件的血供以及与潜行的输尿管、子宫的毗邻关系（图63-1）。卵巢动脉起源于肾脏下方的腹主动脉。它在腹膜后间隙下行，最终进入卵巢，给卵巢和输卵管供血，其分支与子宫动脉的分支吻合，形成卵巢固有韧带。无论是采用何种手术方式（开腹手术、腹腔镜手术或机器人手术）都应遵循相同的血管分离原则。

卵巢血管和骨盆漏斗韧带

切除盆腔肿块首先要打开腹膜后间隙，识别卵巢血管和输尿管。卵巢血管位于骨盆漏斗韧带内，起源于腹主动脉，与输尿管平行下行，跨过髂总血管的分叉后进入盆腔。输尿管在卵巢血管深部（图63-2A）。尽管输尿管和骨盆漏斗韧带可以透过腹膜表面辨认，但某些病变情况下可能显示不清，从而增加了输尿管发生意外损伤的可能性。

为了辨认卵巢血管和输尿管，可在骨盆漏斗韧带外侧沿腰大肌和髂外动脉打开壁腹膜，切口可延伸至Toldt线。用大号Kelly钳沿着骶骨平行于直肠乙状结肠的方向进行轻柔剥离，充分显露该间隙。当以这种方式打开腹膜时，可见卵巢血管位于腹膜内侧反折的顶部，输尿管位于子宫阔韧带的内侧，骨盆漏斗韧带的下方，髂血管位于骨盆漏斗韧带的外侧。

游离、钳夹并切断骨盆漏斗韧带，可直接显露位于其深面的输尿管。将附件从盆腔游离过程中，切开腹膜附着物与子宫连接的卵巢固有韧带［子宫卵巢蒂/索（utero-ovarian pedicle）］（图63-2B）。

子宫-卵巢血管

子宫和卵巢由头侧的卵巢血管和尾侧的子宫血管供血。切除卵巢时必须结扎卵巢固有韧带，除非同时切除子宫。卵巢固有韧带与卵巢血管不同的是，在许多患者中往往不易辨认其存在，会给术中结扎带来一定的难度。术中应以大钳（如Heaney钳）钳夹并缝合结扎最为牢靠。在腹腔镜手术中，通常需使用血管缝合器或血管闭合器闭合血管。

重要的是，除非当病灶侵及并包绕盆壁时，例如子宫内膜异位症或卵巢恶性肿瘤，输尿管通常位于卵巢固有韧带（子宫卵巢蒂）的深部外侧。在这些情况下，在骨盆边缘识别输尿管，并沿着输尿管的走行到达盆腔病灶，可以有效避免输尿管损伤。

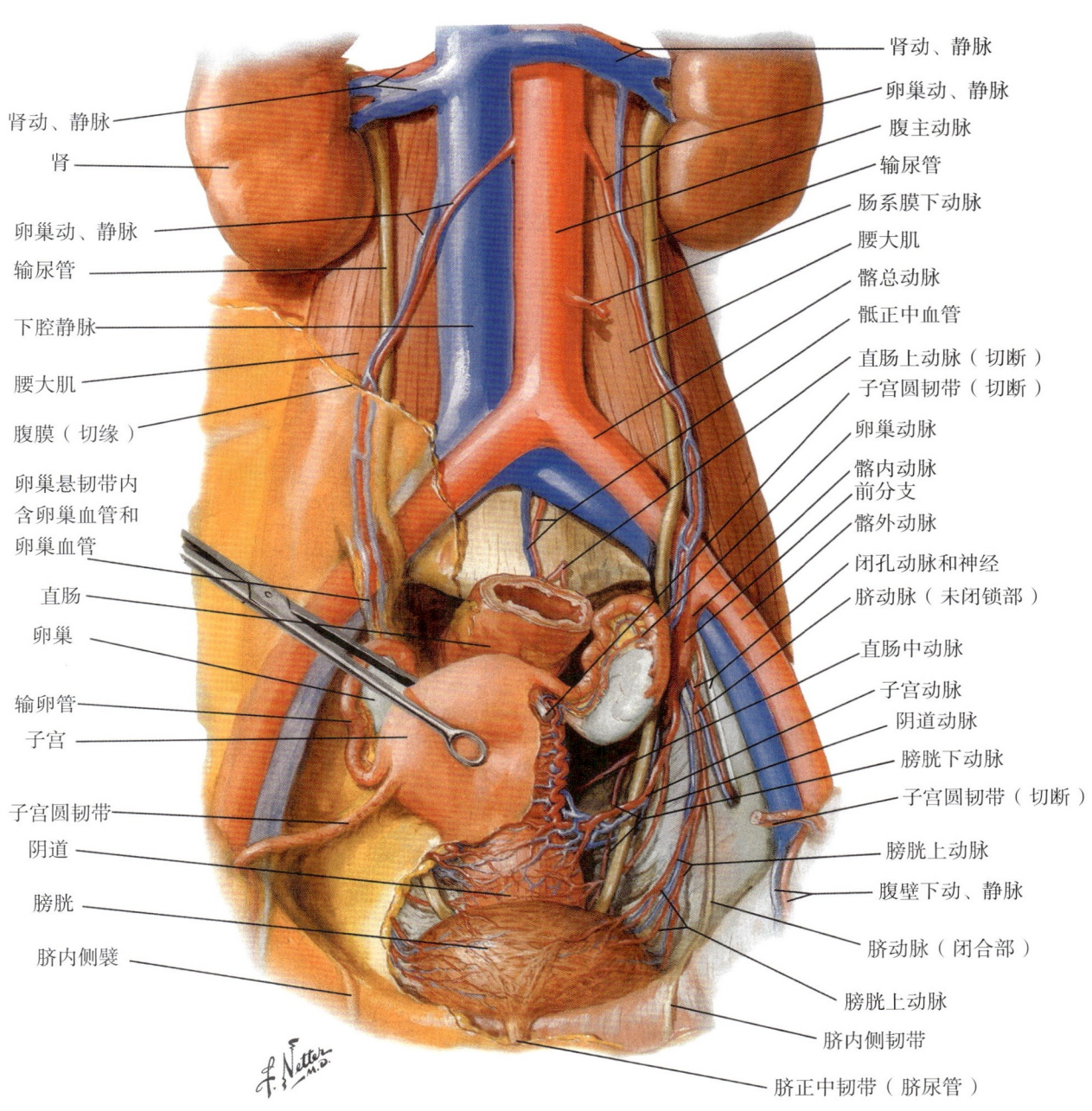

图 63-1 女性盆腔脏器的动脉和静脉

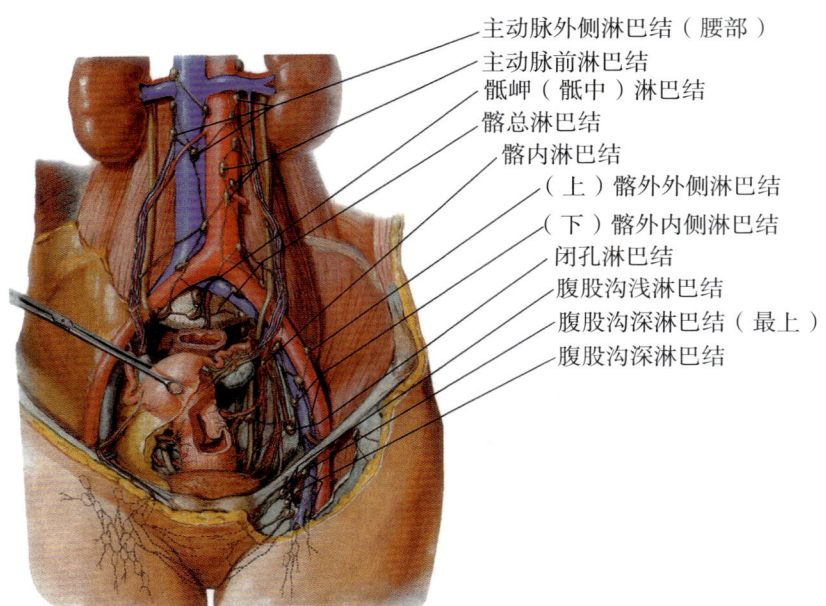

A. 盆腔淋巴结（女性）

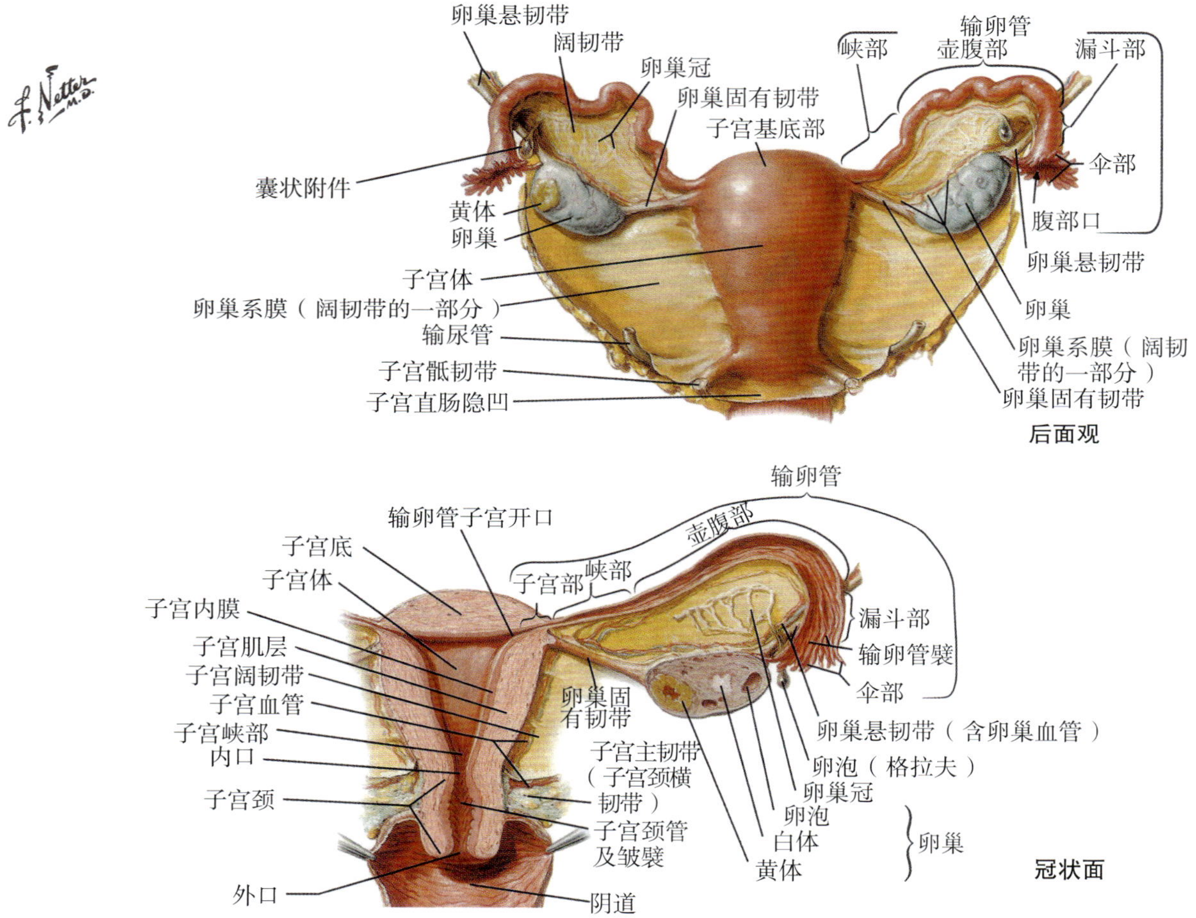

B. 成人子宫，卵巢和输卵管

图 63-2　盆腔淋巴结和子宫、卵巢、输卵管

巨大肿瘤的处理与术式的改良

有些卵巢肿瘤在确诊时可以长到 20~30 cm 以上。这种情况下，在切除肿瘤之前，可能无法游离肿瘤的供应血管和辨认输尿管（图 63-3A）。

为避免出现恶性肿瘤腹膜种植播散，最好的手术方法是保证卵巢肿块完整切除，避免破裂。在恶性肿瘤确诊的患者中，手术方式可选择以下两种中的一种进行改良。如果能识别卵巢固有韧带，最安全的方法是先将其离断，然后按照前述的逆向操作进行处理。这种方法通过沿盆壁将腹膜打开，将附件向头侧方向游离，从而使输尿管远离卵巢血管。当分离到骨盆边缘时，骨盆漏斗韧带便较易游离和结扎。

在一些病例中，既不能辨认骨盆漏斗韧带，也不能辨认卵巢固有韧带时，包块通常可以从切口取出并钳夹附件。根据我们的经验，输尿管走行于骨盆漏斗韧带的深部，因此这种操作意外损伤输尿管的可能性不大（图 63-3B）。

尽管如此，一旦肿块切除后，谨慎的做法是打开腹膜后间隙以确定输尿管是否受损。

根治性卵巢切除术

对于极少数既往手术失败或盆腔恶性肿瘤晚期患者，有必要行肿瘤根治性切除术。如Ⅳ期子宫内膜异位症或卵巢恶性肿瘤晚期患者常存在广泛的盆腔病变，其正常解剖标志常模糊不清，而且伴随着盆腔腹膜的广泛受累。

对这些患者行附件切除术应从上腹部的卵巢血供起源开始。通常情况下沿着两侧 Toldt 线向两边寻找输尿管腹腔段和卵巢血管。可在血管网处游离便于持续观察输尿管。保持一定程度的张力有利于解剖游离。可在卵巢血管的起源处，或其走行于腹腔的任何部位进行结扎。对于卵巢恶性肿瘤，腹膜沿着骨盆漏斗韧带封闭结肠沟，并且与盆腔形成整块病灶，同时伴有盆腔外病变（图 63-4A）。

随后逐渐游离腹膜直至进入盆腔。注意手术操作主要在腹膜后间隙进行，任何受累的腹膜表面均有可能存在肿瘤组织，游离后应推向包裹肿瘤周围区域。于腹膜后间隙前面，在盆腔侧壁轻柔牵拉及单极电凝游离髂外血管和腰大肌表面的腹膜。结扎子宫圆韧带，必要时可切除膀胱表面的腹膜，通常不需要进行膀胱部分切除。

由于该处腹膜与覆盖在子宫上的腹膜相延续，因此晚期卵巢恶性肿瘤几乎总是累及盆腔后腹膜和乙状结肠系膜，通常需要切除直肠、乙状结肠才能完全根除病灶（详见第 30 章）。一旦切除乙状结肠后，将腹膜后间隙向两侧切开并分离，使其包裹前方游离的腹膜，向后方沿骶骨方向进行分离。与结直肠恶性肿瘤类似，术中需进入直肠后方的骶前筋膜与直肠系膜之间的筋膜间隙继续分离（图 63-4B）。

与结直肠癌手术不同的是，手术的目的不是为了获得切缘阴性，而是尽量切除大块病灶，以达到残留病灶肉眼不可见。在大多数病例中，由于病灶仅局限于腹膜界面，因此通常没必要向下探查至肛提肌水平。一旦病灶穿透直肠反折腹膜，需切除直肠周围组织。

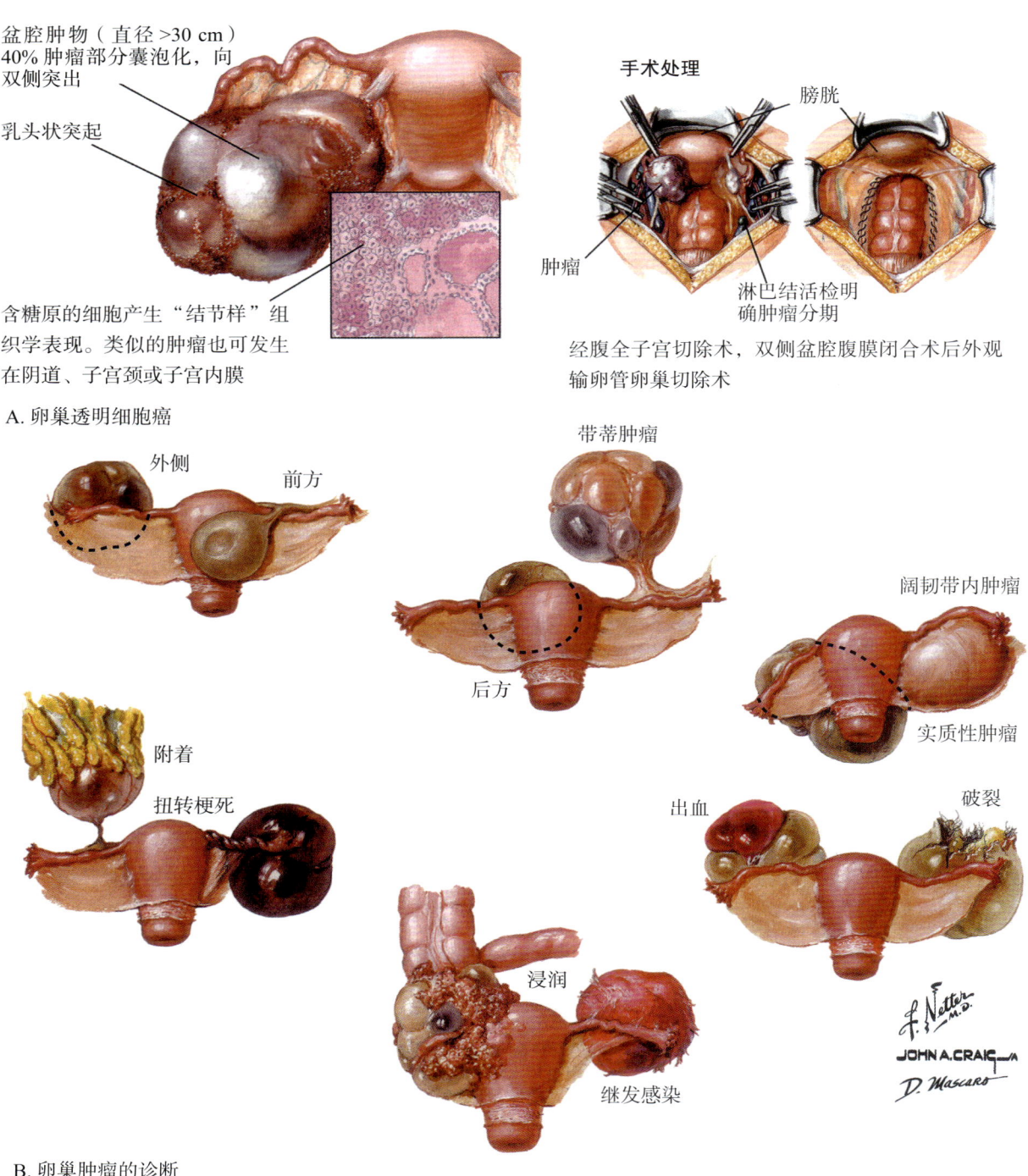

图 63-3 卵巢癌的诊断和手术处理

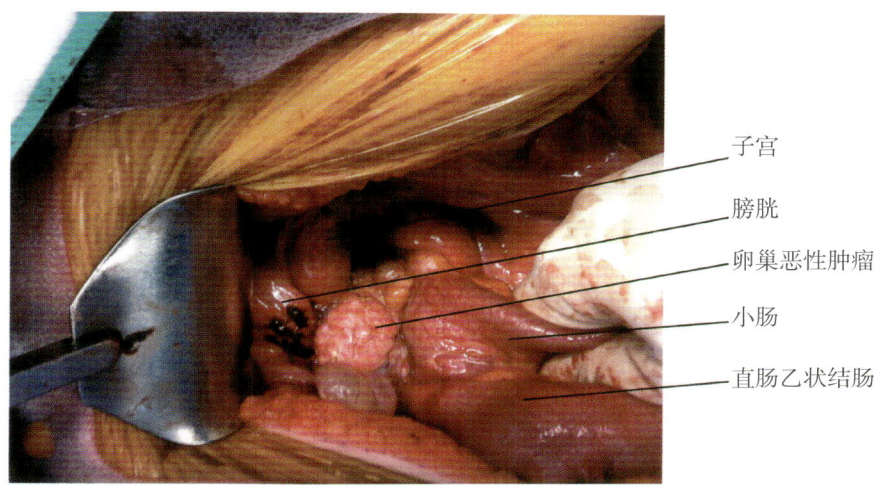

A. 卵巢恶性肿瘤侵犯直肠、乙状结肠、子宫和盆腔腹膜

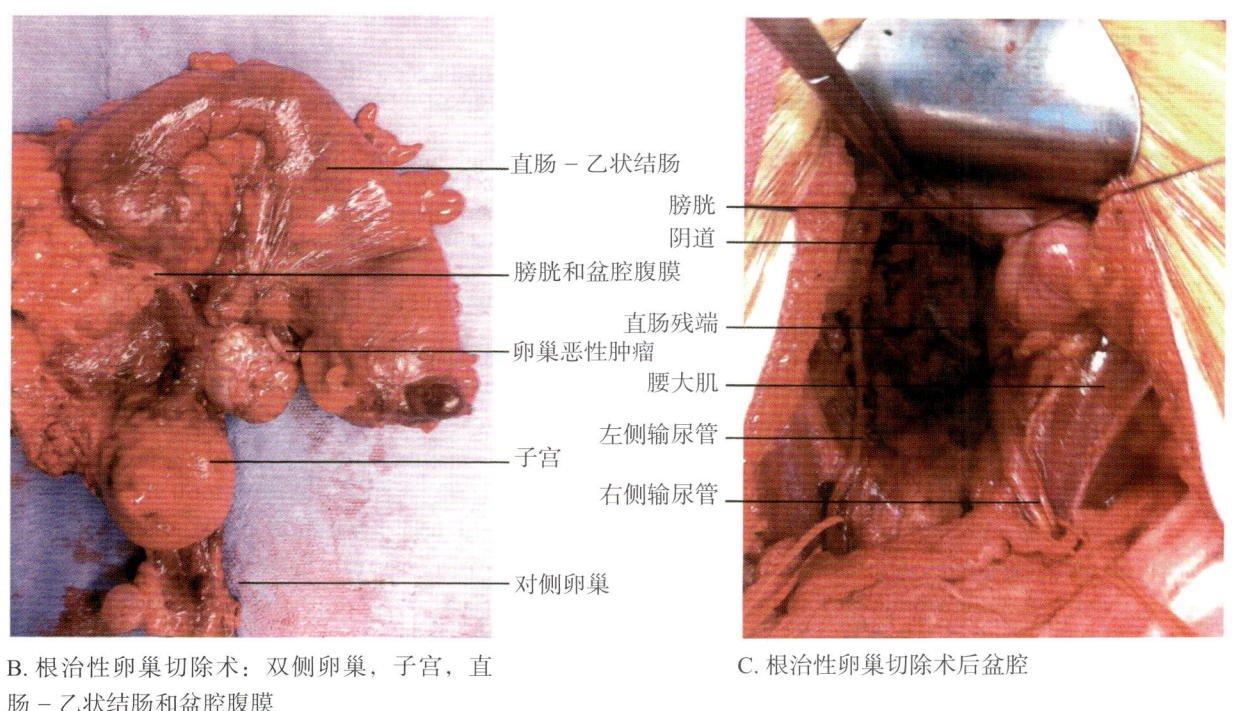

B. 根治性卵巢切除术：双侧卵巢，子宫，直肠-乙状结肠和盆腔腹膜

C. 根治性卵巢切除术后盆腔

图 63-4　卵巢恶性肿瘤根治术

　　此时，附件已完全切除。这一过程最终是通过游离子宫动脉来实现的，术中无论是在子宫动脉起始处还是在子宫动脉与输尿管交叉处内侧进行游离均可实现。沿子宫颈继续分离直到子宫颈阴道部。行阴道切开术，并暴露直肠阴道隔。通过吻合器切断并缝合直肠，取出标本（图63-4C）。

第 64 章
盆底疾病重建手术

编者 Beri M. Ridgeway

莫嘉辉 译，丁自海 审校

简介

盆底疾病是影响盆底功能的一系列病变总称。盆底结构包括韧带、肌肉、神经和支撑盆腔器官（主要是膀胱、阴道、子宫和直肠）的结缔组织。盆底疾病包括盆腔器官脱垂、大小便失禁等，极大地影响了患者的生活质量。盆底疾病的危险因素包括妊娠和分娩（特别是阴道分娩）、年老、长期举重或发力不当、子宫切除术及遗传因素等。盆底疾病在女性中极为常见。在一项以人口为基础的调查中，24% 的女性患有盆底疾病，其中 16% 的女性患有尿失禁，3% 的女性伴有子宫脱垂，9% 的妇女患有大便失禁。研究结果还表明，随着年龄的增长，盆底疾病的患病率显著增加，许多女性出现不止一种盆底功能障碍的症状。

盆底疾病显出解剖结构和生理功能之间的有趣关系。许多患有盆底疾病的妇女在体检中可发现明显的解剖结构改变，通过手术纠正解剖异常可以改善盆底功能障碍。然而，部分患有盆底疾病的妇女其解剖结构表现正常；还有一些女性尽管伴随解剖结构表现异常，但其盆底功能是正常的，即未见相应盆底功能障碍的症状。

盆底疾病的重建术式

盆底疾病重建手术（reconstructive surgery for pelvic floor disorder）包括多种类型的术式，其中主要的术式包括：通过缝线（Burch 尿道固定术）、筋膜或聚丙烯吊带进行尿道支持以治疗压力性尿失禁、通过肛门括约肌重建以治疗大便失禁以及治疗盆腔脏器脱垂的多种术式。本章重点介绍治疗盆腔脏器脱垂的重建手术。当附着在肌肉、骨骼和脏器上的结缔组织受损时，会导致对盆腔脏器的支持力度减弱，从而发生盆腔脏器脱垂，如子宫脱垂，其结果是脏器朝向或穿过阴道口下坠。患者经常可以看到或感觉到这些脏器凸向阴道口或脱出阴道口以外（图 64-1）。除了感到肿胀或压迫感以外，患者还可能会有疼痛及不适感，并使排便或排尿时出现困难。重建手术的目的是恢复其正常的解剖结构，以消除或缓解这些困扰患者的症状。

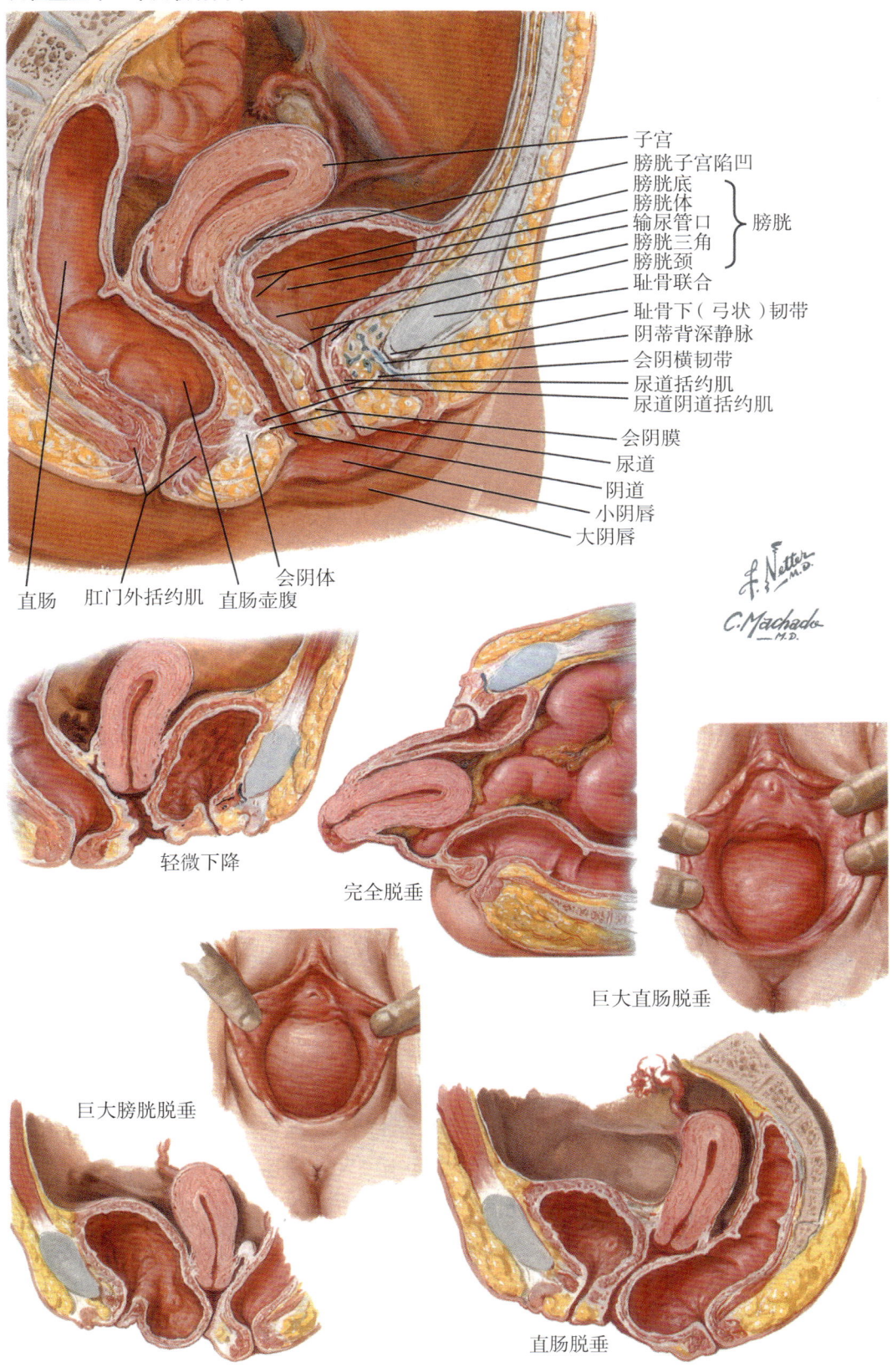

图 64-1　盆腔脏器脱垂

盆底的解剖

盆底重建手术的质量依赖于术者对盆底正常解剖结构以及盆底如何支持盆腔脏器的理解。盆底结构主要由肛提肌和尾骨肌的肌群（也称盆膈）组成。肛提肌由耻骨直肠肌、耻尾肌和髂尾肌组成，横跨盆底与骨盆相连（图64-2A）。正如 John DeLancey 所描述的，盆腔支持结构在解剖上可分为3级（图64-2B）。1级支持结构是最靠近头侧的子宫主韧带–骶韧带复合体，提供了子宫及阴道穹与骶骨的顶端附着结构，2级支持结构由盆筋膜腱弓和肛提肌表面筋膜构成，为阴道中段提供支持，3级支持结构由尿生殖膈（urogenital diaphragm）和会阴体组成，为阴道下段提供支撑。

盆底重建手术通过重建缺损的解剖结构以达到恢复盆底功能和患者生活质量的目标。在3个级别的支持结构中，1级支持结构或称顶端附着结构是最关键的。多项研究表明，顶端附着结构提供了最大比例的阴道支持。临床实践经验也证实了这一点：如果阴道顶端或子宫没有得到良好的支持，脱垂重建术后获得长期有效改善的机会就比较低。

悬吊阴道顶端的术式

阴道固定术 colpopexy 的词根由希腊语词根 colpo（阴道）和后缀 pexy（意为固定或紧固）所组成。盆腔脏器脱垂的患者恢复顶端（1级）支持结构的最常见及研究最充分的3种术式分别为：子宫骶韧带阴道固定术、骶棘韧带阴道固定术和骶骨阴道固定术。正如阴道固定术的字面含义所述，这3种手术方式都包含将阴道顶端重新悬吊到盆腔更高位、更稳定的区域，使得阴道处于正常解剖位置并恢复盆底功能。

子宫骶韧带阴道固定术

子宫骶韧带阴道固定术将阴道顶端连接至子宫骶韧带的中部。子宫骶韧带是将阴道后壁、子宫颈及子宫下段附着至骶骨的结缔组织束，分为两束，左右侧各一束。子宫骶韧带长、宽测量值约为 12 cm×2 cm，沿着盆腔侧壁输尿管内侧走行。在进行手术前，通常使用体位固定带使患者摆放高截石位。常规需要进行经阴道子宫切除术，以便进入腹腔。术中使用浸湿的开腹海绵纱包裹肠管并推向头端。使用 Allis 钳夹住阴道断端的子宫骶韧带止点，并施加牵引以便在腹膜和脂肪堆中显露子宫骶韧带。通常可以沿着骶骨的头端及内侧寻找可见附着于此的子宫骶韧带。子宫骶韧带的中段位于坐骨棘水平或者更上方。利用长 Allis 钳夹住子宫骶韧带的中段区域，并在两侧分别以3根可吸收缝线自外侧向内侧缝于子宫骶韧带进行悬吊，注意每一根缝线的位置需比上一根的位置略高（图64-3A）。一旦两侧缝线缝吊完成，可取走纱布，将缝线穿过阴道断端（图64-3B）。注意两侧3根缝线中较远端的缝线用以固定阴道断端的两角，两侧较近端的缝线用以固定阴道断端的中点，而两侧中间的缝线用以固定阴道断端的中点与角点之间的中点部位，每根缝线均需穿过阴道断端的前后壁进行缝合。使用牵引器抬高阴道，通过缝合打结拉紧缝线，使缝合的阴道断端固定于缝线穿过子宫骶韧带的6个点上。手术最常见的并发症之一是输尿管梗阻，但严重的并发症较为少见。临床统计手术病例中发生输

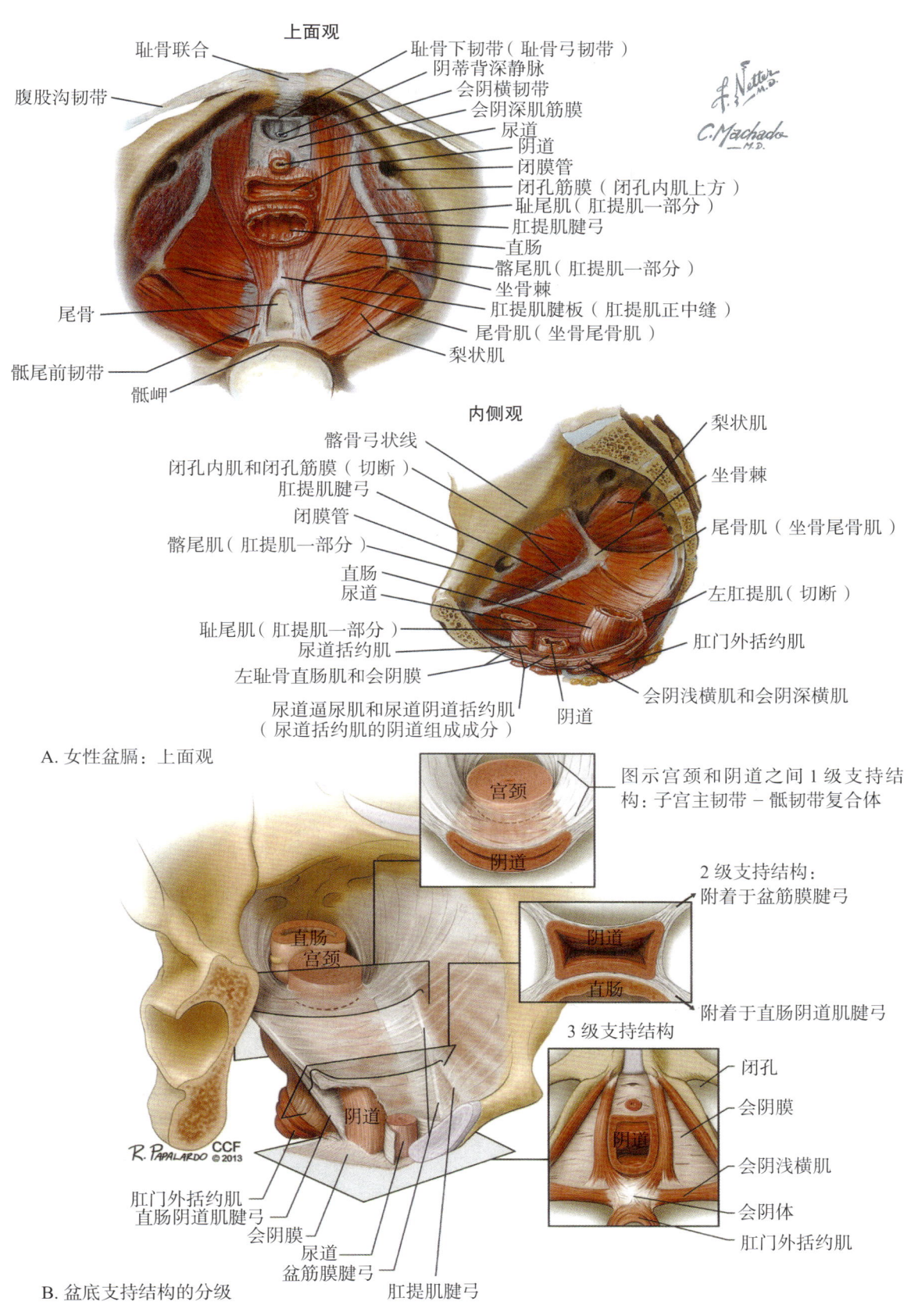

图 64-2 盆底解剖

(图 B 再印刷许可：引自 Cleveland Clinic Center for Medical Art & Photography © 2012–2019. All Rights Reserved.)

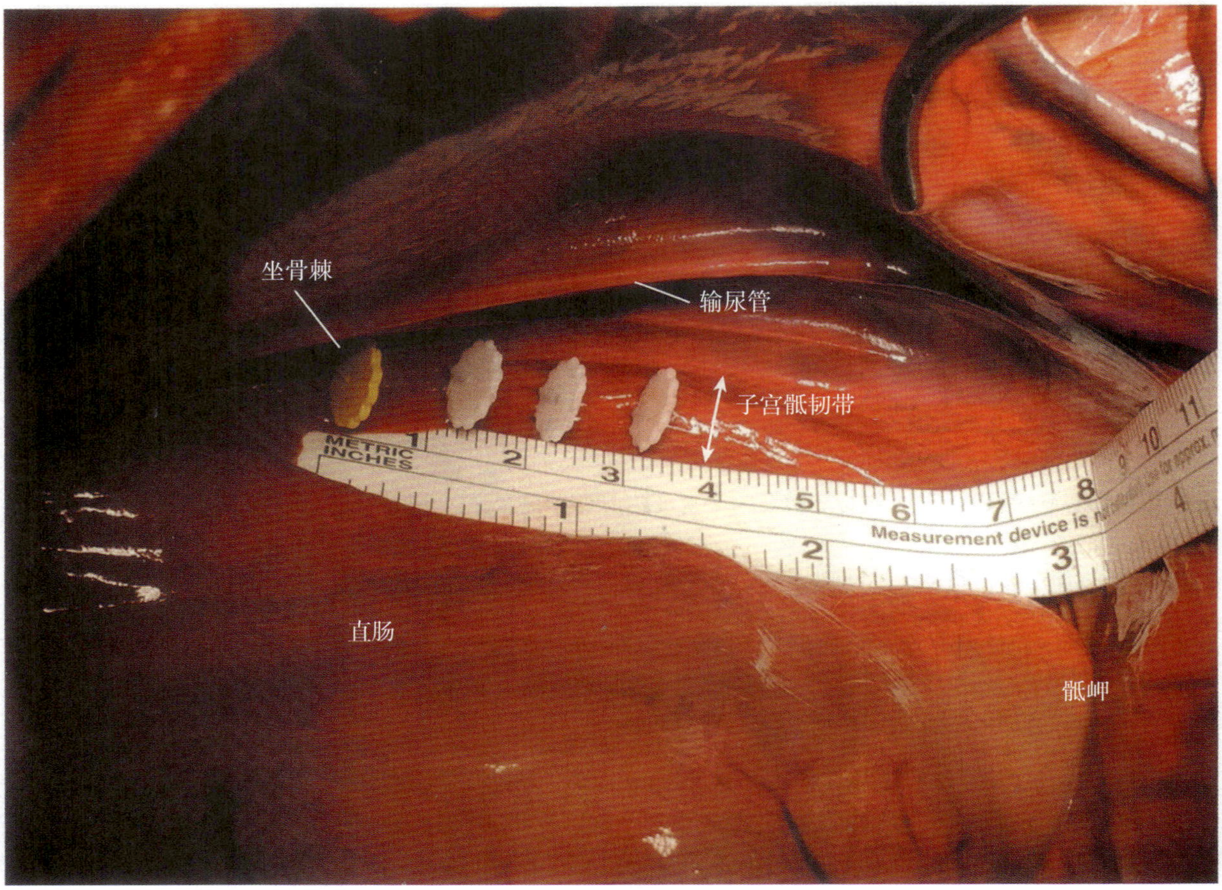

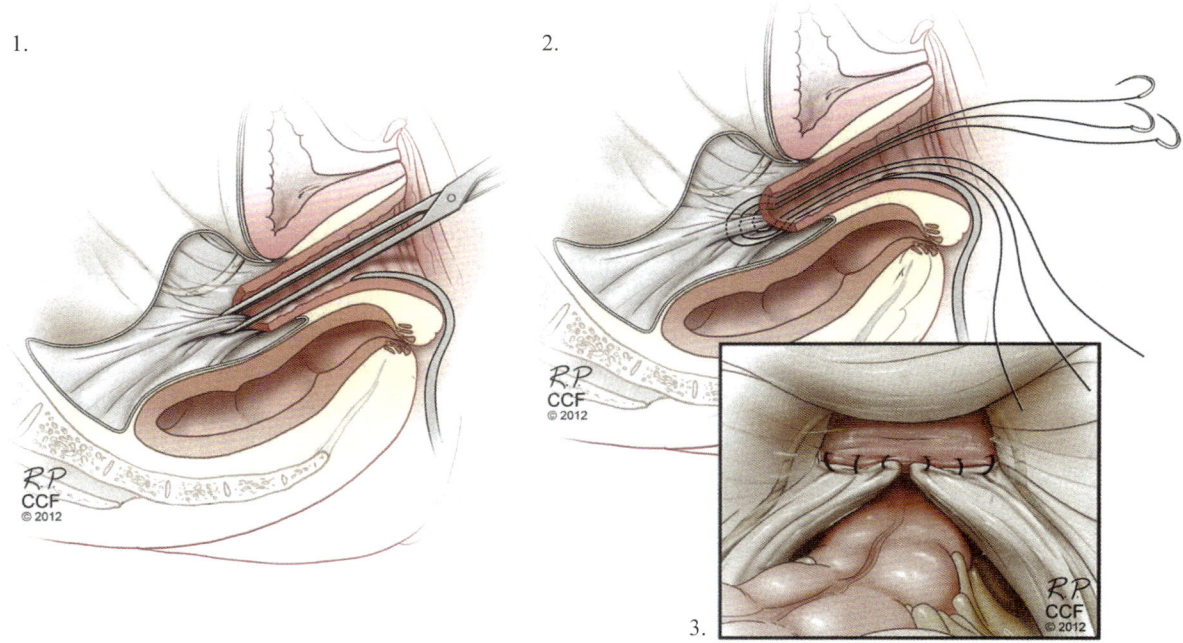

A. 子宫骶韧带及相关解剖

B. 子宫骶韧带阴道固定术

图 64-3　子宫骶韧带阴道固定术

（再印刷许可，引自 Cleveland Clinic Center for Medical Art & Photography © 2019. All Rights Reserved.）

尿管梗阻的比例约为 5%，与输尿管跟子宫骶韧带之间的距离有关（图 64-3）。术中将阴道断端缝合并固定在韧带的过程中会将盆腔侧壁腹膜往内侧牵拉，可能使输尿管过度牵拉甚至扭转，进而发生梗阻。因此，术后需要进行膀胱镜检查以评估输尿管尿液流出情况。如果意外发生输尿管扭转，在移除子宫骶韧带的缝线后，几乎在所有病例中输尿管都能立即恢复正常功能。

骶棘韧带阴道固定术

骶棘韧带阴道固定术使用盆腔结构作为锚点，最初不涉及 1 级支持结构。骶棘韧带是细长的三角形韧带，从坐骨棘延伸至骶骨，位于骶结节韧带的上方（图 64-4A）。骶棘韧带长约 5 cm，其作用是防止髂骨过度旋转离开骶骨。在解剖学上，它将坐骨孔分为坐骨大孔和坐骨小孔。骶棘韧带为阴道提供了强大的附着支持，但术中必须非常小心，应考虑到周围的解剖结构。阴部神经和血管走行于骶棘韧带后方并靠近坐骨棘。臀下动脉为髂内动脉分支，走行于骶棘韧带后方，其在骶棘韧带顶部以上部分毗邻关系较为紧密易损伤。为防止术中损伤神经和血管，关键操作是注意利用骶棘韧带中下段的阴道附着处。进行骶棘韧带阴道固定术时需通过腹膜外入路，可从阴道顶端或后方进入并进行锐性分离，直至遇到无血管平面。然后进行钝性分离直至触及骶棘韧带，并清除骶棘韧带周围的脂肪和结缔组织。用 2~4 根永久性或延迟可吸收缝线的组合进行固定，将缝线置于骶棘韧带的中下段，然后缝线穿过阴道前后壁，以类似于子宫骶韧带阴道固定术的缝合方式关闭阴道断端（图 64-4B）。随着缝合打结收紧缝线，阴道会被抬高使得阴道断端处于与骶棘韧带直接相对的位置。骶棘韧带阴道固定术可选择单侧或双侧进行，但现有的大多数研究资料描述的是单侧入路。由于手术操作在盆腔内进行，因此阴道在单侧固定术后会轻微向固定侧倾斜，并呈现较平的角度（向直肠倾斜）。与子宫骶韧带固定不同的是，在骶棘韧带固定术中不太可能发生输尿管损伤，因此术后膀胱镜检查也非绝对需要的操作。术后并发症通常表现为固定侧的臀部疼痛，除非疼痛非常严重或者出现神经系统症状，否则可以采取保守治疗手段，大多数疼痛会在 6 周后消失。

骶骨阴道固定术

骶骨阴道固定术可以在腹腔镜下、机器人手术或通过经腹开放手术入路进行。在建立腹腔内通道后，术中可提起骶岬表面的腹膜并将其小心切开，因为腹主动脉与下腔静脉的分叉处在骶岬上方，而输尿管位于骶岬两侧，乙状结肠和左髂总静脉位于其左侧（图 64-5）。一旦切开腹膜，即可进行组织游离直至骶骨清晰可见。辨认脊柱骶部的前纵韧带，清除韧带周围的结缔组织。注意避免损伤骶中动脉，该动脉发自腹主动脉并走行于前纵韧带中间，术中一旦损伤这支动脉会导致难以控制的危及生命的出血，因此必须谨慎保护。向尾端延长腹膜切口至阴道，可见输尿管及乙状结肠，此时分别在两侧形成腹膜活瓣结构。通过锐性分离操作游离膀胱和阴道，直至到达膀胱三角区位置，以同样操作对直肠和阴道进行游离，游离段长度为 5~8 cm。用延迟可吸收缝线或永久缝线将植入补片材料（通常是聚丙烯网）缝合至阴道前后壁。然后再用永久缝线将补片材料的尾部缝合至前纵韧带的骶骨部分，此时补片材料在骶骨和阴道断端之间架起一座桥梁，使得阴道抬高并锚定在相对牢靠的固定点上。随后使用腹膜活瓣覆盖植入的补片材料。术后通过膀胱镜检查评估膀胱的完整性及输尿管的通畅情况。

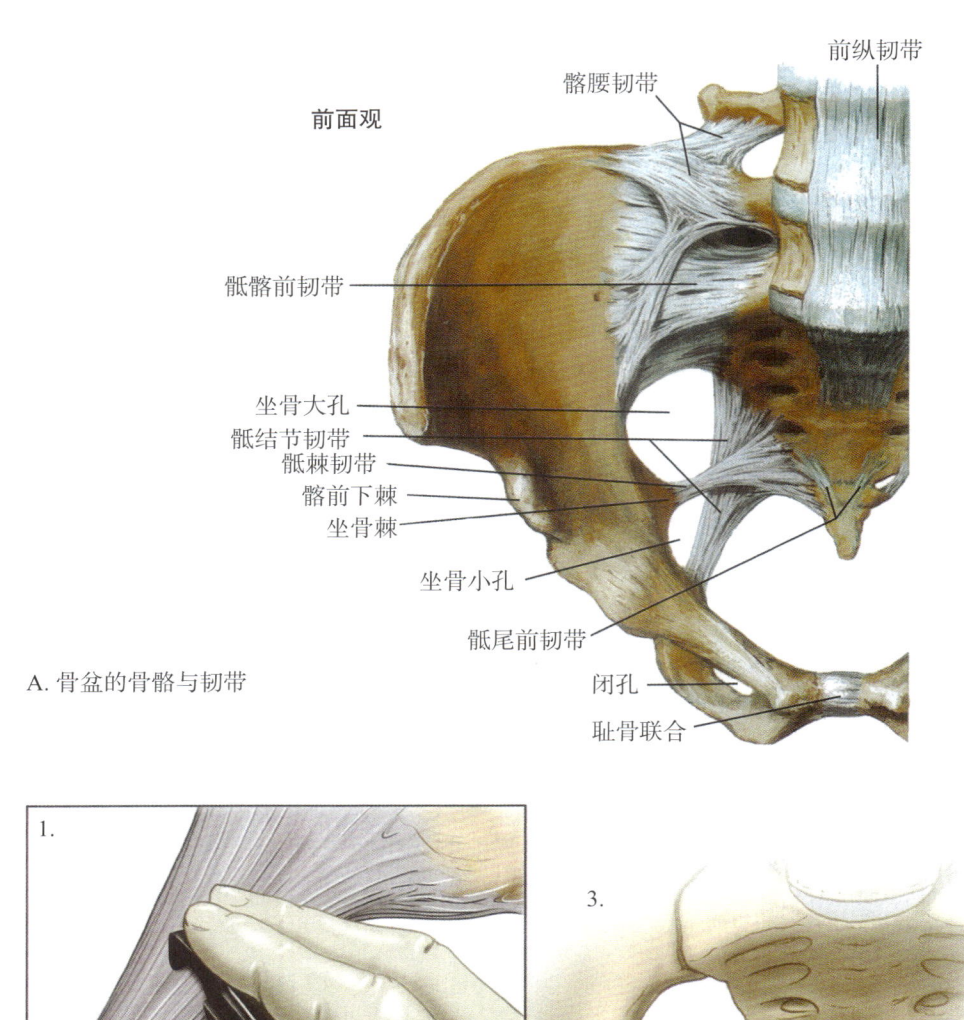

A. 骨盆的骨骼与韧带

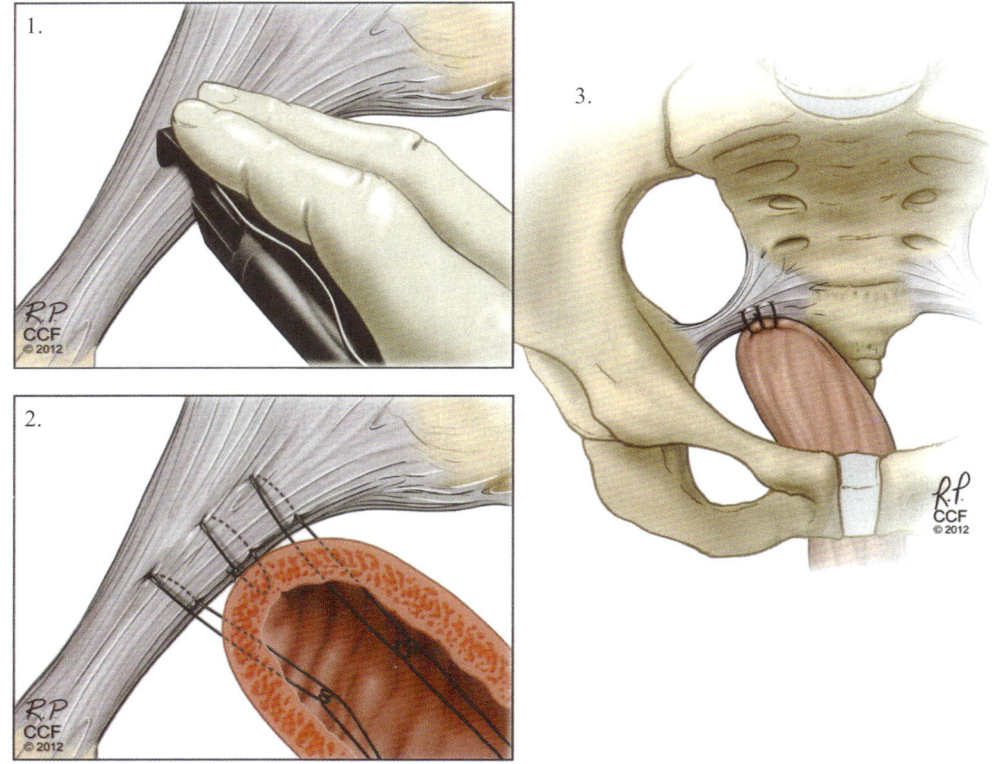

B. 骶棘韧带阴道固定术

图 64-4　骶棘韧带阴道固定术

（图 B，再印刷许可，引自 Cleveland Clinic Center for Medical Art & Photography © 2012–2019. All Rights Reserved.）

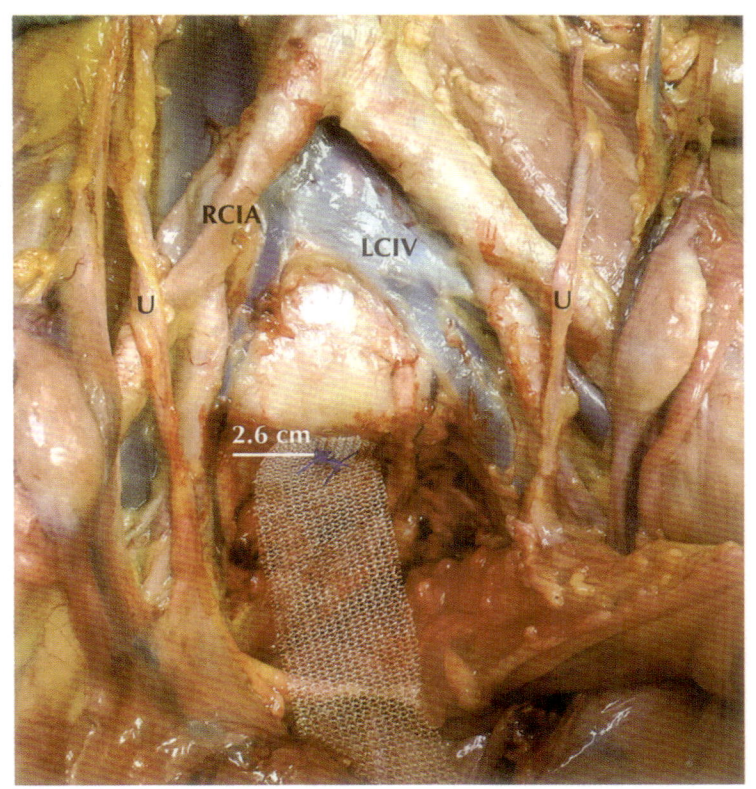

LCIV，左髂总静脉；RCIA，右髂总动脉；U，输尿管。

图 64-5　骶岬及相关解剖结构

（图自 Courtesy of Dr. Karl Jallad, Cleveland Clinic.）

上述 3 种针对阴道顶端脱垂的手术方法为阴道提供了 1 级支持结构，手术的解剖学和功能学预后较好，但也伴随不同类型的手术风险，需要结合具体情况选择相对应的治疗方案。

第 65 章
经腹腹腔镜根治性肾切除术

编者　Riccardo Bertolo，Lee Ponsky
莫嘉辉，王　峥　译，丁自海　审校

简介

肾细胞癌（renal cell carcinoma）在肾肿瘤中最常见，也是男、女性人群中第三常见的恶性肿瘤。腹部影像学检查的广泛应用显著提高了肾肿瘤的诊断效能。目前临床指南推荐将择期肾部分切除术作为最大径 <4 cm 的肾肿瘤治疗的标准术式，在技术可行的情况下，对 4~7 cm 的肿瘤更倾向于肾部分切除术而非根治性肾切除术，对于较大（>7 cm）的肾肿瘤，根治性肾切除术仍被视为治疗方法的参考标准。

自从 1990 年 Clayman 和他的同事成功实施腹腔镜根治性肾切除术后，这种微创肾癌切除的方法已经成为"金标准"。腹腔镜肾癌根治术的肿瘤学预后与开放手术相当，但手术并发症发生率更低，住院时间更短，疼痛更少，恢复更快，手术更美观，效果更好。

近年来，机器人手术的出现推动着机器人辅助腹腔镜根治性肾切除术的进展。然而，因为其治疗效果与标准腹腔镜手术效果相当，而机器人手术的成本较高，因此限制了机器人根治性肾癌切除术的应用推广。

术前影像学检查

在大多数病例中，肾肿瘤的初步诊断是在超声检查中偶然发现的。通常情况下，术前进行增强 CT 或 MRI 可更精确地定位肾脏解剖结构与血管、肾周脂肪以及肾脏与毗邻器官之间的关系。此外，通过 CT 和 MRI 可以发现潜在的癌栓，并可提供术前临床分期。对侧肾实质显像评估肾功能也是一种谨慎的术前检查方法。通常通过横断面成像可提供足够的信息，但特殊情况下冠状面成像也对术前评估非常有帮助（图 65-1A）。近年来，随着更先进的影像软件技术应用推广，临床上可以对 CT 和 MRI 图像进行三维重建，从而提高术者对解剖结构的理解，有助于术前手术方案的设计（图 65-1B）。

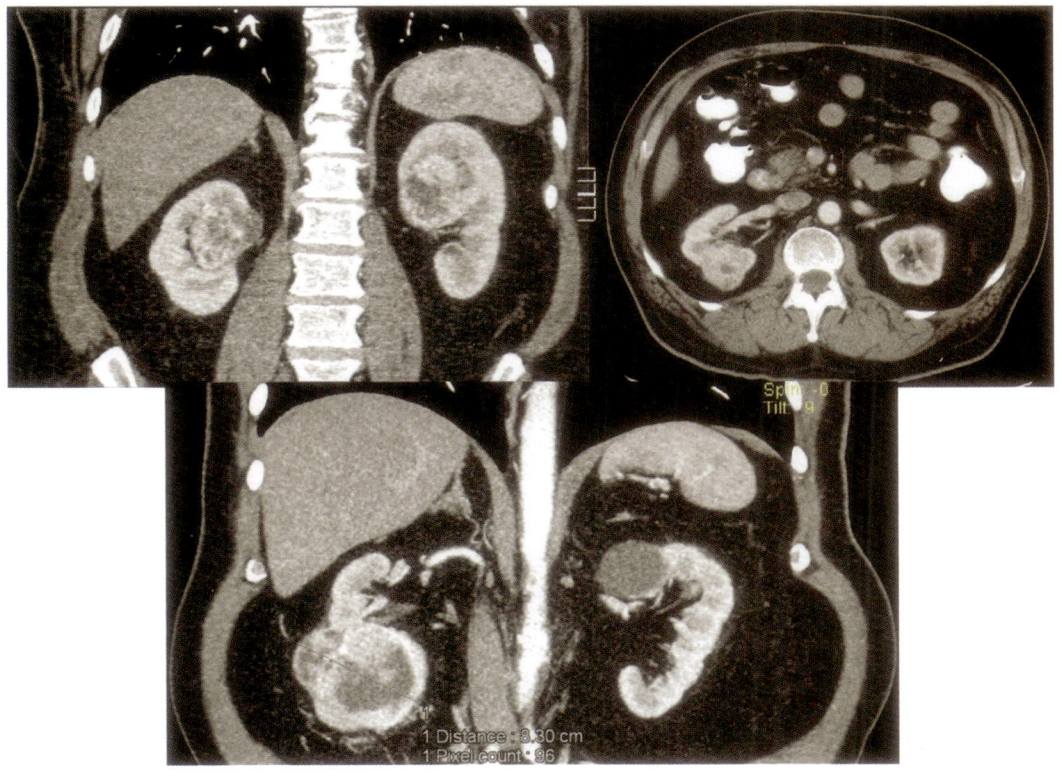

A. 肾肿瘤的 CT 图像

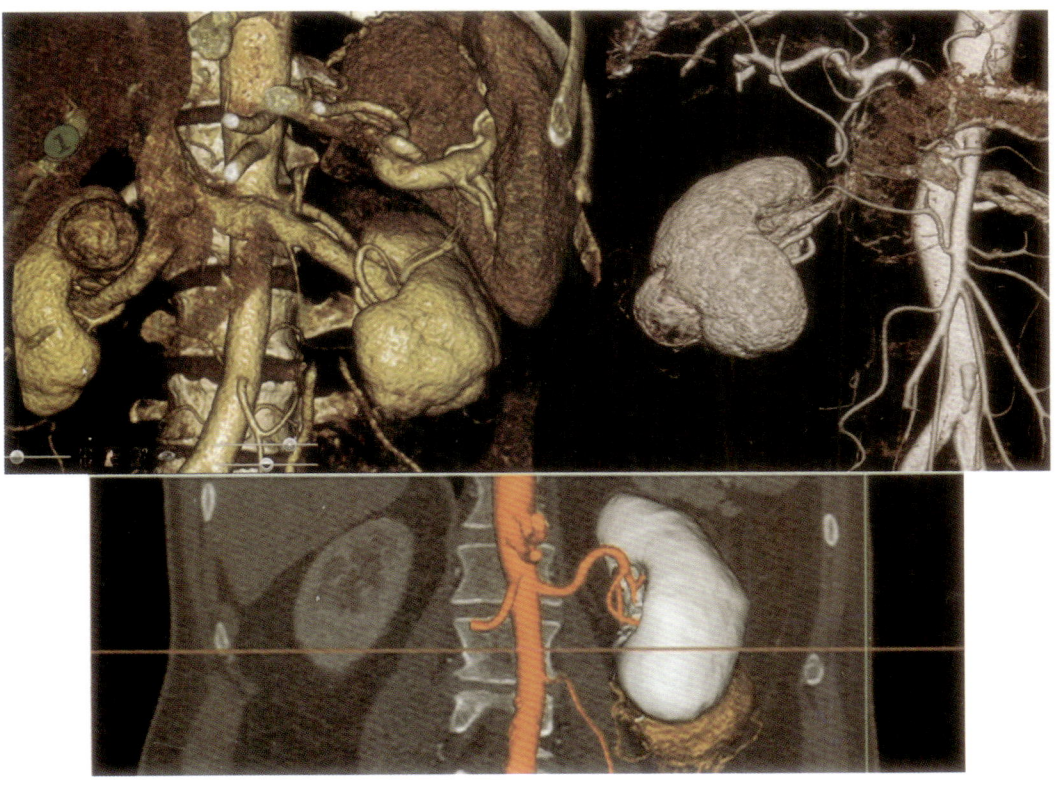

B. 使用不同软件对肾肿瘤进行三维重建

图 65-1　肾肿瘤的 CT 图像及三维重建成像

手术入路

腹腔镜根治性肾切除术（laparoscopic radical nephrectomy）可采用经腹膜或腹膜后入路。这两种入路技术都被证明是安全有效的。经腹膜入路在欧美国家更为常见，但对于外科医生而言，实施腹膜后入路有助于临床实践，特别是对于既往有腹部手术史以及合并其他经腹膜入路禁忌证的患者。腹膜后入路还可以为术者提供接近即刻控制肾门结构的机会。然而，腹膜后入路中可识别的解剖标志相对有限，术中定位相对困难，所以大多数腹腔镜根治性肾癌切除术采用经腹膜入路进行。

手术体位及腹腔镜孔布局

对于左侧根治性肾切除术，患者采用右侧卧位，使左侧腰部位于上方。患者躯干的中心位于手术床连接处。患者侧卧时下方腿屈曲、上方腿伸直，并在臀部、膝部和踝部处适当放置体位垫。在患者两腿之间放置枕头。在腋窝下方应放置一个腋窝卷，以防止神经损伤。侧卧时，患者下方的手臂应笔直地放在臂板上，而上方的手臂则应固定于上方臂板。注意患者上方的手臂必须安全地置于远离手术工作区域的位置，以确保腹腔镜器械操作具有充分的空间。

更重要的是术前需用厚胶带多次缠绕患者与手术台以进行固定（最好是将胶带直接贴在皮肤上），以防止患者在手术过程中移动或滑动。对于经腹膜入路，在患者彻底固定于手术台之前，还可使患者向后方旋转。术前应提前规划标本取出的部位，尽可能在摆放体位前进行标记，在术前准备及规划垫巾范围时应考虑到取出标本的区域。腹腔镜孔的布局有多种方式，取决于外科医生的偏好。

通常可采用 Veress 针穿刺进入腹腔以布局腹腔镜孔，但也可采用 Hasson 切开术进入腹腔。右手腹腔镜孔的正确布局方法是：通常选择髂前上棘与脐连线的中点做一标记，在此标记向头侧移动至脐水平即为置孔位置，通常在右侧置入 10 mm 腹腔镜孔。中间放置镜头的观察孔通常位于腹直肌外侧缘，约与第 12 肋肋尖在一条直线上。左手腹腔镜孔的布置方法：通常选用 5 mm 腹腔镜孔，置于腹直肌外侧缘与肋下边缘的交界处。

游离结肠

术中进入腹腔的第一步操作是游离结肠，使其翻向内侧以显露腹膜后间隙。尽管游离结肠的标准操作是沿着 Toldt 白线切开壁腹膜，但操作中没有必要在白线外侧切开，事实上在外侧切开腹膜可能会误入更深的层面使接下来的操作更困难，因为术中实际上必须将腹膜从后方的 Gerota 筋膜上分离并向内侧翻转以显露腹膜后结构和肾脏（图 65-2）。

因此需要强调术中仅需切开结肠外侧的腹膜层，如果沿着 Toldt 白线切开腹膜，术者必须避免沿着该层面向后方层次继续游离导致肾脏外侧附着筋膜被切开，使手术解剖更加复杂。在充分处理肾门结构之前，保留肾脏外侧附着筋膜有助于维持向上方"牵拉"肾脏，保持肾脏相对固定的位置，术中则无须额外使用工具辅助牵拉肾脏。腹膜层通常非常菲薄，因此术者需在 Gerota 筋膜外层次进行操作，同时也需要避免翻转结肠系膜时误入背侧结肠系膜内部层次。Gerota 筋膜（淡黄色）在外观上与背侧肠系膜脂肪层（亮黄色）有明显区别。

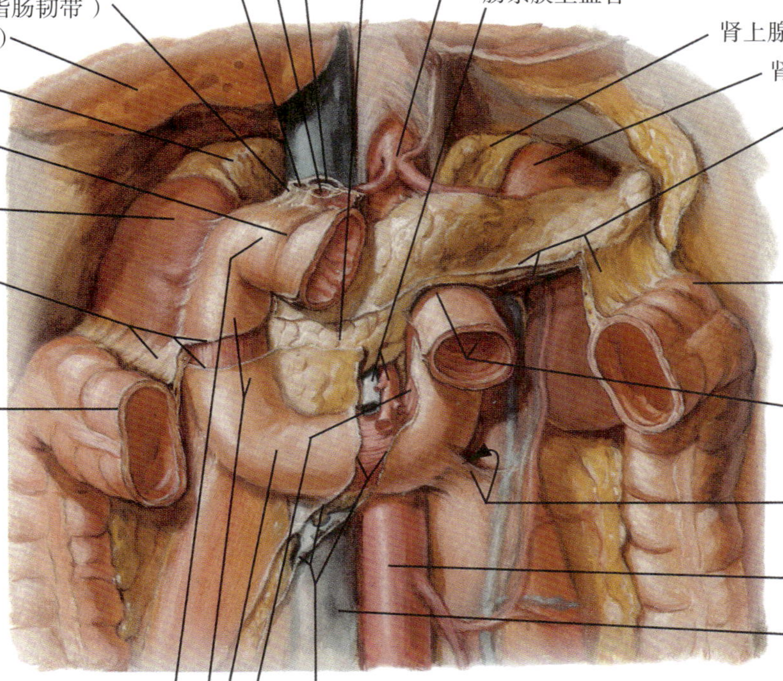

第十一篇 泌尿学及妇科学

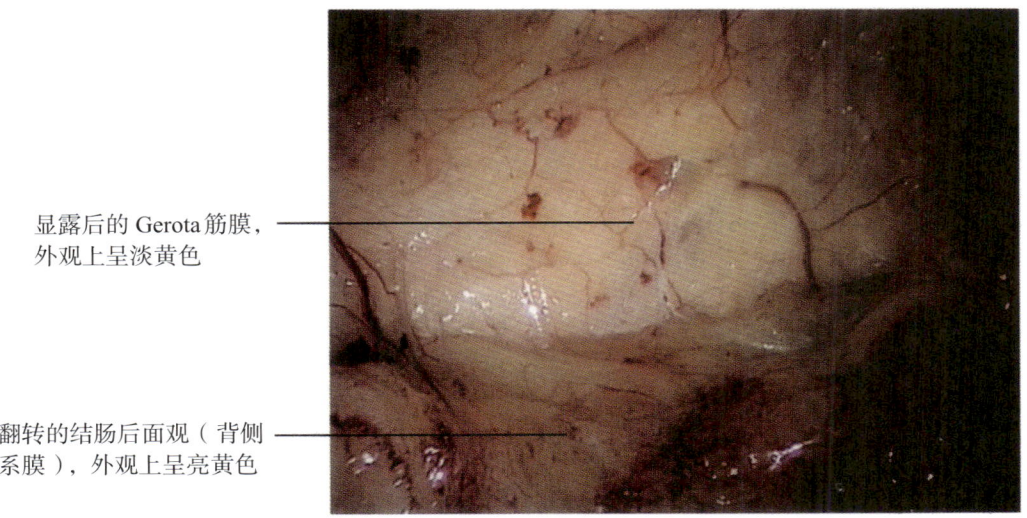

结肠肠系膜翻转至 Gerota 筋膜内侧时的后面观

外观上，Gerota 筋膜与背侧肠系膜脂肪层相比，可见其颜色更浅，呈淡黄色

图 65-2 翻转至内侧的结肠与肠系膜，肾与 Gerota 筋膜位于外侧

术中游离脾与肾上极之间的附着韧带有助于避免牵拉损伤造成脾包膜撕裂。在游离结肠时最重要的是松解结肠使其可以向头侧或脚侧翻折至足够远的位置以充分显露腹膜后术野，向上方（头侧）应确保充分显露肾上极，向下方（脚侧）应确保术中可到达肾下极以下的输尿管位置。

相关器官的解剖游离

输尿管

在向内侧翻转结肠后，下一步操作是解剖和离断输尿管。术中可从肾下极下方开始游离，并在腹主动脉外侧进行游离以辨认输尿管及性腺静脉（图65-3）。一旦发现输尿管，可向外侧牵拉以显露其后方的腰肌，此时可将输尿管及其外侧与腹壁的附着筋膜一并钳夹并离断。然后轻柔地牵拉离断后的输尿管近端以便沿着腰肌、输尿管以及（左侧）性腺静脉等解剖标志到达肾门处。

肾门

在经腹膜入路中，肾静脉通常位于肾动脉的前方，一旦切开肾门表面覆盖的筋膜即可显露肾门，应在肾静脉后方寻找肾动脉，因为肾动脉可能位于肾静脉的正后方、下后方或略靠上方。但通常情况下肾动脉位于肾静脉正后方（图65-4A）。

在离断肾静脉之前，应当先控制和离断肾动脉。值得注意的是，在处理肾门结构时，术者应谨慎小心，因为肾门处可能存在副肾动脉或副肾静脉及腰血管，需要进一步处理。如前所述，术前影像学检查有助于术者设计手术方案，特别是基于软件的三维重建成像。但术前影像学检查不一定能充分发现这些变异血管，因此术者应谨慎地解剖和游离肾门结构。

肾上腺

最初针对根治性肾切除术的描述包括切除肾上腺，但最近的证据表明，并非所有的根治性肾切除术都需要切除肾上腺，这也是如今许多根治性肾切除术中常保留肾上腺的原因。

为了保留肾上腺，术中应从肾静脉上方开始进行游离（图65-4B）。在左侧肾切除术中，应在肾上腺静脉汇入左肾静脉处的远端离断肾静脉以保留肾上腺，同时应将肾上腺与肾上极分离。在右侧肾切除术中，需谨慎处理二者的关系，因为右侧肾上腺静脉很短，并直接汇入下腔静脉。

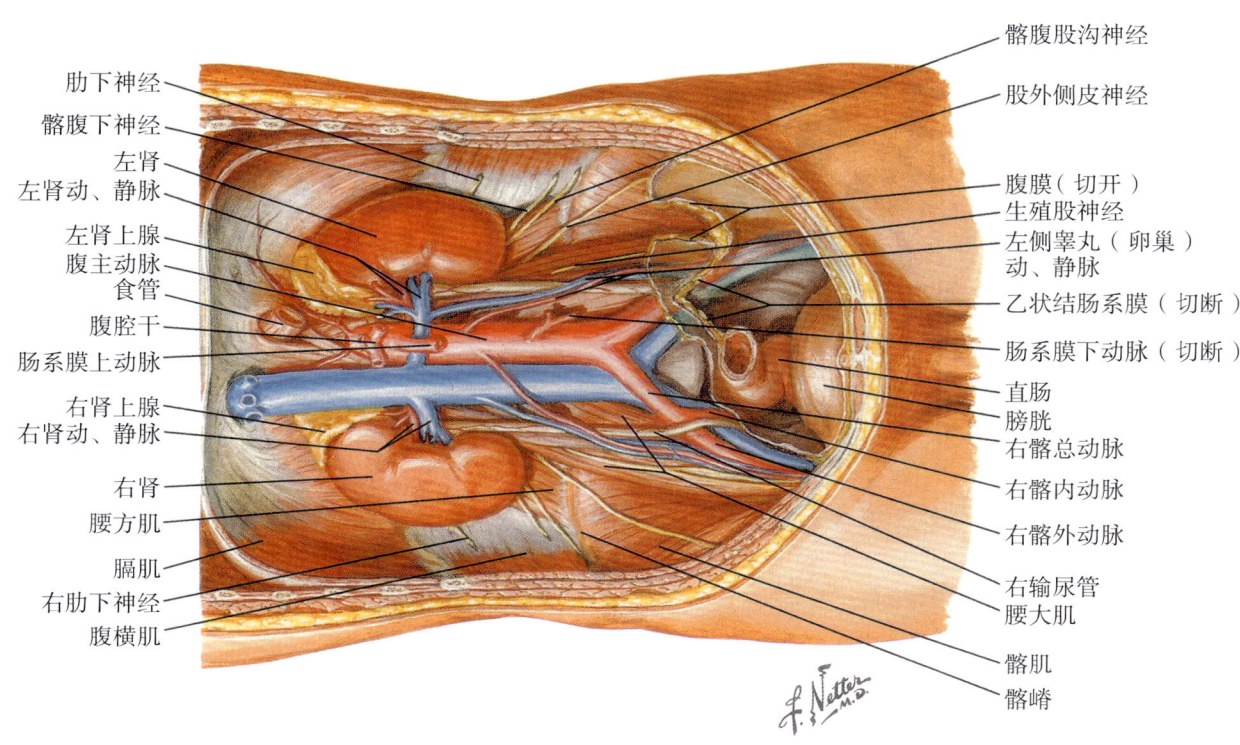

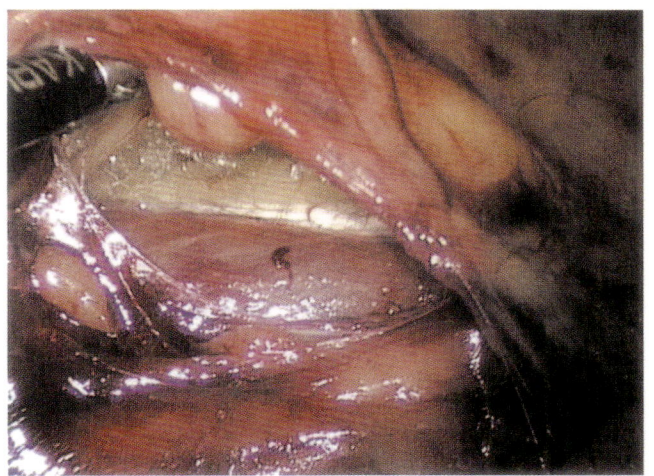

提起左侧输尿管及性腺静脉,显露后方的腰大肌(平面)

图 65-3　肾脏周围解剖关系及腰大肌平面的显露

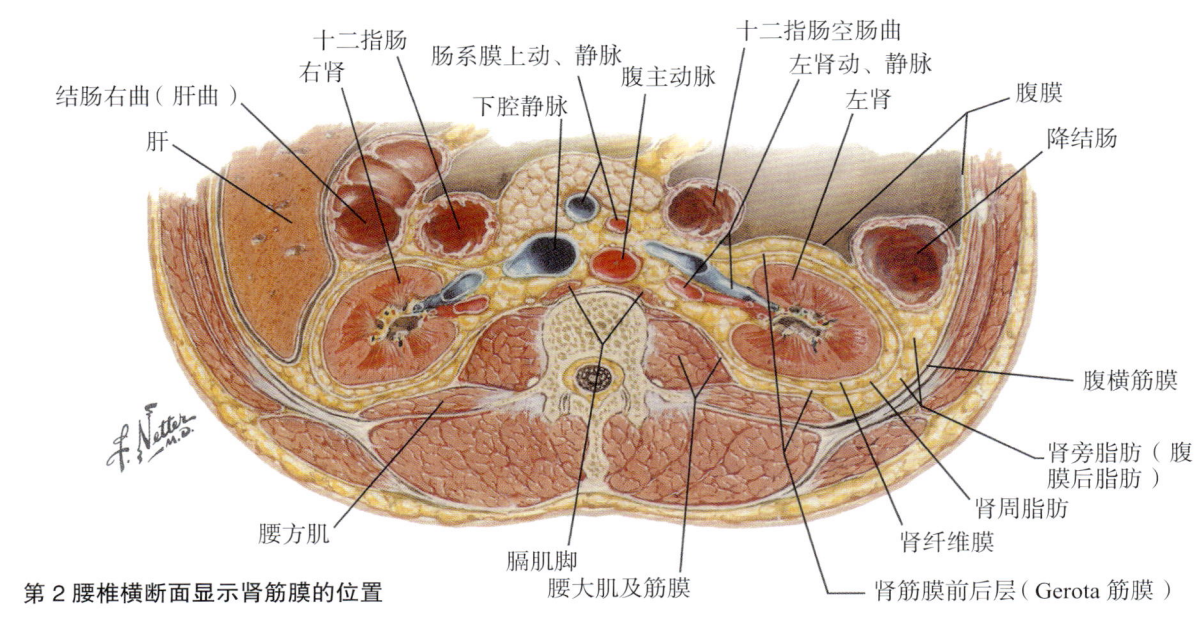

第 2 腰椎横断面显示肾筋膜的位置

A. 通常情况下肾静脉位于肾动脉正前方

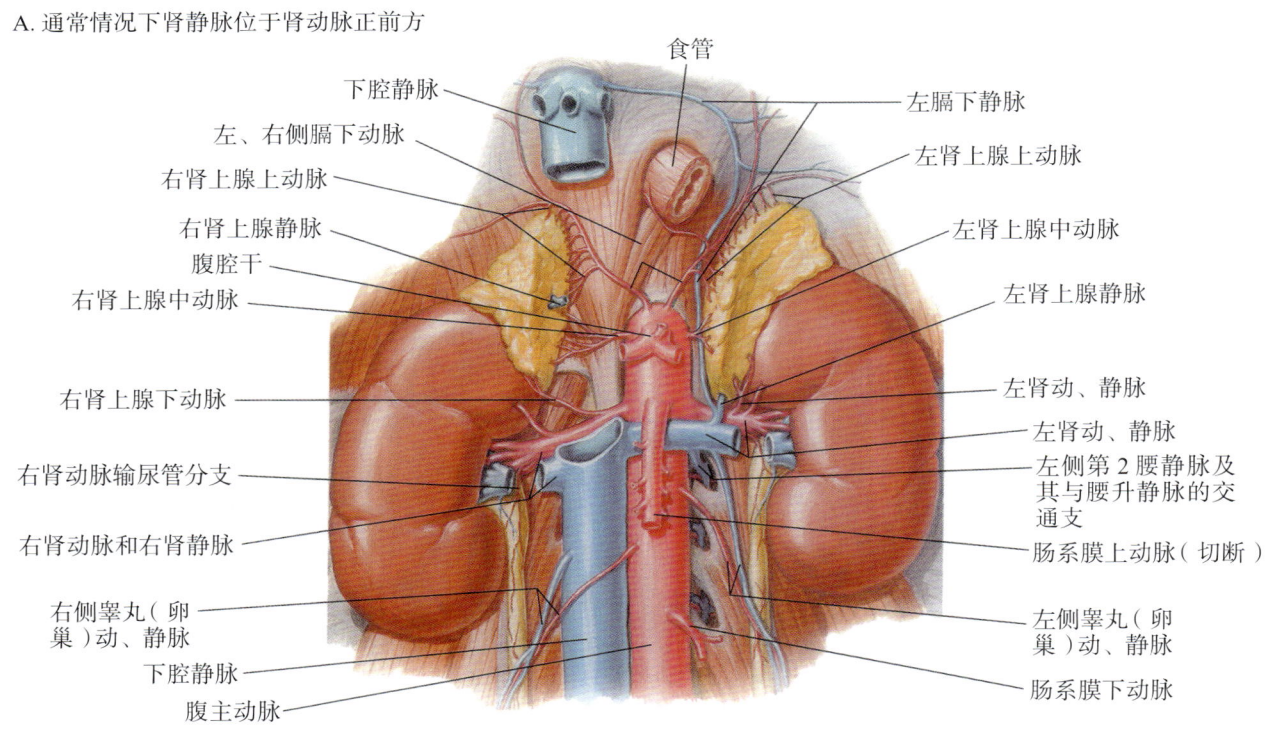

B. 肾上极与肾上腺的位置关系

图 65-4　肾血管与肾上腺的解剖关系

分离外侧附着筋膜

一旦术中离断输尿管、肾门血管及肾上极附着筋膜,接下来可以分离肾脏外侧的附着筋膜以完全游离肾脏。术中应注意在 Gerota 筋膜外层面进行操作,但需要避免误入侧腹壁其他层次。

标本取出

一旦肾脏被完全游离切除,则应将其置于非渗透性标本袋中取出。为了取出标本,通常使用 Pfannenstiel 或 Gibson 切口。取出肾脏标本后,则可关闭标本取出切口及腹腔镜操作孔切口。

第 66 章
根治性前列腺切除术

编者 Riccardo Bertolo，Jihad Kaouk，Robert Abouassaly
莫嘉辉 译，丁自海 审校

简介

根治性前列腺切除术（radical prostatectomy）是局限性前列腺癌术治疗的"金标准"。目前的证据证实，前列腺癌患者接受治疗的生存期优于未接受治疗的患者。传统上根治性前列腺切除术采用开放式的耻骨后入路或经会阴入路进行。微创技术（单纯腹腔镜手术或机器人辅助腹腔镜手术）的出现改善了手术的可视化，增加了目前对于前列腺解剖和周围结构的了解，减少了根治性前列腺切除术相关并发症的发生率。

在过去 10 年中，微创手术方法的使用显著增加，特别是机器人辅助腹腔镜根治性前列腺切除术（图 66-1A），有利于改善腹腔镜下缝合操作。

前列腺切除术会损伤尿道-括约肌复合体和前列腺周围神经血管束，导致尿失禁和勃起功能障碍。最近 1 年的临床病例数据表明，约 90% 的患者实现了术后排尿功能的控制，大多数术前勃起功能良好的男性在术后恢复了正常的勃起功能。

前列腺癌的治疗原则

经活检确诊前列腺癌后，需根据患者的 Gleason 评分、前列腺特异性抗原、临床分期和预期寿命对患者进行分期。

临床分期可根据盆腔 CT 或 MRI 进行。通过骨扫描排查骨转移情况有利于临床分期。如果检查结果高度提示恶性病变位于前列腺，可根据疾病情况，患者预期寿命和偏好与患者讨论如下治疗方案，包括主动监测、放射治疗和手术治疗。

对于预期寿命大于 10 年，前列腺癌有高度进展性的患者，可考虑行前列腺癌根治术。前列腺的大小、形状的多样性以及其在骨盆位置深在（在膀胱下方，直肠的前方），使其手术摘除较为困难（图 66-1B）。此外，前列腺周围的静脉丛，与勃起有关的神经血管束都增加了手术难度。因此，外科医生在进行前列腺根治术前，需要详细了解前列腺相关的外科解剖知识。

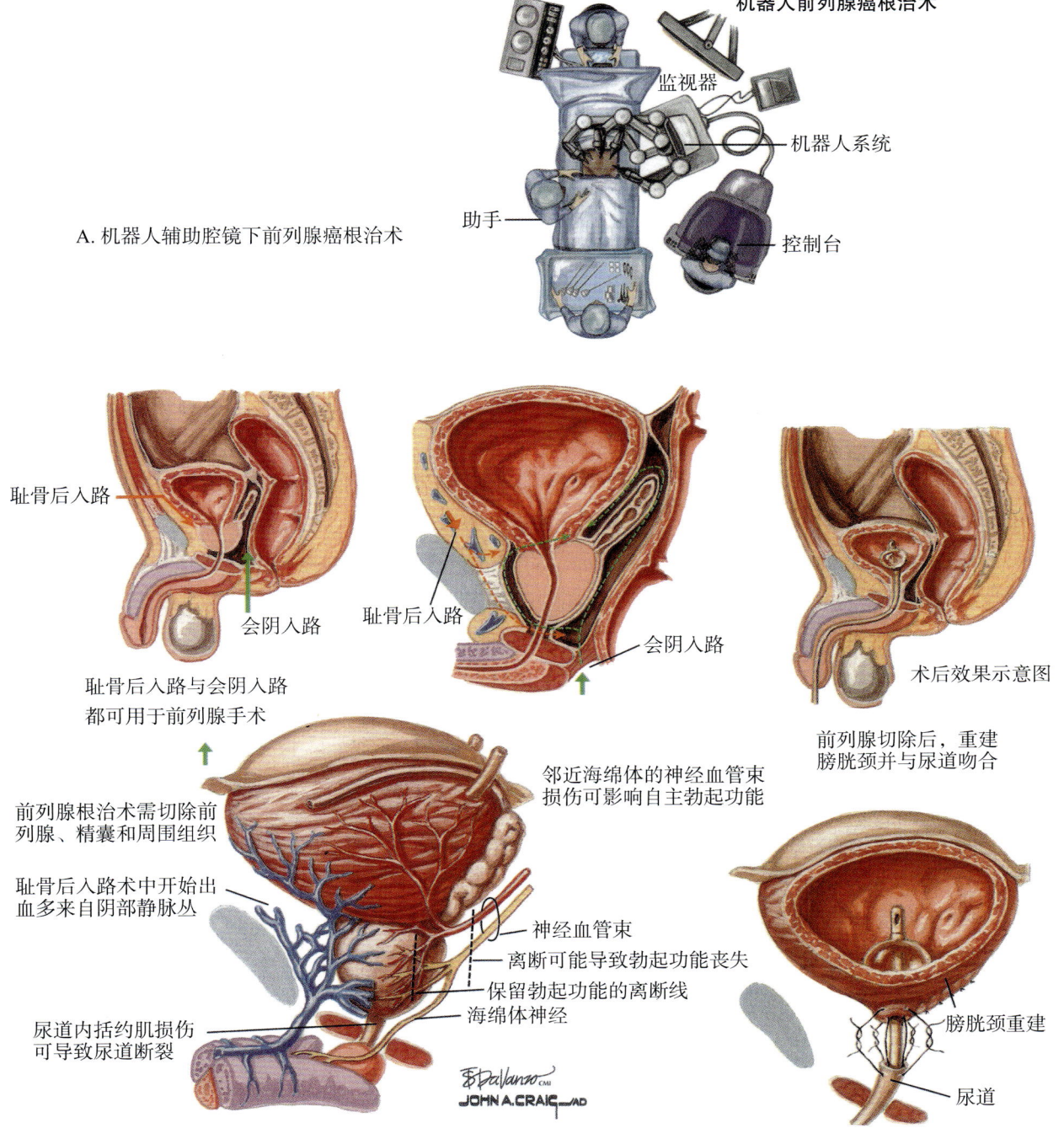

图 66-1　机器人辅助前列腺切除术与前列腺切除术手术入路

手术方法

前列腺后方游离

在建立人工气腹并进入腹腔后，对盆腔进行初步探查以明确相关解剖标志：脐内侧韧带和输尿管。然后靠近直肠膀胱陷凹，并透过腹膜明确输精管的走行（图66-2A~D）。切开腹膜后，游离并横断输精管壶腹。

将输精管牵向腹内侧，以方便辨认，分离同侧精囊。通过钳夹离断或使用双极电凝离断精囊动脉。用同样的方式分离对侧输精管和精囊。将精囊及其血管牵向腹侧，显露 Denonvilliers 筋膜（图66-2E，F）。在前列腺基底部的背侧锐性切开此筋膜。此入路可以进入直肠周围脂肪间隙平面，外科医生可顺着前列腺尖方向仔细地将前列腺与直肠分离。

扩大耻骨后间隙

然后使用电刀在脐下方切断脐尿管和脐内侧韧带（图66-3）。仔细从腹直肌鞘和腹横筋膜后面的前腹壁上剥离膀胱。向外侧游离的界限为脐内侧韧带外侧缘。

下一步将膀胱与髂血管和闭孔肌分离。显露盆内筋膜并锐性切开自前列腺基底部到两侧耻骨前列腺韧带的盆内筋膜。用双极电凝凝闭阴茎背浅静脉并离断。清理前列腺侧方的肛提肌纤维，显露前列腺尿道结合部。锐性切断耻骨前列腺韧带以充分显露前列腺尖部。即便手术缝扎静脉丛不是必需的操作，大多数外科医生仍会选择缝扎阴茎背深静脉复合体。

膀胱颈离断

术中可依据前列腺轮廓、组织的柔软度和导尿管水球的弧度来识别近前列腺底部的膀胱颈。然后使用电刀离断膀胱颈的前方、侧方和后方，使之与前列腺基底部分离（图66-4A）。

在此过程中，可发现患者前列腺中叶是否有增大。术中可调整离断的范围以确保前列腺标本完全切除。

术者在离断膀胱颈后方时应注意避免损伤输尿管。理想情况下术者还能辨认输尿管开口。一旦离断膀胱颈后方，术者可进入手术前期游离的前列腺后方平面，可直视发现之前被离断的输精管和精囊并抓取以提供牵引的张力。

神经血管束保护

需要时可在此时或者处理前列腺血管蒂后再游离神经血管束（图66-4B）。在前列腺外侧锐性切开肛提肌筋膜，保留深层的前列腺筋膜，筋膜切口应超过前列腺尖部，止于血管蒂近端。

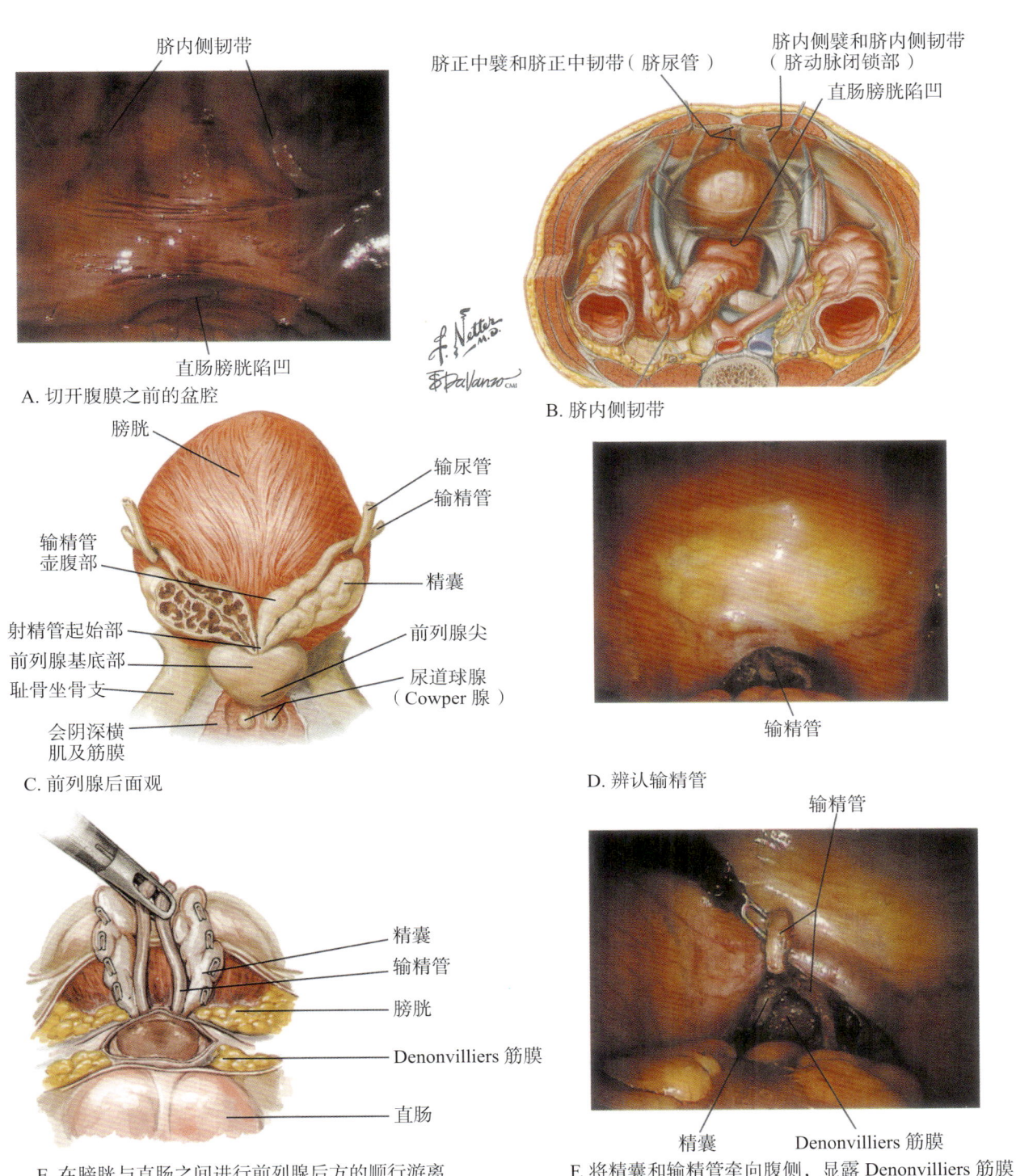

图 66-2 前列腺后方游离

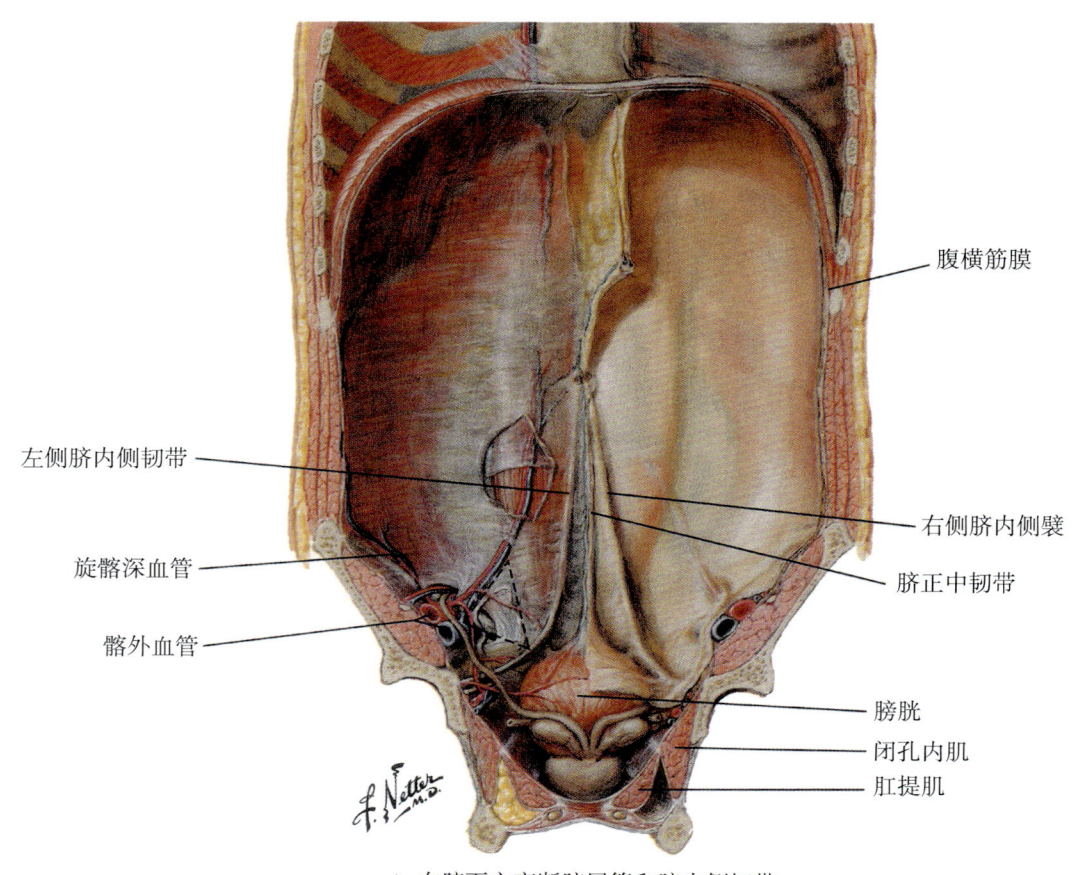

A. 在脐下方离断脐尿管和脐内侧韧带

（标注：腹横筋膜、左侧脐内侧韧带、旋髂深血管、髂外血管、右侧脐内侧襞、脐正中韧带、膀胱、闭孔内肌、肛提肌）

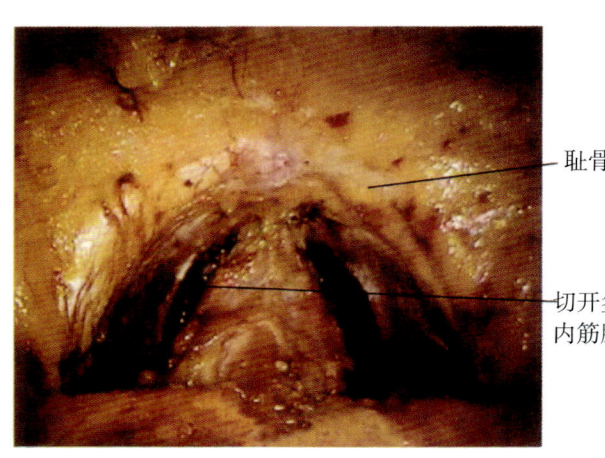

B. 从腹前壁上分离膀胱，并使膀胱与髂血管和闭孔肌分离。然后锐性切开盆内筋膜

（标注：耻骨、切开盆内筋膜）

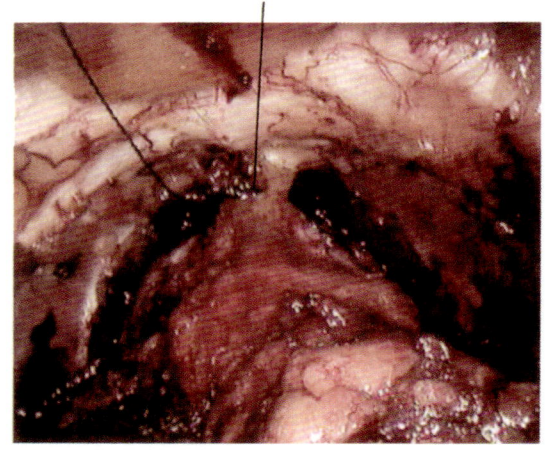

C. 缝扎阴茎背深静脉复合体

（标注：缝扎的阴茎背深静脉复合体）

图 66-3　扩大耻骨后间隙

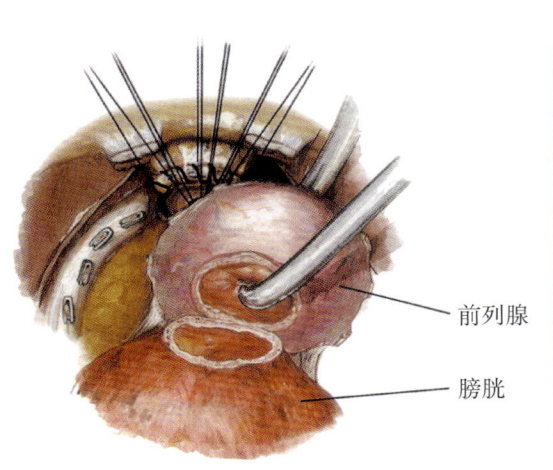
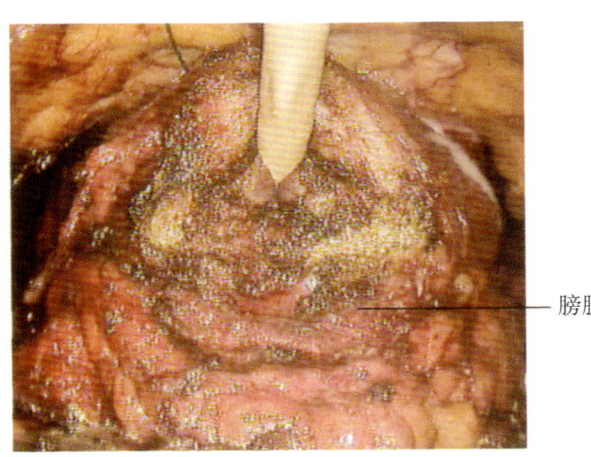

A. 膀胱颈离断

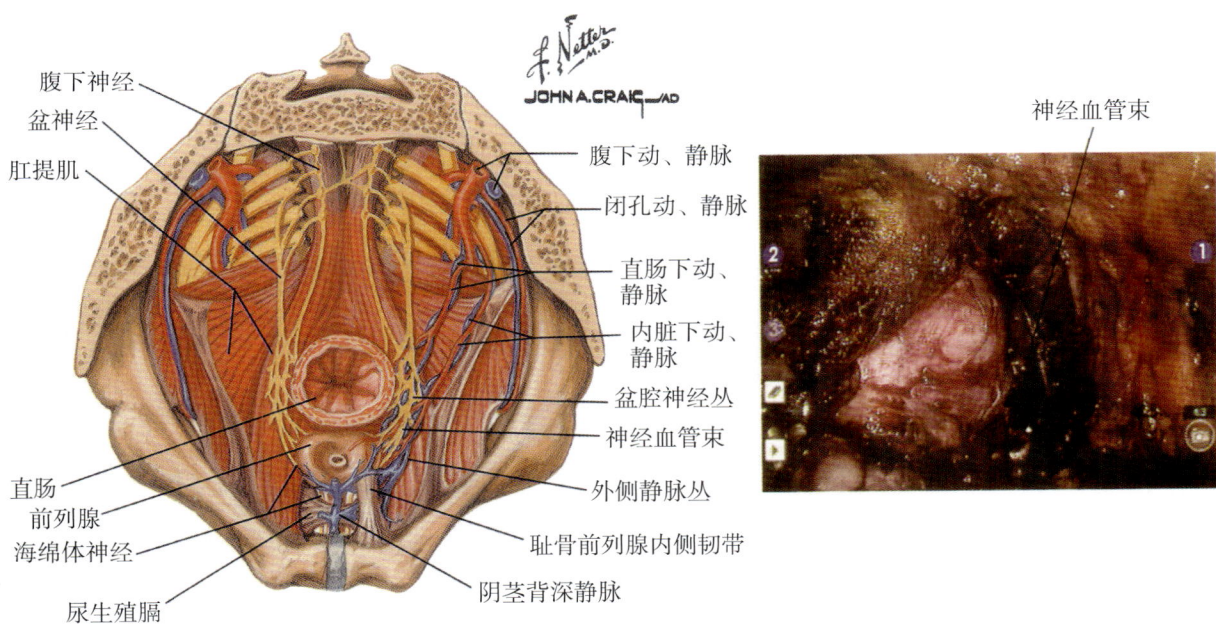

B. 保护神经血管束，将其从前列腺表面完全游离

图 66-4　膀胱颈离断和神经血管束保留

然后进一步沿着前列腺背侧表面游离直至进入后方平面，并完全游离前列腺表面的神经血管束。在许多患者中，神经血管束和前列腺之间还存在静脉或动脉的交通支，这些血管必须结扎以防出血。

前列腺血管蒂结扎与背深静脉丛离断

前列腺基底部与血管蒂相连（图 66-5）。术中可向前外方牵拉精囊和血管，在 5 点钟和 7 点钟的位置确定前列腺血管蒂。然后钳夹或缝扎血管蒂后进行锐性离断。

在接近先前缝扎的部位横断阴茎背深静脉复合体。如果阴茎背深静脉复合体出血，需要进行反复缝扎以达到充分的止血效果。一旦完全离断阴茎背深静脉复合体，可将前列腺向盆腔外牵拉，以显露前列腺尖部与尿道的交界。

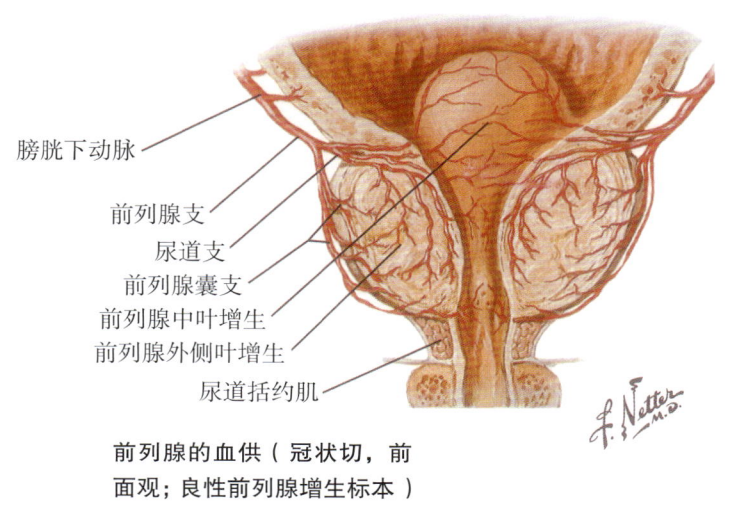

前列腺的血供（冠状切，前面观；良性前列腺增生标本）

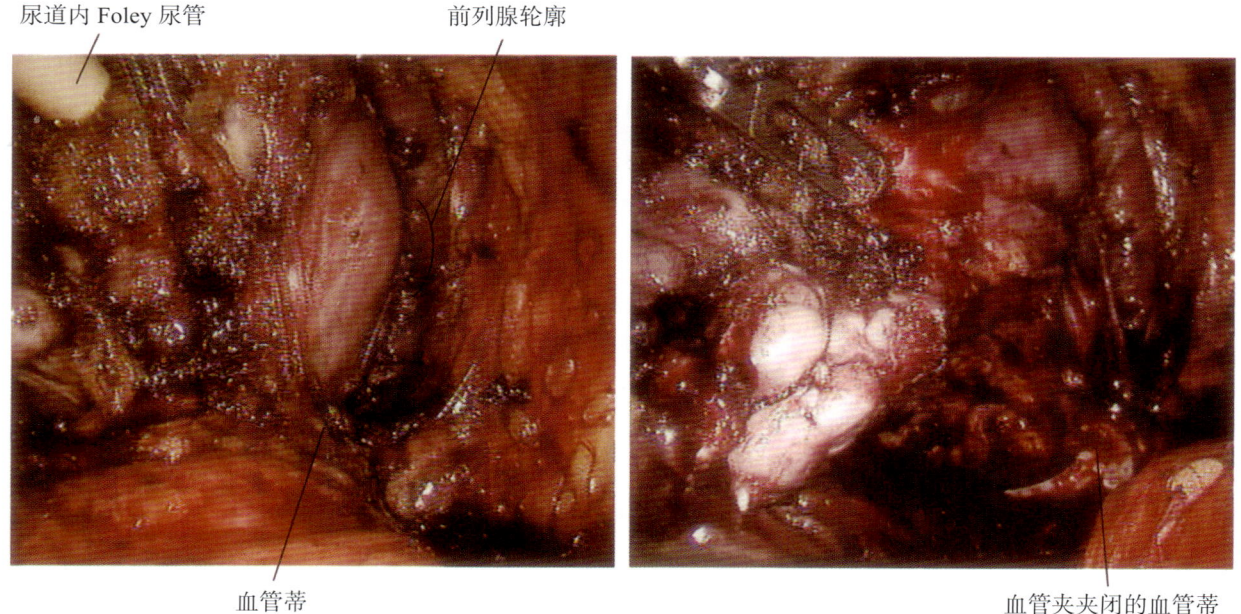

图 66-5 前列腺血管蒂结扎与阴茎背深静脉丛离断

尿道离断

仔细解剖尿道周围组织，进一步确认前列腺尖部（图 66-6A）。检查确认神经血管束与前列腺尖的连接是否切断，确保在横断尿道时不会无意间切断神经血管束。然后在前列腺尖部的远端锐性离断前尿道。

在离断后尿道之前，需要仔细检查前列腺尖的后方轮廓。事实上，临床可发现不同的尖部轮廓。在一些病例中，前列腺尖部后方较前方更为突出，这时需在更远处离断。离断前列腺与尿道连接后，前列腺即从盆腔完全分离进入腹腔，将前列腺放入标本袋中以备随后取出。

膀胱尿道吻合

离断尿道后下一步操作是进行膀胱尿道吻合术。一般情况下，对膀胱颈中间－后方与中间－前方按相反方向进行双重缝合（图 66-6B）。因为此处张力较大，术中需要在适合部位缝合较多的膀胱颈以避免术后漏尿。为了进行高质量的无张力缝合，部分术者描述了将吻合术和前后尿道重建配对进行的操作以尽可能恢复初始的解剖结构。

完成膀胱尿道吻合术后，置入导尿管。多数外科医生会在膀胱前间隙留置闭式负压引流管。理想情况下闭式负压引流管留置位置应靠近膀胱尿道吻合口，但不要正对吻合口以免负压吸引导致漏液。

标本取出

传统上会选择放置尺寸最大的脐周镜头切口（10~12 mm）进行标本取出。适当延长脐部的筋膜和皮肤切口，以便更安全地取出装入 EndoCatch 标本袋中的前列腺标本。然后缝合筋膜和皮肤切口，并用敷料覆盖切口。

其他备选术式

在耻骨后间隙进行游离的标准方法如前所述，然而一些术者描述了一种完整地经后方入路进行前列腺切除术的方法（即所谓"保留耻骨后间隙"手术方法）。此外，为了加快术后恢复和改善手术外观效果，随着单孔专用机器人平台的出现，逐渐有学者提出通过单一腹部切口进行机器人手术的想法。这些技术的出现有助于探索不同的前列腺手术入路，包括保留耻骨后间隙入路和经会阴入路等最初在开放手术文献中进行描述的手术方法，其目的是尽可能保留无须解剖的区域以最大限度地保护患者的预后功能。理想情况下，术者应充分掌握这些手术方法，根据患者和疾病的特点个体化设计手术方法。

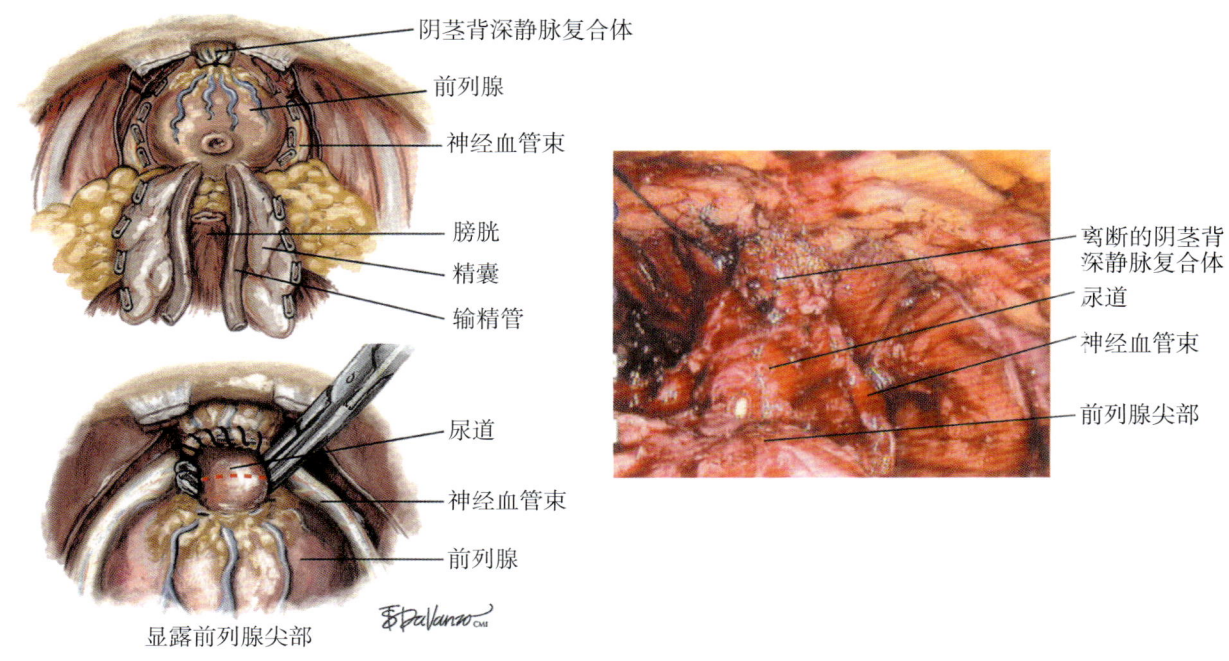

A. 尿道离断

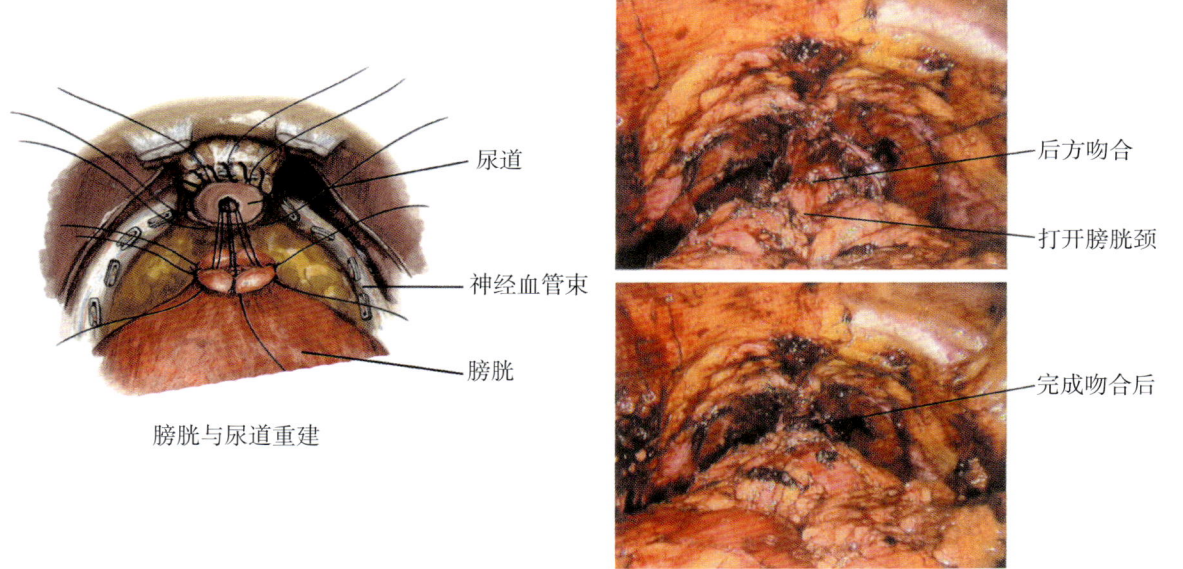

B. 膀胱尿道吻合术。从膀胱颈后方正中线开始，从两个相反的方向向前方正中线进行吻合

图 66-6　尿道离断与膀胱尿道吻合

第 67 章
根治性膀胱切除术

编者　Riccardo Bertolo，Juan Garisto，Jihad Kaouk
莫嘉辉　译，丁自海　审校

简介

在美国，膀胱癌在男性最常见的癌症中排第四位，在女性最常见的癌症中排第九位。非肌层浸润的膀胱癌通常采用经尿道切除膀胱癌＋膀胱内免疫治疗或化疗＋膀胱镜定期复查。然而对于肌层浸润性膀胱癌或者具有高级别特征的侵犯固有层（T1）不伴肿瘤转移的患者，根治性膀胱切除术（radical cystectomy）加尿流改道仍是治疗方法的金标准。膀胱切除术的适应证还包括膀胱内化疗或免疫治疗难治性膀胱癌，以及作为症状严重需要急诊入院治疗或再入院的转移性或局部晚期膀胱癌患者的姑息性手术治疗。

膀胱切除术都应常规行盆腔淋巴结清扫术。对男性患者，根治性膀胱切除术通常要切除膀胱、输尿管远段、前列腺和精囊。对于根治性膀胱前列腺切除术，外科技术的进步包括针对保留男性功能而保留神经的手术方式以及某些情况下保留前列腺的手术。此外，原位新膀胱替代的手术技术也得到了发展。

对于不需要保留生育能力，病变较为广泛的女性患者，传统的前盆腔脏器切除术切除内容应包括膀胱、附件、子宫、尿道及前 1/3 阴道壁。最新数据表明，女性患者中前盆腔脏器切除术并不合适，现认为对于没有广泛扩散的肿瘤患者，应采取有限切除，术中保留阴道前壁、子宫、卵巢及盆腔支持韧带对患者术后功能恢复是有益的。

手术方法

根治性膀胱切除术传统上采用下腹正中切口。得益于腹腔镜技术的进步，现在采用微创手术治疗成为了可能。虽然一些外科医生选择机器人辅助方式实现膀胱切除的阶段，但考虑后续尿流改道操作，开放式手术仍是治疗"金标准"。对于新膀胱重建阶段，尽管有关于完全腹腔镜下实现体内尿流改道的报道，但膀胱切除后的尿流改道术通常仍是通过体外开放操作完成的。无论采用何种手术方式，都应采取标准化的手术步骤进行。

膀胱游离

顺次切开皮肤、腹前壁筋膜的前、后层，进入腹膜外间隙，扩大耻骨后间隙（Retzius 间隙），在前方将膀胱与耻骨联合分开，显露侧方的髂外血管。

切开近中线腹膜，从脐内侧韧带向外扩展至腹股沟管内环。在脐水平面高度切断脐尿管并向下牵拉。从解剖的角度来说，应在腹直肌后鞘与腹膜之间，沿脐内侧韧带的无血管平面分开浅层结缔组织。应注意避免损伤走行于此平面供应腹直肌的腹壁下动脉。

乙状结肠通常附着在腹侧后壁上，也偶可附着于膀胱上。在此点上沿 Toldt 白线切开腹膜，将乙状结肠推向内侧。在男性患者中通过之前扩大的耻骨后间隙打开脐与腹股沟管内环之间腹膜，在腹膜腔内可清晰见到输精管，使用电刀切开腹膜直至输精管水平。切断输精管时需注意与其伴行的血管。通常首选使用吊带标记输精管以便后续操作中识别精囊（图 67-1A，B）。

输尿管离断

依次结扎双侧输精管，显露膀胱后方及乙状结肠上方的腹膜。采用这种方法显露可确认输尿管跨越髂血管处，并且可以轻柔地钝性分离膀胱与直肠，向前推动膀胱，直至显露前列腺 - 精囊平面。在分离膀胱与直肠过程中，需要格外注意当从疏松结缔组织过渡到前列腺平面时会逐渐变得致密，直接钝性分离会变得困难。特别是钝性分离力度过大，有损伤直肠的风险。在乙状结肠后方，左输尿管的位置通常比预期更靠向内侧。在骶岬水平打开乙状结肠后腹膜后间隙，使输尿管分离后可经此切口牵拉至对侧。切开覆盖右侧输尿管腹膜皱襞，可显露右输尿管（图 67-1C）。

术中将输尿管向头侧移动约 5 cm，然后向尾侧游离逐渐延伸至输尿管膀胱交界处。注意保护输尿管周围的软组织，因为供应输尿管的周围血管走行于这层组织中，良好的血供有助于后期成功实施尿流改道吻合术。然后切除双侧输尿管远端 5 mm 的部分送检冰冻切片，以确保足够的肿瘤切缘（要确认切缘阴性）。在某些原位癌患者中，在确认切缘阴性之前，可能还需要多次送检冰冻切片。然而，近年来这种做法存在争议，争议的焦点在于切缘阴性在减少上尿路肿瘤复发风险方面的价值。但这种游离切除的操作可以清晰显示髂总动脉、髂外动脉和髂内动脉，为术者进一步行盆腔淋巴结清扫术做足准备。

盆腔淋巴结清扫

淋巴结的清扫范围往往取决于病变的程度。目前已有研究表明，需要切除 25~30 个淋巴结以确定淋巴结状态外，淋巴结清扫还可治愈淋巴结微转移的病例。淋巴结局限性清扫范围至少应包括外侧至髂外动脉，内侧至髂内动脉的内侧，头端至髂总动脉所致的输尿管交叉，尾端至旋髂深静脉或腹股沟韧带及闭孔神经下方范围内的脂肪和淋巴结。更广泛的清扫范围还应向外侧扩大至生殖股神经，向头侧扩大至腹主动脉分叉处，甚至延伸至肠系膜下动脉水平（图 67-2）。

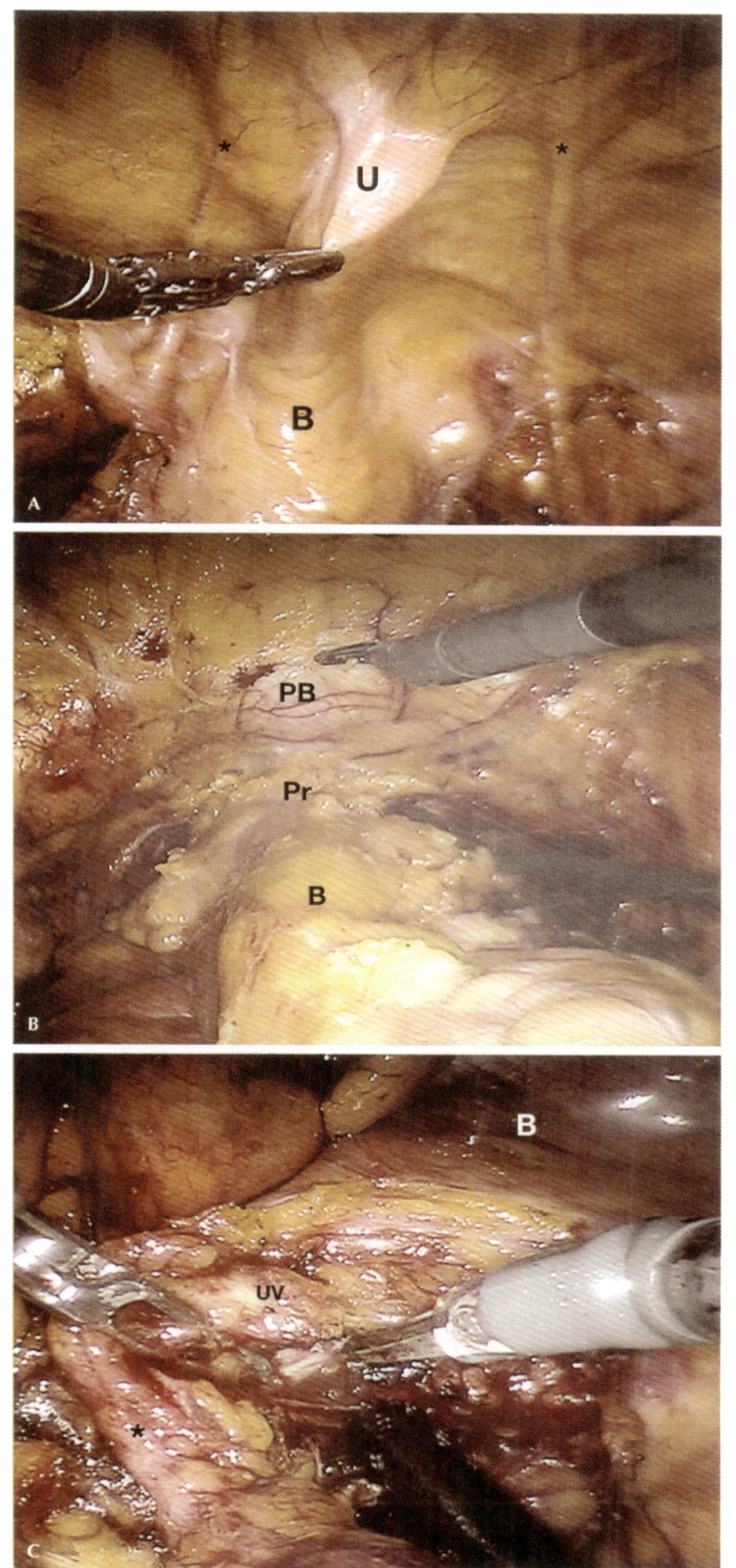

U. 脐动脉；PB. 耻骨，Pr. 前列腺，B. 膀胱；*. 输尿管，UV. 膀胱尿道交界处。

图 67-1 膀胱游离和输尿管离断

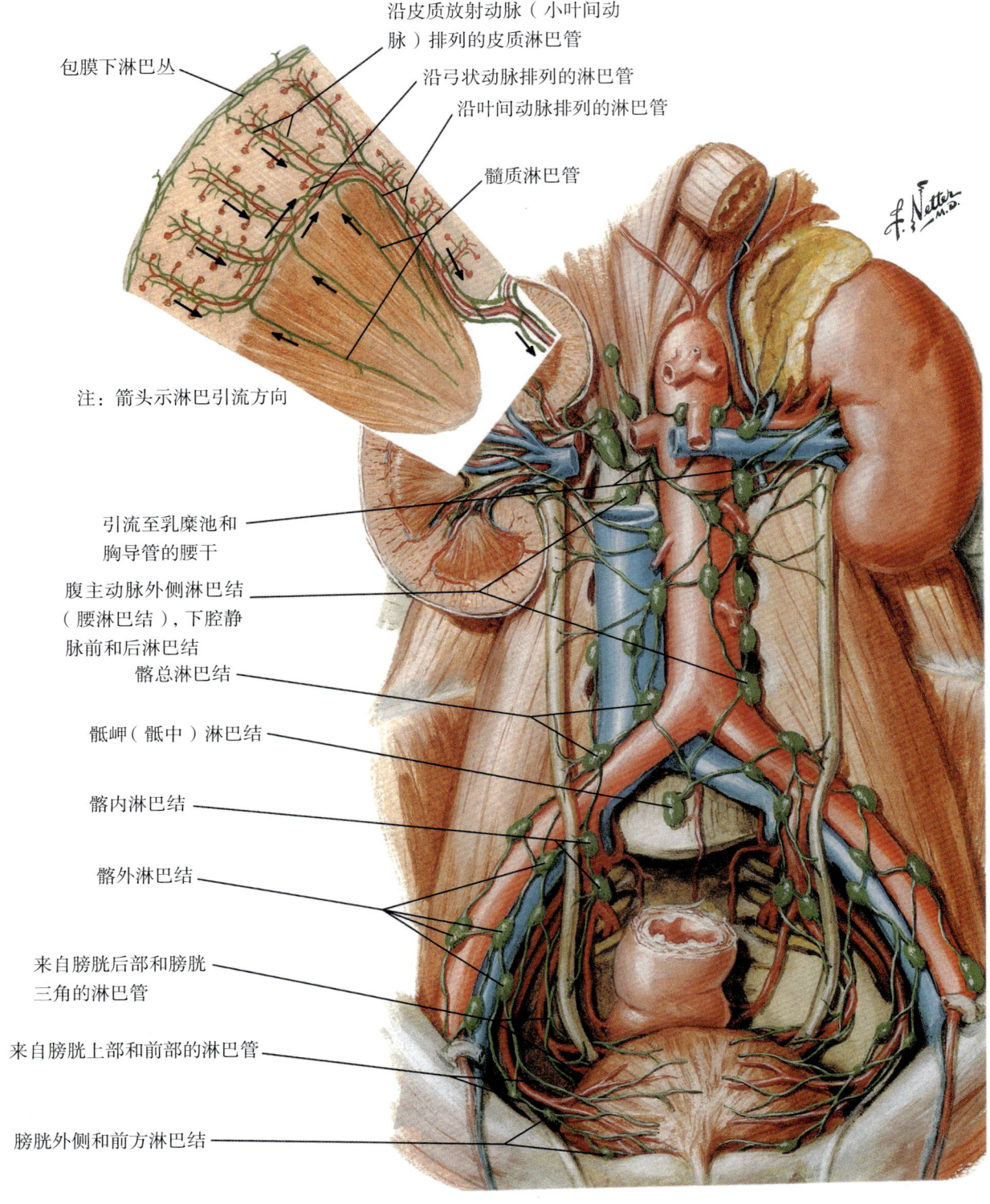

图 67-2　肾脏和膀胱的淋巴管及淋巴结

淋巴结清扫中有两个经常出现的重要解剖标志，即引流入髂外静脉的副闭孔静脉和闭孔神经近端。闭孔神经损伤可导致同侧下肢内收困难，而结扎闭孔血管则无不良后遗症。

膀胱血管蒂离断

熟悉血管解剖知识对于成功离断膀胱后方和外侧的血管蒂至关重要。在离断输精管时已经充分显露了髂内动脉，然后可以在髂内动脉发出膀胱上动脉（髂内动脉前支的第一分支）的分支起始处安全地离断膀胱上动脉（图67-3A）。

由于分布于膀胱和前列腺的剩余血管均较细小，在接下来的诸如结扎、切断、电凝等手术过程中可在不进行单独辨认血管结构的情况下进行集中离断。注意在使用吻合器或能量器械进行组织离断时会破坏组织间的解剖层面关系，因此术者需要准确了解局部的解剖结构以免损伤邻近组织结构。

结扎膀胱上动脉后，如前所述，切除盆内筋膜平面的膀胱外侧和后侧余下血管蒂。切除过程中，可将膀胱向前牵拉，以方便切断血管蒂。术者可联合使用锐性和钝性分离方法将膀胱和精囊从后方的直肠上分离并向前牵拉。此时可看到膀胱后方向后内走行至输尿管残端的血管蒂。然后用切割器或外科吻合器将精囊平面的血管蒂离断。继续向远侧游离，可在位于后方的直肠与位于前方的Denonvilliers筋膜后层之间建立手术游离平面，注意保持在直肠前脂肪的前方平面进行游离，以免误入其他解剖层次造成损伤。

术中需注意向尾侧游离前列腺后方间隙时应尽可能靠近前列腺尖部。术者可以选择继续使用神经保留或非神经保留的技术进行游离，但应注意避免损伤支配尿道括约肌的盆丛自主神经，否则原位尿流改道术后可能发生尿失禁（图67-3B）。为了保护自主神经丛，应在盆腔外侧筋膜和Denonvilliers筋膜之间进行游离以找到位于前列腺后外侧的神经血管束（图67-3C，D）。

尿道结扎

离断血管蒂后，以类似前列腺切除术的方式行尿道结扎术。

在之前建立的耻骨后间隙内继续向尾端进行游离，首先打开前列腺前方间隙，将前列腺与前方附着的耻骨分离。显露前方盆内筋膜及耻骨前列腺韧带，打开盆内筋膜，显露前列腺与肛提肌间的附着。打开双侧盆内筋膜后，可以缝扎前列腺前方筋膜和前列腺上方延伸的盆内筋膜。阴茎背深静脉复合体（Santorini静脉丛）位于这层筋膜内（图67-3E）。

从肛提肌与前列腺侧边残留附着处进一步分离前列腺，然后，钝性分离后切断尿道。这种方法可显露呈三角形的Denonvilliers筋膜延伸部分。切开这些延伸筋膜可显露直肠。至此可切除与膀胱和前列腺相连的所有血管蒂。然后整块切除膀胱、输尿管末段、精囊和前列腺。如果术中计划进行原位尿流改道术，可在残余尿道的近端留置吻合的缝线。

A. 男性盆腔内动脉

B. 小肠与大肠的神经支配

C. 前列腺及阴茎的血供和神经

D. 在海绵体神经前切断神经血管束会使患者自主勃起功能丧失

E. 正中（矢状）切面

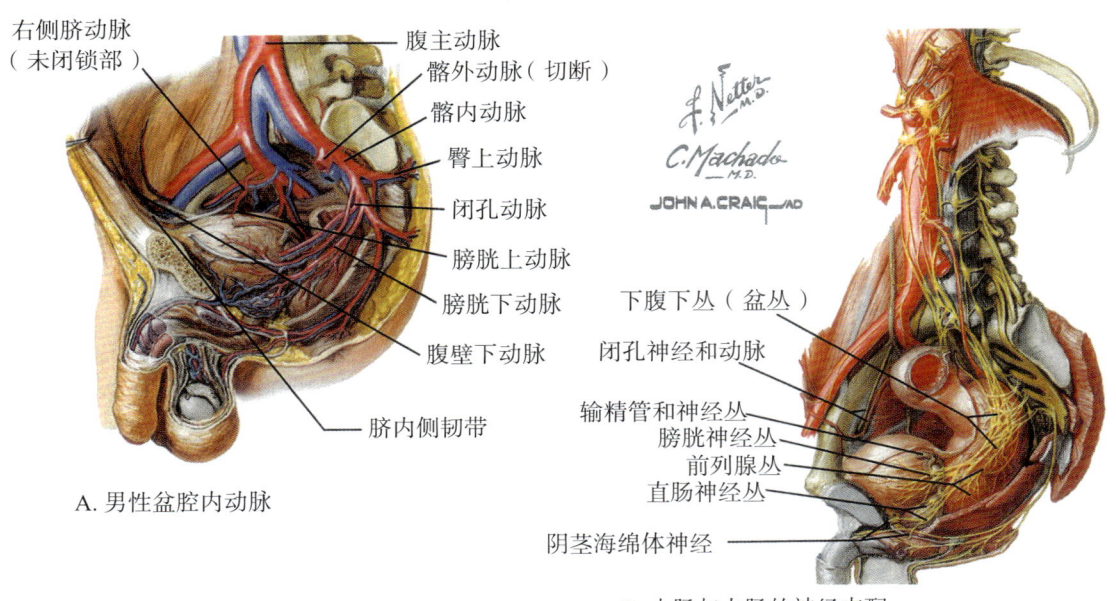

图 67–3　男性：盆腔脏器及勃起结构的血液供应

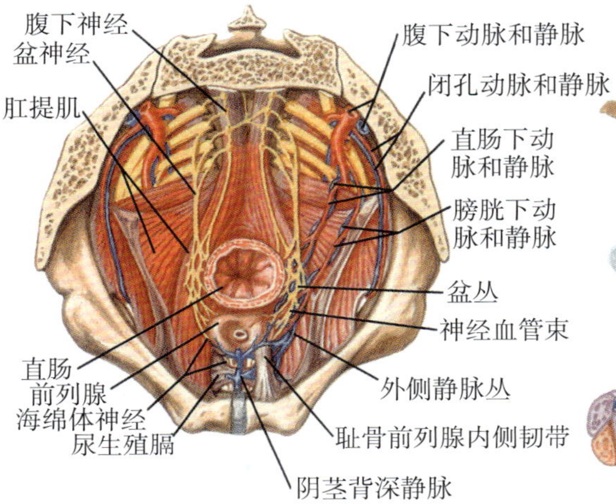

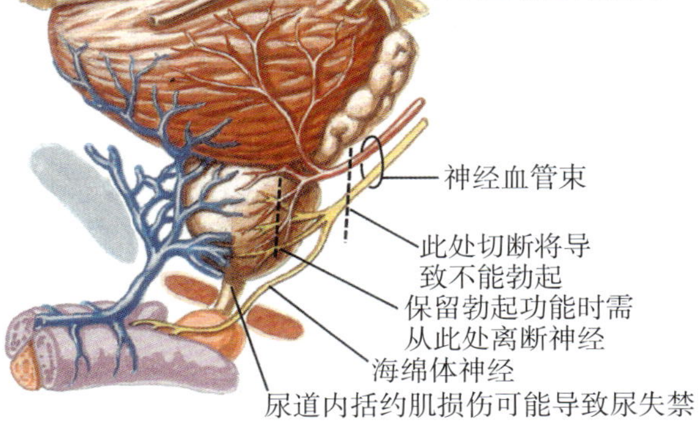

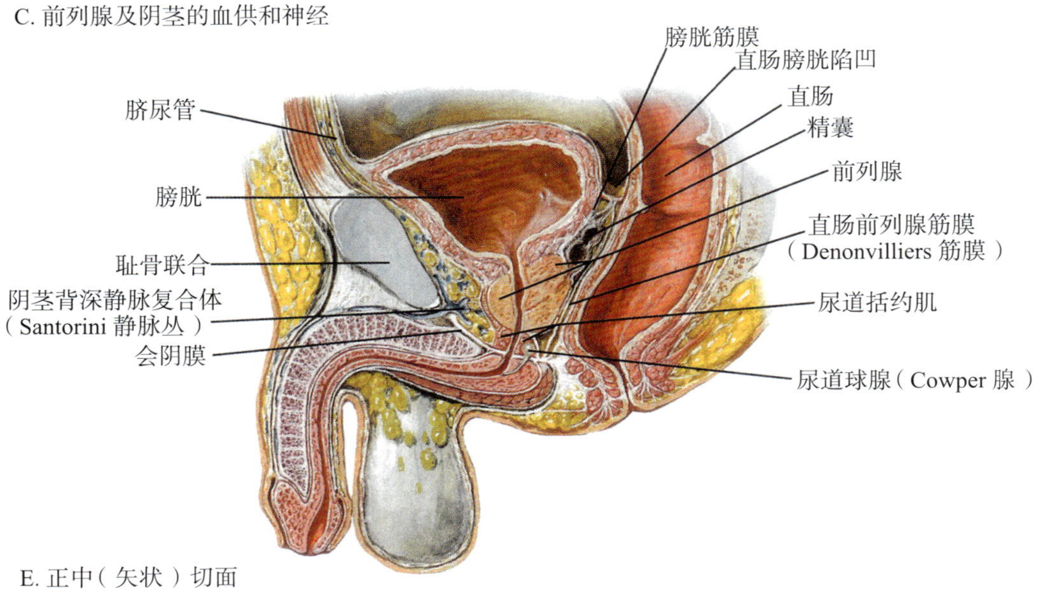

前盆腔脏器切除

如前所述，对于病变广泛的女性患者，传统行盆腔前部脏器切除术，切除范围包括膀胱、附件、子宫、尿道及前 1/3 阴道壁。

建立下腹部正中切口后，向外侧切开腹膜显露并结扎子宫圆韧带。向前牵拉子宫底缝线，有利于显露子宫血管。为方便显露，可在结扎卵巢血管和骨盆漏斗韧带后，将肠管推向腹腔，远离盆腔。沿输尿管追溯供应子宫的血管。子宫血管起源于髂内血管，在其起始处结扎。显露输尿管膀胱连接处，结扎输尿管（图 67-4A）。在子宫颈和韧带的附着处向外侧切除子宫。子宫可保留在膀胱后方，与膀胱标本一起整块取出。

膀胱切除

依据是否保留阴道，可采用不同的方法切除膀胱侧方血管。从髂内动脉起源处分离侧方血管，结扎子宫动脉。将膀胱从骨盆外侧壁移向内侧，显露盆内筋膜、直肠周围脂肪垫和侧方血管蒂。将阴道内的聚维酮碘棉棒伸向头侧以显露阴道顶端，然后使用电刀立即切开子宫颈远端进入阴道后部。继续沿着阴道前外侧从两侧延长阴道顶端切口直到膀胱颈。

当疾病局限于膀胱或为膀胱良性病变行膀胱切除术时，可保留阴道前壁。如果无法保留阴道，可进入阴道前方，将膀胱侧方血管蒂与阴道前壁整块离断，可以采用切割器或缝扎离断的方法（图 67-4B）。在这种情况下应避免使用缝钉或血管夹，因为这些器械在术后可能遗留在阴道。其余残余小血管或无名血管的侧方可在盆内筋膜水平进行结扎。

阴道保留术

另外，对于准备完全保留阴道或肿瘤局限但既往行子宫切除术的患者，阴道前壁和膀胱后壁之间的空间有限，需要注意贴近阴道前壁进行游离解剖。如果需要进行子宫切除术，可在靠近阴道顶端进行环切以切除子宫颈和子宫。阴道缝合取决于后续描述的尿道切除的方法（图 67-4B）。

尿道切除

根治性膀胱切除术需行尿道切除。在计划行原位新膀胱重建的患者中，可送检冰冻切片以明确尿道切缘情况，若切缘阴性，则可保留完整尿道以辅助维持新膀胱的排尿控制功能。否则需进行整个尿道切除，患者的手术体位必须允许经尿道进入体腔。

在女性患者中，可向两侧牵拉阴唇以显露尿道。如果无须行阴道保留手术，可经阴道口自阴道前壁上方开始，沿着尿道走行做一 U 形切口（图 67-5A）。在盆腔内结扎并离断耻骨尿道韧带（与男性的耻骨前列腺韧带相对应），松解膀胱和尿道。结扎并离断阴蒂背深静脉复合体。环绕尿道松解周围附着结构，并通过阴道切口进入盆腔。

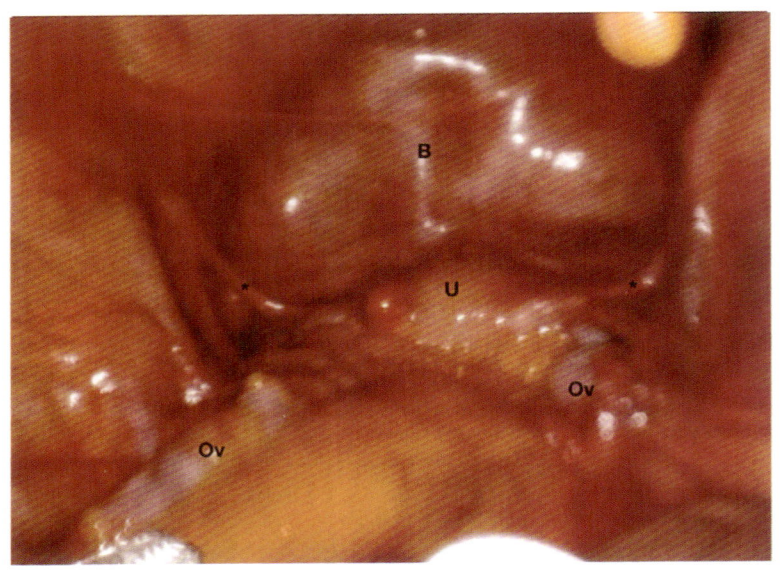

A. 女性盆腔脏器血供

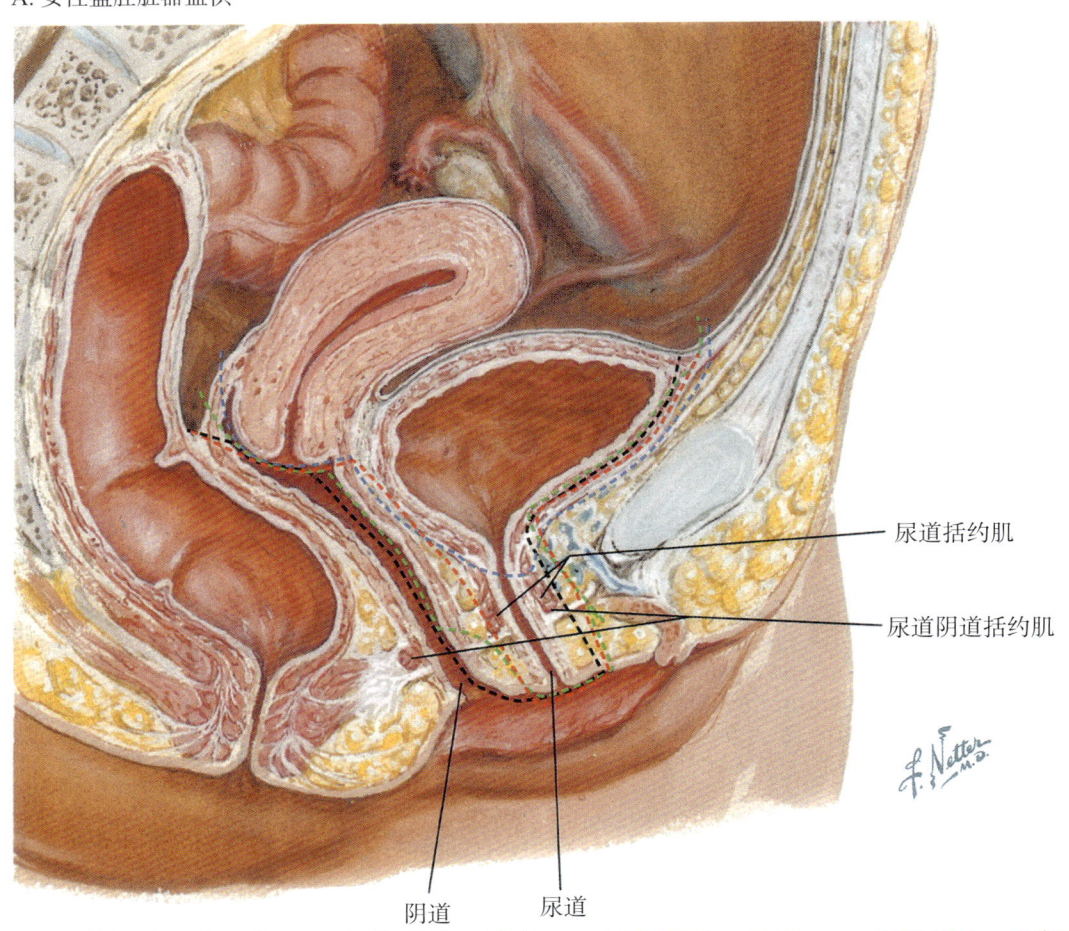

- - - 整块切除膀胱、子宫、阴道前 1/3 和尿道
- - - 切除膀胱、子宫，保留阴道和尿道，便于重建
- - - 切除膀胱、子宫、阴道前 1/3 和尿道，保留阴道前壁远端一小部分
- - - 切除膀胱、子宫和尿道，保留阴道

B. 女性膀胱和尿道

B. 膀胱；Ov. 卵巢；U. 子宫。

图 67-4　女性：盆腔脏器血供及前盆腔脏器切除术

另外，术者也可选择在尿道周围做一圆形切口，保留盆腔中膀胱颈下方的阴道前部，以方便后续的阴道重建。结扎尿道周围附属结构后，锐性分离尿道与阴道前壁，进入盆腔（图67-4B）。

阴道重建

切除阴道前壁后，需重建阴道。经典的阴道重建术是向阴道顶端前方折叠阴道后壁，作为组织瓣以覆盖阴道前壁缺损（图67-5B）。通常用可吸收缝线完成重建缝合，如2-0聚乙醇酸或其等效材质缝线。这个手术不可避免地会缩短阴道。另一种方法是采用阴道的侧壁来完成重建。这通常会导致阴道狭窄，失去功能，缝合线需要承受较大的张力。当考虑建立原位新膀胱时，建议保留阴道前壁；在阴道和膀胱之间进行重叠缝合可能容易形成瘘管。

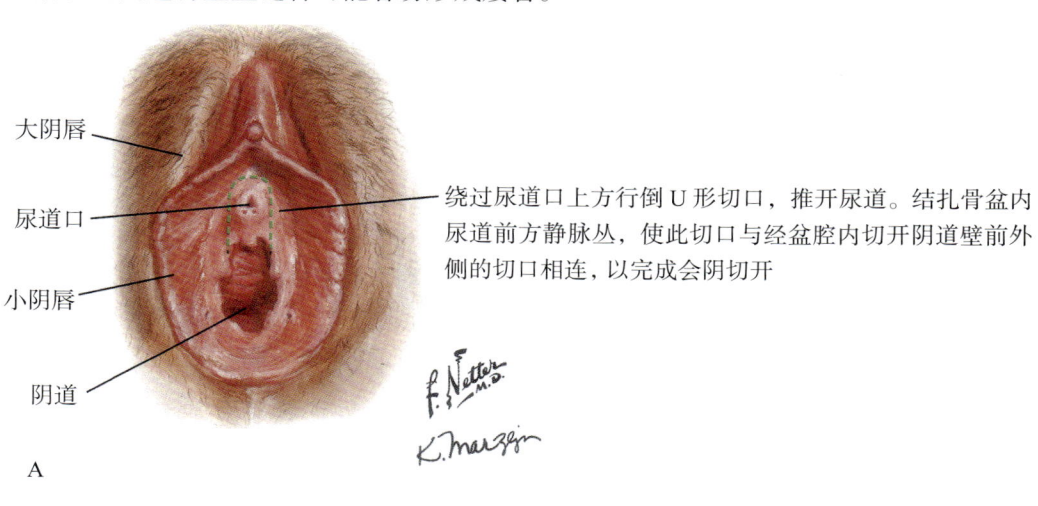

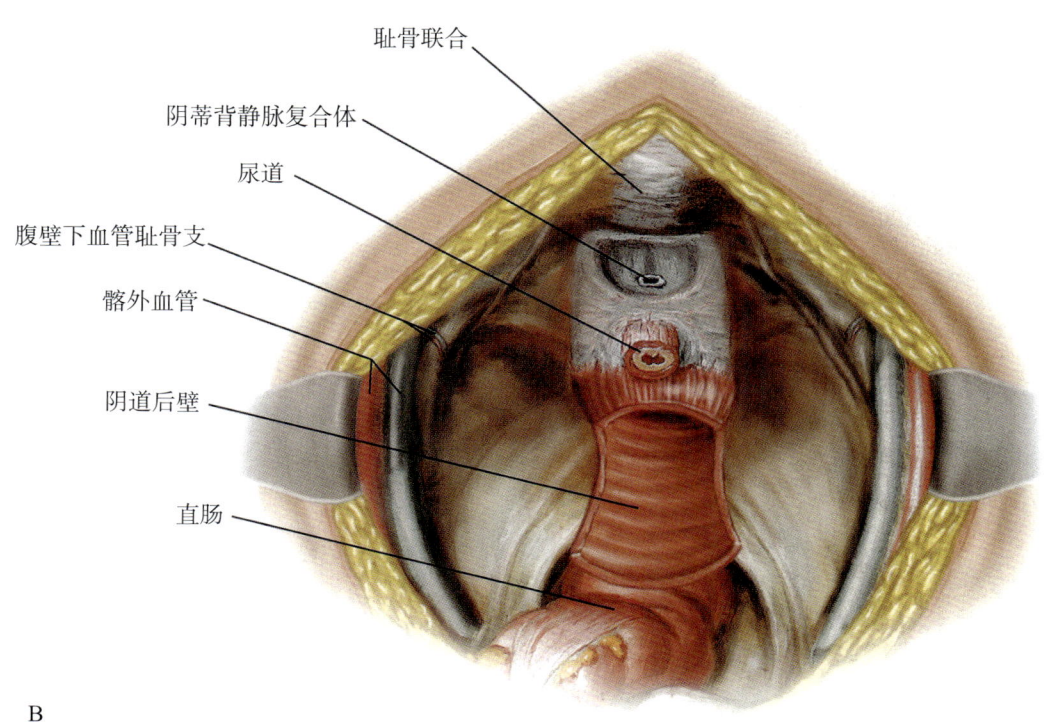

图67-5 尿道切开与重建

第 68 章
腹膜后淋巴结清扫术

编者　Eric A. Klein, Georges-Pascal Haber, Lewis J. Thomas IV
莫嘉辉　译，丁自海　审校

双侧腹膜后淋巴结清扫术

经典的双侧腹膜后淋巴结清扫术（retroperitoneal lymph node dissection，RPLND）是建立自上而下从剑突到脐水平的正中切口。进入腹腔后，向头侧牵拉肠管，然后从右下腹（盲肠或阑尾下方）切开腹膜直至十二指肠悬韧带（Treitz 韧带），显露腹膜后间隙。这一步骤必须谨慎操作以免误伤右输尿管，输尿管通常走行在腹膜后方前述步骤中显露的层面。通过切开 Toldt 白线可以进一步游离升结肠，然后将升结肠和盲肠向内侧和头端翻折。下一步可放置自带固定的牵开器（如 Bookwalter），并用浸湿的纱布包裹术区的肠管予以保护；最好的操作是保持腹腔内肠管被牵拉至腹壁下方以避免将肠管推向胸部 "肠袋（bowel bag）" 时引起的静脉淤血和淋巴淤积，这可能有助于胃肠功能的术后早期恢复。肠管的主要血液供应来自肠系膜上动脉（SMA），在前述显露腹膜后间隙的上方腹膜切缘处可触及该动脉。在放置牵开器时应小心操作以免压迫这一关键血管。

手术显露对于术中安全和符合肿瘤学原则的 RPLND 至关重要。理想的显露范围是以腹腔大血管为中轴，上至肾血管水平，下至髂总血管分叉处的区域。辨认重要的腹膜后结构对于手术操作至关重要。术中应当识别双侧输尿管，因为双侧输尿管是双侧完全清扫范围的外侧边界。术中应识别主动脉、腔静脉及左肾静脉等容易辨认的结构。此外，还应该辨认肠系膜下动脉（IMA）的根部，这也是重要的解剖标志，因为调控射精的交感节后神经纤维在腹主动脉前方 IMA 起始周围汇合形成腹下神经丛，损伤腹下神经从会导致射精功能丧失。手术野的交感神经纤维解剖如图 68-1A 所示。左侧腹膜后解剖如图 68-1B 所示。右侧腹膜后解剖及常见的解剖变异（肾下极副肾动脉）如图 68-1C 所示。术前影像学检查对于评估解剖变异至关重要。

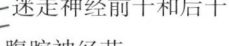

A. 腹膜后解剖结构，突出交感神经纤维：交感神经链位于下腔静脉后方（右侧交感链所示为下腔静脉移除后位置）及腹主动脉外侧（左侧交感链）。部分细小的纤维在主动脉前方交汇，但主要的神经交汇处在肠系膜下动脉下方。这些神经对于维持正常顺行性射精至关重要

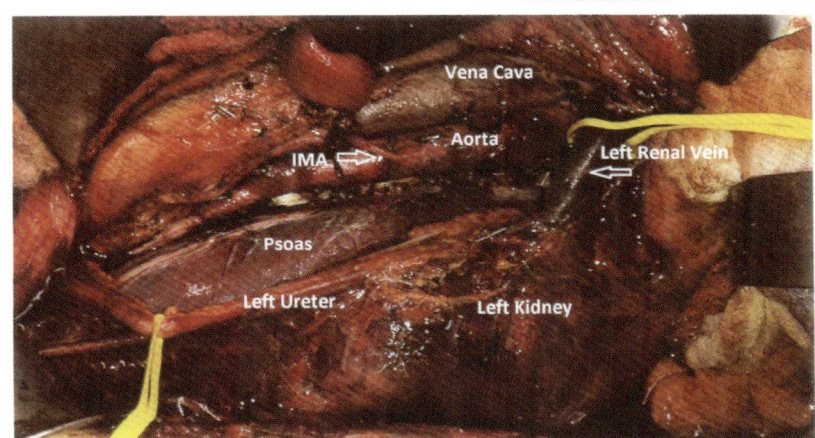

B. 常见的左侧解剖结构包括左侧输尿管；主动脉旁清扫的外侧边界、左肾静脉；清扫范围的上方边界以及腹主动脉清扫范围的内侧边界。特别要注意清扫范围的头侧部分，此处有左性腺静脉、左肾腰静脉以及左交感神经干。这也是RPLND术后在清扫区内复发的常见部位

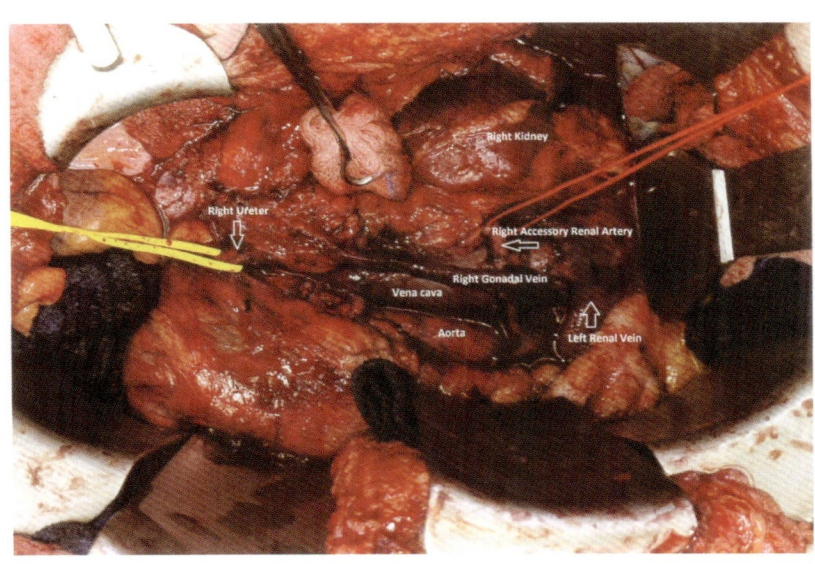

C. 解剖结构变异通常增加腹膜后淋巴结清扫的难度。术前重视影像学检查有助于避免意外损伤解剖变异结构。图示变异的右肾下极副肾动脉位于右侧性腺静脉的尾侧和后方（下腔静脉前方）

left ureter，左侧输尿管；left renal vein，左肾静脉；aorta，腹主动脉；vena cava，下腔静脉；psoas，腰肌；right gonadal vein，右性腺静脉；right accessory renal artery，右副肾动脉；right ureter，右输尿管。

图 68-1 腹膜后解剖结构

然后开始使用"分离和滚动"的技术进行淋巴结清扫：切开覆盖于左肾静脉前方的淋巴结和脂肪组织，然后将组织团块向尾侧翻卷滚动。随后回到下腔静脉（IVC）周围进一步清扫，沿着下腔静脉走行将组织团块分别翻向腔静脉旁区和主动脉-腔静脉间区。注意：清扫游离应在大血管外膜外层平面进行。在清扫下腔静脉前方表面组织时，可结扎并离断右侧性腺静脉。沿下腔静脉向下方清扫至髂总静脉汇合处。注意避免清扫髂血管之间的骶前间隙，因为神经和腹下静脉丛在骶前间隙进行汇合。在显露下腔静脉和左肾静脉后，后续操作是显露腹主动脉或清扫下腔静脉前方淋巴结。通常首先进行腹主动脉的显露：从上至下对腹主动脉自左肾静脉跨越处开始直至 IMA 根部范围前方表面覆盖的淋巴结及脂肪组织进行"分离和滚动"的操作。此时需要避免对 IMA 尾侧进行清扫，因为交感节后纤维在此处跨越腹主动脉走行至前方。在显露腹主动脉时可以显露双侧肾动脉以及任何供应肾下极的副肾动脉。

操作至此，可充分显露腹膜后间隙的重要血管结构，包括腹主动脉、下腔静脉、IMA、右肾动脉、左右肾静脉、双侧性腺静脉（右侧性腺静脉已离断）。

接下来是游离下腔静脉。随着下腔静脉前方表面的显露，术者继续使用"分离和滚动"的操作处理表面组织并进一步显露腰静脉。将下腔静脉牵拉至患者的左前方，并将淋巴结/脂肪组织推向外侧。随后显露右侧腰静脉，结扎后将其离断。注意腰静脉可能有较大的变异，因此需要谨慎解剖以防误伤导致出血。术中通常会发现 2~3 支右腰静脉，最粗的右腰静脉通常位于或略高于右侧性腺静脉汇入下腔静脉处。因为右肾动脉和最上腰内脏神经会经过这支腰静脉附近，因此在游离出这支腰静脉时必须非常谨慎小心。通常情况下还会遇到两支右腰静脉，一支在下腔静脉中部，另一支在髂总静脉汇合处附近区域的尾侧，如图 68-2A 所示。在控制右腰静脉后，可清扫下腔静脉旁淋巴结组织团。在清扫任何淋巴结组织团块时，建议使用钳夹或电凝的方式控制头侧和尾侧淋巴管，以防发生淋巴漏。预防淋巴漏的操作在清扫主动脉-腔静脉间区和主动脉旁区淋巴结中非常重要，因为这些操作中涉及头侧较粗大的淋巴管汇入乳糜池的区域。腔静脉旁淋巴结清扫术的边界由头侧的右肾静脉、内侧的下腔静脉、外侧的右输尿管、尾侧的右髂总静脉和后方的腰肌组成。在处理 Gerota 筋膜外侧的淋巴结时同样需要保持谨慎，因为有可能误伤右侧输尿管。此外还应注意避免清扫至腰肌筋膜层次，因为有可能会误损伤髂腹股沟神经或髂腹下神经。

如果尚未切开覆盖于腹主动脉前方的淋巴结/脂肪组织，那么下一步是清扫主动脉-腔静脉间淋巴结。检查主动脉-腔静脉间组织，通常可发现右主动脉神经丛，并将其从结缔组织中分离出来（为了防止电凝等能量器械损伤神经，此处应进行锐性解剖游离神经），并保障其与供应的血管袢相连。然后向近端追溯这些神经纤维以便发现腰交感神经根，并且进一步处理左腰静脉。将下腔静脉牵拉至患者的右前方，并将淋巴结/脂肪组织推向主动脉-腔静脉间区，这样可以显露左腰静脉，然后结扎后离断，如图 68-2B 所示。最主要的左腰静脉通常由小静脉在 IMA 水平附近汇合形成。然而，这种粗大静脉的主干性质可能存在较大的解剖变异，表现为细小的腰静脉直接汇入下腔静脉，而不是汇入常见的腰静脉干（意味着下腔静脉会有更多的腰静脉属支）。术中通常会遇到两支左侧腰静脉，分别是位于 IMA 水平的腰静脉干以及位于髂总静脉汇合处附近的另一支腰静脉。

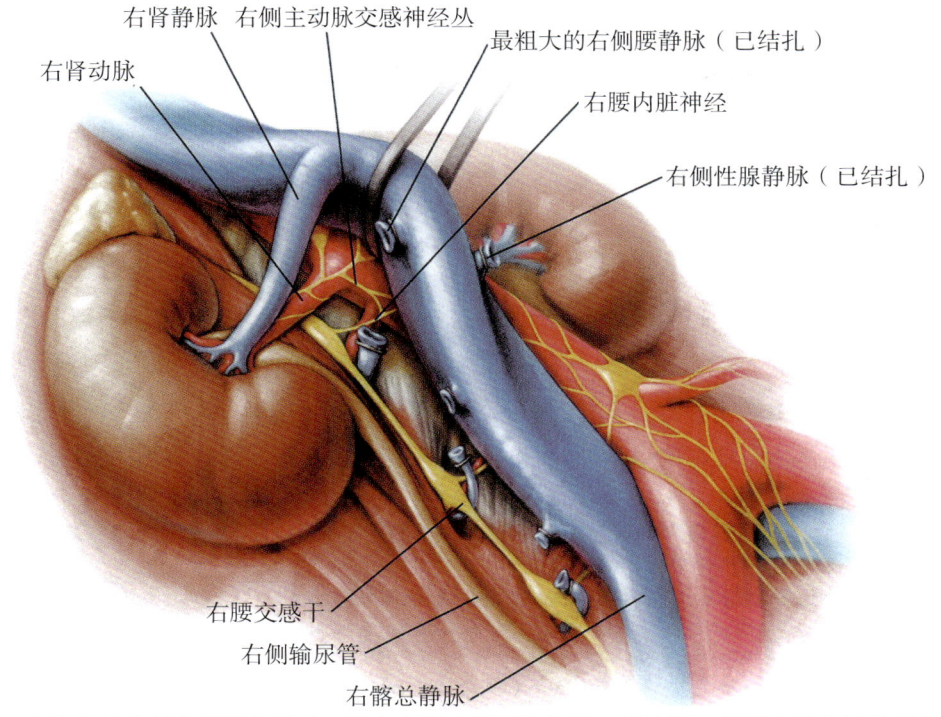

A. 在结扎并离断右侧腰静脉后，可向内侧牵拉下腔静脉，并追溯右侧腰内脏神经的根部。在清扫腔静脉旁淋巴结组织团块前识别神经纤维是成功保留神经的关键操作

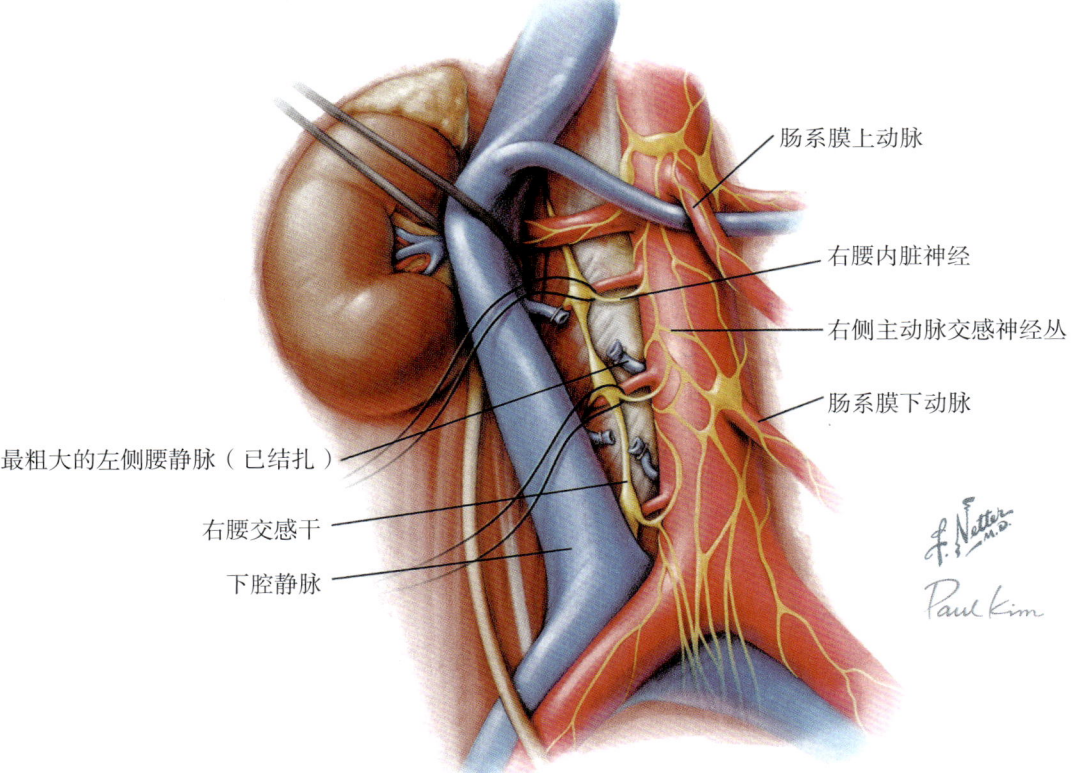

B. 在结扎并离断左腰静脉后，可向外侧牵拉下腔静脉。沿着之前发现的腰内脏神经追溯至主动脉－腔静脉间区，并进一步清扫间区淋巴结组织团块

图 68-2　下腔静脉旁与主动脉－腔静脉间淋巴结清扫术

在识别左、右腰静脉并进行结扎和离断后，即可充分松解下腔静脉，从而显露下腔静脉后间隙，并进一步追溯右侧腰内脏神经（LSN）的起源。通常至少可以发现两支 LSN，但确实存在额外的神经纤维变异。上方的 LSN 通常位于右侧腰上静脉的上方内侧，而下方的 LSN 通常位于左侧腰静脉干的上方内侧。一旦在下腔静脉后方神经起源处发现腰内脏神经，理想情况是将其松解至右侧主动脉交感神经丛，下一步操作是游离腹主动脉。右侧交感神经干、右侧腰内脏神经及其与大血管的关系如图 68-3 所示。

在发现右侧主动脉交感神经丛后，可以仔细解剖肠系膜下动脉下方的主动脉前方组织，注意保护通常位于肠系膜下动脉附近的神经丛。尽管通过结扎和离断肠系膜下动脉可以增加显露空间，还可通过 Drummond 边缘动脉供应左侧结肠，但通常情况下建议术中保留肠系膜下动脉（特别是未接受化疗的患者）。在切开腹主动脉前方组织后，可继续使用"分离和滚动"的技术清扫腹主动脉外膜表层的淋巴组织，并进一步显露腰动脉。此时应注意保留原发睾丸肿瘤对侧的睾丸动脉。腰动脉与腰静脉不同的是其为明确的成对结构，并且同侧数支动脉之间的距离大致相等。其中位于中部的一对腰动脉通常与肠系膜下动脉位于相同水平。然后向患者左侧牵拉腹主动脉，将主动脉－腔静脉间组织向右侧牵拉以显露右侧腰动脉。随后结扎右侧腰动脉后离断，通过右侧腰动脉可确定左侧腰动脉的位置。在充分松解腹主动脉前，应努力寻找左侧主动脉交感神经丛。与处理右侧神经丛的操作类似，在追溯神经丛并松解的过程中可以进一步发现左侧腰内脏神经并在其近端进行清扫。在发现左侧主动脉交感神经丛后，可以显露左侧腰动脉（向右侧牵拉腹主动脉，向左侧牵拉主动脉旁组织），然后结扎后将其离断，从而充分松解腹主动脉。

在充分游离腹腔大血管后，可以发现右侧腰内脏神经和右侧主动脉交感神经丛并充分游离达到骨骼化效果，然后下一步可以清扫主动脉－腔静脉间淋巴结。清扫范围向上至左肾静脉上缘（应在最初就向尾侧游离），向后方至前纵韧带（注：原文为 anterior spinous ligament），向远端直至髂总静脉汇合处。在主动脉－腔静脉间清扫时需注意避免损伤穿过 IMA 后方的主动脉神经纤维。

下一步可进行腹主动脉旁淋巴结清扫，清扫范围为：向头侧至左肾静脉，向内侧至腹主动脉，向外侧至左输尿管，后方以腰肌为界，远端达左髂总动脉分叉处。建议在清扫前先找到左侧输尿管，因为淋巴结团块通常靠近输尿管的位置。此外，在清扫腹主动脉旁淋巴结时应保持细致操作，在操作中往往由于肾血管显露不足（需要松解和牵拉上方的胰腺）以及难以处理可能流入主动脉左外侧左肾静脉处的腰静脉，使得主动脉旁区成为最常发生局部复发的部位之一。上述变异的腰静脉会增加游离左侧腰内脏神经的困难，特别是可能位于腰静脉附近（上方或下方）的左侧最上腰内脏神经。术中通常需要向内侧脏腹膜处松解并翻折降结肠来完成腹主动脉尾侧的淋巴结清扫，沿着 Toldt 白线切开腹膜，以类似松解升结肠/盲肠的操作游离降结肠。此外，对于较为瘦弱的患者，通常可以轻微掀起肠系膜的切缘，在肠系膜和肠系膜下静脉的下方进行主动脉旁淋巴结清扫。

一旦清扫主动脉旁淋巴结后，可发现在同侧根治性睾丸切除术中标记并离断的性腺静脉和精索，重新进入腹膜后间隙，将脏器恢复至解剖原位，然后多层缝合腹正中切口。

腹膜后淋巴结清扫术，特别是在清扫过程中未见明显乳糜漏的情况下，通常不提倡留置引流管。

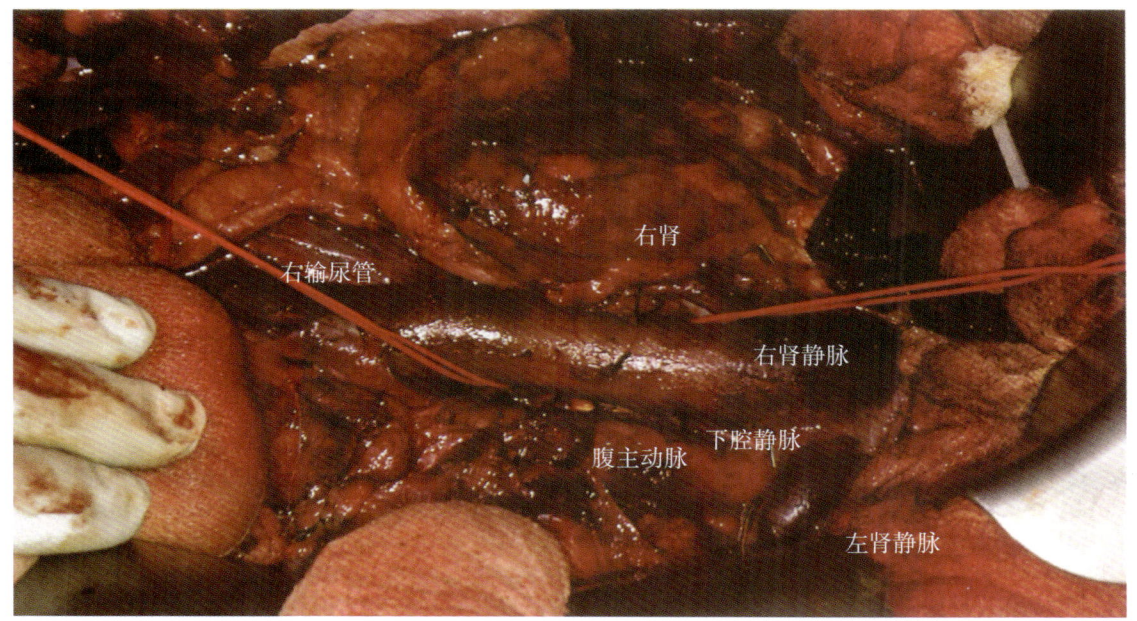

A. 常见的右侧解剖结构包括右输尿管（腔静脉旁淋巴结清扫范围的外侧边界）、右肾静脉（上方边界）以及下腔静脉（内侧边界）。图示右侧腰内脏神经被提吊（红色血管吊带）

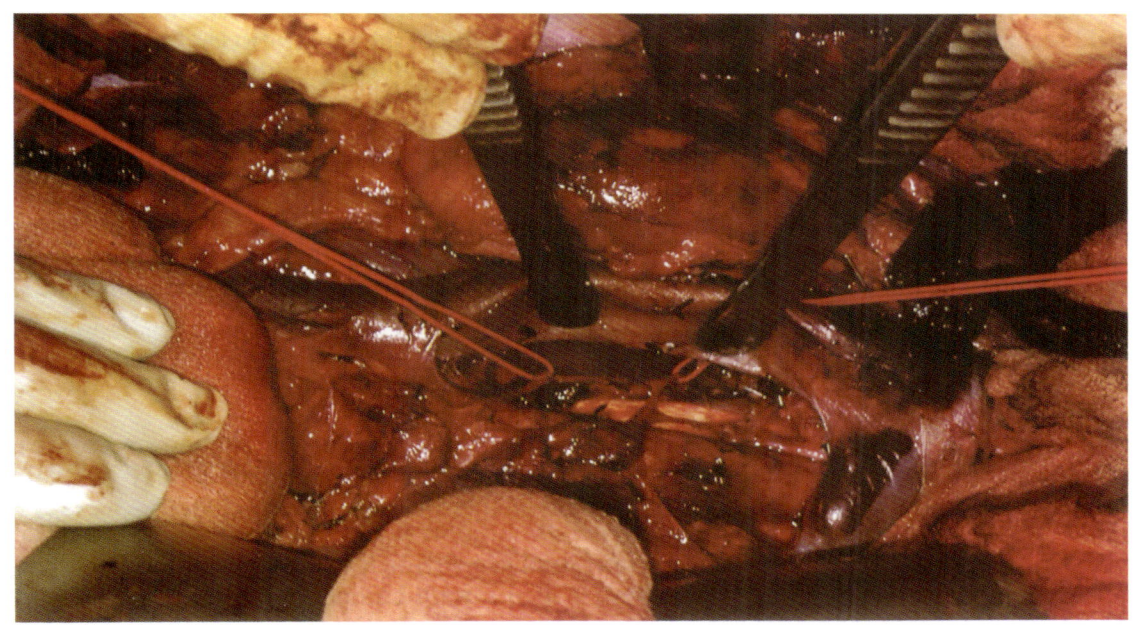

B. 将下腔静脉推向右侧后，可见右侧交感神经干和右侧腰内脏神经的起源。识别下腔静脉外侧的交感神经干及内侧需要保留的神经纤维

图 68-3　腰内脏神经

其他术式方案

机器人辅助手术

机器人辅助腹腔镜淋巴结清扫术逐渐成为 RPLND 的常见手术方式。腹腔镜手术避免了建立较大的腹正中切口，通过人工气腹有助于减少细小静脉出血，术中出血量较少。然而，术中损伤血管及大出血仍是严重的手术并发症，因此术者需要具备丰富的微创手术资质。

机器人辅助手术患者通常采用头低足高位，有助于将肠管推向头侧以充分显露腹膜后结构。操作孔置于脐部尾侧，将机器人操作臂置于患者的肩部或患侧，助手位于机器人操作臂的对侧，并在该侧建立辅助操作孔。

进入腹腔后切开腹膜的技术与开放手术类似（从盲肠水平切开至 Treitz 韧带水平），然后将切开的壁腹膜头侧边缘提吊起来，固定于前方腹壁上，有助于维持对内脏的牵引。

在充分显露腹膜后间隙后，后续操作与开放操作类似，但通常情况下机器人辅助手术按照从远侧清扫至近侧的顺序（沿着下腔静脉向头侧清扫至肾静脉水平），而开放手术通常从头侧开始向脚侧进行清扫。

腹膜外手术入路

腹膜外入路 RPLND 目前逐渐被认可为减少肠道处理和加速围手术期胃肠功能恢复的手术方式，此外，小肠梗阻是 RPLND 的长期并发症之一，腹膜外入路可能有助于减少晚期小肠梗阻的发生。在操作上，腹膜外入路与经腹入路类似，从剑突下至脐下建立一个较长的中线切口。自切口的尾侧开始，术者可以切开筋膜层，注意不要进入腹膜腔，然后将腹膜从腹壁上钝性分离直至腹膜后间隙（从前腹壁开始分离，向外侧逐渐游离，然后过渡到后腹壁）。随后游离腹膜后血管及腰大肌，从而充分显露腹膜后结构。术中切开腹膜的操作也很常见，但如果手术清扫范围相对较小，可缝合关闭腹膜切口，以保障腹膜外入路。在分离腹膜腔的上方经常会遇到纤维化区域，因此通常需要切开腹膜以便游离。

化疗后手术/补救手术

虽然化疗后 RPLND 的解剖和操作结束与未经化疗的淋巴结清扫类似，但化疗后手术实际上难度更大，因为化疗后可能残留巨大的病灶并且化疗引起的肿瘤坏死和组织炎症可导致组织平面层次消失。临床医生应充分告知患者：化疗后的清扫手术很可能无法保留足够的神经以保障射精功能，在极少数情况下还可能需要进行额外的关键手术，如肾切除术和血管重建术。与未经化疗 RPLND 类似，化疗后 RPLND 手术成功及保障远期预后良好的关键操作是实现肿瘤完整切除以及充分骨骼化腹腔大血管。与肿瘤完整切除相比，神经保留始终是术中次要考虑的需求。

标准清扫术

标准 RPLND 既往被认为是治疗早期病变的经典术式，特别是对于临床分期 I 期的病变，因为早期病变的手术通常允许保留腰内脏神经、主动脉交感神经丛及腹下神经丛（保留顺行射精功能）。然而，随着神经保留技术的发展，标准清扫术的临床应用已经逐渐减少，这是因为与保留神经的淋巴结清扫术相比，标准清扫术（显露完整的腹膜后间隙，松解并离断腰血管）在手术时间及术后并发症发生率方面没有明显的优势。经典的双侧标准淋巴结清扫术范围如图68-4所示。

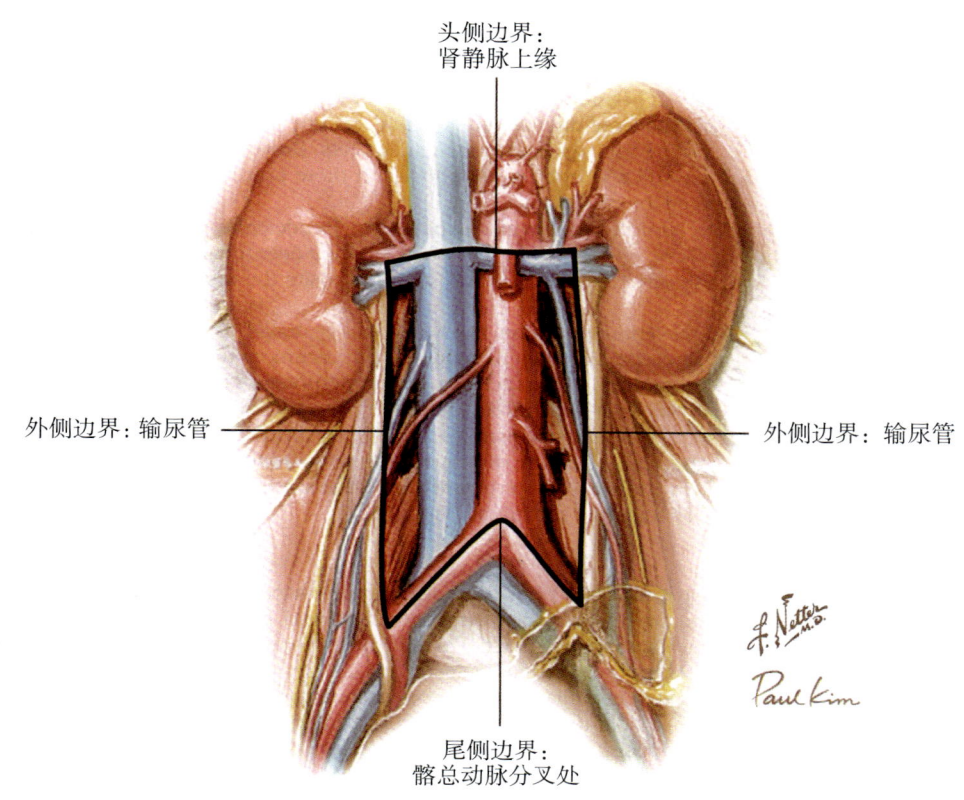

图 68-4　标准双侧腹膜后淋巴结清扫术